实用临床常见病护理与护理管理

主 编 李 娟 韦性坪 周学玲 冯晓玲

杜丽莉 牛丽娜 任佳慧 王萌超

中国海洋大学出版社

·青岛·

图书在版编目(CIP)数据

实用临床常见病护理与护理管理 / 李娟等主编. --青岛:中国海洋大学出版社,2024.8.
ISBN 978-7-5670-3935-3

Ⅰ.R47

中国国家版本馆 CIP 数据核字第 2024S9U169 号

Practical Clinical Common Diseases Nursing and Nursing Management

出版发行	中国海洋大学出版社	
社　　址	青岛市香港东路 23 号	**邮政编码**　266071
出 版 人	刘文菁	
网　　址	http://pub.ouc.edu.cn	
电子信箱	369839221@qq.com	
订购电话	0532－82032573(传真)	
责任编辑	韩玉堂　王　慧	**电　　话**　0532－85902349
印　　制	蓬莱利华印刷有限公司	
版　　次	2024 年 8 月第 1 版	
印　　次	2024 年 8 月第 1 次印刷	
成品尺寸	185 mm×260 mm	
印　　张	51.25	
字　　数	1280 千	
印　　数	1～1000	
定　　价	238.00 元	

发现印装质量问题,请致电 0535－5651533,由印刷厂负责调换。

《实用临床常见病护理与护理管理》编委会

主　编　李　娟　　北大医疗淄博医院
　　　　　　　　　　　　山东省淄博经开区医院
　　　　　　韦性坪　　宁夏回族自治区第五人民医院石嘴山
　　　　　　　　　　　　中心医院
　　　　　　周学玲　　山东省济南市第五人民医院
　　　　　　冯晓玲　　宁夏回族自治区第五人民医院
　　　　　　　　　　　　大武口医院
　　　　　　杜丽莉　　贵州省安顺市人民医院
　　　　　　牛丽娜　　山西省长治医学院附属和济医院
　　　　　　任佳慧　　山西省长治医学院附属和济医院
　　　　　　王萌超　　中国人民解放军总医院第八医学中心

副主编　会健军　　中国人民解放军总医院第二医学中心
　　　　　　师秀娟　　中国人民解放军总医院第七医学中心
　　　　　　段倩云　　山西省长治市人民医院
　　　　　　苏美平　　山西省大同市第五人民医院
　　　　　　穆翠琴　　山西省大同市第五人民医院
　　　　　　吕　伟　　中国人民解放军总医院第八医学中心
　　　　　　白俊超　　中国人民解放军总医院第七医学中心
　　　　　　范丽华　　中国人民解放军总医院第七医学中心
　　　　　　师　洋　　中国人民解放军总医院第二医学中心
　　　　　　王绪玲　　中国人民解放军总医院第八医学中心
　　　　　　赵成鑫　　中国人民解放军总医院第八医学中心
　　　　　　翟稳稳　　武警新疆总队医院
　　　　　　刘　佳　　内蒙古自治区人民医院
　　　　　　于　静　　内蒙古自治区人民医院
　　　　　　程晓英　　山西省长治医学院附属和济医院
　　　　　　要锦兰　　山西省晋中市第一人民医院
　　　　　　李其林　　内蒙古自治区人民医院
　　　　　　肖书翻　　中国人民解放军总医院第八医学中心
　　　　　　王会敏　　中国人民解放军总医院第七医学中心

马嘉桧　　山西省长治医学院附属和济医院

李寅寅　　中国人民解放军总医院第八医学中心

刘　研　　中国人民解放军总医院第八医学中心

陈彤彤　　中国人民解放军总医院第八医学中心

张　婷　　中国人民解放军总医院第五医学中心

张亚静　　中国人民解放军总医院第一医学中心

张清翠　　中国人民解放军总医院第五医学中心

蒋佳佳　　中国人民解放军总医院第八医学中心

房慧丽　　山西省长治医学院附属和济医院

李　霞　　山西省长治医学院附属和济医院

张雪娇　　中国人民解放军总医院第五医学中心

王金玲　　中国人民解放军总医院第八医学中心

负　雪　　中国人民解放军总医院第五医学中心

编　委　牛永杰　　中国人民解放军总医院第八医学中心

前　言

随着科学技术的飞速发展，人们对疾病的认识和诊疗水平不断提高，新理论、新技术、新方法的广泛应用，提高了疾病的治疗效果，也给护理水平的提高提供了广阔的空间。熟练应用新的护理技术，严格执行护理常规也成为护理管理的重点之一。为了将优质护理服务及最新的护理技术运用到临床中，快速减轻患者的痛苦，提高护士技能。因此对护理人员的素质要求也越来越高。为使各项专科护理操作规范且易于掌握，我们组织编写了本书。

本书对临床各专科常见多发疾病的护理常规进行了总结，并结合近年来临床开展医疗护理、新技术、新方法，对原有的护理常规进行更新、补充和完善。内容侧重于具体可操作的护理实践指导。另外，本书还简单描述了关于护理管理相关内容。本书条理清晰，重点突出，简洁实用，理论联系实际，增强了实用性和可读性，可作为各级护理人员的工作参考书。

本书各章节内容编写设置如下：主编李娟编写了第二十章，共52.87千字；主编韦性坪编写了第三章第一节、第三章第三节至第十一节、第六章第一节至第九节，共103.22千字；主编周学玲编写了第十章，共34.45千字；主编冯晓玲编写了第一章第十八节、第二章第八节至第十五节、第五章第二节至第七节，共112.12千字；主编杜丽莉编写了第十五章第一节至第二节、第十五章第四节至第八节，共57.14千字；主编牛丽娜编写了第十八章，共107.33千字；主编任佳慧编写了第二章第一节至第七节、第二章第十六节至第二十七节，共102.66千字；主编王萌超编写了第四章第七节至第八节，共16.34千字；副主编会健军编写了第二章第二十八节至第三十节，共16.43千字；副主编师秀娟编写了第二章第三十一节至第三十二节，共11.87千字；副主编段倩云编写了第十二章第一节至第十七节，共52.46千字；副主编苏美平编写了第一章第一节至第七节、第一章第十节至第十七节、第一章第十九节至第二十节，共103.97千字；副主编穆翠琴编写了第十二章第二十三节至第四十五节，共102.87千字；副主编吕伟编写了第八章第五节至

第六节，共 11.35 千字；副主编白俊超编写了第十一章第三节至第四节，共 8.25 千字；副主编范丽华编写了第十六章，共 11.73 千字；副主编师洋编写了第八章第七节，共 5.57 千字；副主编王绪玲编写了第六章第十节，共 5.36 千字；副主编赵成鑫编写了第十二章第十八节至第十九节、第十二章第二十二节，共 8.33 千字；副主编翟稳稳编写了第一章第八节至第九节，共 11.24 千字；副主编刘佳编写了第十四章第一节至第二节、第十四章第十节至第十一节、第十四章第十六节至第十八节，共 31.22 千字；副主编于静编写了第十四章第三节至第四节、第十四章第八节至第九节、第十四章第十四节至第十五节、第十四章第二十一节，共 31.10 千字；副主编程晓英编写了第四章第一节至第六节、第四章第九节至第十一节，共 54.23 千字；副主编要锦兰编写了第十九章，共 51.17 千字；副主编李其林编写了第十四章第五节至第六节、第十四章第十二节至第十三节、第十四章第十九节至第二十节，共 35.11 千字；副主编肖书翻编写了第一章第二十一节，共 5.24 千字；副主编王会敏编写了第十三章，共 9.23 千字；副主编马嘉桧编写了第十二章第二十节至第二十一节，共 7.19 千字；副主编李寅寅编写了第八章第三节，共 5.21 千字；副主编刘研编写了第八章第四节，共 5.12 千字；副主编陈彤彤编写了第八章第一节至第二节，共 5.11 千字；副主编张婷编写了第十四章第七节，共 9.19 千字；副主编张亚静编写了第十七章，共 5.16 千字；副主编张清翠编写了第十一章第一节至第二节，共 5.23 千字；副主编蒋佳佳编写了第十二章第四十六节至第四十七节，共 5.12 千字；副主编房慧丽编写了第九章第一节，共 2.27 千字；副主编李霞编写了第九章第二节，共 2.53 千字；副主编张雪娇编写了第七章，共 9.22 千字；副主编王金玲编写了第十五章第三节，共 5.43 千字；副主编负雪编写了第五章第一节，共 5.10 千字；编委牛永杰编写了第三章第二节，共 3.45 千字。

在编写过程中，由于编者较多，写作方式和文笔风格不一，再加上水平有限，书中难免存在疏漏和不足之处，望广大读者提出宝贵的意见和建议，谢谢。

编 者
2024 年 7 月

目　录

第一章　呼吸内科疾病护理

第一节　呼吸系统疾病常见症状和体征的护理

一、咳嗽与咳痰

咳嗽是机体的一种反射性保护动作,借咳嗽反射以清除呼吸道分泌物和异物。痰是由支气管黏膜的分泌物或肺泡的渗出物形成的。咳痰是通过支气管平滑肌的收缩、支气管黏膜上皮细胞的纤毛运动及咳嗽反射将呼吸道分泌物排到体外的动作。频繁、持久的咳嗽可消耗体力、诱发咯血及影响休息,还可使肺泡内压力升高,加重呼吸和循环的负担,对机体极为不利。

（一）原因

1.感染因素

感染因素以病毒和细菌感染最常见,如急性和慢性支气管炎、肺炎、肺结核、胸膜炎等。

2.变应性疾病

变应性疾病如支气管哮喘、变应性鼻炎等。

3.理化因素

理化因素如异物、灰尘、吸烟、刺激性气体、过冷过热的空气等。

4.机械性刺激

机械性刺激有鼻咽部、声带、气管、支气管、肺、胸膜、纵隔的肿瘤压迫,气管牵拉等。

5.其他

气胸、食道反流及血管紧张素转化酶抑制剂等可引起干咳。

（二）特点

1.咳嗽持续时间

如果为短期咳嗽,常为急性上呼吸道感染、急性支气管炎、大叶性肺炎等。咳嗽持续数月,甚至数年,提示有慢性呼吸系统炎症,如慢性支气管炎、支气管扩张、肺结核等。

2.咳嗽的性质、频度和程度

咳嗽可分为湿性咳嗽(咳嗽有痰)和干性咳嗽(咳嗽无痰)。干性咳嗽及痰量较少的单声轻咳,可见于喉炎、结核早期、气管受压及外耳道刺激。

多痰而剧烈的咳嗽,多见于肺、支气管的严重感染。阵发性或痉挛性咳嗽,可见于异物刺激、百日咳、支气管内膜结核或支气管肿瘤。

3.咳嗽的音色

咳嗽声低微、声音嘶哑,见于声带炎症、喉炎、喉癌、声带麻痹。咳嗽伴金属音,见于肺癌、主动脉瘤或纵隔肿瘤压迫气管或支气管。

4.咳嗽与气候变化的关系

慢性支气管炎多在冬季及气候突变时发病,上呼吸道感染多在受凉后发生。

5.咳嗽与时间、体位的关系

慢性支气管炎和支气管扩张患者常在清晨起床或夜间刚躺下时咳嗽加剧并咳出大量脓痰,夜间咳嗽伴喘息应考虑左心衰竭、慢性阻塞性肺疾病、支气管哮喘等。

6.痰量

痰量少时仅数毫升,多者数百毫升,一般将24 h痰量超过100 mL定为大量痰。大量痰多见于支气管扩张、肺脓肿。痰量减少而全身情况不改善,提示支气管阻塞,痰液不能顺利排出。

7.痰的性质、颜色与气味

正常痰液呈白色或灰白色,较稀薄、无味。病理情况下可见以下几种痰液。①黏液痰:呈白色或灰白色,见于急性支气管炎、支气管哮喘发作后期或肺泡细胞癌。②脓性痰:呈黏稠黄色或黄绿色,黄色脓性痰见于呼吸系统化脓性感染,如支气管扩张、肺脓肿,绿色脓性痰多提示铜绿假单胞菌感染。③黏液脓性痰:呈黄白色而富有黏性,介于黏液和脓性痰之间。④浆液性痰:稀薄、透明而带泡沫,系血浆和组织液渗入肺泡内所形成,如肺瘀血、肺水肿。⑤血性痰:含有血液,可以是痰中带血或含全血,见于支气管扩张、肺结核、肺癌。另外,铁锈色痰见于大叶性肺炎,烂桃样痰见于肺吸虫病,棕黄色痰见于慢性肺瘀血,红褐色或巧克力色痰见于阿米巴肺脓肿。一般痰液无明显臭味,若有恶臭提示厌氧菌感染。

(三)主要护理诊断/问题

清理呼吸道无效与气道炎症致分泌物增多、痰液黏稠、无效咳嗽、年老体弱而无力咳嗽、胸痛及意识障碍有关。

(四)护理措施

1.改善环境,减少刺激

保持室内空气新鲜流通,维持适宜的室内温度(18 ℃~20 ℃)与湿度(50%~60%),环境整洁、舒适,减少环境的不良刺激,特别是避免尘埃与烟雾的刺激。注意保暖,避免受凉。

2.补充营养与水分

给予高蛋白、高维生素饮食,不宜食入油腻、辛辣等刺激性食物。患者情况允许时,每日保证饮水量在1 500 mL以上,足够的水分可使呼吸道黏膜病变修复和黏膜湿润,增强纤毛的活动能力,防止分泌物干结,有利于痰液的排出。

3.协助排痰

(1)指导患者深呼吸和有效咳嗽:适用于神志清醒、能咳嗽的患者。根据病情需要,患者一般可取坐位或卧位等舒适体位,先行5~6次深呼吸,于深吸气末屏气,继而咳嗽,连续咳嗽数次使痰到咽喉附近,再用力咳嗽,将痰排出;或患者取坐位,两腿上置一个枕头顶住腹部(促进膈肌上升),咳嗽时身体前倾、头颈屈曲、张口咳嗽,将痰液排出。亦可嘱患者取俯卧屈膝位,这样有利于膈肌、腹肌收缩和增加腹压,并经常变换体位以利于痰液咳出。

(2)胸部叩击与胸壁振荡:适用于长期卧床、久病体弱的患者。心血管状态不稳定(如低血压、肺水肿等)、咯血、未经引流的气胸、肋骨骨折及有病理性骨折病史者禁做胸部叩击和振荡。胸部叩击的方法:患者取侧卧位,叩击者两手手指并拢,手背隆起,指关节微屈,使掌侧呈杯状,从肺底由下向上、由外向内叩拍胸壁,振动气道,边拍边鼓励患者咳嗽,以进一步促进痰液排出,每侧胸部反复叩击1~3 min。胸壁振荡的方法:指导患者双侧前臂屈曲,两手掌置于锁骨下,咳嗽时用前臂同时叩击前胸及患侧胸壁,振动气管分泌物,以增加咳嗽排痰效率。胸部叩击与胸壁振荡应安排在餐前进行,并在餐前30 min完成;叩击时应避开乳房和心脏;叩击力量应适中,以患者不感到疼痛为宜。

(3)湿化呼吸道:适用于痰液黏稠而不易咳出者。常用湿化方法有雾化吸入法和气管内滴液等,临床常用雾化吸入法,气管内滴液仅适用于昏迷或气管切开的患者。雾化吸入的方法有超声雾化吸入和蒸气吸入,常用的湿化液有蒸馏水或生理盐水,若在湿化液中加入某些药物(如痰溶解剂、平喘药、抗生素等),则排痰、平喘、消炎的效果更佳。长期雾化吸入可引起气道湿化过度,干稠分泌物湿化后膨胀,阻塞支气管,雾滴刺激支气管引起支气管痉挛,造成呼吸道继发感染。雾化的药液量不宜过多,一般每次雾化吸入时间以 15~20 min 为宜。

(4)体位引流:适用于痰液较多的患者,如支气管扩张、肺脓肿等疾病。

(5)机械吸痰:适用于意识不清或因分泌物黏稠而无力咳出者。可经患者的口、鼻腔、气管插管或气管切开处进行负压吸痰。吸痰时应注意负压不宜太大,以免损伤呼吸道黏膜。每次吸痰时间不超过 15 s,两次吸痰间隔时间应在 3 min 以上。

4.遵医嘱用药

抗生素可杀灭细菌、对抗炎症,止咳剂可抑制咳嗽、减少分泌,祛痰剂可稀释痰液、降低痰液黏稠度而利于痰液排出。

5.预防并发症

对咳脓痰者应加强口腔护理,餐前及排痰后应漱口。对昏迷患者,每 2 h 翻身一次,每次翻身前后注意吸痰,以免口腔分泌物进入支气管造成窒息。

6.心理支持

经常巡视,与患者多沟通、多交流,给予心理上的安慰和支持,以缓解其紧张不安情绪,建立良好的护患关系,取得患者信任,使其身心舒适。

二、咯血

咯血是指喉部以下的呼吸道或肺组织出血,血液随咳嗽经口腔咯出。咯血常使患者极度恐惧,不自主屏气可致喉头痉挛,引起窒息。长期小量咯血可引起贫血,短期大量咯血可致循环血量锐减,甚至休克。

(一)原因

1.支气管疾病

支气管疾病如支气管扩张、支气管内膜结核等。

2.肺部疾病

肺部疾病如肺结核、肺吸虫病、肺阿米巴病、肺动静脉瘘、肺癌等。

3.心血管疾病

心血管疾病如二尖瓣狭窄、肺梗死、左心衰竭、肺瘀血等。

4.全身性疾病

全身性疾病如血液病、急性传染病、子宫内膜异位症等。

5.医源性因素

反复经气管吸痰损伤下呼吸道,气管插管或气管切开等。

(二)特点

1.咯血先兆及伴随症状

患者常有胸闷、喉痒和咳嗽等先兆。结核引起者常伴低热、盗汗、干咳;支气管扩张引起者反复咯血,可伴杵状指;肺癌引起者痰中带血伴消瘦、胸痛;风湿性心脏病引起者咳出粉红色泡沫样痰,伴心悸、气短,心尖部可闻及杂音。

2.咯血的程度

根据咯血量的多少可分为以下几种类型:①痰中带血;②小量咯血,每日咯血量小于 100 mL;③中等量咯血,每日咯血量在 100～500 mL;④大量咯血,每日咯血量多于 500 mL 或一次咯血量多于 300 mL。咯血量的多少与受损血管的性质及数量有直接关系,而与疾病严重程度不完全相关。一次大量咯血,可窒息致死。

3.窒息的原因及表现

极度衰竭、无力咳嗽者,急性大咯血者,高度紧张致声门紧闭或支气管平滑肌痉挛者,应用镇静、镇咳药使咳嗽反射受到严重抑制者均可出现窒息。若大咯血时突然出现咯血减少、情绪紧张、面色灰暗,提示窒息先兆。病情进一步恶化,患者出现表情恐怖、张口瞪眼、意识丧失,提示发生窒息。

(三)主要护理诊断/问题

1.组织完整性受损

组织完整性受损与炎症或肿瘤破坏支气管黏膜下血管、毛细血管炎症导致血管破坏或通透性增加有关。

2.有窒息的危险

窒息与咯血不畅阻塞气道、喉头痉挛有关。

(四)护理措施

1.休息

嘱患者卧床休息,病室内保持安静,避免不必要的交谈,以减少肺部活动度。一般静卧休息能使小量咯血自行停止。大量咯血时应绝对卧床休息,减少翻动。病变部位明确者可取患侧卧位,以利于健侧通气,并防止病灶向健侧播散;病变部位不明者可取平卧位,头偏向一侧,以防止有血块阻塞呼吸道。

2.饮食

大量咯血者应暂时禁食,小量咯血者宜进少量凉或温的流质饮食,多饮水,多食含纤维素食物,以保持大便通畅,避免排便时腹压增加而加重咯血。

3.遵医嘱用药,减轻出血

促凝血药氨基己酸、氨甲环酸(止血环酸)等可阻抑纤溶酶原的激活而止血。垂体后叶激素可收缩小动脉,使肺循环血量减少而达到较好的止血效果。镇咳药可抑制咳嗽,减少胸壁振动和胸膜腔内压升高,减轻出血。

(1)促凝血药:适用于小量至中等量咯血的患者,可口服或静脉给药。口服氨基己酸者应注意恶心、呕吐等消化道反应,静脉注射可出现低血压,偶可致变态反应。氨甲环酸偶致头痛、头晕、嗜睡等,有心肌梗死倾向者慎用。

(2)垂体后叶激素:适用于咯血量较大的患者。该药有收缩血管和子宫平滑肌的作用,故冠心病、高血压、妊娠者禁用。常将 5～10 U 垂体后叶激素加入 40 mL10％的葡萄糖溶液中,缓慢静脉注射(15～20 min),或继用 10～20 U 该药,将其加入 250 mL 10％的葡萄糖溶液中,静脉滴注。用药过程中和用药后须注意观察有无恶心、便意、心悸、面色苍白等不良反应。

(3)镇咳药:大咯血伴剧烈咳嗽时遵医嘱应用可待因,口服或皮下注射。年老体弱、肺功能不全者慎用。

4.协助止血

大量咯血不止者,可配合医师行纤维支气管镜局部注射凝血酶或行气囊压迫止血。

5.心理调适

①守护并安慰患者,以增强其安全感,缓解其紧张情绪。②告诉患者咯血时不能屏气,以免诱发喉头痉挛、血液引流不畅,形成血块而导致窒息。③及时清理血渍及被血液沾染的物品,以减轻患者的不良心理反应。

6.窒息的预防及处理

(1)预防:①指导患者勿屏气,轻轻将血块咳出。②禁用呼吸抑制剂、中枢镇咳剂,以免抑制咳嗽反射及呼吸中枢,使血块不能咳出而发生窒息。③准备好抢救用品,如吸痰器、鼻导管、气管插管和气管切开包等。④观察大咯血患者有无胸闷、气促、发绀、烦躁、神色紧张、面色苍白、出冷汗、呼吸不畅等窒息前异常表现,一旦出现,应立即向医师报告。

(2)处理:立即将患者置于头低足高位或倒立位,轻拍其背部以利于血块排出。立即在手指上套上纱布,将咽喉部分泌物和血块清除,必要时行气管插管或支气管镜直视下吸取血块。气道通畅后,给予高流量吸氧或遵医嘱应用呼吸中枢兴奋剂。若患者自主呼吸未恢复,应行人工呼吸。监测血气分析和咯血情况,警惕再窒息的发生。

三、肺源性呼吸困难

肺源性呼吸困难是指呼吸系统疾病引起患者主观感觉空气不足、呼吸费力,客观上有呼吸频率、节律与深度的异常。严重时出现发绀、鼻翼扇动、张口耸肩、端坐呼吸。呼吸困难可导致缺氧和二氧化碳潴留,从而影响机体的代谢,酸碱平衡及心、脑、肾等脏器的功能,还限制了患者的活动和工作,影响患者的社会交往。

(一)原因

肺源性呼吸困难根据病因不同可分为吸气性呼吸困难、呼气性呼吸困难和混合性呼吸困难。

1.吸气性呼吸困难

以吸气显著困难为特点,严重可有三凹征,即胸骨上窝、锁骨上窝、肋间隙在吸气时明显下陷,并伴有干咳及高调的吸气性哮鸣音,其发生与大气道狭窄梗阻有关。其见于喉头水肿、喉头痉挛、气管异物、气管及大支气管的炎症等。患者吸气费力,吸气时间延长。

2.呼气性呼吸困难

以呼气明显费力,呼气相延长伴有广泛哮鸣音为特点,其发生与细支气管痉挛、狭窄、肺组织弹性减弱有关。其常见于支气管哮喘、阻塞性肺气肿等。

3.混合性呼吸困难

吸气和呼气均感费力,呼吸浅而快。其见于重症肺炎、肺结核、大量胸腔积液、气胸等。

(二)主要护理诊断/问题

1.气体交换受损

气体交换受损与肺部感染所致有效呼吸面积减少,支气管痉挛、气道狭窄、肺气肿有关。

2.活动无耐力

活动无耐力与缺氧、二氧化碳潴留有关。

（三）护理措施

1.遵医嘱用药

抗生素可减轻肺组织炎症,恢复有效呼吸面积;支气管扩张剂可扩张支气管平滑肌,加强通气。遵医嘱给予抗炎、解痉平喘、祛痰镇咳药物治疗。应根据药敏试验选用有效抗生素,注意观察药物疗效和不良反应。慢性呼吸困难,痰量较多时,不宜选用强烈镇咳药物(如可待因等)治疗。

2.通畅气道

应协助气道分泌物较多的患者翻身,为其拍背,以利于痰液排出,增加肺泡通气量。必要时应机械吸痰,以保持呼吸道通畅。

3.吸氧

对呼吸困难和发绀明显的患者,应立即给予氧气吸入,根据病情选择给氧方式、氧流量、氧浓度和吸氧时间。

4.加强营养

给予高热量、高蛋白、高维生素、易消化、无刺激、清淡食物,补充足够营养,促进体力恢复。对张口呼吸者应注意口腔护理,并根据需要补充因呼吸加快所丧失的水分。腹胀患者应进软食,少食多餐。避免食用产气食物,避免进食干食和牛奶、巧克力等。干食可引起咳嗽,牛奶、巧克力可使唾液和分泌物黏稠。餐前和进餐时避免饮液体,以免影响正餐的摄入量。

5.降低耗氧量

(1)控制体温,降低基础代谢率:对呼吸困难伴发热的患者,可用冰袋、乙醇擦浴等方式物理降温,必要时遵医嘱应用退热药。

(2)减轻体力消耗:指导患者采取半卧位或端坐位,床上放置跨床小桌,患者疲劳时可伏桌休息,尽量减少活动和不必要的谈话以减少耗氧量。帮助患者制订每日活动和休息表。指导患者避免抬高上臂,做手臂动作时应采取坐位,肘部支撑桌子,避免活动时影响呼吸。

四、胸痛

胸痛是由于胸内脏器或胸壁组织病变,刺激胸部感觉神经而引起的局部疼痛。严重胸痛可影响呼吸和血压。

（一）原因

1.内脏缺血缺氧

内脏缺血缺氧如心绞痛、急性心肌梗死、肺梗死。

2.炎症

炎症如胸膜炎、心包炎、食管炎、带状疱疹、非化脓性肋软骨炎。

3.肿瘤

肿瘤如原发性肺癌、纵隔肿瘤等。

4.其他

其他如自发性气胸、胸主动脉瘤张力升高、胸壁外伤及心脏神经症。

（二）特点

1.性质

胸痛可呈隐痛、钝痛、刺痛、灼痛、刀割样痛或压榨样疼痛。心绞痛呈压榨样。肺癌呈胸部闷痛,侵及壁层胸膜或肋骨可出现隐痛,进行性加剧,甚至刀割样痛。肋间神经痛呈阵发性灼痛或刺痛。

2.部位、影响因素及伴随症状

①胸壁、肋骨、肋间神经痛多限于局部,伴有压痛,当深呼吸、咳嗽或运动时加重。②急性胸膜炎多为单侧性胸痛,深呼吸、咳嗽时疼痛加重,屏气时疼痛消失。③自发性气胸可有明显胸痛伴气急、发绀,呼吸时加重。④肺结核、肺癌可同时伴咳嗽、咯血。⑤心绞痛和心肌梗死的疼痛位于胸骨后,呈阵发性、压榨样,可向左上肢或颈部放射。⑥纵隔肿瘤、食管癌疼痛位于胸骨后,呈持续性,吞咽时加重,伴吞咽困难。⑦带状疱疹疼痛剧烈,局部皮肤发红,疱疹沿肋间神经分布,不超过前、后正中线。

(三)主要护理诊断/问题

急性疼痛:胸痛与胸腔脏器或胸壁组织病变有关。

(四)护理措施

1.消除不安情绪

及时向患者说明胸痛的原因及医护措施,以取得患者的信任,使其保持情绪稳定,消除顾虑,配合治疗。

2.调整体位

采取舒适的体位,如半坐卧位、坐位。胸膜炎患者取患侧卧位,以减少局部胸壁与肺的活动,缓解疼痛。

3.缓解疼痛

(1)放松:指导患者采用听音乐、交谈等措施转移注意力以缓解疼痛。

(2)限制胸廓活动:对因胸部活动引起剧烈疼痛者,可在呼气末用15 cm宽胶布固定患侧胸廓(胶布长度超过前、后正中线),减小呼吸幅度以缓解疼痛。

(3)局部热湿敷、冷湿敷。

(4)遵医嘱适当使用镇痛剂和镇静剂。

(苏美平)

第二节 急性上呼吸道感染

急性上呼吸道感染(acute upper respiratory tract infection)是鼻、咽、喉部急性炎症的总称,简称上感,是呼吸道最常见的传染病。发病率高,不分年龄、性别、地区及职业,且传染性较强,全年均可发病,以冬、春季节多发,可通过含有病毒的飞沫或被污染的手和用具传播。病程有一定的自限性。但部分患者可并发鼻窦炎、气管-支气管炎、肾炎、心肌炎等。

一、病因与诱因

1.病因

70%～80%的病例由病毒感染引起,病毒包括鼻病毒、埃可病毒、流感病毒(甲、乙、丙)、副流感病毒、呼吸道合胞病毒、腺病毒、柯萨奇病毒、麻疹病毒、风疹病毒等。20%～30%的病例由细菌感染引起,以溶血性链球菌多见,其次为流感嗜血杆菌、肺炎球菌、葡萄球菌等,偶可见到革兰氏阴性杆菌。

2.诱因

各种能引起全身或呼吸道局部防御功能下降的因素(如受凉、淋雨、睡眠不足、过度劳累或紧张等)均可诱发该病。体弱、呼吸道有慢性炎症者更易罹患该病。

二、临床表现

按病因和受感染部位不同,可分为以下几种类型。

1.普通感冒

普通感冒俗称"伤风",又称急性鼻炎或上呼吸道卡他。起病急,以鼻部症状为主,如打喷嚏、鼻塞、流清水样鼻涕等。也可表现为咳嗽、咽干、咽喉部发痒或烧灼感。发病后2~3 d鼻涕变稠,可伴咽痛、头痛、流泪、听力减退、味觉迟钝、咳嗽、声音嘶哑等。一般经5~7 d痊愈。全身症状常较轻,可有低热、轻度畏寒及头痛。体检可见鼻腔黏膜充血、水肿、有炎性分泌物,咽部轻度充血等。

2.急性病毒性咽、喉炎

急性病毒性咽、喉炎由多种病毒引起。急性咽炎以咽痒和咽部灼热感为主,咽痛不明显,咳嗽少见。体检可见咽部充血、水肿、淋巴滤泡增生,少数患者有颌下淋巴结增大并伴触痛。急性喉炎以声音嘶哑、发音困难、咽痛、咳嗽和发热为主要表现。体检可见喉部水肿、充血,局部淋巴结增大及压痛,部分患者可闻及喘鸣音。

3.急性疱疹性咽峡炎

急性疱疹性咽峡炎多由柯萨奇病毒A引起,以咽痛、发热为主要表现,病程约为1周。体检可见咽部充血,软腭、腭垂、咽、扁桃体表面有灰白色疱疹及浅表溃疡,周围伴红晕。该病多发于夏季,多见于儿童。

4.急性咽结膜炎

急性咽结膜炎主要由腺病毒、柯萨奇病毒引起,表现为发热、咽痛、畏光、流泪。体检可见咽和结膜明显充血。病程4~6 d,多发于夏季,多见于儿童,由游泳传播。

5.急性咽扁桃体炎

急性咽扁桃体炎多由溶血性链球菌感染引起。起病急,咽痛明显,伴发热、畏寒,体温可达39 ℃以上。体检咽部明显充血,扁桃体充血、增大,表面有脓性分泌物,可伴有颌下淋巴结增大、压痛。

如不及时治疗急性上呼吸道感染,可并发急性鼻窦炎、中耳炎、气管-支气管炎、病毒性心肌炎。部分链球菌感染者可并发风湿热、肾小球肾炎。

三、辅助检查

1.血液检查

病毒感染时白细胞计数可正常或稍低,淋巴细胞比例偏高;细菌感染时白细胞总数及中性粒细胞比例增多,可有核左移现象。

2.病原学检查

必要时可用免疫荧光法、酶联免疫吸附检测法、血清学诊断方法或病毒分离和鉴定方法确定病毒的类型;可做细菌培养和药物敏感试验以帮助细菌感染的诊断和治疗。

四、治疗要点

针对病因,控制症状,加强营养,提高机体抵抗力,预防并发症。根据感染的病原体及病情轻重,选用抗生素或抗病毒药物治疗。对发热、咳嗽、咳痰、喘息明显者可给予降温、止咳、祛痰、平喘治疗。

五、护理评估

1.健康史

询问患者有无机体抵抗力下降的诱因,发病的季节、环境,密切接触者的状况等。询问患者既往健康状况和服药情况,有无心、肝、肾、肺等重要脏器病变,是否长期服用激素、免疫抑制剂等。询问患者起病的急缓、病程、主要症状及病情变化情况。询问患者预防接种情况。

2.护理体检

测量生命体征,尤其应注意体温的变化。检查患者的咽腔、扁桃体、鼻窦及心、肺,评估并发症的情况。

3.辅助检查

辅助检查了解患者的血象、胸片、肾功能、心电图等检查结果。

4.心理-社会状况

询问患者对疾病的重视程度及出现并发症后的心理反应。评估小范围流行时,患者及其家属的心理状态及应对方式。

六、常见护理诊断和医护合作性问题

1.体温过高

体温过高与病毒、细菌引起局部炎症有关。

2.疼痛:咽痛

咽痛与咽、喉部炎症有关。

七、护理措施

1.控制炎症

对病毒感染者可选用清热解毒液、板蓝根冲剂、抗病毒口服液等。对细菌感染者可选用敏感抗生素。

2.降温

在控制感染的基础上,可采取物理或化学降温措施。①观察患者的体温变化和热型。②对体温超过 38.5 ℃者给予物理降温,如头部冷敷、温水浴等。物理降温后半小时测量体温并记录。③物理降温无效者可遵医嘱使用退热剂,如百服宁、对氨基水杨酸、吲哚美辛等,并观察降温效果。使用退热剂后应每小时测量体温。

注意观察退热剂的胃肠不良反应,如恶心、呕吐等。年老体弱者不用强效退热药,以防大量出汗导致虚脱。

3.缓解不适

加强营养,适当休息。鼻塞、流涕等症状突出者可用麻黄素滴鼻,或服用康泰克、感冒通等药物。咽痛者可选用草珊瑚、金嗓子、西瓜霜等含片。

4. 监测并发症

上感患者出现发热、头痛加重,伴脓涕、鼻窦有压痛,提示鼻窦炎;出现发热、咳嗽、咳痰,提示并发气管-支气管炎;出现耳鸣、耳痛、外耳道流脓等,提示中耳炎;恢复期出现胸闷、心悸、眼睑水肿、腰酸或关节痛等症,提示并发心肌炎、肾炎、风湿热等。一旦出现并发症,应及时就医。

八、健康教育

1. 切断流行环节

在上感流行期间,尽量少到公共场所。尽量不要外出,必须外出时须戴口罩,防止交叉感染。打喷嚏时用手帕或纸巾掩住口、鼻。家属或机体抵抗力低下者不与患者密切接触。

2. 提高抵抗力

注意劳逸结合,加强营养,积极参加体育锻炼和耐寒锻炼。从夏季开始,坚持每日早晚用冷水洗鼻、洗脸,或将脸、鼻浸入水中,反复 2～3 次,亦可用冷水擦身,擦完后用干毛巾擦皮肤至微红为宜;身体情况较好者可进行冷水浴锻炼。但年老体弱,对冷水不适者,不宜勉强进行。

3. 避免诱因

避免受凉、淋雨、过度疲劳。避免吸入刺激性气体、粉尘。避免接触变应原。吸烟者戒烟。注意气候改变,及时增添衣服。经常开窗通风换气,保持室内空气新鲜,阳光充足。

4. 药物预防

在流行期间室内可用 5～10 mL/m³ 食醋加等量水稀释,关闭门、窗,加热熏蒸,每日 1 次,连用 3 d。亦可口服板蓝根等中成药预防。必要时可注射流感疫苗。

(苏美平)

第三节 急性气管-支气管炎

急性气管-支气管炎(acute tracheo bronchitis)是指发生在气管-支气管黏膜及其周围组织的急性炎症,是呼吸系统的常见病,常由感染、理化因素、变应性因素引起。在寒冷季节或气候突变时高发,多由上呼吸道感染蔓延而来。临床上主要表现为咳嗽、咳痰、发热等症状。

一、病因与发病机制

1. 感染因素

可由病毒、细菌(如副流感病毒、呼吸道合胞病毒、腺病毒、流感嗜血杆菌、肺炎链球菌、葡萄球菌、卡他莫拉菌等)直接感染引起。部分患者的急性气管-支气管炎是在病毒感染的基础上继发细菌感染所致。

2. 理化因素

过冷空气、刺激性气体或烟雾(如二氧化硫、二氧化氮、氨气、氯气等)、粉尘等对呼吸道黏膜的刺激也是引起本病的重要因素。

3. 变态反应

花粉、有机粉尘、真菌孢子等的吸入,或对所感染细菌蛋白质的过敏等,均可引起本病。

二、临床表现

起病较急。患者多先有急性上呼吸道感染症状,继之出现干咳或有少量黏液性痰,痰量渐渐增多,咳嗽加剧,部分患者可有痰中带血。咳嗽、咳痰可延续2～3周,如迁延不愈,可演变为慢性支气管炎。伴支气管痉挛时,可出现不同程度的胸闷、气促等。全身症状一般较轻。发热多在38℃左右,一般3～5 d降至正常,发热时多伴有头痛、乏力等。体检呼吸音正常或稍增粗,可在两侧肺部听到散在干、湿啰音,部位不固定,咳嗽后可减少或消失。伴喘息者可闻及哮鸣音。

三、辅助检查

1.血液检查

周围血中白细胞计数和分类多无明显变化。细菌感染者病情较重时,白细胞总数和中性粒细胞明显增多,核左移。

2.痰液检查

痰液涂片或培养可以发现致病菌。病毒分离有助于病毒感染的诊断。

3.X线检查

仅少数患者的胸部X线片可见肺纹理增粗,炎症控制后即可恢复正常。

四、治疗要点

以抗感染、祛痰止咳、对症治疗为主。

五、护理评估

询问患者的年龄、职业、工作环境,起病的急缓,发病时的气候、环境,主要症状及其变化情况,有无受凉、过度劳累,既往健康状况。询问患者的过敏史。测量患者生命体征,观察咳嗽、咳痰的特点,痰的颜色、量、气味,吐痰是否顺畅。听诊肺部,判断呼吸音的变化,有无啰音。阅读血液检查结果、痰液检查结果、胸部X线片等,评估病情进展。询问患者患病后的感受及对疾病的认识程度。

六、主要护理诊断/问题

1.清理呼吸道无效

清理呼吸道无效与痰液过多、痰液黏稠、不会有效咳嗽有关。

2.体温过高

体温过高与气管-支气管炎症有关。

七、护理措施

1.一般护理

嘱患者注意保暖,适当休息,多饮水,保持室内空气流通,有条件时可做空气消毒。协助患者翻身、拍背,指导患者有效咳嗽。

2.用药护理

遵医嘱用药。控制感染一般首选青霉素类、大环内酯类、氟喹诺酮类,必要时亦可应用第一代头孢菌素。常口服或注射,病情严重时也可静脉滴注。凡用抗生素者,用前应询问患者过敏史,首次静脉滴注应缓慢,注意观察有无迟缓性变态反应发生。口服大环内酯类药物时,应饭后服用,以减少对胃肠道的刺激。干咳患者可用镇咳药,痰液黏稠者选用化痰药,发热者可用解热镇痛剂,喘息者可用氨茶碱、β₂肾上腺素受体激动剂等平喘。

八、健康教育

告知患者急性气管-支气管炎多数预后良好,少数可因治疗延误或不当、反复发作等原因造成病情迁延,发展为慢性支气管炎。改善劳动卫生环境,防止空气污染,避免受凉、过度劳累,防止上呼吸道感染,避免吸入环境中的变应原等,可预防急性气管-支气管炎的发生。进行适当的体育锻炼,增强体质,提高呼吸道局部的抵抗力,可减少急性气管-支气管炎的发生。

(苏美平)

第四节　慢性支气管炎

慢性支气管炎(chronic bronchitis)简称慢支,是指气管、支气管黏膜及其周围组织的慢性、非特异性炎症,临床上以反复发作的慢性咳嗽、咳痰和/或伴有喘息为特征。如每年咳嗽、咳痰达3个月以上,连续2年或更长时间,并排除其他已知原因的慢性咳嗽,即可诊断为本病。慢性支气管炎是一种常见病、多发病,45岁以上者、吸烟者、生活或工作在空气污染严重地区的人群,以及慢性阻塞性肺疾病患者都有更高的罹患慢性支气管炎的风险。

一、病因和发病机制

(一)病因

病因尚不完全清楚,可能是多种环境因素与机体自身因素长期相互作用的结果。

1. 吸烟

吸烟是慢性支气管炎的重要诱因。香烟中含有焦油、尼古丁和氢氰酸等化学物质,可损伤气道上皮细胞,使纤毛运动减弱、巨噬细胞功能降低,导致气道净化功能下降;刺激黏膜下感受器,兴奋副交感神经,导致支气管平滑肌收缩,呼吸道阻力增加;引起杯状细胞增生,黏液分泌增多,支气管黏液积聚、黏膜充血水肿,易诱发感染。此外,香烟烟雾还可增加毒性氧自由基的产生,诱导中性粒细胞释放蛋白酶,抑制抗蛋白酶系统,诱发肺气肿形成。吸烟时间越长,烟量越大,患病率越高。戒烟可明显改善病情和延缓疾病进展。

2. 理化因素

与职业性粉尘及化学物质等接触时间长,浓度高,均可促进慢性支气管炎发病。大气污染(如二氧化硫、二氧化氮、氯气等)可损伤气道黏膜上皮,使纤毛清除功能下降,黏液分泌增加,为细菌感染创造条件。

3. 感染

感染是慢性支气管炎发生和急性加重的重要因素之一。主要病原体有病毒、细菌和支原体。常见病毒有流感病毒、鼻病毒、腺病毒、呼吸道合胞病毒等。细菌感染多为肺炎链球菌、流感嗜血杆菌和卡他莫拉菌感染。

4.过敏因素

大部分伴有喘息症状的慢性支气管炎患者的发病与变应原有关。尘螨、花粉、细菌、寄生虫等都可成为过敏因素而致病。

5.气候变化

寒冷空气常为慢性支气管炎发作的诱因。北方寒冷地区患病率较高与之有关。

6.其他机体的内在因素

其他机体的内在因素如全身或呼吸道局部防御和免疫功能的减退、自主神经功能失调、副交感神经功能亢进等；遗传因素如蛋白酶-抗蛋白酶失衡。

（二）发病机制

支气管黏膜上皮细胞变性、坏死，纤毛粘连、倒伏、脱落，与缓解期上皮细胞的修复、鳞状上皮细胞化生交替发生。支气管管壁各类炎症细胞浸润，以浆细胞、淋巴细胞为主，急性加重期可见大量中性粒细胞，严重者为化脓性炎症，黏膜充血、水肿；杯状细胞和黏液腺肥大和增生、分泌亢进，腔内大量分泌物潴留。

随着疾病进展，炎症由支气管壁向周围组织扩散，黏膜下层平滑肌束可发生断裂和萎缩，支气管壁的损伤-修复过程反复发生，进而引起支气管结构重塑，胶原含量增加，瘢痕形成；进一步发展成阻塞性肺气肿时肺泡腔扩大，肺泡弹性纤维断裂。

二、临床表现

（一）症状

慢性支气管炎的特点为起病缓慢，病程较长，反复急性发作使病情加重，呈进行性进展。主要症状为慢性咳嗽、咳痰或伴喘息或气急。急性加重指上述症状突然加重，常于受凉、感冒后诱发，冬季尤甚。主要诱因是呼吸道感染，病原体可为病毒、细菌、支原体、衣原体等。

1.咳嗽

初期咳嗽以晨起明显，夜间有阵咳、排痰，随病情进展可表现为终年不愈。

2.咳痰

痰一般为白色黏痰或浆液泡沫样痰，偶带血丝。晨起排痰较多，起床后或体位变动可刺激排痰。继发感染时痰量增多，常呈脓性痰。

3.喘息或气急

喘息明显者称为喘息性支气管炎。部分患者可能合并支气管哮喘。常因吸入刺激性气体或接触过敏因素而诱发，常伴有哮鸣音。若伴有肺气肿，可表现为劳动或活动后气急。

（二）体征

早期多无异常体征。急性加重期可于肺部闻及散在干、湿啰音，咳嗽后可减少或消失。喘息型者可闻及哮鸣音，呼气延长。慢性支气管炎伴发阻塞性肺气肿、慢性肺心病时，可出现相应体征。

三、辅助检查

1.胸部 X 线片

早期无明显异常。长期反复发作及急性加重期患者，可见双肺纹理增粗、紊乱，呈网状或条索状及斑点状阴影，下肺野较明显。

2.外周血检查

缓解期患者白细胞总数及分类多正常。急性加重期合并细菌感染时,白细胞总数及中性粒细胞增多。喘息型患者嗜酸性粒细胞可增多。

3."合格"痰标本检查

急性发作期痰涂片常可见大量中性粒细胞。喘息型患者可有较多的嗜酸性粒细胞。痰培养有助于致病菌的检出。

4.肺功能检查

早期多无明显异常。有小气道阻塞时,表现为最大呼气流速-容积曲线在 75% 和 50% 肺容量时流量降低,肺活量、用力肺活量(FVC)及第 1 秒用力呼气容积(FEV_1)可维持正常。当使用支气管扩张剂后 FEV_1 占用力肺活量的比值(FEV_1/FVC)<70% 提示已发展成为慢阻肺。

四、诊断与鉴别诊断

(一)诊断

慢性咳嗽、咳痰或伴喘息,每年发病至少持续 3 个月,连续 2 年或以上,并排除其他心、肺疾病(如肺结核、尘肺、支气管哮喘、支气管扩张、肺癌、慢性鼻咽疾病、心功能不全等)后,可作出诊断。若每年发病持续时间不足 3 个月,而有明确的客观检查依据(如胸部 X 线片、肺功能等),亦可诊断。

(二)鉴别诊断

需鉴别本病与支气管哮喘、嗜酸性粒细胞性支气管炎、肺结核、支气管扩张症、肺癌、慢性间质性肺疾病。

五、治疗

(一)急性加重期的治疗

急性加重期的治疗原则是控制感染、祛痰平喘。

1.控制感染

多依据患者所在地常见病原菌经验性选用抗菌药物。应及早留取痰标本,以便参考痰细菌培养结果调整敏感抗菌药物。一般口服,病情严重时静脉给药。如果培养出致病菌,应按药敏试验选用抗菌药物。抗感染治疗疗程一般 5~7 d,必要时可延长。

2.止咳、祛痰

可用盐酸氨溴索 30 mg,每日 3 次;标准桃金娘油 300 mg,每日 3 次(空腹);溴己新 16 mg,每日 3 次;复方甘草合剂 10 mL,每日 3 次。干咳症状明显者可应用镇咳药物,如右美沙芬。

3.平喘

有气喘者可加用支气管扩张剂,如氨茶碱 0.1 g,每日 3 次,或用茶碱控释剂;或吸入 β_2 受体激动剂。

(二)缓解期治疗

(1)戒烟,避免有害气体和颗粒的吸入。

(2)增强体质,预防感冒。

(3)反复呼吸道感染者可酌情选用一些增强机体免疫功能的药物如卡介菌多糖核酸注射液、胸腺素注射液等。

六、护理评估

1. 健康史

本病病因较复杂，往往是多种因素相互作用的结果，应详细询问患者的工作环境，是否吸烟及吸烟的时间，有无上呼吸道感染反复发生的病史等。

2. 身体状况

慢性支气管炎起病缓慢，病程较长，反复急性发作是使病情加重的诱因。主要症状有慢性咳嗽、咳痰、喘息。初期症状轻微，寒冷季节、吸烟、劳累、感冒常是引起急性发作或症状加重的诱因。重症患者常四季不断发病，冬、春季加剧，早、晚加重。

3. 辅助检查

(1)胸部 X 线片检查：早期一般无异常，病程长者出现两肺纹理增粗、紊乱等非特异性改变，肺纹理可呈网状或条索状、斑点状阴影，以下肺野较明显。

(2)肺功能检查：是判断呼吸道气流受限的主要客观指标，有助于慢性阻塞性肺疾病的诊断，病情严重程度、疾病进展等的判断。在患病早期常无异常，随病情逐渐加重则出现阻塞性通气功能障碍。

(3)血液检查：细菌感染时血白细胞计数、中性粒细胞增多，严重时可有核左移现象。喘息型者嗜酸性粒细胞增多。

(4)痰液检查：痰涂片或培养可见肺炎球菌、流感嗜血杆菌、甲型链球菌及奈瑟球菌等，涂片中可见大量中性粒细胞、已破坏的杯状细胞等。喘息型者嗜酸性粒细胞增多。

七、常见护理诊断/问题

(1)清理呼吸道无效与呼吸道分泌物增多、痰液黏稠有关。
(2)体温过高与慢性支气管炎并发感染有关。
(3)患者缺乏慢性支气管炎的防治知识。

八、护理目标

患者能有效排痰，呼吸道分泌物被清除；体温恢复正常；能叙述慢性支气管炎的防治知识。

九、护理措施

1. 一般护理

(1)休息：急性发作期有发热、喘息时应卧床休息，慢性迁延期适当休息，临床缓解期要劳逸结合。

(2)饮食：给予高蛋白、高热量、高维生素、易消化饮食。

(3)环境：注意指导患者保持环境空气清新、温暖、湿润，避免各种致病因素，如吸烟、寒冷刺激等。

2. 用药护理

一般不将抗生素与其他药物配伍使用。一般不用高渗溶液配制抗生素。不宜加温使用含有抗生素的溶液。

（1）应用青霉素类药物：用药前必须询问过敏史，有过敏史或过敏体质者慎用。初次用药或用药过程中更换批号或停药 2 d 以上再次使用，应作皮试。青霉素水溶液不稳定，应现配现用。青霉素半衰期为 0.5～1 h，有效血药浓度可维持 4～6 h，故要按时用药，不可将一天内不同时间段的青霉素药物集中使用。

（2）头孢菌素类：头孢菌素类与青霉素类之间有部分交叉过敏反应。对青霉素类过敏者慎用头孢菌素类。头孢菌素类药物可抑制肠道细菌合成维生素 K，用药期间要注意观察患者有无出血倾向。用头孢菌素类药物不要饮酒及含酒精的饮料，以免引起呼吸困难、心动过速、腹痛、恶心、呕吐等不良反应。

（3）大环内酯类：口服可以引起胃肠道反应，宜餐后服用。因食物影响其吸收，一般在餐后 3～4 h 服用。本类药不能与酸性药同服。用药期间要多饮水。本类药对静脉刺激性强，应稀释后缓慢静脉滴注。

（4）氨基糖苷类：注意观察有无眩晕、耳鸣等耳毒性症状，有无肾功能改变等肾毒性症状。氨基糖苷类刺激性较强，应深部肌内注射，并注意更换注射部位，或稀释后缓慢静脉滴注。

（5）氟喹诺酮类：是近年来发展最快的一类人工合成抗生素。空腹服药，服后多饮水，避免与抗酸剂同服，以免降低本类药的生物利用度。用药期间，应避免阳光或人造紫外线的直接或间接照射，以免发生光毒性反应或光变态反应。注意未满 18 周岁者不宜使用，以免发生异常病变。

3. 心理护理

急性发作期，应关心、体贴患者，了解情绪变化的原因，给予耐心疏导，讲解有关防治疾病知识，增强患者对治疗的信心。临床缓解期应避免家属过度保护患者，鼓励患者自我照顾及进行正常的社交活动。

4. 健康指导

（1）宣传：向患者及家属宣传吸烟对身体的危害，劝导戒烟与制订戒烟方案。说明慢支是一个长期过程，要有信心配合坚持治疗。

（2）适当休息和饮食：避免劳累，注意营养的摄入。

（3）增强体质：鼓励患者坚持锻炼，加强耐寒能力和机体抵抗力。

（苏美平）

第五节　慢性阻塞性肺疾病

慢性阻塞性肺疾病（chronic obstructive pulmonary disease，COPD；简称慢阻肺）是一种以不完全可逆性气流受限为特征，呈进行性发展的肺部疾病。

一、病因

1. 感染因素

病毒、支原体、细菌等感染是造成 COPD 起病、加重和复发的基本原因。感染造成气管-支气管黏膜的损伤和慢性炎症。

2.吸烟

吸烟是 COPD 的重要发病因素。国内外的研究证明吸烟与 COPD 的发生有密切的关系，吸烟时间愈长,吸烟量愈大,患病率越高,戒烟后病情减轻。烟草中的焦油、尼古丁、氢氰酸等化学成分可损伤气道上皮细胞和纤毛运动,促使支气管黏液腺和杯状细胞增生肥大,黏液分泌增多。吸烟还可使氧自由基增多,活化炎性细胞,促进炎症反应。

3.理化因素

刺激性烟雾、粉尘、大气污染(如二氧化硫、二氧化氮、氯气、臭氧)等的慢性刺激及气候寒冷、环境温度剧变等,均可使呼吸道局部防御功能降低,利于病毒、细菌入侵和繁殖。

4.过敏因素

过敏因素与 COPD 关系尤为密切。有过敏史者,接触抗原物质(如细菌、真菌、尘螨、花粉、尘埃、某些食物和化学气体等)可引起发病。

5.蛋白酶-抗蛋白酶失衡

蛋白水解酶对组织有损伤、破坏作用,抗蛋白酶能抑制蛋白酶的破坏作用,其中 α_1 抗胰蛋白酶是活性最强的一种。遗传因素、吸入有害气体、有害物质可引起蛋白酶产生过多、活性增强,而抗蛋白酶产生减少或灭活加快,引起组织结构破坏产生肺气肿。

6.其他

自主神经功能失调、营养不良、免疫功能低下等均可诱发 COPD。

二、发病机制

多种致病因素作用于支气管,引起气道黏膜水肿,黏膜下腺体分泌增多,平滑肌痉挛,导致管腔狭窄。支气管炎症反复发作,引起气管壁结构的破坏和增生,气管结构重塑、胶原含量增加及瘢痕形成,导致气流受限。炎症沿气道向下播散至细支气管(直径＜2 mm)时,因细支气管管壁薄,无软骨支撑,与周围肺泡结构紧密相连,吸气时,随着肺泡的扩张,细支气管受周围弹性组织牵拉,口径变大,管道伸长,呼气时,随胸膜腔内压的升高,小气道很快缩短、变窄、阻塞,气体排出受阻,肺泡内残留气体增多,肺泡腔扩大,壁变薄,甚至破裂,形成大疱,弹性下降。随着肺泡内压升高,肺泡表面毛细血管内血流量减少,影响气血交换,最终导致肺心病或呼吸衰竭。

三、临床表现

1.慢性支气管炎

(1)症状:起病缓慢,病程较长,反复急性发作而使病情加重。主要症状有慢性咳嗽、咳痰、喘息。初期症状轻微,在寒冷季节、吸烟、劳累、感冒可引起急性发作或症状加重,气候转暖时症状可自然缓解。重症患者四季不断发病,在冬、春季加剧。

咳嗽:长期、反复、逐渐加重的咳嗽是 COPD 最突出的表现。一般晨间咳嗽较重,白天较轻,睡前有阵咳或排痰。咳嗽是由支气管黏膜充血、水肿或分泌物积聚于支气管腔内所致。

咳痰:痰为白色黏液或浆液泡沫样痰,偶带血。清晨排痰较多,由于起床后或体位变动可刺激排痰。急性发作伴有细菌感染时,则变为黏液脓性痰,量亦增加。

呼吸困难:喘息性慢性支气管炎有支气管痉挛,可引起呼吸困难,严重时有哮喘样发作。

反复感染:患者由于抵抗力差,常有反复感染,表现为咳嗽加重,痰量增加,呈脓性,常伴畏寒、发热等。

（2）体征：急性发作期可在背部或双肺底听到散在的干、湿啰音，咳嗽后可减少或消失。喘息性慢性支气管炎患者可听到哮鸣音和呼气延长，且不易完全消失。

（3）分型：可分为单纯型和喘息型。单纯型的主要表现为咳嗽、咳痰，喘息型除有咳嗽、咳痰外尚有喘息，伴有哮鸣音。

（4）分期：按病情进展可分为三期。①急性发作期：指1周内出现脓性或黏液脓痰，痰量明显增加，或伴有发热等炎症表现，或咳、痰、喘症状中任何一项明显加剧。②慢性迁延期：指不同程度的咳、痰、喘症状迁延1个月以上。③临床缓解期：指症状基本消失或偶有轻微咳嗽，有少量痰液，维持2个月以上。

2.阻塞性肺气肿

（1）症状：主要是在咳嗽、咳痰的基础上出现进行性加重的呼气性呼吸困难。早期仅在体力劳动或上楼等活动时出现，随着病情发展逐渐加重至轻度活动时即可出现，甚至在静息时也感到呼吸困难。感染时呼吸困难明显加重。全身症状有疲劳、食欲减退和体重减轻等。

（2）体征：早期体征不明显。随着病情发展出现桶状胸，肋间隙增宽，呼吸运动减弱，触诊语颤减弱，叩诊呈过清音，心浊音界缩小或不易叩出，肺下界下移，听诊心音遥远，呼吸音减弱，呼气延长，并发感染时肺部可有湿啰音。

3.COPD的分期和分级

按病程可分为急性加重期和稳定期，前者指在短期内咳嗽、咳痰、气短和/或喘息加重、脓痰量增多，可伴发热等症状；稳定期指咳嗽、咳痰、气短等症状稳定或轻微。

4.并发症

COPD可并发自发性气胸、肺部急性感染、慢性肺源性心脏病、呼吸衰竭等。

四、辅助检查

1.血液检查

细菌感染时白细胞计数、中性粒细胞增多。喘息型慢支患者的嗜酸性粒细胞增多。肺气肿缺氧时可有红细胞、血红蛋白增多。

2.痰液检查

痰涂片或培养可见肺炎球菌、流感嗜血杆菌、甲型链球菌等。涂片中可见大量中性粒细胞、已破坏的杯状细胞等，喘息型者的嗜酸性粒细胞增多。

3.X线检查

早期无异常，反复发作者两肺纹理增粗、紊乱，以下肺野较明显。肺气肿时胸廓扩张，肋骨变平，肋间隙增宽，膈低平。两肺透亮度增加，肺血管纹理减少。心脏狭长，心影缩小。

4.呼吸功能检查

早期常无异常，随病情发展逐渐出现阻塞性通气功能障碍。第1秒用力呼气量占用力肺活量百分率（$FEV_1/FVC\%$）＜70％，最大通气量（MVV）＜80％预计值，残气量（residual volume，RV）增加，残气量占肺总量（total lung capacity，TLC）的百分率（$RV/TLC\%$）＞40％，对阻塞性肺气肿的诊断有重要意义。

5.动脉血气分析

早期无异常。随着病情进展可出现动脉血氧分压（PaO_2）降低，动脉血二氧化碳分压（$PaCO_2$）正常或升高；当出现失代偿性呼吸性酸中毒时，pH降低。

五、治疗要点

急性发作期和慢性迁延期以控制感染及对症治疗为主;临床缓解期以加强锻炼、增强体质、避免诱发因素及预防复发为主;急性发作期常应用有效抗生素控制炎症以减轻黏膜水肿,减轻气道痉挛和黏液分泌,应用解痉平喘药扩张支气管平滑肌以减轻喘息,应用祛痰镇咳药抑制干咳以减少体力消耗、稀释痰液、促进痰排出。肺气肿除患者应注重改善呼吸功能,提高工作、生活能力,提高生活质量。必要时进行长期家庭氧疗,以预防慢性肺心病。

六、护理评估

1.健康史

询问患者的年龄、职业、工作或生活环境,是否有吸烟嗜好,吸烟的年限、量、种类,询问过敏史,评估患者的营养状态、体质,询问有无反复上呼吸道感染病史。询问疾病发作是否与环境、气候、过度劳累和吸烟有关。询问患者的起病时间、病程、咳嗽的性质、时间,黏液的性质、颜色、黏稠度。询问患者发病后的饮食、睡眠是否正常,生活能否自理。

2.护理体检

测量患者生命体征,尤其应注意体温和呼吸的变化。观察患者热型和热度的变化,观察呼吸的频率、节律、深浅度、呼吸类型,评估呼吸困难的类型和严重程度。听诊患者的肺脏,判断呼吸音有无异常及有无干、湿啰音。观察患者的皮肤黏膜颜色,有无发绀,检查四肢,有无杵状指(趾)。

3.辅助检查

了解患者血液、痰液、胸部 X 线、肺功能及血气分析结果,判断病情进展。

4.心理-社会状况

评估患者有无焦虑、压抑、悲观厌世、自卑、抑郁等情绪。评估患者患病后的心理反应、社会适应能力的变化、家庭经济状况及参加医疗保险情况。

七、主要护理诊断/问题

1.清理呼吸道无效

清理呼吸道无效与痰液黏稠、咳嗽无力、支气管痉挛有关。

2.气体交换受损

气体交换受损与肺组织弹性降低、肺毛细血管床减少、通气障碍有关。

3.营养失调:低于机体需要量

营养失调与反复呼吸道感染、呼吸困难使能量消耗增加、进食量不足、缺氧致消化吸收功能障碍有关。

4.潜在并发症

潜在并发症包括自发性气胸、呼吸衰竭等。

八、护理措施

1.生活护理

(1)休息与环境:保持环境安静、舒适,空气新鲜,温、湿度适宜,避免吸入刺激性气体。严重呼吸困难患者应尽量减少活动和不必要的谈话,以减少耗氧量、减轻呼吸困难。

（2）调整体位：采取半卧位或端坐位，必要时设置跨床小桌，以便患者伏桌休息，以减轻呼吸困难。

（3）保持口腔卫生：对张口呼吸者应每日口腔护理2～3次，并根据需要补充因呼吸加快所丧失的水分，一般保证水的每日摄入量在1.5～2 L。

（4）加强营养：指导患者饭前休息至少30 min，每日正餐应安排在患者最饥饿、休息最好的时间。给予高蛋白、高热量、高维生素、易消化食物，经常变换食谱以刺激食欲。患者多食含有高膳食纤维的蔬菜和水果，以促进肠蠕动，保持大便通畅。腹胀者应进软食，少食多餐，避免食用产气食物及干食、牛奶、巧克力等。餐前和进餐时避免饮用液体，以免过早产生饱感而影响热量的摄入。对通过进食不能吸收足够营养者，可应用管喂饮食或全胃肠外营养。

2.病情监测

询问患者咳嗽、咳痰的情况，观察痰的颜色、量及咳出通畅情况，观察发绀情况和呼吸困难程度，了解病情变化。监测患者的神志、呼吸、心率、体温等变化，判断有无并发症发生。

3.用药护理

感染是导致COPD和COPD急性加重的主要原因。临床常给予抗生素、平喘药、化痰药及镇咳药等治疗。

（1）镇咳、化痰药及其用法：常用镇咳药有喷托维林（咳必清）、可待因，祛痰药有溴己新（必嗽平）、氯化铵及乙酰半胱氨酸。均可口服给药，乙酰半胱氨酸、溴己新亦可雾化吸入，可待因可皮下注射。

（2）不良反应及注意事项：①喷托维林，偶有口干、头晕、恶心、腹胀和便秘等不良反应，青光眼患者慎用。②可待因，可抑制支气管腺体分泌，使痰液黏稠而不易咳出，痰多者禁用；连续使用可产生成瘾性，应控制使用；剂量大时可明显抑制呼吸中枢。③溴己新，偶有恶心、胃肠不适，个别患者转氨酶水平可暂时升高，减量或停药可恢复；胃溃疡患者慎用。④氯化铵，空腹服用效果明显，剂量过大可引起呕吐；可使血氨水平升高，能酸化尿液和促进碱性药物的排泄；大量服用可产生酸中毒，肝功能不全及肾功能严重减退者禁用，溃疡病者慎用。⑤乙酰半胱氨酸，有特殊气味，可引起呛咳、呕吐等，减量后消失；亦可引起支气管痉挛，哮喘患者及老年严重肺功能不全者慎用。

4.对症护理

（1）协助排痰：结合患者情况，采取翻身、拍背、雾化吸入等措施协助排痰，必要时给予吸痰。

（2）合理给氧：根据血气分析结果，调整吸氧的方式和氧浓度，一般给予鼻导管、低浓度（25%～29%）、低流量（1～2 L/min）、持续吸氧，避免吸入高浓度氧气以防引起二氧化碳潴留。

5.心理护理

多安慰、陪伴患者，进行必要的解释，以缓和紧张不安情绪。当患者出现精神不振、焦虑，自感喘憋时，应设法分散患者的注意力，指导患者做慢而深的呼吸，以缓解症状，使身心舒适。

6.防治自发性气胸

（1）避免诱因：航空、潜水作业而无适当防护措施时，从高压环境突然进入低压环境，机械通气压力过高，以及抬举重物用力过猛、剧烈咳嗽、屏气、大笑等均可诱发气胸。指导患者避免以上诱因。

(2)病情判断：监测患者的生命体征，若患者出现剧烈胸痛、畏寒、发热、咳嗽咳痰及神志改变，应警惕自发性气胸的发生。COPD患者感觉迟钝，应注意胸部体征改变，若一侧胸部隆起，呼吸运动与触觉语颤减弱，叩诊呈过清音或鼓音，心或肝浊音界缩小或消失，听诊呼吸音减弱或消失，提示已并发气胸，应立即向医师报告并采取必要的急救措施。

(3)配合处理：小量气胸患者应严格卧床休息，酌情给予患者镇静、镇痛药物。可遵医嘱给予高浓度吸氧，以加快胸腔内气体的吸收。若气胸量大，呼吸困难严重，应立即排气减压或胸腔闭式引流。

九、健康教育

1.疾病知识教育

向患者讲解COPD诱发加重的因素，指导患者避免吸入烟雾、粉尘和刺激性气体，避免上呼吸道感染等；加强营养，合理锻炼，增强机体抵抗力。

2.指导呼吸功能锻炼

(1)腹式呼吸：通过腹肌的主动收缩与舒张，增加胸腔容积，可使呼吸阻力减小，肺泡通气量增加，提高呼吸效率。患者取半卧位，膝半屈曲或立位，上半身前倾，使腹肌和全身肌肉放松，左、右手分别放在腹部或胸前，静息呼吸。吸气时用鼻吸入，尽量挺腹，胸部不动；呼气时用口呼出，同时收缩腹部，胸廓保持最小活动幅度，缓呼深吸，增进肺泡通气量。每分钟呼吸7～8次，如此反复训练，每次10～20 min，每日2次，熟练后逐步增加呼吸次数和时间，使之成为不自觉的呼吸习惯。

(2)缩唇呼吸：在呼气时将口唇缩成吹笛子状，气体经缩窄的口唇缓慢呼出，其作用为提高支气管内压，延缓小气道的陷闭，以利于肺泡气排出。用鼻吸气，用口呼气，呼气时口唇缩拢，持续慢慢吹气，同时收缩腹部。吸气与呼气时间之比为1：2或1：3。缩唇大小程度与呼气流量由患者自行选择调整，以能使距离口唇15～20 cm水平处蜡烛火焰随气流倾斜而又不熄灭为宜。

3.指导戒烟

向患者讲解吸烟对疾病的影响及戒烟的好处。帮助患者分析吸烟习惯，制订戒烟计划并实施。戒烟时间最好安排在假期或住院期间。可以和朋友一起戒烟，相互鼓励和督促。清除工作场所和家中所有香烟及烟具，避免接触吸烟人群或环境，合理安排生活，参加多种娱乐活动或外出旅游，以分散注意力。有条件者可贴戒烟膏药以减少痛苦。

4.指导家庭氧疗

(1)注意用氧安全：患者及探视者禁止吸烟；确保电器(如电剃须刀、助听器、电热毯、电视等)处于正常工作状态，以防产生短路火花而引起火灾。避免使用产生静电的材料，如毛毯、合成纤维等。患者和照顾者最好穿棉质衣服。避免附近有易燃物品，如乙醇、油等。患者及其家属应掌握发生火灾时逃生和自救的方法。

(2)掌握流量和时间：应给予低流量(1～2 L/min)吸氧，不要随意调整氧流量，以免影响疗效或发生氧中毒。每日吸氧的时间不宜少于10 h，尤其在夜间睡眠时不宜间断吸氧。

(3)预防感染：供氧鼻导管、鼻塞等可能成为细菌藏匿的部位，潮湿的环境利于细菌的滋生，应按规定或病情的需要予以及时更换。

(4)疗效判断：氧疗有效的指标为患者呼吸困难减轻、呼吸频率减慢、发绀减轻、心率减慢、活动耐力增加。吸氧过程中,家属应密切注意患者有无咳嗽、胸痛、恶心、呕吐和呼吸困难等氧中毒的首发症状。

(苏美平)

第六节 慢性肺源性心脏病

慢性肺源性心脏病(chronic pulmonary heart disease,CPHD)简称慢性肺心病,是肺组织、肺血管或胸廓的慢性病变引起肺组织结构和/或功能异常,肺血管阻力增加,肺动脉压力升高,使右心室扩张和/或肥厚,伴或不伴右心衰竭的心脏病。慢性肺心病在我国较常见,患病年龄多在40岁以上,且患病率随年龄增长而升高,男、女无明显差别,但有地区差异,北方的患病率高于南方的患病率,农村的患病率高于城市的患病率;吸烟者比不吸烟者患病率明显升高;冬、春季节和气候骤变时,易出现急性发作。

一、病因

按原发病的部位不同,慢性肺心病主要分为以下三类。

1. 支气管、肺疾病

支气管、肺疾病以慢性阻塞性肺疾病(占80%～90%)最多见,其次为支气管哮喘、支气管扩张、重症肺结核等。

2. 胸廓运动障碍性疾病

胸廓运动障碍性疾病较少见,有严重脊椎后凸、脊椎结核、类风湿关节炎、胸膜广泛粘连及胸廓成形术后造成的严重胸廓或脊椎畸形。

3. 肺血管疾病

肺血管疾病有慢性血栓栓塞性肺动脉高压、肺小动脉炎等。反复的呼吸道感染是诱发肺心病发生和症状加重的主要原因。

二、发病机制

反复的气道感染和低氧血症导致一系列体液因子和肺血管的变化,使肺血管阻力增加,肺动脉血管的结构重塑,产生肺动脉高压。肺功能和结构的不可逆性改变是引起右心室扩大、肥厚的先决条件。

1. 肺动脉高压的形成

(1)肺血管阻力增加的功能性因素:缺氧、高碳酸血症和呼吸性酸中毒使肺血管收缩、痉挛,其中缺氧是肺动脉高压形成最重要的因素。缺氧一方面使缩血管活性物质(前列腺素、白三烯、5-羟色胺等)增多,另一方面使平滑肌细胞膜对 Ca^{2+} 的通透性增加,细胞内 Ca^{2+} 含量增高,肌肉兴奋-收缩耦联效应增强,直接使肺血管平滑肌收缩。发生高碳酸血症时,由于 H^+ 产生过多,血管对缺氧的收缩敏感性增强,致肺动脉压升高。

(2)肺血管阻力增加的解剖学因素:肺血管解剖结构变化,形成肺循环血流动力学障碍。其主要包括以下几个方面:①长期反复发作的支气管周围炎累及邻近肺小动脉,引起血管炎,管壁增厚,管腔狭窄。②随肺气肿的加重,肺泡内压升高,压迫肺泡毛细血管,造成毛细血管管腔狭窄或闭塞。肺泡壁破裂造成毛细血管网的毁损,肺泡毛细血管床减损超过70%时肺循环阻力增大。③缺氧引起血管壁平滑肌细胞、内膜弹力纤维及胶原纤维增生。④部分患者形成多发性肺微小动脉原位血栓。在慢性肺心病肺动脉高压的发生机制中,功能性因素较解剖学因素更为重要。

在急性加重期经过治疗,缺氧和高碳酸血症得到纠正后,肺动脉压可明显降低,部分患者的肺动脉压甚至可恢复到正常范围。

(3)血液黏稠度增加和血容量增多:慢性缺氧产生的继发性红细胞增多,血液黏稠度增加。缺氧可使醛固酮增加,使水钠潴留;缺氧使肾小动脉收缩,肾血流减少也加重水钠潴留,血容量增多。血液黏稠度增加和血容量增多,更使肺动脉压升高。

2.心脏病变和心力衰竭

肺循环阻力增加时,右心发挥其代偿功能,以克服肺动脉压升高的阻力而发生右心室肥厚。肺动脉高压早期,右心室尚能代偿,但随着病情的进展,特别是急性加重期,肺动脉压持续升高,超过右心室的代偿能力,右心排血量下降,出现右心室扩大和右心室功能衰竭。

3.其他重要器官损害

缺氧和高碳酸血症除影响心脏外,还导致其他重要器官(如脑、肝、肾、胃肠)及内分泌系统、血液系统等发生病理改变,引起多器官功能损害。

三、临床表现

1.肺、心功能代偿期

患者在原有咳嗽、咳痰、气促的基础上,出现活动后心悸、呼吸困难、乏力和活动耐力下降。急性感染时上述症状加重。体检可见不同程度的发绀和肺气肿体征;偶可闻及干、湿啰音,心音遥远。肺动脉瓣区第二心音亢进(P2>A2)提示肺动脉高压,三尖瓣区闻及收缩期杂音或剑突下心脏搏动增强提示右心室肥厚。

2.肺、心功能失代偿期

以呼吸衰竭最为突出,尤以Ⅱ型呼吸衰竭最多见。患者呼吸困难加重,夜间为甚,常有头痛、失眠、食欲下降、白天嗜睡,甚至出现表情淡漠、神志恍惚、谵妄等肺性脑病的表现。合并右心衰竭时,气促明显,出现食欲减退、腹胀、恶心等症状。体检可见肝大、下肢水肿等。

3.并发症

并发症有肺性脑病,栓塞,水、电解质及酸碱平衡失调,心律失常,休克,消化道出血和弥散性血管内凝血(disseminated intravascular coagulation,DIC)等。其中肺性脑病是患者死亡的首要原因。

四、辅助检查

1.血液检查

红细胞和血红蛋白含量可升高,合并感染时白细胞计数和中性粒细胞增多;部分患者可有肝、肾功能的改变及电解质紊乱。

2.动脉血气分析

动脉血气分析是确诊呼吸衰竭的依据。呼吸衰竭时 PaO_2 降低,$PaCO_2$ 升高。

3.胸部 X 线检查

除原有肺、胸廓基础疾病及急性肺部感染的特征外,尚可见右下肺动脉扩张、肺动脉段突出等肺动脉高压及右心室增大的 X 线表现。

4.超声心动图检查

超声心动图检查可显示肺动脉内径增大、右心室流出道增宽、右心室增大、室壁和室间隔增厚。

5.心电图检查

心电图检查可有"肺型 P 波",表现为 P 波电压明显升高。亦可有右心室肥大图形。

五、治疗要点

肺心病的治疗以治肺为主、治心为辅,最主要的是控制感染,改善通气。急性加重期应用敏感抗生素控制感染,保持呼吸道通畅,改善呼吸功能,纠正缺氧和二氧化碳潴留,控制呼吸衰竭和心力衰竭;积极处理并发症。缓解期常采用长期家庭氧疗、营养支持和增强免疫功能治疗,减少或避免急性加重期的发生。

六、护理评估

1.健康史

询问患者有无支气管、肺、胸廓、肺血管等疾病,患病的时间、病程及控制情况,有无反复呼吸道感染病史。询问患者咳嗽、咳痰、气促的变化情况。了解患者患病后的饮食、睡眠及体力变化。

2.护理体检

测量生命体征,尤其应注意体温和呼吸的变化,观察患者皮肤、黏膜的颜色,检查皮肤的弹性、有无水肿。胸部体检,了解患者的肺、心功能状态。腹部触诊,评估肝脏大小。

3.辅助检查

查阅血液检查、动脉血气分析、胸部 X 线检查、超声心动图检查、心电图检查及血清电解质检查结果,评估病情进展。

4.心理-社会状况

了解患者长期患病后的心理状态、社会交往状态及家庭经济状况,有无情绪低落、绝望厌世心理。

七、主要护理诊断/问题

1.气体交换受损

气体交换受损与呼吸道阻塞、肺泡弹性下降、肺血管阻力升高有关。

2.清理呼吸道无效

清理呼吸道无效与呼吸道感染、痰液过多而黏稠有关。

3.活动无耐力

活动无耐力与心、肺功能减退有关。

4.体液过多

体液过多与右心衰竭、饮水过多有关。

5.潜在并发症

潜在并发症包括肺性脑病、酸碱失衡及电解质紊乱、心律失常、休克、消化道出血和DIC 等。

八、护理措施

1.生活护理

根据心肺功能安排患者活动与休息,指导患者采取节能体位,减少体力消耗。有右心衰竭者应限制钠、水的摄入,钠盐<3 g/d,水分$<1\,500$ mL/d。少食多餐,必要时遵医嘱静脉补充营养。

2.病情监测

了解患者临床表现的变化,原有咳嗽、咳痰、呼吸困难的情况,发绀的程度、氧疗的效果及体力情况;听诊心音,有无肺动脉高压和右心室肥大,有无下肢水肿、神志改变等症状。

3.用药护理

遵医嘱应用敏感抗生素控制感染,应用呼吸中枢兴奋剂促进二氧化碳排出,应用利尿剂减轻水肿,应用强心剂控制心力衰竭。治疗中出现心悸、呕吐、震颤、惊厥等症状,提示呼吸中枢兴奋剂过量,应立即停用并通知医师。利尿剂应用以缓慢、间歇、小量为原则。注意监测血清电解质。由于慢性缺氧和感染,患者对洋地黄类药物耐受性降低,易发生毒性反应。应选用作用快、排泄快的洋地黄类药物,剂量宜小,一般为常规剂量的 1/2 和 2/3,例如,将 $0.125\sim0.25$ mg毒毛花苷 K 或 $0.2\sim0.4$ mg毛花苷 C 加于 10% 的葡萄糖溶液内,缓慢静脉注射。

4.对症护理

①根据患者具体情况,采取翻身、拍背、湿化呼吸道、吸痰等措施保持气道通畅。②给予持续低流量、低浓度吸氧,氧流量 $1\sim2$ L/min,浓度 $25\%\sim29\%$。防止高浓度吸氧,以免抑制呼吸、加重二氧化碳潴留。判断氧疗效果最重要的指标是神志,如吸氧后神志逐渐清醒、精神好转、发绀有所缓解,说明氧疗有效。③对年老、水肿明显、卧床过久者,应加强皮肤护理,帮助患者进行床上四肢活动和翻身,避免其腿部和踝部交叉受压,以防压疮发生。

5.防治并发症

观察患者的生命体征及意识状态,定期监测动脉血气分析。注意有无肺性脑病、心律失常、栓塞等并发症的表现。密切观察病情变化,出现头痛、烦躁不安、表情淡漠、神志恍惚、精神错乱、嗜睡和昏迷等症状时,及时通知医师并协助处理。烦躁不安时应慎用镇静剂,以免诱发或加重肺性脑病。

九、健康教育

1.疾病知识教育

告知患者要积极防治原发病,避免和防治各种诱因,坚持家庭氧疗等;加强营养。病情缓解期进行适当的体育锻炼和呼吸功能锻炼;定期门诊随访。

2.节能体位训练

指导患者采取既有利于气体交换又能节省能量的体位。站立时,背靠墙,使膈肌和胸廓松弛,全身放松;采取坐位时,凳高合适,两足正好平放在地,身体稍向前倾,两手放在双腿上;选择床上坐位时,应趴在小桌上,桌上放软枕,使患者的胸椎和腰椎尽可能在一条直线上。

(苏美平)

第七节 支气管哮喘

支气管哮喘(bronchial asthma)简称哮喘,是一种以嗜酸性粒细胞和肥大细胞反应为主的变态反应和气道高反应性为特征的疾病。其临床表现为反复发作的呼气性呼吸困难伴哮鸣音,可自行或经抗炎、解痉治疗后缓解。急性发作重,长时间不缓解者可并发急性呼吸衰竭;长期反复发作致气道黏膜损害,可并发慢性支气管炎、阻塞性肺气肿,甚至慢性肺源性心脏病。我国哮喘发病率接近 1‰,半数在 12 岁以下起病,成人男女发病率大致相同,约 40%的患者有家族史。

一、病因

1.吸入性变应原

吸入性变应原最常见,如花粉、尘螨、真菌孢子、动物毛屑、臭氧、二氧化硫、烟雾等。

2.感染

感染尤其是上呼吸道感染常见,如细菌、病毒、原虫、寄生虫等感染。

3.食物

此类病因如鱼类、虾、蟹、蛋类和牛奶等高蛋白食物。

4.药物

此类病因如普萘洛尔、阿司匹林、抗生素(如青霉素、磺胺类)、碘造影剂、各种蛋白制剂或血清制剂等。

5.其他

此类病因如气候变化、运动、妊娠、情绪波动大等因素。

二、发病机制

哮喘的发病机制还不完全清楚,多数人认为发病机制与变态反应、气道炎症、气道反应性增强及神经等因素相互作用有关。

1.变态反应

目前公认的主要为Ⅰ型变态反应。患者多为特异体质,常伴有其他变应性疾病,当变应原初次进入体内,在 T 淋巴细胞作用下促使 B 淋巴细胞转化为浆细胞而合成特异性 IgE,IgE 结合于肥大细胞和嗜碱性粒细胞表面。

若变应原再次进入体内,可与肥大细胞和嗜碱性粒细胞表面的 IgE 交联,使其合成并释放多种活性介质(如前列腺素、组胺、白三烯等),致使平滑肌收缩、黏液分泌增加、血管通透性增强和炎症细胞浸润等。炎症细胞在介质的作用下又可分泌多种介质,使气道病变加重,炎症浸润增加,产生哮喘的临床症状。

2.气道慢性炎症

气道慢性炎症是哮喘的本质,是由多种细胞特别是肥大细胞、嗜酸性粒细胞和 T 淋巴细胞参与,50 多种炎症介质和 25 种以上的细胞因子相互作用的一种慢性非特异性炎症。

3.气道高反应性

气道高反应性是指气道对正常不引起或仅引起轻度应答反应的刺激物出现过度的收缩反应。气道炎症引起气道上皮和上皮内神经损害,导致气道高反应性。气道高反应性常有家族倾向,受遗传因素影响。

4.神经因素

哮喘与 β 肾上腺素受体功能低下和迷走神经张力亢进有关,并可能存在 α 肾上腺素能神经的反应性增强。

三、临床表现

1.症状

哮喘发作前常有先兆症状,如干咳、打喷嚏、流清涕、胸闷等,典型的症状为呼气性呼吸困难,伴有哮鸣音、咳嗽,痰黏稠不易咳出,严重时出现端坐呼吸,发作将要停止时咳出大量白色泡沫样痰。部分患者常在夜间发作,可能与夜间气温低下、迷走神经兴奋有关。

2.体征

哮喘发作时胸廓饱满,胸部叩诊呈过清音,听诊双肺可闻及广泛性哮鸣音,甚至不用听诊器亦可听到,呼气延长。当气道严重阻塞时,哮鸣音可减弱或消失。若伴有感染,则可闻及湿啰音。严重发作时有颈静脉怒张、发绀、大汗淋漓、脉搏加快、奇脉及意识障碍等。缓解期可无任何体征。

3.分期与分级

根据临床表现哮喘可分为急性发作期和慢性持续期。

(1)急性发作期:指气促、咳嗽、胸闷等症状突然发生或加重,常有呼吸困难,以呼气流量降低为特征,常为接触变应原或治疗不当所致,一般发作持续数分钟至数十分钟,可自行缓解或经药物治疗后缓解,严重时可持续 1~2 d。

(2)慢性持续期:哮喘患者即使没有急性发作,但在相当长的时间内仍不同频度和/或不同程度地出现喘息、咳嗽、胸闷等症状,肺通气功能下降。

根据患者的症状和对药物的需求情况及肺功能情况,将慢性持续期的病情分为控制、部分控制和未控制。

4.并发症

急性发作时可并发自发性气胸、纵隔气肿、呼吸衰竭或肺不张。长期反复发作和感染可并发慢性支气管炎、肺气肿、支气管扩张、间质性肺炎、肺纤维化和肺源性心脏病。

四、辅助检查

1.血液检查

发作时嗜酸性粒细胞常增多,合并感染时白细胞总数和中性粒细胞增多。

2.痰液检查

痰液检查可见较多嗜酸性粒细胞和黏液栓。在陈旧痰中可查到嗜酸性粒细胞退化形成的夏科-莱登结晶(Charcot-Leyden crystal)。

3.血气分析

哮喘发作时可有不同程度低氧血症和高碳酸血症。在 PaO_2 下降的同时 $PaCO_2$ 升高,则提示气道阻塞,病情危重。重症哮喘有呼吸性酸中毒或合并代谢性酸中毒。

4.肺功能检查

(1)通气功能检测:发作时呈阻塞性通气功能改变。第 1 秒用力呼气量(FEV_1),第 1 秒用力呼气量占用力肺活量百分率（FEV$_1$/FVC％），呼气流速峰值（peak expiratory flow，PEF）等均显著下降；残气量（RV）、功能残气量（FRV）、肺总量（TLC）、残气量占肺总量百分率（RV/TLC％）均增加。缓解期，上述通气功能指标逐渐恢复正常。

（2）支气管激发试验：用以测定气道的反应性。吸入激发剂（醋甲胆碱、组胺）后 FEV$_1$ 下降不少于 20％ 为阳性。

（3）支气管舒张试验：用以测定气道的可逆性。吸入支气管舒张剂（沙丁胺醇、特布他林）后 FEV$_1$ 较用药前增加不少于 12％ 且绝对值增加不少于 200 mL 为阳性。

（4）PEF 及其变异率测定：PEF 可反映气道通气功能的变化。哮喘发作时，PEF 下降。昼夜 PEF 变异率不少于 20％ 说明符合气道可逆性特点。

5.胸部 X 线检查

哮喘发作时两肺透亮度增加，缓解期无异常。

6.变应原检测

在哮喘缓解期用可疑的变应原做皮肤划痕或皮内试验，呈阳性反应者即可诱发哮喘。此法可用于病因诊断和预防发作。

五、防治要点

避免上呼吸道感染、避免接触变应原是主要的预防措施，及时控制发作、合理用药是控制病情的关键。支气管哮喘需终生防治。在急性发作时，应立即脱离变应原，应用支气管扩张剂或抗炎药进行吸入治疗。重症患者需静脉用药。慢性持续期可用药物预防。参加体育锻炼，增强体质，预防感冒。亦可采用脱敏治疗。

六、护理评估

1.健康史

询问患者起病的年龄，每次发作的诱因、持续时间和缓解方式，疾病的病程、发作频率和控制情况；了解患者的家族史、过敏史和生活环境。

2.护理体检

对患者胸部进行视、触、叩、听诊，了解心、肺情况，判断病期和并发症。

3.辅助检查

阅读患者肺功能检查结果，判断气道阻塞程度；分析患者血气分析结果，判断有无呼吸衰竭；查阅患者 X 线检查结果，分析有无 COPD、肺炎等并发症；查看患者变应原检测结果，了解过敏状况。

4.心理-社会状况

询问患者发作时和缓解期的感受及顾虑，自我应对方式，疾病对学习、生活的影响，家属的态度及支持情况，家庭经济状况及参加医疗保险情况。

七、主要护理诊断/问题

1.低效性呼吸型态

低效性呼吸型态与支气管痉挛、黏膜水肿、分泌物增多所致气道阻力增加有关。

2.清理呼吸道无效

清理呼吸道无效与无效性咳嗽、痰液黏稠、支气管痉挛和疲乏有关。

3. 焦虑或恐惧

焦虑或恐惧与呼吸困难、失去支配能力及发作时伴濒死感有关。

4. 潜在并发症

潜在并发症为急性呼吸衰竭。

八、护理措施

1. 生活护理

(1)指导患者避免接触变应原：避免进食易变应的食物，如鱼、虾、蟹、蛋类和牛奶等；避免刺激性食物，如胡椒、生姜等。不宜在室内放置花草，不宜用羽绒枕头、羽绒被子，以免吸入刺激性物质而引起哮喘发作。

(2)保证患者足够的休息：为患者提供安静、舒适的环境，保持患者的舒适体位(如半卧位或坐位，提供床上桌以作支撑，减少体力消耗)以利于肺部扩张。合理安排各种治疗和护理措施，不影响患者的休息和睡眠。病情危重时，应协助患者的生活起居和卫生处置，保持整洁，满足患者的需要。

(3)指导患者合理饮食：宜选清淡、易消化、高热量、丰富维生素的流质或半流质饮食。避免进食硬、冷、油煎食物。多摄入新鲜蔬菜、水果，保持大便通畅。鼓励患者多饮水，无心、肾功能不全者每日饮水 2 500～3 000 mL，以补充丢失的水分及稀释痰液。

2. 病情监测

监测患者的发作频率、持续时间、呼吸困难的程度和对药物的反应，发作对心率和血压的影响，以及机体的缺氧状况和吸入器的应用情况。

3. 用药护理

(1)支气管扩张剂：常用的有 β_2 肾上腺素受体激动剂和茶碱类。

β_2 肾上腺素受体激动剂：可舒张支气管平滑肌，改善气道阻塞，是控制哮喘急性发作的首选药物。短效制剂有沙丁胺醇、特布他林、比托特罗等。长效制剂有丙卡特罗(美喘清)、沙美特罗和班布特罗缓释片等。可吸入、口服和静脉注射给药。短效制剂吸入后 5～10 min 即可见效，可维持 4～6 h。长效制剂可维持 12～24 h。指导患者按医嘱用药，不宜长期、规律、单一、大量使用，因长期使用可产生耐受性，使疗效降低，并有加重哮喘的危险。药物用量过大可引起严重心律失常，甚至发生猝死。静脉滴注时应注意控制滴速，用药过程中观察有无心悸、骨骼肌震颤、低血钾等不良反应。心力衰竭、高血压、甲状腺功能亢进症、糖尿病等患者慎用或禁用。

茶碱类：通过抑制磷酸二酯酶和促进内源性肾上腺素释放而松弛气道平滑肌，是目前治疗哮喘的有效药物，其扩张支气管作用低于 β_2 肾上腺素受体激动剂。常用药物有氨茶碱、茶碱缓释片(舒弗美)、氨茶碱控释片等。可口服及静脉给药。静脉滴注用于控制急性发作或哮喘持续状态。氨茶碱(口服)主要用于慢性喘息的治疗及预防发作。茶碱缓释片或控释片主要用于慢性反复发作性哮喘和夜间哮喘。哮喘急性发作或持续状态时，与 β_2 肾上腺素受体激动剂合用能迅速缓解喘息与呼吸困难等症状。缓释片可控制夜间发作 12 h。

茶碱类主要有胃肠道、心脏和中枢神经系统的毒性反应。氨茶碱用量过大或静脉注射速度过快可引起恶心、呕吐、头痛、失眠、心律失常，严重者可引起室性心动过速、血压下降，甚至引起抽搐直至死亡。静脉注射时应以 20～40 mL 葡萄糖溶液稀释，5～10 min 注射完毕。监测血药浓度,超过 20 mg/L 易出现毒性反应,超过 35 mg/L 易出现严重心律失常。氨茶碱不宜与哌替啶、洛贝林、维生素 C 等药物配合使用。使用茶碱缓释片或氨茶碱控释片时,因药片内有控释材料,必须整片吞服。

(2)糖皮质激素:可抑制变态反应,减轻气道炎症,与 β₂ 肾上腺素受体激动剂联合应用能有效控制哮喘的发作,是目前治疗哮喘最有效的抗炎药物。可用于长期控制、急性发作和重症哮喘。常用药物:倍氯米松、布地奈德、氟替卡松,规律吸入,可控制发作;泼尼松、泼尼松龙,口服,可短期加强疗效;琥珀酸氢化可的松,静脉滴注,可控制重度或严重哮喘发作。激素吸入疗法配合应用支气管扩张剂是治疗中、重度哮喘的有效措施。吸入制剂的主要不良反应为部分患者出现声音嘶哑、口咽部念珠菌感染、呼吸道不适等,应指导患者吸入激素后立即漱口,减少吸入次数;静脉滴注或口服激素,尤其长期使用时,应密切观察是否有消化性溃疡、肥胖、糖尿病、高血压、骨质疏松等不良反应。注意监测血清电解质,以防止水、电解质紊乱。口服激素宜在饭后服用,以减少对胃肠道的刺激。使用激素 5 d 以上者,应遵医嘱进行阶梯式逐渐减量,患者不得自行停药或减量。

(3)抗胆碱药:是哮喘治疗的辅助药物,对变应性哮喘、老年哮喘、精神性哮喘疗效明显,对哮喘并发 COPD 患者的疗效优于 β₂ 肾上腺素受体激动剂和茶碱类。常用异丙托溴铵雾化吸入。与 β₂ 肾上腺素受体激动剂联合使用有协同作用,尤其适用于夜间哮喘发作和痰多者。少数患者有口干、口苦等不良反应。

(4)其他:①色甘酸钠,是一种肥大细胞膜稳定剂,对预防运动或变应原诱发的哮喘最为有效。一般在 4 周内见效,如用药 8 周无效应弃用。少数患者吸入后有咽喉不适、胸部紧迫感,偶见皮疹,甚至诱发哮喘。必要时与 β₂ 肾上腺素受体激动剂同时吸入。孕妇慎用。②酮替芬,能抑制肥大细胞释放介质,对季节性哮喘和轻症哮喘有效。在发作前 2 周开始服用,口服 6 周无效可停用,主要不良反应有镇静、头晕、口干、嗜睡等,持续服药数日可自行减轻;慎用于高空作业人员、驾驶员、操纵精密仪器者。

4.吸入器使用指导

吸入给药作用快,用药量小,不良反应少,是支气管哮喘患者控制发作和预防发作的主要给药方式。临床常用的有定量雾化吸入器和干粉吸入器,操作步骤如下。

(1)将容器倒置,取下盖帽,摇晃容器 3~5 s。

(2)将口器放入口中,紧闭口唇,用鼻缓慢呼气至肺内无气体排出。

(3)按下药瓶,同时深慢吸气。

(4)闭嘴,屏气 5~10 s,然后呼气。

(5)等待 30 s 至 2 min,重复以上步骤。

(6)用药后漱口,以减少药物在口腔的残留;冲洗口器,将盖帽盖上。

对于不易掌握定量雾化吸入器使用方法的儿童或重症患者,可在定量雾化吸入器上加储药罐,这样当按压和吸气不同步时,药物可先储存在罐中,后随吸气而吸入,这样可增加吸入下呼吸道和肺部的药量,减少药物在口咽部沉积,减少不良反应的发生,同时增加了气雾剂的疗效。

5.通畅气道

指导患者深呼吸和有效咳嗽,协助翻身拍背,如痰液黏稠,不易咳出,可雾化吸入,湿化呼吸道,促进排痰。哮喘患者不宜用超声波雾化吸入,因颗粒过小,较多的雾滴易进入肺泡或过饱和的雾液进入支气管成为刺激异物,引起支气管痉挛而导致哮喘症状加重。

6.吸氧

遵医嘱给予鼻导管或面罩吸氧,一般患者吸氧流量为 $2\sim4$ L/min,伴有高碳酸血症者应低流量($1\sim2$ L/min)吸氧。吸氧时应注意湿化、保温,避免气道干燥和寒冷气流刺激而导致气道痉挛。

7.心理护理

(1)陪伴和解释:应向患者及其家属解释避免不良情绪的重要性,嘱患者家属尽量守护在患者床旁,通过语言和非语言沟通,解答患者有关疾病和治疗上的疑问,多安慰患者,提供良好的心理支持,使其产生信任和安全感。

(2)转移注意力:哮喘发作时,可采用背部按摩的办法使患者感觉通气轻松,并通过暗示、诱导或现身说法等方式或适当允许患者家属陪伴,使患者身心放松,情绪渐趋稳定,有利于症状缓解。不少有经验的哮喘患者,初感胸闷时立即放松、静坐可避免发作。

(3)倾听:耐心听取患者的叙述,接受患者对疾病的反映,肯定患者的感受,了解患者既往的应对方式,鼓励患者积极地应对。

8.防治急性呼吸衰竭

(1)避免诱因:呼吸道感染未控制、持续接触变应原、严重脱水、酸中毒、精神紧张、突然停用糖皮质激素、合并心肺功能障碍等可引起哮喘持续状态。应指导患者积极控制呼吸道感染,避免接触变应原,及时补充水分,纠正酸中毒,遵医嘱合理用药等。保持呼吸道通畅,及时清除呼吸道分泌物。

(2)判断病情:对重症患者每隔 $10\sim30$ min 测量呼吸、脉搏、血压一次,并进行血气分析,随时监测病情变化。若患者极度呼吸困难、端坐呼吸、发绀明显、大汗淋漓、心慌、焦虑不安,体检可有颈静脉怒张、胸部呈过度充气状态,叩诊呈过清音,哮鸣音减弱或消失,心率增快、奇脉、胸腹反常运动等提示急性呼吸衰竭。应尽快向医师报告,并配合治疗。

(3)配合处理:持续雾化吸入 β_2 肾上腺素受体激动剂,或静脉滴注氨茶碱或沙丁胺醇、糖皮质激素,待病情控制和缓解后改为口服给药。注意维持水、电解质及酸碱平衡;遵医嘱给予鼻导管或面罩吸氧,氧流量 $1\sim3$ L/min,氧气应温暖湿化。监测 PaO_2 和 $PaCO_2$,严重发作,经一般药物治疗无效时,或因痰液黏稠造成痰栓而加重呼吸困难,明显发绀、神志不清、$PaO_2<60$ mmHg[①]、$PaCO_2>45$ mmHg 时,应做好气管插管、气管切开及机械通气准备。

九、健康教育

1.提高治疗依从性和管理

告知患者哮喘的病因、发病机制、控制目的和治疗效果,使其对疾病有充分认识,提高患者在治疗中的依从性;指导患者充分利用社会支持系统,动员家属、朋友参与对哮喘患者的管理,为患者身心康复提供各方面的支持;指导患者避免接触变应原。向患者讲解合理饮食的重要性。

2.用药指导

告知患者遵医嘱用药的重要性,常用药物的名称、剂量、用法和用药时间,进餐与活动对药

---

①临床习惯用毫米汞柱(mmHg)作为血压或压力单位,1 mmHg≈0.133 kPa,1 kPa=7.5 mmHg。全书同。

物的影响,药物作用、不良反应及处理方法。

3. 自我病情监测指导

用呼气峰流速仪测定呼气流速峰值(PEFR),然后与个人最佳值相比,判断病情处于红、黄、绿区中的哪个区域。

(1)呼气流速峰值测定:用呼气峰流速仪时首先将游标放置标尺底部。患者取站立或坐位;深吸气,让肺内充满气体;屏住呼吸,同时将口器放入口中,用唇包住;尽力呼气;记录所得的数值,再重复测两次,三次测量中的最高值为患者的呼气流速峰值。

(2)个人最佳值测定:测量患者的最佳值,可在哮喘控制得较好期间进行,每日中午至下午2 点之间测量,之前可使用药物缓解症状,连续测量 2~3 周,在此期间测得的最高呼气流速峰值即为个人最佳值。

(3)病情监测:根据个人最佳值进行呼气流速峰值分区。分区的目的是便于患者监测病情,控制症状。80%~100%的个人最佳值为绿区,50%~79%的个人最佳值为黄区,小于50%的个人最佳值为红区。测定值处于绿区,表明哮喘控制得好,可每日使用长期控制药物;黄区表明病情加重,须增加快速缓解药物;红区表明病情危重,须立即就医。

4. 控制标准和长期治疗目标

支气管哮喘虽不能根治,但通过预防和用药可以控制。控制的标准:最少的(最好没有)慢性症状;最少的(不经常)发作;没有急诊;最少的(最好没有)按需使用 β_2 肾上腺受体激动剂;没有活动限制(包括运动);昼夜 PEFR 变异<20%;(接近)正常 PEFR。支气管哮喘患者需终身治疗,其长期治疗目标:最少的(或没有)药物治疗不良反应;达到并维持症状控制;防止哮喘发作;尽可能维持肺功能接近正常;维持正常的活动水平,包括运动;防止哮喘药物治疗的不良反应;防止进展为不可逆的气流受限;避免哮喘死亡。

支气管哮喘是气道变应性炎症和气道高反应性疾病,过敏体质(遗传)与接触变应原(环境)是发病的条件,大部分患者 12 岁前发病,特征表现为发作性伴哮鸣音的呼气性呼吸困难,自行或用药后缓解。变应原进入人体,引起肥大细胞释放生物活性物质,从而引起气道黏膜水肿、平滑肌痉挛、腺体分泌增多等炎性变化,炎症引起黏膜损伤易并发感染,感染又增加气道敏感性。重症哮喘易并发急性呼吸和循环衰竭,严重者影响患儿的生长发育和呼吸功能,长期反复发作可并发 COPD。β_2 肾上腺素受体激动剂雾化吸入是控制哮喘急性发作的首选措施,避免接触变应原及糖皮质激素吸入是预防发作的主要方法。

(苏美平)

第八节　支气管扩张

支气管扩张(bronchiectasis)是由于支气管及其周围组织有慢性炎症和阻塞,导致支气管管腔扩张和变形的慢性化脓性疾病。本病多起病于儿童期及青年期麻疹、百日咳后的支气管炎及迁延不愈的支气管肺炎等,主要表现为慢性咳嗽、咳大量脓痰和反复咯血。随着免疫接种和抗生素的应用,本病的发病率已明显降低。

一、病因

1. 支气管-肺组织感染和支气管阻塞

婴幼儿百日咳、麻疹、支气管炎是支气管-肺组织感染所致支气管扩张常见的原因。由于婴幼儿时期支气管尚处于发育阶段,管腔较细狭,管壁较薄弱,易阻塞。反复感染破坏支气管壁各层组织,致使支气管变形扩张,在咳嗽时管腔内压力升高,呼吸时胸腔内压牵引,逐渐形成支气管扩张;异物、肿瘤等阻塞或压迫支气管引起肺不张,更有助于支气管扩张的形成。

2. 支气管先天性发育缺损

可能是先天性结缔组织异常、管壁薄弱所致的扩张,此类支气管扩张临床上罕见。

二、临床表现

1. 症状

(1)慢性咳嗽、大量脓痰:常为阵发性咳嗽,痰量与体位改变有关,如晨起或入睡卧床时咳嗽、痰量增多;呼吸道感染急性发作时,黄绿色脓痰明显增多,每日可达数百毫升,痰液静置后有分层现象:上层为泡沫,中层为混浊黏液,下层为脓性物和坏死组织。若有厌氧菌感染,痰液有恶臭味。

(2)反复咯血:大多数患者有反复咯血,量不等,可为痰中带血、小量或大量咯血。部分患者以反复咯血为唯一症状,平时无咳嗽脓痰等症状,临床上称为"干性支气管扩张",病变多位于引流良好的肺上叶支气管,且不易感染。

(3)继发肺部感染:反复肺部继发感染,可引起全身毒性症状,如发热、盗汗、食欲减退、乏力消瘦、贫血等,且咳嗽加剧、痰量增多,一旦大量脓痰排出,全身症状明显改善。

2. 体征

早期或干性支气管扩张可无明显肺部体征。病情较重或继发感染时可在患侧下胸部及背部闻及局限性、固定较粗的湿啰音,有时可闻及哮鸣音。部分慢性支气管扩张患者伴有杵状指(趾)。

3. 并发症

急性发作可伴发支气管肺炎、肺脓肿、脓胸。慢性感染发作最终合并阻塞性肺气肿、慢性肺源性心脏病。

三、辅助检查

1. 一般检查

痰涂片或细菌培养可发现致病菌,继发急性感染时白细胞计数和中性粒细胞明显增多。

2. 影像学检查

早期轻者胸部平片无异常,偶见患侧肺纹理增粗;后期病重者典型表现为粗乱肺纹理中有多个不规则的环状透亮阴影或沿支气管的卷发状阴影,有感染时阴影内出现液平面。高分辨计算机断层扫描(computed tomography,CT)能够显示次级肺小叶为基本单位的肺内细微结构,已基本取代支气管造影。支气管造影可明确病变部位、范围、严重程度,主要用于准备外科手术的患者。

3. 纤维支气管镜检查

可明确出血、扩张或阻塞部位,还可进行局部灌洗,取冲洗液做微生物学检查。

四、治疗要点

根据药敏试验选用敏感抗生素,控制炎症。加强痰液引流,保持呼吸道通畅,减少继发感染,减轻全身中毒症状。对反复大量咯血或急性感染发作,病变范围比较局限,不超过两个肺叶,全身情况良好,经药物治疗效果不佳者可考虑外科手术切除。

五、护理评估

1.健康史

注意询问婴幼儿时期的健康状况,有无百日咳、麻疹等支气管-肺部感染史,有无经常反复发作的呼吸道感染,有无诱发因素,如情绪激动、焦虑、烦躁不安、过度劳累、酗酒、吸烟等。询问患者咳嗽、咳痰的情况,痰液的性质、气味、颜色及黏稠度,咳痰是否与体位变动有关。有无反复咯血现象及咯血程度。了解患者患病后的全身状况。

2.护理体检

注意观察呼吸的节律、频率、深浅度有无异常。肺部听诊时有无局限性、固定性湿啰音。

3.辅助检查

查阅患者血液、痰液、胸部X线及纤维支气管镜检查结果,判断病情进展。

4.心理-社会状况

询问患者对疾病的反应,有无因长期慢性咳嗽而产生焦虑,大咯血时有无恐惧,有无因口臭而影响社会交往。评估家属对疾病的认识和了解程度,以及家庭和社会支持系统对患者的关心程度。

六、主要护理问题/问题

1.清理呼吸道无效

清理呼吸道无效与痰液黏稠、体位不当、咳痰无效有关。

2.营养失调:低于机体需要量

营养失调与长期反复继发呼吸道感染,导致机体消耗量增多有关。

3.焦虑

焦虑与疾病迁延、反复发作、个体健康受到威胁有关。

4.潜在并发症

潜在并发症为窒息。

七、护理措施

1.生活护理

协助患者取舒适体位,保证休息和睡眠。室内空气新鲜、流通、温、湿度适宜。支气管扩张,感染反复发作,易造成机体消耗量增加,故给予患者高蛋白、高营养、高维生素、易消化、无刺激的饮食。合并发热时,给予患者高热量流质饮食,鼓励患者多饮水,以补充消耗。

2.用药护理

急性感染时,除应用有效抗生素外,还可选用敏感的抗生素局部雾化吸入以控制感染。也可用黏液溶解剂(如乙酰半胱氨酸加生理盐水)做超声雾化吸入,以湿化呼吸道,使痰液稀释,并辅以叩背,有效促进痰液排出。

3.病情观察

重点观察痰的量、颜色、性状,注意痰的气味,咳痰与体位的关系,痰液放置后的分层现象,咯血的量,血块咯出的难易程度及有无窒息先兆等。

4.协助排痰

鼓励痰液黏稠者多饮水,每日可达 1 500～2 000 mL,以稀释痰液,有利于痰液的咳出。对长期卧床的患者,应经常帮助其变换体位及叩拍背部,指导患者深吸气后用力咳痰。对咳大量脓痰的患者,指导患者采取体位引流,有利于排痰。引流时患肺处于高处,引流支气管开口向下,每次 15～30 min,每日 2～3 次,宜在饭前或睡前进行,以免饭后引流引起呕吐。引流过程中,鼓励患者咳嗽,同时应观察患者的反应,如有咯血、面色青紫、呼吸困难、胸闷、出汗、疲劳等情况,应立即终止体位引流。

5.心理护理

由于疾病迁延反复、疗效不佳,患者往往焦虑、烦躁不安。应多关心、体贴和安慰患者,多与患者交谈,了解其心理状态,给予心理支持。向患者及其家属解释支气管扩张反复发作的原因及防治措施,消除患者的不安情绪,使其树立战胜疾病的信心。

八、健康教育

1.疾病知识指导

帮助患者了解疾病发生、发展与治疗、护理过程,正确对待疾病。呼吸道感染是支气管扩张发病和加重的重要原因。应向患者和家属宣传防治百日咳、麻疹、肺结核等呼吸系统感染性疾病的重要性。按计划免疫的要求按时接种疫苗。及时治疗口腔、上呼吸道的慢性病灶,如龋齿、鼻窦炎等。注意保暖,避免受凉。

2.生活指导

劝告患者不吸烟或戒烟,不饮酒。让患者充分理解营养对机体康复的作用,使患者自觉、主动地摄取足够的营养物质。鼓励患者参加适当的体育锻炼,以增强机体的抗病能力,防止病情进一步恶化。

3.出院指导

指导患者掌握有效咳嗽、体位引流、雾化吸入的方法,学会病情的自我监测。一旦出现发热、咳嗽加剧、痰量增多、血痰、呼吸困难等,应及时就诊。

4.心理-社会指导

向患者说明随着抗菌药物的广泛应用,本病预后良好,以消除其紧张心理,与患者及家属共同制订长期的防治计划。

(翟稳稳)

第九节　肺　炎

肺炎(pneumonia)是指包括终末气道、肺泡腔及肺间质等在内的肺实质炎症,可由多种病原体、理化因素、过敏因素引起,其中以感染因素最多见。本病是呼吸系统的常见病,在各种致死病因中居第 5 位,在我国发病率和病死率高,尤其是老年人或免疫功能低下者的发病率和病死率高。

一、分类

1. 按病因分类

(1)细菌性肺炎:是最常见的肺炎,约占肺炎的 80%。病原体包括革兰氏阳性球菌(如肺炎链球菌、金黄色葡萄球菌、溶血性链球菌等),革兰氏阴性杆菌(如肺炎克雷白杆菌、大肠杆菌、铜绿假单胞菌及厌氧菌等)。

(2)病毒性肺炎:常见病毒包括腺病毒、呼吸道合胞病毒、流感病毒、麻疹病毒、巨细胞病毒、单纯疱疹病毒等。

(3)支原体肺炎:病原体为肺炎支原体。

(4)其他病原体肺炎:病原体包括立克次体、肺炎衣原体、弓形虫、寄生虫等,艾滋病患者易伴发卡氏肺孢子虫、弓形虫等感染。

(5)真菌性肺炎:真菌包括白念珠菌、曲菌等。

(6)其他:如放射性肺炎、化学性肺炎、变应性肺炎等,均可表现轻重不一的呼吸道症状。

2. 按患病环境分类

(1)社区获得性肺炎:是指在医院外罹患的感染性肺实质炎症,包括具有明确潜伏期的病原体感染而在入院后平均潜伏期内发病的肺炎。常见病原体包括肺炎链球菌、金黄色葡萄球菌、流感嗜血杆菌、需氧革兰氏阴性杆菌、军团菌、肺炎支原体、肺炎衣原体、病毒等。

(2)医院获得性肺炎:是指患者在入院时不存在、也不处于感染潜伏期,而于入院 48 h 后在医院内发生的肺炎。我国医院获得性肺炎占院内感染的第 1 位,多继发于各种原发疾病的危重患者,耐药菌株多,且革兰氏阴性杆菌所占比例高,其病死率高达 30%~40%,治疗困难。

3. 按解剖部位分类

(1)大叶性(肺泡性)肺炎:炎症初起在肺泡,经肺泡间孔扩展,累及肺段的一部分或整个肺段、肺叶,通常并不累及支气管。致病菌多为肺炎链球菌。

(2)小叶性(支气管性)肺炎:病原体经支气管入侵,引起细支气管、终末细支气管及肺泡的炎症。此类肺炎常继发于其他疾病,可由细菌、病毒、支原体引起。

(3)间质性肺炎:是一组主要累及肺间质(支气管壁及支气管周围组织和肺泡壁)的肺部弥漫性疾病。此类肺炎常由吸入职业粉尘和某些气体、应用细胞毒性药物、结缔组织病及微生物感染引起。

二、易患因素

多种因素损伤免疫防御功能及人体免疫力时,病原菌达到下呼吸道引起肺炎。常见因素:吸烟;空气污染;引起意识改变的因素,如酒精中毒、头部损伤、癫痫发作、麻醉、药物过量;呼吸道使用管道,如气管插管、气管切开;上呼吸道感染;慢性疾病,如慢性肺部疾病、糖尿病、心脏病、尿毒症、癌症等;免疫功能低下,如长期使用糖皮质激素、癌症的化疗、器官移植后免疫抑制治疗及艾滋病病毒感染等;营养不良;吸入有害物质;病情危重且进行性加重;长期卧床和运动受限性疾病;口咽部菌群改变。

三、发病机制

正常呼吸道的免疫防御机制使气管隆嵴(隆突)以下的呼吸道保持无菌,当进入人体的病原体数量多、毒力强和/或宿主呼吸道局部及全身免疫防御系统损害时,即可发生肺炎。在所有致病菌中,以肺炎球菌最常见。肺炎球菌为革兰氏阳性球菌,其毒力大小与具有多糖荚膜有关。肺炎球菌经阳光直射1 h,或加热至50 ℃,持续10 min即可杀死。但在干燥痰中可存活数月。肺炎球菌是寄居在健康人上呼吸道的一种正常菌群。当机体免疫功能受损,如受淋雨、疲劳、醉酒、精神刺激等因素的影响,细菌侵入下呼吸道,并在肺泡内繁殖。

病原体抵达下呼吸道后,滋生繁殖,引起肺泡毛细血管充血、水肿,肺泡内纤维蛋白渗出及炎性细胞浸润,部分细菌可释放毒素,作用于全身,引起全身中毒症状。除金黄色葡萄球菌、铜绿假单胞菌和肺炎克雷伯菌等可引起肺组织坏死性病变形成空洞外,肺炎治愈后多不遗留瘢痕,肺的结构与功能均可恢复。

四、临床表现

1. 一般表现

细菌性肺炎的临床表现变化较大,可轻可重,主要取决于病原体和宿主的状态。常见症状为发热、咳嗽、咳痰,伴或不伴胸痛,病变范围大者,可有呼吸困难、呼吸窘迫。早期肺部无明显体征,重症可有呼吸增快、鼻翼扇动、发绀。肺实变时有典型的体征,如叩诊浊音,可闻及支气管呼吸音或湿啰音。部分并发胸腔积液者,可有语颤减弱、患侧叩诊浊音、呼吸音减弱等。

2. 肺炎球菌性肺炎

典型特征为突然起病,有寒战、高热、胸痛、咳嗽、咳铁锈色痰、全身肌肉酸痛和肺实变体征。肺炎球菌性肺炎多见于男性青壮年。由于细菌感染毒性作用,先有寒战,继之高热,体温可高达39 ℃～41 ℃,呈稽留热型。患者面颊绯红,呼吸急促,伴有头痛,患侧胸部刺痛(系炎症累及胸膜,引起下叶肺炎,波及膈胸膜,胸痛可放射至上腹部类似急腹症)。少数患者出现恶心、呕吐、腹泻、腹胀。重者出现烦躁不安、神志模糊、谵妄、昏迷等。体检可见急性病容,呼吸浅快,口唇微绀。胸部检查患侧呼吸运动减弱,语颤增强,叩诊呈浊音,听诊呼吸音减弱或有管状呼吸音及湿啰音。

3. 并发症

感染引起发热、出汗、呼吸浅快,易导致体液不足。若出现中毒性肺炎,常有中毒性心肌炎、中毒性肝炎、肺水肿及肾功能不全等并发症。

五、辅助检查

1. 血液检查

化脓性细菌感染者白细胞计数升高,可达$(20\sim30)\times10^9$/L,中性粒细胞占80%以上,核左移,胞质内可见中毒颗粒。病毒感染者白细胞数不升高。休克型肺炎患者的白细胞计数明显升高或不升。

2. 胸部X线检查

致病菌不同,X线表现亦不同。

3. 痰液检查

痰涂片、培养可找到病原菌;发病初期,血培养可呈阳性。

六、治疗要点

抗感染治疗是肺炎治疗的主要环节。治疗肺炎球菌性肺炎首选青霉素。根据痰菌检查结果,结合药物敏感试验选用抗生素,酌情调整剂量及给药途径。并辅以对症、支持治疗。对发热明显者可适当降温,对发绀、呼吸困难者给予吸氧。有明显胸痛,可用少量止痛剂(如可待因15 mg)以缓解疼痛;有腹胀,可用肛管排气或胃肠减压;烦躁不安,可服小剂量镇静剂(如地西泮)等。监测病情,防治并发症。

七、护理评估

1.健康史

询问患者的年龄、职业和既往身体健康状况,有无慢性呼吸系统疾病,有无引起免疫力下降的因素,发病的时间、季节、环境。有无抵抗力下降、外伤、用药等诱因。

2.护理体检

测量患者的生命体征,肺部听诊有无湿啰音及管状呼吸音等。观察患者的面容、皮肤黏膜的颜色,评估其意识状态。

3.辅助检查

查阅患者的血液、痰液、胸部 X 线检查结果,判断病情进展。

4.心理-社会状况

询问患者对疾病的认识和感受,对起病急、病情进展快、病情重者,了解有无思想准备、焦虑不安;对治疗不及时或有并发症者,了解是否有自责、埋怨及心理负担。了解患者及其家属对诊疗的要求。

八、主要护理问题/问题

1.体温过高

体温过高与细菌感染引起体温调节障碍有关。

2.清理呼吸道无效

清理呼吸道无效与肺部炎症、痰液黏稠有关。

3.气体交换受损

气体交换受损与肺部感染及肺泡、支气管腔分泌物过多有关。

4.潜在并发症

潜在并发症为休克型肺炎。

九、护理措施

1.生活护理

为患者提供良好的住院环境,病室应保持安静、舒适,温、湿度适宜。急性期患者应卧床休息,以降低机体的耗氧量。给予有足够热量、蛋白质和维生素的流质或半流质,以补充高热引起的营养物质消耗,膳食要清淡、易消化。鼓励患者足量饮水(2 000~3 000 mL/d)。失水者遵医嘱补充液体。

2.病情观察

观察痰液的颜色、量、性状,监测神志、生命体征、尿量,重点监测有无呼吸困难、发绀及感染性休克的表现。

3. 用药护理

遵医嘱应用敏感抗生素控制炎症。抗生素治疗后 48～72 h 体温下降、呼吸困难、胸痛、咳嗽、咳痰改善，白细胞数逐渐降低或恢复正常，肺部阴影逐渐消散、吸收。抗生素疗程一般为 5～7 d，或退热后 3 d 停药。

4. 对症处理

(1)保暖与降温：寒战时注意保暖，适当增加被褥。高热时给予物理降温或按医嘱给予小剂量退热剂。退热时需补充液体，以防虚脱。

(2)保持口腔、皮肤清洁：高热引起唾液分泌减少、口腔黏膜干燥，同时抵抗力下降极易引起口唇干裂、口腔炎症、溃疡，应做好口腔护理；饭前、饭后协助患者漱口，或用生理盐水棉球清洁口腔，保持口腔湿润、舒适；有口唇疱疹者可涂液状石蜡或抗病毒软膏，防止继发感染。患者退热时出汗较多，应帮助患者擦干汗液，更换褥单、衣服，以保持皮肤干燥、清洁。

(3)氧气吸入：对气急发绀者用鼻导管及鼻塞法给氧(4～6 L/min)以纠正组织缺氧，改善呼吸困难。

5. 心理护理

急性期患者常因担心病情恶化，出现急躁情绪。护士应以诚恳、和蔼的态度耐心帮助患者，使患者产生信任感和安全感。对由疾病所引起的躯体痛苦，给予心理上的安慰和疏导，向患者解释应用有效抗生素后大部分患者预后良好，消除其焦虑，使其积极配合治疗和护理，促进身体康复。

6. 休克型肺炎的抢救

(1)病情判断：观察咳嗽、咳痰的变化；定时监测和记录体温、呼吸、脉搏、血压、尿量；注意患者意识和尿量的改变；如发现高热患者体温骤降至正常体温以下、脉搏细速、脉压变小、呼吸浅快、烦躁不安、面色苍白、四肢厥冷、尿量减少(尿量＜30 mL/h)等病情变化(提示出现了休克)，应立即告知医师，及时采取救治措施。

(2)抢救配合：休克型肺炎一旦发生，应协助患者采取中凹位，将头胸部抬高 20°，下肢抬高 30°，迅速建立两条静脉通道，一条用来扩充血容量，另一条用来用药。尽量将治疗和护理集中在同一时间内完成，以保证患者有足够的休息时间。扩充血容量：是抗休克最基本的措施，只有当血容量得到充分补充时，血管活性药物的作用才能有效地发挥。常先输右旋糖酐 500～1 000 mL，迅速扩充血容量。扩容有效的指标是神志逐渐清醒，表情安静，口唇红润，脉搏有力，呼吸平稳，收缩压＞80 mmHg，脉压＞30 mmHg，尿量＞30 mL/h，脉率＜100 次/分钟。纠正酸中毒：可以增强心肌收缩力，改善微循环的瘀滞。常用 5％的碳酸氢钠溶液 250 mL，静脉滴注。血管活性药物：在补充血容量和纠正酸中毒后，末梢循环仍无改善时可应用血管活性药物，常选用多巴胺、酚妥拉明、间羟胺等，使收缩压维持在 90～100 mmHg，改善微循环。糖皮质激素：大剂量糖皮质激素能解除血管痉挛，改善微循环，稳定溶酶体膜，防止酶的释放，从而达到抗休克的作用。常将氢化可的松、地塞米松加入葡萄糖溶液中，静脉滴注。

十、健康教育

1. 疾病知识教育

向患者介绍有关肺炎的基本知识，有皮肤感染灶者应及时治疗。向患者解释有关药物的疗效及不良反应,告诉患者不能擅自停药或减量,如有不适及时复查。

2.日常生活指导

指导患者加强营养,保证充足睡眠,避免过度劳累,以增强机体抗感染的能力。平时应注意天气变化,随时增减衣服。

避免受寒、酗酒及吸烟等诱发因素,防止上呼吸道感染。平时注意锻炼身体,特别要加强防寒锻炼,并协助制订和实施锻炼计划。

（翟稳稳）

第十节　肺脓肿

肺脓肿(lung abscess)是多种病原菌引起的肺部化脓性感染,早期为肺组织的感染性炎症,继而坏死、液化,外周有肉芽组织包围形成脓肿。临床特征为高热、咳嗽、咳大量脓痰。肺脓肿多发生于壮年男性及体弱或原有慢性呼吸道疾病的老年人。

一、病因及分类

肺脓肿的主要病原体是细菌,一般与口腔、上呼吸道的常存细菌相一致。肺脓肿多为混合感染,包括需氧菌、厌氧菌及兼性厌氧菌感染,其中以厌氧菌感染占多数。免疫力低下者(如接受化疗者、白血病或艾滋病患者)的病原菌可为真菌。根据感染途径,肺脓肿可分为以下类型。

1.吸入性肺脓肿

病原体经口、鼻、咽腔吸入,为肺脓肿发病的主要原因。正常情况下,呼吸道有较完善的防御能力,可防止误吸。在麻醉、醉酒、脑血管意外等引起意识障碍时或过度疲劳、受凉时,全身抵抗力与呼吸道防御能力降低,可吸入病原菌致病。也可由鼻窦炎、牙龈脓肿等脓性分泌物被吸入而致病。吸入性肺脓肿常为单发,好发于右肺。

2.继发性肺脓肿

原有细菌性肺炎、支气管扩张、支气管肺癌、肺结核空洞等继发感染可导致继发性肺脓肿,肺部邻近器官化脓性病变穿破至肺亦可引起继发性肺脓肿。

3.血源性肺脓肿

肺外感染所致的败血症及脓毒菌栓经血行播散到肺,形成血源性肺脓肿。

二、临床表现

1.症状

(1)全身症状:多数患者(70%～90%)起病急骤,畏寒、发热,体温达 39 ℃～40 ℃,多为弛张热。病变范围大者可有乏力、食欲减退等全身中毒症状。在咳出大量脓痰后,体温明显下降,全身中毒症状随之减轻。慢性肺脓肿患者常有贫血、消瘦。

(2)呼吸道症状:①咳嗽、咳痰,咳黏液痰或黏液脓性痰,当感染不能及时控制,于发病的10～14 d 突然咳出大量脓臭痰和坏死组织,每日可达 300～500 mL,静置后分层。②咯血,约1/3 的患者有不同程度的咯血,可有中、大量咯血,突然窒息死亡。③胸痛和呼吸困难,炎症累及胸膜及病变范围大时可有胸痛和呼吸困难。若肺脓肿破溃到胸膜腔引起脓气胸,则有突发性胸痛、呼吸困难。血源性肺脓肿多先有原发病灶引起的畏寒、高热等全身脓毒血症的表现，经数日或数周后才出现咳嗽、咳痰，痰量不多，极少咯血。

2.体征

体征与肺脓肿的大小、部位有关。初始肺部可无阳性体征，或于患侧出现湿啰音，随后出现实变体征，病变累及胸膜可闻及摩擦音。慢性肺脓肿常有杵状指(趾)。血源性肺脓肿体征大多不明显。如治疗不及时或不彻底，肺脓肿病程迁延达3～6个月或6个月以上者称为慢性肺脓肿。

三、辅助检查

1.血液检查

白细胞总数升高，中性粒细胞可达90％以上，核左移明显，常有中毒颗粒。慢性肺脓肿患者有红细胞和血红蛋白减少。

2.病原体检查

痰培养有厌氧菌和需氧菌存在。

3.胸部X线检查

早期表现为大片浓密模糊浸润阴影；当咳出大量脓痰后，可见圆形透亮区及液平面；经脓液引流和抗生素治疗后，仅残留纤维条索状阴影。如脓肿转为慢性，空洞壁变厚，周围纤维组织增生，邻近胸膜肥厚，纵隔向患侧移位。血源性金黄色葡萄球菌肺脓肿有多个脓肿，周围可见特征性气囊样变。

四、治疗要点

治疗原则是抗菌治疗和引流痰液。主要采用抗生素、祛痰剂及支气管扩张剂进行药物治疗，必要时进行手术治疗。

五、护理评估

询问患者起病的急缓、病程，有无麻醉、醉酒、脑血管意外等误吸的原因，有无过度疲劳、受凉等，咳嗽、咳痰的变化情况，既往健康状况，有无鼻窦炎、牙龈脓肿、细菌性肺炎、支气管扩张、支气管肺癌、肺结核等病史，疾病的诊疗情况。测量生命体征，检查患者营养状况，听诊肺部呼吸音的变化，有无啰音，有无杵状指(趾)。查阅患者血液、痰液、胸部X线检查结果，了解病变部位和病情变化。询问患者患病后的反应，对疾病的认识和应对方式，对口腔异味的认识及应对，有无焦虑、恐惧等反应及其原因。

六、主要护理诊断/问题

1.体温过高

体温过高与肺组织化脓性炎性有关。

2.清理呼吸道无效

清理呼吸道无效与大量脓痰引流不畅或胸痛及疲乏影响咳嗽排痰有关。

七、护理措施

1.生活护理

病室应经常开窗、通风，保持空气新鲜和适宜的温、湿度，随时倾倒痰液，清洗痰杯，减少室内异味。注意保暖。嘱症状明显者卧床休息,适当限制活动量。给予高热量、高蛋白、高维生素、低脂肪、清淡、易消化的流质或半流质饮食,保证患者摄入足够的水、盐、维生素。必要时静脉补液,以稀释痰液,补充出汗等体液消耗,维持水、电解质平衡。

2. 病情观察

监测生命体征,注意痰量、颜色、气味的变化,查阅血常规、胸部 X 线检查结果,了解治疗效果。

3. 口腔护理

每日 3 次口腔护理,以保持口腔湿润和舒适,防止因唾液分泌减少、机体抵抗力下降及大量痰液诱发细菌繁殖,引起口腔黏膜损害及口臭;大量抗生素的应用易诱发口腔真菌感染,应指导患者多漱口。

4. 降温

当体温超过 39 ℃时进行物理降温,必要时遵医嘱使用药物降温。降温措施实施 30 min 后应观察、记录降温效果,有无过度出汗及虚脱,患者出汗后要及时帮患者擦身、换衣和更换床单,防止受凉。

5. 用药护理

遵医嘱应用抗生素。足疗程(8~12 周)应用敏感抗生素,可以控制感染、促进肺脓肿愈合。吸入性肺脓肿多为厌氧菌感染,一般首选青霉素 G,轻症用 80 万 U/次,每日 2 次肌内注射;重症宜用 800 万~1 200 万 U,分次静脉滴注。对青霉素不敏感者可用克林霉素 0.6~1.8 g/d,静脉滴注,或甲硝唑 0.4 g/次,每日 3 次口服或静脉滴注。血源性肺脓肿可选用耐 β 内酰胺酶的青霉素、第二代或第三代头孢菌素及氟喹诺酮类药物,如苯唑西林钠、头孢呋辛、头孢噻肟、环丙沙星,可联用氨基糖苷类抗生素。

6. 心理护理

护理中应多关心、体贴和安慰患者,多与患者交谈,了解其心理状态,给予心理支持。向患者及其家属解释肺脓肿的病因及防治措施,消除患者的不安情绪,使其树立战胜疾病的信心。

八、健康教育

1. 疾病知识教育

向患者及其家属介绍肺脓肿的发病因素、临床表现与疾病经过、治疗、护理等,使患者及其家属了解疾病的发生、发展与预后,正确对待疾病,密切配合治疗与护理,促进康复。

2. 自我保健知识教育

(1)彻底治疗口腔、上呼吸道的慢性感染灶,如龋齿、化脓性扁桃体炎、鼻窦炎等;掌握有效咳嗽的方法;重视口腔清洁,经常漱口,多饮水,不吸烟,不饮酒,防止吸入性感染。

(2)积极治疗皮肤化脓性病灶,不挤压痈、疖,防止血源性感染。

(3)加强营养,保证休息与睡眠,居室通风、清洁与温暖,促进疾病康复。

(苏美平)

第十一节 肺结核

肺结核(pulmonary tuberculosis)是由结核分枝杆菌引起的肺部慢性传染病。结核分枝杆菌可累及全身各个器官,但以肺结核最多见。临床常有低热、盗汗、乏力、食欲缺乏、消瘦等全身症状和咳嗽、咳痰、咯血等呼吸系统表现。近年来,由于多发耐药结核、结核分枝杆菌与人类免疫缺陷病毒的双重感染和流动人口增多,结核病疫情出现回升,目前仍是全球重要的公共卫生问题。肺结核若能及早诊断、规律治疗,可获临床痊愈。

一、病因与发病机制

1.结核分枝杆菌

它是分枝杆菌的一种,属于革兰氏阳性、绝对需氧、不运动、无芽孢的兼性细胞内寄生菌,对人类致病主要是人型菌,其次为牛型菌,具有抗酸染色的特性。其对外界环境抵抗力较强,在阴湿处可生存 5 个月以上,但在烈日下暴晒 2 h 或煮沸 1 min 能被杀灭,用一般消毒剂(如5％~12％的煤酚皂溶液,即来苏儿)接触 2~12 h,70％的乙醇接触 2 min 也可杀灭。将痰吐在纸上直接焚烧是最简单的灭菌方法。

结核分枝杆菌菌体含有脂质、蛋白质及多糖等复合成分。在人体内,脂质能引起单核细胞、上皮样细胞和淋巴细胞浸润而形成结核结节;蛋白质可引起变态反应、中性粒细胞及单核细胞浸润;多糖类则参与某些免疫反应。结核分枝杆菌在繁殖过程中由于染色体基因突变而产生耐药性,是结核分枝杆菌重要的生物学特性。患者从未用过某药,但对该药产生的耐药称为原发耐药;长期不合理用药产生的耐药称为继发耐药。耐药常常是导致治疗失败的主要原因,因此避免或减少结核分枝杆菌耐药性的产生,是保证结核病治疗成功的关键。

2.流行病学

(1)传染源:痰菌阳性患者是主要的传染源。

(2)传播途径:结核分枝杆菌主要通过呼吸道传播。健康人吸入患者咳嗽、打喷嚏、说话时喷出的带菌飞沫,可引起肺部结核分枝杆菌感染。生活在拥挤而空气不流通环境的人们易患肺结核。传染的次要途径是经消化道进入人体,如通过与患者共餐或食用患者的剩余食物或饮用受到污染而未经消毒处理的牛奶等而引起肠道感染。

(3)人群易感性:人群普遍易感。影响人群对结核病易感性的因素分为机体自然抵抗力和获得性特异性抵抗力,接种过卡介苗或自然感染后可获得特异性免疫,影响自然抵抗力的因素有遗传因素、生活贫困、居住拥挤、营养不良,婴幼儿、老年人、糖尿病患者、免疫缺陷疾病和接受免疫抑制剂治疗者自然抵抗力较弱。

3.人体的反应性

(1)免疫与变态反应:人体对结核分枝杆菌的自然免疫力(先天性免疫力)是非特异性的,接种卡介苗或经过结核分枝杆菌感染后所获得的免疫力(后天性免疫力)具有特异性,能将入侵的结核分枝杆菌杀死或严密包围,制止其扩散,使病灶愈合。人体感染结核分枝杆菌后,由于免疫的存在可不发展成结核病,但各种原因使人体免疫削弱时,就容易受感染而发病,或引起原已稳定的病灶重新活动。结核分枝杆菌侵入人体后 4~8 周,机体对结核分枝杆菌及其代谢产物所发生的一种敏感反应,属于Ⅳ型(迟发性)变态反应。人体感染结核分枝杆菌后发生的变态反应和获得性免疫力是同时存在的,此时结核分枝杆菌素皮肤试验呈阳性反应。未受结核分枝杆菌感染或未接种卡介苗者,则呈阴性反应。免疫与变态反应的强弱和人体复杂的内外环境、药物的影响、感染菌的量及毒力等因素有关。

(2)初感染与再感染:机体对结核分枝杆菌初感染与再感染产生不同反应。初次感染结核分枝杆菌后,细菌被巨噬细胞携带至肺门淋巴结(淋巴结增大),并可全身播散(隐性菌血症),此时若正值免疫力低下,可以发展成为原发性肺结核。但经受过轻微结核感染,或已接种卡介苗后,机体已有相当的免疫力,若再感染,多不引起局部淋巴结增大,也不易发生全身性播散,而是在再感染局部发生剧烈组织反应,病灶为渗出性,甚至干酪样坏死、液化而形成空洞。

4.病理及转归

肺结核好发于上肺,尤其是右上肺,以上叶尖后段及下叶背段多见。结核病基本的病理变化有渗出、增殖、干酪样坏死及空洞形成。渗出为主的病变常发生在结核炎症早期或病灶恶化时,也可见于浆膜结核,表现为充血、水肿、白细胞浸润。病情好转时,渗出性病变可完全吸收。增生为主的病变多发生在菌量较少、人体免疫力占优势时,其特征是形成典型的结核结节。变质为主的病变又称干酪样坏死,多发生于人体免疫力低下或感染的结核分枝杆菌数量过大,变态反应强烈时,干酪样坏死液化后,结核分枝杆菌大量繁殖,液化物经支气管排出,常引起支气管播散和空洞形成。经治疗或人体抵抗力增强时病灶可吸收消散、纤维化、钙化、空洞闭合而好转或痊愈。

二、临床表现

1.症状

(1)全身症状:发热为最常见的全身毒血症状。多数为长期低热,午后或傍晚开始,次日早晨体温降至正常,伴有疲乏、盗汗、食欲减退、体重减轻,当肺部病灶急剧进展播散或合并感染时,可有高热。

(2)呼吸系统症状如下。

咳嗽、咳痰:早期为干咳或仅有少量黏液,形成空洞时痰量增多,合并感染,痰液呈黏液性或脓性。

咯血:1/3的患者有不同程度咯血。结核病灶的炎症使毛细血管扩张、通透性增大,引起痰中带血;病变损坏小血管,可产生中等量咯血;空洞壁上有较大血管或动脉瘤破裂时,可引起大咯血,甚至会发生失血性休克。咯血与病变的严重程度不一定成正比,咯血后持续高热常提示病灶播散。

胸痛:当炎症波及壁层胸膜时出现针刺样疼痛,随呼吸、咳嗽加重。

呼吸困难:严重毒血症状和高热可引起胸闷、呼吸急促。若广泛肺组织破坏、胸膜粘连增厚、有大量胸腔积液,可有呼吸困难。

2.体征

体征取决于病变性质、部位、范围或程度。早期无明显体征。因成人肺结核好发于肺尖和下叶背段,故咳嗽后在肩胛间区或锁骨上下可闻及湿啰音,对诊断有一定意义。病变范围较大时,患侧呼吸运动减弱,叩诊呈浊音,听诊肺泡呼吸音减弱,可闻及支气管肺泡呼吸音或湿啰音。慢性纤维空洞型肺结核可有胸廓塌陷、气管移位,叩诊呈浊音,健侧可有代偿性肺气肿征象。

3.结核病分类

(1)原发性肺结核:多见于儿童,系结核分枝杆菌初次感染而在肺内发生的病变。症状多轻微而短暂,少数患儿有发热、咳嗽、盗汗、易哭闹、食欲减退、体重减轻等。结核分枝杆菌进入肺内在肺部形成渗出性炎性病灶(即原发病灶),结核分枝杆菌很快从原发病灶经淋巴管,到达肺门淋巴结,引起淋巴管炎和淋巴结炎。胸部X线片表现为哑铃形阴影,即原发病灶、淋巴管炎和增大的肺门淋巴结,统称原发复合征。绝大多数患儿的病灶自行吸收或钙化。

(2)血行播散型肺结核:儿童的该类结核病多由原发型肺结核发展而来,成人的该类结核病多继发于肺或肺外结核。根据病程和临床表现分为急性、亚急性及慢性血行播散型肺结核。干酪病灶液化破溃到血管,一次性或短期内大量结核分枝杆菌入侵引起的血行播散型肺结核称为急性血行播散型肺结核。此型起病急,全身毒性症状严重,可有高热、盗汗、气急、发绀、虚弱等,并发脑膜炎时出现脑膜刺激征。X线摄片见两肺野有分布均匀、大小相等、密度一致的粟粒状阴影。当机体免疫力较强,少量结核分枝杆菌分批经血行进入肺部时,则血行播散病灶大小不均匀、新旧不等,较对称地分布在两肺上中部,称为亚急性或慢性血行播散型肺结核。此型病程长,全身毒性症状较轻,通常在X线检查时发现。

(3)继发性肺结核如下。

浸润性肺结核:为临床最常见的继发性肺结核,多见于成人。当机体免疫力降低时,潜伏在肺部病灶内的结核分枝杆菌重新繁殖而引起该类结核病。症状依病灶性质、范围及机体反应性不同而异。轻者可有低热、盗汗等,若机体变应性高,肺内的结核分枝杆菌量大,病灶呈干酪样坏死、液化,最后可形成空洞和病灶的支气管播散。

空洞性肺结核:空洞形态不一。多由干酪渗出病变溶解形成洞壁不明显的、多个空腔的虫蚀样空洞;临床症状较多,有发热、咳嗽、咳痰及咯血等。

结核球:有的干酪性坏死灶周围有纤维包裹形成球状病灶,称为结核球。

干酪样肺炎:当浸润性肺结核伴大片干酪样坏死,病情呈急性进展,出现高热、呼吸困难等明显毒血症症状,临床称为干酪样肺炎。X线检查显示上肺野有边缘模糊、片状或絮状阴影,有的表现为大片密度较高、浓密不一的阴影。

纤维空洞性肺结核:由于浸润性肺结核治疗不及时、不彻底,空洞长期不愈,洞壁逐渐增厚,病灶出现广泛纤维化,病灶吸收、修复与恶化交替出现而引起。患者长期咳嗽、咳痰、反复咯血、活动后气促,严重者可发生呼吸衰竭。痰中常有结核分枝杆菌,为结核病的重要传染源,是肺结核晚期类型。X线片表现为一侧或两侧上、中肺野有广泛纤维化病灶,有单个或多个厚壁空洞,肺纹理呈垂柳状,气管和纵隔向患侧移位,健侧呈代偿性肺气肿。重者因肺部组织广泛破坏,纤维组织增生,导致肺叶或全肺收缩,形成毁损肺。

(4)结核性胸膜炎:有结核性干性胸膜炎、结核性渗出性胸膜炎、结核性脓胸。

结核性干性胸膜炎:以胸痛为主要症状,疼痛于深呼吸及咳嗽时加剧,常伴有午后低热、盗汗、食欲下降、体重减轻、乏力、干咳。胸膜摩擦音是最重要的体征。

结核性渗出性胸膜炎:随着胸腔积液量的增加,胸痛可缓解,胸膜摩擦音消失,而出现胸闷、气促,中至大量积液时出现胸腔积液体征。体检患侧胸廓饱满,触觉语颤减弱,叩诊呈浊音,听诊呼吸音减弱或消失,可伴有气管、纵隔向健侧移位。X线表现为少量积液时可见肋膈角变钝或消失;中等量积液时可见外高内低的弧形积液线;大量积液时病变胸腔呈普遍性密度增高影,并可见纵隔被推向健侧,患侧膈肌下降。

结核性脓胸：起病急，有畏寒、高热、多汗等毒性症状，胸腔积脓量大时症状及体征与渗出性胸膜炎相似。若形成支气管胸膜瘘，可咯出大量"脓痰"（实为脓胸液）。

（5）其他肺外结核：按部位和脏器命名，如骨关节结核、肾结核、肠结核等。

（6）菌阴肺结核：即 3 次痰涂片及 1 次培养阴性的肺结核。其诊断标准：①有典型肺结核临床症状和胸部 X 线表现；②抗结核治疗有效；③临床可排除其他非结核性肺部疾病；④结核分枝杆菌素试验呈强阳性，血清抗结核抗体阳性；⑤痰结核分枝杆菌聚合酶链反应（polymerase chain reaction，PCR）和探针检测呈阳性；⑥肺外组织病理证实有结核病变；⑦支气管灌洗液中检出抗酸分枝杆菌；⑧支气管或肺组织病理证实有结核病变。具备①～⑥条中3 项或⑦～⑧条中任何 1 项可确诊。

4.并发症

常并发自发性气胸、支气管扩张、脓气胸、肺心病。结核分枝杆菌随血行播散可并发结核性脑膜炎、结核性心包炎、子宫内膜结核及骨结核。

三、辅助检查

1.痰结核分枝杆菌检查

痰中查到结核分枝杆菌是确诊肺结核最可靠的方法。检查方法有直接涂片、集菌法、培养法，应连续多次送检。

2.胸部 X 线检查

胸部 X 线检查是早期诊断肺结核的重要方法，对确定病变部位、范围、性质，了解疾病演变及选择治疗方法具有重要价值，也是肺结核临床分型的主要依据。

3.结核分枝杆菌素试验

目前世界卫生组织（WHO）国际防痨和肺病联合会推荐使用的结核分枝杆菌素为纯蛋白衍生物（purified protein derivative，PPD）1 mL（5 U）稀释液，在前臂掌侧，通常取 0.1 mL 做皮内注射，注射后48～72 h测皮肤硬结直径，如直径<5 mm 为阴性，直径 5～9 mm 为弱阳性，直径 10～19 mm 为阳性，直径 20 mm 以上或局部有水疱、坏死为强阳性。成人结核分枝杆菌素试验阳性反应仅表示受过结核分枝杆菌感染或接种过卡介苗，并不表示一定患病。阴性反应一般可视为没有结核分枝杆菌感染。但婴幼儿年龄越小，自然感染率越低，3 岁以下婴幼儿有强阳性反应，即使无症状也应视为活动性肺结核。试验对婴幼儿诊断价值比成人高。

4.其他检查

慢性重症肺结核的外周血象可有继发性贫血表现，活动性肺结核红细胞沉降率（简称血沉）增快，胸腔积液检查呈渗出液改变。

四、防治要点

早期、联合、适量、规律和全程抗结核化疗。对结核毒性症状严重者，在抗结核药物治疗的基础上可加用糖皮质激素，对合并咯血者止血，对合并呼吸衰竭者给予吸氧。对人群进行预防性卡介苗接种，对痰菌阳性患者进行隔离和规律治疗，以防肺结核传播。

五、护理评估

1.健康史

询问患者有无结核病患者接触史，了解生活环境和既往健康状况。了解患者预防接种、用药情况,有无糖尿病、肿瘤和免疫缺陷等疾病。

询问患者的病程,有无咳嗽、胸痛、咯血、呼吸困难,了解疾病进展。询问当地结核病的流行和防控情况。

2.护理体检

评估患者全身状况,尤其注意皮肤黏膜的颜色和湿度、营养状态、体重变化等。了解患者肺部有无异常体征,气管有无偏移等。

3.辅助检查

了解患者血象、痰结核分枝杆菌检查、胸部 X 线检查、结核分枝杆菌素试验、胸腔积液、肝功能等检查结果,评估患者的肺结核类型和病情进展情况。

4.心理-社会状况

询问患者家庭生活环境、医疗保险及家庭成员对患者的关心程度。评估患者有无因住院隔离治疗,而感到孤独,表现悲观焦虑、失望等情绪。了解当地的结核病防控政策。

六、主要护理诊断/问题

1.有孤独的危险

孤独与缺乏结核病有关知识、采取呼吸道隔离措施、限制探视有关。

2.营养失调:低于机体需要量

营养失调与机体消耗增加、食欲减退有关。

3.活动无耐力

活动无耐力与结核毒血症有关。

4.潜在并发症

潜在并发症为窒息。

七、护理措施

1.生活护理

(1)休息与活动:休息可以减少体力消耗,减少肺脏的活动,使呼吸和缓、血液循环变慢,有利于延长药物在病变部位存留的时间,有利于病灶组织的修复,促使疾病治愈。休息的程度视病情而定,当疾病处于急性进展阶段,结核中毒症状明显,甚至合并咯血,以及伴大量胸腔积液时,应绝对卧床休息至病情好转;病情轻、症状不典型的患者,也应注意休息,每日睡眠不得少于 10 h,生活规律,避免劳累和重体力劳动,否则易引起病情加重或复发;恢复期可适当增加户外活动,充分调动人体内在的自身康复能力,增进机体免疫功能,提高机体的抗病能力。

(2)饮食:肺结核是一种慢性消耗性疾病,应加强营养,给予高热量、高蛋白、高维生素的饮食(如牛奶、豆浆、鸡蛋、鱼、肉、豆腐、水果和蔬菜等),合理搭配,鼓励患者进食,以增强机体抗病能力及机体修复能力。对一些有刺激性的食物(如太辣或太咸的食物)不可吃得太多,以免引起咳嗽加重;结核病患者应忌酒,因酒能加重药物对肝脏的损伤,结核病患者饮酒还有引起咯血的可能。

2.用药护理

(1)遵医嘱进行抗结核化疗:抗结核化疗对控制结核病起决定性作用,合理化疗可使病灶内细菌完全消灭,最终达到痊愈。常用抗结核药包括杀菌剂和抑菌剂,杀菌剂有异烟肼、利福平、链霉素、吡嗪酰胺,抑菌剂有乙胺丁醇、对氨基水杨酸钠等。化疗通常分成两个阶段。开始

1～3个月为强化治疗,每日用药;其后的12～18个月为巩固治疗,每周3次间歇用药。规律用药是化疗成功的关键,是彻底杀灭结核分枝杆菌,促进结核病治愈,防止复发的根本保证。根据病情可选用6～9个月的短程疗法或12～18个月的长程疗法。

(2)遵医嘱应用糖皮质激素:结核毒性症状一般在有效抗结核治疗1～3周可消退,不需特殊处理。当急性血行播散型肺结核、干酪样肺炎、结核性胸膜炎患者有高热等严重毒性症状时,可加用糖皮质激素(如泼尼松15～30 mg/d,口服),以减轻炎症和变态反应,促进渗液吸收,减少纤维组织的形成和胸膜粘连的发生。毒性症状消退后,泼尼松剂量递减,6～8周停药。注意不能单独使用糖皮质激素,只在应用有效的抗结核治疗基础上慎用,否则可能引起结核病变扩散。

3.对症护理

发热者应卧床休息,多饮水,必要时给予物理降温或小剂量解热镇痛药。对盗汗者注意室内通风,棉被不宜太厚,及时用温毛巾帮助擦干汗液,并更换清洁、干燥的衣服、被单等。对咳嗽者适当给予止咳祛痰剂(如复方甘草合剂、喷托维林等),喉痒时可用局部蒸气湿化呼吸道,减轻咳嗽。小量咯血者注意休息、保持安静、消除紧张情绪,咯血往往能自行停止。必要时可给小量镇静药,如地西泮等,禁用吗啡。咯血较多时,应采取患侧卧位,指导患者轻轻将气管内存留的积血咳出。

4.心理护理

加强对患者及其家属进行有关结核病知识的宣传教育,解释呼吸道隔离的必要性,给予心理安慰。帮助患者尽快适应环境,以消除孤独感;树立治疗信心,坚持合理、全程化疗,争取完全康复。

5.窒息的防治

(1)预防诱因:指导患者放松身心,咯血时勿屏气,对烦躁不安者慎用镇静剂;指导患者有效咳嗽,及时将呼吸道痰液、血块咳出。

(2)病情判断:监测血压、脉搏、呼吸、心率、瞳孔及意识状态等方面的变化并详细记录,观察血痰排出是否顺畅,若大咯血者突然咯血不畅、烦躁不安、情绪紧张、挣扎坐起、胸闷气促、发绀及大汗等(提示窒息先兆),应做好抢救准备,备好吸引器、鼻导管、气管插管和气管切开包等急救物品。

(3)抢救配合:大咯血时应立即采取措施畅通呼吸道,迅速清除患者口腔内血块,置患者于头低足高位,将其头颈尽量伸直,轻拍其背部,以促使血块排出。必要时做气管插管以吸出血块,遵医嘱给予止血药物,如垂体后叶激素等。对咯血过多者,视病情给予输血及高浓度吸氧。

八、健康教育

1.日常生活指导

加强营养,合理休息,增强机体抗病能力。有饮酒、吸烟嗜好的患者应戒酒、戒烟。

2.用药指导

向患者讲解坚持规律、全程、合理用药的重要性,强调不规则用药或过早停药不仅可导致治疗失败,还会诱导结核分枝杆菌产生继发耐药,增加复治困难,甚至成为难治病例。督导患者按医嘱服药,不要自行停药,并指导患者定期随诊。向患者说明用药过程中可能出现的不良反应,一旦出现须随时就医。

3.预防传播知识指导

①早期发现患者并登记管理,及时给予合理化疗和良好护理,以控制传染源。②嘱患者注意个人卫生,不随地吐痰,并劝告患者咳嗽、打喷嚏时应用手帕或纸巾等掩住口鼻,将痰吐在纸上用火焚烧,或吐在痰杯内,加等量1‰的消毒灵,加盖浸泡1 h灭菌。患者用过的餐具应煮沸5 min后再洗涤,被褥、书籍在强烈日光下暴晒2 h,室内隔日用15 W紫外线灯照射2 h,以切断传播途径。③开放型肺结核患者应戴口罩,避免密切接触。④婴幼儿应及时接种卡介苗。

(苏美平)

第十二节　原发性支气管肺癌

原发性支气管肺癌简称肺癌,是最常见的肺部原发性恶性肿瘤,起源于支气管黏膜或腺体,常有区域性淋巴转移和血行转移。近年来,世界各国肺癌发病率急剧上升,在欧美和我国的大城市中,肺癌的发病率已居男性各种恶性肿瘤的首位,男、女患者之比为(3~5):1,发病年龄多在40岁以上。

一、病因

迄今尚未明确病因。肺癌的发病可能与下列因素有关。

1.吸烟

国内外的调查均证明80%~90%的男性肺癌病例与吸烟有关,19.3%~40%的女性肺癌病例与吸烟有关。吸烟者肺癌死亡率为不吸烟者的10~13倍。已证明烟草中含有多种致癌物质,其中苯并芘为重要的致癌物质。吸烟量越多,年限越长,开始吸烟年龄越早,肺癌死亡率越高。

2.职业致癌因子

目前已被确认的致人类肺癌的职业因素有石棉、砷、铬、镍、二氯甲醚、煤烟、焦油和石油中的多环芳烃、烟草的加热产物及放射性物质等,若长期接触这类物质,可诱发肺癌。

3.电离辐射

长期接触放射性物质,如镭、中子和α射线、X线等,大剂量电离辐射可引起肺癌。

4.空气污染

空气污染包括室内和室外环境污染。室内被动吸烟、燃烧燃料和烹调过程中可能产生致癌物质。工业废气、汽车废气、公路沥青等污染大气后被人体吸入导致肺癌。

5.饮食与营养

动物实验证明,维生素A及其衍生物β胡萝卜素能够抑制化学致癌物诱发的肿瘤。如摄取食物中维生素A含量少或血清维生素A含量低,患肺癌的危险性则增大。

二、分类

根据肺癌的发生部位可分为靠近肺门的中央型肺癌和在肺周围的周围型肺癌;按组织学可分为鳞状上皮细胞癌(简称鳞癌)、小细胞未分化癌(简称小细胞癌)、大细胞未分化癌(简称大细胞癌)和腺癌。其中鳞癌最常见,与吸烟关系最密切;小细胞未分化癌恶性度最高,转移最早,对放疗和化疗最敏感。女性多见的肺癌类型是腺癌。

三、临床表现

1.原发肿瘤引起的症状和体征

(1)咳嗽:为肺癌早期常见的症状,有阵发性刺激性呛咳或少量黏液痰,继发感染时,痰量增多,呈黏液脓性。肿瘤增大引起支气管狭窄时,咳嗽加重,呈持续性高音调金属音。

(2)咯血:约 1/3 的患者以咯血为首发症状,多表现为持续性痰中带血,若肿瘤侵蚀大血管,则有大咯血。

(3)胸闷、气急、喘鸣:肿瘤阻塞或压迫使支气管狭窄,引起胸闷、气急,吸气时可闻及局限性喘鸣音。

(4)发热:多由继发感染引起,或由肿瘤坏死所致,抗生素药物治疗效果不佳。

(5)体重下降:消瘦为肿瘤的常见症状之一,可由感染、疼痛、肿瘤毒素等引起,后期可表现为恶病质。

2.肺外胸内扩散引起的症状和体征

(1)胸痛:约 30% 的肿瘤直接侵犯胸膜、肋骨和胸壁,出现持续、固定、剧烈的胸痛。

(2)呼吸困难:肿瘤压迫大气道,可出现吸气性呼吸困难。

(3)咽下困难:为肿瘤侵犯或压迫食管引起,还可引起支气管-食管瘘,导致肺部感染。

(4)声音嘶哑:肿瘤直接压迫或转移至纵隔淋巴结,增大后压迫喉返神经所致(多见于左侧)。

(5)上腔静脉阻塞综合征:肿瘤侵犯纵隔,压迫上腔静脉,使头部静脉回流受阻,出现头面部、颈部和上肢水肿,以及胸前部瘀血和静脉曲张,并有头痛、头昏或眩晕等。

(6)霍纳(Horner)综合征:位于肺尖部的肿瘤侵犯颈部交感神经节,引起患侧眼睑下垂、瞳孔缩小、眼球内陷,同侧额部与胸壁无汗或少汗;压迫臂丛可引起同侧肩关节、上肢内侧疼痛和感觉异常,夜间尤甚。

3.胸外转移症状

胸外转移以小细胞未分化癌居多。转移至中枢神经系统,可引起颅内压增高,出现头痛、恶心、呕吐、精神状态异常;转移至骨骼,可引起骨痛和骨折;转移至腹部,可波及胰腺、胃肠道、肾上腺等;转移至锁骨上淋巴结,出现固定、坚硬、无痛肿块。

4.胸外表现

某些肿瘤细胞可分泌类激素样物质,作用于相应的靶器官,引起一系列表现,又称副癌综合征。常见的有骨关节综合征(杵状指、骨关节痛、骨膜增生等)、库欣(Cushing)综合征、重症肌无力、男性乳腺增大、多发性肌肉神经痛等。

四、辅助检查

1.胸部影像学检查

胸部影像学检查是诊断肺癌的重要方法之一,可通过透视、正侧位胸部 X 线片,CT,磁共振成像(magnetic resonance imaging,MRI),支气管或血管造影等检查,了解肿瘤的部位和大小,为诊断治疗提供依据。

2.痰脱落细胞检查

痰脱落细胞检查是简单有效的肺癌诊断方法。其方法是清晨留取患者由深部咳出的新鲜痰送检,标本送验一般以 3~4 次为宜,阳性率一般在 70%~80%。

3.纤维支气管镜检查

纤维支气管镜检查对中央型肺癌的诊断具有重要意义,可直接观察肿瘤的形态,对可疑组织进行病理检查,也是早期诊断的方法之一。

4.其他

其他如开胸手术探查、胸腔积液癌细胞检查、淋巴结活检、癌胚抗原检测等。

五、治疗要点

采用综合治疗。根据患者的机体状况、肿瘤的病理类型、病变的范围和发展趋向,选择合理的、有效的最佳治疗方案。因小细胞未分化癌对化疗、放疗最敏感,所以,对小细胞肺癌多选用化疗+放疗+手术;对Ⅱ期以前非小细胞肺癌则首选手术,然后放疗和化疗。同时加强对症治疗和营养支持。

六、护理评估

1.健康史

询问患者的年龄、职业、饮食习惯,询问患者有无吸烟嗜好,吸烟的年限、量、种类,评估患者的工作、生活环境污染状况等。了解患者的病程和病情进展,评估患者咳嗽、咯血、胸痛的特点和全身状况,判断病情轻重。

2.护理体检

测量生命体征,检查面容、体位、营养状态,检查浅表淋巴结,听诊肺脏。

3.辅助检查

查阅患者胸部 X 线片、CT 检查、痰脱落细胞检查、纤维支气管镜检查、胸腔积液检查等结果,评估患者的病情。

4.心理-社会状况

评估患者的心理反应,有无揣测、焦虑不安、惊恐、愤怒、沮丧、绝望心理。了解家属及社会的支持系统如何。

七、主要护理诊断/问题

1.疼痛

疼痛与癌细胞浸润、肿瘤压迫或转移有关。

2.恐惧

恐惧与肺癌的确诊和预感到死亡威胁有关。

3.营养失调:低于机体需要量

营养失调与肿瘤致机体过度消耗,化疗反应致食欲下降、摄入量不足有关。

4.皮肤完整性受损

皮肤完整性受损与放疗损伤皮肤或长期卧床导致局部循环障碍有关。

八、护理措施

1.生活护理

(1)良好的营养状态是保证完成治疗计划的前提,出现恶病质是无法接受各项治疗的。护士应和营养师一起评估患者所需的营养,制订饮食计划;注意动、植物蛋白的合理搭配。氨基酸的平衡有助于抑制肿瘤的发展;高纤维膳食可刺激胃肠蠕动,加强消化功能,宜给予高蛋白、高热量、高维生素的易消化饮食,依据病情采取口喂、鼻饲,保证营养供给。鼓励化疗患者多饮水,既可补充机体需要,又可稀释尿内药物浓度,防止肾功能损害。

(2)做好口腔护理,保持患者口腔清洁、卫生,以增加食欲。

(3)必要时酌情输血、血浆、复方氨基酸等,以增强抗病能力。

2. 病情观察

观察患者的非语言表达能力,如患者疼痛的部位、性质、程度。监测和记录患者的进食情况和营养状况。严密观察患者生命体征的变化,监测患者血常规、肝功能、肾功能有无异常。

3. 用药护理

遵医嘱应用化疗药,严密观察药物疗效及不良反应。

(1)化疗前应对患者解释化疗的目的、方法及可能产生的不良反应,使患者有充分的思想准备,树立信心和勇气配合治疗。

(2)化疗期间宜少食多餐,避免过热、粗糙及刺激性食物。治疗前、后2 h内避免进餐。恶心、呕吐时可减慢药物滴注速度或遵医嘱给予口服或肌内注射甲氧氯普胺(灭吐灵)10~20 mg。如化疗明显影响进食,出现口干、皮肤干燥等脱水表现,须静脉输液,补充水、电解质和机体所需营养。

(3)严密观察血象变化,每周检查1~2次血白细胞总数,当白细胞总数降至$3.5×10^9$/L时,应及时向医师报告并暂停化疗药物,遵医嘱给予利血生、鲨肝醇等药物,以促进机体造血功能;当白细胞总数降至$1×10^9$/L时,遵医嘱输白细胞及使用抗生素,以预防感染,并进行保护性隔离。

(4)化疗后患者唾液腺分泌常减少,出现口干、口腔pII下降,易致牙周病和口腔真菌感染。口腔护理可用盐水或复方硼酸溶液漱口;真菌感染时,可选用碳酸氢钠溶液漱口并局部涂敷制霉菌素。

(5)注意保护和合理使用静脉血管。静脉给药时应在输注化疗药物前、后输注无药液体,以防药液外漏使组织坏死,并可减少对血管壁的刺激。若化疗药液不慎外漏,应立即停止输注,迅速用10~20 mL0.5%的普鲁卡因溶液局部封闭,并用冰袋冷敷,局部外敷氟轻松或氢化可的松软膏,以减轻组织损伤。切忌热敷,以免加重组织损伤。

4. 缓解疼痛

(1)非药物镇痛:①提供安静的环境,调整舒适的体位,保证患者充分的休息。②注意倾听患者对疼痛的诉说,注意观察疼痛的部位、性质和程度。③理解患者的痛苦,以同情、安慰和鼓励的语言与举止支持患者,以减轻心理压力,提高痛阈值。④分散患者的注意力,指导患者采用放松技术,如阅读书报、听音乐、看电视、与患者交谈等,以转移注意力,减轻疼痛。

(2)药物镇痛:应遵循口服给药、按时给药、按阶梯给药的原则。能口服的患者尽量避免注射,以便于长期用药,特别是阿片类药物。有规律地按时给药可以连续不断地解除疼痛。给予轻度疼痛者解热镇痛类药物,代表药物为阿司匹林,替代药物有吲哚美辛、对乙酰氨基酚(扑热息痛)、布洛芬、双氯芬酸、萘普生等;若为中度疼痛,应用弱阿片类药物,代表药物为可待因,替代药物有布桂嗪(强痛定)、羟考酮、曲马多、右丙氧芬等;而重度疼痛则选用强阿片类药物,代表药物为吗啡,替代药物有氢吗啡酮、羟吗啡酮、左马喃、美沙酮、芬太尼贴剂和丁丙诺啡等。

解热镇痛药的主要不良反应是胃肠道反应,阿片类药可引起便秘、呼吸抑制、镇静和嗜睡、恶心呕吐、身体依赖和耐药性等,应防治不良反应。

5.放疗局部皮肤护理

(1)向患者说明放疗的目的、方法,以及照射后可出现红斑、表皮脱屑、色素沉着、瘙痒感等,应注意有效保护,防止进一步损伤。

(2)照射后切勿擦去在皮肤放射部位涂上的标志;照射局部忌贴胶布,不用汞溴红、聚维酮碘(碘伏)涂擦。照射时不能随便移动体位,以免损伤其他部位皮肤。

(3)告知患者应避免搔抓、压迫和衣服摩擦皮损部位,洗澡时不用肥皂、不搓擦,避免阳光照射或冷热刺激。如有渗出性皮炎可暴露,局部涂用具有收敛、保护作用的鱼肝油软膏。

6.心理护理

根据患者的不同心理活动,给予不同的启发和支持。引导患者正确认识癌症,面对现实。树立与其做斗争的信心和勇气,积极配合医护人员的治疗与操作。使其余生更加充实,提高生命质量。

对于不愿知道或害怕知道诊断结果的患者,应协同家属采取必要的医疗保护性措施,适当隐瞒,以防患者精神崩溃,影响治疗效果。对患者出现的情绪反应,给以理解和接纳,根据患者年龄、职业、文化、性格等情况鼓励患者表达自己的心理感受,为患者提供支持。

九、健康教育

1.疾病知识教育

讲解吸烟、有害粉尘、空气污染对呼吸道的影响,高危人群应定期体检,对于 40 岁以上、长期吸烟者,若出现刺激性呛咳、痰中带血等,必须提高警惕,及时进行胸透、痰脱落细胞和纤维支气管镜检查,以便早期发现、早期诊断、早期治疗。不同类型的肺癌的治疗方法和预后不同。坚持出院后定期到医院复诊。

2.日常生活指导

合理安排休息,补充足够营养,调整生活规律和生活习惯,保持良好的精神状态,适当进行运动,避免呼吸道感染,以利于提高机体免疫力,促进疾病康复。指导家属对症处理的措施,如镇痛、协助排痰等。

(苏美平)

第十三节　胸腔积液

胸膜腔是位于脏层胸膜和壁层胸膜之间的潜在、密闭腔隙,左、右各一个。正常情况下胸膜腔内有少量液体(小于 20 mL),在呼吸运动时起润滑作用。胸膜腔内液体积聚过多即为胸腔积液。胸膜腔内压随呼吸周期而变化,胸膜腔的液体量随胸膜腔内压而变化,使胸腔内液体持续滤出和吸收,并处于动态平衡。任何因素使胸膜腔内液体形成过快或吸收过缓,均产生胸腔积液。

一、病因

肺、胸膜和肺外疾病均可引起胸腔积液,常见病因如下。

1.胸膜炎

各种胸膜炎均可引起胸腔积液。肺部的感染(细菌、病毒、霉菌、阿米巴、肺吸虫感染等)、肿瘤、变态反应、化学性和创伤性等因素均可引起胸膜炎;胸外脏器的病变(如炎症、肿瘤等)也可通过血行或淋巴播散至胸膜,引起胸膜炎;此外,其他一些疾病(如风湿性疾病、变应性疾病等)也可引起反应性胸膜炎。其中,以感染最多见,尤其是结核分枝杆菌所致的结核性胸膜炎最为常见。

2.其他

其他因素(如心力衰竭、肝硬化、肾病综合征等)也可引起胸腔积液。偶因胸导管受阻,形成乳糜胸。主动脉瘤破裂、食管破裂、胸导管破裂等,产生血胸、脓胸和乳糜胸。药物、放射治疗、内镜检查等均可引起胸腔积液。

3.诱因

①有肺结核病史或身体其他部位结核感染史。②与肺结核患者密切接触。③具有导致全身抵抗力下降的因素(如慢性疾病、使用免疫抑制剂、生活贫困、居住拥挤等),易患结核性胸膜炎。

二、发病机制

在人类的壁层胸膜间皮细胞内存在淋巴管微孔,壁层胸膜由毛细血管压较高的肋间动脉供血,脏层胸膜由压力较低的肺动脉供血。壁层胸膜的流体静水压约 30 cmH_2O [1],而胸膜腔内压约－5 cmH_2O,其流体静水压差等于 35 cmH_2O,故液体从壁层胸膜的毛细血管内向胸膜腔内移动。与流体静水压相反的压力是胶体渗透压梯度,血浆胶体渗透压约 34 cmH_2O。胸腔积液含有少量的蛋白质,其胶体渗透压约 5 cmH_2O,产生的胶体渗透压梯度为 29 cmH_2O。因此,流体静水压与胶体渗透压的梯度差为 6 cmH_2O。故液体从壁层胸膜的毛细血管进入胸腔,因脏层胸膜液体移动的净梯度接近零,所以胸腔积液主要由壁层淋巴管微孔重吸收。胸腔积液滤过胸腔上部大于下部,吸收则主要在横膈和胸腔下部纵隔胸膜。炎症使毛细血管的通透性增加,心力衰竭使毛细血管的静水压升高,肾病综合征、肝硬化等使胶体渗透压下降,最终均引起胸腔积液。

三、临床表现

呼吸困难是最常见的症状,多伴有胸痛和咳嗽。结核性胸膜炎多见于青年人,早期患侧胸痛是主要症状,其特点是疼痛于深呼吸及咳嗽时加剧,常伴有午后低热、盗汗、食欲下降、体重减轻、乏力、干咳。

胸膜摩擦音是最重要的体征。随着胸腔积液量的增加胸痛可缓解,但可出现胸闷、气促。恶性胸腔积液多见于中老年人,一般无发热,胸部隐痛,伴有消瘦、咳嗽、痰中带血或肿瘤压迫症状。心力衰竭所致胸腔积液常伴有颈静脉怒张、肝大、下肢水肿等,肝脓肿所致胸腔积液多有发热和肝区疼痛。积液量少于 0.3 L 时症状多不明显,大量积液时心悸、呼吸困难更加突

---

①cmH_2O 表示厘米水柱,$1cmH_2O=98.066\ 5$ Pa。全书同。

出。少量积液时无明显体征，中至大量积液时，患侧胸廓饱满，触觉语颤减弱，局部叩诊浊音，呼吸音减弱或消失，可伴有气管、纵隔向健侧移位。肺外疾病（如胰腺炎和类风湿关节炎、系统性红斑狼疮等）引起的胸腔积液多有原发病的体征。

四、辅助检查

1.诊断性胸腔穿刺和胸腔积液检查

诊断性胸腔穿刺和胸腔积液检查对明确积液性质、病原体及诊断和治疗有重要意义。结核性胸腔积液呈草黄色，透明或混浊，相对密度>1.018。

细胞总数>500 个/mm³，以淋巴细胞为主，蛋白含量>30 g/L，糖含量<50 mg/dL，胸腔积液结核分枝杆菌培养阳性率约为30%。中老年胸腔积液，尤其是血性积液应慎重考虑恶性病变。

2.胸部 X 线检查

胸部 X 线检查可判断积液量。有少量积液时可见肋膈角变钝或消失；有中等量积液时可见外高内低的弧形积液线；有大量积液时病变胸腔呈普遍性密度增高影，并可见纵隔被推向健侧，患侧膈肌下降。平卧时积液散开，使整个肺野透亮度降低。

3.CT 检查

CT 检查有助于病因的诊断。

4.超声检查

超声检查用于估计胸腔积液的深度和积液量，协助胸腔穿刺定位。

5.结核分枝杆菌素试验

结核性胸膜炎及胸腔积液患者的该试验结果多为阳性或强阳性。

6.胸膜活检

胸膜活检有助于病因诊断。

五、治疗要点

主要是病因治疗和解除压迫症状。针对病因抗感染、抗肿瘤、纠正心力衰竭、抗免疫治疗等。中等量以上的积液患者须多次抽液，大量胸腔积液者每周抽液 2～3 次，直至胸腔积液完全吸收。按肺结核治疗结核性胸膜炎。慢性脓胸在抗感染和引流的基础上，可实施胸膜剥脱术。恶性胸腔积液在化疗、放疗、胸腔穿刺放液的基础上，可胸腔内注入化疗药物或胸膜粘连剂来治疗。

六、护理评估

1.健康史

询问患者起病的急缓，有无外伤、内镜检查、放疗等诱因，有无结核病患者密切接触史，症状的变化情况及病程，有无肺结核、心脏病、肾脏病、结缔组织疾病，用药情况，家庭居住条件和经济状况。反复发作次数及诊疗情况。

2.护理体检

测量患者的生命体征，尤其应注意体温、呼吸及脉搏的变化。检查患者的一般状况，判断其营养状态。

检查皮肤黏膜，有无破损、红斑、色素沉着，有无水肿。检查气管有无偏斜。做肺脏检查，了解患者胸廓外形、呼吸运动、语颤、叩诊音、呼吸音的变化。

3.辅助检查

查阅胸部 X 线、超声和 CT 检查结果，评估病因和胸腔积液量。

4.心理-社会状况

询问长期慢性心、肝、肾疾病给患者带来的痛苦，以及患者及其家属的应对措施。对外伤所致者，询问外伤的原因、赔偿情况。了解患者对闭式引流的看法及对引流管的自我护理情况。

七、主要护理诊断/问题

1.急性疼痛：胸痛

胸痛与胸膜炎症有关。

2.低效性呼吸型态

其与胸腔积液或结核性脓胸致肺组织受压、不能有效扩张有关。

八、护理措施

根据患者的病情给予合理饮食。对结核和肿瘤所致者，应给予高热量、高蛋白、清淡易消化饮食；对右心衰竭所致者，应给予低热量、低盐饮食；对肝、肾疾病所致者，应给予高热量、优质低蛋白、低盐饮食。协助胸腔积液量大、全身症状重者，取患侧卧位，以减少患侧胸壁和肺部的活动，利于健侧呼吸。遵医嘱应用抗结核药、糖皮质激素、化疗药物等，并监测药物疗效和不良反应。

九、健康教育

向患者及其家属讲解合理营养及支持治疗的重要性，指导患者根据病情合理安排活动与休息，避免过度劳累，注意环境舒适和心情愉悦。向患者及其家属介绍胸膜炎及胸腔积液的发病因素、临床表现与疾病经过、治疗及护理等，使患者及其家属了解疾病的发生、发展与预后，正确对待疾病，尤其是了解坚持用药的重要性及定期复查的必要性，密切配合治疗与护理，促进康复。

（苏美平）

第十四节　自发性气胸

胸膜腔为脏层胸膜与壁层胸膜之间不含空气的密闭腔隙。气体进入胸膜腔造成胸腔积气和肺萎陷称为气胸。用人工方法将滤过的空气注入胸膜腔所引起的气胸称为人工气胸。由胸外伤等引起的气胸称为外伤性气胸。在没有创伤或人为的因素下，肺部疾病使肺组织和脏层胸膜自发破裂，空气进入胸腔所致的气胸称为自发性气胸。发生气胸后，胸膜腔内负压变成正压，引起肺萎陷和静脉回流受阻，产生程度不同的心肺功能障碍。气胸属于内科急症，男性患者多于女性患者。

一、病因

1. 原发性自发性气胸

常规 X 线检查肺部未发现明显病变,但脏层胸膜下有肺大疱,一旦破裂形成气胸。该型多见于瘦高体形的男性、吸烟青壮年。

2. 继发性自发性气胸

该型常继发于肺或胸膜疾病,如慢性阻塞性肺疾病、肺结核、尘肺、肺癌、肺脓肿等疾病形成肺大疱或直接损伤胸膜,尤其以继发于慢性阻塞性肺疾病和肺结核最常见。

3. 诱因

航空、潜水作业而无适当防护措施,从高压环境忽然进入低压环境,气压骤变、剧烈咳嗽、打喷嚏、屏气、高喊、大笑、抬举重物等用力过度常为气胸的诱因。

二、分类

根据胸膜破口的情况及发生气胸后对胸膜腔内压力的影响,将自发性气胸分为以下几种类型。

1. 闭合性(单纯性)气胸

脏层胸膜破裂口较小,随肺脏萎陷而闭合,空气不再继续进入胸膜腔。抽气后胸膜腔压力不再升高,表明其破裂口不再漏气。胸膜腔内残余气体吸收后,胸膜腔内恢复负压,肺随之复张。

2. 交通性(开放性)气胸

胸膜破口较大或两层胸膜间有粘连和牵拉,使破口持续开放,空气在吸气和呼气时自由进出胸膜腔。

3. 张力性(高压性)气胸

胸膜破口呈活瓣样,吸气时开启,空气进入胸膜腔;呼气时破口关闭,胸腔内气体不能再经破口返回呼吸道而排到体外。其结果是使胸腔内气体愈积愈多,形成高压,最高可达 20 cmH_2O。胸腔压力明显升高,影响肺扩张和静脉回流。此型气胸为内科急症,由于对呼吸、循环影响较大,须紧急处理。

三、临床表现

1. 症状

(1)胸痛:患者多在持重物、屏气、剧烈运动等诱因下,突然出现尖锐、持续性刺痛或刀割样痛,吸气时加剧,多发生在前胸、腋下等部位。

(2)呼吸困难:为气胸的典型症状,呼吸困难程度与气胸的类型、肺萎陷程度及气胸发生前的基础肺功能密切相关。如基础肺功能良好,肺萎陷 20%,患者可无明显症状;而张力性气胸或原有阻塞性肺气肿的老年人,即使肺萎陷仅 10%,患者亦有明显的呼吸困难。张力性气胸患者因呼吸困难被迫坐起,伴烦躁不安、发绀、四肢厥冷、大汗、脉搏细速、心律不齐、意识不清等呼吸、循环障碍的表现。血气胸患者如失血过多会出现血压下降,甚至休克。

(3)刺激性干咳:由气体刺激胸膜产生,多数不严重。

2. 体征

气管向健侧移位,患侧肋间隙饱满,呼吸运动和语颤减弱,叩诊呈鼓音,听诊呼吸音明显减弱或消失,有液气胸时可闻及胸内振水音。左侧气胸可出现心浊音界消失;右侧气胸时,肝浊音界下移。

3.并发症

常并发血气胸、纵隔气肿、脓气胸及呼吸衰竭等。

四、辅助检查

1.X 线检查

X 线检查是诊断气胸的重要方法。气胸侧透亮度增加,无肺纹理,肺脏向肺门收缩,其边缘可见发线状阴影,如并发胸腔积液,可见液平面。根据 X 线检查还可判断肺压缩面积的大小。

2.血气分析

血气分析可有不同程度低氧血症。

3.肺功能检查

急性气胸者肺萎缩>20%时,肺容量和肺活量减小,呈限制性通气障碍。

五、治疗要点

治疗原则为排出气体,缓解症状,促使肺复张,防止复发。单纯性气胸少量积气者不必抽气,一般可自行吸收。肺萎陷>20%,或症状明显,须进行排气治疗。紧急排气可采用无菌针头穿刺胸膜腔,有条件者可采用人工气胸箱抽气或胸腔闭式引流术或连续负压吸引。对反复发作者,可采用胸膜粘连术,即将化学粘连剂、生物刺激剂或 50%的葡萄糖溶液等注入或喷散在胸膜腔,引起无菌性变应性胸膜炎症,使脏层和壁层胸膜增厚、粘连。对病程长、反复发作、张力性气胸闭式引流失败、双侧气胸、大量血气胸等情况紧急者,可采取手术治疗。

六、护理评估

1.健康史

询问患者的年龄,评估其体形,询问有无慢性肺部疾病史,发病前有无剧烈咳嗽、屏气、抬举重物及从高压环境进入低压环境等诱因。询问患者胸痛、呼吸困难、咳嗽等的变化情况。了解患者疾病的诊疗情况。

2.护理体检

测量生命体征,尤其应注意呼吸和血压的变化。检查患者呼吸是否平稳,有无发绀;气管是否向健侧移位;肺脏有无异常体征。判断有无并发症发生。

3.辅助检查

查阅患者 X 线检查、血气分析及肺功能检查结果,判断病情变化。

4.心理-社会状况

评估患者心理反应,有无担心、害怕等不良情绪;患者及其家属对疾病的认识程度,以及家属对患者的态度如何。

七、主要护理诊断/问题

1.疼痛:胸痛

胸痛与胸膜摩擦、胸腔闭式引流术有关。

2.低效性呼吸型态

低效性呼吸型态与肺的顺应性下降、疼痛、缺氧、焦虑有关。

3.睡眠形态紊乱

睡眠形态紊乱与疼痛、焦虑、胸腔闭式引流置管有关。

4.潜在并发症

潜在并发症为呼吸衰竭。

八、护理措施

1.生活护理

嘱患者绝对卧床休息,少讲话,减少肺活动,有利于破裂口的愈合和气体吸收;保持病房安静,保证患者充足的休息时间,协助采取有利于呼吸的体位,如抬高床头、半坐位或端坐位等,避免一切增加胸腔内压的活动,如屏气、咳嗽等。

2.协助排气

(1)紧急排气:迅速将无菌针头经患侧肋间插入胸膜腔,使胸腔内高压气体得以排出,缓解呼吸困难等症状。亦可在大号针头尾部绑扎一个橡皮指套,在指套顶端剪一个裂口后将针刺入胸膜腔,高压气体从小裂缝排出,待胸腔内压减至负压时,套囊塌陷,裂缝关闭,外界空气不能进入胸腔。还可用 50 mL 或 100 mL 注射器进行抽气,注射器应以胶管与针头相连,以便抽气后钳夹,防止空气进入。穿刺部位常在患侧锁骨中线外侧第 2 肋间或腋前线第 4~5 肋间。

(2)人工气胸箱排气:此装置可同时测定胸腔内压和进行抽气,一次抽气量不超过 1 L,以使胸膜腔内压力降至 $-2 \sim 0 cmH_2O$ 为宜,必要时可重复一次。

(3)胸腔闭式引流术或连续负压吸引:适用于经反复抽气疗效不佳的气胸或张力性气胸,一般采用单瓶水封瓶引流。胸膜腔积液多时,可采用双瓶引流。肺复张不满意时采用连续负压吸引。

正压连续排气法:将胸腔引流管连接于床旁的单瓶水封正压排气装置。插管部位一般多取锁骨中线外侧第 2 肋间或腋前线第 4~5 肋间。插管前,选定部位用气胸箱测压先了解气胸类型,后将套管针穿刺进入胸膜腔,将导管固定。另一端置于水封瓶的水面下 1~2 cm 处,使胸腔内压力保持在 $1 \sim 2 cmH_2O$。

持续负压排气法:胸腔引流管连接于负压连续排气装置,使胸腔内压力保持负压水平(以 $-12 \sim -8 cmH_2O$ 为宜)。本方法可迅速排气、引流胸腔积脓,促使肺复张,使裂口早日愈合,适用于胸膜腔内压不高而肺仍未复张的气胸,尤其是慢性气胸和多发性气胸。也可选择一次性胸腔闭式引流装置排气引流。

(4)操作配合:按要求准备好穿刺包、消毒物品、各种引流装置。协助医师进行紧急排气或胸腔内抽气,连接引流装置和导管,观察引流效果。对行胸腔闭式引流的患者,应做好以下护理。

向患者简要说明手术的目的、意义、过程及注意事项,以取得患者的理解和配合。

水封瓶、引流瓶及橡胶管必须无菌。引流瓶内须注入适量无菌蒸馏水或生理盐水 500 mL,标记好引流瓶内所需的液面,引流玻璃管的一端置于水面下 1~2 cm,以确保患者的胸腔和引流装置之间为一个密封系统。放置引流瓶时,位置一定要低于胸腔,尽可能靠近地面或贴紧床沿并放置妥当,防止瓶内液体倒流入胸腔。

连续观察引流装置是否通畅,若有气体自水封瓶液面逸出或引流管内的水柱随呼吸上下移动,表明引流通畅。若水柱停止移动,应查找原因,如管道是否被堵塞或扭曲等。

保持引流管通畅,妥善固定引流管,避免扭曲受压。搬动患者时须用2把止血钳将引流管交叉双重夹紧,防止在搬动过程中发生管道脱节、漏气或倒吸等意外情况。

根据病情定期挤压引流管(先用一只手捏住近胸腔端引流管,另一只手在其下方,向引流瓶方向挤压),以防止胸腔积液或渗出物堵塞引流管。

鼓励患者适当翻身,并进行深呼吸和咳嗽,以促进受压萎陷的肺组织尽早复张。

在插管、引流排气和伤口护理时要严格执行无菌操作,每日更换引流瓶。

患者采取舒适体位,在胸腔引流管下方垫一条小毛巾以减轻患者的不适,还可防止引流管受压。

及时记录引流液的颜色和量。给血胸患者引流时,应密切观察生命体征。

引流管无气体逸出后24 h,再夹管24 h,观察患者无气急、呼吸困难,X线检查未发现气胸复发,做好拔管的准备。

3.用药护理

遵医嘱根据病情给予适当的止咳药物,但痰液稠多者或慢性呼吸衰竭伴二氧化碳潴留者禁用中枢性镇咳剂,如可待因糖浆。按医嘱给予止痛药,及时观察疗效和可能出现的不良反应,如果疼痛不缓解或疼痛的性质发生改变时,及时与医师联系并有效地处理。

4.心理护理

告诉患者有关气胸的一般知识,如气胸的诱因、治疗的基本方法等,以消除患者的紧张心理,避免过度紧张而加剧疼痛。教会患者自我放松技巧,如缓慢地深呼吸,听音乐、广播或看书看报,以分散注意力、减轻疼痛。

九、健康教育

指导患者积极治疗原发病。嘱患者避免各种诱因,防止气胸复发:①保持心情愉快,情绪稳定。②注意劳逸结合,多休息;气胸痊愈后1个月内避免剧烈运动,如跑步、打球、骑自行车;避免抬举重物;避免憋气等用力过度,增加胸腔内压,使气胸复发。③预防感冒,以免引起剧烈咳嗽而造成肺泡破裂。④养成良好的饮食习惯,戒烟,保持大便通畅,多食蔬菜、水果和含粗纤维食物。一旦感到胸闷、突发性胸痛或气急,则提示气胸复发的可能,应及时就医。

(苏美平)

第十五节　肺血栓栓塞症

肺血栓栓塞症(pulmonary thrombo embolism,PTE)系来自静脉系统或右心的血栓阻塞肺动脉或其分支所致的疾病。本病是肺栓塞的常见类型,以肺循环和呼吸功能障碍为临床特征。深静脉血栓是引起肺栓塞的血栓主要来源。肺动脉发生栓塞后,若其支配区的肺组织因血流受阻或中断而发生坏死,称为肺梗死。

肺栓塞在国外发病率很高,其中1/10的患者在1 h内死亡。肺栓塞余下的仍有1/3死亡,占人口死因第 3 位。西方国家深静脉血栓形成和 PTE 的发病率为0.1%～0.5%,未经治疗的 PTE 死亡率为 25%～30%。近年来随着诊断意识和检查技术的提高,我国 PTE 的诊断例数已有显著增加,但仍容易误诊或漏诊,大面积栓塞可致猝死。

一、危险因素

深静脉血栓形成和 PTE 具有共同的危险因素,包括任何可以导致静脉血液淤滞、静脉系统内皮损伤和血液高凝状态的因素,分为原发性和继发性危险因素。

1.原发性危险因素

原发性危险因素由遗传变异引起,主要包括 V 因子突变、蛋白 C 缺乏、蛋白 S 缺乏和抗凝血酶缺乏等。常以反复静脉血栓形成和栓塞为主要表现。患者年轻,无原发病和诱因,发病呈家族聚集现象。

2.继发性危险因素

继发性危险因素是指后天获得的易患深静脉血栓形成和肺血栓栓塞症的多种病变。各种心脏病、恶性肿瘤、血栓性静脉炎为肺栓塞最常见的基础疾病。临床上将高龄、心脏病、糖尿病、肥胖、肿瘤、妊娠与分娩、长期卧床、口服避孕药及深静脉血栓列为肺栓塞的高危因素。另外,骨折、创伤、手术、静脉曲张、静脉插管等也是主要诱因。各种危险因素可单独存在,也可协同作用。年龄是独立的危险因素,随着年龄的增长,深静脉血栓形成和 PTE 的发病率逐渐升高。

二、发病机制

行胸、腹部手术及患脑血管意外、急性心肌梗死者因长期卧床,易形成下肢静脉血栓。妊娠、分娩、妇科手术、盆腔疾病者易出现盆腔静脉血栓。早期形成的血栓松脆,易脱落,随血流到达右心并进入肺部栓塞肺动脉。在血栓形成的最初数日发生栓塞的危险性最高。肺动脉栓塞的部位和数量不一,多部位或双侧性的血栓栓塞更为常见。栓子阻塞肺动脉及其分支达一定程度后,机械阻塞作用、神经体液因素和低氧所引起的肺动脉收缩,导致肺循环阻力增加,肺动脉高压,引起右心甚至左心衰竭,进而可引起体循环低血压或休克。栓塞部位肺血流减少,肺泡无效腔量增大,通气与血流比例失调;神经体液因素可引起支气管痉挛、肺泡表面活性物质分泌减少、毛细血管通透性增大,间质和肺泡内液体增多或出血;肺泡萎陷,呼吸面积减少;肺顺应性下降,体积缩小并可出现肺不张;如累及胸膜,可出现胸腔积液。以上因素导致呼吸功能不全,出现低氧血症和低碳酸血症。

三、临床表现

缺乏特异性,因受累肺血管的大小不同而表现各异。轻者只有短暂的呼吸困难,重者可猝死。

1.症状

(1)呼吸困难及气促:为肺栓塞最重要的临床症状,可伴发绀。栓塞范围较大时,呼吸困难严重且持续时间长;栓塞范围较小时,只有短暂的呼吸困难。部分患者系反复发生的小栓塞,可多次发生突发的呼吸困难。呼吸困难的特征是浅而速,呼吸频率可达 40～50 次/分钟。

(2)胸痛:常为钝痛,包括胸膜炎性胸痛或心绞痛样胸痛。

(3)晕厥:可为 PTE 的唯一或首发症状,往往提示存在大面积的肺栓塞。

(4)精神症状:烦躁不安、惊恐,甚至有濒死感。

(5)咯血:当有肺梗死或充血性肺不张时,可有咯血,均为小量咯血,大咯血少见。

(6)休克:约10%的患者发生休克,均为巨大栓塞,常伴肺动脉反射性痉挛,可致心排血量急剧下降,血压下降,患者常有大汗淋漓、焦虑等,严重者可猝死。

2.体征

肺部栓塞区可出现干啰音、湿啰音、胸膜摩擦音或胸腔积液征。可有心动过速、奔马律、肺动脉瓣听诊区第二心音亢进、血管杂音。重者可有发绀、休克和急性右心衰竭征象。

肺血栓栓塞后患者可有发热、弥散性血管内凝血(DIC)、急性腹痛、无菌性肺脓肿等并发症。

四、辅助检查

1.心电图检查

心电图检查用以判断右心室扩张和肺动脉高压。显示心电轴显著右偏、极度顺时针转位、不完全或完全性右束支传导阻滞及动态出现 S I Q Ⅲ T Ⅲ 征(Ⅰ导联 S 波加深、Ⅲ导联出现 Q 波和 T 波倒置)、肺性 P 波或肺-冠状动脉反射所致的心肌缺血表现。上述变化常于起病后5～24 h 出现,大部分在数日或 2～3 周恢复。

2.影像学检查

影像学检查用以判断肺梗死。典型 X 线呈楔形阴影,基底部接于胸膜,尖端对向肺门。右下肺动脉干增宽或伴截断征,肺动脉段膨隆及右心室扩大。可有少至中量胸腔积液征。螺旋 CT 血管造影能够发现段以上肺动脉内的栓子,是肺栓塞的确诊手段之一。MRI、电子束 CT 亦有诊断价值。

3.超声心动图检查

超声心动图检查可直接检出栓子或表现有肺动脉高压、右心增大的征象。

4.放射性核素肺通气/灌注扫描

放射性核素肺通气/灌注扫描是 PTE 重要的诊断方法。呈肺段分布的肺血流灌注缺损,并与通气显像不匹配。

5.肺血管造影检查

肺血管造影检查是肺栓塞诊断的"金标准",是一项有创伤和危险性的检查。

6.血浆 D-二聚体检查

血浆 D-二聚体检查可作为筛查指标,若其含量低于 500 $\mu g/L$,可基本排除急性 PTE。

7.血气分析

血气分析可出现低氧血症和低碳酸血症。

8.其他

血白细胞计数及血清乳酸脱氢酶增多,胆红素增加,血沉增快。

五、治疗要点

PTE 一经确诊,应立即将患者收住在重症监护病房(intens ivecare unit,ICU)。嘱患者绝对卧床,并保持大便通畅,加强呼吸、循环支持治疗,严密监护呼吸、心率、血压、心电图及血气的变化。抗凝治疗为 PTE 和深静脉血栓形成的基本治疗方法,可有效地防止血栓再形成和复发。大面积 PTE 病例 14 d 以内给予溶栓治疗。对有溶栓禁忌证者或经溶栓和其他积极的内科治疗无效者可施行肺动脉血栓摘除术,但其死亡率高达30%～40%。亦可用导管碎解和抽吸肺动脉内巨大血栓或球囊血管成形,同时还可进行局部小剂量溶栓。安装上、下腔静脉滤器可防止深静脉大块血栓再次脱落而阻塞肺动脉。有焦虑、胸痛、发热、咳嗽等症状者,可给予对症处理。

六、护理评估

1.健康史

询问患者有无深静脉血栓形成和PTE的危险因素,了解起病的急缓、病程、病情变化、既往身体状况、家族史。

2.护理体检

测量生命体征,尤其应注意呼吸、血压、体温的变化。判断患者的营养状况,观察其皮肤、黏膜有无出血,胸部体检以了解心、肺情况。

3.辅助检查

查阅患者心电图、影像学、超声心动图、放射性核素肺通气/灌注扫描、血浆 D-二聚体、血气分析结果,还要了解活化部分凝血活酶时间(activated partial thromboplastin time,APTT),凝血酶原时间(prothrombin time,PT),血小板计数(platelet count,PC 或 Plt)等检查结果,以判断病情和治疗效果。

4.心理-社会状况

询问患者患病后的感受,家属的应对方式,家属对疾病的了解程度及对诊治的要求。评估患者有无焦虑、恐惧及其原因。

七、主要护理诊断/问题

1.气体交换受损

气体交换受损与肺动脉栓塞致气血比例失调有关。

2.疼痛:胸痛

胸痛与肺动脉栓塞有关。

3.心排血量减少

心排血量减少与肺循环阻力增大、冠状动脉痉挛心肌缺血缺氧有关。

4.知识缺乏

患者缺乏防治深静脉血栓形成和肺动脉栓塞的知识。

八、护理措施

1.病情观察

检查患者下肢有无肿胀、疼痛、发热,患者站立后有无下肢胀痛感,观察下肢循环情况,检查皮肤温度、颜色、感觉及有无水肿,有无浅静脉怒张、肌肉深压痛及运动障碍,判断有无下肢深静脉血栓形成(lowerlimb deep vein thrombus,LDVT)的指征。密切观察病情变化,如出现胸痛、胸闷、晕厥、血压下降等异常情况,高度警惕肺动脉栓塞的可能,应立即向医师报告,同时给予氧气吸入,监测生命体征,积极配合救治。

2.用药护理

溶栓治疗可迅速溶解部分或全部血栓,恢复肺组织再灌注,减少肺动脉阻力,降低肺动脉压,改善右室功能,减少严重 PTE 患者的病死率和复发率。抗凝治疗可有效防止血栓再形成和复发。

(1)常用药物及其用法如下。

常用溶栓药:①尿激酶(UK),负荷量 4 400 U/kg,静脉注射 10 min,随后以 2 200 U/(kg·h)持续静脉滴注 12 h。②链激酶(SK),负荷量 250 000 U,静脉注射 30 min,随后以 100 000 U/h 持续静脉滴注 24 h。③重组组织型纤溶酶原激活剂(rt-PA),50~100 mg,持续静脉滴注 2 h。

常用抗凝药:①肝素钠,2 000~5 000 U 或 80 U/(kg·h),静脉注射,继之以 18 U/(kg·h)持续静脉滴注。②低分子量肝素 100 U/kg,或肝素钙 85 U/kg,皮下注射,每日 2 次。③华法林,在肝素钠或低分子量肝素开始应用后的第 1~3 日加服华法林 3.0~5.0 mg/d,与肝素钠或低分子量肝素重复应用 4~5 d,当连续 2 d 测定国际标准化比率(international normalized ratio,INR)达到 2.5 时,或 PT 延长,为原来的 1.5~2.5 倍时,即可停止使用肝素钠或低分子量肝素,单独口服华法林 3~6 个月。

(2)不良反应及注意事项如下。

抗凝、溶栓治疗前检查 APTT、PT 及凝血酶原活动是否正常,询问有无出血性疾病及溶栓治疗的禁忌证。

治疗过程中每日测 APTT,用药后每日检查患肢色泽、温度、感觉和脉搏强度。

静脉溶栓时选患肢足背静脉或大隐静脉穿刺,在踝关节上用止血带或血压计袖带加压,20 min 后松绑 5~10 min。在治疗时,要密切注意输液速度、压力大小、加压时间、皮肤颜色变化等。溶栓药需用输液泵泵入,保证药物匀速进入体内,测血压时应避开进行溶栓静脉通路的上肢。链激酶具有抗原性,用药前须肌内注射苯海拉明或地塞米松,以防止变态反应。

溶栓后不宜过早下床活动,避免搬动,患肢不能过冷过热,以免部分溶解的血栓脱落,造成肺栓塞。

抗凝、溶栓治疗的最常见并发症是出血,尽量减少不必要的穿刺和侵入性操作,必须进行时,拔针后局部应延长压迫时间。不要挖鼻、剔牙,要用软毛牙刷刷牙。用药后须严密观察全身皮肤黏膜有无出血和紫癜,有无牙龈出血、鼻出血、咯血、便血、血尿、自发性出血及手术部位的出血。

肝素可能会引起血小板减少症,使用 3~5 d 必须复查血小板计数。若出现血小板迅速或持续降低达 30% 以上,或血小板计数 $<100\times10^9$/L,应停用肝素。应用华法林时需要定期复查 PT。许多因素影响华法林的代谢和作用效果,别嘌呤醇、胺碘酮、西咪替丁、奎尼丁可加强华法林的作用,巴比妥、皮质激素、口服避孕药抑制其作用。服药期间尽量不饮酒,饮食应富含维生素 K 等,但应嘱患者避免在某一短时间内吃含有大量维生素 K 的深绿色蔬菜、动物内脏或大量水果,以免使 PT 值缩短,降低抗凝作用,导致血栓形成。

3.预防深静脉血栓形成

(1)增加活动,减少血流淤滞:卧床期间应定时变化体位和做下肢的主动及被动运动,在病情允许及呼吸、循环稳定的前提下,尽早开始患者的被动肢体活动。指导患者行床上主动四肢肢体活动,鼓励患者床旁活动,逐渐增加下床活动强度与频率。

(2)避免血管损伤:经静脉途径给药者避免同一部位同一静脉反复穿刺,避免患肢受压及患肢注射。应用套管针,留置 2 条静脉通道,一条为溶栓专用通道。经静脉使用抗凝或溶栓药物时,最好选择患肢远端的静脉。

(3)长时间办公、开会,要注意定时(每隔 2 h)起立活动,预防下肢深静脉血栓的发生。

(4)有血栓形成高危因素者,可预防性抗凝治疗。

4.防止静脉血栓脱落

(1)绝对卧床休息 10～14 d,患肢制动并抬高,注意保暖,床上活动时避免动作幅度过大,禁止按摩患肢,禁止热敷或冷敷,不要过度屈曲患肢,以防血栓脱落,造成肺动脉栓塞。

(2)下床活动后,应指导患者正确使用弹力绷带或穿弹力袜,避免包扎过紧,以防引起局部缺血或肢端水肿加重。

(3)溶栓药治疗后一些不稳定静脉血栓易松动脱落,造成再次肺栓塞,故溶栓后患者应减少肢体活动。协助其翻身时动作要轻柔,不要用力加压。

(4)为防止深静脉血栓脱落致肺栓塞,可以放置下腔静脉滤器。

(5)加强饮食指导,说服患者戒烟。告知患者进食高维生素、高纤维素、低脂、高蛋白膳食,保持大便通畅,特别需要注意的是首次站立或如厕时必须告知护士,以防发生急性肺栓塞。

九、健康教育

1.疾病知识教育

向高危人群讲解深静脉血栓形成的原因、危险因素及后果,深静脉血栓形成常见的症状、预防方法,并加以正确指导。告知患者服用抗凝剂期间要定期复查凝血指标,自我观察出血倾向。一旦有自发性出血,及时与医师联系。

2.预防措施指导

指导患者积极治疗下肢静脉疾病,平时注意下肢运动,长时间乘坐飞机、汽车时要注意活动下肢,避免形成静脉内血栓。可指导存在深静脉血栓形成及 PTE 危险因素者采取下列措施:①机械预防措施,穿加压弹力袜,间歇序贯充气泵和使用下腔静脉过滤器。②药物预防措施,皮下注射剂量肝素钠,应用低分量子肝素和华法林。

(苏美平)

第十六节 慢性呼吸衰竭

呼吸衰竭(respiratory failure)是指各种原因引起肺通气和换气功能障碍,不能进行有效的气体交换,导致缺氧和/或二氧化碳潴留,引起一系列生理功能和代谢紊乱的临床综合征。通常将动脉血氧分压(PaO_2)<60 mmHg 和/或动脉血二氧化碳分压($PaCO_2$)>50 mmHg 作为诊断呼吸衰竭的客观指标。

一、概述

(一)分类

1.按动脉血气分析分类

(1)Ⅰ型(换气型)呼吸衰竭:即低氧血症型,仅缺氧(PaO_2<60 mmHg),无二氧化碳潴留

（$PaCO_2$ 降低或正常）。

（2）Ⅱ型（通气型）呼吸衰竭：即高碳酸血症型，既缺氧，又有二氧化碳潴留（$PaO_2 < 60$ mmHg，$PaCO_2 > 50$ mmHg）。

2.按发病机制分类

①泵衰竭：由神经、肌肉及胸廓疾病引起的呼吸衰竭，主要引起通气功能障碍，表现为Ⅱ型呼吸衰竭。②肺衰竭：由气道、肺组织及肺血管病变造成的呼吸衰竭，严重的气道阻塞影响通气功能，造成Ⅱ型呼吸衰竭，肺组织和肺血管病变常引起换气功能障碍，表现为Ⅰ型呼吸衰竭。

3.按发病急缓分类

①急性呼吸衰竭：原来呼吸功能正常，溺水、电击、药物中毒、神经肌肉疾病等，使肺功能突然衰竭，如不及时抢救，将危及患者的生命。②慢性呼吸衰竭：是在原有慢性呼吸系统疾病或其他疾病的基础上出现，呼吸功能损害逐渐加重。发病过程缓慢，机体通过代偿适应，仍能从事日常活动，称为代偿性慢性呼吸衰竭。一旦发生呼吸道感染或其他原因使呼吸功能负担加重，代偿失调，出现严重缺氧、二氧化碳潴留表现，则称为失代偿性慢性呼吸衰竭。临床上以慢性呼吸衰竭多见。

（二）发病机制

1.缺氧和二氧化碳潴留

（1）肺泡通气量不足：当呼吸运动减弱、气道阻塞、呼吸中枢抑制、肺泡无效腔量增加等均可导致肺泡通气不足，使肺泡氧分压下降，二氧化碳分压升高，肺泡和毛细血管间不能进行正常的气体交换，引起缺氧及二氧化碳潴留。

（2）通气与血流比例失调：是低氧血症最常见的原因，肺泡通气与周围毛细血管血流比值保持在0.8才能保证有效的气体交换。若此比值<0.8，相当于肺动-静脉样分流。此比值>0.8，相当于生理无效腔增加。最终都不能保证气体的正常交换，造成低氧血症。

（3）弥散障碍：氧的弥散能力仅为二氧化碳的1/20，故弥散障碍时产生单纯性缺氧，很少造成高碳酸血症。

（4）肺内动-静脉解剖分流增加：肺水肿、肺泡萎陷等引起肺动脉内的静脉血未经氧合直接流入肺静脉，导致 PaO_2 降低。

（5）耗氧量增加：发热、寒战、抽搐及呼吸困难均可增加耗氧量，使肺泡氧分压下降。正常人借助增加通气量以防缺氧，故有通气功能障碍的患者，在氧耗量增加时则会出现严重的低氧血症。

2.低氧血症和高碳酸血症对机体的影响

（1）中枢神经系统：脑组织耗氧量大，占全身耗氧量的1/5～1/4。大脑皮质对缺氧最为敏感。急性缺氧会引起烦躁不安、全身抽搐，可在短时间内引起死亡。通常完全停止供氧4～5 min即可引起不可逆的脑损害。缓慢缺氧，可引起注意力不集中、智力减退、定向障碍，进一步发展可出现烦躁不安、神志恍惚、谵妄，甚至昏迷。二氧化碳潴留使脑脊液氢离子浓度增加，影响脑细胞代谢。二氧化碳潴留对皮质下层的影响是先兴奋、后抑制，患者先有失眠、精神兴奋、烦躁不安的先兆兴奋症状，后出现二氧化碳麻醉。缺氧和二氧化碳潴留均会使脑血管扩张，脑血流量增加。严重缺氧和二氧化碳潴留，血管通透性会增加，引起脑间质水肿和脑细胞内水肿，导致颅内压增高。

（2）循环系统：缺氧可刺激心脏，使心率加快和心排血量增加，血压上升。冠状动脉血流量在缺氧时明显增加,缺氧可影响心肌收缩力,急性严重缺氧可导致心室颤动或心搏骤停。长期慢性缺氧可导致心肌纤维化、心肌硬化。缺氧能引起肺小动脉收缩而增加肺循环阻力,导致肺动脉高压和右心负荷增加,最终导致肺源性心脏病。二氧化碳潴留可使心率加快,心排血量增加,使脑血管、冠状血管扩张,皮下浅表毛细血管和静脉扩张,而肾、脾和肌肉的血管收缩。早期二氧化碳潴留可引起血压升高。缺氧时红细胞生成增加,血液黏稠,肺循环阻力和右心负荷增加。

(3)呼吸系统:缺氧对呼吸的影响远较二氧化碳潴留的影响为小。缺氧主要通过颈动脉窦和主动脉体化学感受器的反射作用刺激通气,使呼吸加快,通气量增加。但二氧化碳对呼吸的调节作用较复杂,二氧化碳是强有力的呼吸中枢兴奋剂,轻度二氧化碳潴留可通过外周化学感受器反射性作用于呼吸中枢,使通气量增加,随着二氧化碳浓度的升高,可直接抑制呼吸中枢,导致通气量下降。故轻度缺氧和二氧化碳潴留对外周化学感受器和呼吸中枢的作用是一致的。但是,当严重缺氧和二氧化碳潴留时,由于二氧化碳对呼吸中枢的抑制,此时完全靠缺氧刺激通气。

(4)消化、泌尿系统:缺氧可直接或间接损害肝细胞,使丙氨酸氨基转移酶(ALT)水平上升,但随着缺氧的纠正,肝功能逐渐恢复正常。动脉血氧降低时,肾血流量减少,肾小球滤过率、尿量和钠排出量减少,出现肾功能障碍,蛋白尿、血尿素氮和肌酐水平升高。

(5)酸碱平衡和电解质:严重缺氧可抑制细胞能量代谢的中间过程,使无氧酵解增加,酸性物质堆积,引起代谢性酸中毒。体内二氧化碳主要经肺排出,二氧化碳增多,可导致呼吸性酸中毒。血液 pH 的改变可影响电解质的分布,pH 降低时,Na^+ 和 H^+ 进入细胞内,K^+ 向细胞外移动,可出现细胞外高钾;pH 升高时 K^+ 向细胞内移动,则细胞外钾浓度降低,出现低钾血症。

二、病因

1.呼吸系统疾病

呼吸系统疾病如慢性阻塞性肺疾病、支气管哮喘、气管肿瘤或异物、肺部感染、气胸、胸腔积液、重度肺结核、广泛肺纤维化、硅肺、肺栓塞等。

2.神经系统疾病

神经系统疾病(如脑炎、脑外伤、脑肿瘤、脑血管疾病、传导神经受损等)抑制呼吸中枢。

三、临床表现

1.症状

(1)呼吸困难:是呼吸衰竭最早、最突出的症状,并随呼吸功能减退而加重。表现为点头、提肩呼吸或出现"三凹征",严重者有呼吸频率和节律的改变。

(2)发绀:是缺氧的典型症状。当血流淤积,毛细血管和动脉血氧饱和度偏低时容易出现发绀。但伴有贫血者,发绀可不显露。慢性代偿性呼吸衰竭者,由于红细胞增多,即使血氧饱和度>85%,亦会出现发绀。

(3)精神神经症状:急性缺氧可出现精神错乱、狂躁、昏迷、抽搐等症状。慢性缺氧出现智力或定向障碍。

缺氧伴二氧化碳潴留轻重程度,对神经系统影响更为突出。轻度二氧化碳潴留表现兴奋症状,如多汗、烦躁、白天嗜睡、夜间失眠等;随着二氧化碳潴留加重对中枢神经系统的抑制作用,表现神志淡漠、扑翼样震颤、间歇抽搐、昏睡、昏迷等二氧化碳麻醉现象,称为"肺性脑病"。

（4）循环系统症状:早期心率增快,血压升高。后期出现心率减慢、心律失常、血压下降,最后导致循环衰竭。

（5）其他:上消化道出血、黄疸、蛋白尿、血尿、氮质血症,上述症状随着缺氧和二氧化碳潴留的纠正可消失。

2.体征

二氧化碳潴留可见外周浅表静脉充盈,皮肤湿暖、红润、多汗,球结膜充血水肿。

3.并发症

易发生休克、上消化道出血、DIC等。

四、辅助检查

1.血气分析

$PaO_2 < 60$ mmHg 提示呼吸功能不全。$PaCO_2 > 50$ mmHg,提示通气功能不足。

2.血清电解质测定

呼吸性酸中毒合并代谢性酸中毒时,血 pH 降低或伴高钾血症。呼吸性酸中毒伴代谢性碱中毒时,常有低血钾和低血氯。

五、治疗要点

保持气道通畅是纠正缺氧和二氧化碳潴留的首要条件。及时扩张支气管,清除分泌物,必要时建立人工气道。合理给氧,纠正低氧血症。应用呼吸中枢兴奋剂加强通气,促进二氧化碳排出。对严重呼吸功能障碍,经积极治疗无效者,应尽早应用机械通气,及时纠正酸碱平衡失调和水、电解质紊乱,控制感染,积极治疗原发病。

六、护理评估

1.健康史

询问患者的年龄、职业、工作环境,有无慢性呼吸系统疾病,有无诱发呼吸衰竭的因素,如感冒、手术、创伤以及使用麻醉药等。询问患者起病的急缓、病情变化情况、诊疗情况及疗效。询问患者患病后的饮食及活动情况。

2.护理体检

评估患者呼吸的频率、节律、深度;有无发绀、精神神经症状;评估重要脏器的功能状态,有无缺氧和二氧化碳潴留的表现,判断有无并发症出现。

3.辅助检查

查阅患者血气分析、X线、血常规、血清电解质等检查结果,判断病情进展。

4.心理-社会状况

询问患者患病后的反应,有无情绪低落,有无记忆、思维、定向力紊乱等现象。评估家属、单位对患者的关心程度,以及对疾病的了解程度。

七、主要护理诊断/问题

1.气体交换受损

气体交换受损与呼吸肌衰竭、气道分泌物过多有关。

2.清理呼吸道无效

清理呼吸道无效与呼吸道分泌物黏稠、咳嗽无力有关。

3.自理能力缺陷

自理能力缺陷与长期患病、反复发作致身体每况愈下有关。

4.营养失调:低于机体需要量

营养失调与呼吸道感染加重致食欲下降有关。

5.潜在并发症

潜在并发症包括感染、窒息等。

八、护理措施

1.生活护理

(1)补充营养:慢性呼吸衰竭患者体力消耗大,应给予充足热量、高蛋白、易消化、少刺激、富维生素饮食。必要时给予静脉补充营养,防止机体产生负氮平衡。

(2)合适体位:协助患者取舒适体位或半卧位,减少耗氧量,增加通气量,室内空气宜清新、温暖。定时消毒,防止交叉感染。

2.保持呼吸道通畅

呼吸衰竭患者应保持呼吸道通畅,改善肺通气,及时消除呼吸道内痰液。鼓励清醒患者咳嗽、咳痰,经常协助患者翻身、为其拍背以利于痰液排出。痰液黏稠不易咳出者可用祛痰剂或雾化吸入湿化痰液。必要时采取机械吸痰。在协助排痰之前,可遵医嘱应用支气管扩张剂,以提高排痰效果。

3.合理给氧

氧疗是提高动脉血氧分压、纠正缺氧、改善呼吸功能的重要手段,目的是改善低氧血症导致的组织缺氧。根据病情可采用鼻导管、鼻塞或面罩给氧,必要时配合机械通气行气管内给氧。对低氧血症伴高碳酸血症者,应给予低流量(1~2 L/min)、低浓度(25％~29％)持续吸氧。使用呼吸兴奋剂刺激通气或使用辅助呼吸器改善通气时,氧浓度可稍高。观察给氧的疗效。

在给氧的过程中,若呼吸频率正常、心率减慢、发绀减轻、呼吸困难缓解、神志清醒,提示组织缺氧改善,氧疗有效;若发绀消失、神志清楚、精神好转,$PaO_2 > 60$ mmHg、$PaCO_2 < 50$ mmHg,可考虑终止氧疗。停止吸氧前必须间断吸氧,方可完全停止氧疗。

4.遵医嘱用药,促进 CO_2 排出

(1)常用药物及其用法:①尼可刹米,是常用的呼吸兴奋剂,使呼吸加深加快,改善通气,同时还有一定的苏醒作用。常规用量为 0.375~0.75 g,静脉缓慢注射。随即将 3.0~3.75 g 尼可刹米加入 500 mL5％的葡萄糖溶液中,以 25~30 滴/分钟静脉滴注。②多沙普仑(吗乙苯吡酮),临床较常用,能反射性兴奋呼吸中枢,作用强,安全范围大。

(2)不良反应及注意事项:在患者使用呼吸兴奋剂的过程中,若出现恶心、呕吐、烦躁、颜面潮红、肌肉颤动等现象,提示药物过量,应及时减量或停药。对烦躁不安、夜间失眠患者,禁用麻醉剂,慎用镇静剂,以防止引起呼吸抑制的严重后果。

5.防治感染

呼吸道感染是呼吸衰竭最常见的诱因,尤其是呼吸道分泌物积滞更易招致继发感染,故应选择有效的抗生素预防和控制呼吸道感染。

在进行护理操作(如实施机械吸痰、气管切开、使用人工呼吸器等)时,必须注意无菌操作,以防呼吸道感染。

6.心理护理

呼吸衰竭患者由于病程长、自觉症状多而明显、预后不佳,对治疗丧失信心。因此,在解除患者疾苦的同时,要多了解和关心患者,减轻其心理负担,特别是对建立人工气道和使用呼吸机治疗的患者,应经常进行床旁巡视、照料,以稳定患者的情绪。在采用各项医疗护理措施前,应向患者做简要说明,取得患者的信任和合作。同时做好家属工作,使患者和其家属认识到,即使不能治愈,只要掌握疾病的规律,适当治疗,适当锻炼,患者是能够恢复和维持一定的健康水平、生活能力的,能够回归社会和家庭。

九、健康教育

1.疾病知识教育

向患者及其家属讲解慢性呼吸衰竭的病因、诱因、表现及病情控制方法。若有咳嗽、咳痰加重,痰为脓性或伴有发热、气急加重、神志改变,应及时就医。

2.自我保健指导

鼓励患者进行耐寒锻炼(如用冷水洗脸)以提高对冷空气的耐受性;指导患者正确进行呼吸功能锻炼,以改善呼吸困难症状;劝告吸烟者戒烟;嘱加强营养,以增强体质,预防感冒;指导患者及其家属掌握家庭氧疗、雾化吸入、翻身拍背的方法及注意事项。

(苏美平)

第十七节　急性呼吸窘迫综合征

急性呼吸窘迫综合征(acute respiratory distress syndrome,ARDS)多发生于原心肺功能正常的患者,肺外或肺的严重疾病(如严重感染、休克、烧伤、严重创伤、DIC 和大手术等)导致急性肺泡-毛细血管膜损伤而引起的急性低氧血症性呼吸衰竭。临床表现为顽固性的难以纠正的低氧血症和进行性呼吸困难综合征。ARDS 是急性肺损伤的后期表现,起病急骤,发展迅速,病死率高达 40%～70%。死亡原因主要与多脏器功能衰竭有关。

一、病因与发病机制

1.肺内因素

吸入胃内容物、烟雾、腐蚀性气体等引起的吸入性肺损伤,细菌、病毒、真菌引起的严重肺炎,溺水,放射性肺损伤等。

2.肺外因素

肺外因素有严重休克、严重创伤、严重感染、大面积烧伤、大量输血、肺脂肪栓塞、急性胰腺炎、药物或麻醉药品中毒等。目前多数学者认为 ARDS 的发病机制主要是肺毛细血管内皮细胞损伤、通透性增加和肺表面活性物质减少,造成毛细血管渗漏,发生渗出性肺水肿。ARDS 的主要病理生理改变是肺含水量增多,肺广泛充血、出血,纤维蛋白渗出,血浆蛋白沉积在肺泡表面,形成透明膜,以致肺顺应性降低,肺泡萎陷,气体交换和弥散功能障碍。由于肺动-静脉分流增加,无效腔增大,缺氧进行性加重,伴二氧化碳潴留,且难以纠正。

二、临床表现

除原发病和严重感染、休克、创伤、大手术等相应症状和体征外,基础疾病救治过程中,主要表现为突发性进行性呼吸窘迫、气促、呼吸深快、发绀,常伴烦躁、焦虑、出汗等。其呼吸窘迫的特点是呼吸深快用力,伴明显发绀,且常规氧疗无效。早期无异常体征,后期多可闻及水泡音,有管状呼吸音。

三、辅助检查

1.胸部 X 线片

早期可无异常,或呈轻度肺间质改变,表现为边缘模糊的肺纹理增多。发病 12～24 h 两肺出现边缘模糊的斑片状阴影,逐渐融合成大片浸润阴影。

2.血气分析

①鼻塞或鼻导管给氧时,$PaO_2 < 60$ mmHg,早期 $PaCO_2 < 35$ mmHg。②氧合指数<300 mmHg(氧合指数降低是诊断 ARDS 的必要条件,正常值为 $400～500$ mmHg)。

四、治疗要点

治疗原则为纠正缺氧,克服肺泡萎陷,改善微循环,消除肺水肿,控制原发病。迅速纠正缺氧是抢救 ARDS 的重要措施。

一般需要高浓度(浓度$>50\%$)面罩给氧,重者应辅以机械通气,采用呼气末正压通气(positive end expiratory pressure,PEEP),促进萎陷的肺泡扩张,提高氧分压。严格控制液体入量,给予利尿剂和输注白蛋白减轻水肿,早期、大剂量、短程应用肾上腺糖皮质激素可减轻黏膜水肿,促进肺间质液体吸收,缓解支气管痉挛。

五、护理评估

1.健康史

询问患者既往健康状况,评估有无肺内、外高危因素。

2.护理体检

观察神志和意识的变化,密切注意呼吸的频率、节律及深浅度的改变;评估缺氧的严重程度及给氧的疗效;有无进行性加重的呼吸困难;是否咳血性泡沫样痰,听诊肺部有无水泡音等。

3.辅助检查

查阅 X 线、血气分析检查结果,判断病情进展。

4.心理-社会状况

观察患者及其家属对病情凶险、医疗费用高的态度及反应,有无紧张、恐惧、绝望心理。了解家属对患者的态度和对治疗的要求。评估社会支持系统给患者提供帮助的程度。

六、主要护理诊断/问题

1.气体交换受损

气体交换受损与肺毛细血管内皮细胞损伤致肺水肿和透明膜形成有关。

2.营养失调:低于机体需要量

营养失调与高代谢状态和不能进食有关。

3.恐惧

恐惧与病情严重、死亡率高有关。

七、护理措施

1.加强营养支持

ARDS患者常处于高代谢状态,能量消耗增加,应补充营养,给予高蛋白、高热量、高维生素饮食。因静脉营养可引起感染和血栓形成等并发症,故提倡全胃肠营养,使机体有足够的能量供应,避免代谢功能和电解质紊乱。

2.给氧

迅速纠正缺氧是抢救ARDS患者的重要措施。如严重缺氧不纠正,会引起重要脏器不可逆的损害。一般需要高浓度(浓度>50%)吸氧才能使PaO_2>60mmHg。因此轻者可选用面罩给氧,重者应辅以机械通气给氧,开始选用间歇正压通气(IPPV),如血氧分压仍达不到要求水平,应采用呼气末正压通气(PEEP),应用PEEP时患者吸气及呼气均保持在大气压以上,有利于萎陷的肺泡扩张,提高肺顺应性,促进肺间质和肺泡水肿的消退,改善肺循环,提高氧分压。

3.维持体液平衡

(1)控制液体入量:原则是在保证血容量足够、血压稳定的前提下,出入液量呈轻度负平衡(-1 000～-500 mL)。液体入量一般每日不超过1 500～2 000 mL。

(2)利尿剂应用:常用呋塞米,静脉注射。用药过程中应密切监测血清电解质。

(3)白蛋白输注:ARDS后期遵医嘱输入白蛋白,以提高胶体渗透压。但ARDS早期,由于毛细血管通透性增加,胶体液可渗入间质加重肺水肿,应避免使用。

4.用药护理

糖皮质激素具有保护毛细血管内皮细胞,防止白细胞和血小板聚集、黏附管壁形成微血栓,以及抗炎、减轻黏膜水肿、促进肺间质液体吸收、缓解支气管痉挛的作用。遵医嘱早期、大剂量、短程应用糖皮质激素,并注意监测其不良反应。

八、健康教育

ARDS预后取决于原发病、并发症及对治疗的反应。ARDS能迅速得到缓解者,大部分能恢复正常。经积极治疗PaO_2升高明显,预后较好。反之,预后不良,患者常死于基础疾病、多器官功能衰竭和顽固性低氧血症。告知患者和家属积极治疗原发病的重要性。

(苏美平)

第十八节　阻塞性肺气肿

阻塞性肺气肿(obstructive pulmonary emphysema)简称肺气肿。肺气肿指终末细支气管远端(包括呼吸性细支气管、肺泡管、肺泡囊和肺泡)气腔增大,并伴有腔壁破坏性改变的一种病理状态,主要包括阻塞性肺气肿、老年性肺气肿、代偿性肺气肿及灶性肺气肿等。阻塞性肺气肿最为常见,它是慢性支气管炎或其他原因逐渐引起细支气管狭窄,终末细支气管远端气腔过度充气,气腔壁膨胀、破裂而产生的肺脏充气过度和肺容积增大的阻塞性肺病。肺气肿是支气管和肺疾病常见的并发症,与吸烟、空气污染、小气道感染、尘肺等关系密切。慢性阻塞性细支气管炎是引起肺气肿的重要原因。

一、护理评估

(一)病因

肺气肿的发病机制至今尚未完全阐明,一般认为是多种因素协同作用形成的。引起COPD的各种因素(如感染、吸烟、大气污染、职业性粉尘和有害气体的长期吸入、过敏等)均可引起阻塞性肺气肿。

(二)身体状况

1.临床表现

(1)症状:COPD并发肺气肿时,在原有咳嗽、咳痰、喘息等症状的基础上出现逐渐加重的呼气性呼吸困难。

当COPD急性发作时,支气管分泌物增多,使胸闷、气急加重,严重时可出现呼吸衰竭表现,如发绀、头痛、嗜睡、神志恍惚等。

(2)体征:早期体征不明显。随着病情发展可出现桶状胸,呼吸运动减弱,触诊语颤减弱或消失。叩诊呈过清音,心浊音界缩小或不易叩出,肺下界和肝浊音界下降。听诊心音遥远,呼吸音减弱,呼气延长,并发感染时肺部可有湿啰音。

(3)并发症:常见的有自发性气胸、肺源性心脏病、呼吸衰竭、肺部急性感染等。

2.临床分型

(1)无症状期:无自觉症状,体格检查、胸部X线片和肺通气功能测定均无异常发现,仅在病理检查时发现肺气肿,属于亚临床阶段。

(2)通气障碍期:有发作性或持续性呼吸困难、慢性咳嗽、疲乏无力,体格检查和胸部X线检查有肺气肿表现,肺功能测定显示肺通气障碍、残气量增加。

(3)低氧血症期:除上述症状外,还出现食欲下降、体重减轻、虚弱、发绀,休息或运动后血氧分压降低。

(4)二氧化碳潴留期:出现嗜睡、意识障碍,血二氧化碳分压升高。

(5)肺源性心脏病期:分为代偿期和失代偿期,后期可出现尿少、双下肢水肿及心率加快等心力衰竭的症状。

3.辅助检查

(1)X线检查:胸廓扩张,肋间隙增宽,肋骨平行,活动减弱,膈肌降低且变平,两肺野的透亮度增加。有时可见局限性透亮度增大,表现为局限性肺气肿或肺大疱。肺血管纹理外带纤细、稀疏和变直,而内带的血管纹理可增粗、紊乱。心脏呈垂直位,心影狭长。

(2)心电图检查:一般无异常,有时可呈低电压。

(3)呼吸功能检查:COPD并发肺气肿时,即出现通气功能障碍,如第1秒用力呼气量占用力肺活量比值<60%;最大通气量低于预计值的80%;残气容积增加,残气容积占肺总量的百分比增加,超过40%说明肺过度充气,对诊断阻塞性肺气肿有重要意义。

(4)血液气体分析:如出现明显缺氧、二氧化碳潴留,可出现失代偿性呼吸性酸中毒。

(5)血液和痰液检查:一般无异常,继发感染时似COPD急性发作表现。

4.治疗

主要改善呼吸功能,同时进行病原及并发症的治疗。

(1)急性发作期的治疗:选择敏感抗生素控制感染,如青霉素、庆大霉素、环丙沙星、头孢菌素等,若疗效不佳,再根据痰培养药物敏感试验结果调整用药;有哮喘时应用解痉平喘药,如氨茶碱等;痰多,不易咳出使用祛痰剂;当 $PaO_2 < 60$ mmHg 时,用鼻导管持续低流量给氧,一般吸氧浓度为 $25\% \sim 29\%$ 。

氧疗的目标为使 PaO_2 维持在 $60 \sim 65$ mmHg,并且 CO_2 潴留无明显加重;经上述治疗呼吸衰竭仍不能缓解者行机械通气。

(2)稳定期的治疗:加强锻炼,增强体质,提高免疫力。避免各种诱发因素,如戒烟、预防呼吸道感染等。对明显缺氧者,可采用长期家庭氧疗。

二、主要护理诊断/问题

(1)气体交换受损与气道阻塞、通气不足、肺泡呼吸面积减少有关。

(2)清理呼吸道无效与呼吸道分泌物过多、痰液黏稠、咳嗽无力有关。

(3)营养失调(低于机体需要量)与食欲降低摄入减少、腹胀等有关。

(4)患者缺乏长期家庭氧疗及呼吸功能训练等知识。

(5)潜在并发症有自发性气胸、呼吸衰竭、肺源性心脏病等。

三、护理措施

1.保持呼吸道通畅

(1)指导患者掌握有效的呼吸技巧,如腹式呼吸:用鼻吸气,用口呼气,呼气时口唇缩拢(呈鱼口状),并用手按压腹部;呼气时慢且放松,逐渐延长呼气时间,吸气时间与呼气时间之比为 $1:2$ 或 $1:3$ 。

(2)给予持续低流量吸氧,$1 \sim 2$ L/min,告知患者及家属不可随意调节流量。

(3)协助患者翻身叩背,指导患者深吸气后有意识地咳痰,痰液黏稠无力咳出者,遵医嘱给予雾化吸入,必要时给予吸痰。

2.提供舒适护理

(1)室内环境安静、空气新鲜舒适,定时通风,保持室内湿度在 $60\% \sim 65\%$,温度在 20 ℃ ~ 25 ℃ 。

(2)协助患者取舒适卧位,以改善呼吸困难。

(3)咳痰后及进餐前后漱口,指导早、晚刷牙,保持口腔清洁、湿润。

3.饮食指导

(1)给予高蛋白、高维生素、易消化的低盐食物,如瘦肉、豆腐、蛋、鱼、新鲜蔬菜、水果等。指导患者少食多餐、细嚼慢咽。

(2)避免摄取含钠高的方便食品及罐头、冷冻食物。禁食产气食物,如红薯、土豆等。

(3)在不限制液体摄入的情况下,鼓励患者尽量多饮水,以补充消耗的水分。

4.病情观察

(1)观察患者咳嗽、咳痰、呼吸困难进行性加重的程度,全身症状、体征和并发症。监测动脉血气分析和水、电解质、酸碱平衡情况。

(2)观察记录应用抗炎、止咳、祛痰、平喘等药物的疗效和不良反应。

5.健康教育

(1)避免诱发因素:避免吸入烟雾、粉尘和刺激性气体,避免与有呼吸道感染者接触。不去人群集中或通风差的地方,劝吸烟者戒烟。注意保暖,预防感冒,保持室内空气新鲜,定时开窗通风,改善环境卫生。

(2)指导咳痰:清晨尽量将痰咳出,教会家属叩背的方法,协助患者排痰。

(3)指导呼吸训练:腹式呼吸用鼻吸气,用口呼气。进行缩唇训练,呼气时口唇缩拢(呈鱼口状),并用手按压腹部,使气呼尽,采用深而慢的呼吸。

(4)参加体育活动:选择空气清新、安静的环境,锻炼的程度以患者不感到过度劳累为宜。寒冷、刮大风时,避免室外活动。

(5)坚持康复锻炼:指导患者和家属了解康复治疗(生活方式、营养支持、戒烟、体育锻炼、长期氧疗、呼吸肌运动)的重要性,鼓励自我护理。

(冯晓玲)

第十九节　高流量氧疗

高流量氧疗是指流速能达到甚至超过吸气最高流速的一种吸氧方式。特点为可提供精确的吸氧浓度(21%～100%),精确的流量(2～60 L/min)及充分加湿、加热的气体(可达到 37 ℃,相对湿度 100%),高流量氧疗是近年来出现的一种新的呼吸治疗方式,通常通过特制的吸氧装置连接高压供氧装置来实现,常见的类型包括使用专用的呼吸治疗仪、某些呼吸机自带的氧疗功能等。

一、适应证与禁忌证

(一)适应证

(1)有低氧血症或者潜在的组织缺氧。

(2)气道黏膜干燥,分泌物黏稠。

(3)吸气费力。

(4)有 COPD。

(5)持续气道正压通气(CPAP)替代。

(6)呼吸机撤机替代。

(7)长期人工气道患者拔管后。

(8)患者不耐受传统鼻导管吸氧方式。

(9)有呼吸暂停综合征。

(二)禁忌证

(1)低氧血症患者需立即行有创机械通气。

(2)患者无自主呼吸。

(3)患者气道梗阻。

(4)患者做鼻面部手术、畸形等。

二、操作要点

(1)需向患者解释,充分取得患者配合。

(2)选用大小合适的鼻塞型号,保证鼻塞外径小于鼻孔的内径的1/2。

(3)送氧气时应从较小流量开始,待患者适应后缓慢将流量调节至目标流量。

(4)鼓励患者闭口呼吸,减少气道正压的丢失,减少呼吸做功。

(5)观察管路有无打折、扭曲的情况发生,管路中是否产生冷凝水等。

(6)设置合适的供气温度,对连接人工气道的患者可以设置为37℃,对无人工气道的患者可以调节至32℃~34℃。

(7)对于重症患者,在使用过程中要密切观察患者的呼吸状况,并及时评估患者状况及疗效,特别是在使用的前几个小时内,应结合患者的血气分析结果,心电监护、循环等情况,决定是否继续使用或更改治疗方式,避免延误患者插管时机,增加患者风险。

(8)每两小时观察局部受压皮肤情况,避免压疮的发生。

(9)使用完毕,及时终末消毒。

三、护理配合

(一)评估

(1)评估患者的病情及缺氧状况。

(2)评估患者的气道有无畸形或损伤。

(3)评估患者的沟通及理解能力。

(二)实施

(1)向患者详细解释操作的目的及注意事项,取得患者的理解和配合。

(2)连接管路,安装湿化罐,连接注射用水,开机,调节供氧温度,调节氧浓度,设置吸氧流速。

(3)帮助患者佩戴鼻塞并连接管路。

(4)评估患者耐受程度及氧合情况,根据患者的情况调节参数。

(5)记录使用时间、参数、效果等。

(三)结束

(1)断开鼻塞并取下,关闭氧气,调节参数,关机。

(2)管路为一次性使用,用后丢弃,对机器终末消毒。

(苏美平)

第二十节　无创通气治疗

无创机械通气是患者经面罩或鼻罩连接呼吸机,构成一个密闭的环路,给予正压机械通气的模式辅助患者通气。优点是无须建立人工气道(气管插管、气管切开),减少气管插管及其合并症,减少患者的痛苦,患者可正常吞咽、进食,能讲话,生理学咳嗽,保留上气道加温、湿化和过滤功能,可以间歇使用,容易脱机;但病情危重、躁动不安、分泌物较多者谨慎使用。

一、适应证与禁忌证

(一)无创通气的适应证

(1)急性 COPD 急性发作患者,常规内科治疗和控制性氧疗后出现无缓解的呼吸性酸中毒。

(2)患者存在低氧血症的心源性肺水肿。

(3)胸廓畸形形成或神经肌肉疾病导致急性高碳酸血症型呼吸衰竭。

(4)预防呼吸衰竭:如外科麻醉/手术后支持。

(5)康复治疗:家庭机械通气/睡眠呼吸暂停综合征。

(6)有创通气撤离失败,无创通气过度可提高撤机成功率。

(二)无创通气的禁忌证

(1)心跳呼吸骤停,血流动力学不稳定。

(2)上呼吸道梗阻。

(3)有严重的低氧血症($PaO_2<45$ mmHg),酸中毒($pH<7.20$)。

(4)有气胸、严重的肺大疱。

(5)有严重脑病者神志不清或患者有精神疾病。

(6)患者不合作或极度紧张。

二、操作要点

1. 术前评估

术前评估包括患者的神志、文化程度和沟通能力、生命体征和气道保护能力。患者应具备无创机械通气的基本条件:较好的意识状态、咳痰能力、自主呼吸能力、血流动力学稳定和良好的配合无创机械通气的能力。

2. 无创通气的常用模式

虽然应用有创呼吸机的容量控制模式也可实施无创正压通气(NIPPV),但 NIPPV 最常用的通气模式是压力支持＋呼气末正压通气,在无创专用呼吸机上称为 S(spontaneous)和 S/T(spontaneous/timed)。S 实际上就是压力支持。S/T 整合了以压力控制通气为基础的后备,当患者的呼吸频率低于设定的后备通气频率时,给予强制压力控制通气。S/T 模式的初始参数设置:吸气压力(IPAP)10~15 cmH₂O,呼气压力(EPAP)4~5 cmH₂O 触发灵敏度为最灵敏,后备通气频率 15 次/分钟,后备通气吸呼比 1：3。

3. 上机前

耐心给患者指导,指导患者与机器同步呼吸;避免用口吸气通气,以减少腹胀,使用鼻罩时需要闭口呼吸以防止经口漏气;教会患者简单的非语言沟通方法(写字、打手势等),指导患者减少吞咽动作和讲话,避免口腔干燥;教会患者在紧急情况(如呕吐)下迅速拆除鼻罩或面罩的方法,取得患者的配合。正确连接呼吸机管道,根据患者的情况,调整合适的呼吸机参数。

4. 上机后

调整好面罩头带,松紧合适,不漏气。密切观察生命体征和患者的意识、咳痰能力、呼吸情况和人机的协调。加强气道的湿化和排痰管理。定期监测血气分析,评估无创通气的效果。

5.其他

提供高热量、高蛋白、维生素丰富、易消化的食物,进餐定时定量,避免饱餐,必要时胃管鼻饲,防误吸。

三、护理配合

(一)操作前准备

1.准备物品

准备无创呼吸机、鼻罩/面罩、管路一套、四头带、电插板、注射用水、监护仪、中心吸氧装置1套、吸痰装置1套。

2.患者体位

体位舒适为宜,取半坐卧位或抬高床头30°以上,保持头、颈、肩在同一水平,头稍向后仰,有效开放气道。

3.选择鼻罩或面罩

选择患者感觉舒适的最小鼻罩或面罩。

4.呼吸机准备

选择启动呼吸机,先预热10 min,参数初始化,连接患者。连接氧气时,先开电源后再开氧气阀。

(二)操作中配合

1.固定

先徒手固定,患者感觉能适应后扣多头带固定,松紧度以侧面颊可插入1~2指为宜。

2.参数调节

原则是由低到高、逐步调节,以BiPAP模式为例,初始参数为呼气压(EPAP)4 cmH$_2$O,吸气压(IPAP)8~12 cmH$_2$O,在5~20 min逐步增加至合适的水平。IPAP和EPAP的调节应充分注意患者的耐受程度。

3.指导有效咳嗽排痰

保持呼吸道通畅,教会患者正确排痰方法,尽可能深吸气,以增加容量,吸气后要有短暂的闭气,最后声门开放,使分泌物从口中喷出,为痰黏稠不易咳出者拍背,嘱其多饮水或用超声雾化吸入疗法湿化气道,使痰液易于咳出。必要时吸痰,以减少取戴面罩的次数,保持通气的持续性。

4.床旁严密监测

观察患者的神志、生命体征、SpO$_2$、出入量等,检查呼吸机运转是否正常,鼻面罩及管道是否漏气,管道有无扭曲、脱落。主动询问患者有何要求及不适,指导患者深而慢、有节律地用鼻腹式呼吸,吸气用鼻,呼气张口,注意配合呼吸机呼吸;加强夜间巡视,因为患者睡梦中常有不自主举动,易造成氧气管脱落或摘除面罩,危及患者的生命;根据病情调节呼吸参数,观察患者皮肤颜色、末梢、灌注情况及呼吸困难、胸闷等症状是否改善,使用呼吸机后2 h做血气分析。如SpO$_2$持续低于90%,病情恶化,应气管插管机械通气。

(三)操作后护理

1.观察是否达到预期通气效果

(1)观察呼吸系统症状和体征:呼吸困难的程度、辅助呼吸肌活动情况、患者呼吸与呼吸机是否协调、人机同步性等。呼吸系统各项指标的观察:SpO_2、频率、潮气量、压力等。

(2)应鼓励能够主动咳痰的患者主动排痰,否则应进行人工吸痰。不论主动或被动排痰,护理人员都应帮助患者翻身、拍背,帮助患者取合适、舒适的体位;同时记录患者的咳嗽能力,以及咯痰的量和性状。

2.机器的维护

(1)停机时,先关氧气,再关电源。

(2)至少 2 周清洗 1 次灰色的海绵滤膜。

(3)管路消毒:清水冲洗,用 0.05%的含氯消毒剂浸泡 30～60 min,用蒸馏水冲洗,晾干备用,有条件者专人专用,重复使用的呼吸机管路送供应室灭菌处理。

(四)并发症处理

1.口咽干燥

间歇喝水,加强口腔护理,保持口腔的清洁。使用加温加湿装置或人工鼻加强湿化。

2.面部皮肤压伤

压伤主要在鼻梁,多见于消瘦老年患者。局部受压处贴皮肤保护膜敷料缓冲,对受压皮肤按摩减少损伤;固定时注意松紧度;必要时交替使用鼻罩与面罩,避免皮肤持续受压。

3.胃肠胀气

呼吸机参数设置较高,经口呼吸者多见。嘱患者尽量用鼻吸气,少说话。遵医嘱使用胃肠动力药并观察疗效。必要时胃肠减压。

4.误吸

颅内压高、有呕吐史、有肠内营养、无胃肠减压者发生率高。意识不清者禁用无创通气,有误吸史者尽量不用。患者采取半卧位,避免饱餐后立即无创通气,适当选用胃肠减压可减少误吸的发生。

(苏美平)

第二十一节 肺癌介入治疗

一、支气管动脉栓塞术治疗肺癌

(一)器械和药品准备

(1)准备常规介入器械包 1 个和常规器材(各型号注射器、高压注射器、连接管)、心电监护仪、除颤仪、5 F 动脉鞘、150 cm 泥鳅导丝、4 F 或 5 F Cobra 导管、simmon 导管、多功能导管、"猪尾"导管。

(2)准备 7 F 微导管、吸收性明胶海绵颗粒、各种型号弹簧钢圈、各种型号 PVA 颗粒。

(3)药品准备:利多卡因、肝素钠、生理盐水、造影剂等。

(二)操作方法

(1)体位:平卧位。

(2)麻醉方式:采用局部麻醉。

(3)手术步骤及护理:按手术穿刺部位,消毒、铺设无菌手术单。

第一,找股动脉穿刺点。患者平卧于手术台上,在右侧腹股沟下 1/3 与上 2/3 交界处寻找股动脉,确定股动脉位置。

第二,局部消毒。以穿刺点为中心对局部皮肤进行消毒。

第三,局部麻醉。抽取 1% 的利多卡因 3～5 mL,对已确定的穿刺点进行局部麻醉。

第四。穿刺股动脉:采用 Seldinger 技术经皮股动脉穿刺、置鞘。台上护理:用肝素稀释液冲洗导管鞘、丝、管。穿刺成功后,协助术者插入导丝,切忌用力猛插,有阻力时,应排除原因。台下护理:注意患者的情况,如患者感疼痛需安慰,并劝其不能移动身体。

第五,如果穿刺未成功,术者将反复穿刺,退出穿刺针后,要按压穿刺点 15 min 以上,不出血后再行另侧穿刺。

台上护理:术者退出穿刺针时,立即接过穿刺针,用生理盐水冲洗干净,备用。第六,确认导管鞘是否在股动脉内。一旦导管鞘进入股动脉内,可见鲜红的血液从外口喷出。或者注入造影剂,造影剂向远心端飘离,表明在动脉。

台上护理:注意造影剂必须稀释。

第七,行支气管动脉等动脉造影检查。支气管动脉变异较多,部分病例可有左右支气管动脉共干、与肋间动脉共干、每侧多支支气管动脉等,开口位置也较不固定,多位于第 5～6 胸椎水平的主动脉前壁及两侧。

台上护理:严格无菌操作,及时传递手术器械,协助医师扶持丝、管,避免滑落。

台下护理:密切观察患者的生命体征,血管造影时由于各种导管和造影剂对血管刺激,易诱发患者术中再次咯血,护士要准备好负压吸引器,一旦出现咯血,应把患者的头偏向一侧,及时吸出口腔内血液,并做好输血和气管切开准备,并加快输液速度。

第八,确定支气管动脉是否与肋间动脉共干,或与脊髓动脉有交通;明确诊断,如造影检查造影剂外溢,则给予栓塞治疗;对肿瘤患者,超选择插管进入靶动脉开口处行动脉灌注。肺癌供血,除支气管动脉供血外,还可来自胸廓内动脉、甲状颈干、膈下动脉等,可分别给予灌注和栓塞治疗。

部分患者支气管动脉、肋间动脉栓塞效果欠佳,此时应考虑肺循环参与供血,因此,术前胸部 CT 血管成像(CTA)检查是非常必要的。

台上护理:及时询问患者有无不适,做好心理护理,鼓励患者配合手术。如患者感疼痛,出现刺激性咳嗽,应减慢化疗药的注入速度。

台下护理:观察患者是否伴有脊髓损伤的症状和表现,如下肢无力、麻木等症状。

第九,复查造影,拔除鞘管后加压包扎穿刺点。

台上护理:做好穿刺点周围皮肤的清洁,协助医师包扎伤口。若患者清醒,可一并做好术后健康宣教。

台下护理:协助患者从手术台转移到平车上,密切观察穿刺点敷料有无渗血;肢端皮温皮色,足背动脉搏动等血运情况。

(三)术中并发症观察与护理

(1)咯血和窒息:术中由于造影剂刺激或患者紧张、操作不当易诱发咯血,护士应备好吸引器,做好气管切开和输血准备。

(2)脊髓损伤:是支气管动脉介入治疗的最严重的并发症。约 5% 的脊髓动脉分支来源于支气管动脉或与肋间动脉交通,当导管插入上述动脉时,如将高浓度具有神经毒性的造影剂和栓塞剂经导管注入,可能引起脊髓损伤,患者出现下肢感觉异常、肌力下降、尿潴留等系列症状,甚至引起截瘫。护士术中应密切观察相应症状,一旦发生,积极给予处理(静脉推注地塞米松、甘露醇或纳洛酮)。

二、^{125}I 粒子植入术治疗肺癌

(一)器材准备

除一般用物外,特殊器械主要包括装有^{125}I粒子的粒子仓、粒子植入器、粒子植入针、粒子植入枪、粒子操作箱等。

(二)操作方法

概述:术前应用计划系统,针对患者近期影像资料做好治疗计划,确定^{125}I粒子的数量、分布位置。操作时,先采用多层螺旋CT或CT对肺部病灶进行定位,以确定最佳穿刺点、进针角度及穿刺深度,术者洗手,穿手术衣,戴无菌手套,常规局部消毒,铺巾,局麻,嘱患者平静呼吸,按设定的穿刺方案操作。在穿刺针穿过胸壁进入肺之前,应采用CT扫描确认进针方向、角度和进针深度,然后按预定方案植入放射性^{125}I粒子。术毕应再次行CT扫描观察穿刺部位的情况(有无出血、气胸等),对穿刺部位用碘伏消毒后以无菌敷料覆盖。植入粒子时的注意事项:为了避免放射性损伤,对于重要脏器(如心脏等),粒子植入间距最好不要小于10 mm,以免引起不良反应,因为距离上述器官太近,放射性剂量叠加过大会导致重要脏器放射性损伤,如心肌的损伤导致心律失常。另外,双肺有转移病灶时,宜先治疗一侧肺,观察1~2 d,如无气胸,再考虑处理对侧肺病灶。

(1)体位:仰卧位。

(2)麻醉:局部麻醉。

(3)手术步骤及护理如下。

第一,台上护理。使用前检查包装是否完整,查看有效期等,打开穿刺包,准备注射器、方纱、皮肤消毒液、局麻药品、穿刺针等,待用。

第二,体表贴标志线,协助患者进行CT扫描。台上护理:协助患者取平卧位,垫枕高矮适中,连接监护仪,暴露胸部,胸前贴上标志线。

第三,使用CT机上的激光定位系统及倾角仪,精确定位肿瘤区域及穿刺点。患者植入时体位对整个粒子植入过程的精确度有重要关系,有时甚至影响到粒子植入的疗效和成败,术前一定要反复阅读胸部CT片,正确选择患者体位及模拟进针通道。

第四,常规消毒、铺巾、局部浸润麻醉。铺无菌孔巾,在已定位的标志点处注射局麻药物,进针前告知患者,避免疼痛引起患者过度紧张。

台上护理:根据CT扫描结果确定进针点并标记,协助给手术野皮肤消毒。询问患者体位是否舒适。由于暴露范围大,消毒液比较凉,注意在患者下半身加盖被子保暖,安慰患者。

台下护理:护士从屏蔽箱中取出的粒子包,核对包装上患者姓名、粒子数量、消毒时间等,打开待用。

第五,经皮穿刺进针。穿刺时穿刺针虽经CT测量,仍需小心谨慎,由浅入深,且时时与强化的影像相对照,每进针一定的深度,都要再次确认针尖的位置,以免误穿入心脏或误伤大血管。

第六，当所有植入针都到达预定植入位置后，逐根拔出针芯，用注射器回抽，观察有无回血。如有回血，应退针 1.0 cm，10 min 后再观察有无再回血，如无回血，可植入粒子，否则，应在距其 0.5 cm 处另穿刺一针，植入粒子。术者连接粒子仓、植入针、植入枪，使用推送杆把粒子送入肿瘤内。

台上护理：确认位置无误后，用止血钳固定穿刺针根部，嘱患者平静呼吸，身体制动，做好心理护理。

台下护理：当所有针都完成粒子植入后，方可拔除植入针，以防因提前拔某一针造成肺组织漏气，导致气胸，压迫肺脏，肿瘤移位或未曾植完的针脱出瘤体，造成植入困难。

第七，粒子植入后预留 1 根植入针退至胸壁，再次扫描，确认无血气胸发生后，才可以结束手术。如出现气胸，将预留针进入胸膜腔中，外接负压吸引球，连续抽气。必要时准备胸腔闭式引流。粒子放置完毕，拔出穿刺针，给穿刺部位消毒，用纱布覆盖按压 5～10 min，固定敷料。

台上护理：观察穿刺点有无出血、皮下血肿、患者面色、呼吸情况等。

台下护理：粒子植入后应密切观察患者的生命体征、心电、血氧、血压有无改变。警惕针道快速漏气形成气胸，引发血氧饱和度持续下降，肺及胸壁血管出血造成瞬间血胸、咯血、休克等现象，做到及时抢救处理。

第八，手术结束，协助患者穿衣，过床。

台上护理：协助患者穿衣，盖上防护铅衣，安全过床。

台下护理：记录患者生命体征，植入粒子数量，并与病房护士交接班。使用移动探测仪检测手术台有无遗漏粒子，记录剩余粒子数量，严格做好登记和交接，清理物品，做好垃圾分类。

注意：如果发现粒子遗漏，立即启动应急预案。

三、射频消融术治疗肺癌

（一）器械准备

除一般用物以外，特殊器械主要包括射频仪、冷循环泵、射频针、电极导线、电极板、无菌治疗包。

（二）手术步骤及护理

（1）依据术前 CT 扫描结果确定穿刺点，再次扫描核实进针点并确定穿刺深度及角度。

护理：建立静脉通路、吸氧，连接心电监护仪。在 CT 引导下根据病灶的部位确定患者的体位（仰卧或俯卧）、经皮穿刺点、进针方向及深度。

（2）常规消毒、铺巾，穿刺点局部麻醉。护理：连接电极于两大腿外侧及射频机上，形成回路。

（3）按穿刺计划快速穿刺到瘤体近端边缘；然后再次行 CT 扫描，确定针尖最佳位置。

护理：打开射频机电源，连接冷却装置。

（4）用射频消融术（RFA），将针尾部连接到射频发生器，开始消融治疗。RFA 治疗中采用多点温控监测，既要保证肿瘤治疗效果，也要避免局部病灶的过度消融而引起组织炭化，治疗温度设在 90 ℃～100 ℃，单次消融时间 15 min。对于消融电极不能一次覆盖的肿瘤，采用球型叠加方法进行消融治疗。消融范围要在保证安全的基础上向病灶边缘外扩 0.5～1.0 cm，以保证肿瘤周围形成无血管区域的环状保护带。

护理：电极针到达肿块部位确定治疗开始时，开启冷却装置电源及射频治疗仪，开始治疗，密切观察患者的反应，注意其生命体征及神志的变化。

（5）消融结束后，冷却消融仪 30 s，收回伸展电极，然后从肿瘤至皮下组织进行针道消融，以防止针道出血以及肿瘤细胞种植。

护理：及时正确记录术中用药及病情变化情况，正确留取标本及时送检。

（6）消融结束，CT 复查观察病灶变化及有无气胸、出血等并发症，确定患者无异常后，对穿刺点局部包扎，送患者回病房。

（肖书翻）

第二章 心内科疾病护理

第一节 慢性心力衰竭

慢性心力衰竭也称慢性充血性心力衰竭,是大多数心血管疾病的最终归宿,也是最主要的死亡原因。在西方国家心力衰竭的基础心脏病构成以高血压、冠心病为主。我国从前以心瓣膜病为主,但近年来高血压、冠心病所占比例呈明显上升趋势。

一、护理评估

(一)临床表现

1.左心衰竭

主要表现为心排血量低和肺循环淤血的综合征。

(1)症状如下。

呼吸困难:劳力性呼吸困难是左心衰竭最早出现的症状,开始多发生在较重体力活动时,休息后可缓解。病情进展后,轻度体力活动时也可出现,有的患者还可出现夜间阵发性呼吸困难,此为左心衰竭的典型表现。严重时可出现端坐呼吸、心源性哮喘和急性肺水肿。患者采取的坐位越高说明左心衰竭的程度越重,可据此估计左心衰竭的严重程度。

咳嗽、咳痰、咯血:咳嗽是较早出现的症状,常发生在夜晚,患者坐起或站立时可减轻或消失,常咳白色泡沫样痰,有时痰中带血丝;当肺淤血明显加重或肺水肿时,可咳粉红色泡沫样痰。

低心排血量症状:如有头晕、乏力、心悸、失眠或嗜睡、尿少、发绀等症状,其主要原因是心、脑、肾、骨骼肌等器官组织血液灌注不足。

(2)体征:呼吸加快、血压升高、心率增快,可有交替脉,多数患者出现左心室增大。心尖部可闻及舒张期奔马律,肺动脉瓣区第二心音亢进。两肺底可闻及细湿啰音。原有瓣膜病变可闻及杂音,出现原有心脏病的体征。

2.右心衰竭

主要表现为体循环淤血的综合征。

(1)症状:患者可有食欲缺乏、恶心、呕吐、右上腹痛、腹胀、腹泻、尿少、夜尿等症状。原因是各脏器慢性持续性淤血。

(2)体征如下。

颈静脉充盈、怒张,肝颈静脉反流征阳性。

肝大:肝脏肿大伴有上腹部饱胀不适及明显压痛,还可出现黄疸和血清转氨酶水平升高,晚期可出现心源性肝硬化。

水肿:双下肢及腰骶部水肿,全身水肿严重,伴有胸、腹腔积液。

其他:胸骨左缘第3~4肋间可闻及舒张期奔马律。右心室增大或全心增大时心浊音界向两侧扩大。三尖瓣区可闻及收缩期吹风样杂音。

3. 全心衰竭

此时左心衰竭和右心衰竭的临床表现同时存在。由于右心衰竭时右心排血量减少,能减轻肺淤血和肺水肿,故左心衰竭的症状和体征有所减轻。

心功能分级可以正确评价患者心功能,对于判断病情轻重和指导患者活动量具有重要意义。根据患者的临床症状和活动受限制的程度,可将心功能分 4 级[1928 年纽约心脏病协会(NYHA)分级,美国心脏病协会(AHA)标准委员会 1994 年修订]。

(1)Ⅰ级:体力活动不受限制。日常活动不引起心悸、乏力、呼吸困难等症状。

(2)Ⅱ级:体力活动轻度受限。休息时无症状,日常活动即可引起以上症状,休息后很快缓解。

(3)Ⅲ级:体力活动明显受限。休息时无症状,活动轻于日常活动即可引起以上症状,休息后较长时间症状才可缓解。

(4)Ⅳ级:不能进行任何活动。休息时也有症状,稍活动后症状加重。

(二)辅助检查

(1)心电图检查。

(2)胸部 X 线片及影像学检查。

(3)超声心动图检查。

(4)实验室检查:动脉血气分析、血常规、生化和心肌酶谱。

(5)放射性核素心室造影检查。

(6)做创伤性血流动力学检查等。

(三)救治原则与方法

1. 治疗原则和目的

慢性心力衰竭的短期治疗如纠正血流动力学异常、缓解症状等,并不能降低患者病死率和改善长期预后。因此,治疗心力衰竭必须从长计议,采取综合措施,包括治疗病因、调节心力衰竭代偿机制以及减少其负面效应(如拮抗神经体液因子的过分激活等)。既要改善症状,又要达到下列目的:①提高运动耐量,提高生活质量;②阻止或延缓心室重塑,防止心肌损害进一步加重;③延长寿命,降低病死率。

2. 治疗方法

(1)病因治疗。

治疗基本病因:大多数心力衰竭的病因都有针对性治疗方法,如控制高血压、改善冠心病心肌缺血、手术治疗心瓣膜病以及医治先天畸形等。但病因治疗的最大障碍是发现和治疗得太晚,很多患者常满足于短期治疗缓解症状而拖延时间,最终发展为严重的心力衰竭而失去良好的治疗时机。

消除诱因:最常见诱因为感染,特别是呼吸道感染,应积极选用适当的抗生素治疗;对于发热持续 1 周以上者应警惕感染性心内膜炎的可能。心律失常特别是心房颤动是诱发心力衰竭的常见原因,对于心室率很快的心房颤动,如不能及时复律,则应尽快控制心室率。潜在的甲亢、贫血等也可能是心力衰竭加重的原因,应注意诊断和纠正。

(2)一般治疗。

休息和镇静:包括控制体力和心理活动,必要时可给予镇静剂以保障患者休息,但对严重心力衰竭患者应慎用镇静剂。休息可减轻心脏负荷,减慢心率,增加冠状动脉供血,有利于改善心功能。但长期卧床易形成下肢静脉血栓,甚至导致肺栓塞,同时也使消化吸收功能减弱及肌肉萎缩。

控制钠盐摄入:心力衰竭患者体内水钠潴留,血容量会增加,因此减少钠盐的摄入,有利于减轻水肿等症状,并降低心脏负荷,改善心功能。应用强效排钠利尿剂时,注意过分限盐会导致低钠血症。

(3)药物治疗。

利尿剂的应用:利尿剂是治疗慢性心力衰竭的基本药物,对于有液体潴留证据或原有液体潴留的所有心力衰竭患者,均应给予利尿剂。利尿剂可通过排钠、排水减轻心脏容量负荷,改善心功能,对缓解淤血症状和减轻水肿有十分显著的效果。

控制钠盐摄入:心力衰竭患者体内水钠潴留,血容量会增加,因此减少钠盐的摄入,有利于减轻水肿等症状,并降低心脏负荷,改善心功能。应用强效排钠利尿剂时,注意过分限盐会导致低钠血症。

(4)药物治疗。

利尿剂的应用:利尿剂是治疗慢性心力衰竭的基本药物,对于有液体潴留证据或原有液体潴留的所有心力衰竭患者,均应给予利尿剂。利尿剂可通过排钠、排水减轻心脏容量负荷,改善心功能,对缓解淤血症状和减轻水肿有十分显著的效果。

血管紧张素转化酶抑制剂(ACEI)的应用:ACEI 是治疗慢性心力衰竭的基本药物,可用于所有左心功能不全者。其主要作用机制是抑制肾素-血管紧张素(RAS)系统对循环和心脏局部组织中的影响,从而具有扩张血管、抑制交感神经活性以及改善和延缓心室重塑等作用;同时,ACEI 还可抑制缓激肽降解,使具有血管扩张作用的前列腺素生成增多,并有抗组织增生作用。

ACEI 也可明显改善其远期预后,降低病死率。因此,及早(如在心功能代偿期)开始应用 ACEI 进行干预,是慢性心力衰竭药物治疗的重要方法。ACEI 种类很多,临床常用的有卡托普利、依那普利等。

增加心排出量的药物。①洋地黄制剂:通过抑制心肌细胞膜上的 Na^+-K^+-ATP 酶,使细胞内 Na^+ 浓度升高,K^+ 浓度降低;同时 Na^+ 与 Ca^{2+} 进行交换,又使细胞内 Ca^+ 浓度升高,心肌收缩力增强,增加心脏每搏血量;心脏收缩末期残余血量减少,舒张末期压力下降,有利于缓解各器官淤血,尿量增加。一般治疗剂量下,洋地黄可抑制心脏传导系统,对房室交界区的抑制量最为明显,可减慢窦性心律、减慢心房扑动或颤动时的心室率;但剂量大时可提高心房、交界区及心脏的自律性,当血钾浓度过低时,更易发生各种快速性心力衰竭。本制剂 0.25 mg/d,适用于中度心力衰竭的维持治疗,但对 70 岁以上或肾功能不良患者宜减量。毛花苷 C(西地兰)为静脉注射用制剂,适用于急性心力衰竭或慢性心力衰竭加重时,特别适用于心力衰竭伴快速心房颤动者。注射后 10 min 起效,1~2 h 达高峰。每次用量 0.2~0.4 mg,稀释后静脉注射。②非洋地黄类正性肌力药物:多巴胺和多巴酚丁胺只能短期静脉应用;米力农对改善心力衰竭的症状效果肯定,但大型前瞻性研究和其他相关研究均证明,长期应用该类药物治疗重症慢性心力衰竭,其病死率较不用者更高。

β受体阻滞剂的应用:β受体阻滞剂可对抗心力衰竭代偿机制中的"交感神经活性增强"这一重要环节,对心肌产生保护作用,可明显提高其运动耐量,降低病死率。β受体阻滞剂应该用于 NYHA 心功能Ⅱ级或Ⅲ级、左心室射血分数（LVEF）<40％，但病情稳定的所有慢性收缩性心力衰竭患者，应在 ACEI 和利尿剂的基础上应用；同时，因其具有负性肌力作用，用药时应十分慎重。一般宜待病情稳定后，从小量开始用起，然后根据治疗反应每隔 2～4 周增加一次剂量，直至达最大耐受量，并适量长期维持。症状改善常在用药后 2～3 个月出现。长期应用时避免突然停药。

临床常用制剂：①选择性 β 受体阻滞剂，无血管扩张作用，如美托洛尔初始剂量12.5 mg/d，比索洛尔初始剂量 1.25 mg/d；②非选择性 β 受体阻滞剂，如卡维地洛属第 3 代β 受体阻滞剂，可全面阻滞 α_1 受体、β_1 受体和 β_2 受体，同时具有扩血管作用，初始剂量3.125 mg，每日 2 次。β 受体阻滞剂的禁忌证为支气管痉挛性疾病、心动过缓以及二度或二度以上房室传导阻滞（安装心脏起搏器者除外）。

血管扩张剂的应用：心力衰竭时，由于各种代偿机制的作用，使周围循环阻力增加，心脏的前负荷也增大。扩血管治疗，可以减轻心脏前、后负荷，改善心力衰竭症状。因此心力衰竭时，可考虑应用小静脉扩张剂（如硝酸异山梨酯）和阻断 α1 受体的小动脉扩张剂（如肼屈嗪），以及静脉滴注均衡扩张小动脉和小静脉制剂（如硝普钠）等。

（四）日常生活评估

了解患者的饮食习惯，是否喜爱咸食、腊制品及发酵食品，是否吸烟、嗜酒，爱喝浓茶、咖啡等；了解患者的睡眠情况及排便情况，是否有便秘；评估患者的日常活动情况，是否为活动过度导致的心力衰竭。

（五）心理-社会评估

长期的疾病折磨和心力衰竭的反复出现，使患者生活能力降低，生活上需要他人照顾；反复住院治疗造成的经济负担，常使患者陷于焦虑不安、内疚、恐惧、绝望之中；家属和亲人也可因长期照顾患者而身心疲惫。

二、主要护理诊断/问题

（1）气体交换受损：与左心衰竭致肺循环淤血有关。

（2）活动无耐力：与心排血量下降有关。

（3）潜在并发症：洋地黄中毒。

三、护理目标

（1）患者呼吸困难、咳嗽等症状明显减轻，发绀消失，血气指标在正常范围。

（2）胸、腹腔积液，水肿减轻或消失。

（3）患者能知道限制最大活动量的指征，按计划活动，主诉活动耐力增强。

（4）患者能说出洋地黄中毒的表现，能及时发现和控制中毒。

四、护理措施

（一）一般护理

1.休息与活动

休息是减轻心脏负荷的重要方法，包括体力的休息、精神的放松和充足的睡眠。应根据患者心功能分级及患者基本状况决定活动量。

（1）Ⅰ级：不限制一般的体力活动，积极参加体育锻炼，但要避免剧烈运动和重体力劳动。

（2）Ⅱ级：适当限制体力活动，增加午休，强调下午多休息，可不影响轻体力工作和家务劳动。

（3）Ⅲ级：严格限制一般的体力活动，每天有充分的休息时间，但日常生活可以自理或在他人协助下自理。

（4）Ⅳ级：绝对卧床休息，生活由他人照顾。可在床上做肢体被动运动，轻微的屈伸运动和翻身，逐步过渡到坐或下床活动。鼓励患者不要延长卧床时间，当病情好转后，应尽早做适量的活动，因为长期卧床易导致血栓形成、肺栓塞、便秘、虚弱、直立性低血压的发生。

2.饮食

应选低盐、低脂、低热量、高蛋白、高维生素、清淡、易消化的饮食，少食多餐。①限制食盐及含钠食物：Ⅰ级心力衰竭患者每日钠摄入量应限制在 2 g（相当于氯化钠 5g）左右；Ⅱ级心力衰竭患者每日钠摄入量应限制在 1 g（相当于氯化钠 2.5 g）左右；Ⅲ级心力衰竭患者每日钠摄入量应限制在 0.4 g（相当于氯化钠 1 g）左右。但应注意在用强效利尿剂时，可放宽限制，以防发生电解质紊乱。②限制饮水量：高度水肿或伴有腹腔积液者，应限制饮水量，24 h 饮水量一般不超过 800 mL。应尽量安排在白天间歇饮水，避免大量饮水，以免增加心脏负担。

3.排便的护理

指导患者养成按时排便的习惯，预防便秘。排便时切忌过度用力，以免增加心脏负担，诱发严重心律失常。

（二）对症护理及病情观察护理

1.呼吸困难

①休息与体位：让患者取半卧位或端坐位，安静休息，鼓励患者多翻身，咳嗽时尽量做缓慢的深呼吸。②吸氧：根据缺氧程度及病情进展情况选择氧流量。③遵医嘱给予强心、利尿、扩血管药物：注意观察药物作用及不良反应，如血管扩张剂可致头痛及血压下降，血管紧张素转化酶抑制剂的不良反应有直立性低血压、咳嗽等。

2.水肿

①观察水肿的消长程度：每日测量体重，准确记录出入液量并适当控制液体摄入量。②限制钠盐摄入：每日食盐摄入量少于 5 g，服利尿剂者可适当放宽。限制含钠高的食品、饮料和调味品，如发酵面食、腌制品、味精、糖果、番茄酱、啤酒、汽水等。③加强皮肤护理：协助患者经常更换体位，嘱患者穿质地柔软的衣服，经常按摩骨隆突处，预防压疮的发生。④遵医嘱：正确使用利尿剂，密切观察其不良反应，主要为水、电解质紊乱。

（三）用药观察与护理

1.利尿剂

电解质紊乱是利尿剂最易出现的不良反应，应随时注意观察。氢氯噻嗪类排钾利尿剂，作用于肾远曲小管，抑制 Na^+ 的重吸收，并可通过 Na^+-K^+ 交换机制减少 K^+ 的吸收，易出现低钾血症，应监测血钾浓度，给予含钾丰富的食物，遵医嘱及时补钾；氨苯蝶啶直接作用于肾远曲小管远端，排钠保钾，利尿作用不强，常与排钾利尿剂合用，起保钾作用。出现高钾血症时，遵医嘱停用保钾利尿剂，嘱患者禁食含钾高的食物，严密观察心电监护变化，必要时给予胰岛素等紧急降钾处理。

2.ACEI

ACEI 的不良反应有低血压、肾功能一过性恶化、高钾血症、干咳、血管神经性水肿以及少见的皮疹、味觉异常等。

对无尿性肾衰竭、妊娠哺乳期妇女和对该类药物过敏者禁止应用,双侧肾动脉狭窄、血肌酐水平明显升高(血肌酐水平＞225 μmol/L)、高钾血症(血钾水平＞5.5 mmol/L)、低血压(收缩压＜90 mmHg)或不能耐受该类药者也不宜应用该类药物。

3. 洋地黄类药物

加强心肌收缩力,减慢心率,从而改善心功能不全患者的血流动力学变化。其用药安全范围小,易发生中毒反应。①严格按医嘱给药:教会患者服地高辛时应自测脉搏,如脉搏小于60 次/分钟或节律不规则,应暂停服药并告诉医师;毛花苷 C 或毒毛花苷 K 静脉给药时需稀释后缓慢静脉注射,并同时监测心率、心律及心电图变化。②密切观察洋地黄中毒表现,包括以下四种表现。心律失常:洋地黄中毒最重要的反应是出现各种类型的心律失常,是心肌兴奋性过强和传导系统传导阻滞所致,最常见者为室性期前收缩(多表现为二联律)、非阵发性交界区心动过速、房性期前收缩、心房颤动以及房室传导阻滞;快速房性心律失常伴房室传导阻滞是洋地黄中毒的特征性表现。洋地黄可引起心电图 ST-T 改变,但不能据此诊断为洋地黄中毒。消化道症状:食欲减退、恶心、呕吐等(需与心力衰竭本身或其他药物所引起的胃肠道反应相区别)。神经系统症状:头痛、头晕、抑郁、嗜睡、精神改变等。视觉改变:视物模糊、黄视、绿视等。测定血药浓度有助于洋地黄中毒的诊断。③洋地黄中毒的处理:发生中毒后应立即停用洋地黄药物及排钾利尿剂。单发室性期前收缩、一度房室传导阻滞等在停药后常自行消失。对于快速性心律失常患者,若血钾浓度低,则静脉补钾,如血钾浓度不低,可用利多卡因或苯妥英钠;有传导阻滞及缓慢性心律失常者,可用阿托品 0.5～1.0 mg,皮下或静脉注射,必要时置入临时心脏起搏器。

4. β 受体阻滞剂

必须从极小剂量开始,逐渐加大剂量,每次剂量增加的时间梯度不宜少于 5 d,同时严密监测血压、体重、脉搏及心率变化,防止出现传导阻滞和心力衰竭加重。

5. 血管扩张剂

(1)硝普钠:用药过程中要严密监测血压,根据血压调节滴速,剂量为0.5～3 μg/(kg·min),连续用药不超过 7 d,嘱患者不要自行调节滴速,体位改变时动作宜缓慢,防止直立性低血压的发生;注意避光,现配现用,液体配制后无论是否用完需 6～8 h 更换;对于长期用药者,应监测血氰化物浓度,防止氰化物中毒,临床用药过程中发现老年人易出现精神方面的症状,应注意观察。

(2)硝酸甘油:用药过程中可出现头胀、头痛、面色潮红、心率加快等不良反应,改变体位时易出现直立性低血压。用药时从小剂量开始,严格控制输液速度。

(四)心理护理

(1)护士自身应具备良好的心理素质:沉着、冷静,用积极乐观的态度影响患者及家属,使患者增强战胜疾病的信心。

(2)建立良好的护患关系:关心、体贴患者,简要解释使用监测设备的必要性及作用,得到患者的充分信任。

(3)对患者及家属进行适时的健康指导:强调严格遵医嘱服药、不随意增减或撤换药物的重要性,如出现中毒反应,应立即就诊。

五、出院健康指导

(一)指导内容

1. 疾病知识教育

对慢性心力衰竭及原发病的基本知识进行宣教,包括发病机制、临床表现、诱发因素、简要的治疗方案、护理措施、应急情况的处理等,使患者对疾病有进一步的了解,正确、客观地对待疾病,正视危险因素的存在。积极遵从医嘱,接受长期家庭康复治疗的现实,尽可能避免生活中的危险因素。定期门诊随访,防止复发。

2. 休息与活动指导

保持良好的体力和休息是减轻心脏负担的重要措施。慢性心力衰竭患者要注意多休息,保证充足的睡眠,避免疲劳。关于日常活动,应根据不同患者的原发疾病性质、体力及心功能情况等给予具体指导,适当的体力活动可使毛细血管床开放,降低外周血管阻力,减轻心脏的后负荷,改善运动耐力,同时可以预防长时间卧床带来的压疮、下肢静脉血栓、胃肠蠕动减弱致食欲下降、直立性低血压等危险。活动形式以散步、慢跑、打太极拳、做保健操等有氧运动为宜。活动量的增加要循序渐进、量力而行,以不引起胸闷、憋气、心悸等不适为宜。

3. 饮食指导

总的饮食原则是进食低盐、低脂、低胆固醇、高蛋白、高维生素、易消化食物,少食多餐。控制钠盐摄入可以减轻慢性心力衰竭患者体内水钠潴留,减轻心脏的前负荷。食盐的摄入量可限制在 $2\sim3$ g/d,长期维持,以防止心力衰竭的复发。在低盐饮食基础上可食用五谷类、豆类,各种新鲜蔬菜、水果,菌藻类(如香菇、黑木耳),植物油等;尽量少吃动物内脏和脑、动物油、肥肉、含钠调味品、辛辣刺激性食物等。适当限制水分的摄入,以 1.52 L/d 为宜,以免过多的水分进入体内,增加循环血量,加重心脏的负担。

4. 服药指导

患者出院时心功能已明显改善或恢复正常,但绝大多数患者需用药维持和巩固,要使患者充分认识到坚持用药的重要性,并讲明出院所带药物的作用、用法、剂量、不良作用及注意事项等。如服用利尿剂以早晨为宜,以使利尿作用发生在白天,避免影响夜间休息。在服用利尿剂期间尿量多时要定期复查电解质,了解有无电解质紊乱情况,一旦出现疲倦、肌肉无力、腹胀、恶心等低血钾症状时应及时就诊,遵医嘱给予补钾药物。饮食上可多吃红枣、橘子、香蕉、韭菜等含钾量高的食物。服用洋地黄类药物时,严格遵守医嘱服药,不得随意增减剂量或停药;服药前要测脉搏,若脉率<60 次/分钟,应立即停药;若出现恶心、呕吐、食欲减退、黄视或绿视等不良反应症状时应及时就诊,给予相应的处理。

5. 心理指导

良好的心理状态对疾病的转归起着十分重要的作用。不良心态能引起人体多系统功能的失调,同时也是慢性心力衰竭复发、加重的诱发因素。

因此日常生活中要保持心情愉快,处事积极乐观,避免情绪激动,学会调节和控制自己的情绪,以积极的心态对待疾病和生活。

6. 避免诱因,防止复发

尽量避免诱发因素,对于慢性心力衰竭患者减缓病情发展、减少住院率非常重要。

(1)积极治疗引起心力衰竭的原发疾病,如冠心病、高血压、风心病等。

(2)保持情绪稳定,勿激动。避免观看竞争激烈的比赛或惊险、刺激的电视剧。

(3)饮食结构合理,少食多餐,避免过饱。戒烟、酒。

(4)注意休息,避免疲劳。

(5)养成定时排便习惯,保持大便通畅。勿用力排便,以免加重心脏负担。

(6)注意保暖。预防受凉感冒,积极防止呼吸道感染。

(7)育龄妇女应注意安全避孕。

(二)指导方法

(1)口头讲解与书面指导相结合。患者出院前 12 h,根据患者心功能情况及原发病性质等进行认真评估,给予全面的出院健康指导。告知科室联系电话及急救电话。同时发放《心力衰竭患者出院健康教育》书面资料,方便患者出院后长期保留及查阅。

(2)口头讲解与示教相结合。对于需要患者或家属掌握的简单操作,如正确测量脉搏的方法、高血压患者测量血压方法、如何采取舒适的卧位等,在口头讲解的同时,应加强示范训练,直到患者或家属正确掌握为止。

(3)因人而异,有针对性地进行宣教。根据患者的性别、年龄、文化程度、性格特点、病情轻重、心理状态的不同有针对性地进行宣教。如对文化程度较低、理解能力较差的患者宜采用通俗易懂的语言,反复多次强化讲解,尽量避免使用医学术语。对于文化程度较高者,除一般宣教外,还可向其推荐一些医学科普书籍,使患者对疾病有更深入的了解。对于年龄较大、有听力障碍、自理能力差或智能减退患者,则宣教对象重点是患者家属,使患者家属了解发病原因、病理生理过程及治疗方法,掌握紧急情况的处置方法等,以保证患者出院后家庭治疗的长期持续进行。

(任佳慧)

第二节 急性心力衰竭

急性心力衰竭是指急性心脏病变引起心排血量急剧降低而导致的组织器官灌注不足和急性淤血综合征。临床上以急性左心衰竭较为常见,主要表现为肺水肿或心源性休克,是严重的急危重症,抢救是否及时、合理与患者预后密切相关。急性右心衰竭即急性肺源性心脏病,主要由大面积肺梗死所致。

一、护理评估

(一)临床表现

急性左心衰竭主要表现为急性肺水肿。患者表现突发严重呼吸困难,呼吸频率常达 30~40 次/分钟,吸气时肋间隙和锁骨上窝内陷,同时频繁咳嗽,咳大量粉红色泡沫样痰。患者常取坐位,两腿下垂,极度烦躁不安,大汗淋漓,皮肤湿冷,面色灰白,极重者可因脑缺氧而致神志模糊。

急性心肌梗死引起心力衰竭者常有剧烈胸痛。急性肺水肿早期可因交感神经激活,血压可一度升高,随着病情进展,血压常下降,严重者可出现心源性休克。听诊时,两肺布满湿啰音和哮鸣音；心尖部第一心音减弱，心率增快，同时有舒张早期奔马律、肺动脉瓣第二心音亢进。

（二）救治原则

急性左心衰竭是危重急症，应积极而迅速地抢救。

1. 吗啡

吗啡是治疗急性肺水肿极为有效的药物。吗啡可减弱中枢交感冲动，使外周静脉和小动脉扩张而减轻心脏负荷。其镇静作用又可减轻患者躁动所带来的额外心脏负担。静脉缓慢推注 5～10 mg 吗啡，于 3 min 内推完，必要时每间隔 15 min 重复 1 次，共 2～3 次。应用时随时准备好吗啡拮抗药。肺水肿伴颅内出血、意识障碍及慢性肺部疾病者禁用吗啡，年老体弱者应酌情减量或改为皮下或肌内注射。

2. 快速利尿

呋塞米 20～40 mg，静脉注射，于 2 min 内推完，4 h 后可重复 1 次，可减少血容量，扩张静脉，缓解肺水肿。应注意观察并准确记录尿量，必要时导尿。

3. 血管扩张药

血管扩张药有硝酸甘油、硝普钠、酚妥拉明等。

4. 洋地黄类药物

一般选用毛花苷 C 或毒毛花苷 K。应先利尿，后强心，避免左、右心室排血量不均衡而加重肺淤血和肺水肿。

5. 氨茶碱

氨茶碱可解除支气管痉挛，并有一定的正性肌力及扩血管、利尿作用，可起辅助作用。

（三）心理-社会状况评估

评估因急性发作而产生的窒息感，其导致患者极度烦躁不安、恐惧，应注重患者的心理反应，了解心理压力的原因；患者家属可因患者病情急性加重的恐惧、慌乱、不理解，也可因为长期照顾患者而身心疲惫，失落感增强。

（四）辅助检查

急性发作时积极处理，稳定后拍心脏三位片以及做心电图、超声心动图检查可帮助了解心脏大小及供血情况；胸部 X 线检查可了解肺淤血情况及有无肺部感染；无创性和有创性血流动力学测定，对心功能不全的诊断、预后、评价治疗措施具有重要意义。

二、护理诊断/问题

（1）气体交换受损：与急性肺水肿有关。

（2）恐惧：与突发病情加重而担心疾病预后有关。

（3）清理呼吸道无效：与呼吸道分泌物增多、咳嗽无力有关。

（4）潜在并发症：心源性休克。

三、护理目标

（1）患者呼吸困难、咳嗽等症状减轻。

（2）患者焦虑/恐惧程度减轻，配合治疗及护理。

（3）患者呼吸道通畅，呼吸道分泌物减少并能咳出。

（4）患者得到及时治疗与处理，血流动力学稳定。

四、护理措施

(一)心理护理

急性心力衰竭时患者往往会产生濒死感,有些患者会因此失去信心,拒绝与医护人员合作。护理人员应态度和蔼,技术娴熟,从容镇定,积极给予患者安慰、鼓励,增强信任感。倾听患者表达对死亡的恐惧,劝说家属保持冷静,以免给患者造成不良刺激,减轻患者的焦虑与恐惧。对于过度紧张、焦虑的患者,可遵医嘱给予镇静剂。

(二)体位

嘱患者取坐位或半卧位,双腿下垂,也可用止血带四肢轮扎,以减少静脉回流。还可根据需要提供倚靠物如枕头等,以节省患者的体力。同时加床挡以防止患者坠床。

(三)给氧

遵医嘱给予高流量(6~8 L/min)氧气吸入,湿化瓶内加入25%~50%的酒精,降低肺泡内泡沫表面张力,改善通气功能。必要时给予麻醉剂,加压吸氧或双水平气道正压通气,但应注意观察患者的二氧化碳潴留情况,对已经出现严重低氧血症合并二氧化碳潴留者可考虑行有创通气进行治疗。例如,合理氧疗:治疗患者的低氧血症,可以给予患者低流量吸氧,并通过湿化瓶增加空气湿度,避免患者的鼻黏膜干燥。如患者出现发绀等严重缺氧症状,可适当加大吸氧流量,待患者病情缓解后再适当降低氧流量。

(四)生命体征监测

对患者进行心电、呼吸、血压等监护,并详细记录。测量脉率时注意脉律,同时测心率和心律。观察患者有无缺氧所致的意识障碍、思维紊乱,并做好用药护理。判断呼吸困难程度,观察咳嗽情况、痰的量及颜色。观察患者的皮肤颜色,并注意患者意识的变化。定时翻身、叩背,协助排痰。例如,排痰护理:急性呼吸道感染是患者发病的主要诱因,发病时患者呼吸困难,气道中脓性黏痰不易排出,因此应积极给予患者排痰护理。采取护理措施:对患者胸背部进行节奏性叩击,促进患者排痰;间歇性对患者进行雾化吸入,使患者呼吸道湿润,促进患者痰液排出;引导患者多饮水,湿润气道,降低痰液黏度。

(五)其他

各项检查、治疗前向患者说明目的、意义,让患者明白医护人员正积极采取措施,使患者建立病情会好转的信念。

例如,饮食干预:引导患者饮食时保持坐位,并且饮食不要过快,避免呛咳发生。同时禁止患者进食一些刺激性食物,不要暴食暴饮,多食用蔬菜、水果。对患者的食盐摄入量要根据电解质情况及时调整。

五、健康指导

1.合理休息

休息可减轻心脏负担,使机体耗氧减少、水肿减退。

2.注意防寒保暖

气候转冷时注意加强室内保暖,防止上呼吸道感染诱发心力衰竭。

3.采取低盐(钠)饮食

因为盐会让水分在体内潴留,引起水肿,从而导致心脏负担加重。护理时要注意日常饮食以低热量、清淡、易消化食物为主,并摄入充足维生素和碳水化合物。让患者每日摄入食盐量控制在 5 g 以下,重度心力衰竭患者每日摄入食盐量在 1 g 以下。不吃或少吃咸菜与带盐零食、碱发酵的馒头。适当控制水分摄入。

4.戒烟、限酒

让患者戒烟、限酒,严禁进食刺激性食物;心力衰竭患者要少食多餐,每天分 4～5 顿饭,每顿切忌吃饱。进食过饱会增加心力衰竭患者的心脏负担,诱发心力衰竭。

5.心理治疗

心力衰竭患者常年卧床,遭受病痛,对生活缺乏信心,易产生悲观情绪。因此护理时要多从感情上帮助心力衰竭患者,助其保持良好心情。心力衰竭患者自己也要建立平和乐观的心境,过度忧虑紧张反而会加重病情。

6.定期复查

心力衰竭病情变化快,有突然死亡的意外,因此心力衰竭的护理切记要严密观察病情。患者要经常注意心律和心率的变化,定期去医院复查,发现异常,立即治疗。

7.其他

心力衰竭的护理还要注意,若患者突然出现急性心力衰竭症状(如突然呼吸困难、不能平卧等)或急性肺水肿症状(如气急、发绀、粉红色泡沫样痰、两肺布满湿啰音等),应立即送医院抢救。长期服用地高辛的患者,应严格按医嘱服药,并注意药物的不良反应。对服用洋地黄类药物的患者,要教会患者自己测脉搏。服用血管扩张剂者,改变体位时动作不宜过快,以防止发生直立性低血压。

(任佳慧)

第三节 窦性心律失常

窦性心律是指心脏冲动起源于窦房结的心律。当心律仍由窦房结所发出的冲动所控制,但频率过快、过慢或不规则时称为窦性心律失常。

一、窦性心动过速

1.临床表现

成人窦性心律的频率超过 100 次/分钟,为窦性心动过速。通常逐渐开始和终止,频率大多在 100～150 次/分钟,偶有高达 200 次/分钟。刺激迷走神经可使其频率逐渐减慢,停止刺激后又加速至原先水平。窦性心动过速可见于健康人吸烟、饮茶或咖啡、饮酒、体力活动及情绪激动时。某些病理状态(如发热、甲亢、贫血、休克、心肌缺血、充血性心力衰竭等)能引起窦性心动过速。应用肾上腺素、阿托品等药物也可引起窦性心动过速。窦性心动过速的治疗应针对病因和去除诱发因素,如治疗心力衰竭、纠正贫血、控制甲亢等。必要时可用 β 受体阻滞剂(如美托洛尔等)以减慢心率。

2.心电图特点

(1)窦性 P 波。

(2)P波速率＞100 次/分钟(PP 间期＜0.6 s)。

(3)通常逐渐开始与终止。

二、窦性心动过缓

1.临床表现

成人窦性心律的频率低于 60 次/分钟,称为窦性心动过缓。窦性心动过缓常同时伴有窦性心律不齐(即不同 PP 间期的差异大于 0.12 s)。窦性心动过缓常见于健康的青年人、运动员与睡眠状态。

其他原因包括颅内疾病、严重缺氧、低温、甲亢、阻塞性黄疸,以及应用拟胆碱药物、胺碘酮、β 受体阻滞剂、非二氢吡啶类钙通道阻滞剂或洋地黄类药物等。窦房结病变、急性下壁心肌梗死也常发生窦性心动过缓。

无症状的窦性心动过缓通常无须治疗。如因心率过慢,出现心排血量不足症状,可应用阿托品、麻黄碱或异丙肾上腺素等药物,但长期应用往往效果不确定,易发生严重不良反应,故应考虑心脏起搏治疗。

2.心电图特点

(1)窦性 P 波。

(2)P波速率＜60 次/分钟(PP 间期＞1.0 s)。

三、窦性停搏

窦房结在一个或多个心动周期中不产生冲动,以致不能激动心房或整个心脏,又称为窦性静止。

1.临床表现

迷走神经张力升高或颈动脉窦过敏均可发生窦性停搏。此外,急性心肌梗死、窦房结变性与纤维化、脑血管意外等病变及应用洋地黄类药物、乙酰胆碱药物等也可引起窦性停搏。长时间的窦停搏后,下位的潜在起搏点(如房室交界处或心室等),可发出单个逸搏或逸搏心律控制心室。过长时间的窦性停搏如无逸搏发生,可令患者出现黑蒙、短暂意识障碍或晕厥,严重者可发生阿-斯(Adams Stokes)综合征以致死亡。治疗可参照“病态窦房结综合征”。

2.心电图特点

(1)很长一段时间内无 P 波发生,或 P 波与 QRS 波群均不出现。

(2)长的 PP 间期与基本的窦性 PP 间期无倍数关系。

(3)长时间的窦性停搏后,下位的潜在起搏点(如房室交界处或心室等)可发出单个逸搏或逸搏心律。

四、病态窦房结综合征

病态窦房结综合征是窦房结或其周围组织的器质性病变,导致窦房结起搏和/或传导功能障碍,引发以心动过缓为主要特征的多种心律失常,并引起相应症状体征的临床综合征。

1.病因

(1)心脏病变损害窦房结。

(2)窦房结周围神经或心房肌病变,窦房结动脉供血减少。

(3)迷走神经张力升高,抗心律失常药物抑制窦房结功能。

2.临床表现

患者出现与心动过缓有关的心、脑等脏器供血不足的症状,如发作性头晕、黑蒙、乏力等,严重者可发生晕厥。如心动过速发作,则可出现心悸、心绞痛等症状。

3.心电图特点

(1)持续而显著的窦缓(50 次/分钟以下),非药物引起,阿托品不易纠正。

(2)窦性停搏(>2 s)。

(3)窦房传导阻滞,房室传导阻滞(双结病变)。

(4)出现慢-快综合征。

4.治疗

若患者无心动过缓有关症状,不必治疗,仅定期随诊观察。有症状的病态窦房结综合征患者,应接受起搏器治疗。慢快综合征患者心动过速发作,单独应用抗心律失常药物治疗,可能加重心动过缓。应用起搏治疗后,患者仍有心动过速发作,可同时应用抗心律失常药物。

五、护理诊断/问题

(1)气体交换受损:与急性肺水肿有关。

(2)恐惧:与突发病情加重而担心疾病预后有关。

(3)清理呼吸道无效:与呼吸道分泌物增多、咳嗽无力有关。

(4)潜在并发症:心源性休克。

六、护理目标

(1)患者呼吸困难、咳嗽等症状减轻。

(2)患者焦虑/恐惧程度减轻,配合治疗及护理。

(3)患者呼吸道通畅,呼吸道分泌物减少并能咳出。

(4)患者得到及时治疗与处理,血流动力学稳定。

七、护理措施

1.休息与体位

(1)鼓励无器质性心脏病的良性心律失常患者正常生活和工作,保证充足的休息与睡眠,避免过度疲劳。

(2)当心律失常发作导致胸闷、心悸、头晕等不适时,指导患者采取高枕卧位、半卧位或其他舒适体位,尽量避免左侧卧位,因该体位常使心脏搏动加强。

(3)当出现阵发性室性心动过速、二度Ⅱ型及三度房室传导阻滞时,应绝对卧床休息。

2.饮食指导

(1)选择低脂、易消化、营养饮食,不宜过饱,少食多餐。

(2)戒烟,避免咖啡、浓茶、酒等刺激性饮料。

(3)保持大便通畅。心动过缓者应避免排便时过度屏气用力,以免兴奋迷走神经而加重心动过缓。

3.病情观察

(1)定时测量生命体征,仔细检查心率、心律及脉率(测定时间在 1 min 以上)。对于心房颤动患者同时测量心率和脉率,观察脉搏短绌的变化。

(2)严重心律失常时必须进行连续心电监护,密切观察并记录。观察引起猝死危险征兆的心律失常频发、成联律出现的多源性室性期前收缩、阵发性室上性心动过速、心室颤动、三度房室传导阻滞,当出现随时有猝死危险的心律失常时(阵发性室性心动过速、心房颤动、三度房室传导阻滞),立即向医师报告,做出紧急处理。

4.用药护理

常用抗心律失常药物不良反应及注意事项如下。

(1)奎尼丁:会引起心脏毒性反应,如窦性停搏、心力衰竭、房室传导阻滞、室性心动过速、低血压等;一般白天给药,避免夜间给药。给药前要测量血压、心率、心律,血压低于90/60 mmHg,心率慢于 60 次/分钟,或心律不规则时向医师报告。

(2)利多卡因:能抑制中枢神经系统,引起眩晕、意识模糊、谵妄、昏迷,严重者出现呼吸抑制、惊厥;心血管反应表现为窦房结抑制、房室传导阻滞、心肌收缩力下降、低血压等;用药时注意给药的剂量和速度。

(任佳慧)

第四节　房性心律失常

房性心律失常是是指心脏搏动的电信号由心房所发出的一种心律失常性疾病。房性心律失常包括房性期前收缩、房性心动过速、心房扑动、心房颤动。

一、房性期前收缩

(一)定义

激动起源于窦房结以外心房的任何部位的一种主动型异位心律。

(二)临床表现

房性期前收缩可以无明显症状,部分患者可表现为心悸、心搏停顿感等,部分患者可无任何不适,心脏听诊可闻及心律不齐,提前出现的心搏伴有第一心音增强,之后出现较长的间歇。

(三)心电图特征

(1)提前出现的房性异位 P′波,该 P′波形态与窦性 P 波不同。

(2)P′R 间期≥0.12 s,若某个房性期前收缩的 PR 间期较其他房性期前收缩明显延长,应查明是否由于干扰性 PR 间期延长。

(3)提前出现的房性异位 P′波之后 QRS 波可以表现出以下 3 种形式。

第一,提前出现的房性 P′波之后跟随一个正常的 QRS 波。

第二,提前出现的房性 P′波跟随一个宽大畸形的 QRS 波(P′R 间期≥0.12 s)。这多是房性期前收缩出现得较早,恰遇心室肌或室内传导束的相对不应期,产生差异性传导所致。多呈右束支阻滞图形,少数呈左束支阻滞图形,称为房性期前收缩伴室内差异性传导。

第三,提前出现的房性 P′波之后无 QRS 波跟随。发生在舒张早期,适逢房室结尚未脱离前次搏动的不应期,可产生传导中断,无 QRS 波发生,被称为阻滞的或未下传的房性期前收缩。

(四)诊断

(1)心律失常的诊断应从详细采集病史入手。房性期前收缩可无明显症状,部分患者可表现为心悸、心搏停顿感等,部分患者可无任何不适。

(2)除检查心率与节律外,某些心脏体征有助于房性期前收缩的诊断。例如,心脏听诊可闻及心律不齐,提前出现的心搏伴有第一心音增强,之后出现较长的间歇。

(3)心电图检查是诊断房性期前收缩最重要的一项无创伤性检查技术。

(五)治疗

无器质性心脏病的房性期前收缩一般无须治疗,当有明显症状或因房性期前收缩触发室上性心动过速时,应给予治疗。治疗包括去除病因或诱因及抗心律失常两方面。吸烟、饮酒与咖啡均可诱发房性期前收缩,应劝导患者戒除或减量。症状显著者可使用β受体阻滞剂等,伴有器质性心脏病的房性期前收缩患者,随着病因治疗和病情缓解,症状多能减少或消失,不主张长期应用抗心律失常药物。对房性期前收缩可诱发室上性心动过速或心房颤动的患者,可选用β受体阻滞剂、普罗帕酮、莫雷西嗪或维拉帕米等。

(六)护理措施

1.一般护理措施

消除各种诱因,如精神紧张、情绪激动、吸烟、饮酒、过度疲乏、焦虑、消化不良、腹胀等。应避免过量饮用咖啡和浓茶等。必要时可服用适量的镇静剂。

2.重点护理措施

(1)β受体阻滞剂常为首选药物。①阿替洛尔(氨酰心安):每次 12.5～25 mg,每日 1～2 次;老年人宜从小剂量开始,12.5 mg,每日 1 次。然后剂量逐渐加大到每天 50～100 mg。房性期前收缩被控制或心率降至每分钟 50～55 次或运动后心率无明显加快,即为达到定量的标志。当患有急性左心衰竭、急性肺水肿、心率缓慢或房室传导阻滞、慢性支气管炎、支气管哮喘、糖尿病等不宜使用。②美托洛尔(甲氧乙心胺、倍他乐克):每次 12.5～25 mg,每日 1～3 次,逐渐增加剂量,维持量可达 100～300 mg/d。需停用β-受体阻滞剂时,应逐渐减量后再停用,不能突然停用。

(2)钙通道阻滞剂对房性期前收缩也有明显疗效。①维拉帕米(异搏定):每次 40～80 mg,每日 3～4 次。不良反应有低血压、房室传导阻滞、严重窦性心动过缓,甚至窦性停搏等,应密切观察。心力衰竭、休克、房室传导阻滞及病态窦房结综合征患者禁用。②地尔硫草(硫氮草酮):每次 30～60 mg,每日 3～4 次。钙通道阻滞剂不宜与洋地黄合用,因为其可显著提高洋地黄血浓度,易导致洋地黄中毒。

(3)胺碘酮:每次 0.2 mg,每日 3 次,2 周有效后改为 0.1～0.2 g/d 维持量。注意勤查 T_3、T_4 以排除药物性甲亢。口服胺碘酮起效慢,不良反应较多,仅用于上述药物疗效不佳或症状明显的患者。

(4)洋地黄:过量的洋地黄可引起室性期前收缩,但适量的洋地黄可治疗房性期前收缩,特别是由心力衰竭引起的房性期前收缩。服用洋地黄后可使期前收缩减少或消失。地高辛每次 0.25 mg,每日 1～2 次,连服 2～3 d,再改为维持量 0.125～0.25 mg,每日 1 次。

3.治疗过程中可能出现的情况及应急措施

(1)心房颤动:心房颤动患者急性发作期应绝对卧床休息,发作程度较轻时,可以根据原发心脏病的状况及体力状态而进行适当的活动或休息。嘱患者消除思想顾虑和恐惧感,保持心境平和,增强治疗疾病的信心,避免长期精神紧张、思虑过度。积极治疗原发病:当出现心律不齐时,应考虑其他疾病因素,积极采取相应的治疗措施。对心房颤动患者要经常观察心率、血压、节律的变化。如患者突然出现心率过快、过慢,心律不齐或有明显心悸、气短、心前区不适、血压下降等,应立即前往医院就诊。在服药期间应定期复查心电图,并密切注意其不良反应。如出现身体不适,明显头晕、言语不清、胸闷、不能平卧等症状,应警惕有血栓脱落造成栓塞及心力衰竭的可能,及时到医院检查以及早处理。

(2)房性心动过速:严密观察生命体征及心电图的变化,发现频发、多源性、成对的或呈R-on-T现象的室性期前收缩、阵发性室性心动过速等应立即向医师报告,并协助采取积极的处理措施,放置电极部位避开胸骨右缘及心前区,以免影响做心电图和紧急电复律。做好抢救准备,准备静脉通道,备好纠正心律失常的药物及其他抢救药品和除颤器。指导患者进食清淡、易消化食物,避免摄入刺激性食物(如浓茶、咖啡)等,多食纤维素丰富的食物,保持大便通畅。与患者保持良好的沟通,关注患者心理动态,及时满足患者的需要。向患者讲明良好心理状态的重要性,避免情绪激动。向患者讲解疾病的知识,鼓励患者树立战胜疾病的信心,配合医护人员做好各项治疗。

4.健康教育

(1)避免诱发因素:一旦确诊后患者往往高度紧张、焦虑、忧郁,严重关注,频频求医,迫切要求用药控制心律失常,而完全忽略病因、诱因的防治。常见诱因有吸烟、酗酒、过劳、紧张、激动、暴饮暴食、消化不良、感冒发烧、摄入盐过多、血钾浓度低等。

(2)保持情绪稳定:保持平和稳定的情绪,精神放松,不过度紧张。精神因素尤其紧张的情绪易诱发心律失常。所以患者要以平和的心态去对待,避免过喜、过悲、过怒,不计较小事,遇事自己能宽慰自己,不看紧张刺激的电视剧、球赛等。

(3)生活要规律:养成按时作息的习惯,保证睡眠,因为失眠可诱发心律失常。运动要适量,量力而行,不勉强运动或运动过量,不做剧烈及竞赛性活动,可打太极拳。洗澡水不要太热,洗澡时间不宜过长。养成按时排便习惯,保持大便通畅。饮食要定时定量;不饮浓茶,不吸烟。避免着凉,预防感冒。

(4)合理用药:心律失常治疗中强调用药个体化,而有些患者往往愿意接受病友的建议而自行改药、改量,这样做是危险的。患者必须按医师要求服药,并注意观察用药后的反应。有些抗心律失常药有时能导致心律失常,所以,应尽量少用药,做到合理配伍。

二、房性心动过速

(一)定义

房性心动过速简称房速,根据发生机制与心电图表现的不同,可分为自律性房性心动过速、折返性房性心动过速与紊乱性房性心动过速。

自律性与折返性房性心动过速常可伴有房室传导阻滞,被称为伴有房室传导阻滞的阵发性房性心动过速。

(二)临床表现

患者可出现心悸、头晕、疲乏无力、胸痛、呼吸困难及晕厥等症状。发作可呈短暂、阵发性或持续性。局灶性房速的频率多在130～250次/分钟,受儿茶酚胺水平和自主神经张力的影响。当房室传导比率发生变动时,听诊心律不齐,第一心音强度不等。

(三)心电图特征

(1)心房率通常为 150～200 次/分钟。

(2)P 波形态与窦性者不同,根据心房异位激动灶的部位或房速发生的机制不同而形态各异。

(3)常出现二度Ⅰ型或Ⅱ型房室传导阻滞,呈现 2∶1 房室传导者也常见。

(4)P 波之间的等电线仍存在(与典型心房扑动时等电线消失不同)。

(5)刺激迷走神经不能终止心动过速,仅加重房室传导阻滞。

(四)诊断

(1)房速的诊断应从详细采集病史入手。房速患者可出现心悸、头晕、疲乏无力、胸痛、呼吸困难及晕厥等症状,发作可呈短暂、阵发性或持续性。

(2)除检查心率与节律外,某些心脏体征有助于房速的诊断。例如,心脏听诊心律不齐,第一心音强度不等。

(3)心电图检查是诊断房速最重要的一项检查技术。

心房率通常为 150～200 次/分钟;P 波形态与窦性者不同,根据心房异位激动灶的部位或房速发生的机制不同而形态各异;常出现二度Ⅰ型或Ⅱ型房室传导阻滞,呈现 2∶1 房室传导者也常见。

(五)治疗

房速合并房室传导阻滞时,心室率通常不太快,不会导致严重的血流动力学障碍,患者通常不会有生命危险,因此无须紧急处理。若心室率达 140 次/分钟以上,由洋地黄中毒所致,或有严重充血性心力衰竭或休克征象,应进行紧急治疗。其处理方法如下。

1.洋地黄中毒引起者

(1)立即停用洋地黄。

(2)如血钾水平不高,首选口服氯化钾或静脉滴注氯化钾,同时进行心电监测,以避免出现高血钾。

(3)已有高血钾或不能应用氯化钾者,可选用 β 受体阻滞剂。心室率不快者,仅需停用洋地黄。

2.非洋地黄引起者

(1)积极寻找病因,针对病因治疗。

(2)洋地黄、β 受体阻滞剂、非二氢吡啶类钙通道阻滞剂可用于减慢心室率。

(3)如未能转复窦性心律,可加用Ⅰa 类、Ⅰc 类或Ⅲ类抗心律失常药。

(4)对持续性药物治疗无效的房速可考虑做射频消融。

(六)护理措施

1.一般护理措施

(1)心理支持:关注患者的心理动态,及时满足患者的需要。向患者讲明良好心理状态的重要性,避免情绪激动。向患者讲解疾病的知识,鼓励患者树立战胜疾病的信心,配合医护人员做好各项治疗。

(2)饮食指导:指导患者进食清淡易、消化食物,避免摄入刺激性食物(如浓茶、咖啡等);多食纤维素丰富的食物,保持大便通畅。

2.重点护理措施

严密观察生命体征及心电图的变化,患者心率过快时,通知医师,遵医嘱应用药物。

3.治疗过程中可能出现的情况及应急措施

心房颤动患者急性发作期应绝对卧床休息。给予心理护理,消除患者的思想顾虑和恐惧感。持续心电监护,注意心率、血压、心律的变化,如突然出现心率过快、过慢和心律不齐或有明显心悸、气短、心前区不适、血压下降等,应立即通知医师,给予处理。密切注意患者的反应,如出现身体不适,明显头晕、言语不清、胸闷、不能平卧等症状,应警惕有血栓脱落造成栓塞及心力衰竭的可能,及时通知医师处理。

4.健康教育

(1)保持平和稳定的情绪,精神放松,不过度紧张。精神因素尤其紧张的情绪易诱发心律失常。

(2)避免常见诱因:吸烟、过劳、紧张、暴饮暴食、消化不良、摄入盐过多、血钾浓度低等。

(3)养成按时作息的习惯,保证睡眠,因为失眠可诱发心律失常。

(4)运动要适量,量力而行,不勉强运动或运动过量,不做剧烈运动及竞赛性活动。

(5)患者必须按医师要求服药,并注意观察用药后的反应,定期检查心电图、电解质、肝功等,用药后应定期复诊及观察用药效果和调整用药剂量。

三、心房扑动

(一)定义

心房扑动简称房扑,是一种快速异位心律失常,发生于心房内,冲动频率较房性心动过速更快。

(二)临床表现

房扑发作时症状主要与房扑的持续时间、发作时心室率及是否合并器质性心脏病有关。如阵发性或持续性房扑心室率不快时患者症状多较轻,可无明显不适或仅有心悸、胸闷、乏力等;若房扑发作时心室率较快或合并器质性心脏病,则可表现出运动耐量下降、头晕、晕厥、心绞痛甚至有心功能不全表现。少数患者可因心房内血栓形成并脱落而发生脑栓塞。

(三)心电图特征

窦性 P 波消失,心房激动,代之以一系列大小相同的锯齿样的规则扑动波,频率为250～350 次/分钟,扑动波常常以 2：1 的比例传导至心室,心室率多为 150 次/分钟,也可以4：1或不等比例传导至心室,引起心室率不规整。典型三尖瓣环峡部依赖性房扑(逆钟向型)的扑动波形态多是在Ⅱ、Ⅲ、aVF 导联负向,在 V_1 导联正相,少数情况下扑动波形态在上述导联刚好相反。

不典型房扑的扑动波形态与典型房扑不同,有时房室传导比例多变,短时间内又可转化为心房颤动。

(四)诊断

房扑可发生于无器质性心脏病者,也可见于一些心脏病患者,如冠心病、风心病、心肌病患者等。房扑往往有不稳定的倾向,可恢复窦性心律或进展为心房颤动,但也可持续数个月或数年。房扑的心室率不快时,患者可无症状。房扑伴有极快的心室率,可诱发心绞痛与充血性心力衰竭。体格检查可见快速的颈静脉扑动。心电图特征同上述。

(五)治疗

(1)病因治疗。

(2)控制心室率。房扑急性发作或持续发作心室率较快、症状明显者,宜选择维拉帕米、地尔硫䓬或β受体阻滞剂减缓心室率。

(3)转复窦性心律。分为药物复律和体外同步心脏电复律。房扑心室率得到有效控制后,可根据具体情况选用抗心律失常药物(如伊布利特等)转复窦性心律;若患者心室率极快,药物控制不理想,需及时体外同步心脏电复律。

(4)射频消融治疗。有反复发作的阵发性房扑和持续性房扑,药物治疗无效或不能耐受且症状明显者,可选择射频消融治疗。

(六)护理措施

1. 一般护理措施

(1)休息:注意休息,适当活动,症状明显者应卧床,避免跌倒。

(2)饮食:清淡、易消化、高维生素饮食,少食多餐。戒烟、酒,忌喝浓茶和咖啡,保持大便通畅。

(3)心理护理:向患者介绍有关疾病的知识,做好心理疏导,避免一切医源性刺激。

2. 重点护理措施

房扑患者要密切观察心率和血压变化,如突然出现心率过快、过慢和心律不齐或有明显心悸、胸闷、乏力等应立即通知医师,并及时给予处理。在服药期间应定期复查心电图。

3. 治疗过程中可能出现的情况及应急措施

脑栓塞:如患者突然出现失语、肢体瘫痪加重、意识逐渐不清、肢体皮肤变色、疼痛等,及时通知医师。急性期脑栓塞患者应绝对卧床休息,气体栓塞的患者取头低位并向左侧卧位,预防更多的空气栓子到脑部与左心室。恢复期视病情逐渐适当活动。给予富有营养、易于消化的食物,若合并心脏疾病,应给予低盐饮食,如有吞咽障碍,可给予鼻饲。

4. 健康教育

(1)房扑:大多数见于器质性心脏病或器质性疾病的患者,因此,积极治疗原发病是预防房扑的主要措施,如改善心肌缺血、治疗高血压等。

(2)反复发作的房扑:应预防性服药,对慢性持续性房扑应积极控制心室率,口服抗凝药以预防血栓栓塞。

(3)生活指导:生活要有规律,养成好的生活习惯,合理地安排休息时间,可以适当散步、打太极拳等。但心室率过快的房扑以及原发病为急性心肌梗死、急性心肌炎等的患者,必须休息治疗。饮食宜清淡,以富含营养的、高蛋白饮食为主,辅以新鲜蔬菜、时令水果。避免过饱,保持大便通畅。

(4)教育患者:要保持精神乐观、情绪稳定,避免精神刺激和疲劳,可减少本病的发作。

(5)定期进行检查。

四、心房颤动

(一)定义

心房颤动简称房颤,是最常见的持续性心律失常。房颤总的发病率为0.4%,随着年龄增长房颤的发生率不断增加,75岁以上人群房颤发生率可达10%。房颤时心房激动的频率达

300～600 次/分钟,心跳频率往往快而且不规则,有时候可以达到 100～160 次/分钟,不但比正常人心跳快得多,而且绝对不整齐,心房失去有效的收缩功能。

我国大规模调查研究显示,房颤患病率为 0.77%,男性房颤患病率(0.9%)高于女性(0.7%),80 岁以上房颤患病率达 7.5%。此外,房颤患病率的升高还与冠心病、高血压和心力衰竭等疾病的增加密切相关。

(二)临床表现

1.心悸

感到心脏搏动紊乱或心脏搏动加快,疲乏或者劳累。

2.眩晕

头晕眼花或者昏倒。

3.胸部不适

疼痛、有压迫感或不舒服。

4.气短

在轻度体力活动或者休息时感觉呼吸困难,此外有些患者可能没有任何症状。

(三)心电图特征

1.P 波消失

代之以小而不规则的基线波动,形态与振幅均变化不定,称为 f 波;频率350～600 次/分钟。

2.心室率极不规则

房颤未接受药物治疗、房室传导正常者,心室率通常在100～160 次/分钟,药物(儿茶酚胺类等)、运动、发热、甲亢等均可缩短房室结不应期,使心室率加速;相反,洋地黄可延长房室结不应期,减慢心室率。

3.QRS 波群形态通常正常

当心室率过快,发生室内差异性传导,QRS 波群增宽变形。

(四)诊断

房颤可见于正常人,可在情绪激动、手术后、运动或大量饮酒时发生。常发生于原有心血管疾病者。房颤症状的轻重受心室率快慢的影响。心室率不快时,患者可无症状。心室率超过 150 次/分钟,患者可发生心绞痛与充血性心力衰竭。心脏听诊心律极不规则,第一心音强度变化不定。心电图检查同上述。

(五)治疗

1.治疗原则

(1)恢复窦性心律:是房颤治疗的最佳结果。只有恢复窦性心律,才能达到完全治疗房颤的目的,所以对于任何房颤患者均应该尝试恢复窦性心律的治疗方法。

(2)控制快速心室率:对于不能恢复窦性心律的房颤患者,可以应用药物减慢较快的心室率。

(3)防止血栓形成和脑卒中:在房颤时如果不能恢复窦性心律,可以应用抗凝药物预防血栓形成和脑卒中的发生。

(4)某些疾病(如甲亢等)、急性酒精中毒、药物所致的房颤,在去除病因之后,可能自行消失,也可能持续存在。

2.药物治疗

目前药物治疗依然是治疗房颤的重要方法,药物能恢复和维持窦性心律,控制心室率以及预防血栓栓塞并发症。

(1)转复窦性心律的药物:对于新发房颤,因其在 48 h 内自行复窦的比例很高(24 h 内约60%),可先观察,也可采用普罗帕酮(450～600 mg)或氟卡尼(300 mg)顿服的方法。房颤已经持续超过 48 h 而不足 7 d 者,可静脉用药物转律,药物有氟卡尼、多非利特、普罗帕酮、伊布利特和胺碘酮等,成功率可达 50%。房颤发作持续时间超过 1 周(持续性房颤)药物转律的效果大大降低,常用和证实有效的药物有胺碘酮、伊布利特、多非利特等。

(2)控制心室率(频率控制)的药物:控制心室率可以保证心脏基本功能,尽可能降低房颤引起的心脏功能紊乱。常用药物包括以下 4 类。①β受体阻滞剂:最有效、最常用和常常单独应用的药物;②钙通道阻滞剂:例如,维拉帕米和地尔硫草可用于房颤时心室率的控制,尤其对于运动状态下心室率的控制,优于地高辛,和地高辛合用的效果优于单独使用。多用于无器质性心脏病或左心室收缩功能正常以及伴有慢性阻塞性肺疾病的患者;③洋地黄:一直被认为是在紧急情况下控制房颤时的心室率的一线用药,目前临床上多用于伴有左心衰竭时的心室率控制;④胺碘酮:可降低房颤时的心室率,不建议用于慢性房颤时的长期心室率控制,只是在其他药物控制无效时或房颤合并心力衰竭需紧急控制心室率时,可首选合用胺碘酮与洋地黄。

(3)抗凝治疗的药物:抗凝治疗是预防房颤患者血栓形成和栓塞的必要手段,使用华法林抗凝治疗可以使发生脑卒中的危险性降低 68%。但是抗凝治疗并不能消除房颤,不能改善患者的临床症状(如心悸、乏力、心力衰竭等)。房颤患者如果有下列情况,应当进行抗凝治疗:年龄≥65 岁,以前有过脑卒中病史或者短暂脑缺血发作,充血性心力衰竭,高血压,糖尿病,冠心病,左心房扩大,超声心动图发现左心房血栓。抗凝治疗一定要有专科医师指导,抗凝过度可能导致出血,抗凝强度不够则没有预防作用。长期应用华法林需检测国际标准化比值(INR),特别是用药初期,需要反复抽血化验,许多患者不能长期坚持。华法林的作用很容易受到其他药物或饮食的影响,使剂量的调整不好掌握。对于一些不能耐受华法林的患者可以用阿司匹林和/或氯吡格雷治疗。

3.非药物治疗

房颤的非药物治疗包括电转复(转复窦性心律)、射频消融治疗和外科迷宫手术治疗(根治房颤)。

(1)电复律:是指将两个电极片放置在患者胸部的适当部位,通过除颤仪发放电流,重新恢复窦性心律的方法。电复律适用于紧急情况的房颤(如心肌梗死、心率极快、低血压、心绞痛、心力衰竭等),房颤症状严重,患者难以耐受,上次电复律成功,未用药物维持而又复发的房颤。电复律不是一种根治房颤的方法,患者的房颤往往会复发,而且部分患者还需要继续服用抗心律失常药物维持窦性心律。

(2)射频消融治疗:适用于绝大多数房颤患者,创伤小,患者易于接受。

(六)护理措施

1.一般护理措施

(1)休息:房颤患者急性发作期应绝对卧床休息,若发作程度较轻,可以根据原发心脏病的状况及体力状态而进行适当的活动或休息。

(2)饮食：多吃富含蛋白质和维生素的食物，如瘦肉、鱼虾、蛋、奶类等；多食新鲜蔬菜和水果，如卷心菜、西红柿、柑橘、苹果、香蕉、柠檬等；不吸烟，少饮酒，少饮浓茶和咖啡等；忌食辛辣刺激性食物，如葱、姜、咖喱、辣椒等；如果患者心功能欠佳，出现明显水肿时应限制钠盐摄入，每天摄入量应低于 5 g。

(3)心理支持：房颤患者心情多较忧郁、烦躁、情绪低落，要消除患者的思想顾虑和恐惧感，使其保持心境平和，增强其治疗疾病的信心，避免长期精神紧张、焦虑。

2.重点护理措施

(1)积极治疗原发病：当出现心律不齐时，应考虑其他疾病因素，积极采取相应的治疗措施。房颤患者要经常观察心率和血压，观察心脏节律的变化，如突然出现心率过快、过慢和心律不齐或有明显心悸、气短、心前区不适、血压下降等，应及时发现，立即通知医师并给予及时处理。在服药期间应定期复查心电图，并密切注意不良反应，如出现身体不适、明显头晕、言语不清、胸闷、不能平卧等症状，应警惕有血栓脱落造成栓塞及心力衰竭的可能，及时到医院检查以及早处理。

(2)对症护理。①心悸、胸闷、气急等症状发作时，立即协助患者卧床休息。②给予吸氧、床边 12 导联心电图，注意心电图的变化，监测生命体征的变化，必要时心电监护。③患者症状缓解后，与其一起探讨诱因，如情绪激动、过度疲劳和屏气用力动作、饱餐、感染发热、心肌缺血、甲亢等，进行针对性治疗，采取适当的预防措施。

3.治疗过程中可能出现的情况及应急措施

(1)肺栓塞：患者的房间应该舒适、安静，空气新鲜。绝对卧床休息，防止活动促使静脉血栓脱落，发生再次肺栓塞。注意保暖。止痛：胸痛轻，能够耐受，可不处理；但对胸痛较重，影响呼吸的患者，应给予止痛处理，以免剧烈胸痛影响患者的呼吸运动。监测重要生命体征，如呼吸、血压、心率、心律及体温等。定期复查动脉血气分析及心电图。观察用药反应。

(2)心功能不全：观察记录心力衰竭的症状、体征及病情变化。监测生命体征、血气分析、心电图等，记录 24 h 出入量。提供合理体位，给予吸氧。保持呼吸道通畅。使用利尿剂，注意用药后的尿量及电解质变化。使用洋地黄，注意剂量，密切观察毒性反应，及时处理。对卧床患者加强生活护理，预防并发症。

(3)心源性猝死：对心源性猝死的处理就是立即进行有效的心肺复苏。①识别心搏骤停：出现得较早并且可靠的临床征象是意识突然丧失，呼吸停止，对刺激无反应。②呼救：在心肺复苏术的同时，设法(呼喊或通过他人应用现代通信设备)通知急救系统，使更多的人参与基础心肺复苏和进一步施行高级复苏术。③心前区捶击复律：一旦肯定心搏骤停而无心电监护和除颤仪时，应坚决地予以捶击患者胸骨中下 1/3 处，若锤击 1～2 次心跳仍未恢复，则立即行基础心肺复苏。④基础心肺复苏：畅通气道、人工呼吸、人工胸外心脏按压。⑤高级心肺复苏：心肺复苏成功后，需继续有效地维持循环和呼吸稳定，防治心脏再次骤停，处理脑缺氧、脑水肿、肾功能不全和继发性感染等，纠正酸中毒。要积极查明心源性猝死的原因并加以处理，预防再次发生猝死。

4.健康教育

(1)饮食指导。①少食脂肪和胆固醇含量较高的食物，如动物内脏、肥肉、蛋黄、动物油等，多吃新鲜水果和蔬菜及富含纤维素的食物。②进食清淡、高钾低钠饮食，忌食辛辣刺激性食品。戒除烟、酒，不喝咖啡、浓茶。③华法林治疗期间禁忌含维生素 K 的食物，如多种绿色蔬菜和水果：菠菜、芦笋、花椰菜、包心菜、苣荬菜、芥蓝、莴苣、生菜、奇异果、西柚等。

（2）运动指导。①以选择节奏比较舒缓、便于调节运动节拍的锻炼项目为宜，如散步、慢跑、打太极拳等。运动量应从小到大，时间从短到长，循序渐进，避免负重、屏气运动。根据锻炼后的最高心率限度来计算运动量，方法：（220－年龄）×0.75。②运动以无身体不适为原则，若出现头晕、头痛、心悸、恶心、呕吐等不适症状时，应立刻停止，必要时需就医。

（任佳慧）

第五节　心脏传导阻滞

心脏传导系统是由窦房结、房室结、房室束（His束）、左右束支及其分支组成。它担负着心脏起搏和传导冲动的功能，保证心房、心室协同收缩。冲动在心脏传导系统的任何部位传导均可发生阻滞，如发生在窦房结与心房之间，称窦房传导阻滞；在心房与心室之间，称房室传导阻滞（本节以房室传导阻滞为例）；位于心房内，称房内传导阻滞；位于心室内，称室内传导阻滞。

一、护理评估

（一）临床表现

1.症状

房室传导阻滞患者的症状除受原有心脏病及心脏功能状态的影响外，还取决于阻滞的程度及部位。

（1）无症状：见于一度房室传导阻滞（此型预后良好）、二度Ⅰ型房室传导阻滞（文氏型）或某些慢性间歇性房室传导阻滞者。

（2）有症状：二度Ⅱ型房室传导阻滞时，如被阻滞的心房波所占比例较大（如房室3∶2传导），特别是高度房室传导阻滞时，因心室率下降出现心动过缓、头晕、乏力、胸闷、气短及心功能下降等症状。三度房室传导阻滞的症状较明显，其造成血流动力学的影响取决于心室逸搏频率的快慢。在房室束分叉以上部位的三度房室传导阻滞对血流动力学的影响较小，患者虽有乏力、活动时头晕，但不致发生晕厥；发生于房室束分叉以下的低位三度房室传导阻滞对血流动力学影响显著，患者可出现晕厥、心源性缺氧综合征，甚至猝死。

（3）不典型症状：某些患者出现一些不典型症状，如全身乏力、疲劳或低血压等，需要进一步检查方可确诊。

2.体征

（1）一度房室传导阻滞：一些一度房室传导阻滞的患者可以无体征。有些患者体格检查可发现心尖部第一心音减弱，这是心室收缩的延迟使心脏内血液充盈相对较满，房室瓣在关闭前已漂浮在一个距闭合点较近的位置上，因此关闭时瓣叶张力较低，关闭所产生的振动较小所致。

（2）二度房室传导阻滞：Ⅰ型二度房室传导阻滞，心脏听诊有间歇，但间歇前并无期前收缩，第一心音可随PR变化发生强弱改变。二度Ⅱ型房室传导阻滞可有间歇性漏搏，但第一心音强度恒定,房室呈3∶2传导时,听诊可酷似成对期前收缩形成的二联律。

(3)三度房室传导阻滞:其特异性体征是心室率缓慢且规则并伴有第一心音强弱不等,特别是可出现突然增强的第一心音(即"大炮音"),第二心音可呈正常或反常分裂,如心房与心室收缩同时发生,颈静脉出现巨大 A 波。

3.心电图特征

(1)一度房室传导阻滞(房室传导延迟):①PR 间期≥0.21 s(成人);②同一患者 PR 间期动态变化不少于 0.04 s(心率无明显改变的情况下);③交界性心率的 P′R 间期>0.16 s;④PR间期超过相应心率的正常最高值。

(2)二度房室传导滞分为二度 I 型和二度 II 型房室传导阻滞。①二度 I 型房室传导阻滞(文氏型):心电图表现为 PR 间期逐渐延长,直至出现心室漏搏;PR 间期的递增量逐次递减导致 PR 间期逐渐缩短;心室漏搏后的第一个 PR 间期多正常,第二个 PR 间期的递增量最大;含心室漏搏的长 PR 间期小于短 PR 间期的 2 倍。②二度 II 型房室传导阻滞(莫氏 II 型):较二度 I 型少见,心电图表现为 P 波周期性地突然不能下传而出现心室漏搏,而脱落前后所有 PR 间期是恒定不变的,可正常或延长,含心室漏搏的长 PR 间期恰是短 PR 间期的倍数。③三度房室传导阻滞(即完全性房室传导阻滞)心电图表现:房律匀齐,室律匀齐,室律通常在 60 次/分钟以下,P 波(房律)与 QRS 波(室律)完全无关。QRS 波群形态与阻滞部位高低有关,心室节奏点一般不增宽,频率 40~60 次/分钟,性能稳定;节奏点在心室内,QRS 波群宽大畸形,频率低,30~40 次/分钟,性能不稳定。

(二)诊断

根据典型心电图改变并结合临床表现,不难做出诊断。为估计预后并确定治疗,尚需区分生理性与病理性房室传导阻滞,房室束分支以上阻滞和 3 分支阻滞以及阻滞的程度。鉴别诊断:个别或少数心搏的 PR 间期延长或心室脱漏,多由生理性传导阻滞引起,如过早发生的房性交界处性逸搏、双向阻滞的交界处期前收缩、心室夺获、反复心搏等室性期前收缩隐匿传导引起的 PR 延长(冲动逆传至房室结内中断,未传到心房,因而不见逆传 P 波);但房室结阻滞则因传导冲动而处于不应期以致下一次冲动传导迟缓,也属于生理性传导阻滞。此外,室上性心动过速的心房率超过 180 次/分钟时伴有房室传导阻滞,以及房颤隐匿传导引起的心室律不规则均为生理性传导阻滞表现。生理性传导阻滞的另一种表现为干扰性房室分离,应仔细鉴别其与完全性房室传导阻滞引起的房室分离,前者心房率与心室率接近,而心室率大多略高于心房率;后者心室率低于心房率。

(三)治疗要点

针对不同病因进行治疗。一度或二度 I 型房室传导阻滞,心室率不太慢者不用治疗。二度 II 型传导阻滞或三度房室传导阻滞,如心室率慢伴有明显症状或血流动力学障碍,甚至阿-斯综合征发作者,应给予心脏起搏治疗。阿托品、异丙肾上腺素仅适用于无心脏起搏条件的应急情况。

二、护理诊断/问题

(1)气体交换受损:与急性肺水肿有关。

(2)恐惧:与突发病情加重而担心疾病预后有关。

(3)清理呼吸道无效:与呼吸道分泌物增多、咳嗽无力有关。

(4)潜在并发症:心源性休克。

三、护理目标

(1)患者呼吸困难、咳嗽等症状减轻。

(2)患者焦虑/恐惧程度减轻,配合治疗及护理。

(3)患者呼吸道通畅,呼吸道分泌物减少并能咳出。

(4)患者得到及时治疗与处理,血流动力学稳定。

四、护理措施

1.一般护理措施

(1)休息指导:患者心律失常发作引起心悸、胸闷、头晕等症状时,应保证患者充足的休息和睡眠,休息时避免左侧卧位,以防感觉到心脏搏动而加重不适。

(2)饮食指导:给予富含纤维素的食物,以防便秘;避免饱餐及摄入刺激性食物如咖啡、浓茶等。

2.重点护理措施

(1)病情观察:连接心电监护仪,连续监测心率、心律变化,及早发现危险征兆。及时测量生命体征,测脉搏时间为 1 min,同时听心率。患者出现频发多源性室性期前收缩、R-on-T 室性期前收缩、室性心动过速、二度 II 型及三度房室传导阻滞时,及时通知医师并配合处理。监测电解质变化,尤其是血钾。

(2)抢救:配合准备抢救仪器(如除颤仪、心电图机、心电监护仪、临时心脏起搏器等)及各种抗心律失常药物和其他抢救药品,做好抢救准备。

(3)用药护理:应用抗心律失常药物时,密切观察药物的效果及不良反应,防止毒副反应的发生。

(4)介入治疗的护理:向患者介绍介入治疗如心射频导管消融术或心脏起搏器安置术的目的及方法,以消除患者的紧张心理,使患者主动配合治疗。做好介入治疗的相应护理。

3.治疗过程中可能出现的情况及应急措施

(1)晕厥。①应立即将患者置于头低足高位,使脑部血供充分。将患者的衣服纽扣解松,头转向一侧,以免舌头后倾堵塞气道。②局部刺激,如向头面部喷些凉水或额部放上湿的凉毛巾,有助于清醒。若房间温度太低,应保暖。③在晕厥发作时不能喂食、喂水。神志清醒后不要让患者马上站立,必须等患者全身无力好转后才能在细心照料下逐渐站立和行走。

(2)猝死:对心源性猝死的处理就是立即进行有效的心肺复苏。

4.健康教育

(1)疾病知识指导:向患者讲解心律失常的原因及常见诱发因素,如情绪紧张、过度劳累、急性感染、寒冷刺激、不良生活习惯等。

(2)生活指导。①指导患者劳逸结合,生活规律。②无器质性心脏病者应积极参加体育锻炼。③保持情绪稳定,避免精神紧张、激动。④改变不良饮食习惯,戒烟、限酒,避免浓茶、咖啡、可乐等刺激性食物。⑤保持大便通畅,避免排便用力而加重心律失常。

(3)用药指导:给患者讲明所使用药物的名称、剂量、用法、作用及不良反应,嘱患者坚持用药,不得随意增减药物的剂量或种类。

(任佳慧)

第六节 室性心律失常

一、室性期前收缩

（一）临床表现

1. 症状

患者常无与室性期前收缩直接相关的症状，是否有症状或症状的轻重程度与期前收缩的频发程度不直接相关。患者可感到心悸，类似电梯快速升降的失重感或代偿间歇后有力的心脏搏动。

2. 心电图特征

（1）提前出现 QRS 波群，宽大畸形，时限通常超过 0.12 s，ST 段与 T 波的方向与 QRS 主波方向相反。

（2）室性期前收缩与其前面的窦性搏动之间期（称为配对间期）恒定。

（3）室性期前收缩后可见一个完全性代偿间期，即包含室性期前收缩在内前后两个下传的窦性搏动之间期，等于两个窦性 RR 之和。

（4）室性期前收缩的类型：二联律指每个窦性搏动后跟随一个室性期前收缩，三联律指每两个正常搏动后出现一个室性期前收缩，连续发生两个室性期前收缩称为成对室性期前收缩。

（二）诊断

正常人与各种心脏病患者均可发生室性期前收缩，室性期前收缩常见于高血压、冠心病、心肌病、风心病及二尖瓣脱垂患者。患者常无与室性期前收缩直接相关的症状，患者是否有症状或症状的轻重程度与期前收缩的频发程度不直接相关。听诊时，室性期前收缩后出现较长的停歇，室性期前收缩之第二心音强度减弱，仅能听到第一心音。桡动脉搏动减弱或消失。心电图检查也是诊断室性期前收缩的重要依据。

（三）治疗

对室性期前收缩患者应在病因治疗的基础上，使用利多卡因、普罗帕酮、胺碘酮等药物，减少室性期前收缩的级别和数目，以降低猝死的危险性。

对于良性室性期前收缩，无症状者通常不需抗心律失常药物治疗，有症状且影响生活和工作者可选用不良反应较小的抗心律失常药，如美西律、β 受体阻滞剂等，目的在于减轻症状而不是完全消除室性期前收缩。

（四）护理措施

1. 一般护理措施

（1）饮食指导：应嘱患者进食低脂、低胆固醇、清淡、易消化的饮食，避免辛辣等刺激性食物，伴有心功能不全的患者宜进食低盐饮食，同时注意食物的色、香、味搭配，以增进患者的食欲。

（2）心理支持：加强心理护理及宣教指导，绝大部分发生快速心律失常的患者伴有器质性心脏病。由于心率加快，尤其伴有血流动力学改变时，患者有恐惧、濒死的感觉。因此，护士应安慰患者，耐心做好解释，讲解该疾病的有关知识及治疗效果、药物可能出现的不良反应等，消除患者的思想顾虑，使其积极配合治疗，以利于疾病的康复。

2.重点护理措施

(1)病情观察:严密观察病情变化,监测患者的生命体征,给予床旁心电监护,持续吸氧,严密观察患者的心率、心律,并做好记录。描记 12 导联心电图,为临床用药前做准备及用药提供依据,同时备好急救药品及除颤仪,以便抢救时使用。

(2)用药护理:遵医嘱将 150 mg 胺碘酮加 20 mL 生理盐水充分溶解后,给患者静脉推注。推注药液时速度宜慢,一般 10~15 min 推完,推注过快易造成低血压。在推注药液过程中,要注意观察心电示波上患者心率、心律的变化,同时询问患者的感受,发现异常,及时处理。维持静滴时应用输液泵,以保证剂量准确。

此外,静脉注射或静脉滴注时,宜选择粗而清楚的静脉血管给药,避免发生静脉炎。使用过程中除注意观察疗效和可能出现的不良反应外,还应做好详细的使用记录。胺碘酮的不良反应是 QT 间期延长和心律失常。因此观察期间除需密切注视心电示波上的心电波形的变化外,应还定时复查心电图,测量 QT 间期。

3.治疗过程中可能出现的情况及应急措施

对心源性猝死的处理就是立即进行有效的心肺复苏。

4.健康教育

(1)积极治疗原发病:消除期前收缩的原因,如纠正电解质紊乱,改善心肌供血,改善心脏功能等。

(2)保持精神乐观、情绪稳定:起居有常,勿过劳;戒烟、酒,减少本病的诱发因素;饮食有节,少食油腻的食品。积极进行体育锻炼,控制体重。

(3)预防诱发因素:一旦确诊后患者往往高度紧张、焦虑,迫切要求用药来控制心律失常。避免常见诱因,如吸烟、酗酒、过劳、紧张、激动、暴饮暴食、消化不良、感冒发热等。

(4)合理用药:患者必须按医师要求服药,并注意观察用药后的反应,定期复查。

二、室性心动过速

(一)临床表现

1.症状

室性心动过速(室速)的临床症状轻重视发作时心室率、持续时间、基础心脏病变和心功能状况不同而异。非持续性室速(发作时间短于 30 s,能自行终止)的患者通常无症状。持续性室速(发作时间超过 30 s,需药物或电复律才能终止)常伴有明显血流动力学障碍及心肌缺血。临床症状包括低血压、少尿、晕厥、气促、心绞痛等。听诊心律轻度不规则,第一和第二心音分裂,收缩期血压可随心搏变化。如发生完全性室房分离,第一心音强度经常变化,颈静脉间歇出现巨大的 α 波。当心室搏动逆传并持续夺获心房,心房与心室几乎同时发生收缩,颈静脉呈现规律而巨大的 α 波。

2.心电图特征

(1)3 个或以上的室性期前收缩连续出现。

(2)QRS 波群形态畸形,时限超过 0.12 s,ST-T 波方向与 QRS 波群主波方向相反。

(3)心室率通常为 100~250 次/分钟,心律规则,但也可略不规则。

(4)心房独立活动与 QRS 波群无固定关系,形成室房分离;偶尔个别或所有心室激动逆传夺获心房。

(5)心室夺获与室性融合波是确立室速诊断的重要依据。室性融合波、心室夺获、全部心前区导联 QRS 波群主波方向呈同向性等心电图表现提示室速。

(二)诊断

室速常发生于各种器质性心脏病患者,最常见为冠心病,其次是心肌病、心力衰竭等。室速的临床症状轻重视发作时心室率、持续时间、基础心脏病变和心功能状况不同而异。心电图检查特征同上述。

(三)护理措施

1. 一般护理措施

(1)饮食指导:患者进食清淡、易消化饮食,避免摄入刺激性食物,如浓茶、咖啡等。多食纤维素丰富的食物,保持大便通畅。

(2)心理护理:与患者保持良好的沟通,关注患者的心理动态,及时满足患者的需要。向患者讲明良好心理状态的重要性,避免情绪激动。向患者讲解疾病的知识,鼓励其树立战胜疾病的信心,配合医护人员做好各项治疗。

2. 重点护理措施

(1)严密观察生命体征及心电图的变化:发现频发、多源性、成对的或呈 R-on-T 现象的室性期前收缩、阵发性室速等,应立即向医师报告,协助采取积极的处理措施。放置电极部位应避开胸骨右缘及心前区,以免影响做心电图和紧急电复律。

(2)做好抢救准备:准备静脉通道,备好纠正心律失常的药物及其他抢救药品、除颤仪等。

3. 治疗过程中可能出现的情况及应急措施

(1)猝死:对心源性猝死的处理就是立即进行有效的心肺复苏。

(2)发生阿-斯综合征时:①应立即将患者置于头低足高位,使脑部血供充分。将患者的衣服纽扣解松,头转向一侧,以免舌头后倾堵塞气道。②局部刺激,如向头面部喷些凉水或额部放上湿的凉毛巾,有助于清醒。如房间温度太低,应保暖。③在晕厥发作时不能喂食、喂水。神志清醒后不要让患者马上站立,必须等患者全身无力好转后才能在细心照料下逐渐站立和行走。

4. 健康教育

(1)预防诱发因素:常见诱因为暴饮暴食,消化不良,感冒发热,摄入盐过多,血钾、血镁浓度低等。可结合以往发病的实际情况,总结经验,避免可能的诱因。

(2)稳定的情绪:保持平和、稳定的情绪,精神放松,不过度紧张。避免过喜、过悲、过怒;不看紧张刺激的电视剧、球赛等。

(3)休息:患者应保证有充足的睡眠,饭后不宜立即就寝,睡眠的姿势应采取右侧卧位,双腿屈曲。不适合做剧烈运动,若有胸闷、胸痛、心悸、气短和咳嗽、疲劳等不适出现,应立即停止运动。

(4)合理饮食:饮食要清淡而富于营养,减少胆固醇的摄入量。多吃新鲜水果和蔬菜。饮食要适量,不宜过饱。

(5)自我监测:有些心律失常常有先兆症状,若能及时发现并及时采取措施,则可减少甚至避免再发。有些患者对自己的心律失常治疗摸索出一套自行控制的方法,当发生时用以往的经验常能控制发病。

三、心室扑动与心室颤动

(一)临床表现

临床症状：包括意识丧失、抽搐、呼吸停顿甚至死亡，听诊心音消失，脉搏触不到，血压也无法测到。心电图特征：心室扑动呈正弦波图形，波幅大而规则，频率为150～300次/分钟，有时难以与室速区别。心室颤动的波形、振幅及频率均极不规则，无法辨认QRS波群、ST段与T波。

(二)诊断

患者的症状、体征及心电图变化是诊断心室扑动、心室颤动的重要依据。

(三)治疗

1.初期与二期复苏

人工呼吸，处理心搏骤停。

(1)恢复有效血循环。①胸外心脏按压：先拳击前胸2～3次，如无心搏，立即胸外心脏按压。要点：患者仰卧，背置地面或垫硬板，术者双掌重叠，双肘直，用肩部力量以掌根垂直按压患者胸骨中下1/3交界处，使胸骨下段下陷4 cm左右，频率70～80次/分钟。②心电监测：若是心室颤动，即行直流电非同步除颤。③肾上腺素：首先静注，如果来不及建立静脉通道，则可心内注射或气管注入。近年主张用大剂量，可先用1 mg，如无效，可每3 min重复并递增至一次3～5 mg。有人研究：过大剂量可导致血压回升过高，心动过速，心肌氧耗增加，复苏后病死率增加，故提出以每次0.05～0.1 mg/kg为宜。④电除颤不成功时：如果一时难以电除颤，或电除颤一次不复律，可选用利多卡因75～100 mg，或溴苄胺250 mg，或普鲁卡因胺100～200 mg，静脉注射，交替使用药物除颤与电除颤，能提高复苏成功率。⑤心室静止：如心电监测到心室静止，可加用异丙肾上腺素0.5～1 mg，静脉注射，3 min后可重复。⑥心室静止用药无效时：尽快行胸外心脏起搏或经静脉心内临时起搏。

(2)呼吸停止时立即疏通气道及人工呼吸。①将患者头后仰，抬高下颏，清除口腔异物。②口对口人工呼吸，吹气时要捏住患者鼻孔。如患者牙关紧闭，可口对鼻吹气，使患者胸部隆起为有效，每30次胸外按压连续给予2次通气。③吸氧。④15 min仍不恢复自动呼吸，应尽快气管插管，使用机械通气，而不提倡用呼吸兴奋剂，以免增加大脑氧耗或抽搐惊厥。

(3)纠正酸中毒：过去常规早期大量使用碳酸氢钠，而现代主张使用原则是宁迟勿早，宁少勿多，宁欠勿过。因为心搏骤停时酸中毒的主要原因是低灌注和二氧化碳蓄积，大量静注碳酸氢钠反可使组织二氧化碳增加，血液过碱，使氧合血红蛋白曲线左移，氧释放受到抑制，加重组织缺氧，抑制心肌和脑细胞功能，引起高钠、高渗状态，降低复苏成功率。所以当建立稳定血液循环及有效通气之前，最好不用；如果10～15 min仍不复苏，而且血气pH<7.20，可用100 mL 5%的碳酸氢钠，缓慢静脉滴注，15 min后可重复半量，维持pH≥7.25即可，不必过度。

(4)如果心搏骤停发生在院外现场，应先就地进行徒手复苏操作，并尽快设法边急救边护送至附近医疗单位做二期复苏。

2.复苏后期处理

(1)维持血液循环：心脏复苏后常有低血压或休克，应适当补液、扩容并用血管活性药物，使血压维持在正常水平。

(2)维持有效通气功能:继续吸氧;如自主呼吸尚未恢复,可继续用人工呼吸机;如自主呼吸恢复但不健全稳定,可酌情用呼吸兴奋剂,如静推或静滴尼可刹米、山梗菜碱;还要积极防治呼吸系统感染。

(3)心电监护,发现心律失常,酌情处理。

(4)积极进行脑复苏:如心肺复苏时间较长,大脑功能会有不同程度损害,表现为意识障碍,遗留智力与活动能力障碍,甚至变成植物人,因此脑复苏是后期的重点。①如有意识障碍伴发热:应用冰帽给头部降温;如血压稳定还可人工冬眠,常用氯丙嗪和异丙嗪各 25 mg,静滴或肌注。②防治脑水肿:酌情用脱水剂、肾上腺糖皮质激素或白蛋白等。③改善脑细胞代谢药:如 ATP、辅酶 A、脑活素、胞磷胆碱等。④用氧自由基清除剂。⑤高压氧舱治疗。

(四)护理措施

1.一般护理措施

(1)心电监护:电击复律后应持续严格观察和记录心电变化,因电击转复时心肌有一定程度的损害,心电图可以出现一过性 ST 段降低,也可发生新的恶性心律失常,故应专人监护,及时记录。

(2)确保充足氧供给:间断或持续吸氧 2~3 d,重者可以面罩给氧,必要时有机械通气适应证时,可用机械通气。另外,有呼吸机的介入,可不必担心深度镇静所产生的呼吸抑制,保证了患者充分氧供。

(3)及时有效的营养供给:创伤后的应激反应可产生严重分解代谢,使血糖水平升高,乳酸堆积,因此必须,及时、有效地补充能量和蛋白质,以减轻机体损耗。早期可采用肠外营养供给,等肠蠕动恢复后,可采用肠内营养供给。对昏迷未醒者可给予鼻饲,每次鼻饲量不超过200 mL,间隔时间 3 h,注食速度不宜过快。

(4)大小便的护理管理:保持大小便通畅,对有尿失禁或尿潴留患者,应在无菌操作下行导尿术。留置导尿管时应加强会阴部的护理,并定时放尿以训练膀胱的功能。患者有便秘时,可少量服用缓泻剂或每天早晨给予 20 mL 蜂蜜加适量温开水同饮,并帮助患者做腹部环形按摩(顺时针方向)或做低压温盐水灌肠。

(5)加强基础护理的落实:如口腔护理、皮肤护理等,使用胺碘酮时应加强脉管炎的预防护理等。

2.重点护理措施

(1)心室颤动的判断:监护导联显示 QRS-T 波消失,代之以快速的不规则的振幅、形态各异的颤动波。其频率为 180~500 次/分钟。明确诊断首要并且关键,需要鉴别其与寒冷所致的肌颤波、患者身体的抖动、导联线移动所致的干扰。室颤发生时常伴随昏迷程度加重,脑外伤患者呼吸浅而弱以致暂停,瞳孔迅速扩大,光反射消失等危急征象。

(2)心室颤动的急救:确诊心室颤动后,应争分夺秒积极组织抢救。立即行非同步直流电除颤,通常选择 300~360 J 的能量。如无效,则静脉推注肾上腺素 1~5 mg,使细颤转为粗颤,再行电除颤 1 次,若未能转复,则使用利多卡因、胺碘酮继续复律,同时积极去除诱因及治疗原发病直到转为窦性心律。电除颤时,应严格掌握操作规程,防止局部皮肤灼伤。

(3)尽早实施脑复苏:低温能使机体各重要组织代谢率降低,耗氧量减少,借以保护脑和其他重要器官,利于脑复苏。一般采用头部置冰枕或冰帽,各大动脉处使用冰袋使肛温迅速控制在 33 ℃~34 ℃。降温过程中随时观察耳廓、指(趾)等末梢部位皮肤,避免冻伤。

3.治疗过程中可能出现的情况及应急措施

对心源性猝死的处理就是立即进行有效的心肺复苏。

(1)识别心搏骤停：出现得较早并且可靠的临床征象是意识突然丧失，呼吸停止，对刺激无反应。

(2)呼救：在心肺复苏术的同时，设法(呼喊或通过他人应用现代通信设备)通知急救系统，使更多的人参与基础心肺复苏和进一步施行高级复苏术。

(3)心前区捶击复律：一旦肯定心搏骤停而无心电监护和除颤仪时，应坚决地捶击患者胸骨中下1/3处，若锤击1~2次心跳仍未恢复，则立即行基础心肺复苏。

(4)基础心肺复苏：畅通气道、人工呼吸、人工胸外心脏按压。

(5)高级心肺复苏：心肺复苏成功后，需继续有效地维持循环和呼吸稳定，防治心脏再次骤停，处理脑缺氧、脑水肿、肾功能不全和继发性感染等，纠正酸中毒。要积极查明心源性猝死的原因并加以处理，预防再次发生猝死。

4.健康教育

(1)稳定的情绪：保持平和稳定的情绪，精神放松，不过度紧张。精神因素尤其是紧张的情绪易诱发心律失常。所以患者要以平和的心态去对待工作和生活，避免过喜、过悲、过怒，不看紧张、刺激的电视剧、球赛等。

(2)自我监测：在心律失常不易被发现时，患者自己最能发现问题。有些心律失常常有先兆症状，若能及时发现并采取措施，可减少甚至避免再发心律失常。

(3)合理用药：心律失常的治疗中强调用药个体化，患者必须按医师要求服药，并注意观察用药后的反应。

(4)定期复查：患者定期复查心电图、电解质、肝功等，因为抗心律失常药可影响电解质及脏器功能，用药后应定期复诊及观察用药效果和调整用药剂量。

(5)生活要规律：养成按时作息的习惯，保证睡眠，因为失眠可诱发心律失常。运动要适量，量力而行，不勉强运动或运动过量，不做剧烈及竞赛性活动，可打太极拳。洗澡水不要太热，洗澡时间不宜过长。养成按时排便习惯，保持大便通畅。饮食要定时定量。不饮浓茶，不吸烟。避免着凉，预防感冒。

(任佳慧)

第七节 房室交界区性心律失常

房室交界区性心律失常一般分为房室交界区性期前收缩、房室交界区性逸搏与心律、非阵发性房室交界区性心动过速。

一、房室交界区性期前收缩

(一)临床表现

房室交界区性期前收缩可有心悸、胸闷、恶心等症状，心脏听诊期前收缩第一心音增强，第二心音减弱或消失，其后有一个长间歇期。

（二）诊断

症状和体征是诊断房室交界区性期前收缩的重要依据。心电图检查:逆行 P 波可位于 QRS 波群之前(PR 间期＜0.12 s)、之中或之后(RP 间期＜0.20 s)。QRS 波群形态正常,当发生室内传导差异时,QRS 波群形态可有变化。

（三）护理措施

通常无须治疗,若有器质性心脏病,则应加强病因治疗,如控制高血压、改善冠状动脉供血和纠正心功能不全等,预后较好。

1.一般护理措施

(1)休息指导:适当活动,避免劳累;保持精神乐观,情绪稳定,避免精神紧张;戒烟、酒,减少本病的诱发因素。

(2)饮食指导:饮食宜清淡,平时宜进食易消化的食物,以免造成消化不良,多吃富含蛋白质的食物,如牛肉、鱼、虾、蛋类等,多吃新鲜蔬菜和水果,如青菜、番茄、苹果、梨等。饮食不宜过饱,少吃刺激性食物,少喝浓茶或咖啡,少食豆制品。

2.重点护理措施

监测患者的生命体征,密切观察患者的心律、心率和血压的变化,如突然出现心悸、胸闷、恶心等,应立即通知医师,并及时给予处理。监测心电图,并密切注意药物的不良反应,如出现黑蒙、心悸、晕厥等,应警惕脑缺血,及时通知医护人员。

3.治疗过程中可能出现的情况及应急措施

阿-斯综合征:发现晕厥患者时要注意以下几点。

(1)应立即将患者置于头低足高位,使脑部血供充分。将患者的衣服纽扣解松,将其头转向一侧,以免舌头后倾堵塞气道。

(2)局部刺激,如向头面部喷些凉水或在额部放上湿的凉毛巾,有助于清醒。

(3)在患者晕厥发作时不能喂食、喂水,患者神志清醒后不要让患者马上站立,必须等患者全身无力好转后才能在细心照料下让患者逐渐站立和行走。

4.健康教育

(1)积极治疗原发病:消除期前收缩的原因,如纠正电解质紊乱、改善心肌供血、改善心脏功能等,按时服药。

(2)避免精神紧张:保持精神乐观,情绪稳定;适当活动,勿过劳,戒烟、酒,减少本病的诱发因素;合理饮食,少食油腻的食品。

二、房室交界区性逸搏与心律

（一）临床表现

患者有心悸的症状,严重心动过缓时可伴有头晕、黑蒙的症状。房室交界区性逸搏的频率通常为 40～60 次/分钟。心电图表现为在长于正常 PP 间期的间歇后出现一个正常的 QRS 波群,P 波消失或逆行 P 波位于 QRS 波之前或之后。此外,也可见到未下传至心室的窦性 P 波。房室交界区性心律指房室交界区性逸搏连续发生形成的节律。心电图显示正常下传的 QRS 波群,频率为 40～60 次/分钟。可有逆行 P 波或房室分离。房室交界区性逸搏心律的出现与迷走神经张力升高、显著的窦性心动过缓或房室传导阻滞有关,并作为心室停搏的生理保护机制。查体时颈静脉搏动可出现大的 α 波,第一心音强度变化不定。

（二）诊断

根据患者的病史、症状、体征以及心电图特征,一般可诊断房室交界区性逸搏与心律。房室交界区性逸搏的频率通常为 40～60 次/分钟。

（三）治疗

房室交界区性逸搏或心律属于被动出现的心律失常,治疗应主要针对原发病(如严重窦性心动过缓、窦房传导阻滞或房室传导阻滞),必要时可予以起搏治疗。

（四）护理措施

1. 一般护理措施

(1)休息指导:适当活动,避免劳累;保持精神乐观,情绪稳定,避免精神紧张;戒烟、酒,减少本病的诱发因素。

(2)生活指导:患者宜多吃对心脏有益的食物,如全麦、燕麦、糙米、扁豆、洋葱、蒜头、蘑菇、茄子等;忌食有刺激性的食物,少吃油炸食品,戒烟、酒;适度活动,以不引起心悸、头晕等不适为宜。

2. 重点护理措施

监测患者的生命体征,密切观察患者心律、心率和血压的变化,如突然出现心悸、头晕等不适,应立即通知医师,并及时给予处理。监测心电图,并密切注意药物的不良反应,如出现黑蒙、心悸、晕厥等,应警惕脑缺血,及时通知医护人员。

3. 治疗过程中可能出现的情况及应急措施

(1)对晕厥患者应注意以下几点:①应立即将患者置于头低足高位,使脑部血供充分。将患者的衣服纽扣解松,将其头转向一侧,以免舌头后倾堵塞气道。②局部刺激,如向头面部喷些凉水或在额部放上湿的凉毛巾,有助于清醒。如房间温度太低,应保暖。③在患者晕厥发作时不能喂食、喂水。患者神志清醒后不要让患者马上站立,必须等患者全身无力好转后才能在细心照料下让其逐渐站立和行走。

(2)低血压:当发生直立性低血压时,立即协助患者平卧,并帮助按摩四肢,数分钟后可缓解;严重低血压时,嘱咐患者绝对卧床,遵医嘱应用升压药物。

4. 健康教育

(1)告知患者交界区性逸搏与心律是一种生理性代偿机制,当其出现时要积极寻找引起其发生的原发病,查明病因,积极治疗,是预防此种心律失常的根本措施。

(2)避免精神紧张,保持精神乐观,情绪稳定。生活规律,勿过劳。戒烟、酒,忌食有刺激性的食物,少吃油炸食品。定期进行检查。

三、非阵发性房室交界区性心动过速

（一）临床表现

患者有心悸的症状,偶有胸闷、憋气、头晕等症状。心动过速起始与终止时心率逐渐变化,有别于阵发性心动过速,故称为"非阵发性"。

临床上交界区性心律和交界区性心动过速的区别在于频率,将频率<70 次/分钟者称为交界区性心律,将频率≥70 次/分钟而未达到130～140 次/分钟的称为交界区性心动过速。只有当交界性心律(心动过速)的频率超过正常窦性心律时才能夺获心室率,心电图上可见干扰性房室脱节。

（二）诊断

心动过速发作开始与终止时心率逐渐变化，有别于阵发性心动过速，心率 70～150 次/分钟或更快，心律通常规则。QRS 波群正常。

（三）治疗

治疗本病主要针对基本病因。已经使用洋地黄的患者应该立即停药，不应施行电复律。急性心肌梗死造成的应给予及时血运重建，改善心肌缺血，并辅以 β 受体阻滞剂等。伴发于急性风湿热时应积极控制活动性风湿性炎症。在去除病因后本型心律失常通常能够自行消失，假如患者的耐受性良好，仅需密切观察和治疗原发病。

（四）护理措施

1.一般护理措施

（1）饮食指导：患者应多吃维生素丰富的新鲜蔬菜和水果，如萝卜、山楂、蘑菇等；饮食宜清淡，忌食有刺激神经兴奋作用的食物，如辛辣食物、咖啡和可乐等；忌食油腻的食物，戒烟、酒，少吃甜食。

（2）休息与活动：嘱患者适量活动，如有不适立即停止活动，就地休息。

2.重点护理措施

（1）因非阵发性交界区性心动过速多见于洋地黄中毒，所以在使用洋地黄药物时要掌握好适应证，治疗过程中要严密监测血药浓度和临床症状，一旦发现问题，及时进行处理。

（2）当非阵发性交界区性心动过速出现房室分离时，由于心房收缩不能帮助心室的充盈，心排血量降低，此时可考虑用阿托品使窦性心律增快，通过窦性-交界区性心律的竞争，使非阵发性交界区性心动过速消失，房室分离消失，心排血量增加。

3.治疗过程中可能出现的情况及应急措施

（1）心力衰竭：患者取坐位，双腿下垂，以减少静脉回流。高流量氧气吸入（10～20 mL/min纯氧吸入），并在湿化瓶中放入酒精。遵医嘱应用吗啡，呋塞米 20～40 mg，静脉推注，于 2 min 内推完，也是主要的治疗方法。应用血管扩张剂，可选用硝普钠或硝酸甘油，静脉滴注；毛花苷 C 0.4 mg，静脉注射，适用于心房颤动伴快速心室率或已知心脏增大伴左心室收缩功能不全者，禁用于重度二尖瓣狭窄伴窦性心律者。氨茶碱 0.25 g，以葡萄糖水稀释后缓慢静脉推注，对解除支气管痉挛特别有效，同时有正性肌力作用及扩张外周血管和利尿作用。四肢轮流结扎，降低前负荷。

（2）猝死：对心源性猝死的处理就是立即进行有效的心肺复苏。

4.健康教育

（1）向患者介绍疾病的病因、临床表现、治疗及用药方法，使用洋地黄药物时要掌握好适应证，治疗过程中要严密监测血药浓度和临床症状，一旦发现问题，及时进行处理。

（2）教会患者保持情绪稳定，避免诱因，饮食规律，保证良好睡眠，定期复查。

（任佳慧）

第八节　稳定型心绞痛

稳定型心绞痛是指在冠状动脉狭窄的基础上心肌负荷增加，导致心肌急剧的暂时缺血与缺氧的临床综合征，其特点为阵发性的前胸压榨性疼痛，可放射至心前区、左上肢、两肩，尤其是左肩内侧。常发生于劳累、饱食或情绪激动时，受寒、阴雨天气、急性循环衰竭等为常见诱因。每次发作持续数分钟，休息或含服硝酸甘油后疼痛可缓解或消失。

一、护理评估

(一)临床表现

1.症状

典型的心绞痛以发作性胸痛为主要表现，并有其明显的特点。

(1)部位：疼痛多发生在胸骨体上段或中段之后，可波及心前区，范围如手掌大小，其边界不清，可放射至上肢、两肩，尤其左臂内侧及小指和环指，或至颈、咽或下颌部。

(2)性质：多表现为压榨样或紧束感、闷胀感或窒息感，而不是针刺样痛、刀扎样痛或锐痛。发作开始时疼痛较轻，以后则变为难以忍受或伴濒死的恐惧感，迫使患者立即停止活动，不愿说话，直至逐渐缓解。

(3)持续时间：典型心绞痛历时多为 3～5 min，一般不少于 1 min 和不超过 15 min。休息或含服硝酸甘油后，多在 1～2 min 或几分钟内缓解，超过 15 min 缓解一般被认为不是硝酸甘油的作用。疼痛 1 d 内可发作数次，也可数日或数周发作 1 次。

(4)诱因：心绞痛发作多由增加心脏负荷的一些因素所诱发，如情绪激动、劳累、负重行走、吸烟、寒冷、饱食、性交、心动过速等。疼痛多发生于劳累的当时，而不是其后。

(5)缓解方式：一般在停止原来诱发症状的活动后即可缓解，舌下含服硝酸甘油也可能在几分钟内使症状缓解。

2.体征

平时可无异常体征。疼痛发作时伴有下列体征，则有助于心绞痛的诊断：①胸痛伴面色苍白、出冷汗，面容焦虑及新出现的加强的第四或第三心音奔马律；②暂时性心尖部收缩期杂音；③胸痛时心率增快和血压升高；④第二心音逆分裂或交替脉。

(二)实验室和其他检查

1.心电图检查

(1)静息心电图：约有 60% 的心绞痛患者静息心电图在正常范围，可有陈旧性心肌梗死改变或非特异性 ST-T 变化，有时可伴有房性、室性期前收缩，房室或束支传导阻滞等心律失常。

(2)发作时心电图：大部分患者可出现一过性 ST 段呈水平形或下斜形压低，T 波低平或倒置，原为 T 波倒置者发作时变为直立(假性改善)。心绞痛发作时的心电图改变多数时间短暂，需及时描记心电图或心电监护才能发现。变异型心绞痛发作时相关导联 ST 段抬高。

(3)心电图负荷试验：是通过增加心脏工作负荷，观察心电图变化，来判断冠状动脉循环功能的一种测试方法，是早期诊断冠心病的重要手段之一。目前常用的心电图负荷试验有运动负荷试验和非运动负荷试验，以前者常用。运动中出现典型心绞痛，心电图改变主要以 ST 段水平形和下斜形压低≥0.1 mV(J 点后 60～80 ms)持续 2 min 为运动试验阳性标准。

(4)动态心电图:让患者佩戴慢速转动的记录装置,以两个双极胸导联连续记录24 h心电图,然后在荧光屏上快速播放并选段记录,可从中发现心电图ST-T段改变和各种心律失常。出现时间可与患者的活动和症状相对照,胸痛发作时相应时间记录的心电图显示缺血性的ST-T段改变,有助于心绞痛的诊断。

2.冠状动脉造影检查

冠状动脉造影是目前诊断冠心病的最准确方法,属于有创性检查。通过股动脉、肱动脉和桡动脉将特制的冠状动脉造影管分别送入左、右冠状动脉,并注入造影剂,使左、右冠状动脉及其主要分支得到清晰的显影,从而判断冠状动脉狭窄的部位及程度。造影的主要指征:①药物治疗后心绞痛仍较重,为明确冠状动脉病变情况,以考虑介入性治疗和旁路移植手术;②胸痛似心绞痛而不能确诊;③中老年患者心脏增大、心力衰竭、心律失常,疑有冠心病而无创性检查未能确诊。医师一般认为,冠状动脉管腔狭窄在70%～75%可以确诊,狭窄在50%～70%者也有一定意义。

3.其他检查

X线检查多无异常发现,也可见心影增大。二维超声心动图可探测到缺血区心室壁的运动异常。心肌超声造影可了解心肌血流灌注。多排螺旋CT、磁共振冠状动脉造影,也已用于冠状动脉病变的诊断。血管镜检查、冠状动脉内超声显像及多普勒超声检查有助于指导冠心病介入治疗时,采用更恰当的治疗措施。

(三)诊断与鉴别诊断

1.诊断

根据典型的症状和体征以及含服硝酸甘油有效,结合存在的易患因素和年龄,在排除其他原因所致的心绞痛后,一般可以诊断。如果心绞痛发作时心电图检查可见以R波为主的导联中,ST段压低,T波平坦或倒置(变异型心绞痛者有关导联ST段抬高),发作过后数分钟内逐渐恢复;心电图负荷试验或动态心电图阳性;放射性核素心肌灌注显像阳性;冠状动脉造影结果阳性可确诊。

2.鉴别诊断

(1)心脏神经症:多见于中年或绝经期前后的妇女。其疼痛部位在左乳房下或心尖附近,多为短暂的刺痛或持久的隐痛,患者常喜欢不时地深吸一大口气或叹息样呼吸。症状多在疲劳之后而不在当时出现。常伴有焦虑、心悸、手足麻木等。含服硝酸甘油无效或在10 min后才"见效"。

(2)急性心肌梗死:本病疼痛部位与心绞痛相同,但更剧烈,持续时间更长,可达数小时,常伴有休克、心律失常及心力衰竭,含服硝酸甘油多不能缓解。心电图中面向梗死部位的导联ST段抬高,并有异常Q波。实验室检查显示白细胞计数、血清心肌坏死标志物、肌红蛋白、肌钙蛋白I或T等增多,血沉增快。

(3)其他疾病导致的心绞痛:严重的主动脉瓣狭窄和关闭不全、风湿性冠状动脉炎、梅毒性主动脉炎导致的冠状动脉口狭窄和闭塞、肥厚型心肌病、X综合征等均可引起心绞痛。其中X综合征多见于女性,心电图负荷试验常为阳性,但冠状动脉造影呈阴性且无冠状动脉痉挛,预后好,被认为是冠状动脉系统毛细血管功能不良所致。

(4)肋间神经炎:疼痛常累及1～2个肋间,但不一定局限在前胸,为刺痛或是灼痛,多为持续性而非发作性。咳嗽、深呼吸或活动手臂可使疼痛加剧,肋软骨处或沿神经行经处有压痛。

(四)治疗

治疗原则是改善冠状动脉的供血和减轻心肌的氧耗,同时治疗冠状动脉粥样硬化,长期服用阿司匹林 75～300 mg/d 和给予有效的降血脂治疗可促使冠状动脉粥样斑块的稳定,减少血栓的形成,减少不稳定型心绞痛和心肌梗死的发生。

1.发作时的治疗

(1)发作时立即休息,一般停止活动后症状多能缓解。

(2)药物治疗:较重的发作可选用作用较快的硝酸酯制剂。此类药物除能直接扩张冠状血管,降低阻力,增加冠状动脉及侧支循环的血流量外,还可使静脉张力降低,减少静脉回心血量,降低心室容量、心腔内压等,从而减轻心脏前后负荷和降低心肌的耗氧量,缓解心绞痛。①硝酸甘油:开始 0.3～0.6 mg,舌下含服,1～2 min 开始作用,0.5 h 后作用消失。绝大多数患者在 3 min 内见效。无效或见效延迟要考虑是诊断有误,还是病情严重或药物失效等。该药的不良反应有头昏、头胀痛、面红、心悸,偶有血压下降、心动过速等。因此第一次用药时,患者宜平卧片刻,必要时吸氧。②硝酸异山梨酯:一般 5～10 mg,舌下含服,2～5 min 见效,作用维持 2～3 h。近年有供喷雾吸入用的制剂。

以上制剂主要用于劳力性心绞痛发作期的治疗。对于变异型心绞痛可立即口服地尔硫䓬 30 mg,也可与硝酸甘油合用。此外,各种口服中药制剂(如活心丹、冠心苏合丸、心宝、苏冰滴丸和苏合香丸等),对缓解心绞痛也有一定作用。个别患者可酌情给予镇静剂,严重患者还可给予氧气吸入。

2.缓解期的治疗

注意休息,调整生活和工作,减轻精神负担,避免诱发因素,调节饮食,防止心绞痛再发作。同时使用防止病情进展及作用持久的抗心绞痛药物。

(1)抗血小板药物:抗血小板黏附和聚集的药物,可抑制血小板在动脉粥样硬化斑块上的聚集,防止血栓形成。可选用药物:①阿司匹林每次 0.075～0.1 g,每日 1 次;②氯吡格雷,首剂 300 mg,然后 75 mg/d。

(2)调节血脂药物:调脂药物在治疗冠状动脉粥样硬化中起重要作用,可以改善内皮细胞的功能,并有研究显示,羟甲基戊二酰辅酶 A(HMG-CoA)还原酶抑制剂类调脂药有使动脉粥样硬化斑块消退的作用。其部分结构与 HMG-CoA 还原酶的基质 HMG-CoA 结构相似,可和HMG-CoA 竞争性与酶的活性部位相结合,从而阻碍 HMG-CoA 还原酶的作用,后者是胆固醇合成过程中的限速酶,因而胆固醇的合成受抑制,血胆固醇水平降低,细胞内胆固醇含量减少又可刺激细胞表面 LDL 受体合成增加,从而促进 LDL、VLDL 通过受体途径代谢降低血清LDL 含量。不良反应有乏力、肌痛、胃肠道症状、皮疹等。要注意监测肝、肾功能和肌酸激酶的变化。常用制剂有洛伐他汀,每次 20～40 mg,每日 1～2 次;普伐他汀,每次 5～10 mg,每日 1 次;辛伐他汀,每次 5～20 mg,每日 1 次;氟伐他汀,每次 20～40 mg,每日 1 次;我国患者量宜从最小剂量开始,根据冠心病的危险程度用到合适剂量。

(3)硝酸酯制剂:可扩张冠状动脉,使有病的冠状动脉、侧支循环的血流量均增加,并使静脉张力降低,回心血量减少,从而减轻心脏前负荷,可轻度降低动脉血压,使心率加快等。降低心肌耗氧量,使心绞痛缓解。短效硝酸酯制剂主要用于缓解期的治疗。常用的制剂有硝酸异山梨酯,口服,每次 5～20 mg,每日 4～6 次。服后 15～30 min 起作用,持续 3～5 h;5-单硝酸异山梨酯,每次 20～40 mg,每日 2 次,口服;2%的硝酸甘油油膏或贴剂(含 5～10 mg),涂或贴在胸前或上臂皮肤而缓慢吸收,可预防夜间心绞痛发作。

二、护理诊断/问题

(1)气体交换受损:与急性肺水肿有关。

(2)恐惧:与突发病情加重而担心疾病预后有关。

(3)清理呼吸道无效:与呼吸道分泌物增多、咳嗽无力有关。

三、护理目标

(1)患者呼吸困难、咳嗽等症状减轻。

(2)患者焦虑/恐惧程度减轻,配合治疗及护理。

(3)患者呼吸道通畅,呼吸道分泌物减少并能咳出。

(4)患者得到及时治疗与处理,血流动力学稳定。

四、护理措施

(一)一般护理

(1)注意休息:避免劳累,体力活动会增加心脏负担,增加心肌耗氧量,冠状动脉血流量不能随心肌的需要增加而增加。发病初期休息是治疗的关键。

(2)饮食:摄入清淡且富含维生素、优质蛋白质及纤维素的食物。吃饭不宜过快过饱,可少食多餐。保持大便通畅。

(3)心理支持:保持环境安静、舒适,尽量减少打扰。安慰患者,解除患者紧张不安的情绪。

(4)避免诱发因素:避免疲劳、情绪激动、紧张、环境嘈杂或寒冷、体位突然改变、进食过饱等。

(二)重点护理

1.疼痛护理

①急性发作时的治疗:在心绞痛突然发作时,应立即停止活动并休息。若症状仍不缓解,可使用作用较快的硝酸酯制剂,通常首选硝酸甘油和硝酸异山梨酯。②缓解期的治疗:可使用硝酸酯制剂、β受体阻滞剂、钙通道阻滞剂及抗血小板药物。

2.使用硝酸甘油的护理

使用后出现颜面潮红、头痛、心悸等症状,是药物造成头面部血管扩张引起的。为防止用药后出现直立性低血压,可嘱患者用药后卧床休息。静脉滴注硝酸甘油,可用输液泵严格控制输液速度,以防止意外发生。输液过程中嘱患者在床上大小便,避免体位突然改变而出现血压下降、头晕、冷汗、心悸等症状。输液前及输液期间,应定时测血压。输液时的护理:输液速度宜慢不宜快。由于输液时间长,应在治疗前做好患者的思想工作,鼓励安慰患者耐心地坚持输液治疗。观察并记录 24 h 出入量,便于及时调整输液量及观察肾脏代谢功能,避免加重心脏负担的情况发生。

3.病情观察

了解患者稳定型心绞痛的发生部位、性质,有无放射性的疼痛及疼痛程度、持续时间、缓解方式,询问发生前有无诱因(这是评估疼痛的重点),并及时准确地记录及处理。

(三)治疗过程中的应急护理措施

(1)心肌梗死。①嘱患者绝对卧床休息,不要随意走动、用力,以降低心肌耗氧量。②给予高浓度持续吸氧,不少于 30 min。③缓解剧烈疼痛:硝酸甘油片 1～5 片,每片相隔 3～5 min,有条件者在 500 mL 液体中加入硝酸甘油 5～10 mg,持续滴注;速效救心丸 15～30 粒,吞服;镇痛药,如哌替啶 50 mg,或吗啡 5 mg,肌内注射。④适当应用镇静剂:如地西泮(安定)1～2 片,口服,或 10 mg,肌内注射;异丙嗪、苯巴比妥也可用。

(2)心源性猝死:对心源性猝死的处理就是立即进行有效的心肺复苏,护理措施与猝死的护理措施相同。

(四)健康教育

1.改变生活方式

(1)合理饮食:宜摄入低热量、低脂、低胆固醇、低盐饮食,多食蔬菜、水果和粗纤维食物,如芹菜、糙米等,避免暴饮暴食,注意少食多餐。

(2)控制体重:减少摄入动物脂肪和含胆固醇较高的食物。

(3)适当运动:以有氧运动为主,注意运动的强度和时间因病情和个体差异而不同,必要时在监测下进行运动。

(4)戒烟,限酒。

(5)减轻精神压力:逐渐改变急躁的性格,保持平和的心态,可采取放松术或与他人交流的方式缓解压力。

2.避免诱发因素

告知患者及其家属过劳、情绪激动、饱餐、寒冷刺激等都是心绞痛发作的诱因,应注意尽量避免。

3.病情自我监测指导

指导患者及其家属心绞痛发作时的缓解方法,胸痛发作时应停止活动或舌下含服硝酸甘油。如服用硝酸甘油不缓解或心绞痛发作比以往频繁、程度加重、疼痛时间延长,应立即到医院就诊,警惕心肌梗死的发生。

4.用药指导

指导患者出院后遵医嘱服药,不要擅自增减药量,自我监测药物的不良反应。外出时随身携带硝酸甘油以备急需。

5.定期复查

告知患者应定期复查心电图、血糖、血脂等。

(冯晓玲)

第九节　不稳定型心绞痛

冠心病中除上述典型的稳定性劳力性心绞痛之外,心肌缺血所引起的缺血性胸痛尚有各种不同的表现类型,有关心绞痛的分型命名有 10 余种,但其中除变异型心绞痛具有短暂 ST 段抬高的特异的心电图变化而仍为临床所留用外,其他(如恶化型心绞痛、卧位型心绞痛、梗死后心绞痛、混合型心绞痛等)诊断临床上均已弃用。目前已趋向将劳力性心绞痛以外的缺血性胸痛统称为不稳定型心绞痛(unstable angina,UA)。这不仅是基于对不稳定的粥样斑块的深入认识,也表明了这类心绞痛患者临床上的不稳定性,进展至心肌梗死的危险性,必须予以足够的重视。

一、护理评估

(一)临床表现

胸痛的部位、性质与稳定型心绞痛相似,但具有以下特点之一。

(1)原有稳定型心绞痛。在1个月内疼痛发作的频率增加,程度加重,时限延长,诱发因素变化,硝酸酯制剂缓解作用减弱。

(2)1个月之内新发生的心绞痛,并为较轻的负荷所诱发。

(3)休息状态下发作心绞痛或较轻微活动即可诱发,发作时表现出ST段抬高的变异型心绞痛也属于此类。

(4)贫血、感染、甲亢、心律失常等原因诱发的心绞痛称为继发性不稳定型心绞痛。

UA与非ST段抬高性心肌梗死(NSTEMI)都属于非ST段抬高的急性冠脉综合征(ACS),两者的区别在于根据血中心肌坏死标志物的测定结果,因此对非ST段抬高的ACS必须检测心肌坏死标记物并确定未超出正常范围时方能诊断UA。由于UA患者的疾病严重程度不同,其处理和预后也有很大的差别,在临床上分为低危组、中危组和高危组。低危组指新发的或是原劳力性心绞痛恶化加重,发作时ST段下移≤1 mm,持续时间<20 min;中危组就诊前1个月内(但48 h内未复发)发作1次或数次,静息心绞痛及梗死后心绞痛,发作时ST段下移>1 mm,持续时间<20 min;高危组就诊前48 h内反复发作,静息心绞痛ST段下移>1 mm,持续时间<20 min。

(二)防治

不稳定型心绞痛的病情发展常难以预料,应使患者处于医师的监控之中,疼痛发作频繁或持续不缓解及高危组的患者应立即住院。

1.一般处理

卧床休息1~3 d,床边24 h心电监测。对呼吸困难、发绀者应给予氧气吸入,维持血氧饱和度在90%以上。对烦躁不安、剧烈疼痛者可给予吗啡5~10 mg,皮下注射。如有必要,应重复检测心肌坏死标志物。

2.缓解疼痛

本型心绞痛单次含服或喷雾吸入硝酸酯类制剂往往不能缓解症状,一般每隔5 min 1次,共用3次后持续静脉滴注或微泵输注硝酸甘油、硝酸异山梨酯,以10 μg/min开始,每3~5 min增加10 μg/min,直至症状缓解或出现血压下降。静脉滴注硝酸酯类制剂的疗效不佳或不能应用β受体阻滞剂者,可用非二氢吡啶类钙通道阻滞剂,如静脉滴注地尔硫䓬,1~5μg/(kg·min),常可控制发作。治疗变异型心绞痛以钙通道阻滞剂的疗效最好。本类药也可与硝酸酯同服,其中钙通道阻滞剂尚可与β受体阻滞剂同服。停用本药时也宜逐渐减量然后停服,以免诱发冠状动脉痉挛。

3.对于个别病情极端严重者

保守治疗效果不佳,在有条件的医院应行急诊冠状动脉造影及介入治疗或外科手术治疗。UA经治疗病情稳定,出院后应继续强调抗凝及调脂治疗以促使斑块稳定。缓解期的进一步检查及长期治疗方案与稳定型劳力性心绞痛相同。

二、护理诊断/问题

(1)气体交换受损:与急性肺水肿有关。

(2)恐惧:与突发病情加重而担心疾病预后有关。

(3)清理呼吸道无效:与呼吸道分泌物增多、咳嗽无力有关。

三、护理目标

(1)患者呼吸困难、咳嗽等症状减轻。

(2)患者焦虑/恐惧程度减轻,配合治疗及护理。

(3)患者呼吸道通畅,呼吸道分泌物减少并能咳出。

(4)患者得到及时治疗与处理,血流动力学稳定。

四、护理措施

(一)一般护理

(1)心绞痛发作时:应协助患者立即卧床休息,让其卧床休息1～3 d,给予氧气吸入,床边24 h心电监护。严密观察血压、脉搏、呼吸、心率、心律的变化。协助患者采取舒适卧位,解开衣领。给予硝酸酯制剂含服,用药3～5 min仍不缓解时,可再服1片,观察心绞痛能否缓解。

(2)心绞痛剧烈、持续不缓解时:按医嘱应用药物,做心电图,必要时持续心电监护,观察心肌缺血的改变,警惕心肌梗死的发生。

(二)重点护理

(1)密切观察心绞痛的性质、部位、持续时间及疼痛规律。

(2)给予心理护理,安慰患者,消除其紧张情绪。

(3)缓解期可鼓励患者适当活动,避免剧烈运动。

(三)治疗过程中的应急护理措施

1.心律失常

紧急处理应遵循的总体原则:①首先识别和纠正血流动力学障碍。②基础疾病和诱因的纠正与处理。③治疗与预防兼顾:心律失常易复发,在纠正后应采取预防措施,尽可能减少复发。根本措施是加强基础疾病的治疗,控制诱发因素。要结合患者的病情确定是否采用抗心律失常药物治疗。

2.急性心肌梗死

患者首先严格卧床,保持安静,避免精神过度紧张;舌下含服硝酸甘油或硝酸甘油喷雾吸入;镇静;一般鼻导管给氧,氧流量2～4 L/min;使用镇痛药物,需注意其血压下降、呼吸抑制及呕吐等不良反应;密切心电、血压、呼吸、心率、心律及尿量监护,开放静脉通路。

3.猝死

对心源性猝死的处理就是立即进行有效的心肺复苏。①识别心搏骤停:出现得较早并且可靠的临床征象是意识突然丧失,呼吸停止,对刺激无反应。②呼救:在心肺复苏术的同时,设法(呼喊或通过他人应用现代通信设备)通知急救,使更多的人参与基础心肺复苏和进一步施行高级复苏术。③心前区捶击复律:一旦肯定心搏骤停而无心电监护和除颤仪时,应坚决地捶击患者胸骨中下1/3处,若锤击1～2次心跳仍未恢复,则立即行基础心肺复苏。④基础心肺复苏:畅通气道,人工呼吸,人工胸外心脏按压。⑤高级心肺复苏:心肺复苏成功后,需继续有效地维持循环和呼吸稳定,防止心脏再次骤停,处理脑缺氧、脑水肿、肾功能不全和继发性感染等,纠正酸中毒。要积极查明心源性猝死的原因并加以处理,预防再次发生猝死。

(四)健康教育

1.合理膳食

宜采取低热量、低脂、低胆固醇、低盐饮食;多食蔬菜、水果和粗纤维食物,如芹菜、糙米等;避免暴食暴饮,注意少食多餐。

2.控制体重

在饮食治疗的基础上,应结合运动和行为等综合治疗。

3.适当运动

以有氧运动为主,注意运动的强度和时间因病情和个体差异而不同。

4.戒烟

吸烟有害身体健康,应戒除。

5.减轻精神压力

保持平和的心态,可采取放松技术或与他人交流的方式缓解压力。

6.避免诱发因素

告知患者及其家属过劳、情绪激动、饱餐、寒冷刺激等都是心绞痛发作的诱因,应注意尽量避免。

7.病情自我监测指导

指导患者及其家属心绞痛发作时的缓解方法,心绞痛发作时立即停止活动或舌下含服硝酸甘油。如服用硝酸甘油不缓解,或心绞痛发作比以往频繁程度加重、疼痛时间延长,应立即到医院就诊,警惕心肌梗死的发生。

8.用药指导

指导患者出院后遵医嘱服药,不要擅自增减药量,自我监测药物的不良反应。外出时随身携带硝酸甘油以备急需。

(冯晓玲)

第十节　原发性高血压

高血压是以体循环动脉血压升高为主要表现的临床综合征,分为原发性高血压和继发性高血压。病因不明的高血压称为原发性高血压,又称高血压,这类高血压患者占高血压患者的95%以上;由某些明确而独立的疾病(如肾脏病、内分泌疾病等)引起的血压升高,称为继发性高血压或症状性高血压,这类高血压患者约占高血压患者的5%。城市发病率高于农村发病率,北方发病率高于南方发病率,且存在着"三高""三低"现象,"三高"即发病率高、致残率高和病死率高;"三低"即知晓率低、服药率低和控制率低,值得引起重视。长期血压升高可引起心、脑、肾、眼底等靶器官损害,对人类的健康危害较大。高血压治疗原则是使血压下降达到或接近正常范围,预防或延缓靶器官损害。一般需长期甚至终身治疗。目前我国采用国际上统一的高血压诊断标准,即收缩压≥140 mmHg 和/或舒张压≥90 mmHg 即可诊断高血压。

一、护理评估

(一)病因及发病机制

原发性高血压的病因未明,目前学者认为病因可能和遗传因素、高盐低钙饮食、精神应激(如长期精神紧张、噪声刺激、焦虑)、从事脑力劳动且活动过少,以及肥胖、年龄(男性>55岁、女性>65岁)、饮酒、大量吸烟、服用避孕药等有关,但高血压并非遗传性疾病。发病机制尚不明确,高级神经中枢功能失调可能在高血压发病中占主导地位。在一定的遗传基础上,多种因素综合作用,引起大脑皮质兴奋与抑制功能失调,交感神经活动增强,肾素-血管紧张素-醛固酮系统(RAAS)激活,胰岛素抵抗,细胞膜离子转运及血管内皮功能异常等,最终导致血压调节机制失代偿,血管收缩,外周阻力增加,使血压升高。护士应询问患者有无高血压家族史;有无摄盐过多、摄钙或摄钾过低、高脂饮食的习惯;有无烟酒嗜好;了解患者个性特征、职业及人际关系,是否从事脑力劳动,或从事精神紧张度高的职业和长期在有噪声的环境中工作;有无肥胖、心脏病、肾脏疾病、糖尿病、高脂血症及痛风等病史及用药情况。

(二)临床表现

1.一般表现

大多数患者起病隐匿,进展缓慢。早期常无症状,偶在体检时发现血压升高,或在过度劳累、紧张和激动后血压升高,休息或去除诱因后血压便可恢复正常。部分高血压患者有头痛、头晕、眼花、耳鸣、失眠、心悸及乏力等不适症状,与高级神经和自主神经功能失调有关,头痛、头晕、头胀可能与高血压引起颈外动脉扩张及搏动增强有关。

2.并发症

(1)心脏:长期高血压使左心室后负荷过重,引起左心室肥厚、扩大,形成高血压性心脏病,最终导致左心衰竭。体检可发现心尖冲动增强、左心室增大。高血压可促使冠状动脉粥样硬化的形成,并使心肌耗氧量增加,可发生心绞痛、心肌梗死。

(2)脑:长期高血压易形成颅内微小动脉瘤,血压突然升高可引起微小动脉瘤破裂而致脑出血。血压急剧升高还可发生一过性脑血管痉挛,导致短暂性脑缺血发作及脑血栓形成,出现头痛、眩晕、失语、肢体麻木或瘫痪。血压极度升高,可发生高血压脑病。

(3)肾脏:长期高血压可引起肾小动脉硬化,导致肾功能减退,可出现多尿、夜尿增多及蛋白尿,晚期可出现氮质血症和尿毒症。

(4)眼底:眼底表现可间接反映高血压的严重程度,分为四级。Ⅰ级:视网膜动脉痉挛、变细、反光增强;Ⅱ级:视网膜动脉狭窄,动静脉交叉压迫;Ⅲ级:眼底出血或渗出;Ⅳ级:视盘水肿。

(三)心理-社会状况

高血压是一种慢性病,病程迁延不愈,需终身用药,且并发症多而严重,给患者带来生活痛苦和精神压力,给家庭带来沉重的生活及经济负担,常使患者产生紧张、焦虑和忧郁。

(四)辅助检查

1.心电图

左心室肥厚、劳损。

2.胸部X线

胸片可见主动脉弓迂曲延长、左心室增大。

3.超声心动图

超声心动图提示左心室和室间隔肥厚,左心房和左心室增大。

4.动态血压监测

用小型携带式血压记录仪测定 24 h 血压动态变化,对高血压的诊断有较高的价值。

5.实验室检查

后期可有蛋白尿、血尿、管型尿,血尿素氮、肌酐浓度升高,空腹血糖、血脂及血尿酸浓度升高。

(五)防治要点

高血压治疗原则是改善生活行为,积极应用药物控制血压。治疗的目的是使血压下降,接近或达到正常范围;预防或延缓并发症的发生,并提高患者的生活质量。

1.非药物治疗

适用于各类高血压患者。主要是改善生活行为,包括以下几个方面。①减轻体重;②限制钠盐摄入,摄盐量≤6g/d;③补充钙和钾;④科学合理膳食,减少脂肪摄入;⑤戒烟、限酒;⑥适度增加低、中度运动,可根据情况选择慢跑、快步走、打太极拳等。

2.降压药物治疗

目前常用降压药物主要有利尿剂、β受体阻滞剂、钙通道阻滞剂、血管紧张素转化酶抑制剂(ACEI)、血管紧张素Ⅱ受体阻滞剂(ARB)及 α_1 受体阻滞剂。降压药物的使用原则:①坚持长期用药:高血压患者一般需要长期甚至终身服药,不能在血压控制到正常范围后随意停药,一旦停药,血压还会再次升高;②个体化;③药物剂量从小量开始;④注意联合用药;⑤缓慢降压:降压忌过低过快,因其可减少组织血液供应,尤其对老年人,可因血压过低而影响脑部供血;⑥尽可能选用能持续平稳控制 24 h 血压的长效降压药物。

3.高血压急症的治疗

①迅速降低血压,首选硝普钠;②有高血压脑病时给予脱水剂(如甘露醇),或快速利尿剂(如呋塞米,静脉注射);③烦躁、抽搐者应用地西泮、巴比妥类药物,肌内注射或水合氯醛灌肠。

二、主要护理诊断/问题

(1)头痛与血压升高有关。

(2)受伤与头晕、视力模糊、意识障碍或发生体直立性低血压有关。

(3)缺乏疾病预防、保健知识和高血压用药知识。

三、护理目标

患者血压控制在合适的范围,头痛减轻;无意外发生;患者及其家属能说出高血压预防及保健方面的知识,积极配合治疗;无重要脏器损害,无并发症发生。

四、护理措施

(一)病情观察

定期监测血压,密切观察病情变化,有无并发症和高血压急重症发生。患者出现心悸、气短,突发胸骨后疼痛,是心脏受损的表现;出现偏瘫、失语、意识障碍,是急性脑血管病的表现;尿量变化或夜尿增多时,应考虑到肾功能减退的可能。一旦发现血压急剧升高、剧烈头痛、呕吐、大汗、视力模糊、意识障碍及肢体运动障碍等异常,立即向医师报告并配合处理。

（二）生活护理

1.休息与活动

高血压初期可适当休息，保证充足的睡眠，选择合适的运动，如慢跑或步行、打太极拳、练气功等，不宜登高、提取重物和剧烈运动等。血压较高或有并发症者应多卧床休息。

2.饮食护理

低盐低脂饮食，每人食盐摄入量以不超过 6 g/d 为宜。补充钙和钾盐，多吃新鲜蔬菜，多饮牛奶。限制饮酒，饮酒量每日不能超过相当于 50 g 酒精的量。

（三）用药护理

1.用药注意事项

①告知患者遵医嘱应用降压药物，注意降压不可过快，不可自行增减或突然撤换药物，以防血压过低或过高；②服用降压药后可能发生低血压反应，如服药后有眩晕、恶心、乏力，应立即平卧，取头低足高位，以促进静脉回流，增加脑部血流量；③应指导患者起床或改变体位时动作宜缓慢，下床活动时穿弹力袜，服药后站立时间不宜太久，因长时间站立会使腿部血管扩张，血液淤积于下肢，脑部血流量减少。

2.常用降压药物、不良反应、适应证及禁忌证

（1）常用降压药物及其不良反应如下。

利尿剂：①作用机制及特点为减少细胞外液容量，降低心排出量，有排钠作用；降压缓和；②药物有氢氯噻嗪、螺内酯；③不良反应有低钠、低钾、高尿酸血症高钾，加重氮质血症。

β受体阻滞剂：①作用机制及特点为选择性地阻断β受体，降低交感神经活力，抑制肾素分泌；降压且减慢心率；②药物有阿替洛尔、美托洛尔；③不良反应有抑制心肌收缩力、心动过缓、使支气管收缩。

钙通道阻滞剂：①作用机制及特点为阻滞心肌细胞钙通道，抑制血管平滑肌收缩及钙离子内流；对血脂、血糖代谢无影响；②药物有硝苯地平、尼莫地平；③不良反应有头痛、面红、心率增快、下肢水肿头晕、面红、皮肤瘙痒。

血管紧张素转化酶抑制剂：①作用机制及特点为抑制 ACE 活性，减少血管紧张素 II 的生成，使血管扩张；对肾脏等靶器官有保护作用；②药物有卡托普利、贝那普利；③不良反应有刺激性干咳、血管神经性水肿。

血管紧张素 II 受体阻滞剂：①作用机制及特点为抑制 AT_1 受体，减少血管紧张素 II 生成，使血管扩张；②药物有氯沙坦、缬沙坦；③不良反应有轻微腹泻、出皮疹、眩晕。

α_1 受体阻滞剂：①作用机制及特点为阻断 α_1 受体，降低外周阻力；不影响血脂和血糖的代谢；②药物有哌唑嗪；③不良反应有直立性低血压、头晕、嗜睡。

（2）适应证及禁忌证如下。

利尿剂特别是噻嗪类适用于老年单纯收缩期高血压及合并心力衰竭、水肿的轻中度高血压患者；痛风、肾功能不全者禁用，糖尿病和高脂血症者慎用。β受体阻滞剂适用于高血压伴冠心病、快速性心律失常和青光眼的患者；对合并支气管哮喘、心动过缓、房室传导阻滞和周围血管病者禁用，因其能影响糖脂代谢，且能掩盖低血糖的征象，合并糖尿病、高脂血症者不宜用。钙通道阻滞剂尤其是长效制剂适用于老年高血压、合并肾功能不全、脑血管疾病、心绞痛或糖尿病的高血压患者；短效二氢吡啶类（如硝苯地平等）对严重肝功能损害者禁用，对水肿患者慎用，非二氢吡啶类对心动过缓和房室传导阻滞的患者不宜使用。

血管紧张素转化酶抑制剂适用于合并糖尿病、心力衰竭、心肌梗死或轻度肾功能减退患者，对伴有严重肾功能不全、高钾血症、双侧肾动脉狭窄患者及妊娠妇女禁用。

α_1 受体阻滞剂适用于伴有肥胖、高脂血症、肾功能不全或前列腺增生的患者，但容易发生直立性低血压，因此首次服药时应在临睡前药量减半服用。常用复方降压制剂的主要成分是2～3种降压药，应用广泛、方便，特点是降压作用温和、不良反应少，但降压作用较弱，对中、重度高血压疗效不理想。

(四)对症护理

1.头痛护理

询问患者头痛的部位、性质、程度及持续时间，是否伴头晕、恶心呕吐，评估头痛和高血压是否有关；指导患者学会放松，使头痛减轻；保持病室安静，减少声、光刺激，限制探视，护理操作动作要轻柔，集中进行护理，以免影响患者休息；卧床休息时宜适当抬高床头，使患者保持舒适体位；遵医嘱给予适量降压药，必要时给予脱水剂，对因焦虑影响睡眠者可遵医嘱应用镇静剂，用药期间注意监测血压；避免激动、睡眠不足、吸烟、屏气、用力排便及环境嘈杂等诱发头痛的因素。

2.头晕护理

了解头晕的程度，嘱患者卧床休息，外出或上厕所时应有人陪伴，对严重者应做生活护理；病室、走廊及患者活动范围内应无障碍物，保持地面平整、干燥，以避免患者受伤；指导患者避免迅速改变体位，起床不宜太快，动作不宜过猛，以保证患者安全。

3.高血压急重症的护理

①一旦发现高血压急症，应嘱患者绝对卧床休息，抬高床头，协助做生活护理。稳定患者的情绪，必要时使用镇静剂；②保持呼吸道通畅，吸氧4～5L/min；③立即建立静脉通道，遵医嘱迅速降压，常首选硝普钠，需现配现用，避光滴注；④做好心电、血压、呼吸监护，每5～10 min测血压1次，使血压缓慢下降并保持在安全范围，同时观察意识状态、瞳孔、尿量等，如血压过低或出现烦躁、出汗、心悸、胸骨后疼痛、意识障碍及抽搐等，立即向医师报告；⑤制止抽搐，发生抽搐时将牙垫置于上、下白齿间以防止唇舌咬伤；⑥患者意识不清时应加床挡，防止坠床。

(五)心理护理

长期或反复的精神刺激、过度紧张，可导致血压升高，因此应指导患者学会自我调节，使用放松技术，进行音乐治疗、缓慢呼吸等，减轻精神压力，保持良好的心态。同时针对患者的性格特征和心理因素进行疏导，指导患者自我心理平衡调整，积极配合治疗。

五、健康教育

(1)向患者讲解高血压的有关知识及危害，使其对本病有足够的重视。教会患者和家属正确测量血压的方法。

(2)向患者解释坚持长期治疗的必要性，不能随意停药。如果血压能满意控制，可预防和减少并发症发生。

(3)改善生活方式，坚持低盐、低脂饮食，控制体重，戒烟、酒。保持大便通畅。

(4)定期测量血压，定期复查，低危或中危者每1～3个月随诊1次，高危者至少每个月随诊1次。血压升高或病情变化时立即就医。

（冯晓玲）

第十一节 继发性高血压

继发性高血压是指继发于其他疾病或原因的高血压,占人群高血压的 5%~10%。血压升高仅是这些疾病的一个临床表现。继发性高血压的临床表现、并发症和后果与原发性高血压相似。继发性高血压的原发病可以治愈,而原发病治愈之后高血压症状也随之消失,而延误诊治又可产生各种严重并发症,故需要及时早期诊断,早期治疗继发性高血压。

一、护理评估

(一)临床表现

继发性高血压的主要疾病分为肾脏性疾病、内分泌疾病、心血管病变、颅脑病变以及其他(如妊娠高血压疾病等)。

1. 多发性大动脉炎

多发性大动脉炎是一种慢性、进行性、全层性、非特异性动脉炎性疾病,受累动脉壁增厚并可伴血栓形成,导致动脉管腔狭窄、闭塞或扩张,偶有瘤样改变。发病机制至今仍不明确。

(1)临床表现早期:有全身系统性疾病的非特异性表现,如发热、心悸、盗汗、食欲缺乏、恶心、呕吐、体重减轻、关节酸痛等症状。

(2)血管病变活动期:主要表现为动脉管腔狭窄、闭塞或扩张,因受累的动脉部位、程度不同,临床表现也不尽相同。

2. 肾血管性高血压

肾血管性高血压是一种较为常见的继发性高血压,是一侧或双侧肾动脉及分支狭窄引起的高血压。

(1)多见于 30 岁前或 50 岁后突然起病,多见于女性。

(2)血压明显升高,常大于 200/110 mmHg,并持续升高。

(3)病程短,进展快,一般不超过 2 年。

(4)患者会有全身动脉粥样硬化的表现,在上腹部听到血管杂音,且上、下肢的收缩压压差大于 10 mmHg。

3. 原发性醛固酮增多症

本病是由肾上腺皮质肿瘤或增生分泌过多醛固酮所致,以长期高血压伴低血钾为特征。由于电解质代谢障碍,绝大多数患者存在低血钾而导致的肌肉、心脏及肾改变。表现为四肢无力、周期性瘫痪,常有心悸,可出现不同形式的心律失常;长期低血钾,可引起肾小管细胞变性,影响肾小管功能,出现夜尿增多及口渴等症状。

4. 嗜铬细胞瘤

嗜铬细胞瘤是多生长在肾上腺上的一种良性肿瘤,可持续或间断释放大量的儿茶酚胺,引起持续或间断的血压升高。血压波动性升高是嗜铬细胞瘤最常见、最重要的表现。一般有以下两种类型。

(1)阵发性高血压型:阵发性高血压为嗜铬细胞瘤特征性表现。平时血压不高,发作时血压骤升,常伴有剧烈头痛、头晕、面色苍白、全身无力、恶心、呕吐、视物模糊等症状。严重时可发生心力衰竭、脑出血、肺水肿等。有时转为持续性高血压伴阵发性加剧。

（2）持续性高血压型：酷似高血压，发展快者更似急进型高血压。临床上患者主要表现畏寒、多汗、低热、心动过速、心律失常、头痛、烦躁、焦虑、逐渐消瘦。部分儿童或少年患者，病程发展迅速，呈急进型高血压经过，眼底损害严重，短期内可出现视盘水肿以致失明。

5. 皮质醇增多症

皮质醇增多症也称库欣综合征，主要是促肾上腺皮质激素分泌过多导致肾上腺皮质增生或肾上腺皮质腺瘤，引起糖皮质激素过多所致。80％的患者有高血压，同时伴向心性肥胖、满月脸、水牛背、皮肤紫纹、毛发增多、血糖浓度升高的表现。

6. 主动脉缩窄

主动脉缩窄多数为先天性，少数是多发性大动脉炎所致。临床表现为上臂血压升高，而下肢血压不高或降低。在肩胛间区、胸骨旁、腋部有侧支循环的动脉搏动和杂音，腹部听诊有血管杂音。胸部 X 线检查可见肋骨受侧支动脉侵蚀造成的切迹。

（二）治疗原则

1. 肾实质性高血压

应积极治疗肾实质性疾病，减缓肾脏疾病的进展，但慢性肾病的患者血压常难以得到有效控制。

对于肾病或糖尿病合并大量蛋白尿者，可首选血管紧张素转化酶抑制剂或血管紧张素 II 受体阻滞剂，但应注意终末期肾病患者的血清肌酐和尿素氮水平可能进一步升高，甚或高血钾，此时可选用钙通道阻滞剂或 β 受体阻滞剂等。

2. 肾血管性高血压

对于继发于肾动脉粥样硬化或多发性大动脉炎所致肾动脉狭窄的高血压，通常药物治疗疗效甚微。为控制血压可选用钙通道阻滞剂、α 受体阻滞剂及 β 受体阻滞剂、直接血管扩张剂等。单侧肾动脉狭窄者可谨慎使用血管紧张素转化酶抑制剂或血管紧张素 II 受体阻滞剂。经皮肾动脉球囊扩张加血管支架置入能有效缓解肾缺血，降低血压。如一侧肾功能已完全消失，手术切除无功能肾有助于控制血压。

3. 主动脉缩窄

药物治疗无效且可造成主动脉缩窄，远端血压进一步下降。一旦诊断明确，应尽早手术治疗，部分患者可经介入治疗。

4. 内分泌疾病

垂体及异位促肾上腺皮质激素分泌瘤、肾上腺皮质腺瘤或腺癌及双侧增生的肾上腺大部切除术等是其根治措施。也可采用垂体放射治疗，常用钴-60 或直线加速器垂体外照射治疗，但多作为手术的辅助疗法。

药物治疗常用于不宜手术者或术后辅助治疗，药物包括米托坦、氨鲁米特、甲吡酮等皮质醇合成酶抑制剂以及 5-羟色胺拮抗剂赛庚啶等，但疗效不确定。部分肾上腺疾病（如嗜铬细胞瘤等）可通过手术切除而根治，药物则以 α 受体阻滞剂酚妥拉明为首选。原发性醛固酮增多症患者可服用螺内酯类药物。对甲状腺或甲状旁腺疾病应以治疗原发病为主，降压药物只作为治疗原发病过程中的辅助用药。

5. 睡眠呼吸暂停综合征

应针对其病因进行治疗，对周围型睡眠呼吸暂停综合征可考虑手术解除呼吸道梗阻，如为中枢型或混合型，则可在夜间睡眠时使用呼吸机。另外，控制体重和减轻肥胖也有助于血压的控制。

二、主要护理诊断/问题

(1)头痛与血压升高有关。

(2)受伤与头晕、视力模糊、意识障碍或发生直立性低血压有关。

(3)患者缺乏疾病预防、保健知识和高血压用药知识。

三、护理目标

患者的血压控制在合适的范围,头痛减轻;无意外发生;患者及其家属能说出高血压预防及保健方面的知识,积极配合治疗;无重要脏器损害,无并发症发生。

四、护理措施

(一)一般护理

1.合理膳食

应给低盐、低脂、低热量饮食,以减轻体重。因为摄入总热量太大而超过消耗量,多余的热量转化为脂肪,身体就会发胖,体重增加,提高血液循环的要求,血压必定升高。鼓励患者多食水果、蔬菜,戒烟,控制饮酒、咖啡、浓茶等刺激性饮料。少吃胆固醇含量多的食物,服用排钾利尿剂的患者应注意补充含钾高的食物,如蘑菇、香蕉、橘子等。肥胖者应限制热能摄入,将体重控制在理想范围之内。

2.运动与休息

早期高血压患者可参加工作,但不要过度疲劳,坚持适当的锻炼,如骑自行车、跑步、做体操及打太极拳等。要有充足的睡眠,保持心情舒畅,避免精神紧张和情绪激动,消除恐惧、焦虑、悲观等不良情绪。

晚期血压持续升高,伴有心、肾、脑病时应卧床休息。关心、体贴患者,使其精神愉快,鼓励患者树立战胜疾病的信心。

3.病室环境

病室应整洁、安静、舒适、安全。

(二)病情观察及护理

1.剧烈头痛

出现剧烈头痛伴恶心、呕吐,常为血压突然升高引起的高血压脑病所致,应立即让患者卧床休息,并测量血压及脉搏、心率、心律,积极协助医师采取降压措施。

2.呼吸困难、发绀

呼吸困难、发绀为高血压引起的左心衰竭所致,应立即给予舒适的半卧位,及时给予氧气吸入。按医嘱应用洋地黄治疗。

3.心悸

严密观察脉搏、心率、心律变化并做记录。嘱患者安静休息,严禁下床,并安慰患者,消除紧张情绪。

4.水肿

晚期高血压伴心肾衰竭时可出现水肿。护理中注意严格记录出入量,限制钠盐和水分的摄入。严格卧床休息,注意皮肤护理,严防压疮发生。

5.昏迷、瘫痪

昏迷、瘫痪是由晚期高血压引起脑血管意外所引起。应注意安全护理,防止患者坠床、窒息、肢体烫伤等。

6.其他情况护理

对血压持续升高的患者,应每日测量血压2～3次,并做好记录,必要时测立位、坐位、卧位血压,掌握血压变化规律。如血压波动过大,要警惕脑出血的发生。如在血压急剧升高的同时,出现头痛、视物模糊、恶心、呕吐、抽搐等症状,应考虑高血压脑病的发生。如出现端坐呼吸、喘憋、发绀、咳粉红色泡沫样痰等,应考虑急性左心衰竭的发生。出现上述各种表现时均应立即将患者送医院进行紧急救治。另外,在变换体位时也应动作缓慢,以免发生意外。有些降压药可引起水钠潴留。因此,需每日测体重,准确记录出入量,观察水肿情况,注意保持出入量的平衡。

(三)用药观察与护理

1.用药原则

缓慢降压,从小剂量开始逐步增加剂量,即使血压降至理想水平后,也应服用维持量,老年患者服药期间改变体位要缓慢,以免发生意外,合理联合用药。

2.药物不良反应观察

使用噻嗪类和潴利尿剂时应注意血钾、血钠的变化;用β受体阻滞剂应注意其抑制心肌收缩、心动过缓、房室传导时间延长、支气管痉挛、低血糖、血脂升高的不良反应;钙通道阻滞剂硝苯地平的不良反应有头痛、面红、下肢水肿、心动过速;血管紧张素转化酶抑制剂可有头晕、乏力、咳嗽、肾功能损害等不良反应。

(四)心理护理

患者多表现出易激动、焦虑及抑郁等心理特点,而精神紧张、情绪激动、不良刺激等因素均与高血压密切相关。因此,对待患者应耐心、亲切、和蔼、周到。根据患者的特点,有针对性地进行心理疏导。同时,让患者了解控制血压的重要性,帮助患者训练自我控制的能力,参与自身治疗护理方案的制订和实施,指导患者坚持长期的饮食、药物、运动治疗,将血压控制在接近正常的水平,以减少对靶器官的进一步损害,定期复查。

(五)健康教育

1.饮食指导

强调高血压患者要以低盐、低脂、低热量、低胆固醇饮食为宜;少吃或不吃含饱和脂肪的动物脂肪,多食含维生素的食物,多摄入富含钾、钙的食物,食盐量应控制在3～5 g/d,严重高血压患者的食盐量控制在1～2 g/d。饮食要定量、均衡,不暴饮暴食;同时适当地减轻体重,有利于降压。戒烟和控制酒量。

2.休息和锻炼指导

高血压患者的休息和活动应根据患者的体质、病情适当调节,病重体弱者应以休息为主。随着病情好转,血压稳定,每天适当从事一些工作、学习、劳动将有益身心健康;还可以增加一些适宜的体能锻炼,如散步、慢跑、打太极拳、体操等有氧活动。患者应在运动前了解自己的身体状况,以此来决定自己的运动种类、强度、频度和持续时间。注意规律生活,保证充足的休息和睡眠,睡眠差、易醒、早醒者,可在睡前饮热牛奶200 mL,或用40 ℃～50 ℃温水泡足30 min,或选择自己喜爱的放松精神的音乐协助入睡。总之,要注意劳逸结合,养成良好的生活习惯。

3.心理健康指导

高血压的发病机制中,心理因素占主导地位,强烈的焦虑、紧张、愤怒以及压抑常为高血压的诱发因素,因此提高患者自我调节和自我控制能力是关键。护士要鼓励患者保持豁达、开朗愉快的心境和稳定的情绪,培养广泛的爱好和兴趣。同时指导家属为患者创造良好的生活氛围,避免引起患者情绪紧张、激动和悲哀等不良刺激。

4.血压监测指导

建议患者自行购买血压计,随时监测血压。指导患者和家属掌握正确测量血压的方法,监测血压,做好记录,复诊时为医师加减药物剂量提供良好的参考依据。

5.用药指导

由于高血压是一种慢性病,需要长期的服药治疗,而这种治疗要患者自己或家属配合进行,所以患者及其家属要了解服用药物的种类及用药剂量、用药方法、药物的不良反应、服用药物的最佳时间,以便发挥药物的最佳效果和减少不良反应。出现不良反应,要及时报告主诊医师,以便调整药物及采取必要的处理措施。切不可血压降下来就停药,血压上升又服药,血压反复波动,对健康极为不利。

由于这类患者大多年纪较大,容易忘记服药,可建议患者在家中醒目之处做标记,以起到提示作用。

对血压显著升高多年的患者,血压不宜下降得过快,因为患者往往不能适应,并可导致心、脑、肾血液的供应不足而引起脑血管意外,用可引起明显直立性低血压药物时,应向患者说明平卧起立或坐位起立时,动作要缓慢,以免血压突然下降,出现晕厥而发生意外。

6.按时就医

服完药出现血压升高或过低,血压波动大,出现眼花、头晕、恶心、呕吐、视物不清、偏瘫、失语、意识障碍、呼吸困难、肢体乏力等情况时立即到医院就医。如病情危重,可求助急救中心。

(冯晓玲)

第十二节　高血压患者日常饮食

一、调整饮食结构

(一)限制盐的摄入

饮食应以清淡为宜,少吃咸食,吃盐过多,会使血管硬化和血压升高,每天食盐量应以 6 g以下为宜。一些"看不见"的盐来自味精、酱油、番茄酱、芥末,咸菜、酱菜等腌制品,香肠,午餐肉、酱牛肉、烧鸡等熟食,冰冻食品、罐头食品及方便快餐,甜品、零食、冰激凌、饮料等钠盐含量也很高。

(二)控制热能摄入,减少高脂肪饮食

1.少吃甜食

少吃甜食,如糖果、点心、甜饮料、油炸食品等高热能食品,因其含糖量高,可在体内转化成脂肪,容易促进动脉硬化。

2. 少吃动物脂肪和高胆固醇食物

少吃动物脂肪和高胆固醇食物(如动物内脏、蛋黄、鱼子、各种动物油等),因动物内脏含胆固醇量高,可加速动脉硬化,应少吃。含胆固醇低的食物有牛奶(每100 g含13 mg胆固醇)、各种淡水鱼(每100 g含90～103 mg胆固醇)。而100 g猪肝含368 mg胆固醇,100g鸡蛋黄含1 705 mg胆固醇。烹调时,选用植物油。可多吃海鱼,海鱼含有不饱和脂肪酸,能使胆固醇氧化,从而降低血浆胆固醇,还可抑制血小板的凝聚,抑制血栓形成,防止卒中,还含有较多的亚油酸,对增加微血管的弹性,防止血管破裂,防止高血压并发症有一定的作用。

3. 宜多食含钾食物

钾在体内能缓冲钠,富含钾的食物有黄豆、小豆、番茄、西葫芦、芹菜、鲜蘑菇、各种绿叶蔬菜、橘子、苹果、香蕉、梨、猕猴桃、柿子、菠萝、核桃、西瓜等。

4. 宜多吃含优质蛋白和维生素的食物

宜多吃含优质蛋白和维生素的食物,如鱼、牛奶、瘦肉、鸡蛋、豆类及豆制品等。

5. 宜多食含钙食物

高血压患者每天坚持吃高钙食物,2/3左右的患者能获得明显的降压效果。含钙的食物很多,奶制品、豆制品、芝麻酱、虾皮、海带、骨头汤、黑木耳、核桃、沙丁鱼、鸡蛋等的钙含量丰富。

二、高血压合并其他疾病患者的饮食

(一)合并肾功能不全的高血压患者的日常饮食

肾在高血压的发生、发展中扮演着重要的角色,肾的排泄功能的好坏直接影响着血压的高低。当肾受损时,血液中反映肾功能的一些指标会发生异常,如血液中尿素氮、肌酐浓度升高,出现蛋白尿、水肿等症状,严重时还会出现少尿等"尿毒症"的征象。对于肾功能减退的患者,除了加强降压治疗、减轻肾的负担外,注重饮食的调节也是非常重要的。蛋白质是人体非常需要的一种物质,能增强抵抗力、增加免疫力。但是,食物中的蛋白质在人体吸收过程中所产生的一些代谢产物必须从肾排出,肾功能减退后,排泄功能也随之减退,必将使这些废物留在体内,对人体造成危害。

我们不能在肾功能发生障碍的时候,继续增添肾的负担,加速肾的衰竭。在饮食方面,对每一位患者要根据不同的病情制订出不同的饮食控制方案,有些患者每天有大量的蛋白尿,蛋白质严重流失,不补充不行,肾功能的低下,又不能承担正常的排泄重任。结果出现既要减少蛋白质的摄入,又要及时地补充蛋白质的矛盾。

1. 选用优质蛋白

为了更多地补充蛋白质,又不至于增加肾的负担,一定要选用优质的蛋白质,如奶类、蛋类、鱼类和瘦肉类等。

2. 增加蔬菜水果

多吃新鲜的蔬菜和水果,能补充各种维生素和矿物质,慎食动物内脏、鸡汤、排骨汤、豆制品、坚果类(如瓜子、花生、核桃、开心果等)食物。摄入过量的磷会引起矿物质代谢紊乱,会导致继发性甲状旁腺功能亢进,引起皮肤瘙痒、肾性骨病等并发症。

3. 严格控制食盐

肾功能减退的高血压患者摄入过多盐,会增加血管内的容量,升高血压,加重肾的负担,引起水肿。因此,出现尿量减少和水肿时更应限制饮水量,每天的饮水量等于每天总尿量再加500 mL。

(二)合并糖尿病的高血压患者的日常饮食

众所周知,饮食管理对糖尿病的防治是很重要的,那些患有糖尿病并发症的患者就更需要科学的饮食。而糖尿病高血压是一种常见的并发症,鉴于糖尿病高血压给患者带来的严重危害,在日常生活中,患者一定要注意自己的饮食习惯。

1.低热量高纤维

糖尿病高血压患者控制热量摄入可使临床症状(如呼吸困难等)得以改善。另外,还提倡进食高纤维食物,因为标准面粉、玉米、小米、燕麦等植物纤维含量高的食物可促进肠道蠕动,有利于胆固醇的排泄。少进食葡萄糖、蔗糖及果糖等,易引起血脂含量升高。

2.低脂肪高蛋白

糖尿病高血压患者还要注意远离富含饱和脂肪酸的食物,可用植物油代替动物油,可以吃一些含有不饱和脂肪酸的鱼,以帮助胆固醇氧化,从而降低血浆胆固醇含量。另外,可抑制血小板凝聚,避免血栓的同时还可预防卒中及血管破裂等。同时还要保证有好的蛋白质来源,如大豆及其豆制品等。值得注意的是,患者在接受治疗的时候一定要选择正规的糖尿病医院进行治疗,并做好防范措施,无论是从糖尿病饮食上还是用药上。

(三)合并痛风的高血压患者的日常饮食

高尿酸血症是痛风的重要标志。痛风是一组嘌呤代谢紊乱所致的疾病,其临床特点为高尿酸血症及由此而引起的痛风性急性关节炎反复发作、痛风石沉积、痛风石性慢性关节炎和关节畸形,常累及肾,引起慢性间质性肾炎和尿酸肾结石形成。血尿酸盐的浓度在476 μmol/L(8 mg/dL)以下者不须药物治疗,但应避免过食(特别是高嘌呤饮食)、酗酒、过劳、创伤及精神紧张等诱使急性发作的因素。对血尿酸浓度过高者应给予排尿酸药苯溴马隆或抑制尿酸合成药别嘌醇治疗。针对高尿酸血症的饮食原则为"三低一高":低嘌呤、低能量、低脂低盐、高水量。

1.限制嘌呤摄入

选择低嘌呤食物:痛风急性期每天嘌呤摄入量限制在150 mg以内,饮食以米、面、蔬菜、奶类为主,禁食动物内脏、沙丁鱼、凤尾鱼、小虾、浓肉汤、扁豆、黄豆、菌藻类。在痛风缓解期或高尿酸血症患者仍要禁食嘌呤含量高或特高的食物,限量选用含嘌呤75 mg/100 g以内的食物,可自由选用嘌呤含量低的食物。

2.增加蔬菜和水果的供给

①水果:香蕉、枣、桃、梨、柿子、菠萝、橘子、苹果、红枣、葡萄、西瓜;②蔬菜类:土豆、西芹、茄子、芥菜、蒜苗、海带、紫菜、苋菜、油菜、白菜。

3.多饮水

每天摄入2 000 mL的水可增加尿酸的排出,少喝肉汤、鱼汤、鸡汤、火锅汤。

4.禁用刺激性食物

禁用刺激性食物,如酒及辛辣调味品等。

(冯晓玲)

第十三节　高血压患者运动治疗

一、运动治疗的概念

在高血压的防治中,运动疗法已被世界卫生组织国际高血压学会确认为是有效的降压措施之一。首先,我们必须了解运动疗法的一些基本概念。

(一)运动疗法

运动疗法指的是有目的、有规律、长期的体育锻炼,它不同于一般的体育活动,更不等同于体力劳动。因此需在专业医师的指导下制订详细的个体化运动处方,确定恰当的运动方式和运动量,指导患者进行运动训练,以达到治疗的目的。运动疗法是高血压的一种基础性疗法。

(二)运动处方

由运动强度、运动持续时间、运动频率、运动形式及运动程序等几部分组成。简述如下。

1.运动强度

运动强度是运动处方的最主要部分,关系到运动的安全性和有效性,常用心率表示。心率(HR):心率与耗氧量有直接关系,且心率容易测得,所以常被当作运动强度指标。一般健康者的运动强度定为最大心率(220−年龄)的70%～85%(相当于60%～80%最大耗氧量)。对于患者,最大心率最好由运动试验直接测得,运动强度一般取60%～70%最大心率。

2.运动持续时间

由运动强度和患者的一般状况决定,通常70%最大心率的运动强度,持续时间为20～30 min;高于此强度,持续时间可为10～15 min;低于此强度,持续时间则为45～60 min。

3.运动频率

运动频率即运动次数,它取决于运动强度和运动持续时间。高强度、长时间的运动,次数可以减少;低强度、短时间的运动,则次数应增多。通常中等强度的运动,每周至少3次。

4.运动形式

运动形式为有大肌群参与、具有节律性、反复重复的动态有氧运动。

常见的运动形式:以下肢为主的步行、踏车、上下楼、慢跑等;以上肢为主的运动,有无支持的上举运动(上举负荷可逐渐增加)以及上肢在支持下的抗阻运动(如使用上肢组合训练器等);上、下肢同时参与的运动,如游泳、使用划船训练器等。从疗效而言,下肢运动比上肢运动更有效,上、下肢均参与运动或交替进行运动训练的效果,比单纯上肢或下肢运动更好。

5.运动程序

热身运动:每次运动开始时,应先进行10～15 min的热身运动。主要包括两部分:一是低强度的有氧运动,例如,缓慢步行,目的是升高体温,使机体尤其是心血管系统做好准备;二是肌肉伸展和关节活动,目的是避免运动中肌肉和关节受到损伤。运动训练包括以下几种形式。

(1)连续型:指无间歇期的连续运动。

(2)间断型:指运动时有间歇期。间歇时,可以完全停止运动,即被动休息,亦可以进行低强度运动,即主动休息。

(3)循环型:指几种运动形式交替重复连续进行。

(4)间断循环型:指在循环运动中加入间歇期。整理运动(凉身运动):在每次运动训练结束时,应有恢复期,使机体逐渐恢复到运动前的状态,避免由于突然停止运动而引起并发症。整理运动包括低强度有氧运动、调整呼吸、肌肉伸展、关节活动等,一般持续 5～10 min。

6.坚持运动

当通过一定时期的运动训练产生效果后,应以较低的运动强度坚持长期训练。研究发现,若停止运动 2 周,体力便开始下降;若停止数月,疗效可以完全消失,体力降至训练前的水平。

二、运动降压的机制

运动降压的机制涉及多个因素,如神经体液、血管结构及反应性、体质量以及胰岛素抵抗降低等。具体体现在以下几方面。

(1)运动可改善自主神经功能,降低交感神经张力,减少儿茶酚胺的释放量,或使人体对儿茶酚胺的敏感性下降。

(2)运动可提升胰岛素受体的敏感性以及"好胆固醇"——高密度脂蛋白含量,降低"坏胆固醇"——低密度脂蛋白含量,减轻动脉粥样硬化的程度。

(3)运动能锻炼全身肌肉,促使肌肉纤维增粗,血管口径增大,管壁弹性增强,心、脑等器官的侧支循环开放,血流量增加,有利于血压下降。

(4)运动能增加体内某些有益的化学物质(如内啡肽、5-羟色胺等)浓度,降低血浆肾素和醛固酮等有升压作用的物质水平,使血压下降。

(5)精神紧张或情绪激动是高血压的一大诱因,运动可稳定情绪,舒畅心情,使紧张、焦虑和激动得以缓解,有利于血压稳定。

三、制订合理的运动计划

不同程度的高血压患者应有不同的运动方式及运动量,而且每位患者应结合自身情况制订个体化的锻炼计划,例如,患者可以根据自己在运动前后脉搏的变化及自我感觉来调整运动量。

1 级高血压患者可进行正常体育锻炼或中等强度的运动。

2 级高血压患者可采用低强度的运动,如做健身操、打太极拳、步行等。

3 级高血压患者可做气功及肢体按摩活动等。锻炼贵在坚持,可采取"三五七方式"。"三"指每次步行 30 min,3 km,每日 1～2 次;"五"指每周至少有 5 次运动;"七"指中等度运动,即运动强度为年龄加心率等于 170。同时要保证足够的睡眠。鼓励每周运动至少 3 次,天天运动更好,且每次 30～45 min 为好。

四、运动前的准备工作

体育活动是一项有计划的锻炼,是要讲究一定的强度和量度的。因此,在进行锻炼之前要做好思想、物质和体力上的充分准备,以使锻炼能保质保量地完成。

1.思想准备

体育运动要按照原定的锻炼计划进行,从小运动量开始,逐步增加到合适的运动量,效果要靠日积月累,决不能急于求成,盲目地改变锻炼计划,一定要循序渐进,贵在持之以恒。一定要下决心克服一切困难,坚持下去,尤其是当运动量增加时,只要在安全的范围内,尽量坚持,要鼓励自己挺过暂时的难关。运动量大了,一下子不能适应,宁可减少运动量和不增加运动时间,也要每天坚持,不要轻易停止,养成每天锻炼的良好习惯。

2．物质准备

体育运动要靠自己的努力完成，必要的物质准备是不能忽视的。着装以轻便、舒适为原则，无论是宽松的，还是紧身的，只要有利于肢体的伸展、关节的活动就可以，服装最好是棉织品，能吸汗、透气，天气寒冷还要注意保暖，跑步、做操时可以戴手套。要准备一双轻便、合脚的软底鞋，既富有弹性，又不易打滑，能防止滑倒。

3．体力准备

锻炼前的"热身"运动对保证完成运动计划是十分重要的，切不可以轻视。每个人在锻炼前是从静止状态到运动状态，一定要有适应性的过渡阶段，尤其是老年人或患有慢性病的人。要先活动一下肢体、活络一下关节，如搓搓手、挥挥臂、踢踢腿、弯弯腰，或者从行走到慢跑，使身体逐渐暖和起来、四肢活络，这样也能避免在运动时发生意外的损伤。天冷时从室内到室外，温差的变化会很大，所以要做些按摩，如擦擦鼻、揉揉脸，使身体逐步适应外界的环境。

运动结束时，不要忘记做一下整理运动，例如，跑步后，再慢慢地行走一段路程，逐渐停下来；运动后再甩甩手转转腰，放松一下。天气寒冷，还要注意运动结束后及时穿上外衣，以防着凉感冒。

五、掌握运动量

运动强度掌握得当才能保证运动的效果。高血压运动疗法倾向于中低强度。研究表明，低强度运动的降压作用比高强度的运动的降压效果更好。尤其是对中度以上的高血压患者，不提倡高强度运动。有种简单的判断方法，是看运动时的最大心率。国外的一般参考数是220减去年龄，再乘以 $50\%\sim60\%$，体质好的人乘的百分数就略多一些，高血压患者乘的百分数最好略偏低一些。还有一个更重要的指标就是自己当时的感觉。譬如运动同时可以说话、哼歌为适宜。运动后以不发生头晕、心慌气短，不是非常疲劳为度。如果运动结束后 1 h 心跳频率还是高于平时，那就是运动强度过大。运动后晚上难以入睡或第二天过于疲乏而醒不过来，也提示运动强度可能过大。提醒大家，结合这两方面找出适合自己的运动强度和衡量方式。还要注意的就是，要从小运动量开始，不能猛然增加运动量，突然做高强度运动。运动前做好充分的热身工作，运动后做好整理工作非常必要。

六、劳动替代不了运动锻炼

有人认为，体力劳动和运动锻炼同样是消耗体力、运动四肢，身体得到了锻炼，所以体力劳动者不必再专门进行运动锻炼。这种认识是错误的。虽然体力劳动和运动锻炼都是体力活动，具有许多共同点，但两者所起的作用并不等同。

体力劳动时，不论是从事工业还是农业劳动，由于工种限制，身体常常是按照某种固定的姿势做局部的连续活动，动作比较单一，全身各部分肌肉的负担轻重不均，往往只有那些参加活动的肌肉、骨骼才得到锻炼。而运动锻炼能使身体各部位都得到锻炼，是一种全身性的均衡协调运动。体力劳动的另一个特点是，肌肉负荷较重但对心肺功能锻炼不足，而运动能让心肺功能得到更好的锻炼。体力劳动往往在动作上不考虑人体关节、肌肉运动的规律，此时，需要通过适当的体育健身来弥补。相比于体力劳动，运动锻炼有利于人体骨骼、肌肉的生长，改善血液循环系统、呼吸系统、消化系统的功能状况，提高机体抗病能力。此外，体力劳动和运动锻炼环境的差异也会导致人的心态不一样。有的体力劳动工作环境是狭窄的空间，接触不到外面的新鲜空气和充足的阳光；有的体力劳动需长时间保持站立、端坐或弯腰体位，会产生疲劳和厌倦感。而体育运动多在室外进行,空气新鲜,日光充足,活动形式多种多样,有伸、屈、展、转、滚、爬、跳、弹等动作,有助于消除精神的紧张与压力。尤其是运动锻炼中的集体项目与竞赛活动,可以培养人的团结、协作及集体主义精神,会使人变得愉快而富有朝气。

七、高血压患者运动的宜与忌

高血压患者宜经常进行体育锻炼,适量的运动会提高血管壁的弹性,让血管能够保持良好的舒张功能。对于伴其他心血管疾病的高血压患者来说,最好的锻炼时间是傍晚。

在锻炼时可采取有氧运动的活动方式,例如走路。走路是最简单易行的降压运动,每次30 min,每天行走时间的总和最好在 1 h 以上。运动姿势宜昂首挺胸,迈大步,摆动双臂。一般快走的步幅约为身高的 1/3,大步疾行的步幅稍小于身高的一半,可以交替平路与坡路上行走。在呼吸方面,建议边走边做腹式深呼吸,如 3 步一吸,5 步一呼。高血压患者应该选择那些体力负荷不大、动作简单易学、不过分低头弯腰、但全身又能得到活动、动作较缓慢的运动,如打太极拳、散步、慢跑、打乒乓球、打羽毛球、跳交谊舞等。据检测,高血压患者打完一套太极拳,收缩压可下降 10 mmHg。多数高血压患者锻炼后,头晕、心悸等症状有所减轻,血压也有不同程度的下降。高血压患者的运动禁忌如下。

(1)勿过量或太强、太累。要采取循序渐进的方式来增加活动量。

(2)注意周围环境气候。夏天避免中午艳阳高照的时间;冬天要注意保暖,防卒中。

(3)穿着舒适、吸汗的衣服,选棉质衣料是必要的。

(4)选择安全场所,如公园、学校等,勿在巷道、马路边。

(5)进行运动时,切勿空腹,以免发生低血糖,应在饭后 2 h 运动。生病或不舒服时应停止运动;饥饿时或饭后 1 h 内不宜做运动;运动不可立即停止,要遵守运动程序的步骤;运动中有任何不适现象,应立即停止。

八、对高血压有益的运动

高血压体育康复的运动类型选择要以有氧代谢运动为原则。要避免在运动中做推、拉、举之类的静力性力量练习或憋气练习。应该选择那些全身性的、有节奏的、容易放松、便于全面监视的项目。有条件的可利用活动跑道、自行车功率计等进行运动。较适合高血压体育康复的运动种类和方法有打太极拳、医疗体操、步行、健身跑、有氧舞蹈、游泳、娱乐性球类、郊游、垂钓等。

1.练功

以放松功较好,也可酌用站桩功、强壮功和动功等。练功原则强调"松""静""降"。要求配合意念和简单的动作。意念的部位宜低于心脏位置,如丹田、涌泉穴等。呼吸宜用顺呼吸法,不宜采用停闭呼吸法。要适当延长呼气,以提高迷走神经的兴奋性。动作宜采用大幅度的、有松有紧、有张有弛的上下肢及躯干的交替和联合运动,切忌持续性紧张的长时间等长收缩运动。练功每天至少 1 次,每次 30～45 min,据报道,一次练功可使收缩压下降16～18 mmHg,舒张压也有下降。一般在练功 2 周后见效。有报道称,一组用药物治疗血压仍未能很好控制的病例,在练功后血压得到有效控制。在巩固期加用练功更为有效,常可使维持用药量减少1/3～1/2,并使血压维持平稳。

2.打太极拳

由于太极拳动作柔和,肌肉放松且多为大幅度活动,思绪宁静从而有助于降低血压。高血压患者练完一套简化太极拳后,收缩压可下降 10～20 mmHg,长期练习太极拳的老年人安静时收缩压的平均值比同年龄组老年人收缩压的平均值低 20 mmHg 左右。高血压患者打太极拳时最重要的是注意一个"松"字,肌肉放松能反射性地引起血管"放松",从而促使血压下降。此外,打太极拳时要用意念引导动作,使思想高度集中,心境守静,这有助于消除高血压患者的紧张、激动、神经敏感等症状。

3. 步行

步行可以每分钟 70～90 步的速度开始,按每小时步行 3～4 km 的速度,持续 10 min。主要适用于无运动习惯的高血压患者,作为一种适应性锻炼过程。

以后可逐渐加快步速或在坡地上行走。国内应用医疗步行(平地行走加上下小山坡)治疗高血压取得较好疗效。

其方法举例如下。

(1)1 600 m 平路,用 15 min 走完 800 m,中途休息 3 min,然后继续走完剩余的 800 m。

(2)2 000 m 平路,用 18 min 走完 1 000 m,中途休息 3～5 min,然后继续走完剩余的 1 000 m。

(3)2 000 m 路程,中间有两段各长 100 m、斜度 5°～10°的短坡,用 20～25 min 步行 1 000 m,休息 3～5 min,继续用 7～8 min 走完 500 m 平路,休息 3～5 min,然后用 20～30 min 上山,中间可适当休息。上山后休息 5～10 min,然后下山。

具体方法可因地制宜,因人而异,但必须坚持循序渐进,每次活动以不出现不适反应为宜。根据个人的体力情况,可采取走、跑交替方式,也可加快步速、延长距离等方法逐渐增加运动量。

4. 健身跑

在进行健身跑前要到医院征求专科医师的意见,进行体检,例如,心电图运动试验检查心功能和血压对运动的反应性。高血压患者的健身跑不要求一定的速度、频度,可根据个人对运动的反应和适应程度,采用每周 3 次或隔日 1 次,或每周 5 次等不同的间隔周期。若每周少于 2 次,效果不明显。若每天运动,则每次运动总量不可过大,以运动后第二天感觉精力充沛,无不适感为宜。

5. 按摩或自我按摩

按揉风池、太阳及耳穴,抹额及掐内关、神门、合谷、足三里穴,可助降压和消除症状。

(冯晓玲)

第十四节　高血压患者心理治疗

一、心态影响血压

高血压是一种身心疾病。不但可因过分紧张的工作和学习产生心理压力,引起中枢神经和自主神经调节紊乱而诱发高血压,而且不良的心理活动(如抑郁、焦虑和恐惧等)也可引起压力反应,血压波动和促进高血压发展。心理活动的好与差还对患者的躯体症状、生活质量、控制效果和预后产生不同的结果。所以,保持一种良好的心态,有利于维持血压的稳定。

国内外医学专家研究表明,高血压患者生活在社会中,受到内、外环境因素的刺激。如果这种刺激超过个体的认知评价和应对能力,且不能有效释放和解除的话,那么,由此导致的抑郁、焦虑和恐惧等恶劣心态就会成为血压升高的促发因素,使病情处于极不稳定状态。持续下去呈恶性进展,就有可能导致心血管病急性事件的发病率升高,严重危害健康。如果高血压患者能够正确对待疾病,保持良好心态和得到良好的客观支持,,遇到不良刺激时能较好地应对,及时调节不良心态,防范恶劣情绪的产生,具有良好的就医条件、温馨的家庭环境和营养丰富的饮食供给,一方面可改善对生活的态度,感到人生的美好,为了自身健康而按时服药,坚持治疗,提高用药依从性,达到长期控制血压的目的;另一方面良好心态本身有利于中枢神经和自主神经调节的稳定,可防止血压的大幅度波动,有利于提高药物效果,降低药物不良反应和降低心血管病急性事件的危险性。综上所述,高血压患者不仅要重视药物治疗,还要注意心理调节,尽量保持良好心态,以更好地控制血压,维护健康。

二、性格与高血压的关系

在日常生活中,我们常会看到一些人情绪激动时,面色发红、发白、发青,甚至在盛怒之下猝然昏倒而发生卒中,这是什么原因呢? 主要是剧烈情绪变化引起血压突然升高的缘故。据调查,个性过强,容易激动,遇事急躁,难以自抑,过分自负,刻板固执,多疑多虑,个性怪僻,或压抑并抱有敌意,具有攻击倾向,均可引起体内代谢失调,生理功能紊乱甚至罹患高血压。有人报道在一次调查中这种性格的人占高血压组的 19.71%,这意味着这种极端内向型的个性特征,是高血压的一种易患因素。

为什么上述性格的人容易发生高血压呢? 这是因为人在情绪改变时,大脑皮质和丘脑下部兴奋性增强,体内常产生一些特殊物质,如肾上腺素、儿茶酚胺、血管紧张素等,这些物质会使血管痉挛,血压升高。原发性高血压是生物因素与社会心理因素综合作用所致的疾病。国外一些人格心理研究者认为,人格决定人对环境的独特适应性,而高血压的发生可以说是心身系统不能适应环境变化的结果。环境变化既包括自然界的,也包括社会的。人格特征影响着人对环境变化所做出的反应。首先是生理反应,每个人的生理反应具有不同特征。有的人遇到刺激时,生理反应迅速、持久、明显;有的人则相反。这种不同的生理反应正是人格特征致病的途径。其次是心理反应,个体遇到紧张刺激后,所做出的主要心理反应是情绪变化,而人格特征则会影响到情绪变化反应的形式。不良刺激包括悲哀、愤怒、忧郁等,如果不良刺激长期存在,无疑会导致某些生理、生化指标长期处于高水平状态,使某些器官所承担的负荷加重,甚至受损,最终导致器官衰竭,造成机体发病。

综上所述,不良情绪是高血压发病的基础之一,而性格特征则是这个基础的重要因素,因此,要预防高血压的发生,必须做到适劳逸、调情志、节嗜好、慎起居,保证正常心理环境,矫正不良个性。

三、合理安排生活

保持生活有规律,坚持健康的生活方式都对降压治疗具有非常大的帮助,所以患者在平时一定要根据自己的高血压情合理安排日常生活。下面给大家介绍适用于高血压患者的科学的生活安排方法。

（一）中午小睡

经过一上午的操劳，患者需要在中午的时候小憩一会儿，对有效的控制血压非常有益。尤其是工作了一上午的高血压患者在吃过午饭后稍稍活动，应小睡一会儿，一般以 30 min 至 1 h 为宜，老年人也可延长 30 min。无条件平卧入睡时，可仰坐在沙发上闭目养神，使全身放松，这样有利于降压。

（二）晚餐宜少

晚餐的进食量对患者的血压有直接的影响，所以患者一定要注意晚餐宜少的原则。有些中年高血压患者对晚餐并不在乎，有时毫无顾忌地大吃大喝，导致胃肠功能负担加重，影响睡眠，不利于血压下降。晚餐宜吃易消化食物，应配些汤类，不要怕夜间多尿而不敢饮水或喝粥食。进水量不足，可使夜间血液黏稠，促使血栓形成。

（三）娱乐有节

适当的娱乐可以帮助患者调整心情，对康复有利，但是患者一定要注意娱乐必须有节制。睡前娱乐活动要有节制，这是高血压患者必须注意的一点，下棋、打麻将、打扑克要限制时间，一般以 1~2 h 为宜，要学会控制情绪，坚持以娱乐健身为目的，不可计较输赢，不可过于认真或激动，否则会导致血压升高。看电视也应控制好时间，不宜长时间坐在电视屏幕前，也不要看内容过于刺激的节目，否则会影响睡眠。

（四）睡前泡足

这是患者需要养成的一个健康的生活习惯。在生活中高血压患者要做到按时就寝，养成上床前用温水泡足的习惯，然后按摩双足心，促进血液循环，有利于解除一天的疲乏。尽量少用或不用安眠药，力争自然入睡，不养成依赖安眠药的习惯。以上这些日常生活的安排方法都对治疗高血压具有非常显著的辅助作用，所以，患者在平时一定要注意做好这些高血压的保健工作，通过这些方法合理安排自己的生活，促进降压治疗的顺利进行。

四、高血压患者心理的宜与忌

神经免疫学研究指出，良好的心境可使机体免疫功能处在最佳状态，这对抵抗病毒、细菌及肿瘤都至关重要。突然的心理应激可造成心动过速、血压升高、外周血管收缩、心律失常，直至心室颤动、猝死，这在临床上已屡见不鲜。即使是慢性心理压力（如工作负担过重、人际关系不和等），也能通过促使血液黏度升高或血胆固醇、血糖含量升高而对心血管系统造成不利影响。因此，高血压患者更应心胸开阔，避免产生紧张、急躁、焦虑等不良情绪。

（一）保持好心情

生活中我们经常听到有人这么说：血压高的人不能太激动，高血压患者不能受刺激。这些说法都是有科学依据的。换句话说，心情与高血压有直接的关系，情绪不稳定会直接危害高血压患者的身体健康。

现代医学研究表明，各种方式的心理或情志疗法，对改善高血压患者的自觉症状，稳定和降低血压，均有良好的作用。控制血压首要控制自己的情绪，那么，该如何控制情绪以防治高血压呢？用自我暗示解除不良情绪。高血压患者常有情绪紧张的现象，不会自我放松，这对保持正常血压极为不利，自我暗示疗法可以有效缓解这种情况。

（1）保持心情平静，排除杂念，心里反复默念"放松—放松—放松"，同时将意念集中于足心的涌泉穴，想象全身的病气、怒气、疲劳之气全部由涌泉穴出，排出体外。此方法每天至少

3 次,做时最好保持站姿,每次不要少于 3 min。

(2)晚上洗足时,将双足放到热水盆中,两眼微闭,面带微笑。心里默念"放松—放松—放松",同时将意念集中于足心,打开涌泉穴,全身的病气、不愉快情绪及疲劳感都排入了水中。时间持续 3 min。此方法也可在晚上淋浴时进行。

(二)宜愉快地交谈

举一个例子,几名老年患者来到候诊室接受治疗,他们都十分面熟。他们互相询问病情,互相安慰,互相勉励,这其实已经进行了一半的相互治疗。如果他们与相信这一效果的医师的交谈很愉快,心情就更加稳定,会很快恢复健康,甚至出现不需要吃药的现象。这是交谈有助于治疗的典型效果。

交谈时,我们进行的是轻微的腹式呼吸。这种呼吸方法有助于使肺愉快地活动,在不知不觉中,使肺功能保持了活力。我们进行极其普通的呼吸时,构成肺的 7 亿～8 亿个细胞(发挥着输送氧气、排出血清中二氧化碳的作用)并不是全部活动,而是有一半,甚至 2/3 的细胞处于休息状态。但是,如果改为腹式呼吸,由于进入肺中的氧气量要比普通呼吸时增加很多,所以,许多细胞功能活跃,使肺功能加强。而且,新鲜的氧气到达身体各部位,各脏器功能变得活跃,促进了身体健康。

各种健身法都重视腹式呼吸就是这个缘故。用声乐、吟诗等养成腹式呼吸习惯的人总体上来说比较长寿,就是这种呼吸方法的结果。因为交谈时采用的不是深呼吸,而是连续轻微腹式呼吸,所以其对健康的好处比普通的呼吸要大得多。

不过,想利用交谈消除紧张的人应掌握好分寸,如果交谈时间过长,效果反而会不佳,会使喉咙受伤,引起不适感。

(三)忌情绪激动

一切忧虑、悲伤、烦恼、焦急等不良情绪及紧张和疲劳,均可使交感神经兴奋,血中儿茶酚胺等血管活性物质增加,引起全身血管收缩、心跳加快、血压升高,甚至可引起脑卒中。因此,高血压患者应注意控制情绪,做到性格开朗、情绪稳定。

(四)高血压患者忌情绪消极

高血压患者可能有明显的家族史,即有遗传相关因素,也可能是动脉病变而造成的,但是人们的生活习惯(特别是饮食习惯)也会对高血压有明显的影响。在人情绪活动的同时会伴随一系列复杂的体内生理变化。

良好的、积极的情绪状态,会对人的心血管系统有促进作用,能为人的神经系统功能增添新的力量,能充分发挥机体的潜能;但是,不良的、消极的情绪活动,虽然可以短暂地激发机体对恶劣环境刺激的适应性反应,但总的来说,会对机体产生有害的作用。

例如,人在受到威胁的情况下,会产生焦虑和愤怒的情绪,使心率加快,血压升高,血管收缩。如果这种情绪反应是短暂的,则体内的生理、生化变化会很快复原,身体不会受到影响。反之,如果这种情绪反应受到压抑,得不到必要的疏通和发泄,持续时间过长,就会使人的整个心理状态失去平衡,体内的生理、生化不能恢复正常,持续下去,就很容易导致高血压的发生。

实验观察发现,凡是能引起情绪波动的有关的心理-社会因素的谈话(如涉及工作、婚姻家庭及经济上的困难等),会引起心电图不同程度的变化。所以,不良的心境(如悲伤、自责和沮丧、愤怒、高度紧张、急躁好胜、激动等),都是引发高血压的因素。要摆脱消极心境对健康的影响,可采用以下几种方法。

1.弥补法

对突发的外来刺激,可通过努力工作来弥补精神创伤和心理伤害。

2.转移法

多积极参加文体活动,借以转移注意方向,松弛紧张情绪。

3.劝说法

扩大交往范围,结识良师益友,寻求安慰和疏导,以减轻心理冲突。俗话说"人非草木,孰能无情",面对来自外界的各种刺激,要摆脱不良的心境,做情绪管理的主人。

(五)忌心理压力大

在过去高血压一向被视为"老年病"。可如今,随着社会经济的发展和人们生活方式的改变,高血压正逐步年轻化。中国高血压联盟的调查显示,很多年以前高血压在各年龄段发病率:20 岁以下为 5.6%,20～40 岁为 14.36%,40～60 岁为 43.92%,60 岁以上为 36.12%;2016 年 7 月统计高血压在各年龄段发病率:20 岁以下为 7.9%,20～40 岁为 17.66%,40～60 岁为 39.68%,60 岁以上为 34.76%。所以,年轻人也要关注自己的血压健康,学会释放压力。

一项新的研究显示,与工作有关的烦恼和其他心理压力都有可能引起高血压,但对于男性而言,工作压力的影响尤其重要。在这项新的研究中,加州大学伯克利分校的研究人员发现,在调查的 20 年间,除了传统的高血压危险因素(如吸烟、不运动和超重)外,被调查的加州 2 400 人中有 27% 是因为严重的心理压力而引起高血压。50% 的男性会因工作的不安全感和感觉工作表现不充分而发生高血压。对于女性来说,社会地位低的职业只是可能引起高血压的一个因素而已。一般女性更容易受到人际关系的影响,比如,孤独就有可能影响到健康。

该分校人类实验室的博士表示:这项新的研究提示人们,心理因素对男、女的影响结果不一样。研究人员认为,性别的不同可能是导致男、女心血管系统对压力反应不同的原因。不过,这也仅仅是个猜想而已,但事实表明,失业威胁或现实对男性的影响尤其大,不论是心理上的还是实际生活中的。研究人员还指出,已有研究认为,男人压力大容易出现高血压,男性对工作相关压力尤其敏感,而女性则受到家庭及朋友的压力影响比较大。

高血压的形成主要与血管张力的增加和血液容量的增加有关。对于中青年人,高血压的发生主要与神经系统过度兴奋(紧张)和内分泌系统功能改变,导致血管过度收缩(血管张力增加)有关;对老年人而言,主要与血管壁的硬化(特别是动脉粥样硬化)有关,大血管弹性降低,导致收缩压显著升高、舒张压降低、脉压增加。一般来讲,高血压与遗传、体质量、饮食、精神和心理等因素有关。现代社会生活节奏快、工作压力大、精神紧张以及不健康的生活方式和肥胖是导致中青年高血压患者越来越多的重要原因。研究还发现,容易激动、好竞争、常觉时间不够而又有压力感的人,过于耿直的人,胆小怕事的人患高血压的机会比较多。总之,心理状态的好坏与血压有着直接的关系。

五、书画疗法

书画疗法,是指通过练习、欣赏书法、绘画来达到治病目的的一种自然疗法。书画疗法的治病作用是多方面的,舒心养性、畅情逸志、宁心安神、健脑益智、延年益寿等方面的功效十分显著,其对高血压的防治十分有益。以血压为指标,将经常练习书画者与初学书画者进行对照观察,结果两组血压均有不同程度的下降,但经常练习书画者的降压程度明显优于初学书画者。至于书画疗法的降压机制,主要与书画疗法可以调节情绪、疏肝理气、平肝潜阳密切相关。当人们挥毫之时或潜心欣赏书画时,尘念会逐渐减少,杂念会逐渐排除,可达到"精神内守""恬淡虚无",故而可以"形劳而不倦""心安而不惧",从而使郁结的肝气得以疏解,上亢的肝阳得以下降,上升的血压得以降低。

书画疗法的运用方式,可分为书画练习及书画欣赏,其具体内容又可分书法、绘画两类。其中,书法是指用笔来书写楷书、草书、行书、篆书、隶书等文字的一种艺术。用毛笔书写的称为传统的软笔书法。以钢笔、圆珠笔等工具来创作的,称为硬笔书法。绘画主要是指中国传统的绘画艺术——中国画,包括人物画、山水画、花卉画、禽兽画、虫鱼画等。以上两类形式和内容,均适合于 1、2 级高血压患者,可根据个人爱好和条件选用。

(1)每次书画疗法时间不宜过长,一般每天 1~2 次,每次时间以 30~60 min 为宜,不宜操之过急。

(2)在书写和绘画运笔过程中,宜"意守笔端""凝神点画",尽量做到心神安定。

(3)为了治疗高血压,书画疗法需长年坚持,锲而不舍,方能见效。

六、倾听音乐妙处多

一般人们在闲暇的时候喜欢听音乐,它可以排解人们心中的不快乐情绪。它还有一项好处,就是高血压患者听音乐有助于降低血压。音乐能让奶牛产更多的奶,音乐也能有助于患者好得更快。在外科手术过程中播放音乐,麻醉药的剂量能够减少 50%;具有很好的镇痛效果,特别是在术后的恢复过程中,音乐甚至能够取代镇痛药物。

在国外的临床实践中,很多医师将音乐治疗用于产妇分娩上,结果都十分明显地减轻了产妇的疼痛。同样,听音乐也能够降血压,高血压患者在接受音乐治疗后,大部分人群都会产生血压明显下降、临床病症减少的现象。研究认为,是音乐触发了血流中一氧化氮的释放。音乐对血液的影响只有数秒,但是,由最喜欢的音乐积累起来的好处却能持续下去,而且对所有年龄段的人都有裨益。我们都在寻找更省钱的治疗方法,帮我们改善患者的心脏健康。我们认为,音乐就是个很好的处方。

(冯晓玲)

第十五节　高血压患者日常起居

一、遵守良好的作息制度

在我国,各种心血管疾病中高血压是患病率最高的一种常见疾病。有关资料显示,高血压是脑卒中的首要危险因素。脑卒中的发生和预后与高血压的程度及持续时间的长短有密切的关系,为了防止脑卒中的发生,高血压患者除了应在医师的指导下用药物控制血压外,还必须养成良好的生活习惯。这是治疗和预防高血压的重要措施。高血压患者应注意培养自己良好的生活习惯,包括生活秩序规律化、饮食习惯科学化、戒烟忌酒经常化以及培养多方面的业余爱好等。

(一)养成良好的生活规律制度,到生活秩序规律化

(1)高血压患者应该做到定时就寝,按时起床,按时进食、活动、学习和工作,按照自己的"生物钟"来作息和活动,这样才有利于健康及预防高血压并发症(如脑出血、脑梗死)的发生。

(2)要保证每天充足的睡眠。一般每天 7～8 h,老年人可适当减少至每天 6～7 h;中午最好略睡片刻,这样可以减少脑出血发生的机会。

(3)要合理安排自己的学习、工作和休息,加强工作的计划性,做到休作有时、忙而不乱、减少紧张;时间安排要得当,留有余地,做到从容不迫,防止紧张匆忙。

(4)注意科学用脑,劳逸结合。在紧张的工作和学习过程中,如果感到头晕、头痛、眼花、注意力不集中,要稍作休息,或到室外散散步,或在室内做做操,或用不同性质的工作交替一下,使大脑得到休息,这样有助于大脑疲劳的恢复,减少因工作紧张劳累而引起的烦闷不安、情绪急躁等不良情绪。

(二)养成良好的饮食习惯,做到饮食习惯科学化

高血压患者在饮食方面应遵循低盐、低脂、低热量的原则,并且要注意饮食结构的合理搭配,避免过度摄入营养;保证蛋白质的质和量,使动物性蛋白质(如鱼、瘦肉、鸡、虾、鸡蛋、牛奶等)与植物性蛋白质(如大豆、花生等)合理搭配;饮食中要有丰富的维生素和纤维素,多吃新鲜蔬菜和水果,以帮助消化,改善体内代谢。

此外,吃饭要定时,饮食不能过饱,尤其是晚餐不要太饱,以免影响睡眠,切忌暴饮暴食,以免突发脑血管意外。

(三)高血压患者应坚持戒烟、忌酒并做到经常化

吸烟饮酒对心血管有不良的后果:①香烟中的尼古丁可以直接刺激心脏而使心率加快、血管收缩,造成血压上升;尼古丁还会影响降压药物的代谢,影响降压药的疗效。②任何品种的酒中都含有一定浓度的酒精,人体摄入酒精后,酒精的代谢会消耗体内的维生素 C 和叶酸;而维生素 C 和叶酸的缺乏与高血压和动脉硬化的发生密切相关。③嗜酒或长期饮酒可使血压,(其是收缩压)高;如果饮酒的同时吸烟或有某种精神因素(如忧愁、烦闷等)的参与,血压上升的程度就更高;嗜酒和长期饮酒也会降低降压药的治疗效果,导致顽固性高血压的出现。戒烟、酒是高血压患者非药物疗法中的一项有效措施,所以高血压患者必须戒烟、忌酒。

(四)高血压患者应培养多方面的业余爱好

(1)栽花种草,养鸟喂猫。

(2)听音乐,听相声,看幽默小故事。

(3)琴棋书画,吟诗作赋。

(4)做点自己感兴趣的手工操作。

(5)烹饪。

(6)参加各种有益的文娱活动及体育锻炼活动等。

这些爱好既可以陶冶情操,升华修养,又可以帮助患者在精神状态紧张、情绪激动时转移自己的注意力,控制不良的情绪,尽量使高度紧张的神经系统松弛下来,以达到防止高血压情加重的目的。

二、日常起居 4 个"慢"

高血压是一种老年人中非常常见的疾病。得了高血压,不要着急,千万要"慢"下来,这样

才能对患者高血压的症状和治疗有所帮助。这不仅仅是医院专家的肺腑之言,也是很多痊愈的高血压患者的切身体会。希望每个人都身体健康。下面,我们来看看都应该在哪些方面做到"慢"呢?

(一)进餐要慢

在老年人视觉、嗅觉和味觉普遍减退的情况下,注意饮食安全特别重要。进餐时要细嚼慢咽,这样不但有助于消化,而且可避免把碎骨、鱼刺等小块异物卡在食管或呛入气管,招来严重后果。

(二)排便要慢

老年人容易便秘,如果排便时操之过急,直肠黏膜以及肛门边缘容易被撑破。特别是患动脉硬化、高血压、冠心病的老人,排便时突然屏气用力,容易导致血压骤然升高,诱发脑出血,最好使用坐便器,让大便自然解出。

(三)走路要慢

老年人走路宜慢不宜快。慢步缓行,可以防止跌跤而造成股骨、胫骨骨折或其他问题。慢速散步,一般每分钟 60～70 步,时间 30 min 左右。体质较差的老年人,应使用合适的手杖,以求增加腿的支撑力,这有助于人体的平衡和步履的稳健。

(四)改变体位要慢

不少老年人因心脏功能的衰退和脑动脉退化,血管弹性降低,血容量和血含氧量减少,体位改变时往往发生头晕、眼花等状况。因此,老年人变换体位时,一定要注意动作不要太快,幅度不要过大,时间不要过长,避免发生眩晕、晕倒或引发其他问题。

综上所述,这 4 个方面的"慢"是对身体健康大有好处的。高血压患者的心情容易急躁,容易烦怒,正好从这 4 个方面慢慢做起,可以调节自己的不安情绪和坏脾气。自己的情绪稳定了,脾气好了,那么血压也自然而然地降下来了,身体也就自然而然地恢复了健康。何乐而不为呢?

三、科学搭配三餐饮食

对于高血压患者而言,饮食能够起到很大的作用。因为许多不良的饮食习惯会诱发高血压,所以除了服药外,饮食也是达到降压效果的一个途径,正确地调整饮食结构就显得非常有必要。

随着降压常识的普及,大家经常会看到一些关于防治高血压饮食的食谱,但很少有教大家一日三餐吃些什么,要注意什么的,现在给大家介绍几点。

(一)早餐时吃些甜瓜和酸奶

"早餐要吃得像贵族",这句话可应用在高血压患者身上,这并不是说一定要求患者吃得多么好,而是要吃得有讲究。在早餐时吃甜瓜和酸奶可以补充矿物质钾的含量,有助于控制血压。研究表明,每天吃含 1 g 钾的食物(如一个土豆、一只大香蕉或 226 g 牛奶等),5 周后血压可下降 4 mmHg。

(二)午饭最好吃用杏仁和芋头做的点心

高血压患者在进食午餐的时候可以在正餐之外适当增加一些点心来补充身体内的镁元素。事实证明,杏仁和芋头均含有丰富的镁元素,而患者每天摄入 480 mg 镁,血压平均下降 4 mmHg。镁能够起到松弛血管内壁的作用。约 70 g 干芋头种子可提供每天人体所需要的

420 mg 的镁元素。另外,鱼、麦芽、菠菜以及某些谷物也都是很好的镁元素来源。

(三)不要把面包作为晚餐的主食

随着生活质量的提高,一些人的生活方式越来越西方化,不但过西方的节日,连主食也换成了面包,这对高血压患者是没有好处的。面包中的小麦面粉将增加体内的胰岛素分泌,而后者在数小时之内就可使血压升高。一项研究发现,血液中含胰岛素高的人患高血压的可能性是普通人的 3 倍。所以,高血压患者主食要"粗细结合",适当进食粗粮。因此,高血压患者一日三餐应该有合理的饮食搭配,只有在平时从点滴做起,才能拒绝疾病的侵扰。

四、要养成规律排便的好习惯

大小便是人体新陈代谢、排出废物的主要方式,大小便是否正常,直接关系到人体的健康。现代医学研究发现,食物残渣久滞肠道,并由肠道细菌发酵腐败,产生有害气体和毒物,这些毒物从肠道吸收,进入血液,可造成人体自身中毒症状,因此,通便对健康是十分重要的。便秘会导致血压的波动,心肌梗死、脑卒中就是在血压不稳定时易发作。大便干结,屏气会使血压急剧上升,之后急速下降。

一般而言,女性患便秘者较多。随着年龄的增长,腹肌力变弱,肠的运动功能下降,肠内的有益菌数量减少(男、女性患者都有此情况)。排便时屏气会有负压,使血压上升,一旦停止屏气,血压会急速下降。平时为了防止血压急速下降,会通过毛细血管的收缩来维持血压,但是上了年纪的人血管反应已经迟钝,不能维持血压,使血压急降,引起血压剧烈波动。因此便秘时屏气对血压没有好处。

便秘对血脂、血糖都有不好的影响。引起便秘的饮食和生活习惯同样也是血液黏稠的原因。偏食、食物的纤维和水分摄取量很少,肠内的有益菌数很少,运动量不足等都会导致便秘,血脂、血糖值很难下降,所以不要轻视便秘。

(一)保持大便通畅

首先要从饮食入手,充分补给水分和食物纤维。便秘大多是习惯性的,可分为弛缓性便秘和直肠性便秘,老年人的便秘多为直肠性便秘(即由于直肠黏膜感觉不到便意而引起的便秘),这种习惯性便秘的改善,需要增加大便的容积,以刺激直肠。为此要多食用食物纤维和水分,食物纤维在肠中由于吸收了水分,容积就会增大,更容易产生便意。食物纤维能够增加肠内的有益菌,水分可抑制血液的黏稠,对消除直肠性便秘很有效果。

(二)腹肌运动可防便秘

老年人腹肌的肌力下降,排便的力气小,所以要锻炼腹肌;通过腹部的按摩,帮助大肠的工作。腹部按摩的具体操作方法如下。在晚上睡前或早上起床时做按摩,先将两手掌摩擦生热,把左手掌放在右手背上,右手掌放在上腹部心窝处,先由左向右旋转按摩 15 次,然后再由右向左旋转 15 次,依此法在脐部左右旋转按摩 15 次。然后在下腹部依此法左右旋转按摩 15 次,做完上、中、下腹部的按摩后,再从心窝部向下推,直至耻骨联合处,可反复 20 次左右。在按摩时,将肛门收缩数十次。此外,还可辅以药物治疗,收效更好。在血压高的时候,或是腰痛的人,请不要做腹肌运动,可通过步行以使大肠上下震动。运动按摩之前请充分饮水,这样有助于引起便意。

(三)生活要有规律(包括定时上厕所)

要引起便意,必须有规律地饮食,通过饮食产生的食物残渣定期移到直肠,便会产生便意,但是吃饭时间不定,肠的反应也会变得迟钝,不容易引起便意。

因此,要使排便有规律,饮食时间必须有规律。要养成早饭后即使没有便意也要去厕所的习惯,对形成排便规律很有好处。

五、衣着、居室环境、洗漱等注意事项

生活起居与高血压的发生、发展及预后有着十分密切的关系。正确的生活方式对轻型高血压患者具有肯定的降压作用,对严重的高血压患者,也会提高药物的疗效。高血压患者要科学地安排每天的生活,注意日常起居的保健,提高药物降压的效果。

(一)衣着

高血压多发于中老年人,因此,要在这个年龄组的人中强调"三松"。

(1)裤带宜松,最好不用收缩拉紧的皮带,宜采用吊带式。

(2)穿鞋宜松,以宽松舒适为度,多穿布鞋。

(3)衣领宜松,尽量不系领带,必须系领带时,应尽可能宽松。

对于高血压患者来说,任何不起眼的人为因素都可能促使血压升高。研究表明,高血压与动脉粥样硬化症常常伴随发生,而且动脉粥样硬化几乎涉及全身,其病理变化反应也是全身性的。以颈动脉为例,其动脉粥样硬化时血管腔狭窄。若此时衣领过紧,则会进一步增加颈部血液流动的阻力,血压就随之升高。同时,由于颈部活动,常常会进一步压迫颈部血管,造成脑部的供血不足,出现头晕、眼前发黑等症状,有时甚至会产生更为严重的后果。对于裤带、鞋带及表带等,都是同样的道理,均须注意宜松不宜紧,以自然、舒适为度。

(二)居室环境

高血压患者的居室宜清静。噪声过大,会给患者带来烦恼,使其精神紧张,损害神经系统和心脑血管的功能,导致血压升高。居室宜保持适宜的温度、湿度。

湿度过高时可加强通风,以降低湿度;湿度过低可喷洒水,冬季由于使用暖气,室内多比较干燥,可应用加湿器,或在室内烧开水让热气蒸发,以提高室内湿度。室内要保持良好的通风,新鲜的空气可使患者心情舒畅,解除精神紧张。

床铺要舒适,高低应合适,枕头应柔软,被褥要避免太重太厚,以保暖性能好的羽绒、丝绵被为佳。室内光线应充足、柔和,要有合理的照明,过于昏暗、缺乏阳光的居室容易使人感到疲惫,加重孤独的感觉。居室的陈设装饰以简洁、实用、整齐为原则,避免拥挤、杂乱,留有一定的空间,以减少压抑、烦闷的感觉。居室墙壁及窗帘、床罩以淡绿、淡蓝、洁白等柔和而偏冷的色调为佳,适当点缀一些花卉盆景,可令人心旷神怡,有利于降压。此外,经常在孤独、寂寞的环境中生活,会使人失去生活乐趣,丧失生活信心,不利于血压下降和身体健康,因而可以多结交一些朋友,培养一些兴趣爱好,或养一些宠物,均可以起到放松精神、怡情养性的作用。

(三)洗漱洗澡

水温要适中,最好为34 ℃～40 ℃,过热、过凉的水都会刺激皮肤感受器,引起周围血管的舒缩,进而影响血压。故每日早晚洗漱时,宜用温水洗脸、漱口;每周至少洗澡1次,浸泡时间不要过长,一般不超过15 min;如果进行盆浴,切勿让水漫过胸部,洗澡时要把卫生间的排气扇打开。要特别注意安全,少到大浴池中洗澡,以防止跌倒。洗头时可用自己的10个手指头从头顶前额四周到后颈,来回轻轻地旋转按摩,每次20～30转(也可以用梳子梳头),这样做可以刺激头皮神经末梢,通过大脑皮质促进头部血液循环,改善头皮营养和皮脂分泌,有利于新

陈代谢和调节神经功能,可松弛紧张状态,使头脑清醒,全身舒适,从而降低高血压。

六、挤车、旅游、坐飞机、避免过久直立等注意事项

(一)挤车

由于公共汽车乘车人多,上下班时需要精神紧张地抢车、挤车,加上车厢内人多拥挤,长期挤车的人就会或多或少地表现出头昏、头痛、消化不良、肩周酸痛不适、疲倦、暴躁,这对高血压患者极为不利。高血压患者无论上班、下班还是外出,都要尽量避免挤公共汽车,最好步行或骑自行车,把途中的时间留得宽裕些,以免时间卡得紧,造成情绪紧张、心理压力过大而促使血压升高。

高血压患者确实需要乘坐公共汽车时,应尽量避开高峰时间,以减少拥挤。上车后一定要抓住座椅扶手。当然,有条件时还是自己有辆车更方便。但也要防止堵车时"急火攻心",可以听一些轻音乐或广播来排解不良情绪。

(二)旅游

旅游时比平日生活要面临或承受更多的环境变换和时空的交错,加上旅途的劳顿,生活作息时间的调整,都会对血压产生影响。所以,高血压患者在参加旅游前,要经过医师对其身体、年龄等情况做出综合性的评估,以决定能否参加旅游。旅游地点太冷或太热、太潮湿或太干燥,气候不稳定,都不适合高血压患者前往。除了注意旅游地点、方式、内容及行程,还要注意简单、便利。

衣食住行都要未雨绸缪,尽量接近平常生活。参加旅游团比个人外出更为适宜,外出时应将本人患病(包括高血压)情况(如病程、治疗控制状况、过敏药物等)记在卡片上,随身携带,以备急用,使自己得到及时救治。此外,要带足药品,注意按时服用降压药。另外,如能随身携带轻便血压计,随时观察血压变化则更好。

(三)坐飞机

据观察,血压控制得不理想,在乘机时心脑血管意外的发生率明显增加。这是因为飞机起降时重力变化、舱内气压(一般机舱内气压在巡航时维持在海拔 2 600 m 水平)、气流、体位变化、狭小的空间等对人体产生了一系列影响。大多数心血管、神经内科医师和航医都主张患者将血压控制在理想水平后再乘机。即青年人、中年人或糖尿病患者的血压降到理想值或正常血压＜130/85 mmHg,老年人的血压至少降至正常高值(140/90 mmHg)。从航空医学的角度来说,应对降压药物进行选择。部分药物服后可产生一些不良反应,于乘机不利,应注意。如肾上腺神经阻滞剂(如胍乙啶),中枢性阻滞剂(如可乐定),α、β 受体阻滞剂(如拉贝洛尔)可产生直立性低血压;α 受体阻滞剂(如哌唑嗪)能作用于中枢神经系统,引起眩晕。平时服用这些药物的患者,在乘机前最好在医师指导下改用其他药物。钙离子拮抗药(如硝苯地平)、β 受体阻滞剂(如美托洛尔)、利尿药(如氢氯噻嗪)、血管紧张素转化酶抑制剂(如卡托普利)、血管紧张素 II 受体拮抗药(如氯沙坦),由于较少发生对航空旅行不利的不良反应,适合于高血压患者乘机时使用。对于恶性高血压(病情急剧发展,舒张压常持续在 130 mmHg 以上,并有眼底出血、渗出或视盘水肿)患者,妊娠高血压患者,脑血管意外病后 2 周内,心肌梗死病后 1 个月内的患者,都是严禁乘机的。

此外,3 级高血压(血压≥180/110 mmHg)控制不理想者、心血管及开颅术后恢复期者、心功能 II 级以上患者、高龄(80 岁以上)患者、合并糖尿病患者及有肾损害或蛋白尿(24 h 尿蛋

白＞1 g)的患者,乘机应谨慎,最好征得医师的同意。旅行时,建议患者备足降压药物和必备的急救药物。登机前,可酌情服用一点镇静药。

飞行中,应尽量保持轻松、愉快的心情,避免怒、悲等情绪波动。航程中,如感觉不适,当症状同平常血压波动一样时,可酌情加服 1 次降压药。如发生剧烈头痛、剧烈眩晕及呕吐、恶心、心前区疼痛不适、呼吸困难、大汗淋漓等,则可一方面服用应急药物(千万记住将药品放在随手可取出的位置),一方面向机组人员报告,请求帮助。

(四)避免过久直立

在自然条件下,四足类动物一般不得高血压,而人和猿猴却例外。科学家发现,当人由平躺的姿势转向站立时,由于地心引力的作用,由心脏排出的血量,每分钟要减少 30%～40%,个别情况下减少得更多。为了适应这一急剧变化,动脉血管反射性地发生收缩、变窄,使其容量与心排出量接近。待心脏排出量恢复,动脉血管的容量也会相应增大。如果站立时动脉血管不收缩的话,就会出现低血压,大脑首先缺血,有休克的危险。动脉血管的这种功能反应又称为血管应力反应。血管的应力反应是有一定限度的,如果一昼夜超过 16 h 的直立,动脉血管的应力反应就会加大心脏负荷。人的一生中,这种应力反应的机制是逐渐形成的,所以与年龄成正比关系。当这种应力反应机制调节功能长期紧张而发生失控时,就有可能发生高血压。因此,既要主张每天有一定量的运动,也要提倡保证一定时间的静坐和平卧休息。人们躺下休息,不仅仅是为恢复体力和脑力,也是为了让血管张力降低。高血压患者直立时间每天不要超过 16 h,休息时可采用卧位,哪怕是 5～10 min 也是有益的。坐位时可把双腿抬高,增加回心血量,每次 15～20 min,这对长期从事站立或行走工作的高血压患者很有好处。站立时心理紧张对心血管的影响更大,故宜散散步,或坐在沙发上,把腿抬高 15～20 min。睡眠时体位不要僵直固定,最好取躯干蜷曲位,腿略抬高,有利于心血管系统休息得更好些。尤其要避免站着吃东西,或边走边吃,这样会增加心血管系统调节的紧张性,对高血压患者尤其不利。

七、天气变化时注意事项

我们知道,天气变化与人们的健康有一定的联系,天气变化时许多高血压患者就产生了不适,天气骤变对他们的病情有一定的不利影响。那么,如何应对这种突然变化的天气呢? 现为大家介绍一下相关的情况。

(一)适当降低运动强度

由于夏季人体的消耗比其他季节大,高血压患者应相应地调整行为方式,以静养为主。但是,这并不意味着夏季可以躺下休息,用不着锻炼了。

在这个季节里,确实应该调整锻炼的时间,减少锻炼的强度。早晨锻炼的时间应该比平时适当地提前一点,傍晚的锻炼时间可选择在太阳落山后,千万不要在烈日下进行体力活动。老年患者应该是锻炼至有舒畅的感觉,中年患者则可以让自己体会到"出小汗、有小劳"的效果。活动的持续时间应该控制在 30～60 min,活动的强度应该比平时降低。适合高血压患者在夏季里进行的体力活动项目有打拳、练功、行走、慢跑、游泳。这些活动有利于放松精神、调节神经、扩张血管、增进血流。

(二)避免忽凉忽热的"刺激"

高血压患者要特别注意自己的生活环境,居室内的室温最好能保持在 22 ℃～26 ℃,并保持室内的空气流通。不少高血压患者平时一直把血压控制得很好,可是一到夏天,血压就不稳定,这与使用空调不当有关。尤其是刚从炎热的外部环境回家的时候,空调温度过低,一热一冷,血管会从本来的舒张状态一下子变成收缩状态,这就为血压升高埋下了伏笔。

此外,由于室内外空气交换不够充分,长时间"闷"在空调房间里还会引发"空调综合征",出现头晕、口干、心动过速等症状。因此,定时通风换气显得十分重要。该出汗时就应出汗,否则毛孔闭塞,冷热调节不均,容易生病。高血压患者也是这样,出汗是一个新陈代谢的过程,能促进周围小血管的扩张,有利于血压的下降。最好的方式是下半夜将空调关闭,打开窗户,上午 10:00 以前尽量不要开空调,这样每天可以使居室内有 1/3 的时间能接触到自然的空气。天气经常是变化无常的,所以有高血压患者一定要根据天气情况合理地安排和调整自己的生活习惯。高血压的治疗和调理是一个系统的过程,生活中的各种规律和安排都会影响到高血压患者的康复。

八、按时服用降压药物,定时测量血压

人体的血压在 24 h 内呈"二高一低"(即上午 9:00～10:00,下午 4:00～6:00 最高,凌晨 2:00～3:00 最低)的状态波动。血压高峰时易发生脑出血,当血压降到最低时易形成脑血栓或冠脉血栓。由此可见,"二高一低"时段存在潜在危险。一般降压药的作用时间是在服药后 30 min 开始,2～3 h 达到高峰。

根据以上原理,高血压患者服用降压药的时间应从传统的每日 3 次,改为上午 7:00 和下午 2:00 2 次为宜。这样服用降压药恰好与血压波动的高峰期同步,能使药物产生更好的降压效果。需要特别注意的是,轻度高血压患者切忌在晚上就寝前服降压药,因为这时服降压药,当降压药发生降压效果时,正好与生理性血压低谷期相重叠,有形成脑血栓的危险。更重要的是要严格遵循医嘱,不要随意加减药物或擅自停药。高血压患者不得不长期依靠药物来降低和控制血压,也许会担心高血压药物的不良反应。所以,一看到哪个广告说几个疗程能治愈高血压,有些人就禁不住"诱惑"。这是万万不行的,因为医师在给高血压患者开降压药的时候,总会选择理想的降压药给患者,所以高血压患者服用降压药最好是在医师的指导下进行。什么是理想的降压药呢? 第一是必须能有效降低血压;第二是降压药的不良反应要小,患者使用以后不良反应很小或者没有。有的人服药后心脏吃不消(可能是心跳加速)、脸红,就必须换降压药了。外界环境会导致人体发生一系列神经体液方面的适应性调节。季节会影响血压的变动,老年人更是如此。目前昼夜温差开始拉大,血压也悄悄地升高。这主要是受气温的影响,夏季皮肤血管扩张,秋冬季皮肤血管收缩所致。有证据表明,气温每降低 1 ℃,收缩压升高 1.3 mmHg,舒张压升高 0.6 mmHg。

秋天温度下降,人体内的肾上腺素水平上升,体表血管收缩以减少热量的散发,同时肾上腺素又可使心率加快,这样就会导致血压的升高。这对正常人来说没有什么,但对于高血压患者来说就不得不警惕了,一定要注意巧监测和巧用药。高血压患者可以通过定时自测血压来确定降压效果,24 h 昼夜血压波动是很大的,由于体力和脑力活动的影响,24 h 血压波动可达到 50/20 mmHg,而夜间血压最低。除了血压的自发性变异外,患者到医院检查时,血压也会升高,所以自测血压比在医院测压能更客观地反映血压状况。一般白天血压有两个高峰期,即上午 6:00～10:00 及下午 4:00～8:00,在这两个时段测血压,可以了解一天中血压的最高点。测压前至少应休息 5 min。测压时,患者的身体要放松,须正确放置血压计袖带,且与心脏位置保持在同一水平线上。充气时要快,放气时要缓慢,使用听诊器者,将听诊器放在动脉上,听

动脉音，读出血压值并记录下来。最好同时记录脉搏的次数。1 次测压后，应隔 2~5 min 再测压 1 次，以 2 次测压的平均值为血压值。

为了监测药物的降压效果，有必要分几个时段自测血压。一是每日清晨睡醒时即测血压，此时血压水平反映了药物降压作用的持续效果和夜间睡眠时的血压状况。如果夜间睡眠时血压和白天水平相同，则应适当在睡前加服降压药。二是服降压药后 2~6 h 测血压。因为短效制剂一般在服药后 2 h 达到最大程度的降压，中效及长效制剂降压作用高峰分别出现在服药后 2~4 h，3~6 h，此时段测压基本反映了药物的最大降压效果。三是在刚开始服用降压药或换用其他药物时，除了以上这些时段外，应该每隔数小时测量 1 次，或进行 24 h 血压监测，以确认降压效果及血压是否有波动。正确掌握自测血压的时间，能较客观地反映用药后的效果，帮助医师及时调整药物剂量及服药时间，决定是否需要联合用药以达到更好地控制血压的目的。

（冯晓玲）

第十六节　无症状性心肌缺血

无症状性心肌缺血是指有心肌缺血的客观证据，但无心肌缺血的临床症状，也称隐匿型冠心病。患者有冠状动脉缺血，其无症状的原因可能是冠状动脉狭窄较轻、侧支循环建立较好，部分病例可能与痛阈较高有关。

一、护理评估

（一）临床表现

患者多在中年以上，无自觉症状，在体检时发现静息、动态或负荷试验心电图有缺血性 ST 段压低、T 波倒置等变化。

此类患者可以认为有早期的冠心病，它可迅速演变为其他类型冠心病，如心绞痛、心肌梗死、心力衰竭和心律失常等，个别患者可能猝死。

（二）诊断与鉴别诊断

当静息心电图、动态心电图或心电图负荷试验显示心肌缺血，又无其他原因可以解释，临床上伴有动脉粥样硬化的易患因素，可做出无症状性心肌缺血的初步诊断。进行选择性冠状动脉造影检查可确定诊断。需鉴别本病与以下情况。

1. 自主神经功能失调

此病多见于年轻女性，有肾上腺素能 β 受体兴奋性增强的类型，患者心肌耗氧量增加，心电图可出现 ST 段压低和 T 波倒置等改变。患者多表现精神紧张、心率增快、手心和腋下多汗、时有叹息状呼吸。服普萘洛尔 20 mg 后 2 h，心率减慢后做心电图检查，可见 ST 段和 T 波恢复正常，可资鉴别。

2. 其他

各种心肌炎、心肌病、心包炎以及多种心脏病、电解质紊乱、内分泌疾病和某些药物都可引起 ST 段和 T 波改变，根据病史及临床表现不难做出鉴别。

（三）防治

采用防治动脉粥样硬化的各种措施,如清淡饮食、适当运动、戒烟、抗血小板聚集等,以防止动脉粥样斑块加重,争取粥样斑块消退和促进冠状动脉侧支循环的建立。静息时的心电图和放射性核素心肌显像已有明显心肌缺血改变者,宜适当减轻工作压力或选用硝酸酯类制剂、β受体阻滞剂、钙通道阻滞剂等治疗。

二、护理诊断/问题

(1)气体交换受损:与急性肺水肿有关。

(2)恐惧:与突发病情加重而担心疾病预后有关。

(3)清理呼吸道无效:与呼吸道分泌物增多、咳嗽无力有关。

三、护理目标

(1)患者呼吸困难、咳嗽等症状减轻。

(2)患者焦虑/恐惧程度减轻,配合治疗及护理。

(3)患者呼吸道通畅,呼吸道分泌物减少并能咳出。

四、护理措施

在常规护理上实施针对性护理,主要包括以下几个方面。

（一）做好监护

对患者心率、心律、血压以及 ST 段等进行 24 h 密切观察,必要时采用连续心电图动态检测。由于患者多为老年人,体质较弱,因而医护人员必须密切观察病情,以便及时发现问题,及时处理,患者床边应备好抢救器材和药品,防止患者出现任何意外。

（二）加强心理护理

由于检查较为频繁,因此应做好患者的心理疏导,对患者的病情做详细介绍,使患者做到心中有数,防止出现满不在乎和过于紧张的极端心理。患者应运动适量,避免劳累、紧张,保持较为平和、愉快的心情。

（三）预防为主,加强患者的健康教育

医护人员应根据患者的教育水平、性格特征、病情病状,采取针对性较强的健康教育,尽量采用较为通俗易懂的语言,告知患者无症状性心肌缺血症状的危害性和预防方法,叮嘱患者在日常活动中应注意的事项,提高患者的预防能力。患者尽量摄入清淡、易消化和低脂肪的食物,同时也应注意食物中蛋白质、维生素的摄取,提高免疫力,帮助恢复健康。

（任佳慧）

第十七节　缺血性心肌病

缺血性心肌病型冠心病的病理基础是心肌纤维化(或硬化),为心肌长期供血不足,心肌组织发生营养障碍和萎缩,以致纤维组织增生所致。其临床特点是心脏逐渐扩大,发生心律失常

和心力衰竭。因此与扩张型心肌病颇为相似,故称为"缺血性心肌病"。

本型患者多有心绞痛或心肌梗死病史,也可以心力衰竭或心律失常为首发症状。心律失常以室性期前收缩多见,也可见心房颤动、病态窦房结综合征、房室传导阻滞和束支传导阻滞及阵发性心动过速等。

一、护理评估

(一)临床表现

1.患者有心绞痛或心肌梗死病史

常伴有高血压,部分患者可无明显的心绞痛或心肌梗死病史。心脏逐渐肥厚增大,以左心室增大为主,后期则两侧心脏均扩大。

2.心力衰竭

心力衰竭多逐渐发生,大多先呈左心衰竭,然后继以右心衰竭,并伴相应的症状、体征。

3.心律失常

心律失常一旦出现,常持续存在,以室性期前收缩、心房颤动、病态窦房结综合征、房室传导阻滞及束支传导阻滞为多见,阵发性心动过速也时有发生。

(二)诊断与鉴别诊断

中老年患者有左心室增大伴心力衰竭或心律失常,有动脉粥样硬化的证据或冠心病危险因素,在排除可引起心脏扩大、心力衰竭和心律失常的其他器质性心脏病后可诊断为本病。心电图检查除可见心律失常外,还可见缺血性 ST-T 变化。二维超声心动图可显示室壁的异常运动。若以往有心绞痛或心肌梗死病史,则有助于诊断。选择性冠状动脉造影和冠状动脉内超声可确定诊断。鉴别诊断要鉴别本病与心肌病(特别是扩张型原发性心肌病和克山病)、心肌炎、高血压性心脏病、内分泌病性心脏病等。

(三)治疗

治疗在于改善冠状动脉供血和心肌的营养,控制心力衰竭和心律失常。心力衰竭患者的治疗原则基本上与其他原因的心力衰竭的治疗原则相同。因心肌缺血、缺氧明显,一般应首选利尿剂及血管扩张剂;如效果不满意或伴快速心房颤动,应首选洋地黄制剂,此时多选作用和排泄快速的制剂,如毛花苷 C、地高辛等。对于病态窦房结综合征和房室传导阻滞有阿-斯综合征发作者,宜尽早安置永久性人工心脏起搏器。对于个别严重室性心律失常者除药物治疗外,还可考虑用埋藏式自动复律除颤器治疗。对于终末期缺血性心肌病可考虑心脏移植。

二、护理诊断/问题

(1)气体交换受损:与急性肺水肿有关。

(2)恐惧:与突发病情加重而担心疾病预后有关。

(3)清理呼吸道无效:与呼吸道分泌物增多、咳嗽无力有关。

(4)潜在并发症:心源性休克。

三、护理目标

(1)患者呼吸困难、咳嗽等症状减轻。

(2)患者焦虑/恐惧程度减轻,配合治疗及护理。

(3)患者呼吸道通畅,呼吸道分泌物减少并能咳出。

(4)患者得到及时治疗与处理,血流动力学稳定。

四、护理措施

(一)介入治疗的护理

1. 一般护理

监测心率、心律、血压。观察术区情况,及时发现异常情况,并及时处理各种心律失常和心脏停搏及其他病情变化。经股动脉入路者如局部无明显出血或血肿,可平卧或将床头抬高10°～30°,拔管后 6 h 可翻身,术侧下肢可适当弯曲;平诊经皮冠脉介入术(PCI)术后 12～24 h 指导患者下地活动,急诊 PCI、有特殊病情,遵医嘱延长卧床时间。经桡动脉介入治疗,观察手部颜色、温度,有无渗血、血肿、肿胀及疼痛。上肢肿胀者于外展位抬高患肢 30°～45°至水肿消失。避免在术侧上肢抽血、输液、测静脉压等。

2. 并发症护理

(1)急性、亚急性血栓闭塞的护理:急性冠状动脉闭塞是最严重和最常见的并发症,因此术后应经常了解和观察患者有无胸闷、胸痛症状,并动态观察心电图,如出现异常,立即通知医师。一旦确诊,可立即去导管室再次行冠状动脉造影(SCA)复查。护士判断要准确,通知要及时,准备要迅速,与医师及导管室人员配合,及时打开闭塞相关血管。急性血栓形成一般多发生于急性冠脉综合征(ACS)患者、心功能不全的患者,最危险的 PCI 的并发症是亚急性血栓,亚急性血栓可以无先兆而突然出现心绞痛,最常见的发生在介入治疗后 1～4 d。几乎所有的支架亚急性血栓患者均导致典型的透壁心肌梗死或猝死。

(2)造影剂肾病的护理:造影剂肾病(RCN)是放射学造影术后无其他原因的急性肾功能减退。RCN 主要发生于接触造影剂后的 24～72 h,故术后 72 h 内应对患者加强巡视,倾听主诉,观察患者是否出现水肿、尿少、乏力等非少尿型急性肾衰竭症状。护士应准确记录 24 h 出入量,必要时进行心电、血压监测。一些患者因害怕术后排尿次数多而不愿多饮水,护士要耐心地做解释工作,并定期帮助患者饮水与排尿。对于无并发症而使用 300 mL 以上造影剂的患者,根据医嘱于术后 4 h 内最好能补充 400～600 mL 的液体。对于有糖尿病和肾功能不全的患者,及时给予利尿剂。研究发现,与单纯预防输液相比,水化疗法联合使用呋塞米、甘露醇、小剂量多巴胺进行强力利尿,可增加尿量,减少 RCN 的发生;而使用各种血管扩张剂,如钙通道阻滞剂、前列腺素 E 等也并不能降低 RCN 的危险。造影后约 5% 的患者有一过性 Cr 升高(高于 1 mg/dL),伴有糖尿病多发性骨髓瘤、血容量不足。RCN 最危险因素是糖尿病肾病。

(3)穿刺部位的护理:股动脉途径包括穿刺动脉夹层和穿刺部位出血、血肿等,是较为常见的并发症。美国大学心脏病协会登记研究(ACC-NCDR)2005 年报告,血管穿刺血管局部并发症的发生率为 2.92%。桡动脉途径并发症包括出血、假性动脉瘤、动脉瘘,但发生率低,共 0.06%～2%。行股动脉入路的患者应保持平卧位,穿刺术肢自然伸直或微外展,防止鞘管扭曲或断裂。密切观察鞘管处有无渗血,发现渗血及时处理。术后 4～6 h 监测全血凝固时间(ACT)<150 s,可拔除股动脉鞘管,弹力绷带加压包扎,沙袋压迫 6～8 h。患者咳嗽、恶心、呕吐时,立即局部压迫,防止发生血肿。

注意局部皮肤保护,防止张力性水疱的发生。定时做下肢活动操,以防止下肢静脉血栓形成,造成肺梗死。有静脉曲张者切勿用力捏挤下肢。高龄老年患者因感觉迟钝,一旦出血,自已不易察觉。因此护士需及时巡视和进行细致观察。经桡动脉手术,无须严格卧床,术侧手臂自然放置,适当做手指活动,但切忌用力过大。股动脉穿刺处封堵的患者需卧床 2 h,无异常可下床活动。

(二)冠状动脉旁路移植术(CABG)术后护理

术后进行持续心电、血压监测,加强静脉通路的护理。护士应观察伤口及引流液情况,观察伤口有无渗血,如伤口渗血较多且为鲜红色,应估计出血量,并立即与医师联系,予以相应处理。观察引流液,术后 2 h 引流>500 mL/h,连续引流超过 200 mL/h 不减少;或引流液突然减少以至于完全消失,中心静脉压进行性升高和血压下降,心率增快,烦躁,尿少,四肢湿冷,应高度怀疑心脏压塞的可能,需立即通知医师,一旦确诊有心脏压塞,应立即做好二次开胸止血的准备工作。术后出血与诸多因素有关。

(三)骨髓干细胞移植护理

保持病室环境清洁、安静,术前、术后消毒,2 次/日。监测患者的心功能情况,准确记录生命体征及 24 h 尿量。骨穿后平卧 6 h,保持穿刺处清洁、干燥,观察有无感染征象。由于采集干细胞,血小板相应减少,因此要密切观察患者有无出血倾向,术区及皮肤、黏膜有无出血,有无血尿及黑便等,监测凝血酶原时间。

(四)药物观察

护士应了解药物的作用及不良反应。长期应用硝酸酯类可产生耐药而造成药物失效。使用硝酸酯类应小剂量间歇给药,每天保留数小时(8~12 h),在使用过程中,应密切监测血压。老年人对硝酸酯类药物的敏感性增加,如同时存在血容量不足,合并使用其他扩血管药物,容易发生低血压或直立性低血压。β 受体阻滞剂通过抑制交感神经活性,减慢心率,降低血压,降低心肌收缩力及心肌耗氧量,改善心肌舒张功能,防止、减缓和逆转肾上腺素能介导的心肌重塑和内源性心肌细胞收缩功能的异常。国际多中心临床研究资料显示,β 受体阻滞剂可降低急性心肌梗死的发病率和梗死后的病死率,显著降低慢性充血性心力衰竭患者的总病死率、猝死率,减少心血管事件,对充血性心力衰竭有着良好的远期疗效。对于心力衰竭的患者,应在应用血管紧张素转化酶抑制剂(ACEI)和利尿剂、血流动力学稳定的基础上,使用 β 受体阻滞剂。对未服用过 β 受体阻滞剂者必须更加小心,避免"首剂反应",服药后应密切观察 2~4 h,包括心率、心律和血压的变化(偶有严重心动过缓、休克等反应)。部分老年人合并肺部疾病及外周血管病变,应避免使用非选择性 β 受体阻滞剂。洋地黄药物具有正性肌力和减慢心率的双重作用,因此,在应用洋地黄过程中应注意洋地黄中毒症状,胃肠道症状如食欲缺乏、恶心、呕吐、腹泻等;神经系统症状如无力、失眠等;心脏症状如心律失常等。在应用洋地黄过程中,应禁止静脉补钙,尽量避免口服补钙。老年患者(70 岁以上)均存在程度不等的肾功能减退,在长期使用地高辛时,建议采用常规剂量的半量给药(0.125 mg/d),或根据其肌酐清除率决定地高辛用量。大部分抗心律失常药都有心肌抑制作用,可以诱发心力衰竭,因此,护士应及时观察,发现异常,及时向医师报告。

(五)心脏再同步化治疗(CRT)护理

心电监护 24~48 h,观察心律的起搏情况,会识别心房、心室起搏图形。如果患者因心力衰竭置入三腔起搏器(右心房+双心室),观察脉搏、QRS 波群的起搏时限。若有窦性心律,心率小于起搏心率,心电图没有心房起搏图形,仅心室起搏,提示心房电极不感知或移位;若心室起搏呈完全左束支阻滞图形,提示冠状静脉内电极移位;若呈右束支传导阻滞图形,提示右室电极移位,发现异常,及时报告,给予处理。安装起搏器患者的脉搏和心率应与起搏频率相一致,且心率和脉搏不会因为发热而增加。

如果测得脉搏或心率超过或少于预置心率 5 次/分钟,即为异常;如果脉搏、心率低于 40 次/分钟时,往往导致阿-斯综合征的发生,遇到这种情况,应立即静脉滴注异丙肾上腺素,并通知医师紧急处理。同时还要注意搏动强度及心律变化,如果发现心律不齐、期前收缩等,应立即处理,避免发生危及生命的严重心律失常。

(六)心理护理

缺血性心肌病不同阶段有不同健康教育需求,特别是在病情加重的时候,患者对健康教育的需求层次提高,充分说明他们自我护理意识、参与治疗意识大大提高。这就要求护士不仅要提高沟通交流的能力,还必须主动向患者介绍有关发病原因;告诉患者心悸气短加重时可采用的缓解方法,消除诱因;介绍监护设备及特殊药物的使用目的及可能出现的反应,影响患者确立正确的观念、态度及行为,从而满足患者日益增长的健康需求。心功能下降,生活质量严重受影响,活动受到约制,鼓励患者表达恐惧,保持乐观,尽快消除紧张情绪,争取患者最大限度地配合药物调整。

(七)健康教育

(1)合理膳食。宜采取低热量、低脂、低胆固醇、低盐饮食,多食蔬菜、水果和粗纤维食物,如芹菜、糙米等,避免暴饮暴食,注意少食多餐。

(2)控制体重。在饮食治疗的基础上,应结合运动和行为等综合治疗。

(3)适当运动。以有氧运动为主,注意运动的强度和时间因病情和个体差异而不同。

(4)减轻精神压力。保持平和的心态,可采取放松技术或与他人交流的方式缓解压力。

(5)避免诱发因素。告知患者及其家属过劳、情绪激动、饱餐、寒冷刺激等都是心绞痛发作的诱因,应注意尽量避免。

(6)病情自我监测指导。指导患者及其家属心绞痛发作时的缓解方法,胸痛发作时立即停止活动或舌下含服硝酸甘油。如服用硝酸甘油不缓解,或心绞痛发作比以往频繁程度加重、疼痛时间延长,应立即到医院就诊,警惕心肌梗死的发生。

(7)用药指导。指导患者出院后遵医嘱服药,不要擅自增减药量,自我监测药物的不良反应。外出时随身携带硝酸甘油以备急需。

(8)定期复查。告知患者应定期复查心电图、血糖、血脂等。

(任佳慧)

第十八节　二尖瓣狭窄

二尖瓣狭窄是炎症、黏液样变性、退行性改变、先天性畸形、缺血性坏死、创伤等原因引起的单个或多个瓣膜结构(包括瓣叶瓣环、腱索或乳头肌)的功能或结构异常,导致瓣口狭窄。正常二尖瓣质地柔软,瓣口面积 $4\sim6\ cm^2$。当瓣口面积减小为 $1.5\sim2.0\ cm^2$ 时为轻度狭窄;面积 $1.0\sim1.5\ cm^2$,为中度狭窄;面积小于 $1.0\ cm^2$ 时为重度狭窄。二尖瓣病变最常见病因为风湿热。2/3 的患者为女性。约半数患者无急性风湿热史,但多有反复链球菌扁桃体炎或咽峡炎史。急性风湿热后,至少需 2 年形成明显二尖瓣狭窄,多次发作急性风湿热较一次发作出现狭窄早。单纯二尖瓣狭窄占风心病的 25%,二尖瓣狭窄伴有二尖瓣关闭不全占风心病的40%。主动脉瓣常同时受累。

一、护理评估

(一)临床表现

1.症状

代偿期仅有轻微症状或无症状,失代偿期可有不同程度的呼吸困难、咳嗽、血痰或血丝痰,尤其是冬天,也可出现大咯血、声嘶等。右心受累时可出现食欲下降、腹胀、恶心、少尿、水肿等。

2.体征

呈现二尖瓣面容;心尖部可触及舒张期震颤;听诊心尖部第一心音亢进,心尖部闻及舒张期隆隆样杂音,若闻及开瓣音,则提示瓣膜活动尚可,肺动脉瓣区闻及 P2 分裂;右心衰竭时可有颈静脉怒张、肝大、下肢水肿等。

(二)辅助检查

1.X 射线检查

可见二尖瓣型心(左心房大,肺动脉段突出),肺淤血征,晚期右心室扩大。

2.心电图

可见二尖瓣型 P 波(P 波宽大有切迹),可出现各种心律失常,以心房颤动多见。

3.超声心动图

超声心动图是确诊的可靠方法。M 型超声显示二尖瓣前叶活动曲线双峰消失,呈城墙样改变;前叶与后叶呈同向运动,左心房扩大。二维超声显示狭窄瓣膜的形态和活动度,可测量瓣口面积,正确提供房室大小。

(三)治疗

1.代偿期治疗

避免过度的体力劳动及剧烈运动,保护心功能;风心病患者应积极预防链球菌感染与风湿活动以及感染性心内膜炎。

2.失代偿期治疗

出现临床症状者,宜口服利尿剂并限制钠盐的摄入。右心衰竭明显或出现快速心房颤动时,用洋地黄类制剂可缓解症状,控制心室率。出现持续性心房颤动 1 年以内者,应考虑药物或电复律治疗。对长期心力衰竭伴心房颤动者可采用抗凝治疗,以预防血栓形成和动脉栓塞的发生。二尖瓣狭窄治疗的关键是解除二尖瓣机械性梗阻,降低跨瓣压力阶差。常采用的手术方法如下。

(1)经皮穿刺二尖瓣球囊分离术:这是一种介入性心导管治疗技术,适应证为单纯二尖瓣狭窄。此方法能使二尖瓣口面积扩大至 2.0 cm² 以上,明显降低二尖瓣跨瓣压力阶差和左心房压力,提高心排血指数,有效地改善临床症状。经皮穿刺二尖瓣球囊分离术不损害瓣下结构,操作熟练者,也可避免并发症的发生;并且不必开胸,较为安全,患者损伤小,康复快,近期疗效已肯定。

（2）二尖瓣分离术：有闭式和直视式两种。闭式多采用经左心室进入使用扩张器方法，对隔膜型疗效最好。手术适应证为患者年龄不超过 55 岁，心功能 2～3 级，近半年内无风湿活动或感染性心内膜炎，术前检查心房内无血栓，不伴有或仅有轻度二尖瓣关闭不全或主动脉瓣病变且左心室不大。合并妊娠而需手术者宜在孕期 6 个月以内进行。对中度或重度二尖瓣关闭不全、疑似有心房内血栓形成、瓣膜重度钙化或腱索明显融合缩短的患者，应行直视式分离术。

（3）人工瓣膜替换术：指征为心功能在 3～4 级，伴有明显二尖瓣关闭不全和/或主动脉瓣病变且左心室增大；瓣膜严重钙化以致不能分离修补；钙化粥样瘤引起狭窄。常用机械瓣或生物瓣。机械瓣经久耐用，不致钙化或感染，但须终身抗凝治疗；伴有溃疡病或出血性疾病者忌用。生物瓣不需抗凝治疗，但可因感染性心内膜炎或数年后瓣膜钙化或机械性损伤而失效。

二、护理诊断/问题

（1）气体交换受损：与急性肺水肿有关。

（2）恐惧：与突发病情加重而担心疾病预后有关。

（3）清理呼吸道无效：与呼吸道分泌物增多、咳嗽无力有关。

（4）潜在并发症：心源性休克。

三、护理目标

（1）患者呼吸困难、咳嗽等症状减轻。

（2）患者焦虑/恐惧程度减轻，配合治疗及护理。

（3）患者呼吸道通畅，呼吸道分泌物减少并能咳出。

（4）患者得到及时治疗与处理，血流动力学稳定。

四、护理措施

（一）一般护理

1.体位和活动

依据患者心功能情况合理休息和活动，减轻心脏负荷。无症状患者均应避免剧烈活动；有风湿活动时应卧床休息；发生心力衰竭者应绝对卧床休息。

2.输液

输液速度宜慢，低于 40 滴/分钟；24 h 液体总量＜1 500 mL，保证静脉通路通畅。

3.饮食

以高蛋白、高维生素、粗纤维饮食为主，饮食要清淡、易消化，少食多餐。多食新鲜蔬菜及水果，保持大便通畅。低钾者多吃含钾丰富的水果。心力衰竭者应限制钠盐的摄入。

4.心理支持

给予患者心理疏导和安抚，帮助患者消除紧张和恐惧等不良情绪，树立战胜疾病的信心。

（二）重点护理

1.病情观察

持续心电监护，氧气吸入，严密观察患者的病情变化。记录 24 h 尿量，观察水肿情况，根据医嘱应用利尿剂，注意观察电解质结果和有无电解质紊乱的临床表现。呼吸道护理：劝患者戒烟，指导患者做深呼吸及有效咳嗽，根据医嘱吸氧以改善缺氧情况，注意保暖，防止感冒，保持病房内空气新鲜，控制陪护人数。

2.用药护理

心功能不全者,口服地高辛,每次 0.125～0.25 mg,1～2 次/日,同时口服利尿剂氢氯噻嗪,每次 25 mg,3 次/日;螺内酯每次 20 mg,3 次/日。口服硝酸异山梨酯,每次 5 mg,3 次/日,根据病情调整用药。观察用药后反应及不良反应。

(三)治疗过程中的应急护理措施

1.心律失常

以房性心律失常最多见,先出现房性期前收缩,以后房性心动过速、心房扑动、阵发性心房颤动直至持久性心房颤动。左心房压力升高导致的左心房扩大和风湿炎症引起的左心房壁纤维化是心房颤动持续存在的病理基础。心房颤动降低心排血量,可诱发或加重心力衰竭。出现心房颤动后,快速心房颤动时心尖区舒张期隆隆样杂音可减轻或消失,心率减慢时又明显或出现。

2.充血性心力衰竭和急性肺水肿

50%～75%的患者发生充血性心力衰竭,是二尖瓣狭窄的主要死亡原因。呼吸道感染是心力衰竭的常见诱因,在女性患者中妊娠和分娩也常诱发心力衰竭。急性肺水肿是重度二尖瓣狭窄的急重并发症,多发生于剧烈体力活动、情绪激动、感染、突发心动过速或快速心房颤动时。立即将患者扶起,使其坐在床边,两腿下垂或半卧于床上,以减少静脉回流。同时注意防止患者坠床跌伤。

立即用高流量鼻管吸氧,对病情特别严重者可用面罩呼吸机持续加压给氧,也可用 20%～30%的酒精湿化,以降低肺泡内泡沫的表面张力,使泡沫破裂,改善通气功能。根据医嘱应用相关药物。

3.栓塞

以脑栓塞最常见,栓塞也可发生于四肢、肠、肾和脾等,右心房来源的栓子可造成肺栓塞。

4.肺部感染

患者常有肺静脉压力升高及肺淤血,易合并肺部感染,出现肺部感染往往加重或诱发心力衰竭。

(四)健康教育

(1)戒烟,注意口腔卫生,积极治疗牙周感染和口腔疾病。

(2)选择高蛋白、富含维生素、粗纤维、易消化的食物,多吃新鲜水果、蔬菜,加强营养,保持大便通畅。

(3)指导患者记录尿量。

(4)有效咳嗽咳痰,深呼吸,防止感冒。

(5)鼓励患者适当锻炼,每日进行可耐受的活动,以不出现心悸、气促、乏力等症状为宜。

(6)出院后嘱患者适当活动,以散步为主,避免剧烈活动和劳累;指导育龄妇女妊娠,心功能Ⅲ级以上不宜妊娠,以免加重心脏负担,造成生命危险。

(7)指导患者及家属若患者感到不适,及时来医院就诊。

(任佳慧)

第十九节　二尖瓣关闭不全

二尖瓣关闭不全常与二尖瓣狭窄同时存在,也可单独存在。风湿热后,无症状期常超过20年,一旦出现明显症状,多有不可逆的心功能损害。

一、护理评估

(一)临床表现

1. 症状

早期无症状。病变严重时出现疲乏无力、呼吸困难、头晕、心绞痛等。

2. 体征

心尖冲动向左下移位,心脏向左下扩大。心尖部第一心音减弱,可闻及全收缩期粗糙的高调吹风样杂音;向左腋下、左肩胛下传导。

3. 并发症

并发症与二尖瓣的并发症相似,感染性心内膜炎较多,而栓塞较少。

(二)辅助检查

1. X线检查

左心室、左心房增大,左心衰竭时可见肺淤血和间质性肺水肿等。

2. 心电图

可有左心室肥厚及继发性 ST-T 改变,左心房增大,心房颤动常见。

3. 超声心动图

左心房扩大,左心室扩大。脉冲多普勒超声和彩色多普勒血流显像可在左心房探及明显收缩高速反流,诊断敏感性达 100%。

(三)治疗

1. 内科治疗

避免过度的体力劳动及剧烈运动,限制钠盐的摄入,保护心功能;风心病患者积极预防链球菌感染与风湿活动以及感染性心内膜炎;适当使用利尿剂;使用血管扩张剂,特别是减轻后负荷的血管扩张剂,通过降低左心室射血阻力,可减少反流量,增加心排血量,从而产生有益的血流动力学作用。慢性者可用血管紧张素转化酶抑制剂。急性者可用硝普钠,或硝酸甘油,或酚妥拉明静脉滴注。洋地黄类药物宜用于出现心力衰竭的患者,对伴有心房颤动者更有效。晚期的心力衰竭患者可用抗凝药物防止血栓栓塞。

2. 手术治疗

长期随访研究表明,手术治疗后二尖瓣关闭不全患者心功能的改善明显优于药物治疗;即使在合并心力衰竭或心房颤动的患者中,手术治疗的疗效也明显优于药物治疗。瓣膜修复术的病死率比人工瓣膜置换术的病死率低,长期存活率较高,血栓栓塞的发生率较小。

二、护理诊断/问题

(1)恐惧:与突发病情加重而担心疾病预后有关。

(2)清理呼吸道无效:与呼吸道分泌物增多、咳嗽无力有关。

三、护理目标

(1)患者呼吸困难、咳嗽等症状减轻。

(2)患者焦虑/恐惧程度减轻,配合治疗及护理。

(3)患者得到及时治疗与处理,血流动力学稳定。

四、护理措施

(一)一般护理

1.休息

注意休息,适当活动,避免过度体力劳动及剧烈运动。注意保暖,避免感冒。

2.饮食

摄入高蛋白、高热量、低胆固醇、富含维生素及易消化的食物。

(二)重点护理

严密观察患者生命体征及意识的变化,观察患者有无风湿活动的表现、有无心力衰竭的表现、有无栓塞的征象等。

(三)治疗过程中的应急护理措施

1.心房颤动

心房颤动可见于3/4的慢性重度二尖瓣关闭不全的患者,按心房颤动护理措施处理。

2.感染性心内膜炎

观察体温,注意血常规变化,必要时抽血培养。按医嘱及时、准确地应用抗生素。

3.栓塞

栓塞见于左心房扩大、慢性心房颤动的患者,较二尖瓣少见;注意患者意识、瞳孔的变化和四肢活动等。

4.心力衰竭

在急性者早期出现心力衰竭,慢性者晚期发生心力衰竭。二尖瓣脱垂并关闭不全者除上述并发症外尚有猝死发生。急性者和慢性者发生腱索断裂时,短期内发生急性左心衰竭甚至急性肺水肿,预后较差。

(四)健康教育

(1)戒烟,注意口腔卫生,治疗口腔疾病。

(2)进行有效咳嗽咳痰,做深呼吸,防止感冒。

(3)鼓励患者适当锻炼,每日进行可耐受的活动,以不出现心悸、气促、乏力等症状为宜。

(任佳慧)

第二十节　主动脉瓣狭窄

主动脉瓣狭窄是指风湿性、先天畸形、瓣膜结构老化退行性改变等原因导致主动脉瓣病变,致使主动脉瓣开放受限。其中10%~30%的病例为慢性风湿性心脏病长期反复的风湿热所造成。

一、护理评估

（一）临床表现

1.症状

随着病变的进展可出现动脉瓣狭窄的临床三联症:劳力性呼吸困难、心绞痛和昏厥。

(1)呼吸困难:是晚期肺淤血引起的常见症状,可进行性出现夜间阵发性呼吸困难、端坐呼吸和急性肺水肿。

(2)心绞痛:主要是由心肌缺血所致,运动可诱发症状出现,休息后缓解。

(3)晕厥:多发生于直立时、运动中或运动后。少数在休息时发生,由脑缺血引起。

2.体征

(1)望诊:心尖冲动正常。

(2)触诊:心前区有抬举感,可扪及震颤。

(3)叩诊:心界正常或向左下扩大。

(4)听诊:胸骨右缘第二肋间喷射性收缩期杂音,向颈部传导,A2减弱。

（二）辅助检查

1.X线检查

心影正常或左心室增大,升主动脉根部狭窄后扩张,晚期可有肺淤血征象。

2.心电图

左心室肥厚者常伴 ST-T 改变和各种心律失常。

3.超声心动图

超声是明确诊断和判定狭窄程度的重要方法。在胸骨旁长轴切面可显示主动脉瓣开放受限。

4.心导管检查

超声心动图检查不能确定狭窄程度并考虑行人工瓣膜置换时应行心导管检查。

（三）治疗原则

1.内科治疗

主要目的为明确狭窄程度,观察狭窄进展,择期手术。治疗措施:①预防感染性心内膜炎、风湿热;②无症状定期复查;③纠正心律失常(如心房颤动等)、心绞痛及心力衰竭等。

2.外科治疗

(1)重度狭窄伴心绞痛、晕厥或心力衰竭为手术指征。

(2)无症状重度狭窄伴心脏增大或左心功能不全应考虑手术。

3.经皮球囊主动脉瓣成形术

主要治疗对象为高龄、心力衰竭和手术高危患者。

二、护理诊断/问题

(1)恐惧:与突发病情加重而担心疾病预后有关。

(2)清理呼吸道无效:与呼吸道分泌物增多、咳嗽无力有关。

(3)潜在并发症:心源性休克。

三、护理目标

(1)患者呼吸困难、咳嗽等症状减轻。

(2)患者焦虑/恐惧程度减轻,配合治疗及护理。

(3)患者得到及时治疗与处理,血流动力学稳定。

四、护理措施

(一)一般护理

(1)休息:注意休息,适当活动,避免过度体力劳动及剧烈运动,预防感染性心内膜炎。

(2)饮食:采取高蛋白、高热量、低胆固醇、富含维生素及易消化饮食。

(3)用药:洋地黄类药物可用于心力衰竭患者,使用利尿剂时应注意防止血容量不足;硝酸酯类可缓解心绞痛症状。

(二)重点护理

1.无症状轻度主动脉瓣狭窄患者的护理

需定期密切随访,有风湿活动者应进行抗风湿治疗。预防感染性心内膜炎:在进行牙科、胃肠道和生殖泌尿道手术及器械检查时,应进行抗生素预防。

2.有症状主动脉瓣狭窄者的护理

(1)限制体力活动,防止晕厥加重或猝死。

(2)伴室性心动过速、高度房室传导阻滞、严重窦性心动过缓时,按抗心律失常药物治疗。

(3)有胸痛者需做冠状动脉造影,以诊断伴发的冠心病,此种情况应用硝酸甘油舌下含服时,注意剂量宜小,防止在心排血量减少的基础上剂量过大,引起外周动脉扩张,导致晕厥发生或动脉压下降,使冠脉血流更为减少。

(4)左心功能不全时可用利尿剂,但用量不宜过大,以免引起心排血量减少。

(三)治疗过程中的应急护理措施

1.晕厥

(1)抬高头部:应立即将患者置于头低足高位,使脑部血供充分。将患者的衣服纽扣解松,将其头转向一侧,以免舌头后倾而堵塞气道。

(2)局部刺激:如向头面部喷些凉水或在额部放上湿的凉毛巾,有助于患者清醒。如房间温度太低,应注意保暖。

(3)不能喂食:在晕厥发作时不能喂食、喂水。患者神志清醒后不要让患者马上站立,必须等患者全身无力好转后才能在细心照料下让其逐渐站立和行走。

2.猝死

(1)心肺复苏:对患者进行心肺复苏。

(2)严密心电监护:心脏危象往往突然发生,有效的心电监护能够及时提供心脏信息,心电图的表现是识别症状的重要依据,故心电监护及心电图检查对恶性心律失常的识别至关重要。

3.心力衰竭

发生急性左心衰竭时,立即将患者扶起,使其坐在床边,两腿下垂或半卧于床上,以减少静脉回流。同时注意防止患者坠床跌伤。立即用高流量鼻导管吸氧,对病情特别严重者可用面罩呼吸机持续加压给氧,也可用20%～30%的酒精湿化,以降低肺泡内泡沫的表面张力,使泡沫破裂,改善通气功能。根据医嘱应用相关药物。

(四)健康教育

(1)戒烟,注意口腔卫生,治疗口腔疾病。

(2)进行有效咳嗽咳痰,做深呼吸,防止感冒。

(3)鼓励患者适当进行锻炼。

(4)向患者介绍药物名称、剂量、用法、作用及不良反应,严格遵医嘱服药。

(任佳慧)

第二十一节　主动脉瓣关闭不全

主动脉瓣关闭不全常有不同程度的狭窄或合并二尖瓣病变,单独存在少见。无症状期长,重度者确诊后内科治疗,5年存活率为75％,10年存活率为50％。

一、护理评估

(一)临床表现

1. 症状

(1)心悸:心脏搏动的不适是最早的主诉,尤以左侧卧位时明显;脉压增大者常有显著的动脉搏动感,尤以头颈部搏动感明显。

(2)呼吸困难:初为劳力性呼吸困难,可发展至端坐呼吸等不同程度的呼吸困难。

(3)心绞痛:比主动脉瓣狭窄少见,休息和劳力时均可发生,夜间更为严重,发作持续时间长,硝酸酯类制剂效果不佳。

(4)晕厥:并不多见,当快速改变体位时有头晕或眩晕。

(5)全心衰竭:乏力,活动耐力下降。

(6)多汗:尤其是在出现夜间阵发性呼吸困难和心绞痛时,咯血和栓塞较少见。

(7)心功能不全。

2. 体征

(1)周围血管征:是主动脉瓣关闭不全的特征性体征,颈动脉搏动明显增强,并呈双重搏动;有水冲脉和毛细血管搏动,大动脉处可闻及"枪击音"及股动脉收缩期和舒张期双重杂音等,可见头部随心搏频率的上下摆动。

(2)心脏体征:心尖冲动明显向左下移位,范围较广呈"主动脉型心脏",与主动脉瓣狭窄不同,心尖冲动呈快速膨胀后回缩现象。触诊心尖冲动向左下移位并有快速冲击感。叩诊呈左心室增大表现。听诊典型的杂音是高音调、吹风样、递减型舒张期杂音,最响区域取决于有无升主动脉扩张,多在胸骨右缘第2肋间最响。主动脉第二心音减弱至消失,有时可听到第三心音,提示有左心功能不全,若左心房代偿性收缩增强时可闻及第四心音。

(二)辅助检查

1. X线检查

根据病情轻重及病程长短不一,表现为不同程度的左心室增大,升主动脉和主动脉结扩张,呈"主动脉型心脏"。透视下主动脉搏动明显增强。

2.心电图

重症者常伴有明显的左心室肥大劳损征象,部分患者存在束支传导阻滞。

3.超声心动图

M型超声:主动脉根部内径增宽,主动脉瓣的开放幅度增大,速度增快;主动脉瓣关闭线可出现快速扑动现象。

二维超声可见主动脉瓣叶增厚和对合不良,左心室增大;二尖瓣前叶内陷,舒张期呈半月形改变。经食管超声可更为清楚地显示瓣叶的结构病变,以判定反流程度。

4.心导管检查

在决定施行手术治疗前进行心脏导管检查可以准确评估反流程度和左心室功能状态,并且可以明确冠状动脉的情况。

5.放射性核素检查

核素血池显像显示左心室扩大,舒张末期容积增加。左心房也可扩大,可测定左心室收缩功能,用于手术后随访有一定的价值。

(三)治疗原则

(1)预防感染性心内膜炎、风湿热。

(2)有梅毒性主动脉炎,应给予1个疗程的青霉素治疗。

(3)舒张压＞90 mmHg,应给予降压治疗。

(4)轻中度关闭不全而无症状者应限制重体力活动,而重度关闭不全虽无症状也加用ACEI类药物。

(5)心绞痛:可用硝酸酯类药物。

二、护理诊断/问题

(1)恐惧:与突发病情加重而担心疾病预后有关。

(2)清理呼吸道无效:与呼吸道分泌物增多、咳嗽无力有关。

(3)潜在并发症:心源性休克。

三、护理目标

(1)患者呼吸困难、咳嗽等症状减轻。

(2)患者焦虑/恐惧程度减轻,配合治疗及护理。

(3)患者得到及时治疗与处理,血流动力学稳定。

四、护理措施

(一)一般护理

(1)休息:注意休息,适当活动,避免过度体力劳动及剧烈运动,注意保暖,避免感冒。

(2)饮食:采取高蛋白、高热量、低胆固醇、富含维生素及易消化饮食。

(二)重点护理

人工瓣膜置换术是治疗主动脉瓣关闭不全的主要手段,应在心力衰竭症状出现前施行。但由于患者在心肌收缩功能失代偿前通常无明显症状,因此在患者无明显症状,左心室功能正常期间不必急于手术;可密切随访,至少每6个月复查超声心动图一次。一旦出现症状或左心室功能不全或心脏明显增大时,即应手术治疗。

(三)治疗过程中的应急护理措施

(1)肺水肿:立即将患者扶起,使其坐在床边,两腿下垂或半卧于床上,以减少静脉回流。同时注意防止患者坠床跌伤。立即用高流量鼻导管吸氧,对病情特别严重者可用面罩呼吸机持续加压给氧,也可用20%~30%的酒精湿化,以降低肺泡内泡沫的表面张力,使泡沫破裂,改善通气功能。根据医嘱应用相关药物。

(2)低血压:术前应静脉滴注正性肌力药物(如多巴胺或多巴酚丁胺等)、血管扩张剂(如硝普钠等)以维持心功能和血压。

(四)健康教育

(1)摄入高蛋白、富含维生素和粗纤维、易消化的食物。多吃新鲜水果、蔬菜,加强营养,保持大便通畅。

(2)有效咳嗽咳痰,深呼吸,防止感冒。

(3)鼓励患者适当锻炼,每日进行可耐受的活动,以不出现心悸、气促、乏力等症状为宜。

(4)出院后嘱患者适当地活动,以散步为主,避免剧烈活动和劳累。指导育龄妇女妊娠,心功能Ⅲ级以上不宜妊娠,以免加重心脏负担,造成生命危险。

(任佳慧)

第二十二节 三尖瓣狭窄

三尖瓣狭窄多见于女性,绝大多数由风湿热所致,病理改变与二尖瓣狭窄的病理改变相似,但损害较轻。三尖瓣狭窄单独存在少见,常伴有关闭不全、二尖瓣和主动脉瓣损害。

一、护理评估

(一)临床表现

1.症状

三尖瓣狭窄所致低心排血量引起疲乏,体静脉淤血可引起顽固性水肿、肝大、腹腔积液等消化道症状及全身不适感,由于颈静脉搏动的巨大"a"波,使患者感到颈部有搏动感。虽然患者常同时合并二尖瓣狭窄,但二尖瓣狭窄的临床症状(如咯血、阵发性夜间呼吸困难和急性肺水肿等)却很少见。若患者有明显的二尖瓣狭窄的体征而无肺充血的临床表现,应考虑可能同时合并有三尖瓣狭窄。

2.体征

(1)心脏听诊:胸骨左下缘低调隆隆样舒张中晚期杂音,收缩期前增强。直立位吸气时杂音增强,呼气时或Valsalva动作屏气期杂音减弱。可伴舒张期震颤,可有开瓣拍击音。肺动脉瓣第二心音正常或减弱。风湿性者常伴二尖瓣狭窄,后者常掩盖本病体征。

(2)其他体征:三尖瓣狭窄常有明显右心淤血体征,如颈静脉充盈,有明显"a"波,呼气时增强。晚期病例可有肝大、脾大、黄疸、严重营养不良、全身水肿和腹腔积液。肿大的肝脏可呈明显的收缩期前搏动。

（二）辅助检查

1.X线检查

右心房明显扩大，下腔静脉和奇静脉扩张，但无肺动脉扩张。

2.心电图检查

右心房肥大，Ⅱ导联及 V_1 导联；P波高尖；由于多数三尖瓣狭窄患者同时合并有二尖瓣狭窄，故心电图也常显示双心房肥大。无右心室肥大的表现。

3.超声心动图检查

三尖瓣的变化与二尖瓣狭窄时观察到的相似，M型超声心动图常显示瓣叶增厚，前叶的EF斜率减慢，舒张期与隔瓣呈矛盾运动、三尖瓣钙化和增厚；二维超声心动图对诊断三尖瓣狭窄较有帮助，其特征为舒张期瓣叶呈圆顶状、增厚，瓣叶活动受限。多普勒超声可估测跨瓣压力阶差。

（三）治疗原则

严格限制钠盐的摄入，应用利尿剂，可改善体循环淤血的症状和体征，尤其是减轻肝脏淤血，改善肝功能；如症状明显，右心室平均舒张压达 $4\sim5$ mmHg 和三尖瓣口面积为 $1.5\sim2.0$ cm^2 时，可做三尖瓣分离术或经皮球囊扩张瓣膜成形术，也可行人工瓣膜置换术，最好用生物瓣。

二、护理诊断/问题

（1）恐惧：与突发病情加重而担心疾病预后有关。

（2）清理呼吸道无效：与呼吸道分泌物增多、咳嗽无力有关。

（3）潜在并发症：心源性休克。

三、护理目标

（1）患者呼吸困难、咳嗽等症状减轻。

（2）患者焦虑/恐惧程度减轻，配合治疗及护理。

（3）患者得到及时治疗与处理，血流动力学稳定。

四、护理措施

（一）一般护理措施

1.体位和活动

患者根据心功能情况合理休息和活动，减轻心脏负荷。无症状患者均应避免剧烈活动，有风湿活动时应卧床休息，发生心力衰竭者应绝对卧床休息。

2.用药护理

心功能不全者：口服地高辛，每次 $0.125\sim0.25$ mg，$1\sim2$ 次/日，同时口服利尿剂氢氯噻嗪，每次 25 mg，3 次/日。螺内酯每次 20 mg，3 次/日。口服硝酸异山梨酯，每次 5 mg，3 次/日。观察用药后反应及不良反应。

（二）重点护理措施

1.病情观察

持续心电监护，氧气吸入，严密观察患者的病情变化。记录 24 h 尿量，观察水肿情况，根据医嘱应用利尿剂,注意观察电解质结果和有无电解质紊乱的临床表现。呼吸道护理:劝服患者戒烟,指导患者做深呼吸及有效咳嗽,根据医嘱吸氧以改善缺氧情况,注意保暖,防止感冒,保持病房内空气新鲜,控制陪护人数。

2.用药护理

心功能不全者:口服地高辛,每次 0.125~0.25 mg,1~2 次/日,同时口服利尿剂氢氯噻嗪,每次 25 mg,3 次/日。螺内酯每次 20 mg,3 次/日。口服硝酸异山梨酯,每次 5 mg,3 次/日。观察用药后反应及不良反应。

(三)治疗过程中可能出现的情况及应急措施

1.心律失常

以房性心律失常最多见,先出现房性期前收缩,以后房性心动过速、心房扑动、阵发性心房颤动直至持久性心房颤动。左心房压力升高导致的左心房扩大和风湿炎症引起的左心房壁纤维化是心房颤动持续存在的病理基础。心房颤动降低心排血量,可诱发或加重心力衰竭。出现心房颤动后,快速心房颤动时心尖区舒张期隆隆样杂音可减轻或消失,心率减慢时又明显或出现。

2.充血性心力衰竭和急性肺水肿

50%~75%的患者发生充血性心力衰竭,为二尖瓣狭窄的主要死亡原因。呼吸道感染是心力衰竭的常见诱因,在女性患者中妊娠和分娩也常诱发心力衰竭。急性肺水肿是重度二尖瓣狭窄的急重并发症,多发生于剧烈体力活动、情绪激动、感染、突发心动过速或快速心房颤动时。立即将患者扶起,使其坐在床边,两腿下垂或半卧于床上,以减少静脉回流。同时注意防止患者坠床跌伤。立即用高流量鼻导管吸氧,对病情特别严重者可用面罩呼吸机持续加压给氧,也可用50%的酒精湿化,以降低肺泡内泡沫的表面张力,使泡沫破裂,改善通气功能。根据医嘱应用相关药物。

3.栓塞

栓塞以脑栓塞最常见,也可发生于四肢及肠、肾和脾等脏器;右心房来源的栓子可造成肺栓塞。

4.肺部感染

本病患者常有肺静脉压力升高及肺淤血,易合并肺部感染,出现肺部感染往往加重或诱发心力衰竭。

(四)健康教育

(1)戒烟,注意口腔卫生(积极治疗牙周感染和口腔疾病)。

(2)进高蛋白、富含维生素和粗纤维、易消化的食物。多吃新鲜水果、蔬菜,加强营养,保持大便通畅。

(3)有效咳嗽咳痰,深呼吸,防止感冒。

(4)鼓励患者适当锻炼,每日进行可耐受的活动,以不出现心悸气促、乏力等症状为宜。

(5)讲解记录尿量的重要性。

(6)嘱患者出院后适当地活动,以散步为主,避免剧烈活动和劳累;指导育龄妇女妊娠,心功能Ⅲ级以上不宜妊娠,以免加重心脏负担,造成生命危险。

(任佳慧)

第二十三节 三尖瓣关闭不全

三尖瓣关闭不全临床上可分为以下两种类型。①功能性三尖瓣关闭不全:常见,由于右心室扩张,瓣环扩大,收缩时瓣叶不能闭合,多见于有右心室收缩压升高或肺动脉高压的心脏病,如风湿性二尖瓣疾病、先天性心血管病(肺动脉瓣狭窄、艾森门格综合征)和肺心病等。②器质性三尖瓣关闭不全:少见,包括三尖瓣下移畸形、风心病、三尖瓣脱垂、感染性心内膜炎、冠心病、类癌综合征、心内膜心肌纤维化等。

一、护理评估

(一)临床表现

1.症状

重者有疲乏、腹胀等右心衰竭症状。并发症有心房颤动和肺栓塞。

2.体征

(1)血管和心脏:①颈静脉怒张伴明显的收缩期搏动,吸气时增强,反流严重者伴颈静脉收缩期杂音和震颤;②右心室搏动呈高动力冲击感;③重度反流,胸骨左下缘有第三心音,吸气时增强;④三尖瓣关闭不全的杂音为高调、吹风样和全收缩期杂音,在胸骨左下缘或剑突区最响;⑤严重反流时,通过三尖瓣血流增加,在胸骨左下缘有第三心音的短促舒张期隆隆样杂音;⑥三尖瓣脱垂有收缩期喀喇音;⑦可见肝脏收缩期搏动。

(2)体循环淤血征:①水肿,体静脉压力升高使皮肤等软组织出现水肿,其特征首先出现于身体最低垂的部位;②颈静脉征,颈静脉搏动增强、充盈、怒张,是右心衰竭的主要体征,肝颈静脉反流征阳性则更具特征性;③肝大,肝因淤血肿大常伴压痛,持续慢性右心衰竭可导致心源性肝硬化,晚期可出现黄疸及大量腹腔积液。

(二)辅助检查

1.X线检查

可见右心室、右心房增大。右心房压升高者,可见奇静脉扩张和胸腔积液;有腹腔积液者,横膈上抬。透视时可看到右心房收缩期搏动。

2.心电图检查

可示右心室肥厚劳损,右心房肥大;并常有右束支传导阻滞。

3.超声心动图检查

可见右心室、右心房增大,上、下腔静脉增宽及搏动;呈连枷样三尖瓣。二维超声心动图声学造影可证实反流,多普勒超声检查可判断反流程度和肺动脉高压。

(三)治疗原则

单纯三尖瓣关闭不全而无肺动脉高压(如继发于感染性心内膜炎或创伤者等),一般不需要手术治疗。积极治疗其他原因引起的心力衰竭,可改善功能性三尖瓣反流的严重程度。二尖瓣病变伴肺动脉高压及右心室显著扩大时,纠正二尖瓣异常,降低肺动脉压力后,三尖瓣关闭不全可逐渐减轻或消失而不必特别处理;病情严重的器质性三尖瓣病变者,尤其是风湿性而无严重肺动脉高压者,可施行瓣环成形术或人工心脏瓣膜置换术。

二、护理诊断/问题

(1)恐惧:与突发病情加重而担心疾病预后有关。

(2)清理呼吸道无效:与呼吸道分泌物增多、咳嗽无力有关。

(3)潜在并发症:心源性休克。

三、护理目标

(1)患者呼吸困难、咳嗽等症状减轻。

(2)患者焦虑/恐惧程度减轻,配合治疗及护理。

(3)患者得到及时治疗与处理,血流动力学稳定。

四、护理措施

(一)一般护理措施

1.休息

注意休息,适当活动,避免过度的体力劳动及剧烈运动,注意保暖,避免感冒。

2.饮食

给予高蛋白、高热量、低胆固醇、富含维生素及易消化的饮食。

(二)重点护理措施

密切观察患者生命体征及意识的变化,观察患者有无风湿活动的表现,有无心力衰竭的表现,有无栓塞的征象等。

(三)手术后护理

1.循环系统的监护

(1)维持血压在 120/80 mmHg,持续有创血压监测,观察其波形、数值、脉压,及时记录血压,发现血压过高或过低都立即向医师报告,并及时处理。心率80~100 次/分钟,观察心电图的变化情况,发现心率过快或过慢、室性心律等都立即向医师报告,并备好除颤器和急救药品,术后 48~72 h 连续监测患者的心率、心律、动脉压。

(2)应用正性肌力药和血管扩张药时,分别使用专一通道,严格控制用药速度,维持血压平稳;应提前配制药液,如更换药液血压波动大,则进行双管道更换;严密监测患者的血压情况。

(3)每小时测中心静脉压一次,发现中心静脉压过高或过低均向医师报告,结合血压及时处理;每小时观察一次口唇、甲床、四肢末梢的颜色及动脉搏动、毛细血管充盈的变化,评估患者的意识。

(4)早期限液,注意单位时间的液体输入量,既不能限制入量过严导致有效循环血量不足,也不能过快过多地补液导致病情加重或心功能不全。术后 24 h 出入量应基本呈负平衡,当天入量控制在 1 500~2 000 mL 为宜,术后血红蛋白一般维持在 100 g/L。

2.呼吸系统的监测

(1)对使用呼吸机的患者,听诊双肺呼吸音是否对称,观察口唇、肢端情况,是否有烦躁,术后拍胸片以确定气管插管的位置。血气分析配合呼吸机参数调节,吸入的气体的温度控制在32 ℃~36 ℃,相对湿度>70%,遵医嘱使用抗生素。

(2)保持呼吸道通畅,适时吸痰,注意无菌操作。将床头摇高30°。

(3)拔除气管插管后用鼻导管或文氏管给氧,给氧 3~5L/min,观察有无缺氧情况。每天更换鼻导管位置 2 次。

3.管道护理

胸腔镜三尖瓣膜置换术后常规放置胸腔引流管及漂浮导管,严密观察每小时引流量。

(1)胸腔引流管护理。胸腔引流管持续负压吸引,保持管道的密闭性,做好标记,进行双重固定。观察长管的水柱波动,没入水下 3～4 cm,波动 4～6 cm。接患者瓶内装入 500 mL 灭菌用水,接负压瓶内装入 1 400 mL 灭菌用水。负压值 3.75～7.5 mmHg,最大值不超过 11.25 mmHg。引流管低于胸廓平面 60～100 cm。

(2)漂浮导管护理。漂浮导管又称 Swan-Ganz 导管,最初的两腔导管只能测压,后来发展到最常用的四腔导管可通过热稀释法测定心排血量。目前还有五腔导管,带起搏电极的导管,能连续监测混合静脉血氧饱和度或心排血量的导管。漂浮导管适用于对血流动力学指标、肺脏和机体组织氧合功能的监测。

4.维持电解质平衡

瓣膜置换术后患者对电解质特别是血钾的要求很严格,一般血清钾浓度为4～5 mmol/L。如输入高浓度含钾液体,要选择深静脉及用输液泵匀速补钾,高浓度补钾后,要及时复查血钾,以决定下一步的治疗。补钾同时注意适当补镁。

5.心律失常的监护

换瓣患者术前心功能多较差,术后常发生心功能不全或低心排。常见的心律失常有:室性期前收缩、室性心动过速、心房颤动、室上性心动过速及心动过缓。发现异常及时向医师报告。

6.术后并发症的预防

(1)预防术后出血。

(2)预防血栓形成与栓塞。

(3)预防瓣周漏。

(4)预防溶血。

(四)健康教育

(1)戒烟,注意口腔卫生。

(2)进行有效咳嗽咳痰,做深呼吸,防止感冒。

(3)鼓励患者适当锻炼,每日进行可耐受的活动,以不出现心悸、气促、乏力等症状为宜。

(4)遵医嘱按时服药,定期复查。

(任佳慧)

第二十四节　肺动脉瓣狭窄

肺动脉瓣狭窄为肺动脉瓣叶、瓣环的狭窄性病变,大多数患者的瓣叶融合导致肺动脉瓣形成圆锥形或圆顶形。偶尔瓣膜可能增厚或发育异常,在心室收缩过程中瓣叶不能充分分开导致狭窄。肺动脉瓣狭窄最常见病因是先天性畸形,风湿性极少见且极少严重,总是合并其他瓣膜损害,临床表现常被后者掩盖。类癌综合征为罕见病因。

一、护理评估

（一）临床表现

青少年患者常无症状，即使严重狭窄也不常有症状。严重梗阻的成人患者可出现呼吸困难和疲劳；伴右心室高压、前负荷降低、妊娠等情况时可出现劳力性晕厥或头晕目眩。晚期可出现右心室衰竭的表现，如下肢水肿、肝大、颈静脉怒张等，查体可发现肺动脉瓣听诊区收缩期杂音、三尖瓣关闭不全所致的反流性杂音。

（二）辅助检查

超声心动图：二维和多普勒超声心动图检查可确定狭窄程度，如果多普勒峰值流速＞3 mm/s（估计峰值梯度＞36 mmHg），可行心导管检查，但肺动脉瓣狭窄的临床诊断直截了当，几乎不需要诊断性导管检查。

（三）治疗原则

1. 西医治疗

肺动脉瓣狭窄的青少年和年轻成人患者，有劳力性呼吸困难、心绞痛、晕厥前状态，心导管检查显示右心室-肺动脉峰值压力阶差＞30 mmHg，建议行球囊瓣膜成形术。对于无症状患者，心导管检查显示右心室-肺动脉峰值压力阶差＞40 mmHg，建议行球囊瓣膜成形术。

2. 预后

从自然病史的资料看，先天性轻度肺动脉瓣狭窄是一种良性疾病，很少有进展。手术或球囊瓣膜成形术都可以缓解中度或重度肺动脉瓣狭窄，风险较低且预后良好。

二、主要护理诊断/问题

(1)低效性呼吸形态与术后伤口疼痛有关。

(2)心排出量减少与心功能减退、水和电解质失调有关。

(3)有脱管的危险与患者烦躁、管道固定不当有关。

(4)体温升高与术后炎症应激反应有关。

(5)有感染的危险与机体免疫力低下有关。

(6)皮肤受损的危险与被动体位、活动受限有关。

(7)潜在并发症低心排综合征、右心衰竭。

三、护理目标

(1)患者的活动耐力有所增加。

(2)患者的营养状况得到改善或维持。

(3)未发生相关并发症，或并发症发生后能得到及时治疗与处理。

(4)患者的焦虑减轻或消除，情绪良好。

(5)患者或家属能说出有关疾病的自我保健方面的知识。

四、护理措施

1. 生活护理

保持空气新鲜、温度适宜、安静舒适的休息环境；重症患者应以卧床休息为主，根据病情采取抬高头、半坐位或端坐位；采取坐位时可设置跨床小桌以方便患者伏桌休息。为患者提供必要的日常生活帮助。

根据呼吸困难的程度合理安排休息与活动量,与患者及其家属一起制订活动目标和计划,随着病情好转,逐渐增加活动量,鼓励患者尽可能做到生活自理;给予低热量、低盐、清淡、易消化的饮食,保持患者大便通畅。

2.病情观察

注意观察生命体征、精神状态、发绀、肺部听诊音等的变化情况,评估呼吸困难的程度,配合医师做好动脉血气分析、血清电解质及血流动力学监测。

3.用药护理

遵医嘱给予强心剂、利尿剂及抗感染药物,以减轻肺瘀血和肺组织炎症,注意观察疗效及不良反应。控制输液量和速度,防止加重心脏负荷,24 h 输液量控制在 1 500 mL 以内为宜,输液速度为 20～30 滴/分钟。

4.合理给氧

保持呼吸道通畅,遵医嘱给予氧气吸入,纠正缺氧。根据病情调节氧流量和湿化方式,氧流量一般是 2～4 L/min,肺心病患者的氧流量为 1～2 L/min。给予急性肺水肿者乙醇湿化的高流量(6～8 L/min)氧气。

5.心理护理

患者常有烦躁、焦虑等不良心理,应多和其沟通交流,建立良好的护患关系,取得患者的信任。及时了解患者的心理变化,允许患者充分表达自己的感受,以评估其焦虑程度。经常和家属一起安慰、关心患者,根据患者的焦虑程度选择干预措施,指导患者运用恰当的应对技巧,稳定情绪,有利于减轻呼吸困难。严重时可遵医嘱服用药物。

6.健康教育

(1)术前指导患者及其家属注意天气变化,防止患者感冒。

(2)增加营养,多食用易消化的食物。

(3)保证充足的睡眠。

7.出院指导

(1)出院 3 个月后进行复查,如果在此期间出现胸闷、心悸等不适症状,应及时就诊。

(2)正中切口者,3 个月内平卧休息。

(3)出院后不能做较剧烈的运动。

(4)遵医嘱服药,定期复查,不适时随诊。

8.健康促进

(1)了解自己的心功能情况,所用药物的作用、剂量、服用时间、注意事项、不良反应等。

(2)避免剧烈的体育活动,活动量以不引起疲劳为度。

(3)选择食营养丰富的易消化饮食,适当控制盐的摄入。

(任佳慧)

第二十五节　肺动脉瓣关闭不全

肺动脉瓣关闭不全最常见的病因为继发于肺动脉高压的肺动脉干根部扩张,引起瓣环扩大,见于风湿性二尖瓣疾病、艾森门格综合征等。少见病因包括特发性和马方综合征的肺动脉扩张。肺动脉瓣原发性损害少见,可发生于感染性心内膜炎、肺动脉瓣狭窄或法洛四联症术后、类癌综合征和风心病。

一、护理评估

(一)临床表现

肺动脉瓣关闭不全导致右心室容量负荷过度。如无肺动脉高压,可多年无症状;如有肺动脉高压,则加速右心室衰竭发生。多数病例因原发病的临床表现突出,肺动脉瓣关闭不全的表现被掩盖,仅偶然于听诊时发现。常见体征如下。

1.血管和心脏搏动

胸骨左缘第 2 肋间扪及肺动脉收缩期搏动,可伴收缩期或舒张期震颤。胸骨左下缘扪及右心室高动力性收缩期搏动。

2.心音

出现肺动脉高压时,第二心音肺动脉瓣成分增强。右心室每搏输出量增多,射血时间延长,第二心音呈宽分裂。

右心每搏输出量增多使已扩大的肺动脉突然扩张产生收缩期喷射音,在胸骨左缘第 2 肋间最明显。胸骨左缘第 4 肋间常有第三心音和第四心音,吸气时增强。

3.心脏杂音

继发于肺动脉高压,在胸骨左缘第 2～4 肋间有第二心音后立即开始的舒张早期叹气样高调递减型杂音,吸气时增强,称为 Graham Steell 杂音。

由于肺动脉扩张和右心每搏输出量增加,胸骨左缘第 2 肋间在喷射音后有收缩期喷射性杂音。

(二)辅助检查

1.X 线检查

右心室和肺动脉干扩大。

2.心电图

肺动脉高压者有右心室肥厚征。

3.超声心动图

多普勒超声心动图对确诊肺动脉瓣关闭不全极为敏感,可半定量反流程度。二维超声心动图有助于明确病因。

4.心脏磁共振检查

该检查可评估肺动脉瓣反流分数、右心室舒张末期容积、收缩末期容积和右心室射血分数。治疗原则是以治疗导致肺动脉高压的原发性疾病为主,如缓解二尖瓣狭窄。仅在严重的肺动脉瓣反流导致难治性右心衰竭时,可考虑对该瓣膜进行手术治疗。

二、主要护理诊断/问题

(1)活动无耐力与肺动脉瓣关闭不全导致的心排出量下降有关。

(2)营养失调(低于机体需要量)与疾病导致的生长发育迟缓有关。

(3)潜在并发症为心力衰竭、肺部感染、感染性心内膜炎。

(4)焦虑与自幼患病、症状长期反复存在有关。

三、护理目标

(1)患者的活动耐力有所增加。

(2)患者的营养状况得到改善或维持。

(3)未发生相关并发症,或并发症发生后能得到及时治疗与处理。

(4)患者的焦虑减轻或消除,情绪良好。

(5)患者或家属能说出有关疾病的自我保健方面的知识。

四、护理措施

1.病情观察

测量体温,每 4 h 一次,注意热型,以协助诊断。观察有无风湿活动的表现。

2.休息与活动

卧床休息,限制活动量,减少机体消耗。

3.饮食

给予高热量、高蛋白、高纤维的清淡、易消化的饮食,以促进机体恢复。

4.用药护理

遵医嘱给予抗生素及抗风湿药物,并根据药物指导患者服用,并观察用药后反应。

5.手术护理

如进行手术治疗,做好术前准备和术后护理,密切观察患者病情的变化,预防术后并发症的发生。

6.健康教育

(1)心理指导:向患者介绍疾病的治疗及预后,并通过介绍治疗后康复的同病患者现状等消除患者的焦虑。积极主动与患者沟通交流,及时发现、解决患者的心理问题。

(2)环境应舒适、安静,保持室内温、湿度适宜和空气新鲜。

(3)应根据气候及时增减衣服,避免受凉感冒。

(4)保持心情愉快,避免情绪激动。

(任佳慧)

第二十六节 扩张型心肌病

扩张型心肌病(dilated cardio myopathy,DCM)的主要特征是单侧或双侧心腔扩大,心肌收缩期功能减退,伴或不伴有充血性心力衰竭。本病常伴有心律失常,病死率较高,男性患者多于女性患者(2.5∶1),在我国发病率为 13/10 万至 84/10 万不等。病因迄今不明,除特发性、家族遗传性外,近年来持续病毒感染被认为是其重要原因,持续病毒感染对心肌组织的损伤、自身免疫等可导致或诱发扩张型心肌病。

此外,围生期、酒精中毒、抗癌药物、心肌能量代谢紊乱和神经激素受体异常等多种因素也可引起本病。以心腔扩张为主,肉眼可见心室扩张,室壁多变薄,纤维瘢痕形成且常伴有附壁血栓。瓣膜、冠状动脉多无改变。组织学为非特异性心肌细胞肥大、变性,特别是程度不同的纤维化等病变混合存在。

一、护理评估

(一)临床表现

起病缓慢,患者多在临床症状明显时才就诊,有气急,甚至端坐呼吸、水肿和肝大等充血性心力衰竭的症状和体征时,才被诊断。部分患者可发生栓塞或猝死。主要体征为心脏扩大,常可听到第三或第四心音,心率快时呈奔马律。常合并心律失常。近期由于人们对病毒性心肌炎可演变为扩张型心肌病的认识增强,在心肌炎后常紧密随访,有时可发现早期无充血性心力衰竭表现而仅有左心室增大的扩张型心肌病,事实上它是病毒性心肌炎的延续。

(二)辅助检查

1. X 线

心影常明显增大,心胸比>50%,肺淤血。

2. 心电图

可见多种心电异常,如心房颤动、传导阻滞等各种心律失常。其他尚有 ST-T 改变、低电压、R 波降低,少数可见病理性 Q 波,多是心肌广泛纤维化的结果,但需与心肌梗死区别。

3. 超声心动图

本病早期即可有心腔轻度扩大,后期各心腔均扩大,以左心室扩大早而显著,室壁运动普遍减弱,提示心肌收缩力下降,以致二尖瓣、三尖瓣本身虽无病变,但在收缩期不能退至瓣环水平而致关闭不全,彩色多普勒血流显像显示二尖瓣和三尖瓣反流。

4. 心脏放射性核素检查

核素血池扫描可见舒张末期和收缩末期左心室容积增大,左心室射血分数降低;核素心肌显影表现为灶性散在性放射性减弱。

5. 心导管检查和心血管造影

该检查早期近乎正常。有心力衰竭时可见左、右心室舒张末期压,左心房压和肺毛细血管楔压升高,每搏输出量、心排血指数降低。心室造影可见心腔扩大,室壁运动减弱,心室射血分数低下。冠状动脉造影多无异常,有助于与冠状动脉性心脏病的鉴别。

6. 心内膜心肌活检

可见心肌细胞肥大、变性、间质纤维化等。活检标本除发现组织学改变外,尚可进行病毒学检查。

(三)诊断与鉴别诊断

本病缺乏特异性诊断指标,临床上看到心脏增大、心律失常和充血性心力衰竭的患者时,如超声心动图证实有心腔扩大与心脏弥漫性搏动减弱,即应考虑有本病的可能,但应排除各种病因明确的器质性心脏病(如急性病毒性心肌炎、风心病、冠心病、先天性心血管病及各种继发性心肌病等)后方可确定诊断。

(四)防治和预后

因本病原因未明,尚无特殊的防治方法。在病毒感染时密切注意心脏情况并及时治疗,有一定的实际意义。目前,治疗原则是针对充血性心力衰竭和各种心律失常。一般是限制体力活动,低盐饮食,应用洋地黄和利尿剂。但本病较易发生洋地黄中毒,故应慎用。

此外,常用扩血管药物、血管紧张素转化酶抑制剂(ACEI)等,需长期口服。近年来学者发现在心力衰竭时肾上腺素能神经过度兴奋,β受体密度下降,选用β受体阻滞剂从小剂量开始,视症状、体征调整用量,长期口服可使心肌内β受体密度上调而延缓病情进展。这样不但能控制心力衰竭,而且能延长存活时间。中药黄芪、生脉散和牛磺酸等有抗病毒、调节免疫、改善心功能等作用,长期使用对改善症状及预后有一定辅助作用。本病患者在扩大的心房、心室腔内易有附壁血栓形成,有心房颤动或深静脉血栓形成等栓塞性疾病风险且没有禁忌证的患者宜口服阿司匹林来预防附壁血栓形成。已经有附壁血栓形成和发生血栓栓塞的患者必须长期抗凝治疗,口服华法林,调节剂量使国际标准化凝血酶原时间比值(INR)保持在 $2\sim2.5$。由于上述治疗药物的采用,目前扩张型心肌病的存活率已明显提高。

一些重症晚期患者,左心室射血分数(LVEF)降低和 NYHA 心功能Ⅲ~Ⅳ级,QRS 增宽大于 120ms,提示心室收缩不同步,可通过双心室起搏器同步刺激左、右心室即心脏再同步化治疗(cardiac resynchronization therapy,CRT),通过调整左、右心室收缩程序,改善心脏功能,缓解症状,有一定疗效。少数患者有严重的心律失常,危及生命,药物治疗不能控制,LVEF<30%,伴轻至中度心力衰竭症状、预期临床状态预后尚好的患者可植入心脏电复律除颤器(implantable cardioverterand defibrillator,ICD),预防猝死的发生。

二、护理诊断/问题

(1)恐惧:与突发病情加重而担心疾病预后有关。

(2)清理呼吸道无效:与呼吸道分泌物增多、咳嗽无力有关。

(3)潜在并发症:心源性休克。

三、护理目标

(1)患者呼吸困难、咳嗽等症状减轻。

(2)患者焦虑/恐惧程度减轻,配合治疗及护理。

(3)患者得到及时治疗与处理,血流动力学稳定。

四、护理措施

(一)一般护理

1.吸氧护理

扩张型心肌病患者多感到胸闷、心悸、气短及呼吸困难,因此应常规给予持续低流量氧气吸入,并于每日早晨更换湿化瓶内蒸馏水 1 次,每周更换鼻导管和湿化瓶 1 次。

2.饮食护理

给予低盐、低脂、高蛋白、富含维生素的易消化饮食,避免饮酒、浓茶、咖啡等刺激性饮品且应少食多餐,避免过饱,以免加重心脏负担。应鼓励长期应用利尿剂者进食含钾丰富的食物(如橘子、香蕉等),避免低血钾而诱发心律失常。

3.休息与活动

嘱心功能Ⅳ级者绝对卧床休息,取半坐卧位或端坐卧位,以减少肺部淤血,减轻心脏负荷。日常生活由护理人员协助完成。对心功能Ⅲ级者,给予半坐卧位,病情允许时,患者可自行床上翻身、洗漱、进食,逐渐过渡到床边站立,在室内行走。心功能Ⅱ级者由在室内活动逐渐过渡在到病区活动,活动量循序渐进,避免剧烈运动。

4.皮肤护理

扩张型心肌病患者常因心功能不全面出现不同程度的水肿,加之患者活动受限,应注意加强皮肤护理,保证床单及皮肤干燥、清洁,床柔软舒适,每 3～4 h 为患者按摩受压部皮肤 1 次,以促进血液循环。在长期受压部位垫海绵垫或气圈,必要时启动气垫床。

(二)并发症与用药护理

扩张型心肌病患者常合并心力衰竭、心律失常,应遵医嘱给予强心药、利尿药、扩血管及抗心律失常药物。对因心力衰竭而皮下组织积液,静脉难以辨认的患者,需谨慎穿刺。注射前可沿静脉解剖位置,用手指按揉局部,以暂时推开皮下水分,使静脉充分显露后再行穿刺。注意保护好血管,同时注意滴速不可过快,液量不可过多,以免加重心力衰竭。应用洋地黄类强心药物时,给药前先测患者的心率,如心率低于 60 次/分钟或高于 120 次/分钟,立即停药,通知医师。

注意患者是否出现洋地黄毒性反应,如果确定为洋地黄中毒,首先应停用该类药物,并根据中毒表现不同采取相应的治疗措施。应用利尿剂减轻患者的心脏负荷时,宜安排在上午,以免影响患者休息且应准确记录 24 h 液体出入量。注意观察患者有无乏力、四肢痉挛、脱水等现象。应用利尿剂必须密切监测电解质和补钾,使血钾浓度>4 mmol/L,防止出现水、电解质失衡。应用血管扩张剂时注意滴速不可过快,以免引起头痛、眩晕、恶心不适,并嘱患者改变体位时动作缓慢,以免引起直立性低血压。

扩张型心肌病合并心律失常,其预后较差,病死率较高,因此要积极加以控制。因此,重症监护病房(ICU)护士要及时发现心律、心率的变化,保留静脉通道,备齐抢救药物及仪器,并放于床边备用,尽快协助医师采取有效措施。在扩张型心肌病合并心力衰竭的患者中,心房颤动是最为常见的心律失常,是典型的可以诱发和加重心肌病的室上性心动过速性心律失常。

(三)心理护理

扩张型心肌病患者多因病程长、病情重及反复住院治疗影响生活和工作而产生忧虑、抑郁等消极情绪,因此应做好患者的心理护理,减轻其心理负担。建立良好的护患关系,多与患者交谈,认真倾听患者诉说,允许患者释放悲伤的情感,经常巡视患者,各项护理操作娴熟,取得患者信任。经常给患者讲解疾病的相关知识及注意事项,向患者介绍治疗成功的病例,使患者对疾病有所了解,并能正确看待疾病,积极配合治疗。做好家属工作,提供患者情感支持,给予理解和生活上的照顾。

(任佳慧)

第二十七节　肥厚型心肌病

肥厚型心肌病(hypertrophic cardiomyopathy,HCM)是以左心室和/或右心室肥厚为特征,肥厚常为不对称肥厚并累及室间隔,左心室血液充盈受阻、舒张期顺应性下降为基本病态的心肌病。根据左心室流出道有无梗阻又可分为梗阻性肥厚型和非梗阻性肥厚型心肌病。梗阻性病例主动脉瓣下部室间隔肥厚明显,过去也称为特发性肥厚型主动脉瓣下狭窄(idiopathic hypertrophic subaortic stenosis,IHSS)。近年来学者发现非梗阻性肥厚型心肌病中心尖部肥厚型心肌病不少见。本病常为青年猝死的原因。后期可出现心力衰竭。

本病常有明显家族史(约占1/3),目前被认为是常染色体显性遗传疾病,肌节收缩蛋白基因(如心脏肌球蛋白重链及心脏肌钙蛋白T基因)突变是主要的致病因素。还有人认为,儿茶酚胺代谢异常,细胞内钙调节异常,高血压、高强度运动等均可作为本病发病的促进因子。

肥厚型心肌病的主要改变在心肌,尤其是左心室形态学的改变。其特征为不均等的心室间隔增厚(非对称性心室间隔肥厚),也有心肌均匀肥厚和/或心尖部肥厚的类型。本病的组织学特征为心肌细胞肥大,形态特异,排列紊乱,尤以左心室间隔部改变明显。

一、护理评估

(一)临床表现

部分患者可无自觉症状,而因猝死或在体检中被发现。许多患者有心悸、胸痛、劳力性呼吸困难,伴有流出道梗阻的患者由于左心室舒张期充盈不足,心排血量降低可在起立或运动时出现眩晕,甚至神志丧失等。

体格检查可有心脏轻度增大,能听到第四心音;流出道有梗阻的患者可在胸骨左缘第3～4肋间听到较粗糙的喷射性收缩期杂音;心尖部也常可听到收缩期杂音。目前学者认为产生以上两种杂音除因室间隔不对称肥厚造成左心室流出道狭窄外,主要是由于收缩期血流经过狭窄处时产生漏斗效应,将二尖瓣吸引移向室间隔,使狭窄更为严重,于收缩晚期甚至可完全阻挡流出道;而同时二尖瓣本身出现关闭不全。胸骨左缘3～4肋间所闻及的流出道狭窄所致的收缩期杂音,不同于主动脉瓣膜器质性狭窄所产生的杂音。

凡能影响心肌收缩力,改变左心室容量及射血速度的因素均可使杂音的响度有明显变化,如使用β受体阻滞剂、取下蹲位,使心肌收缩力下降或使左心室容量增加,均可使杂音减轻;相反,如含服硝酸甘油片、应用强心药或取站立位,使左心室容量减少或增加心肌收缩力,均可使杂音增强。

(二)辅助检查

1.胸部X线检查

心影增大多不明显,如有心力衰竭,则心影明显增大。

2.心电图

因心肌肥厚的类型不同而有不同的表现。最常见的表现为左心室肥大,ST-T改变,常在胸前导联出现巨大倒置T波。深而不宽的病理性Q波可在Ⅰ、aVL或Ⅱ、Ⅲ、aVF、V_5、V_4上出现,有时在V_1可见R波增高,R波与S波之比增大。此外,室内传导阻滞和期前收缩也常见。APH型患者可在心前区导联出现巨大的倒置T波,以往常被误诊为冠心病。

3. 超声心动图

超声心动图是临床上主要诊断手段,可显示室间隔的非对称性肥厚,舒张期室间隔的厚度与后壁之比≥1.3,间隔运动低下。有梗阻的病例可见室间隔流出道部分向左心室内突出、二尖瓣前叶在收缩期前移、左心室顺应性降低和舒张功能障碍等。运用彩色多普勒法可了解杂音起源和计算梗阻前后的压力差。超声心动图对梗阻性肥厚型与非梗阻性肥厚型的诊断都有帮助。APH 型则心肌肥厚限于心尖部,以前侧壁心尖部尤为明显,如不仔细检查,很容易漏诊。

4. 心导管检查和心血管造影

左心室舒张末期压上升。有梗阻者在左心室腔与流出道间有收缩期压差,心室造影显示左心室腔变形,呈香蕉状、犬舌状、纺锤状(心尖部肥厚时)。冠状动脉造影多无异常。

5. 心内膜心肌活检

心肌细胞畸形肥大,排列紊乱有助于诊断。

(三)诊断和鉴别诊断

对临床或心电图表现类似冠心病的患者,如患者较年轻,诊断冠心病依据不充分,又不能用其他心脏病来解释,则应想到本病的可能。结合心电图、超声心动图及心导管检查做出诊断。如有阳性家族史(猝死、心脏增大等),更有助于诊断。通过超声心动图、心血管造影及心内膜心肌活检可鉴别本病与高血压性心脏病、冠心病、先天性心血管病、主动脉瓣狭窄等。

(四)防治和预后

本病由于病因不明,又很多与遗传基因有关,难以预防。对患者进行生活指导,提醒患者避免激烈运动、持重或屏气等,减少猝死的发生。避免使用增强心肌收缩力和减少心脏容量负荷的药物,如洋地黄、硝酸类制剂等,以减轻左心室流出道梗阻。本病的治疗原则为弛缓肥厚的心肌,防止心动过速及维持正常窦性心律,减轻左心室流出道狭窄和抗室性心律失常。目前主张应用 β 受体阻滞剂及钙通道阻滞剂治疗。对重症梗阻性患者可做介入或手术治疗,植入双腔 DDD 型起搏器,消融或切除肥厚的室间隔心肌。

二、护理诊断/问题

(1)恐惧:与突发病情加重而担心疾病预后有关。

(2)清理呼吸道无效:与呼吸道分泌物增多、咳嗽无力有关。

(3)潜在并发症:心源性休克。

三、护理目标

(1)患者呼吸困难、咳嗽等症状减轻。

(2)患者焦虑/恐惧程度减轻,配合治疗及护理。

(3)患者得到及时治疗与处理,血流动力学稳定。

四、护理措施

(一)病情观察

注意观察有无心绞痛、胸闷。若晕厥、栓塞等症状出现,有条件者住监护病房。给患者多功能监护,便于动态监测,特别注意室性心律失常的发生。值班护士要定时巡视病房,对各种常见心律失常的图形能准确判断,以便尽早地做好抢救工作,争取时间,熟练掌握除颤器的使用和紧急心肺复苏;对胸痛患者给予镇静剂,对个别顽固性胸痛患者可加大 β 受体阻滞剂或钙通道阻滞剂的量,使用时严密观察病情变化;有晕厥史的高龄患者猝死发病率较多,对这类患者,临床护理不容忽视,应详细询问患者晕厥发生的次数、持续时间与体位的关系,发作前是否有前驱症状,如面色苍白、恶心、呕吐、头晕、出冷汗等。嘱患者避免劳累,外出检查和大小便时,应有人陪伴,同时对家属交代有可能出现的意外情况。

(二)饮食

给予低脂、高蛋白、高维生素的易消化饮食,避免刺激性食物。每餐不宜过饱,以免增加心脏负担。对心功能不全者应给予低盐饮食。同时耐心向患者讲解饮食治疗的重要性,以取得患者配合。此外,患者应戒除烟、酒。

(三)晕厥的治疗和护理

晕厥是猝死的先兆,应引起临床重视。临床护理不容忽视,护士应详细询问患者有无晕厥发作史,了解患者晕厥发生的次数、每次持续的时间、与体位的关系及发作前是否有前驱症状,如面色苍白、恶心、呕吐、头晕、黑蒙、出冷汗等。嘱患者适当卧床休息,避免剧烈活动、情绪波动,协助患者做好生活护理。外出检查时由专人陪送。避免因心率加快、心肌收缩加重梗阻,导致脑供血下降,发生晕厥。

(四)对合并水肿和心力衰竭者的护理

应准确记录 24 h 液体摄入量和出量,限制过多地摄入液体,每天测量体重。在利尿治疗期间,应观察患者有无乏力、四肢痉挛及脱水表现,定时复查血电解质浓度,警惕低钾血症,必要时补钾。对有大量胸、腹腔积液者,应协助医师穿刺抽液,减轻压迫症状。

(五)药物治疗与护理

应慎用降低心脏前后负荷的药物,以免加重左心室流出道梗阻。洋地黄加强心肌收缩力,加重左心室流出道梗阻,进一步降低心排血量,故应慎用;对合并心绞痛的患者,因硝酸甘油会使左心室流出道梗阻加重,故禁用;HCM 患者多服用 β 受体阻滞剂及钙通道阻滞剂以减轻左心室流出道梗阻,缓解症状,具有一定疗效。大剂量 β 受体阻滞剂有明显的负性肌力和负性频率作用,使用时宜从小剂量开始,加量不宜过快,要注意观察对血压、心率等不良影响,一旦发生,应立即通知医师予以处理。应用维拉帕米治疗的部分患者会出现恶心、头痛等不良反应,嘱患者不要紧张,更不能随便停药,继续用药后症状多逐渐消失,护理中同样要注意观察心率和血压。HCM 可合并各种心律失常,如室性期前收缩、室性心动过速、房颤等。抗心律失常药物因有致心律失常作用而受限制,胺碘酮使用得较多,长期运用要注意观察甲状腺功能、眼征、肺纤维化和心率变化等,如伴房颤,除控制心率外,需用抗凝剂(如华法林)时,要注意观察有无皮肤黏膜出血情况,特别是服药后 1~2 周,应监测国际标准化比值(INR)的改变,宜将INR 控制在 2~3。

(六)健康教育及出院指导

(1)肥厚型心肌病有家族遗传倾向,故有该病的家族史者应注意定期到医院检查。如出现气促、乏力、心前区疼痛、晕厥,宜尽早到医院接受就诊。

(2)对确诊为肥厚型心肌病的患者,宜避免劳累,预防呼吸道感染,戒烟、酒,避免摄入刺激性食物或饮料(如咖啡、浓茶、烈性酒、可乐等),保持良好心境,定期到医院复查,保护或改善心功能,提高生活质量。

（3）多数患者经治疗，病程可维持数十年，预后尚好。

（4）不宜参加剧烈体育运动，以免发生猝死等意外。如出现严重呼吸困难，平卧时加重，大汗淋漓，可能为严重心功能不全，应让患者取坐位或半坐卧位，向医疗急救中心打电话求助或以最安全、平稳、快速的交通工具将患者送往附近医院。

（5）对直系亲属进行超声心动图检查可及早发现病情。

综上所述，肥厚型心肌病的病因尚不清楚。本病常有明显的家族史（约占 1/3），目前被认为是常染色体显性遗传疾病。肌节收缩蛋白基因突变是主要的致病因素。儿茶酚胺代谢异常、高血压、高强度运动等可为本病发病的促进因子。主要病变为不均等的心室间隔肥厚（非对称性肥厚），也有心肌均匀肥厚或心尖部肥厚。组织学特征为心肌细胞肥大，形态特异，排列紊乱，尤以左心室间隔改变明显。肥厚型心肌病起病缓慢，部分患者可完全无自觉症状，因猝死或在体检中被发现。非梗阻性肥厚型心肌病患者的临床表现与扩张型心肌病相似，梗阻性肥厚型心肌病患者可有头晕、黑蒙、心悸、胸痛、劳力性呼吸困难，伴有流出道梗阻的患者突然起立、运动、应用硝酸酯类药物时，外周阻力可降低，使左心室流出道更为狭窄，导致上述症状加重，甚至出现晕厥、猝死。部分患者因肥厚心肌耗氧增多而致心绞痛，但用硝酸甘油和休息都不能缓解。晚期可出现心力衰竭。主要体征有心脏轻度增大，能听到第四心音；流出道梗阻的患者可在胸骨左缘第 3～4 肋间或心尖部听到较粗糙的喷射性收缩期杂音。患者应避免过度劳累、缺氧、营养不良、肠道和呼吸道感染等因素。嘱患者按医嘱坚持服药，教会患者及其家属观察药物疗效及不良反应。

（任佳慧）

第二十八节　心肌炎

心肌炎（myocarditis）指心肌本身的炎症病变，有局灶性和弥漫性，也可分为急性、亚急性和慢性，总的分为感染性心肌炎和非感染性心肌炎两大类。感染性心肌炎可由细菌、病毒、螺旋体、立克次体、真菌、原虫、蠕虫等所引起。非感染性心肌炎的病因包括过敏、变态反应（如风湿热等）、理化因素或药物（如阿霉素等）。近年来由于风湿热和白喉等所致心肌炎逐渐减少，而病毒性心肌炎的发病率显著增多。

很多病毒都可能引起心肌炎，其中以柯萨奇（A、B 组）病毒、埃可病毒、脊髓灰质炎病毒等为常见，尤其是柯萨奇 B 组病毒占 30％～50％。此外，人类腺病毒、流感、风疹、单纯疱疹、脑炎、肝炎（A，B，C 型）病毒及人类免疫缺陷病毒（HIV）等都能引起心肌炎。病毒性心肌炎的发病机制为病毒的直接作用，包括急性病毒感染及持续病毒感染对心肌的损害、病毒介导的免疫损伤作用（主要是 T 细胞免疫）以及多种细胞因子和氧化亚氮等介导的心肌损害和微血管损伤。这些变化均可损害心脏功能和结构。

病毒性心肌炎分以心肌病变为主的实质性病变和以间质为主的间质性病变。典型改变是心肌间质增生、水肿及充血，内有多量炎性细胞浸润等。按病变范围有弥漫性和局灶性之分。

随临床病情的轻重不同，心肌病理改变的程度也轻重不一。心内膜心肌活检可以提供心肌病变的证据，但有取材局限性和伪差的因素，因而影响诊断的准确率。

一、护理评估

(一)病因病机

1.病因

很多病毒都可引起心肌炎,其中以肠道和呼吸道感染的病毒最常见。此外,流感病毒、风疹病毒、单纯疱疹病毒、脑炎病毒、肝炎病毒及人类免疫缺陷病毒等也能引起心肌炎。

2.发病机制

(1)病毒直接作用:病毒感染机体后,病毒经血流直接侵犯心肌,引起心肌损害和功能障碍。

(2)免疫反应:大多数病毒性心肌炎(尤其是慢性心肌炎),主要通过免疫变态反应而致病。主要是 T 细胞、多种细胞因子和一氧化氮等介导的心肌损害、微血管损伤。典型病变是心肌间质增生、水肿、充血及大量炎性细胞浸润。

(二)临床表现

病情轻重取决于病变的广泛程度和严重性,轻者可无明显症状,重者可致猝死。

1.症状

半数患者在发病前 1~3 周有病毒感染前驱症状,如发热、全身倦怠等"感冒"样症状或恶心、呕吐、腹泻等消化道症状,此为病毒感染本身的表现。

心脏受累后,患者常出现心悸、胸闷、呼吸困难、心前区隐痛、乏力等表现。严重者甚至出现阿-斯综合征、心源性休克、猝死。

2.体征

轻者心脏扩大不明显,重者心脏扩大,病愈后可恢复正常。可见与发热程度不平行的心动过速,有各种心律失常,心尖部第一心音减弱,心尖区可闻及舒张期奔马律,或有肺部啰音、颈静脉怒张、肝大、心脏扩大、下肢水肿等心力衰竭体征。

3.并发症

常并发心包炎,亦可并发心内膜炎、胸膜炎、肝炎等。病毒性心肌炎病程各阶段的时间划分比较困难,一般将急性期定为 3 个月,3 个月至 1 年为恢复期,1 年以上为慢性期。

(三)辅助检查

主要依据病毒前驱感染史、心脏受累症状、心肌损伤表现及病原学检查结果等综合分析。

1.血液生化检查

血沉大多正常,也可稍增快,C 反应蛋白大多正常。急性期或心肌炎活动期心肌肌酸激酶(CK-MB)、肌钙蛋白 T、肌钙蛋白 I 增多。

2.病原学检查

血清柯萨奇病毒 IgM 抗体滴度明显升高,外周血肠道病毒核酸阳性或肝炎病毒血清学检查阳性,心内膜心肌活检有助于病原学诊断。

3.X 线检查

可见心影扩大或正常。

4.心电图检查

常见 ST-T 改变和各型心律失常,特别是室性心律失常和房室传导阻滞等。严重心肌损害时可出现病理性 Q 波。

（四）治疗原则

1. 卧床休息

无心脏形态功能改变者休息至体温下降后 3～4 周，3 个月不参加体力活动；重症伴有心脏扩大患者休息 6 个月至 1 年，直到临床症状完全消失。

2. 保护心肌疗法

进食富含维生素及蛋白质食物或可应用维生素 C、辅酶 Q10 及曲美他嗪等药物。

3. 抗心力衰竭治疗

使用利尿剂、洋地黄、血管扩张剂、ACEI 类药物等。

4. 抗心律失常治疗

必要时安装临时性或永久心脏起搏器。

（五）心理-社会状况评估

心理状态随病情的轻重及不同时期、不同年龄、不同文化背景而有所不同。了解患者有无焦虑、孤独心理。家庭、学校、朋友、同学的关心有积极的促进康复作用。

二、主要护理诊断/问题

（1）活动无耐力与心肌炎性病变、虚弱、疲劳有关。

（2）潜在并发症为心律失常、心力衰竭。

（3）知识缺乏与未接受疾病相关教育有关。

（4）焦虑与疾病症状持续存在，患者对预后不了解有关。

三、护理目标

（1）患者呼吸困难、咳嗽等症状减轻。

（2）患者焦虑/恐惧程度减轻，配合治疗及护理。

（3）患者得到及时治疗与处理，血流动力学稳定。

四、护理措施

（一）休息与活动

在心肌炎急性期、有并发症者需卧床休息。病情稳定后根据患者的情况，与患者共同制订每日休息与活动计划，并实施计划。活动期间密切观察心率、心律的变化，倾听患者主诉，随时调整活动量。

心肌炎患者一般需卧床休息至体温下降后 3～4 周，有心力衰竭或心脏扩大的患者应休息半年至 1 年或至心脏大小恢复正常，血沉正常之后。如无症状，可逐步恢复正常工作与学习，应注意避免劳累。

（二）心理护理

倾听患者的主诉，理解患者的感受，耐心解答患者的疑问，通过解释与鼓励，消除患者的心理紧张和焦虑，使其积极配合治疗。协助患者寻求合适的支持系统，鼓励家属或同事给予患者关心，以降低紧张心理。

（三）并发症的处理与护理

心肌炎的并发症包括心律失常、心力衰竭甚至心源性休克，应及时处理。

1. 心律失常

严密观察,及早发现,及时处理。若发生多源性、频繁性或形成联律的室性期前收缩,应遵医嘱用利多卡因、胺碘酮等药物治疗,必要时进行电复律;对于房性或交界性期前收缩可根据患者的情况选用地高辛或普萘洛尔等 β 受体阻滞剂治疗。

阵发性室上性心动过速,可按压颈动脉窦、刺激咽部引起恶心等刺激迷走神经,也可给予快速洋地黄制剂或普罗帕酮治疗。在整个治疗过程中,应注意观察药物治疗的效果与不良反应,密切观察血压、心率和心电图的变化,询问患者有无不适主诉,根据患者的情况,及时调整药物剂量和种类。

2. 心力衰竭

一旦确诊心力衰竭,应及时给予强心、利尿、镇静、扩血管和吸氧等治疗。

(1)强心治疗:有心肌炎时,心肌对洋地黄敏感性增强,耐受性差,易发生中毒,宜选用收效迅速及排泄快的制剂且用小剂量(常用量的 1/2～2/3)。用药过程中应密切观察尿量,同时进行心电监护,观察心率、心律的变化,进行心脏听诊,观察心音的变化,在急性心力衰竭控制后数日即可停药。

(2)利尿治疗:选用高效利尿剂,以减少血容量,缓解肺循环的淤血症状,同时注意补钾,预防电解质紊乱。

(3)镇静治疗:若烦躁不安,给予吗啡等镇静剂,在镇静的同时也扩张周围血管,减轻心脏负荷,使呼吸减慢,改善通气功能和降低耗氧量。对老年患者、神志不清者、休克和呼吸抑制者慎用吗啡,可选用哌替啶。

(4)血管扩张剂:给予血管扩张剂降低心室前负荷和/或后负荷,改善心脏功能。常用制剂有硝普钠、硝酸甘油等,可单用也可与多巴胺或多巴酚丁胺等正性肌力药合用。

(5)给氧:高流量鼻导管给氧(6～8 L/min),对病情特别严重者应给予麻醉机加压给氧,使肺泡内压在吸气时增加,增强气体交换的同时对抗组织液向肺泡内渗透。在吸氧的同时也可使用抗泡沫剂使肺泡内的泡沫消失,鼻导管给氧时可用 20%～30% 的酒精湿化,以降低泡沫的表面张力,使泡沫破裂,增加气体交换面积,促进通气,改善缺氧。给氧过程中应进行氧饱和度的监测,并注意观察患者的生命体征,若呼吸困难缓解、心率下降、发绀减轻,表示纠正缺氧有效。

3. 心源性休克

心源性休克是心功能极度减退,心室充盈或射血功能障碍,造成心排血量锐减,使各重要器官和周围组织灌注不足而发生的一系列代谢与功能障碍综合征。若患者出现血压下降、手足发冷等微循环障碍的早期表现,应及时处理。

一旦确诊,立即给予镇痛、吸氧、纠正心律失常和酸碱平衡失调等抗休克治疗,每 15 min 测量一次心率、血压和呼吸,观察意识状况、血氧饱和度以及血气分析的变化,同时给氧可增加心肌供氧。

(四)健康教育

(1)预防上呼吸道感染和消化道感染,疾病流行期尽量避免去公共场所,天气变化,及时增减衣服,防止感冒,加强营养,注意饮食卫生。

(2)建立有秩序的生活制度,劳逸结合,避免疲劳,根据心功能进行适当锻炼,以不出现心悸气急为宜,勿过度活动。

（3）保持心情愉快，避免情绪激动。

（4）坚持按时、按量服药，定期门诊复查。

（会健军）

第二十九节　急性心包炎

心包是包绕在心脏外面的双层囊袋结构，由脏层心包和纤维壁层构成，两者之间形成心包腔，含有15～50 mL起润滑作用的质膜液。心包具有固定心脏解剖位置、防止心脏收缩对周围血管的冲击、防止运动和血容量增加导致心腔迅速扩大的作用。急性心包炎是心包脏层和纤维壁层的急性炎症性疾病，可以是某种全身疾病累积心包的表现，也可以单独存在。

一、护理评估

（一）病因

急性心包炎常继发于全身疾病。可由感染、结缔组织异常、代谢异常、损伤、心肌梗死或某些药物引起，或为非特异性，临床上以结核性、化脓性和风湿性心包炎多见。

近年来，病毒感染、肿瘤及心肌梗死性心包炎的发病率明显升高。另外，自身免疫、代谢性疾病、物理因素等均可引起急性心包炎。

（二）临床表现

1.纤维蛋白性心包炎阶段

（1）症状：可由原发疾病引起，例如，结核患者可有午后潮热、盗汗。化脓性心包炎患者可有寒战、高热、大汗等。心包本身炎症，可见胸骨后疼痛、呼吸困难、咳嗽、声音嘶哑、吞咽困难等。由于炎症波及第5或第6肋间水平以下的心包壁层，此阶段心前区疼痛为最主要症状。急性特异性心包炎及感染性心包炎等疼痛症状较明显，而缓慢发展的结核性或肿瘤性心包炎疼痛症状较轻。

疼痛可为钝痛或尖锐痛，向颈部、斜方肌区（特别是左侧）或肩部放射，疼痛程度轻重不等，通常在胸部活动、咳嗽和呼吸时加重；坐起和前倾位缓解。冠状动脉缺血疼痛则不随胸部活动或体位改为卧位而加重，两者可鉴别。

（2）体征：心包摩擦音是纤维蛋白性心包炎的典型体征。由粗糙的壁层和脏层在心脏活动时相互摩擦而产生，呈刮抓样，与心音发生无相关性。

典型的心包摩擦音以胸骨左缘第3、4肋间最清晰，常间歇出现并且时间短暂，有时仅出现于收缩期，甚至仅在舒张期间及取坐位时前倾和深吸气时听诊器加压更易听到。心包摩擦音可持续数小时到数天。

2.渗出性心包炎

（1）症状：呼吸困难是心包积液时最突出的症状，与支气管、肺受压及肺淤血有关。呼吸困难严重时，患者呈端坐呼吸，身体前倾，呼吸浅快，可有面色苍白、发绀等。急性心脏压塞时，出现烦躁不安、上腹部胀痛、水肿、头晕甚至休克。也可出现压迫症状，压迫支气管引起激惹性咳嗽；压迫食管引起吞咽困难；压迫喉返神经导致声音嘶哑。

— 189 —

(2)体征。①心包积液体征：心界向两侧增大，相对浊音界消失，患者由坐位变卧位时第2、3肋间心浊音界增宽；心尖冲动弱，可在心浊音界左缘内侧处触及；心音遥远，心率增快；Ewart征：大量心包积液压迫左侧肺部，在左肩胛骨下区可出现浊音及支气管呼吸音。②心包叩击音：少数患者在胸骨左缘第3、4肋间可听到声音响亮、呈拍击样的心包叩击音，由心脏舒张，受到心包积液的限制，血流突然终止，形成旋涡和冲击心室壁产生震动所致。③心脏压塞体征：当心包积液聚集较慢时，可出现亚急性或慢性心包压塞，表现为体循环静脉淤血、奇脉等；快速的心包积液（仅100 mL）即可引起急性心脏压塞，表现为急性循环衰竭、休克等。其征象如下。

体循环静脉淤血表现，颈静脉怒张，吸气时明显，静脉压升高，肝大伴压痛，腹腔积液，皮下水肿等；心排血量下降引起收缩压降低、脉压变小、脉搏细弱，重者心排血量降低，发生休克；奇脉，指大量心包积液，触诊时桡动脉呈吸气性显著减弱或消失，呼气时声音复原的现象。

（三）辅助检查

1.实验室检查

原发病为感染性疾病可出现白细胞计数增加、红细胞沉降率增快。

2.X线检查

渗出性心包炎患者的心包积液量＞300 mL时，心脏阴影向两侧扩大，上腔静脉影增宽及右心膈角呈锐角，心缘的正常轮廓消失，呈水滴状或烧瓶状，心脏随体位而移动。心脏搏动减弱或消失。

3.心电图检查

其改变取决于心包脏层下心肌受累的范围和程度。①常规12导联（aVR导联除外）有ST段弓背向下型抬高及T波升高，一天至数天后回到等电位线；②T波低平、倒置，可持续数周至数月或长期存在；③可有低电压，大量积液时见电交替；④可出现心律失常，以窦性心动过速多见，部分患者发生房性心律失常，还可有不同程度的房室传导阻滞。

4.超声心动图检查

对诊断心包积液和观察心包积液量的变化有重要意义。M型或二维超声心动图均见液性暗区，可确诊。

5.心包穿刺

心包穿刺对心包炎性质的鉴别、解除心脏压塞及治疗心包炎均有重要价值：①心包积液测定腺苷脱氨酶（ADA）活性，ADA浓度≥30 U/L对结核性心包炎的诊断有高度的特异性；②抽取定量的积液可解除心脏压塞症状；③心包腔内注入抗生素或化疗药物可治疗感染性或肿瘤性心包炎。

（四）救治原则

治疗原则：及时解除心脏压塞，积极治疗原发疾病，改善症状，对症支持治疗。

1.解除心脏压塞

大量渗液或有心脏压塞症状者，需要及时施行心包穿刺术抽液减压，必要时持续引流。

2.积极治疗原发疾病

对感染性急性心包炎应给予针对不同病原体的抗感染治疗，对化脓性心包炎还需要积极引流，必要时心包腔内注射抗菌药物，如疗效不佳，应尽早行心包腔切开引流术，防止发展为缩窄性心包炎；对自身免疫性疾病所致的急性心包炎应行免疫抑制治疗；对非特异性心包炎症状较重者可考虑给予糖皮质激素治疗；对尿毒症性心包炎应加强透析。

3.改善症状及对症支持治疗

急性期患者应卧床休息，直到胸痛消失和发热消退。对胸痛明显者可给予非甾体抗炎药止痛，若效果不佳，可给吗啡类药物。加强对症支持治疗。

(五)心理状况

患者常因住院影响工作和生活及心前区疼痛、呼吸困难而紧张、烦躁，急性心脏压塞时可出现晕厥，患者更感到恐慌不安。

二、护理诊断

(1)疼痛(心前区疼痛)与心包纤维蛋白性炎有关。

(2)气体交换受损与肺淤血及肺组织受压有关。

(3)心排血量减少与大量心包积液妨碍心室舒张充盈有关。

(4)体温过高与感染有关。

(5)焦虑与住院影响工作、生活及病情重有关。

三、护理目标

(1)疼痛减轻或消失。

(2)呼吸困难减轻或消失。

(3)心排出量能满足机体需要，心排出量减少症状和肺淤血症状减轻或消失。

(4)体温降至正常范围。

四、护理措施

(一)一般护理

1.病房环境

保持环境安静、卫生，温、湿度适宜和体感舒适。

2.饮食及能量供给

以高热量、低动物脂肪、低胆固醇、富含维生素和膳食纤维、含适量蛋白质的饮食为主，避免刺激性食物，戒烟、酒；进食主张少食多餐，避免饱餐；对有肺淤血、心功能不全、水肿等症状的患者，应给予低盐饮食。

3.吸氧

对有呼吸困难或胸痛的患者，可给予持续吸氧，流量 $2\sim4$ L/min，并嘱患者休息为主。

4.疼痛

对有心前区疼痛症状者，应评估疼痛的部位、性质和加重缓解因素，观察变化情况，有无合并心包摩擦音。需指导患者卧床休息，嘱其勿用力咳嗽、突然改变体位或进行深呼吸，保持情绪稳定。可遵医嘱给予解热镇痛药，并注意胃肠道不良反应和出血等。对疼痛剧烈者应密切监护心率、血压，观察患者的状态，预防高迷走反射的发生。

5.感染的预防与护理

无感染的患者，应预防感染，避免受凉，防止呼吸道感染，以免加重呼吸困难。存在感染且有畏寒或发热的患者，应注意保暖；患者出现高热，应给予积极的降温措施，包括物理降温和药物退热，并注意观察患者能量和容量的需求，及时补充液体，必要时补充营养；及时擦干汗液，更换贴身衣物、床单,防止受凉;给予感染的病因治疗,如抗菌、抗结核等治疗。

6.心理护理

应加强与患者的心理护理,注重沟通,同患者家属共同做好对患者的思想疏导工作,鼓励患者表达内心感受和需求。

(二)病情观察

(1)密切监测和记录生命体征。

(2)当患者出现呼吸困难、口唇发绀、面色苍白、血压明显下降、心率过快、皮肤湿冷甚至休克时,应及时向医师报告,做好心包穿刺及引流的准备。

(3)对心力衰竭症状明显、肺淤血、水肿明显和应用利尿剂治疗的患者,应密切观察患者的症状、体征及实验室检查指标的动态变化。

(三)部分护理问题对应的护理措施

1.气体交换受损

(1)吸氧:以 2~4 L/min 的速度持续吸氧,嘱患者减少说话,减少耗氧。保持吸氧管道的通畅,做好氧气管的护理和氧气的湿化。积极控制疼痛,以减少疼痛对呼吸功能的影响。

(2)协助患者以舒适的体位休息,可适当抬高床头,取半坐位,增大呼吸面积,增加换气量,若出现心脏压塞症状,应取前倾坐位,可提供床头桌、靠枕等增加患者的舒适度,拉起床挡,防止患者坠床。

(3)保持病室内空气新鲜、流通,禁止吸烟,注意保暖。

(4)指导患者学习有效的呼吸技巧,如采用腹式呼吸等。

(5)遵医嘱给予利尿剂、扩血管药物纠正肺淤血、心力衰竭等。

(6)加强巡视,适当给予患者解释和安慰,缓解其紧张、焦虑、恐惧等负面情绪。

2.心排出量减少

(1)密切监护,观察生命体征的变化,尤其是早期发现血压下降、心率增快等。

(2)给予患者适当的体位,减轻心脏负荷。

(3)吸氧。

(4)嘱患者减少活动,以休息为主,协助生活护理。

(5)控制输液速度。

(6)对水肿、肺淤血、心力衰竭明显者,遵医嘱使用利尿剂,并准确记录出入量,用药期间需要观察药物的效果和不良反应,尤其是预防低钾血症,注意观察有无乏力、恶心、呕吐、腹胀、心律不齐等现象,及时复查血清钾,出现低钾血症时遵医嘱补充氯化钾,并监测血钾,根据尿量、饮食等调整补钾方案。

3.体温升高

(1)患者出现畏寒、寒战时,应注意保暖,监测体温变化。

(2)出现高热时,积极给予物理降温和遵医嘱给予药物退热。注意观察药物疗效、不良反应,密切监测体温变化,并注意患者有无出汗,及时更换贴身衣物、床单,防止受凉。

(3)注意补充血容量,观察患者的热量需求,调整饮食和补液。

(4)保证营养,发热患者应适当提高食物的热量、蛋白质摄入量,给予易消化的食物,增加患者的抵抗力。可指导患者饭前漱口,增进食欲。

(5)患者需行心包穿刺引流术,则要注意严格的无菌操作,防止二重感染或感染加重,同时注意心包引流管的护理,避免导管相关的感染。

(会健军)

第三十节 缩窄性心包炎

一、护理评估

(一)病因病理

慢性缩窄性心包炎继发于急性炎症,其原因为结核或其他感染、日光或声音的辐射、创伤和心脏手术等。在我国以结核性为最常见,其次为化脓性或创伤性心包炎后演变而来。少数缩窄性心包炎与心包肿瘤、急性非特异性心包炎及放射性心包炎等有关。缩窄性心包炎继发于急性心包炎。急性心包炎后,随着积液逐渐吸收,可有纤维组织增生、心包增厚粘连、壁层与脏层融合钙化。心包缩窄使心室舒张期扩展受阻,心室舒张期充盈减少,使每搏输出量下降,导致动脉系统供血不足,进一步发展会影响心脏收缩功能,使静脉回流受阻,出现静脉系统淤血。

(二)临床表现

1.症状

起病隐匿,常于急性心包炎后数月至数年发生心包缩窄。早期症状为劳力性呼吸困难,严重时不能平卧,呈端坐呼吸。常见食欲缺乏、腹部胀满或疼痛、头晕、乏力等症状。

2.体征

(1)心脏体征:①心尖冲动减弱或消失。②心浊音界正常或稍大,心音低而遥远。③部分患者于舒张早期在胸骨左缘第3、4肋间可听到心包叩击音。④可出现期前收缩与心房颤动等。

(2)心包腔缩窄和心腔受压的表现:①出现静脉回流受限的体征,如颈静脉怒张、肝大、胸腹腔积液、下肢水肿等。②少数患者出现 Friedreich 征(舒张早期颈静脉突然塌陷现象)和Kussmaul 征(吸气时颈静脉怒张明显,静脉压进一步上升),是充盈压过高的右心房在三尖瓣开放时压力骤然下降所致。③收缩压降低,舒张压升高,脉压变小,脉搏细弱无力。由于心排血量减少,反射性引起周围小动脉痉挛。

(三)辅助检查

1.实验室检查

可有轻度贫血,肝淤血,有肝功能损害,血浆精蛋白生成减少,肾淤血可有蛋白尿、一过性尿素氮升高。

2.X线检查

心搏减弱或消失,可出现心影增大,呈三角形,左、右心缘变直,主动脉弓小或难以辨认;上腔静脉扩张;心包钙化等征象。

3.心电图检查

心电图常提示心肌受累的范围和程度。主要表现为 QRS 波群低电压和 T 波倒置或低平;T 波倒置越深,提示心肌损害越重。

4.超声心动图检查

超声心动图检查可见心包增厚、钙化、室壁活动减弱等表现。

5.CT 及 MR 检查

CT 及 MR 检查是识别心包增厚和钙化可靠与敏感的方法,若见心室呈狭窄的管状畸形、心房增大和下腔静脉扩张,可提示心包缩窄。

6.右心导管检查

右心导管检查可见肺毛细血管压力、肺动脉舒张压力、右心室舒张末期压力及右心房压力均升高(高于 250 mmHg)等特征性表现。右心房压力曲线呈 M 型或 W 型,右心室压力曲线呈收缩压轻度升高、舒张早期下陷和舒张期的高原型曲线。

(四)救治原则

慢性缩窄性心包炎是一个进展性疾病,其心包增厚、临床症状和血流动力学表现不会自动逆转,外科心包剥离术是唯一确切的治疗。内科治疗包括利尿、扩张静脉和限盐。窦性心动过速是一种代偿机制,所以应该避免使用或谨慎使用 β 受体阻滞剂。房颤伴快心室率,地高辛为首选,并应该在 β 受体阻滞剂和钙通道阻滞剂之前使用,心率控制在 80～90 次/分钟。

二、护理诊断

(1)活动无耐力与心排血量不足有关。

(2)体液过多与体循环淤血有关。

三、护理目标

(1)活动耐力增强,能胜任日常体力活动。

(2)水肿减轻或消退。

四、护理措施

1.一般护理

(1)活动量:患者需卧床休息至心悸、气短、水肿症状减轻后,方可起床轻微活动,并逐渐增加活动量。合理安排每日活动计划,以活动后不出现心慌、水肿加重等为控制活动量的标准。

(2)饮食:给予高蛋白、高热量、高维生素饮食,适当限制钠盐的摄入,防止因低蛋白血症及水钠潴留而加重腹腔积液及下肢水肿。

(3)皮肤护理:因机体抵抗力低下及水肿部位循环不良、有营养障碍,易形成压疮和继发感染,故应加强皮肤护理,以免产生压疮。

2.病情观察

定时监测和记录生命体征,准确记录出入量,密切观察心脏压塞症状的变化,发现病情变化,尽快向医师报告,以便及时处理。

3.心包切开术的护理

心包切开引流术的目的是缓解压迫症状,防止心肌萎缩。

(1)术前沟通:术前向患者说明手术的意义和手术的必要性、可靠性,解除思想顾虑,使患者和家属增加对手术的心理适应性和对医护人员的信任感。

(2)术后护理:术后做好引流管的护理,记录引流液的量和性质,并按要求留标本送检;同时严密观察患者的脉搏、心率、心律和血压变化,如有异常,及时向医师报告并协助处理。

4. 健康指导

嘱咐缩窄性心包炎患者注意充分休息,加强营养,注意防寒保暖,防止呼吸道感染。指出应尽早接受手术治疗,以获得持久的血流动力学恢复和临床症状明显改善。

(会健军)

第三十一节　小儿心力衰竭

儿童心力衰竭的病因与成人有很大的不同。先天性心脏病及心肌病是儿童(特别是婴儿)心力衰竭的主要病因。儿童心脏移植是心力衰竭终末的治疗方案。

一、护理评估

1. 病史及心理-社会反应

(1)评估患儿的病因和诱因、既往史、过敏史、治疗经过。

(2)评估患儿母亲孕期情况、胎儿宫内发育情况。

(3)了解患儿的家族成员有无心脏疾病患者以及基因表达异常情况。

(4)评估患儿和家属对疾病的认知程度、心理状态和社会支持情况。

2. 身体评估

(1)评估患儿的精神状态、生命体征,有无咳嗽、咳痰,活动能力及吸吮情况,以及颈静脉充盈情况,肝脏大小、腹腔积液,皮肤和黏膜有无水肿,尿量情况。

(2)评估患者的生长发育情况,如体重、身高、营养、有无贫血等。

(3)评估心脏储备功能、心力衰竭程度,进行 6 min 步行试验。

(4)评估患儿的生活自理能力,评估患儿的血栓、跌倒等风险。

3. 相关检查

相关检查有实验室检查、脑钠肽(BNP)或氨基末端脑钠肽原(NT-pro BNP)、影像学检查、超声心动图、心电图检查等。

二、主要护理诊断/问题

(1)活动无耐力与病变、虚弱、疲劳有关。

(2)潜在并发症为心律失常、心力衰竭。

(3)知识缺乏与未接受疾病相关教育有关。

(4)焦虑与疾病症状持续存在,患者对预后不了解有关。

三、护理目标

(1)患者呼吸困难、咳嗽等症状减轻。

(2)患者焦虑/恐惧程度减轻,配合治疗及护理。

(3)患者得到及时治疗与处理,血流动力学稳定。

四、护理措施

(一)一般护理

1.休息和饮食护理

保持病房安静,环境舒适,嘱患儿多休息。心功能尚可者可下床活动,自理大小便,严重心力衰竭患儿应绝对卧床休息。给婴儿喂奶,应少食多餐,每日所需热量544~586 J/kg,水分限制在每日80~120 mL/kg。应给予儿童营养丰富、高维生素、易消化的食物,低钠饮食,控制液体入量,以"量出为入"为原则。

2.心理护理

安抚患儿,让患儿有安全感,避免哭闹、精神紧张、饱餐、感冒等诱发因素。对哭闹、烦躁不安者给予镇静药。

3.口腔护理

保持口腔清洁卫生。

4.皮肤护理

保持床单位、皮肤清洁,定期检查。皮肤伴有水肿时定时翻身或给予气垫、水垫、安普贴保护,防压疮。

5.生活护理

注意保暖,给予合适的衣被,避免受凉感染。

(二)专科护理

1.氧疗护理

给予持续低流量吸氧,发生低氧血症时短暂给予高流量吸氧(不推荐给予酒精湿化吸氧,这可能导致支气管和肺泡壁损伤)。选择头罩或鼻导管吸氧,以患儿乐意接受的方式进行,以免造成患儿抗拒骚动,加重缺氧的程度。对依靠动脉导管开放而生存的先天性心脏病新生儿,如主动脉弓中断、大动脉转位、肺动脉闭锁等,则不宜吸氧。因为供给氧气可使血氧增多而促使动脉导管关闭,危及生命。

2.病情观察

持续心电监测(包括心率、心律、血压、呼吸频率、血氧饱和度);密切监测心力衰竭相关症状及体征以评估容量负荷。6 min 步行试验判断心功能。判断标准:6 min 步行距离<150 m,为重度心力衰竭;步行距离在 150~450 m,为中度心力衰竭;步行距离≥450 m,为轻度心力衰竭。

根据生命体征调整和控制补液滴速,一般以 2~3 mL/(kg·min)为宜;每日监测出入量(尿量);密切监测电解质及肾功能等;及时评估营养、活动、皮肤、家属及患儿需求等。应准确、规范地记录患儿的病情变化、处理措施、临床疗效及需求,及时与医师沟通。

3.体位

心力衰竭时患儿的肺血增多和心脏扩大使肺的呼吸活动空间缩小,以及肝脏增大,膈肌运动受限,应协助患儿采取端坐位或半坐位。可抱起小婴儿,使下肢下垂,减少静脉回流。

4.用药护理

(1)利尿剂:各种利尿剂能抑制肾小管再吸收钠,增加钠、水排泄,缓解体循环、肺循环淤血。静脉注射呋塞米(每次 1~2 mg/kg)。用药期间密切监测患儿的尿量,以评价利尿剂疗效,常规监测肾功能和电解质,警惕发生低血钾等不良反应,预防低钾血症、低镁血症,适量补充微量元素,给予补钾治疗。

(2)血管扩张剂:扩张小动脉的平滑肌,减轻后负荷,增加每搏输出量,扩张静脉,使静脉血管床容量增加,减少回心血量。硝普钠可同时扩张动脉、静脉。使用硝普钠应避光,现配现用,静脉持续泵入控制剂量,用药期间密切监测患儿血压与肾功能的变化。使用血管紧张素转化酶抑制剂(ACEI)时需注意有无干咳等不良反应。

(3)正性肌力药:容量充足但血压仍低和/或有低灌注症状或体征的患儿,短期静脉给予正性肌力药。使用此类药物期间,应持续监测患者血压、心律、心率。

静脉用多巴胺时,注意避免药物外渗,以免引起局部坏死,如药物外渗,局部予酚妥拉明封闭治疗或50%硫酸镁湿敷,喜疗妥乳膏外涂。

强心苷(洋地黄类)治疗剂量与中毒剂量接近,监测血药浓度。每次给药应监测心率,避免同时使用钙剂,观察有无恶心、呕吐、厌食、腹泻等胃肠反应,室性期前收缩、房室传导阻滞等心脏毒性反应,头痛、失眠等神经系统反应。强心苷中毒处理:立即停药;对低血钾伴快速性心律失常而无Ⅱ度或Ⅱ度以上房室传导阻滞者,应注意补充钾盐。

五、健康教育

(1)疾病知识指导:向患儿及其家长宣传有关疾病的防治知识。

(2)疾病指导:积极治疗原发病,积极干预各种高危因素,避免各种诱发因素,如哭闹、情绪激动、饱餐、用力排便等。生活要有规律,保证充足睡眠,预防感冒。

(3)饮食宣教:向患儿及其家长宣教饮食习惯的重要性,少食多餐,限制盐及水分的摄入,进食易消化、高纤维的食物,预防便秘的发生。

(4)运动与休息:根据心功能情况合理安排休息和运动,活动量以不引起气促为宜。

(5)药物指导:定时服药,教会患儿及其家长服用地高辛时注意数脉搏及观察患儿的胃肠道反应。若新生儿脉搏<100次/分钟,1~3岁患儿脉搏<90次/分钟,4~6岁患儿脉搏<80次/分钟,7~9岁患儿脉搏<70次/分钟,10岁以上患儿脉搏<60次/分钟,暂停给药。

(师秀娟)

第三十二节 先天性心脏病

先天性心脏病是指胎儿时期心脏血管发育异常导致的心血管畸形。先天性心脏病的种类很多,可表现为心脏及血管的单一畸形或合并多重畸形。畸形越多,越复杂,病情越重。常见的有室间隔缺损、房间隔缺损、动脉导管未闭、肺动脉狭窄、法洛四联症、完全性大血管转位等。根据先天畸形的种类、复杂程度及危重程度的不同,决定不同的手术方式和手术时机。婴幼儿危重型心脏畸形往往在出生时或非常早期即需要行急诊手术,否则危及生命。治疗先天性心脏病的最终目的是尽可能地修复心脏及纠正血管解剖结构的畸形,实现解剖或生理根治。心脏条件较好的先天畸形可通过介入治疗纠正,其他需要进行外科手术治疗。部分复杂畸形无法一次性外科根治者,需要经过多次姑息手术,缓解症状,延长生存期限,为最后的根治手术做准备。畸形最终无法修复的需要等待心脏移植。

一、护理评估

(一)病史及心理-社会反应

(1)评估手术史及手术方式、既往病史及治疗效果,对发绀型先天性心脏病患者要了解缺氧发作史。

(2)评估合并疾病,如肺高压、其他先天畸形等。

(3)评估既往及目前用药情况、药物过敏史,特别要清楚是否正在服用影响凝血功能的药物。

(4)评估患者的经济、社会支持、心理状况,对疾病的认知程度,了解家族史。

(二)身体评估

1.评估生命体征

评估心率、心律、四肢血压、血氧饱和度、体温、呼吸等。

2.评估表面体征

评估面容、表情、体位,皮肤黏膜的颜色及完整性,有无发绀、杵状指(趾)、腹胀、胸廓异常等。

3.呼吸系统评估

评估听诊双肺,评估呼吸音强弱、是否对称。了解感冒、气管炎、肺炎等呼吸道感染的发生情况。

4.循环系统评估

评估末梢循环情况、心力衰竭相关表现等。

5.生长发育评估

评估神志、反应、语言表达、自主活动能力,身高、体重、营养状况,对婴幼儿需了解前囟是否闭合。

6.生活习惯饮食评估

评估睡眠、大小便情况,是否抽烟、喝酒。对婴幼儿要评估喂养方式和喂养耐受性,是否存在喂养困难和窒息的危险。

(三)相关检查

相关检查包括实验室检查、影像学检查、心电图和超声心动图等。

二、主要护理诊断/问题

(1)活动无耐力与病变、虚弱、疲劳有关。

(2)潜在并发症有心律失常、心力衰竭。

(3)知识缺乏与未接受疾病相关教育有关。

三、护理目标

(1)患者呼吸困难、咳嗽等症状减轻。

(2)患者焦虑/恐惧程度减轻,配合治疗及护理。

(3)患者得到及时治疗与处理,血流动力学稳定。

四、护理措施

(一)一般护理

1. 睡眠与活动

保持病室安静、清洁、空气流通,规范探视。保证睡眠充足,合理安排护理操作,协调好作息时间。根据病情安排适当活动量,病情严重者应卧床休息。对患儿做好指导,告知缺氧发作的可能诱因,避免追逐、打闹和情绪过于激动。

2. 心理护理

对患者关心、爱护,态度和蔼,建立良好的护患关系;发挥桥梁作用,以利于医患的有效沟通,消除患者的紧张;耐心解答疑问,详细解释相关检查、用药、护理操作的目的和注意事项,以及需要配合的细节,取得他们的理解和配合。

3. 饮食护理

指导一般的择期手术患者按日常习惯均衡饮食。对婴幼儿,不要突然停止母乳喂养或更改奶粉品牌,避免突然改变而影响消化系统功能。对明显营养不良、喂养困难的小儿,要耐心喂养,少食多餐,避免呛咳和呼吸困难,必要时请营养科会诊,改善患者的营养状况。

4. 口腔护理

保持口腔清洁,儿童及成人每天至少早、晚刷牙,并用漱口液漱口。婴幼儿餐后饮用温开水或用清洁巾抹干净口腔及鼻腔。

5. 皮肤护理

保持床单位、皮肤清洁,定期检查皮肤,为卧床者定时翻身或给予气垫、水垫、皮肤保护贴。入院当天即开始使用感染控制科指定的抑菌沐浴液洗澡,建议长头发的患者把头发剪短至耳垂(特别是复杂性先天性心脏病的患者)。

6. 预防感染

注意体温变化,按气温改变及时加减衣服,避免受凉。做好陪人管理,避免与各种传染病患者接触。做好感染控制,警惕小儿常见传染病的出现,如麻疹、水痘、病毒性腮腺炎、手足口病、轮状病毒感染等。发现疑似病例,向医师报告并排查,以便及时处理,避免病区内爆发。

7. 用药护理

掌握心血管病常用药物的剂量、用药方法、浓度、作用及不良反应、配伍禁忌,准确控制和调节药物的浓度与使用速度,注意观察用药效果。落实查对制度,保证用药安全。

8. 做好出院指导

(1)指导患者按出院小结安全服药,给予需要服用洋地黄、抗凝类药物的患者专门的服药指导单并详细讲解。强调需要重点关注的方面,例如教会服用地高辛的患者掌握数脉搏或听心率的正确技巧,提醒服用华法林的患者如何自我发现出血倾向、复查凝血指标等。

(2)建议患儿外科手术后 3 个月内暂停接种疫苗,3 个月后咨询预防保健医师决定是否接种;介入手术后,复查心功能无异常,患儿可在预防保健医师指导下按计划接种疫苗。

(3)指导患者保持伤口皮肤清洁、干爽,伤口结痂,不能用手撕脱,等待自然脱痂。怀疑伤口愈合不良者尽快到医院诊治。

(4)避免剧烈活动,复查时咨询医师后合理增加活动量。提醒学龄儿童的家长与学校做好沟通,恢复期内避免盲目参加体育运动。

（二）专科护理

1.术前护理

（1）活动原则如下。心功能Ⅰ级:活动不受限制;心功能Ⅱ级:可起床活动,增加休息时间;心功能Ⅲ级:限制活动,延长卧床时间;心功能Ⅳ级:绝对卧床休息。随着病情的好转,逐渐增加活动量,以不出现症状为限。

（2）心力衰竭的观察与处理:术前注意观察有无心率增加、呼吸困难、端坐呼吸、吐泡沫样痰、水肿、肝大等心力衰竭的表现,如出现上述表现,立即将患者置于半坐卧位,给予吸氧,及时与医师联系,并按心力衰竭护理。

（3）预防和处理低氧血症及缺氧发作:肺血少或肺动脉高压的患者往往会缺氧,出现不同程度的发绀、呼吸困难,此类患者术前应减少活动,适量增加饮水,避免过饱、哭闹、便秘诱使缺氧发作,一旦患者出现呼吸困难、发绀加重甚至惊厥,应立即将患者置于胸膝卧位、吸氧并通知医师,协助抢救治疗,必要时配合气管插管,辅助通气。

2.先天性心脏病手术后护理

（1）动脉监测:经动脉穿刺插管,通过测压管连接传感器,与监护仪连接后可连续监测患儿收缩压、舒张压、平均压和波形。对测压传感器每班定时校零,传感器位置平右心房水平,给予生理盐水 2 mL/h 持续冲洗管道,也可使用加压袋,婴幼儿加压袋压力为 200～250 mmHg,成人加压袋压力为 300 mmHg。动脉测压管可用于采集血液标本,进行血气分析和电解质、血糖等其他实验室检查。

（2）静脉插管监测:经皮穿刺颈内静脉、股静脉,置入双腔管或三腔管,建立中心静脉通道,监测中心静脉压（CVP）及输液给药。CVP 可部分反映全身有效循环血容量和右心功能,在 Fontan 术、腔肺吻合术后,通过上、下腔 CVP 实时指导容量补充,了解跨肺压阶差有重要意义。监测上腔静脉血氧饱和度,可预测低心排血量治疗的趋势。

（3）计算正性肌力药物评分,间接评估心排血量。正性肌力药物评分＝多巴胺浓度×1＋多巴酚丁胺浓度×1＋氨力农浓度×10＋米力农浓度×10＋肾上腺素浓度×100＋异丙肾上腺素浓度×100,结果＞20 提示患儿心功能状态低下,结果＞40 预示病死率极高。

（5）监测动脉血清乳酸水平,动态监测术后乳酸水平趋势,如果乳酸水平持续升高 [0.75 mmol/(L·h)]提示预后极差。

（6）监测混合静脉血氧饱和度（SvO_2）和动、静脉血氧饱和度差（$SaO_2 - SvO_2$）,术后转入 ICU 半小时,同时分别抽取动、静脉血气,若 $SvO_2 < 30\%$,或 $SaO_2 - SvO_2 > 40\%$,提示心排血量明显降低和组织氧输送不足。

（三）呼吸系统监测

（1）观察患儿呼吸频率、幅度和呼吸类型:观察胸、腹运动的协调性,有无矛盾呼吸、吸入性三凹征、鼻翼扇动、青紫等,如有异常,及时向医师报告;听诊双肺呼吸音是否对称,有无哮鸣音、啰音、喉鸣音。

（2）监测动、静脉血气分析:术后转入 ICU 后半小时测一次动、静脉血气（同时测）,之后病情稳定,4 h 测一次动脉血气分析,对静脉血气遵医嘱根据病情必要时测。如病情不稳定或上一次血气指标不好并处理过,需与医师沟通缩短动脉血气监测间隔时间。正常情况下:①出生 1 周新生儿动脉血氧分压（PaO_2）为 50～80 mmHg,婴幼儿 PaO_2 为 70～90 mmHg,年长儿为 PaO_2 为 80～100 mmHg。②动脉血氧饱和度（SaO_2）正常值为 95%～100%,新生儿 SaO_2 为

91％～94％；改良 Fontan 手术，SaO_2 可在 90％～95％，姑息术患儿 SaO_2 在 75％～85％。③混合静脉血氧分压（PvO_2）和氧饱和度（SvO_2）的正常值分别为 35～40 mmHg 和 75％～80％。SvO_2 能及时反映组织缺氧，当心排血量下降、组织灌注不足、缺氧时，SvO_2 下降先于 PaO_2 下降。影响 SvO_2 的因素包括心排血量、氧耗量和血红蛋白等。④动脉血二氧化碳分压（$PaCO_2$）可直接反映肺泡通气量变化，正常值为 35～45 mmHg，对于肺动脉高压患儿，术后2 d维持 $PaCO_2$ 在 28～30 mmHg 能降低肺循环阻力，预防反应性肺高压和肺高压危象。

(四)尿量监测

术后尿量除反映肾脏本身灌注和功能外，尚是心排血量和组织灌注是否良好的指标。术后尿量应保持每小时不低于 2 mL/kg，如术后尿量偏少，应警惕容量不足、低心排血量、肾功能受损及导尿管堵塞。由于婴幼儿使用的尿管管腔均较小，尿液残渣不完全堵塞尿管应引起关注；即使每小时有尿或尿量连续 2 h 以上较少时，应定时膀胱触诊或 B 超检查膀胱有无残余尿量，给予及时处理。

五、健康教育

(1)疾病知识指导：帮助家属掌握先天性心脏病的日常护理，宣传有关疾病的防治及急救知识。

(2)饮食与活动指导：发绀的患者，因缺氧、血黏稠度高，平时适当多饮水，避免过分激动和长时间哭闹，保持大便通畅，预防缺氧发作。

(3)用药安全指导：患者及其家属具备安全用药的意识，掌握日常用药的相关知识。提醒重视预防跌倒和坠床，保证住院安全。

(4)制作宣教：用宣教单引导患者掌握健康知识和良好卫生习惯，特别是手卫生；指导育儿知识，如给婴幼儿合理添加辅食的方式、方法等。

(5)个性化指导：根据围术期不同阶段的需求进行不同内容的宣教，评估其依从性，从而提高患者配合治疗、护理的意识和能力。

(6)康复指导：做好患者在院内及出院后的康复指导工作，教会患者及其家属可行的康复锻炼方法，提高主动性。

(师秀娟)

第三章 消化内科疾病护理

第一节 消化系统疾病常见症状体征护理

一、恶心与呕吐

恶心(nausea)为上腹部不适、紧迫欲吐的感觉,可伴有迷走神经兴奋的症状,如皮肤苍白、出汗、流涎、血压降低及心动过缓等;呕吐(vomit)是通过胃的强烈收缩迫使胃或部分小肠的内容物经食管、口腔而排到体外的现象,恶心和呕吐均为复杂的反射动作,可单独发生,但多数患者先有恶心,继而呕吐。

引起恶心与呕吐的消化系统常见疾病:①胃癌、胃炎、消化性溃疡并发幽门梗阻;②肝、胆囊、胆管、胰腺、腹膜的急性炎症;③胃肠功能紊乱引起的功能性呕吐;④肠梗阻;⑤消化系统以外的疾病,如脑部疾病(脑出血、脑炎、脑部肿瘤等)、前庭神经病变(梅尼埃病等)、代谢性疾病(甲状腺功能亢进、尿毒症等)。

(一)护理评估

1.病史

了解恶心与呕吐发生的时间、频度、原因或诱因,与进食的关系;呕吐的特点及呕吐物的性质、量;呕吐伴随的症状,如是否伴有腹痛、腹泻、发热、头痛、眩晕等,呕吐出现的时间、频度。呕吐物的量与性质因病种而异。上消化道出血时呕吐物呈咖啡色甚至鲜红色;消化性溃疡并发幽门梗阻时呕吐常在餐后发生,呕吐量大,呕吐物含酸性发酵宿食;低位肠梗阻时呕吐物带粪臭味;急性胰腺炎可出现频繁剧烈的呕吐,吐出胃内容物甚至胆汁。呕吐频繁且量大者可引起水和电解质紊乱、代谢性碱中毒。长期呕吐伴厌食者可致营养不良。

2.身体评估

评估患者的生命体征、神志、营养状况,有无失水表现。有无腹胀、腹肌紧张,有无压痛、反跳痛及其部位、程度,肠鸣音是否正常。

3.心理-社会资料

长期反复恶心与呕吐,常使患者烦躁、不安,甚至焦虑和恐惧,而不良的心理反应,又会使症状加重,应注意评估患者的精神状态,有无疲乏无力,有无焦虑、抑郁及其程度,呕吐是否与精神因素有关等。

4.辅助检查

必要时做呕吐物毒物分析或细菌培养等检查,呕吐物量大者注意有无水、电解质代谢和酸碱平衡失调。

(二)主要护理诊断/问题

1.有体液不足的危险

体液不足与大量呕吐导致失水有关。

2.活动无耐力

活动无耐力与频繁呕吐导致失水、电解质丢失有关。

3.焦虑

焦虑与频繁呕吐、不能进食有关。

(三)护理目标

患者的生命体征在正常范围内,不发生水、电解质代谢和酸碱平衡失调;呕吐减轻或停止,逐步恢复进食,活动耐力恢复或有所改善;焦虑程度减轻。

(四)护理措施

1.针对体液不足的危险

(1)监测生命体征:定时测量和记录生命体征直至稳定。血容量不足时可发生心动过速、呼吸急促、血压降低,特别是直立性低血压。持续性呕吐致大量胃液丢失,发生代谢性碱中毒时,患者呼吸可浅、慢。

(2)观察患者有无失水征象:准确测量和记录每日的液体出入量、尿比重、体重。依失水程度不同,患者可出现软弱无力、口渴,皮肤黏膜干燥、弹性降低,尿量减少、尿比重增高,并可有烦躁、神志不清以至昏迷等表现。

(3)严密观察患者呕吐:观察患者呕吐的特点,记录呕吐的次数,注意呕吐物的性质、量、颜色和气味。动态观察实验室检查结果,如血清电解质、酸碱平衡状态等。

(4)积极补充水分和电解质:剧烈呕吐,不能进食或严重水、电解质失衡时,主要通过静脉输液给予纠正。口服补液时,应少量多次饮用,以免引起恶心、呕吐。如口服补液未能达到所需补液量,仍需静脉输液以恢复和保持机体的液体平衡状态。

2.针对活动无耐力

协助患者活动,患者呕吐时应帮助其坐起或侧卧,头偏向一侧,以免误吸。吐毕让患者漱口,更换污染衣物被褥,开窗通风以去除异味。告诉患者突然起身可能出现头晕、心悸等不适。故坐起时应动作缓慢,以免发生直立性低血压。及时遵医嘱应用止吐药及其他治疗,促使患者逐步恢复正常饮食和体力。

3.针对焦虑

(1)评估患者的心理状态:关心患者,通过与其患者及家属交流,了解患者的心理状态。

(2)缓解患者焦虑:耐心解答患者及其家属提出的问题,向患者解释精神紧张不利于呕吐的缓解,特别是有的呕吐与精神因素有关,紧张、焦虑还会影响食欲和消化功能,而治病的信心及情绪稳定则有利于症状的缓解。

(3)指导患者减轻焦虑的方法:常用深呼吸、转移注意力等放松技术,减少呕吐的发生。①深呼吸法:用鼻吸气,然后张口慢慢呼气,反复进行。②转移注意力:通过与患者交谈,或鼓励患者倾听轻快的音乐或阅读其喜爱的文章等方法转移患者的注意力。

二、腹痛

腹痛(abdominal pain)在临床上一般按起病急缓、病程长短分为急性腹痛与慢性腹痛。急性腹痛多由腹腔器官急性炎症、空腔脏器阻塞或扩张、腹膜炎症、腹腔内血管阻塞等引起;慢性腹痛的原因常为腹腔脏器慢性炎症、空腔脏器的张力变化、胃十二指肠溃疡、腹腔脏器的扭转或梗阻、脏器包膜的牵张等。此外,某些全身性疾病、泌尿生殖系统疾病、腹外脏器疾病(如急性心肌梗死和下叶肺炎等),亦可引起腹痛。

(一)护理评估

1.病史

了解腹痛发生的原因或诱因,腹痛的部位、性质和程度;腹痛的时间,特别是与进食、活动、体位的关系;腹痛发生时的伴随症状,有无恶心、呕吐、腹泻、发热等;有无缓解的方法。腹痛可表现为隐痛、钝痛、灼痛、胀痛、刀割样痛、钻痛或绞痛等,可为持续性或阵发性疼痛,其部位、性质和程度常与疾病有关。胃、十二指肠疾病引起的腹痛多为中上腹部隐痛、灼痛或不适感,伴厌食、恶心、呕吐、嗳气、反酸等。小肠疾病疼痛多在脐部或脐周,并伴有腹泻、腹胀等症状。大肠病变所致的腹痛为下腹部一侧或双侧疼痛。急性胰腺炎常出现上腹部剧烈疼痛,为持续性钝痛、钻痛或绞痛,并向腰背部呈带状放射。急性腹膜炎发生时疼痛弥散全腹,腹肌紧张,有压痛、反跳痛。

2.身体评估

评估患者的生命体征、神态、神志、营养状况。有无腹胀、腹肌紧张、压痛、反跳痛及其部位、程度,肠鸣音是否正常。

3.心理-社会资料

疼痛可使患者精神紧张及焦虑,而紧张、焦虑又可加重疼痛,因此,应注意评估患者有无因疼痛或其他因素而产生的精神紧张、焦虑不安等。

4.辅助检查

根据病种不同行相应的实验室检查,必要时需做X线钡餐检查、消化道内镜检查等。

(二)主要护理诊断/问题

腹痛与胃肠道炎症、溃疡、肿瘤有关。

(三)护理目标

患者的疼痛逐渐减轻或消失。

(四)护理措施

1.疼痛监测

严密观察患者腹痛的部位、性质及程度,如果疼痛性质突然发生改变,且经一般对症处理疼痛不仅不能减轻,反而加重,须警惕某些并发症的出现,如溃疡穿孔、弥散性腹膜炎等。应立即请医师进行必要的检查,严禁随意使用镇痛药物,以免掩盖症状,延误病情。

2.教会患者非药物性缓解疼痛的方法

对疼痛,特别是有慢性疼痛的患者,采用非药物性止痛方法,可减轻其焦虑、紧张,提高其疼痛阈值和对疼痛的控制感。常用方法如下。

(1)指导式想象:利用一个人对某特定事物的想象而达到特定正向效果,例如,回忆一些有趣的往事可转移注意力,从而减轻疼痛。

(2)局部热疗法:除急腹症外,对疼痛局部可应用热水袋进行热敷,从而解除痉挛而达到止痛效果。

(3)其他指导:患者应用深呼吸法和转移注意力有助于其减轻疼痛。

3.针灸止痛

根据不同疾病、不同疼痛部位采取不同穴位针疗。

4.药物止痛

镇痛药物的种类甚多,应根据病情、疼痛性质和程度选择性给药。对于癌性疼痛应遵循按需给药的原则有效控制患者的疼痛。疼痛缓解或消失后及时停药,防止产生药物不良反应及患者对药物的耐药性和成瘾性。急性剧烈腹痛诊断未明时,不可随意使用镇痛药物,以免掩盖症状,延误病情。

三、腹泻

了解腹泻(diarrhea)是指排便的次数多于平日习惯的频率,且粪质稀薄。腹泻多由肠道疾病引起,其他原因有药物、全身性疾病、过敏和心理因素等。发生机制为肠蠕动亢进、肠分泌增多或吸收障碍。

(一)护理评估

1.病史

了解腹泻发生的时间、起病原因或诱因、病程长短;排便的次数,粪便的性状、量、气味和颜色;有无腹痛及疼痛的部位,有无里急后重、恶心与呕吐、发热等伴随症状;有无口渴、疲乏无力等失水表现。

2.身体评估

急性严重腹泻时,应注意评估患者的生命体征、神志、尿量、皮肤弹性等,注意患者有无水和电解质紊乱、酸碱失衡、血容量减少。慢性腹泻时应注意患者的营养状况,有无消瘦、贫血的体征。评估患者有无腹胀、腹部包块、压痛,肠鸣音有无异常。有无因排便频繁及粪便刺激,引起肛周皮肤糜烂。

小肠病变引起的腹泻粪便呈糊状或水样,可含有未完全消化的食物成分,大量水泻易导致脱水和电解质丢失,部分慢性腹泻患者可发生营养不良。大肠病变引起的腹泻,粪便可含脓、血、黏液,病变累及直肠时可出现里急后重。

3.心理-社会资料

频繁腹泻常影响患者正常的工作和社会活动,使患者产生自卑心理。应注意评估患者有无自卑、忧虑、紧张等心理反应,患者的腹泻是否与其心理精神反应有关。

4.辅助检查

正确采集新鲜粪便标本做显微镜检查,必要时做细菌学检查。对急性腹泻者注意监测血清电解质、酸碱平衡状况。

(二)主要护理诊断/问题

1.腹泻

腹泻与肠道疾病或全身性疾病有关。

2.营养失调:低于机体需要量

营养失调与严重腹泻导致水电解质紊乱有关。

3.有体液不足的危险

体液不足与大量腹泻引起失水有关。

(三)护理目标

患者的腹泻及其他不适减轻或消失,能保证机体所需水分、电解质和营养素的摄入,生命体征、尿量、血生化指标在正常范围内。

(四)护理措施

1. 腹泻

(1)病情监测：包括排便情况、伴随症状、全身情况及血生化指标的监测。

(2)饮食选择：饮食以少渣、易消化食物为主，避免生冷、多纤维、味道浓烈的刺激性食物。急性腹泻应根据病情和医嘱，给予禁食、流质、半流质或软食。

(3)指导患者活动和减轻腹泻：急性起病，全身症状明显的患者应卧床休息，注意腹部保暖。可用暖水袋给腹部热敷，以减弱肠道运动，减少排便次数，并有利于减轻腹痛等症状。慢性、轻症者可适当活动。

(4)加强肛周皮肤的护理：排便频繁时，粪便的刺激可使肛周皮肤损伤，引起糜烂及感染。排便后应用温水清洗肛周，保持清洁、干燥，涂无菌凡士林或抗生素软膏以保护肛周皮肤，促进损伤处愈合。

(5)心理护理：慢性腹泻治疗效果不明显时，患者往往对预后感到担忧，纤维结肠内镜等检查有一定痛苦。

某些腹泻(如肠易激综合征等)与精神因素有关，故应注意患者心理状况的评估和护理，通过解释、鼓励来提高患者配合检查和治疗的认识，稳定患者的情绪。

2. 营养失调

(1)饮食护理：可经口服者，注意饮食的选择，以少渣、易消化食物为主，避免生冷、多纤维、味道浓烈的刺激性食物。严重腹泻，伴恶心与呕吐者，积极静脉补充营养。注意输液速度的调节，老年人易因腹泻发生脱水，也易因输液速度过快引起循环衰竭，故应及时补液，并注意输液速度。

(2)营养评价：观察并记录患者每日进餐次数、量、品种，以了解其摄入的营养能否满足机体需要。

定期测量体重，监测有关营养指标的变化，如血红蛋白浓度、人血白蛋白等。

3. 有体液不足的危险

动态观察患者的液体平衡状态，按医嘱补充水分、电解质和各种营养物质。

四、黄疸

黄疸是许多疾病的一种常见症状和体征，涉及范围广，表现多样，诊断复杂，患者易产生诸多护理问题。了解黄疸的原因及发病机制等相关知识，提供必要的护理措施，对患者的身心健康有重要意义。

(一)护理评估

1. 病史

(1)有无肝炎、血吸虫和钩端螺旋体疫水接触史，或有无近期输血史、胆道炎症史、胆道蛔虫史和结石史。

(2)有无应用对肝脏有损害的药物，如甲基酮、硫氧嘧啶、异烟肼、砷剂等。

(3)对慢性黄疸者，应注意询问其家族史中有无先天性溶血性疾病或非溶血性黄疸。

(4)对新生儿须了解出生及母乳喂养等情况。

(5)评估患者的生活习惯、饮食习惯、饮食内容、饮食量、进食时间、特殊食物嗜好和禁忌、吸烟、饮酒情况，详细询问排便排尿情况以及日常生活规律等。

（6）评估有无与黄疸有关的其他疾病,如糖尿病、甲状腺功能亢进及减退、结核病、慢性肾炎、结缔组织病、炎症性肠病和其他慢性消耗性疾病均可伴发黄疸。

2.身体评估:有无黄疸及其程度

（1）了解患者皮肤、黏膜、巩膜黄染的分布、深度和持续时间,是间歇性还是进行性,皮肤黏膜及巩膜黄染的色泽、深浅,有无皮肤瘙痒及其程度,是否与病因、病情有一定关系。巩膜常呈浅柠檬色,常见于溶血性黄疸,罕见皮肤瘙痒;全身皮肤、巩膜呈金黄色常见于肝细胞性黄疸;皮肤呈黑褐色,巩膜呈绿黄色常见于胆汁淤积性黄疸。

（2）尿与粪便颜色的变化:有溶血性黄疸常出现酱油色尿;有肝细胞性黄疸,尿呈深黄色;有胆汁淤积性黄疸,尿呈浓茶色;有病毒性肝炎,粪色可变浅,其程度视肝内胆小管淤积程度而定,严重者可呈灰白色,但一般多在短期内恢复正常;有胆道结石引起的黄疸,粪便呈交替性灰白色;有癌性胆汁淤积性黄疸,粪便为持续性灰白色。

（3）黄疸发生的情况:急骤出现的黄疸,常见于急性肝炎、急性胆囊炎、胆石症和大量溶血;黄疸缓慢或较隐匿发生的,多为癌性黄疸,或为溶血性黄疸和先天性非溶血性黄疸。

（4）黄疸的发展:急性病毒性肝炎的黄疸一般在1～2周到达高峰,1～2个月消退;胆石症的黄疸往往呈间歇性发作;慢性胆汁淤积可迁延数月,甚至1年以上;原发性胆汁性肝硬化黄疸可持续数年;失代偿期肝硬化如出现轻度高胆红素症,持续时间长;肿瘤引起黄疸,则多呈进行性加重,但部分壶腹部癌或胆总管癌可因肿瘤坏死、出血而有暂时的黄疸减轻现象。

（5）伴随的症状:是否伴有畏寒、发热、腹痛、皮肤瘙痒及食欲缺乏、恶心、呕吐、畏食油腻、腹胀、便秘或脂肪泻等消化道症状,是否伴有进行性消瘦等。

3.心理评估

（1）评估患者有无自卑、焦虑、抑郁等负面情绪及其与之相关的个人生活、工作和社会交往等问题。有无因黄疸而致肝功能、脾功能、消化功能、凝血功能等出现障碍,有无与黄疸有关的并发症。

（2）评估患者的药物应用史及治疗情况,例如,外科手术治疗者要了解手术名称、手术方式,内科治疗者要了解所用药物的药名、种类、剂量、治疗效果及患者的依从性。

（3）评估患者家属的社会地位、经济收入、文化教育程度以及对患者的关心、支持情况等,评估患者学习、工作、生活及社会保健等。评估患者对黄疸原因与发生机制的认识、对黄疸危害性的认识以及黄疸治疗和预防的认识。

4.辅助检查

（1）实验室检查:①黄疸的常规检查,如血清总胆红素、血清直接胆红素与血清总胆红素的比值、谷丙转氨酶、血清总胆固醇、血清碱性磷酸酶活性、尿胆红素、尿胆素原、粪胆素原等;②用于诊断溶血的各种血液学检查;③甲胎蛋白、乙型肝炎抗原、免疫球蛋白等免疫学检查。

（2）其他辅助检查:包括B超检查、腹部X线片、钡餐造影,有指征时可做放射性核素肝扫描、胆胰管逆行造影CT、经皮肝穿刺胆道造影、膀胱镜等。

（二）主要护理诊断/问题

1.皮肤瘙痒

皮肤瘙痒与肝脏功能下降导致胆红素代谢异常有关。

2.焦虑、烦躁

焦虑、烦躁与疾病带来的不适、担心疾病预后及经济状况有关。

3.营养失调

营养失调与进食少,吸收代谢障碍有关。

4.皮肤完整性受损

皮肤完整性受损与皮肤瘙痒有关。

(三)护理目标

(1)减轻或去除黄疸及其伴随症状,使黄疸对机体的影响减小至最低程度。

(2)患者保持良好的心理情绪。

(3)食欲好转,营养状况改善。

(4)保持皮肤清洁和皮肤完整性。

(四)护理措施

1.病情观察

观察病情变化的主要内容如下。

(1)了解黄染的分布、深浅,尿色、粪色及皮肤瘙痒程度等变化。

(2)了解实验室检查结果,尤其是血清总胆红素和血清直接胆红素的检查结果。

(3)了解伴随症状及其程度的变化。

上述各方面的观察有助于判断治疗、护理的效果和黄疸的转归,减少黄疸对机体的影响。

2.饮食护理

应针对不同病因安排饮食。

(1)肝病患者除肝昏迷要限制蛋白质外,其他患者原则上需要高蛋白、高热量、高维生素、低脂肪饮食。蛋白质以含必需氨基酸丰富的优质蛋白为主,如蛋、乳、鱼、瘦肉类。多食富含维生素 C 与 B 族维生素的水果、蔬菜。热量则主要从大米、面粉等主粮中摄取。肝病患者为防止加重肝脏负担,应避免进食过多脂肪。

(2)胆道疾病患者应选择低脂饮食,以防止进食脂肪后胆囊收缩而引起腹痛或脂肪消化不良而导致腹胀、腹泻。

(3)伴有腹腔积液者应限制钠盐和水的摄入。食欲缺乏、恶心、呕吐等消化道症状较重时,应根据患者的喜好,给予合适的饮食。

(4)烟、酒进入体内后均在肝脏解毒,会加重肝脏负担,并损害肝细胞,故黄疸患者应戒烟、戒酒。

3.心理护理

(1)调节心理状态,维持情绪稳定:患者由于长期治疗,对病愈缺乏信心,黄疸、腹腔积液等使患者的形体、面容发生变化,也可对患者的精神造成很大打击,自惭形秽、焦虑不安、恐惧,不愿与人交往,不愿亲友探视。应注意多与患者交谈,不断给予安慰、疏导和帮助,安排患者做有意义的活动,减轻恐惧感,振奋精神,增强战胜疾病的信心。

(2)合理休息与活动:无论何种原因所致的黄疸,患者均需休息,尤其对于肝炎所致黄疸者,卧床休息是保护肝细胞和促进肝细胞修复的主要措施之一。肝血流量在选择坐位时比卧位静躺时减少 $18\%\sim44\%$,如再加上四肢运动,则可能减少 $50\%\sim80\%$,因此,患者必须卧床休息,直至黄疸消退。

胆石症、胆囊炎或肝、胆、胰恶性肿瘤多伴有腹部疼痛,疼痛除增加患者痛苦外,还会增加机体的氧耗量,减少肝血流量,从而加重症状,故应设法减轻疼痛。

4.保持排便通畅的护理

患者胆汁排泄障碍及长时间卧床,可使肠蠕动减少而引起便秘,粪便在肠道内停留时间过久,又会促使胆红素的再吸收量增加,加重黄疸。应适当进食粗纤维食品,养成定时排便习惯,必要时遵医嘱服用泻药。

5.皮肤护理

胆汁淤积性黄疸常伴有皮肤瘙痒,有时可达难以忍受的程度。瘙痒部位多为手掌及跖部,夜间及温暖时瘙痒程度重。为预防因皮肤搔抓伤所引起的继发感染,应采取如下措施:①每天温水洗浴或擦浴;②选择清洁、柔软、吸水性强的布制衣裤,避免化纤原料对皮肤的机械或化学性刺激,以减轻皮肤瘙痒;③剪短指甲,必要时使用手套;④对严重瘙痒者,可给予2%～3%的碳酸氢钠溶液外涂或按医嘱口服抗胆胺类止痒药物。

6.正确配合检查

黄疸病因学检查项目较多,包括粪、尿、肝功能检查,必要时需做特殊检查,除X线、放射性核素、CT外,有时还要进行胆管和胰管逆行造影、经皮肝穿刺胆道造影、腹腔镜等创伤性检查。护士应及时准确地留或送血、尿、粪标本,并做好各项特殊检查的术前、术后护理。

7.消毒隔离

对疑有病毒性肝炎所致黄疸者,应按照消毒隔离原则,将患者的生活用品、注射器等均按相关要求妥善处理,防止医院内、外交叉感染。

五、腹腔积液

由于全身性或局部性因素的作用,液体从血管与淋巴管内渗入或漏入腹腔而出现腹腔积液。低蛋白血症、水钠潴留、抗利尿激素与醛固酮等功能降低、门静脉高压、肝静脉阻塞、腹膜炎症及恶性肿瘤均为引起腹腔积液的重要因素。腹腔积液的相关症状:患者有少量腹腔积液(300～500 mL)时,可无明显不适而不易被觉察,有中等量腹腔积液(500～3000 mL)时,自觉腹胀,呈膨隆的腹部外形,体检时可有移动性浊音,有大量腹腔积液(3 000 mL 以上)时,可表现为呼吸困难及下肢水肿。不同疾病引起的腹腔积液常表现出不同的伴随症状,如发热、黄疸、贫血、肝脾大、心力衰竭等症状和体征。

(一)护理评估

1.病史

不同病因引起的腹腔积液都具有各原发病的病史。例如,由心脏病引起的腹腔积液,往往有劳力性呼吸困难、下肢水肿,夜间睡眠常取高枕位或半坐位。由肝脏病引起的腹腔积液多有肝炎或慢性肝病史。以往的就医史常能帮助诊断。

2.身体评估

对腹腔积液患者的体格检查发现除有移动性浊音外还常有原发病的体征。由心脏疾病引起的腹腔积液,查体时可见发绀、周围水肿、颈静脉怒张、心脏扩大、心前区震颤、肝脾肿大、心律失常、心瓣膜杂音等体征。

肝脏疾病患者常有面色晦暗或萎黄无光泽,皮肤巩膜黄染,面部、颈部或胸部可有蜘蛛痣或有肝掌、腹壁静脉曲张、肝脾大等体征。肾脏疾病引起的腹腔积液可有面色苍白、周围水肿等体征。面色潮红,发热,腹部压痛,腹壁有柔韧感可考虑结核性腹膜炎。患者有消瘦、恶病质、淋巴结肿大或腹部有肿块,多为恶性肿瘤。

3.心理评估

评估患者有无焦虑、抑郁、恐惧等负面情绪及与之相关的个人生活、工作和社会交往等问题。有无因腹腔积液而导致的肝、脾、消化、凝血功能障碍等,有无与腹腔积液有关的并发症。评估患者对治疗的依从性。

4.辅助检查

(1)实验室检查:常为发现病因的重要手段。肝功能受损、低蛋白血症可提示有肝硬化,大量蛋白尿、血尿素氮及肌酐浓度升高提示肾功能受损,免疫学检查对肝脏和肾脏疾病的诊断也有重要意义。通过腹腔穿刺液的检查可确定腹腔积液的性质和鉴别腹腔积液的原因。①外观:漏出液多为淡黄色,稀薄透明,渗出液可呈不同颜色或混浊。不同病因的腹腔积液可呈现不同的外观,例如,化脓性感染,腹腔积液呈黄色脓性或脓血性;绿脓杆菌感染,腹腔积液呈绿色;黄疸时,腹腔积液呈黄色;血性腹腔积液见于急性结核性腹膜炎、恶性肿瘤;乳糜性腹腔积液呈乳白色,可自凝,因为属于非炎性产物,故仍属于漏出液,②相对密度:漏出液相对密度多在 1.018 以下,渗出液相对密度多在 1.018 以上;③凝块形成:渗出液内含有纤维蛋白原及组织、细胞破坏释放的凝血质,故易凝结成块或絮状物;④蛋白定性试验:漏出液为阴性,渗出液为阳性。定量,漏出液中蛋白质含量小于0.25 g/L,渗出液中蛋白质含量大于 0.25 g/L;⑤胰性腹腔积液淀粉酶浓度升高;⑥细菌学及组织细胞学检查:腹腔积液离心后涂片染色可查到细菌,抗酸染色可查到结核分枝杆菌,必要时可进行细菌培养或动物接种。可在腹腔积液中查肿瘤细胞,对腹腔肿瘤的诊断非常必要,其敏感度和特异性可达 90%。

(2)其他辅助检查:①超声及 CT 检查不仅可显示少量的腹腔积液,还可显示肝脏的大小、肝脏包膜的光滑度、肝内占位性病变,显示心脏的大小、结构,心脏流入道及流出道的情况、血流情况,显示肾脏的大小形态、结构等;②心电图检查可发现心律的变化及心脏供血情况。

(二)主要护理诊断/问题

1.体液过多

体液过多与所患疾病引起的水钠潴留有关。

2.焦虑、抑郁

焦虑、抑郁与病程长、担心疾病预后及经济状况有关。

3.营养失调:低于机体需要量

营养失调与食欲减退及消化吸收障碍有关。

4.皮肤完整性受损的危险

皮肤完整性受损与营养不良、水肿、皮肤干燥、长期卧床有关。

(三)护理目标

(1)减轻或消除腹腔积液及其伴随症状,使腹腔积液对机体的影响减小至最低程度。

(2)患者情绪稳定,积极配合检查、治疗和护理。

(3)食欲增加,营养状况改善。

(四)护理措施

1.日常护理

对腹腔积液较多的患者给予半卧位,加强皮肤护理。应用温水擦浴,剪短指甲,禁用刺激性肥皂,保持床铺整洁。环境安静、舒适,尚能下床活动者,应按时做轻微的活动,以增强体力和消化能力。大量腹腔积液影响呼吸者应卧床休息。

2.饮食护理

给予富含维生素、高热量、高蛋白、易消化、无刺激性、纤维素少的饮食,尤其要注意低盐或无盐饮食,严格限制水的摄入量,水量限制在 1 000 mL/d 左右,无盐饮食每日钠的摄入不超过 0.5 g,低盐饮食不超过 2 g,肝功能显著损害或有肝性脑病先兆的患者应限制或禁食蛋白质、禁酒及避免进食粗糙、多刺、坚硬的食物,以免损伤食道静脉而引起出血。

3.心理护理

腹腔积液形成已是肝硬化晚期的表现,此类患者多因长期受疾病的折磨,思想负担重,短期内出现的水肿、心慌、胸闷、腹部饱胀不适、行走困难等使患者产生忧郁、紧张、恐惧等情绪。此时应尽可能消除患者的消极情绪,主动与患者交谈,向患者介绍其他腹腔积液患者成功出院的病例,以充满爱心的话语安慰患者,耐心细致地向患者及其家属解释各种疑问,分析病情,讲解疾病的有关知识,帮患者树立治病的信心,取得患者的密切配合。

4.皮肤及口腔护理

保持床铺平整、干燥,因臀部、阴囊、下肢、足踝部水肿,可用棉垫垫起。对于长期卧床的患者,每 2 h 帮助其翻身一次,给予身体受压部位热敷和按摩,以促进血液循环,预防压疮发生。在进餐前注意口腔护理。

5.服药指导

指导患者正确服用利尿药,准确记录出入量,注意观察有无低钾、低钠、脱水发生。

6.大量腹腔积液护理

患者高度腹胀,使用利尿药效果不明显时,可协助医师适当放腹腔积液,以改善肾脏的排泄功能,放腹腔积液后应注意心率、血压以及精神、神志的改变。

7.穿刺前、后护理

应准确记录 24 h 出入水量,每日测量腹围 1 次,并记录。用利尿剂时应严密观察药物疗效及不良反应。每周测腹围、体重两次,配合医师做好腹腔穿刺前准备,穿刺后注意观察穿刺部位有无渗液,有无电解质紊乱和继发感染。

8.并发症护理

密切观察有无并发症的发生(如肺部、皮肤、尿路感染等),随时观察大便的色、质、量,发现出血或肝昏迷先兆时,应及时通知医师,进行抢救准备工作。

9.做好出院前的健康教育指导

嘱患者保持良好的心态,稳定情绪,掌握疾病的基本知识,消除各种诱因,同时教会患者出院后如何进行自我护理和保健,长期执行有关护理计划,在家里患者及其家属认真观察病情,出现腹泻、腹胀、尿少、下肢水肿时要及时就诊,从而使患者的身体状况维持在较好的水平。

(韦性坪)

第二节　胃食管反流病

胃食管反流病是指胃、十二指肠内容物反流入食管,引起胃灼热等症状,可引起反流性食管炎以及咽喉、气道等食管邻近的组织损害。

一、护理评估

(一)临床表现

1.胃灼热和反酸

胃灼热是指胸骨后和剑突下烧灼感,多在餐后 1 h 出现,平卧、弯腰或腹压升高时易发生,反流入口腔的胃内容物常呈酸性,称为反酸,反酸常伴胃灼热,是本病最常见的症状。

2.吞咽疼痛和吞咽困难

有严重食管炎或食管溃疡时可出现吞咽疼痛,是由酸性反流物刺激食管上皮下的感觉神经末梢所引起的。反流物也可刺激机械感受器,引起食管痉挛性疼痛,严重时可为剧烈刺痛,向背、腰、肩、颈部放射,酷似心绞痛。由于食管痉挛或功能紊乱,部分患者又可发生吞咽困难,且发生食管狭窄时,吞咽困难持续加重。

3.其他

反流物刺激咽部黏膜可引起咽喉炎,出现声嘶、咽部不适或异物感。反流物被吸入呼吸道可发生咳嗽、哮喘,这种哮喘无季节性,常在夜间发生阵发性咳嗽和气喘。个别患者反复发生吸入性肺炎,甚至出现肺间质纤维化。

(二)诊断

胃食管反流病的诊断如下。

(1)有反流症状。

(2)内镜下可能有反流性食管炎的表现。

(3)内镜检查如发现有反流性食管炎并能排除其他原因引起的食管病变,本病诊断可成立。

(三)治疗

1.一般治疗

改变生活方式与饮食习惯,并加用抗反流治疗。

2.药物治疗

(1)胃肠促动药:如多潘立酮、莫沙必利、依托必利等。

(2)抑酸药:H_2 受体拮抗药,如西咪替丁、雷尼替丁、法莫替丁等。疗程 8～12 周。

(3)质子泵抑制药:包括奥美拉唑、兰索拉唑、泮托拉唑、雷贝拉唑和埃索美拉唑等,适用于症状重、有严重食管炎的患者。疗程 4～8 周。

3.抗反流手术治疗

使用不同术式的胃底折叠术。

二、主要护理诊断/问题

(一)疼痛:胸痛

胸痛与胃食管黏膜炎性病变有关。

(二)营养失调:低于机体需要量

低于机体需要量与害怕进食、消化吸收不良等有关。

(三)有体液不足的危险

体液不足的危险与合并消化道出血,引起活动性体液丢失、呕吐及液体摄入量不足有关。

(四)焦虑

焦虑与病情反复、病程迁延有关。

(五)知识缺乏

患者缺乏对反流性食管炎病因和预防知识的了解。

三、护理措施

(一)一般护理措施

(1)向患者介绍胃食管反流病的基本知识,让患者了解疾病的发展过程和预后。

(2)应避免精神刺激,少食多餐,以高蛋白、高纤维、低脂肪饮食为主,不宜过饱,特别是晚餐,睡前禁食。

忌烟、酒和刺激性食物。宜选择新鲜蔬菜、水果、瘦肉、鱼、鸡蛋清、牛奶和各种大豆制品等,增加维生素 A、维生素 C 及蛋白质的摄入。餐后不要立即平躺,睡眠时将床抬高,以减少胃酸反流的机会。

(3)过度肥胖者腹压增大而促成反流,所以防治胃食管反流病应避免摄入促进反流的高脂肪食物,积极锻炼身体,可选择慢跑、散步、健身操、太极拳等运动,增强体质,减轻体重。

(4)睡觉时将床头抬高 20～30 cm。这对夜间平卧时的反流甚为重要,利用重力来清除食管内的有害物。

(5)避免生活中长久增加腹压的各种动作和姿势,平常不过度弯腰、穿紧身衣裤、扎紧腰带等,有助于防止胃食管反流病发作。

(二)反流症状护理措施

(1)应将床头抬高 15～20 cm,使床头至床尾有一个斜形坡度,这样即使反流也能较快地消除。

(2)避免睡前 2 h 内进食,白天进餐后不宜立即卧床。

(3)注意减少一切引起腹压升高的因素,如肥胖、便秘、紧束腰带等。

(4)按医嘱使用降低反流物刺激的药物。改善食管下端括约肌(LES)的功能,餐前 15～30 min 服用甲氧氯普安或多潘立酮,可增加食管下段括约肌的压力,加速胃的排空,减少反流。

(5)避免应用降低 LES 压力的药物及引起胃排空延迟的药物。一些老年患者同时合并心血管疾疾病,服用硝酸甘油制剂或钙拮抗药可加重反流症状,应适当避免。一些支气管哮喘患者如合并胃食管反流,可加重或诱发哮喘症状,尽量避免应用茶碱及多巴胺受体激动剂。

(三)治疗过程中可能出现的情况及应急措施

1. 食管狭窄

(1)炎症反复发作致使纤维组织增生,导致瘢痕狭窄,是严重食管炎的表现,常见于食管远端。

(2)临床表现:下咽障碍、进餐费劲、进餐时间增长、恶心、呕吐等,严重者体重下降。

(3)为了解决食管狭窄的痛苦,缓解吞咽困难,延长患者的寿命,采用食管扩张术及食管支架置入术。

2. 出血与穿孔

(1)食管黏膜炎症、糜烂、溃疡均可导致上消化道出血,患者表现为呕血、黑便以及不同程度贫血。一般为少量出血,当食道溃疡时可有大出血,偶尔有食道穿孔。

(2)食管支架置入术后1周,尤其第1～3天应严密观察病情变化,如出现胸骨后剧烈疼痛、气胸、皮下血肿、呕血、黑便或吞咽困难未能缓解等情况,应考虑可能发生上述并发症,要通知医师,必要时需手术治疗。

(3)为了预防胃酸反流及出血,术后即给制酸药,如奥美拉唑20～40 mg,每晚1次,同时服用胃黏膜保护药。

(牛永杰)

第三节　急性胃炎

急性胃炎指各种原因引起的急性胃黏膜炎症,其病变可以仅局限于胃底、胃体、胃窦的任何一部分,病变深度大多局限于黏膜层,严重时可达黏膜下层、肌层,甚至达浆膜层。临床表现多种多样,可以有上腹痛、恶心、呕吐、上腹不适、呕血、黑便,也可无症状,而仅有胃镜下表现。

急性胃炎的病因虽然多种多样,但各种类型在临床表现、病变的发展规律和临床诊治等方面有一大共性,大多数患者,通过及时诊治能很快痊愈,也有部分患者,其病变可长期存在并转化为慢性胃炎。

一、护理评估

(一)健康史

评估患者既往有无胃病史,是否服用对胃有刺激的药物,如阿司匹林、保泰松、洋地黄、铁剂等。评估患者的饮食情况及睡眠。

(二)临床症状

1.腹痛的评估

患者主要表现为上腹痛、饱胀不适。多数患者无症状,或症状被原发疾病所掩盖。

2.恶心、呕吐的评估

患者可有恶心、呕吐、食欲缺乏等症状,注意观察患者呕吐的次数及呕吐物的性质、量。

3.腹泻的评估

食用沙门菌、嗜盐菌或葡萄球菌毒素污染的食物引起的胃炎患者常伴有腹泻。评估患者的大便次数、颜色、性状及量。

4.呕血和/或黑便的评估

在所有上消化道出血的病例中,急性糜烂出血性胃炎所致的消化道出血占10%～30%,仅次于消化性溃疡。

(三)辅助检查的评估

1.病理

主要表现为中性粒细胞浸润。

2.胃镜检查

胃镜检查可见胃黏膜充血、水肿、糜烂、出血及炎性渗出。

3.实验室检查

血常规检查:糜烂性胃炎可有红细胞、血红蛋白减少。便常规检查:便潜血阳性。血电解质检查:剧烈腹泻患者可有水、电解质紊乱。

(四)心理-社会因素评估

1.生活方式评估

患者的生活(包括学习或工作、活动、休息与睡眠)是否规律,有无烟酒嗜好等。评估患者是否能得到亲人及朋友的关爱。

2.饮食习惯评估

患者是否进食过冷、过热、过于粗糙的食物;是否食用刺激性食物(如辛辣、过酸或过甜的食物等),是否喝浓茶、浓咖啡、烈酒等;是否注意饮食卫生。

3.焦虑或恐惧

患者是否因出现呕血、黑便或症状反复发作而产生紧张、焦虑、恐惧心理。

4.认知程度

患者是否了解急性胃炎的病因及诱发因素,以及如何防护。

(五)腹部体征评估

上腹部压痛是常见体征,有时上腹胀气明显。

二、主要护理诊断/问题

1.腹痛

腹痛是胃黏膜的炎性病变所致。

2.营养失调:低于机体需要量

营养失调与胃黏膜的炎性病变所致的食物摄入、吸收障碍有关。

3.焦虑

焦虑是呕血、黑便及病情反复所致。

三、护理目标

(1)患者的腹痛症状减轻或消失。

(2)患者住院期间保证机体所需热量,维持水、电解质及酸碱平衡。

(3)患者的焦虑程度减轻或消失。

四、护理措施

(一)一般护理

1.休息

患者应注意休息,减少活动,急性应激造成者应卧床休息。应做好患者的心理疏导。

2.饮食

一般可给予无渣、半流质的温热饮食。如少量出血,可给予牛奶、米汤以中和胃酸,有利于黏膜的修复。剧烈呕吐、呕血的患者应禁食,可静脉补充营养。

3.环境

为患者创造整洁、舒适、安静的环境,定时开窗通风,保证空气新鲜及温度适宜,使其心情舒畅。

(二)心理护理

1.解释症状出现的原因

患者因出现呕血、黑便或症状反复发作而产生紧张、焦虑,恐惧心理,护理人员应向其耐心说明出血原因,并给予解释和安慰。应告知患者,通过有效治疗,出血会很快停止;通过自我护理和保健,可减少本病的复发次数。

2.心理疏导

耐心解答患者及其家属提出的问题,向患者解释精神紧张不利于呕吐的缓解,特别是有的呕吐与精神因素有关,紧张、焦虑还会影响食欲和消化能力,而树立信心及情绪稳定则有利于症状的缓解。

3.应用放松技术

利用深呼吸、转移注意力等放松技术,减少呕吐的发生。

(三)治疗配合

1.患者腹痛

遵医嘱给予局部热敷,按摩、针灸,或给予止痛药物等缓解腹痛症状,同时应安慰、陪伴患者以使其精神放松,消除紧张、恐惧心理,保持情绪稳定,从而增强患者对疼痛的耐受性;非药物止痛方法还包括分散注意力法(如数数、谈话、深呼吸等),行为疗法(如放松技术、冥想、音乐疗法等)。

2.患者恶心、呕吐、上腹不适

评估症状是否与精神因素有关,关心和帮助患者消除紧张情绪,观察患者呕吐的次数及呕吐物的性质和量。一般呕吐物为消化液和食物时有酸臭味。呕吐物混有大量胆汁时呈绿色,混有血液时呈鲜红色或棕色残渣。及时为患者清理呕吐物,更换衣物,协助患者采取舒适体位。

3.患者呕血、黑便

排除鼻腔出血及进食大量动物血、铁剂等所致呕吐物呈咖啡色或黑便的情况。观察患者呕血与黑便的颜色、性状和量,必要时遵医嘱给予输血、补液、补充血容量治疗。

(四)用药护理

(1)向患者讲解药物的作用、不良反应、服用时的注意事项,例如,抑制胃酸的药物多于饭前服用;抗生素类多于饭后服用,并询问患者有无过敏史,严密观察用药后的反应;应用止泻药时应注意观察排便情况,观察大便的颜色、性状、次数及量,腹泻控制时应及时停药;保护胃黏膜的药物大多数是餐前服用,个别药例外;应用解痉止痛药(如山莨菪碱或阿托品)时,会出现口干等不良反应,并且青光眼及前列腺肥大者禁用。

(2)保证患者每日的液体摄入量,根据患者的情况和药物性质调节滴注速度,合理安排所用药物的前后顺序。

(五)健康教育

(1)应向患者及其家属讲明病因,如是药物引起,应告诫今后禁止用此药;如疾病需要必须用该药,必须遵医嘱配合服用制酸剂以及胃黏膜保护剂。

(2)应劝告嗜酒者戒酒。

(3)嘱患者进食要有规律,避免食生、冷、硬及刺激性食物和饮料。

（4）让患者及其家属了解本病为急性病，应及时治疗及预防复发，防止发展为慢性胃炎。

（5）应遵医嘱按时用药，如有不适，及时来医院就医。

（韦性坪）

第四节　慢性胃炎

慢性胃炎系指不同病因引起的慢性胃黏膜炎性病变，其发病率在各种胃病中居首位，随着年龄增长而逐渐升高，男性患者稍多于女性患者。

一、护理评估

（一）健康史

评估患者既往有无其他疾病，是否长期服用 NSAID 类消炎药如阿司匹林、吲哚美辛等，有无烟酒嗜好及饮食、睡眠情况。

（二）临床症状评估与观察

1.腹痛的评估

评估腹痛发生的原因或诱因，疼痛的部位、性质和程度；腹痛与进食、活动、体位等因素的关系，有无伴随症状。慢性胃炎进展缓慢，多无明显症状。部分患者可有上腹部隐痛与饱胀的表现。腹痛无明显节律性，通常进食后较重，空腹时较轻。

2.恶心、呕吐的评估

评估恶心、呕吐发生的时间、频率、原因或诱因，与进食的关系；呕吐的特点及呕吐物的性质、量；有无伴随症状，是否与精神因素有关。慢性胃炎的患者进食硬、冷、辛辣或其他刺激性食物时可引发恶心、反酸、嗳气、上腹不适等症状。

3.贫血的评估

慢性胃炎合并胃黏膜糜烂者可出现少量或大量上消化道出血，表现以黑便为主，持续3～4 d停止。长期少量出血可引发缺铁性贫血，患者可出现头晕、乏力及消瘦等症状。

（三）辅助检查的评估

1.胃镜及黏膜活组织检查

胃镜及黏膜活组织检查是最可靠的诊断方法，可直接观察黏膜病损。慢性萎缩性胃炎可见黏膜呈颗粒状，黏膜血管显露，色泽灰暗，皱襞细小；慢性浅表性胃炎可见红斑、黏膜粗糙不平、出血点（斑）。两种胃炎皆可见伴有糜烂、胆汁反流。活组织检查可进行病理诊断，同时可检测幽门螺杆菌。

2.胃酸的测定

慢性浅表性胃炎患者的胃酸分泌量可正常或轻度降低，而萎缩性胃炎患者的胃酸分泌量明显降低，其分泌胃酸功能随胃腺体的萎缩、肠腺化生程度的加重而降低。

3.血清学检查

慢性胃炎患者的血清抗壁细胞抗体和内因子抗体呈阳性，血清胃泌素浓度明显升高；慢性胃窦炎患者的血清抗壁细胞抗体多呈阴性，血清胃泌素浓度下降或正常。

4.幽门螺杆菌检测

通过侵入性和非侵入性方法检测幽门螺杆菌。慢性胃炎患者的胃黏膜中幽门螺杆菌阳性率的高低与胃炎活动与否有关,且不同部位的胃黏膜幽门螺杆菌的检测率亦不相同。幽门螺杆菌的检测对慢性胃炎患者的临床治疗有指导意义。

(四)心理社会因素评估

1.生活方式评估

评估患者生活是否有规律,生活或工作负担及承受能力,有无过度紧张、焦虑等情绪,睡眠的质量等。

2.饮食习惯

评估患者平时饮食习惯及食欲,进食时间是否规律;有无特殊的食物喜好或禁忌,有无食物过敏,有无烟酒嗜好。

3.心理-社会状况评估

评估患者的性格及精神状态,患病对患者日常生活、工作的影响。患者有无焦虑、抑郁、悲观等负面情绪及其程度。评估患者的家庭成员组成,家庭经济、文化、教育背景,家属对患者的关怀和支持程度;医疗费用来源或支付方式。

4.认知程度评估

评估患者对慢性胃炎的病因、诱因及如何预防的了解程度。

(五)腹部体征的评估

慢性胃炎的体征多不明显,少数患者可出现上腹轻压痛。

二、主要护理诊断/问题

1.疼痛

疼痛由胃黏膜炎性病变所致。

2.营养失调:低于机体需要量

营养失调由厌食、消化吸收不良所致。

3.焦虑

焦虑由病情反复、病程迁延所致。

4.活动无耐力

活动无耐力由慢性胃炎引起贫血所致。

5.知识缺乏

患者缺乏对慢性胃炎病因和预防知识的了解。

三、护理目标

(1)患者的疼痛减轻或消失。

(2)患者住院期间能保证机体所需热量、水分、电解质的摄入。

(3)患者的焦虑程度减轻或消失。

(4)患者的活动耐力恢复或有所改善。

(5)患者能自述疾病的诱因及预防保健知识。

四、护理措施

(一)一般护理

1.休息

指导患者急性发作时应卧床休息,并可用转移注意力、做深呼吸等方法来减轻症状。

2.活动

病情缓解时,进行适当的锻炼,以增强机体抵抗力。嘱患者生活要有规律,避免过度劳累,注意劳逸结合。

3.饮食

急性发作时可给予少渣半流食,恢复期指导患者食用富含营养、易消化的食物,避免食用辛辣、生冷等刺激性食物及浓茶、咖啡等饮料。嘱嗜酒患者戒酒。指导患者加强饮食卫生并养成良好的饮食习惯,定时进餐、少食多餐、细嚼慢咽。胃酸缺乏者可酌情食用酸性食物,如山楂、食醋等。

4.环境

为患者创造良好的休息环境,定时开窗通风,保证病室的温、湿度适宜。

(二)心理护理

1.减轻焦虑

提供安全、舒适的环境,减少患者的不良刺激。避免患者与其他有焦虑情绪的患者或亲属接触。指导其采用散步、听音乐等转移注意力的方法。

2.心理疏导

首先帮助患者分析这次产生焦虑的原因,了解患者内心的期待和要求;然后共同商讨这些要求是否能够实现,以及错误的应对机制所产生的后果。指导患者采取正确的应对机制。

3.树立信心

向患者讲解疾病的病因及防治知识,指导患者如何保持合理的生活方式和去除对疾病的不利因素。并可以请有过类似疾病的患者讲解采取正确应对机制所取得的良好效果。

(三)治疗配合

1.腹痛评估

评估患者疼痛的部位、性质及程度。嘱患者卧床休息,协助患者采取有利于减轻疼痛的体位。可利用局部热敷、针灸等方法来缓解疼痛。必要时遵医嘱给予药物止痛。

2.活动无耐力

协助患者进行日常生活活动。指导患者体位改变时动作要慢,以免发生直立性低血压。根据患者的病情与患者共同制订每日的活动计划,指导患者逐渐增加活动量。

3.恶心、呕吐

协助患者采取正确体位,头偏向一侧,防止误吸。安慰患者,消除患者紧张、焦虑的情绪。呕吐后及时为患者清理,更换床单并协助患者采取舒适体位。观察呕吐物的性质、量及呕吐次数。必要时遵医嘱给予止吐药物治疗。

附:呕吐物性质及特点分析。

(1)呕吐不伴恶心:呕吐突然发生,无恶心、干呕的先兆,伴明显头痛,且呕吐于头痛剧烈时出现,常见于神经血管头痛、脑震荡、脑出血、脑炎、脑膜炎及脑肿瘤等。

（2）呕吐伴恶心：呕吐伴恶心多见于胃源性呕吐，如胃炎、胃溃疡、胃穿孔、胃癌等，呕吐多与进食、饮酒、服用药物有关，吐后常感轻松。

（3）清晨呕吐：清晨呕吐多见于妊娠呕吐和酒精性胃炎的呕吐。

（4）食后即恶心、呕吐：如果食物尚未到达胃内就发生呕吐，多为食管的疾病，如食管癌、食管贲门失弛缓症等。食后即有恶心、呕吐伴腹痛、腹胀者常见于急性胃肠炎、阿米巴痢疾。

（5）呕吐发生于饭后 2~3 h：可见于胃炎、胃溃疡和胃癌。

（6）呕吐发生于饭后 4~6 h：可见于十二指肠溃疡。

（7）呕吐发生在夜间：呕吐发生在夜间且量多有发酵味，常见于幽门梗阻、胃及十二指肠溃疡、胃癌。

（8）大量呕吐：呕吐物如为大量，提示有幽门梗阻、胃潴留或十二指肠淤滞。

（9）少量呕吐：呕吐常不费力，每口吐出量不多，可有恶心，进食后可立即发生，吐完后可再进食，多见于神经官能性呕吐。

（10）呕吐物性质辨别：①呕吐物酸臭或呕吐隔日食物见于幽门梗阻、急性胃炎。②呕吐物中有血，应考虑消化性溃疡、胃癌。③呕吐黄绿苦水，应考虑十二指肠梗阻。④呕吐物带粪便见于肠梗阻晚期，带有粪臭味见于小肠梗阻。

（四）用药护理

（1）向患者讲解药物的作用、不良反应及用药的注意事项，观察患者用药后的反应。

（2）根据患者的情况进行指导，避免使用对胃黏膜有刺激的药物，必须使用时应同时服用抑酸剂或胃黏膜保护剂。

（3）应向有幽门螺杆菌感染的患者讲解清除幽门螺杆菌的重要性，嘱其连续服药两周，停药 4 周后再复查。

（4）应根据静脉给药患者的病情、年龄等情况调节滴注速度，保证入量。

（五）健康教育

（1）向患者及其家属介绍本病的有关病因，指导患者避免诱发因素。

（2）教育患者保持良好的心理状态，平时生活要有规律，合理安排工作和休息时间，注意劳逸结合，积极配合治疗。

（3）强调饮食调理对防止疾病复发的重要性，指导患者加强饮食卫生和饮食营养，养成有规律的饮食习惯。

（4）避免刺激性食物及饮料，嗜酒患者应戒酒。

（5）向患者介绍所用药物的名称、作用、不良反应，以及服用的方法、剂量和疗程。

（韦性坪）

第五节　消化性溃疡

消化系统的重要生理功能是将人体所摄取的食物进行消化、吸收，以供全身组织利用。消化器官由消化道和消化腺组成，包括食管、胃、肠、肝、胆和胰腺等。消化系统疾病主要包括食管、胃、肠、肝、胆、胰等的病变，可为器质性或功能性疾病，病变可局限于消化系统或累及其他系统。全身性疾病也可引起消化系统疾病或症状。消化系统疾病的病因复杂,常见的有感染、理化因素、大脑皮质功能失调、营养缺乏、代谢紊乱、吸收障碍、变态反应、自身免疫、遗传和医源性因素等。

由于消化系统包含的器官较多,且消化道与外界相通,其黏膜直接接触病原体、毒性物质、致癌物质的机会较多,容易发生感染、炎症和损伤,消化系统肿瘤的发病率较高可能与此有关。多数消化系统疾病是慢性病程,易造成严重的消化、吸收功能障碍,消化系统疾病的发生常与患者的心理状态和行为方式关系密切。在护理过程中,尤应强调整体观念,关心患者的精神心理状况,调整不良情绪,指导患者建立良好的生活方式。消化性溃疡是指发生在胃和十二指肠的慢性溃疡,因为溃疡形成与胃酸和胃蛋白酶的消化作用有关,所以称为消化性溃疡。根据发生的部位不同将消化性溃疡分为胃溃疡和十二指肠溃疡。本病是全球性常见病,约10%的人一生中患过此病。临床上十二指肠溃疡比胃溃疡多见,两者之比为3:1,男性患者多于女性患者。十二指肠溃疡好发于青壮年,胃溃疡发病年龄较十二指肠溃疡迟10年。

一、护理评估

(一)临床表现

十二指肠溃疡多发生在壶腹部,胃溃疡多发生在胃角和胃窦小弯。典型的消化性溃疡具有三大临床特点:①慢性过程,病程长,病史可达数年或数十年;②周期性发作,发作和缓解期交替出现,每年秋冬季节和第二年的早春季节是好发季节,精神因素和过度疲劳可诱发;③节律性疼痛。

(二)症状

1.上腹部腹痛

上腹部腹痛是消化性溃疡的主要症状。胃溃疡疼痛多位于剑突正中或偏左,十二指肠溃疡疼痛在上腹部正中或偏右。性质多为隐痛、胀痛、烧灼痛、钝痛、剧痛或饥饿样不适感。疼痛的范围有手掌大小。

此外,疼痛还具有节律性,与饮食关系密切。胃溃疡疼痛常在进餐后0.5~1 h出现,持续1~2 h逐渐缓解,典型节律为进食—疼痛—缓解。十二指肠溃疡患者疼痛为饥饿痛、空腹痛或夜间痛,节律为疼痛—进食—缓解。

2.其他

患者常有反酸、嗳气、恶心、呕吐等胃肠道症状。可有失眠、多汗、脉缓等自主神经功能失调表现。临床上少数溃疡患者可无症状,这类患者首发症状多为呕血和黑便。

(三)并发症

1.出血

出血是消化性溃疡最常见的并发症,发生率为10%~15%,以十二指肠溃疡并发出血较为常见。出血是由于溃疡侵蚀周围血管所致。出血的临床表现视出血的部位、速度和出血量而异,一般可表现为呕血和/或黑便。

2.穿孔

溃疡病灶向深部发展,穿透浆膜层引起穿孔,发生率为2%~7%,多见于十二指肠溃疡,表现为突发上腹部剧烈疼痛,如刀割样,可迅速遍及全腹,大汗淋漓,烦躁不安,服用抑酸剂不能缓解,腹部检查可见腹肌紧张,呈板状腹,有压痛及反跳痛,肠鸣音减弱或消失,部分患者出现休克。

3.幽门梗阻

幽门梗阻的发生率为2%~4%,大多由十二指肠溃疡或幽门溃疡引起,分功能性梗阻和器质性梗阻。功能性梗阻是由溃疡周围组织炎性充血水肿或幽门平滑肌痉挛而造成的,为暂时性,炎症消退即可好转。器质性梗阻是由溃疡愈合,瘢痕收缩或黏膜粘连造成的,梗阻为持久性,需外科手术治疗。临床上表现为持续性胀痛、嗳气、反酸,且餐后加重,呕吐大量酸腐味的宿食,呕吐后腹部症状减轻,严重者频繁呕吐可致失水或低氯低钾碱性中毒、营养不良等。腹部可见胃型、蠕动波,可闻及振水音。

4.癌变

十二指肠溃疡极少发生癌变。胃溃疡发生癌变的概率为1%以下。临床上对年龄在45岁以上,有长期胃溃疡病史,溃疡顽固不愈,大便隐血持续阳性者要提高警惕,必要时定期检查。

(四)辅助检查

1.胃镜检查及胃黏膜活组织检查

胃镜检查及胃黏膜活组织检查是确诊消化性溃疡的首选方法,是评定溃疡的活动程度、有无恶变以及疗效的最佳方法,并能通过活体组织做病理检查。

2.X线钡餐检查

X线钡餐检查适用于胃镜检查有禁忌证或者不接受胃镜检查者,发现龛影是诊断溃疡的直接证据,对溃疡有确诊价值;局部压痛、胃大弯侧痉挛性切迹均为间接征象,仅提示有溃疡的可能。

3.幽门螺杆菌检查

因为幽门螺杆菌检查对消化性溃疡治疗方案的选择有指导意义,已将该项检查列为消化性溃疡诊断的常规检查项目。

4.胃液分析

胃溃疡患者胃酸分泌正常或稍减少,十二指肠溃疡胃酸分泌过多。

5.大便隐血试验

活动期消化性溃疡常有少量渗血,大便隐血试验呈阳性,但应注意排除假阳性。

二、主要护理诊断/问题

1.疼痛

上腹痛与消化道黏膜受损有关。

2.营养失调:低于机体需要

营养失调与疼痛导致摄入量减少、消化吸收障碍有关。

3.知识缺乏

患者缺乏溃疡病防治的知识。

4.焦虑

焦虑与疼痛症状反复出现、病程迁延不愈有关。

5.潜在并发症

潜在并发症为上消化道大出血、胃穿孔。

6.活动无耐力

活动无耐力与频繁呕吐导致失水、电解质丢失有关。

三、护理措施

(一)生活护理

1.休息

轻症者适当休息,可参加轻微工作,劳逸结合,避免过度劳累。活动性溃疡大便隐血试验阳性患者应卧床休息1～2周。

2.饮食护理

宜选用营养丰富、清淡、易消化的食物,以利于黏膜修复和提高抵抗力。急性活动期应少食多餐,每天5～6餐,以牛奶、稀饭、面条等偏碱性食物为宜。少食多餐可中和胃酸,减少胃饥饿性蠕动,同时可避免过饱所引起的胃窦扩张增加促胃液素的分泌。忌食辛辣、过冷、油炸等刺激性食物和饮料,戒烟、酒。

(二)心理护理

不良的心理因素可诱发和加重病情,而消化性溃疡患者因疼痛刺激或并发出血,易产生紧张、焦虑等不良情绪,使胃黏膜保护因素减弱,损害因素增加,使病情加重,故应为患者创造安静、舒适的环境,减少不良刺激;同时多与患者交流,使患者了解本病的诱发因素、疾病过程和治疗效果,增强治疗信心,克服焦虑、紧张的心理。

(三)治疗配合-用药的护理

1.H₂受体拮抗剂药物

应在餐后或餐中即刻服用此类药,也可夜间顿服一天的剂量。西咪替丁可通过血脑屏障,偶尔引起精神症状,此药可与雄激素受体结合,影响性功能,与肝细胞色素 P-450 结合影响华法林、利多卡因等药物的肝内代谢,用药期间注意监测肝、肾功能和血常规检查。

雷尼替丁和法莫替丁的不良反应较少,患者用药过程中护士要注意观察药物不良反应,发现后应及时向医师报告。

2.质子泵抑制剂

质子泵抑制剂的不良反应较少,可有头晕。因此,初次应用时应较少活动。

3.胃黏膜保护药

因为硫糖铝在酸性环境下有效,所以,应在餐前 1 h 给药。硫糖铝全身不良反应少,常引起便秘,含糖量高,糖尿病患者不宜用。胶体铋剂在酸性环境下起作用,故在餐前 0.5 h 服用,短期服用除出现舌苔和粪便变黑外,很少有其他不良反应。长期服用可造成铋在体内大量堆积而引起神经毒性,故不宜长期用。米索前列醇的不良反应是腹泻,并可引起子宫收缩,故孕妇禁用。

4.针对幽门螺杆菌的药物治疗

通常采用三联疗法,质子泵抑制剂(如奥美拉唑等,选一种)或铋剂(枸橼酸铋钾)＋抗生素(阿莫西林、克拉霉素、甲硝唑,三种中选两种),1～2周为一疗程。

(四)健康教育

1.饮食指导

指导患者定时进餐,不宜过饱,避免进食刺激性食物和饮料。戒烟、酒,因烟雾中的尼古丁可直接损害胃黏膜,使胃酸分泌过多而加重病情。

2.心理指导

指导患者了解紧张焦虑的情绪可增加胃酸分泌,诱发疼痛加重或溃疡复发,所以,平时生活宜身心放松,胸怀宽广,保持乐观精神,促进溃疡愈合。

3.活动与休息指导

指导患者生活要有规律,劳逸结合,合理安排休息时间,保证充沛的睡眠,避免精神过度紧张,保持良好的精神状况,在秋冬或冬春气候变化明显的季节要注意保暖。

4.用药指导

嘱咐患者避免应用对胃十二指肠黏膜有损害的药物,遵医嘱按时服药,学会观察药物的不良反应,不要随意停药,避免复发。

5.定期复查

嘱咐患者定期门诊复查,如有疼痛持续不缓解、排黑便等,应立即到门诊检查。

(韦性坪)

第六节 溃疡性结肠炎

溃疡性结肠炎(ulcerative colitis,UC)是一种病因不明的直肠和结肠慢性非特异性炎症。病变主要限于大肠黏膜与黏膜下层。病变呈连续性,由远端向近端发展。主要症状有腹泻、黏液脓血便、腹痛和里急后重。病程漫长,病情轻重不一,常反复发作。本病可发生在任何年龄,多见于20~40岁。男、女性发病率无明显差别。

一、护理评估

(一)评估患者的健康史

询问患者既往病史、身体状况、家族史、饮食不洁史及最近情绪变化情况。UC的病因不明,但其发病可能与免疫、遗传、感染(尤其是痢疾杆菌或溶血组织阿米巴感染)、精神神经因素有关。目前大多数专家认为,UC的发病既有自身免疫机制参与,也有遗传因素为背景,感染和精神因素为诱发因素。

(二)临床症状评估与观察

(1)评估患者腹泻的症状:黏液脓血便是本病活动期的重要表现。轻者每日排便2~4次,便血轻或无;重者每日排便10~30次,脓血明显,甚至大量便血。粪质与病情轻重有关,多数为糊状,重者可至血水样。

(2)评估患者腹痛的症状:腹痛多为左下腹或下腹的阵发性痉挛性绞痛,可涉及全腹。有疼痛—便意—便后缓解的规律,常有里急后重。如并发中毒性巨结肠或炎症波及腹膜,有持续性剧烈腹痛。

(3)评估患者有无消化道其他症状:患者还可有腹胀、食欲缺乏、恶心、呕吐的症状。

(4)评估患者有无发热的症状:急性期多出现发热。

(5)评估患者的营养状况:有无营养障碍及电解质失衡,慢性腹泻、便血、食欲缺乏可致不同程度的营养不良,重症者可有毒血症及水电解质平衡失调、低蛋白血症、贫血等。

(6)评估患者有无肠外表现:UC可伴有多种肠外表现,关节疼多见,还有虹膜炎、口腔溃疡、皮下结节及红斑等。

(三)辅助检查评估

(1)血液检查:血红蛋白浓度下降,中性粒细胞增多,血小板增多。血沉加快和C反应蛋白增多是活动期的标志。电解质紊乱,血清蛋白浓度下降。

(2)粪便检查:肉眼见血、脓和黏液。但需排除感染性结肠炎,故需反复多次(至少连续3次)进行粪便培养,找阿米巴,做集卵试验。

(3)内镜检查:是本病诊断与鉴别诊断的重要手段之一。内镜下可见病变黏膜充血水肿,粗糙,呈颗粒状,质脆,易出血。黏膜上有多发浅溃疡,散在分布,亦可融合,表面附有脓性分泌物。假性息肉形成,结肠袋变钝或消失。

(4)自身抗体检测:血外周型抗中性粒细胞胞质抗体(P-ANCA)是UC的相对特异性抗体。

(5)X线钡剂灌肠检查:黏膜粗乱及颗粒样改变,多发性浅溃疡,结肠袋消失肠管呈铅管状。

(四)心理社会因素的评估

(1)评估患者对溃疡性结肠炎的认识程度。

(2)评估患者的人格类型及与人交往、沟通能力。

(3)评估患者有无焦虑及恐惧心理及现在的心理状态。

(4)评估患者是否担心医疗费用。

(5)评估患者的生活方式及饮食习惯。

(五)腹部体征的评估

左下腹或全腹部常有压痛,伴有肠鸣音亢进,常可触及硬管状的降结肠或乙状结肠,提示肠壁增厚。病变范围广泛的急性活动期患者,可有腹肌紧张。轻型病例或在缓解期可无阳性体征。直肠指诊常有触痛,指套染血。

二、主要护理诊断/问题

1. 腹泻

腹泻由炎症导致大肠黏膜对水、钠吸收障碍以及结肠运动功能失常所致。

2. 疼痛

腹痛由炎症波及腹膜或腹腔内脓肿形成、急性穿孔、部分或完全肠梗阻所致。

3. 营养失调:低于机体需要量

营养失调由吸收障碍、腹泻、食欲缺乏、摄入量不足所致。

4. 肛周皮肤完整性受损

肛周皮肤完整性受损由腹泻后肛周皮肤护理不当、皮肤营养状况差所致。

5. 体温过高

体温过高由肠道炎症、继发感染所致。

6. 活动无耐力

活动无耐力由营养不良、贫血所致。

7.(部分)生活自理能力缺陷

(部分)生活自理能力缺陷与腹泻所致体质虚弱及大量输液有关。

8.焦虑

焦虑由治疗效果不理想、疾病反复发作所致。

9.有体液不足的危险

体液不足与肠道炎症致长期腹泻有关。

10.潜在并发症:中毒性巨结肠、直肠结肠癌变、肠梗阻

中毒性巨结肠、直肠结肠癌变、肠梗阻与重度溃疡性结肠炎有关。

三、护理目标

(1)患者大便次数减少,恢复正常的排便形态。

(2)患者主诉腹痛减轻或缓解。

(3)患者体重增加;无贫血现象或贫血症状得到改善;水、电解质平衡,无脱水征。

(4)患者住院期间肛周皮肤完整、无破损。

(5)患者体温恢复正常;患者发热时能够得到护士有效的降温,舒适感增加。

(6)患者主诉活动耐力逐渐增加,生活能够自理。

(7)患者在卧床期间的生活需要得到满足。

(8)患者焦虑程度减轻,能积极主动配合治疗。

(9)患者住院期间保证 24 h 机体需要量。

(10)住院期间通过护士的密切观察,能够及早发现或避免并发症的发生。

四、护理措施

(一)一般护理

(1)为患者提供舒适、安静的环境,嘱患者多卧床休息,避免劳累。

(2)定时开窗通风,保持空气清新,控制人员探视,避免感染。

(3)正确指导患者食用质软、易消化、纤维素少又富含营养、有足够热量的饮食,避免食用冷饮、水果、多纤维的蔬菜及其他刺激性食物,忌食牛奶及乳制品。

(二)心理护理

(1)患者入院时热情主动接待,为患者及其家属介绍病房环境、作息时间及规章制度。

(2)耐心倾听患者倾诉,安慰患者,帮助患者稳定情绪,放松心态,建立信心。

(3)为患者讲解所需各项检查的目的、术前准备及术后注意事项,减少患者对检查的恐惧。

(三)治疗配合

(1)观察患者的腹痛性质、部位、持续时间及大便的量、色、性质及次数。

(2)观察患者生命体征的变化,尤其是体温的变化。

(3)评估患者的营养状况及皮肤黏膜情况,观察电解质变化。

(4)急性期可给予流食;待病情好转后改为高营养、少渣、低纤维饮食。病情严重者应禁食,并予全胃肠外营养(total parential nutrition,TPN)治疗。

(5)准确记录 24 h 出入量。观察患者的进食情况,定期测体重,监测血红蛋白、血电解质和血清蛋白的变化。根据患者的身体状况,保证 24 h 机体需要量。

(6)基础护理,保持患者清洁,对生活不能自理伴高热的患者注意皮肤的护理,避免压疮的发生。协助患者生活护理。对腹泻严重者注意肛周皮肤的护理,可于便后用温水洗净肛周,以软毛巾蘸干。对肛周发红者可涂抹鞣酸软膏,用烤灯局部照射 15～20 min,每天 2～3 次。

(7)给予患者灌肠时需注意低压灌肠,动作轻柔,必要时可选用吸痰管灌肠,避免肠穿孔。

(8)如病情恶化,毒血症明显,高热伴腹胀,腹部压痛,肠鸣音减弱或消失,或出现腹膜刺激征,提示有并发症,应立即与医师联系,协助抢救。

(四)用药护理

1.氨基水杨酸制剂

(1)柳氮磺吡啶:对磺氨过敏者慎用,长期服药可发生恶心、呕吐、药疹、药物热、白细胞减少等不良反应。服药期间应检查血常规,肝、肾病患者慎用。

(2)美沙拉秦:过敏者禁用,检测肝、肾功能。服药时要整粒囫囵吞服,绝不可嚼碎或压碎。

2.糖皮质激素

注意激素的不良反应,不可随意停药,防止反跳现象。检测血常规,预防感染。嘱患者饭后半小时服药,勿空腹服药,以免诱发或加重消化性溃疡,必要时遵医嘱给予保护胃黏膜的药物。

3.免疫抑制剂

应用硫唑嘌呤或巯嘌呤时可出现骨髓抑制的表现,注意监测白细胞计数。饭后半小时服用,减轻消化道反应。治疗中监测肝功能。

(五)健康教育

(1)向患者及其家属介绍溃疡性结肠炎的诱因及保健知识,帮助患者养成良好的生活习惯。

(2)指导患者合理选择饮食,避免粗纤维、多渣及刺激性饮食,少食或不食牛奶或乳制品,减少肠道刺激。

(3)讲解用药的注意事项及不良反应,教会患者自我观察。

(4)教患者放松自己、分散注意力的一些技巧,如听音乐,看报纸、杂志,参加一些力所能及的娱乐活动等。

(韦性坪)

第七节　克罗恩病

克罗恩病(crohn disease,CD)又称局限性回肠炎、局限性肠炎、节段性肠炎和肉芽肿性肠炎,是一种原因不明的胃肠道慢性炎性肉芽肿性疾病。本病在整个胃肠道的任何部位均可发病,多见于末端回肠和邻近结肠。

病变呈节段性或跳跃性分布。临床表现以腹痛、腹泻、腹块、瘘管形成和肠梗阻为特点,且有发热、营养障碍等肠外表现。发病年龄多在 15～30 岁,但首次发作可出现在任何年龄组,男、女性患病率近似。

一、护理评估

(一)评估患者的健康史

询问患者的既往身体状况、家族史及饮食不洁史。该病病因尚不明,可能为多种致病因素的综合作用,与免疫异常、感染和遗传因素有关。

(二)临床症状的评估与观察

(1)评估患者腹痛的症状:为最常见症状,是肠壁炎症、痉挛、狭窄所致。多呈部分性肠梗阻特征,阵发性绞痛,伴腹胀、腹鸣,进食时加重,休息、饥饿或排便后减轻。

(2)评估患者腹泻的症状:大部分患者有腹泻症状。

粪便多为糊状,一般无脓血及黏液。一般每日排便不超过 6 次,间断或持续发生。如下段结肠或直肠受累可有脓血及里急后重。

(3)评估患者有无腹部包块:10%~20%的患者可见包块,为肠黏膜连、肠壁增厚、肠系膜淋巴结肿大、内瘘或脓肿形成所致,以右下腹、脐周多见。

(4)评估患者有无瘘管形成:瘘管见于半数病例,因病变溃疡穿壁而形成。

(5)评估患者有无肛门直肠周围病变:肛门直肠周围病变见于半数病例,局部形成脓肿、窦道及瘘管,个别以肛门瘘管为第一征象。

(6)评估患者有无发热症状:多为低热或中度热,如继发感染或肠道炎症活动,可出现弛张热或间歇热。

(7)评估患者的营养状况,有无营养障碍:慢性腹泻、食欲缺乏,可致不同程度的营养不良。

(8)评估患者有无肠外表现:肠外表现见于 20%的病例,可有关节炎、结节性红斑、皮肤溃疡等表现。

(三)辅助检查的评估

(1)血液检查:贫血;活动期白细胞计数增多;血沉增快;血清蛋白浓度下降;血抗酿酒酵母抗体(ASCA)是 CD 特异性抗体。

(2)粪便检查:可见红、白细胞,潜血阳性。

(3)X 线及胃肠钡餐检查:X 线表现为肠道炎症性病变,钡剂检查可有跳跃征或线样征。

(4)电子肠镜检查:内镜特征可包括右半结肠受累为主、直肠通常正常、节段性损害、慢性穿壁性炎症。

(四)心理-社会因素的评估

(1)评估患者对克罗恩病的认识程度。

(2)评估患者的性格类型及与人交往、沟通能力。

(3)评估患者有无焦虑及恐惧心理。

(五)腹部体征的评估

腹痛多位于右下腹或脐周,间歇性发作,压痛明显。右下腹及脐周还可见腹部包块,固定的腹块提示内瘘形成。

二、主要护理诊断/问题

1.疼痛(腹痛)

疼痛由肠内容物通过炎症、狭窄肠段而引起的局部肠痉挛所致。

2.腹泻

腹泻由病变肠段炎症渗出、蠕动增加及继发性吸收不良所致。

3.营养失调:低于机体需要量

营养失调由长期腹泻、吸收障碍所致。

4.体温过高

体温过高由肠道炎症活动及继发感染所致。

5.焦虑

焦虑由病情反复、迁延不愈所致。

6.有体液不足的危险

体液不足与肠道炎症致长期腹泻有关。

7.潜在并发症:肠梗阻

肠梗阻与溃疡局部充血、水肿有关。

三、护理目标

(1)患者主诉疼痛减轻或缓解。

(2)患者主诉大便次数减少或恢复正常的排便。

(3)患者的体重增加;无贫血现象或贫血症状得到改善;水、电解质平衡,无脱水征。

(4)患者的体温恢复正常。

(5)患者的焦虑程度减轻,能积极主动配合治疗。

(6)患者住院期间保证 24 h 机体需要量。

(7)住院期间通过护士的密切观察,能够及早发现及避免并发症的发生。

四、护理措施

(一)一般护理

(1)为患者提供舒适、安静的环境,嘱患者多休息,避免劳累。

(2)定时给室内通风,保持空气清新。

(3)指导腹泻次数多的患者护理肛周皮肤,清洁皮肤,保持干燥,便后可用柔软手纸擦拭;如有发红,可涂抹 10％的鞣酸软膏。

(二)心理护理

(1)患者入院时热情主动接待,为患者及其家属介绍病房环境及制度。

(2)患者腹痛、腹泻时,应耐心倾听患者主诉,安慰患者,稳定患者的情绪,帮助患者建立信心。

(3)向患者讲解所需各项检查的目的、术前准备及术后注意事项,减少患者对检查的恐惧。

(三)治疗配合

(1)观察腹痛的部位、性质、持续时间,腹部体征的变化,及时发现、避免肠梗阻等并发症。协助患者采取舒适体位。

(2)观察患者生命体征的变化,尤其是体温变化,遵医嘱应用物理降温及药物降温。

(3)观察患者大便的量、色、性状及有无肉眼脓血和黏液,是否有里急后重等症状,及时通知医师给予药物治疗。

（4）评估患者的营养状况，监测血电解质及血清蛋白的变化，观察患者有无皮肤黏膜干燥、弹性差、尿少等脱水表现。

（5）指导患者合理选择饮食。一般给予高营养、低渣饮食，适当给予叶酸、维生素 B_{12} 等多种维生素及微量元素。TPN 仅用于严重营养不良、肠瘘及短肠综合征者，应用时间不宜过长。

（6）指导患者合理用药，观察用药后效果及不良反应。

（四）健康教育

（1）向患者及其家属介绍克罗恩病的诱因及保健知识，帮助患者养成良好的生活习惯。

（2）指导患者合理选择饮食，避免粗纤维、多渣及刺激性饮食。

（3）讲解用药的注意事项及不良反应，教会患者自我观察。

（韦性坪）

第八节　肠易激综合征

肠易激综合征（irritable bowel syndrome，IBS）是一种以腹痛或腹部不适伴排便习惯改变为特征的功能性肠病，经检查排除可引起这些症状的器质性疾病。

本病是最常见的一种功能性肠道疾病，患者以中青年居多，50 岁以后首次发病少见，男、女性患者比例为 1∶2。

一、病因

本病病因尚不清楚，与多种因素有关。目前学者认为，IBS 的病理生理学基础主要是胃肠动力学异常和内脏感觉异常，而造成这些变化的机制则尚未阐明。肠道感染和精神心理障碍是 IBS 发病的重要因素。

二、临床表现

起病隐匿，症状反复发作或慢性迁延，病程可长达数年至数十年，但全身健康状况却不受影响。精神、饮食等因素常诱使 IBS 复发或加重。最主要的临床表现是腹痛与排便习惯和粪便性状的改变。

（一）症状

1.腹痛

腹痛多见于下腹和左下腹，多于排便或排气后缓解，睡眠中痛醒者极少。

2.腹泻

腹泻一般每日 3～5 次，少数严重发作期腹泻可达十数次。大便多呈稀糊状，也可为成形软便或稀水样，多带有黏液；部分患者粪质少而黏液量很多，但绝无脓血。排便不干扰睡眠。

3.便秘

排便困难，粪便干结、量少，呈羊粪状或细杆状，表面可附黏液。

4.其他消化道症状

多伴腹胀感，可有排便不净感、排便窘迫感。部分患者同时有消化不良症状。

5.全身症状

相当部分患者可有失眠、焦虑、抑郁、头晕、头痛等精神症状。

（二）体征

无明显体征，可在相应部位有轻压痛，部分患者可触及腊肠样肠管，直肠指检可感到肛门痉挛，张力较高，可有触痛。

三、治疗原则

主要是积极寻找并去除促发因素和对症治疗，强调综合治疗和个体化的治疗原则。

（一）一般治疗

详细询问病史以求发现促发因素，并设法予以去除。告知患者 IBS 的诊断并详细解释疾病的性质，以解除患者的顾虑和提高对治疗的信心，是治疗最重要的一步。教育患者建立良好的生活习惯。饮食上避免诱发症状的食物，一般而言宜避免产气的食物，如乳制品、大豆等。高纤维食物有助于改善便秘。对失眠、焦虑者可适当给予镇静药。

（二）针对主要症状的药物治疗

1.胃肠解痉药

抗胆碱药物可缓解腹痛，用于短期对症治疗。

2.止泻药

洛哌丁胺或地芬诺酯止泻效果好，适用于腹泻症状较重者，但不宜长期使用。

3.对便秘型患者酌情使用泻药

宜使用作用温和的轻泻剂以减少不良反应和药物依赖性。

4.抗抑郁药

对腹痛症状重、上述治疗无效且精神症状明显者可适用。

5.其他肠道菌群调节药

其他肠道菌群调节药如双歧杆菌、乳酸杆菌、丁酸梭菌等制剂，可纠正肠道菌群失调。

（三）心理和行为疗法

症状严重而顽固，经一般治疗和药物治疗无效者应考虑心理行为治疗，包括心理治疗、认知疗法、催眠疗法和生物反馈疗法等。

四、护理措施

（一）评估

1.一般情况

了解患者的年龄、性别、职业、婚姻状况、健康史、心理、既往史、饮食习惯等。

2.身体状况

主要是评估腹部不适的部位、性状、时间等，了解腹泻的次数、性状、量、色、诱因及便秘的情况。

（二）护理措施

1.饮食的护理

IBS 不论哪种类型都或多或少与饮食有关，腹泻为主型 IBS 患者 80％的症状发作与饮食有密切的相关性。因此，应避免食用诱发症状的食物，通常应避免产气的食物，如牛奶、大豆等。早期应尽量低纤维素饮食,但便秘型患者可进高纤维素饮食,以改善便秘症状。

2.排便及肛周皮肤护理

可以通过人为干预,尽量改变排便习惯。对于腹泻型患者,观察粪便的量、性状、排便次数并记录。多卧床休息,少活动。避免受凉,注意腹部及下肢保暖。做好肛门及周围皮肤护理,便后及时用温水清洗,勤换内裤,保持局部清洁、干燥。如肛周皮肤有淹红、糜烂,可涂擦抗生素软膏,或行紫外线理疗。对于便秘型患者可遵医嘱给予开塞露等通便药物。

3.心理护理

IBS多发生于中青年,尤其是女性。多数患者由于工作、家庭、生活等长期过度精神紧张,因此应该给予患者更多的关怀,自入院就尽可能给予他们方便,使他们对新的环境产生信任感和归属感。在明确诊断后更要耐心、细致地给他们讲解病情,使他们对所患疾病有深刻的认识,避免对疾病产生恐惧,消除紧张情绪。耐心、细致地讲解,也会使患者产生信任感和依赖感,有利于病情缓解。

(三)健康教育

(1)指导患者应保持良好的精神状态,注意休息,适当运动(如散步、慢跑等),以增强体质,保持心情舒畅。

(2)纠正不良的饮食及生活习惯,戒除烟、酒,作息规律,保证足够的睡眠时间,睡前温水泡足,不饮咖啡、茶等兴奋性的饮料。

(3)复发时应首先通过心理、饮食调整。效果不佳者应到医院就诊治疗。

(韦性坪)

第九节　缺血性肠炎

缺血性肠炎(ischemic colitis)是肠道血液供应不足或回流受阻致肠壁缺氧损伤所引起的急性或慢性炎症性病变,轻者仅损伤黏膜,重者全层肠壁受累。病变呈节段性分布。临床主要表现为腹痛和便血。本病多见于50岁以上的中老年人,患者常患有心血管方面的原发病,男、女性患者的发病比例为2:1。

一、护理评估

(一)健康史的评估

询问患者既往病史及起病原因,本病多见于50岁以上的中老年人,常伴有动脉粥样硬化等血管因素的疾病。

本病多见于各种原因引起的肠道梗阻、肠管狭窄、肠腔压力升高、肠管蠕动增强及不适当饮食刺激、应激。评估患者的饮食习惯、睡眠情况、服药史。

(二)临床症状评估与观察

1.评估患者的腹痛症状

90%以上的患者出现腹痛,本病腹痛主要位于中下腹或左侧腹部,呈突发性绞痛或持续性剧痛,进食后可加重,也可在睡眠中突发,因平卧时血压降低,肠系膜血流减少而加重肠缺血。

2.评估患者便血情况

急性肠缺血者便血一般出现在腹痛 24 h 后。轻者黑便或大便中带有鲜血；重者为血水样便，甚至鲜血便。慢性肠缺血者在不进食或进食少时腹痛不明显，少见便血，常伴腹胀。

3.评估患者腹泻的程度

腹泻由大量肠液渗出、肠蠕动过快引起。腹泻次数为 3～20 次。

4.评估患者有无发热

发热多为中度热，是由坏死物质吸收、肠道细菌的侵袭和炎性介质的释放引起的。并发全身感染时，体温可超过 39℃。

5.评估患者有无其他消化系统症状

评估患者有无其他消化系统症状，如腹胀、恶心、呕吐等。

（三）辅助检查的评估

1.血液检查

血白细胞增多，血沉加快。

2.粪便检查

粪便检查可见红、白细胞，潜血阳性，便培养无致病菌生长。

3.电子肠镜检查

电子肠镜检查可见黏膜轻度、非特异性炎症或多发性溃疡或有血痂。为本病早期诊断的关键。

4.X 线及钡灌肠检查

腹部 X 线片可见局限性痉挛，随后肠腔积气、节段性扩张，病变结肠袋消失，但无特异性。一部分可见类似小肠 Kerckring 皱襞样的横峰，为本病特征性 X 线征象之一。钡灌肠急性期特征性表现为指压痕。

5.血管造影

炎症部位的毛细血管增生，造影剂漏出以及大肠的营养血管的分布和吻合异常、缺损等可认为是大肠缺血的间接征象。

6.超声检查

早期可见肠壁增厚，后期出现肠腔狭窄。

（四）心理-社会因素的评估

（1）评估患者对缺血性肠炎的认识程度。

（2）评估患者的性格类型及与人交往、沟通能力。

（3）评估患者现在的心理状态，有无焦虑及恐惧。

（五）腹部体征的评估

腹部压痛，以左髂窝和盆腔部位明显。如有肌紧张、反跳痛提示出现坏疽。腹膨隆可两侧不对称，听诊时左、右肠鸣音可不一致，缺血部位的肠鸣音明显减弱或消失。肛门指诊直肠周围明显压痛，指套血染。

二、主要护理诊断/问题

1.疼痛

腹痛由肠壁缺血、肠肌痉挛所致。

2.有体液不足的危险

体液不足与肠缺血性坏死、肠蠕动过快所致腹泻便血、体液丢失有关。

3.活动无耐力

活动无耐力由腹泻、便血引起贫血所致。

4.体温过高

体温过高由坏死物质吸收、肠道细菌侵袭和炎性介质的释放所致。

5.腹泻

腹泻由肠缺血坏死、肠蠕动过快所致。

三、护理目标

(1)患者主诉疼痛减轻或缓解。

(2)患者住院期间保证 24 h 机体需要量。

(3)患者住院期间活动耐力逐渐增加,生活能够自理。

(4)患者的体温恢复正常,患者发热时能够得到护士有效的降温,舒适感增加。

四、护理措施

(一)一般护理

(1)为患者建立安静环境,嘱其采取舒适体位,多卧床休息,贫血患者应尽量减少下床。

(2)指导腹泻次数多的患者护理肛周皮肤,避免发红。

(二)心理护理

(1)患者入院时热情主动接待,为患者及其家属介绍病房环境、作息时间及规章制度。

(2)耐心倾听患者主诉,安慰患者,稳定患者的情绪。

(3)突发的腹痛便血会给患者带来紧张、恐惧的情绪。应多巡视病房,关心患者,缓解患者的紧张情绪,减轻因紧张造成的血压升高,以免加重病情。

(4)向患者讲解所需各项检查的目的、检查前准备及检查后注意事项,减少患者对检查的恐惧。

(三)治疗配合

(1)密切观察患者的生命体征及腹部体征变化。如有肌紧张、反跳痛提示出现肠道坏疽。对体温高者可遵医嘱应用物理降温和药物降温。定期测量血压,有异常时及时告知医师。

(2)准确记录 24 h 出入量。监测患者血红蛋白及电解质的变化,保持水、电解质平衡。

(3)观察大便的量、色、质及次数,恢复期患者应预防便秘。

(4)腹痛明显者可遵医嘱应用镇静、止痛药,慎用解痉、止泻药。

(四)用药护理

(1)主要用抗生素和改善微循环、扩张血管的药物。应用抗生素时,要询问患者有无过敏史,密切观察患者用药后的反应。用扩张血管的药物时,应根据患者的身体状况及药物性质调节静脉滴注速度、监测血压。注意配伍禁忌。

(2)观察用药后作用及不良反应。

(五)健康教育

(1)饮食定时定量,不要暴饮暴食,选择清淡饮食,避免油腻、辛辣、过冷、刺激性食物。吃营养丰富、含膳食纤维多的饮食。

(2)戒烟,限酒。

(3)保持乐观情绪,注意休息,劳逸结合。

(4)治疗原发病,控制血压。

(5)注意观察大便,有异常及时来医院检查。

(6)出院后及时遵医嘱服药,如有不适,及时就医。

(韦性坪)

第十节 肝硬化

肝硬化是一种全球性常见病,在我国也是多发病,肝硬化在人类主要死亡原因中居第4～6位。肝硬化是由多种病因引起的一种慢性、进行性、弥散性肝脏疾病。在多种致病因素持续或反复作用下,肝脏细胞呈现弥散性变性、坏死、凋亡,同时残存肝细胞再生,诱发肝脏广泛的纤维结缔组织增生、正常的肝小叶结构破坏、假小叶形成,纤维间隔包绕再生的肝细胞而使肝脏形成大、小结节。在上述肝脏病理改变的基础上导致肝脏功能的减退,临床上表现为肝功能损害与门静脉高压。

一、护理评估

(一)评估方法

与患者交谈,倾听患者讲述疾病经过、个人对肝硬化的心理感受等;进行体格检查,收集阳性体征和可能出现并发症的阴性体征,收集各种辅助检查阳性结果等;综合分析。

(二)护理评估内容

1.评估肝硬化病因、疾病进程、病理生理改变程度

肝硬化的病因大部分是非常明确的,只有一小部分原因不明。原因不明的肝硬化通称为隐源性肝硬化。明确的肝硬化原因主要有七个方面。

(1)病毒性肝炎:以慢性乙型、丙型肝炎引起的肝炎性肝硬化常见。在我国由病毒性肝炎引起的肝硬化居于首位,据报道占肝硬化的68%,其中乙型肝炎肝硬化占全部病例的2/3。

(2)血吸虫病:血吸虫卵沉积于门静脉小分支中引起肝纤维化的病理改变,晚期发生肝硬化。血吸虫病主要分布于我国血吸虫流行的南方13个省。

(3)慢性酒精中毒:每日饮酒量和饮酒年限与酒精性肝硬化有关,而不同酒种对肝是否作用不一,仍在研究。大多数患者的饮酒史10年以上,通常每日饮酒中酒精含量大于或等于100g。

(4)遗传代谢性疾病:如肝豆状核变性、血色病等。

(5)慢性胆汁淤积:如原发性胆汁性肝硬化、原发性硬化性胆管炎等。

(6)循环障碍性疾病:如慢性心功能不全、缩窄性心包炎等。

(7)其他:药物及毒物引起的肝硬化、自身免疫性肝病等。

肝硬化的病因,世界各地有所不同;其中,美国、欧洲以酒精性肝硬化为多见,亚洲、非洲以

病毒性肝炎肝硬化为多见。不同病因、不同疾病进程（患病时间）导致肝脏损害程度不同。各种肝硬化的病因均能引起肝细胞的炎症、坏死，只有肝细胞的炎症、坏死是持续不断的，才能引起肝硬化。肝细胞对各种炎症、坏死的损伤产生一种高度代偿性反应：肝细胞再生。同时，弥散性结缔组织增生，肝纤维化，形成假小叶。这种病理变化导致肝内血管扭曲、受压、闭塞，造成肝脏血运循环紊乱，形成肝功能减退和门静脉高压。

2.评估肝硬化临床表现

肝硬化常常起病缓慢，症状隐匿。临床上常区别为代偿期肝硬化和失代偿期肝硬化。

（1）代偿期肝硬化：大多数患者缺乏临床症状或症状缺乏特异性，可以因劳累、感染而出现非特异性的乏力及消化道症状，如食欲减退、腹胀、厌油、肝区疼痛等，经适当休息可缓解。

（2）失代偿期肝硬化：主要表现为两类症候，肝功能不全及门静脉高压。

消化系统症状：食欲减退，上腹不适，腹胀，对脂肪耐受性差，易腹泻，甚至会厌食、恶心、呕吐、有肝臭气味。

乏力、体重减轻：乏力与肝功能损害程度相平行，体重减轻与消化功能障碍及营养不良有关。

内分泌失调：男性可有性功能障碍、毛发脱落、乳房肿大等。女性可有月经失调等，部分患者可有面部、颈部色素沉着、面色黝黑（肝病面容）。

贫血及出血：2/3 的患者有轻度、中度贫血。常有出血倾向，皮肤摩擦处易见出血点，鼻出血或齿龈出血，月经过多等。

发热：一般为不超过 38.5 ℃的不规则低热。

皮肤表现：肝病面容为面色灰暗、黝黑。可以出现肝掌、蜘蛛痣、下肢踝部水肿、黄疸等。

腹腔积液：是肝硬化患者失代偿期最突出的表现，腹腔积液，呈蛙腹，可有脐痛。部分患者有胸腔积液。

脾大、脾亢：大量血液积于脾内，致使脾脏肿大、功能亢进，破坏血细胞增多。

侧支循环开放：食管下段和胃底静脉曲张，可破裂而引起上消化道大出血；腹壁和脐周静脉曲张，以脐周为中心向上及向下延伸；痔核形成，破裂时引起便血。

肝脏改变：肝脏表面有结节，质地硬而坚实，晚期缩小。

3.评估肝硬化并发症

（1）肝硬化最常见、最凶险的并发症是上消化道出血。

（2）肝硬化时肝脏维持人体内、外环境的屏障作用减退，造成各种感染，加重病情。

（3）电解质平衡紊乱：常出现低钾血症、低钠血症、低氯血症。

（4）有肝性脑病。

（5）有肝肾综合征。

（6）有肝细胞性肝癌。

（7）有肝肺综合征。

4.评估肝硬化辅助检查结果

（1）实验室检查。①血常规检查：红细胞、白细胞、血小板均减少。②生化检查：血清转氨酶、γ-谷氨酰转肽酶、碱性磷酸酶活性增强；血清胆红素浓度升高，血清清蛋白浓度降低，凝血酶原时间延长，血清胆汁酸浓度升高。③病原学检查：做乙肝、丙肝病毒检测等。④腹腔积液检查：鉴别漏出性和渗出性腹腔积液。

(2)影像学检查:①超声检查。②计算机断层扫描、磁共振检查。③肝动脉造影:可以发现肝硬化小肝癌。④食管钡餐。

(3)内镜检查:胃镜、腹腔镜检查等。

(4)肝脏穿刺活组织检查:提示肝硬化的活动性与严重度。

5.评估肝硬化既往治疗情况

(1)病因治疗:例如,病毒性肝炎肝硬化有病毒复制者,宜采用适宜的抗病毒治疗;酒精性肝硬化,应绝对戒酒等。

(2)保肝,支持治疗。

(3)降低门静脉高压:用普萘洛尔等。

(4)腹腔积液的治疗:限制食盐的摄入,利尿、排水治疗。

6.评估体格检查

阳性结果为肝界缩小、移动性浊音阳性等。

二、主要护理诊断

1.营养失调:低于机体需要量

营养失调与肝硬化有关。

2.体液过多

体液过多与肝硬化门静脉高压有关。

3.活动无耐力

活动无耐力与肝功能减退有关。

4.焦虑

焦虑与病程长、有经济负担有关。

5.皮肤黏膜完整性受损

皮肤黏膜完整性受损与脐痛、腹泻、阴囊水肿等有关。

6.知识缺乏

患者缺乏对各种检查、治疗、护理的目的、方法、过程的认识。

7.预感性悲哀

预感性悲哀与疾病久治不愈,逐渐加重有关。

8.有传染的危险

传染与病毒性(乙型、丙型肝炎)肝硬化病毒水平高有关。

三、护理措施

(1)讲解患者希望了解的和应该了解的肝硬化相关知识,如抗病毒治疗意义和注意事项、腹腔积液回输的过程、戒酒等。

(2)安排高蛋白、高热量、高维生素、易消化、低盐饮食或遵医嘱静脉补充营养。

(3)每日患者以卧床休息为主。测量并记录患者的出入量、体重、腹围、电解质浓度等。如果患者在家休养,宜适当参加家务劳动。

(4)保护皮肤完整、清洁。

(5)腹腔积液浓缩回输护理:术前向患者讲解过程及配合要点,测量并记录生命体征、体重,准备腹腔穿刺用品,安装腹腔积液回输管路并冲洗等。术中严格无菌操作,观察回输过程,倾听患者主诉,有问题及时调整。术后测量并记录生命体征、体重,安排患者卧床休息、饮食及记录尿量;处理用物,注意消毒隔离。操作流程:准备环境→准备用物(机器、管路、滤器、腹穿包)→用0.9%的生理盐水做管路排气→调节机器→患者准备(舒适平卧、测量血压、脉搏)→超声定位→穿刺、连接管路、运行腹腔积液超滤、监测→整理用物、消毒→测患者体重→护理记录等。注意事项:①严格无菌操作;②固定好穿刺部位;③防止气体进入腹腔;④观察生命体征、腹腔积液;⑤预防污染。

(6)放射导管介入治疗方法的护理:治疗方法如脾功能亢进的脾栓塞术、经颈静脉肝内支架体分流术等。术前向患者讲解脾栓塞的治疗方法、过程及配合要点,留取各种相关检查指标的标本,测量并记录生命体征,做碘过敏试验、抗生素皮试并记录结果,备皮,准备物品等。术后加压包扎穿刺部位,观察有无出血,24 h穿刺点无血肿可去除压迫;观察生命体征及腹痛情况,观察有无并发症,留取血标本并记录血常规等检查结果。遵医嘱安排患者饮食,限制蛋白质的摄入及服用抗凝血药等。

(7)肝硬化预后判断:将Child-Pugh肝硬化预后指标计分、评级标准作为门腔分流术或肝移植选择患者的标准,预测短期存活率的敏感性及特异性约80%。据报道,门腔分流术患者的病死率:A级为29%,B级为38%,C级为88%。

(8)配合医师了解患者有无肝移植可能性及做相关准备。

(9)根据患者的情况,做出有针对性的护理评价、出院指导及心理指导。

(韦性坪)

第十一节　急性胰腺炎

急性胰腺炎是常见的急腹症之一,是严重的胰腺病变。它是胰酶在胰腺内被激活引起胰腺自身消化的化学性炎症。炎症较轻者有胰腺充血、水肿,重者有出血、坏死。急性胰腺炎不仅可引起急性腹膜炎,而且常引起休克等严重并发症,病情凶险,病死率高。根据病理变化,急性胰腺炎一般分为间质性(水肿性)胰腺炎和出血性(坏死性)胰腺炎。水肿性胰腺炎的病情较轻,有自限性,急性发作后可恢复,预后较好;坏死性胰腺炎的临床表现较重,并发症多,预后差。

一、病因及发病机制

急性胰腺炎的病因较为复杂,国内外文献报道主要有以下病因。

(一)胆道疾病

大部分急性胰腺炎患者有胆道疾病。胆总管与主胰管有共同通路,胆道疾病(如胆石症、胆道蛔虫病、胆管炎等)造成壶腹部狭窄,使共同通路受阻,胆汁和胰液引流不畅,胆汁反流进入胰管,激活胰酶,引起胰腺组织损害。

胆道疾病还可能损伤胆总管、壶腹部,造成奥迪括约肌暂时性松弛,使含有肠激酶的十二指肠液反流进入胰管,激活胰酶,引起急性胰腺炎。由胆道疾病所引起的急性胰腺炎称为胆源性胰腺炎。

(二)过量饮酒

长期饮酒也是急性胰腺炎发作的常见原因。酒精可引起促胃液素增多,刺激胰液分泌增加,同时还可引起奥迪括约肌痉挛、水肿,造成胰液引流不畅;此外,酒精还对胰腺腺泡细胞有直接损害作用。长期饮酒者在急性胰腺炎第一次发作之前往往已经有未被诊断的慢性胰腺炎。

(三)高脂血症

高脂血症诱发急性胰腺炎的机制还不十分明确,可能是甘油三酯在胰脂酶的作用下生成游离脂肪酸,直接损伤腺泡所致。

高脂血症所致血黏度升高可能加重胰腺病变和其他器官的功能损害。近年来,重症急性胰腺炎伴有高血脂的患者愈来愈多。

二、护理评估

(一)健康史

评估患者的饮食习惯,例如,是否喜油腻饮食,是否有长期大量饮酒习惯;发病前有无暴饮暴食;既往有无胆道病史、高脂血症或慢性胰腺炎病史;近期有无腮腺炎、肝炎、伤寒等疾病发生;近期有无腹部外伤或手术史;是否使用过诱发胰腺炎的药物等。

(二)身体评估

(1)腹痛:剧烈腹痛是急性胰腺炎的主要症状。疼痛发生于饱餐或饮酒后,突然发生,非常剧烈,一般镇痛剂不能缓解,疼痛多位于左上腹,向左肩及左腰背部放射。胆源性患者的腹痛始发于右上腹,逐渐向左侧转移。病变累及全胰时,疼痛范围较宽并呈束带状向腰背部放射。当炎症侵及后腹膜和腹膜腔时,疼痛呈全腹性,没有明确定位。胰腺包膜紧张和胰管梗阻是疼痛的原因,腹痛放射至背部是胰腺炎症刺激神经根所致。

(2)腹胀:与腹痛同时存在,是腹腔神经丛受刺激产生肠麻痹的结果,早期为反射性,继发感染后则由腹膜后的炎症刺激所致。腹膜后的炎症越严重,腹胀越明显。腹胀进一步加重时,表现为腹内高压,严重时引起器官功能障碍,被称为腹腔间隔室综合征,常见于暴发性胰腺炎。

(3)恶心、呕吐:早期即可出现,常与腹痛伴发。呕吐剧烈而频繁。呕吐物通常是胃十二指肠内容物,也可呈胆汁样,偶尔呈咖啡色。呕吐后疼痛不缓解。

(4)腹膜炎体征:上腹部或全腹部有触痛或反跳痛,并伴有腹肌紧张、肠鸣音减弱或消失,移动性浊音多为阳性。

(5)发热:急性胰腺炎早期,只有中度发热,约38℃,胆源性胰腺炎伴有胆道梗阻者,可有高热、寒战。胰腺坏死有感染时,高热为主要症状之一。

(6)黄疸:部分患者有黄疸,程度一般较轻,需要仔细观察。黄疸提示胆道梗阻存在。

(7)休克:可发生于早期或后期,是急性胰腺炎最常见的并发症。其原因是胰蛋白酶、血小板破坏,组织坏死、感染毒素等使大量血管活性物质释放,加之失液、心肌抑制因子释放、弥散性血管内凝血等,促进了休克的发生。

(8)出血征象:由于溶纤维蛋白酶和弹力蛋白酶损伤血管壁或由于弥散性血管内凝血,可出现出血征象,如皮肤瘀斑、腰部出现蓝-棕色斑(格雷-特纳征)或脐周蓝色改变(卡伦征),还可出现呕血、便血等。

(9)其他:例如,急性胰腺炎并发休克和感染,常可导致急性肾衰竭、急性呼吸窘迫综合征、中毒性脑病等多器官功能障碍综合征,出现呼吸困难、发绀、焦虑、心律失常、尿少或无尿、定向力障碍、谵妄等。

(三)辅助检查

(1)胰酶测定:血清、尿淀粉酶浓度升高对诊断急性胰腺炎有意义。血清淀粉酶浓度在发病数小时开始升高,24 h 达高峰,5 d 后逐渐降至正常;尿淀粉酶浓度在 24 h 才开始升高,48 h 达高峰,下降缓慢,1~2 周恢复正常。血清淀粉酶超过 500 U/dL(正常值 40~180 U/dL,Somogyi 法),尿淀粉酶浓度也明显升高(正常值 80~300 U/dL,Somogyi 法),有诊断价值。因此发病当日夜测定血清淀粉酶,而次日起可测定尿淀粉酶。淀粉酶浓度越高,诊断正确率也越大。但淀粉酶浓度升高的幅度和病变严重程度不成正相关。血清淀粉同工酶的测定提高了本病诊断的准确性。虽然血清淀粉酶浓度升高,但 P-同工酶浓度不高,也不能考虑急性胰腺炎的诊断。

(2)腹腔穿刺:腹腔穿刺液中淀粉酶浓度明显升高,腹腔积液为血性。

(3)B 超、CT:可以了解胰腺病变部位、性质及周围组织情况。

(4)腹部 X 线片:可见左肺下叶不张、胃肠胀气、膈肌上升、左下胸腔积液等。

(四)心理-社会评估

(1)评估患者是否了解疾病发生的原因以及治疗方法。

(2)评估患者对疾病的反应,有无焦虑、恐惧等。

(3)评估患者的社会支持情况,评估能够为患者提供支持的关键人物对患者的病情、治疗方案、预后的了解程度及其反应。

三、主要护理诊断/问题

1.疼痛

疼痛与胰腺及周围组织炎症有关。

2.焦虑

焦虑与担心疾病预后有关。

3.体温过高

体温过高与感染有关。

4.营养失调:低于机体需要量

营养失调与禁食及机体消耗有关。

5.潜在并发症

水、电解质紊乱为潜在并发症,与禁食、呕吐、胃肠减压、感染有关。

四、护理措施

通过治疗和护理,患者能够了解疾病的预防及治疗的知识,能够正确面对疾病的发生,焦虑程度减轻;患者的体温能够维持正常,患者的营养状况能够得到改善;能够有效地呼吸;护士能够及时发现并发症或患者没有发生严重的并发症(如急性肾衰竭、急性呼吸窘迫综合征、心律失常等);患者在恢复后,表示能够改变不良的生活习惯。

(一)胃肠减压的护理

胃肠减压可以引流出胃液,从而减少胰液的分泌,并可减轻呕吐和腹胀。因此,急性胰腺炎发作期间,患者应禁食,并留置胃肠减压。留置胃肠减压期间,应保持负压吸引的有效状态,负压一般是$-15\sim-12$ cmH$_2$O;各连接部位不能漏气;妥善固定,防止患者在活动时将胃管拔出;保持胃管通畅,每天应用生理盐水冲洗胃管,每次 30$\sim$50 mL;观察胃液的颜色、性质和量并准确记录,急性胰腺炎患者的胃液一般呈黄绿色,如合并应激性溃疡,胃液则呈红色或咖啡色,如果每日引出的胃液量少于 100 mL,且患者呕吐、腹痛或腹胀症状不缓解,应怀疑胃管堵塞、脱出等;如果胃液量多,应注意患者电解质的变化,过多的胃酸被吸出,可能会出现代谢性碱中毒;每日应给予患者雾化吸入和口腔护理。

(二)饮食护理

急性胰腺炎发作期间,由于禁食、呕吐、胃肠减压和疾病消耗,患者会出现营养状况差,水、电解质紊乱等。因此,护士应观察患者的营养状况和水、电解质水平,如每周测体重,观察患者的皮肤弹性,准确记录每日出入量,了解水、电解质、酸碱平衡状况。当急性胰腺炎症状消退,可进无脂、低蛋白流质食物(如果汁、藕粉、米汤、面汤等);病情进一步好转,进低脂流质饮食(如鸡汤、豆浆、蛋汤等);以后逐渐进低脂半流食,每日 5$\sim$6 餐;痊愈后,严禁暴饮暴食,禁烟、酒,忌辛辣食物,饮食宜低脂、易消化,以免复发。护士应向患者及其家属讲解各阶段饮食的内容和意义,并观察患者进食情况,要了解患者家属为患者提供的食物。

(三)用药的护理

1.解痉镇痛药

可给予阿托品或山莨菪碱,肌内注射,每日 2$\sim$3 次,对疼痛剧烈者,可同时加用哌替啶(50$\sim$100 mg)。避免使用吗啡,以免引起奥迪括约肌痉挛。

2.抑制胰腺外分泌药物

(1)抗胆碱药:如阿托品、山莨菪碱等,抗胆碱药能够起到减少胰液分泌的作用,但能引起口干、心率加快等不良反应。青光眼、前列腺肥大和肠麻痹者不宜使用阿托品,因阿托品可加重青光眼和排尿困难的症状,可加重腹胀。

(2)抑制胰腺分泌及胰酶抑制剂:H$_2$ 受体阻滞剂(如西咪替丁等)可间接抑制胰液分泌;生长抑素(如奥曲肽等)能抑制各种因素引起的胰酶分泌,减轻奥迪括约肌痉挛,但昂贵。

3.抗菌药物

大多数急性胰腺炎常合并细菌感染,如大肠埃希菌、变形杆菌感染等,合理使用抗生素可以有效地防止或控制感染。

4.乌司他丁

乌司他丁是在人尿液中发现的尿胰蛋白酶抑制剂,无免疫原性,安全性较高。乌司他丁通过抑制多种胰酶活性、控制炎症递质过度释放、改善微循环和组织灌注等,从而缓解胰腺炎的临床症状,减轻炎症递质对胰腺功能的损害,减少急性肾衰竭、胸腔积液等并发症的发生。

(四)心理护理

急性胰腺炎发病急,病情重,并发症多,患者往往没有足够的思想准备,因此,容易产生焦虑和恐惧心理。胰腺炎恢复得较慢,尤其是重症患者,需要较长的治疗时间,患者会出现烦躁情绪,甚至不配合治疗。因此,应多与患者沟通,了解患者的心理需求;向患者介绍治疗方案及其意义,增加患者对预后的信心,使之积极配合治疗;加强与患者家属的沟通,鼓励家属多与患者交谈,解除患者的不良情绪,对于患者及其家属提出的疑问,给予恰当的解答。

(韦性坪)

第四章 肾内科疾病护理

第一节 肾内科疾病常见症状和体征的护理

一、肾性水肿

肾性水肿是肾脏病变引起组织间隙液体过多,可见于各种肾炎和肾病患者,是肾小球疾病最常见的症状。肾性水肿可分为肾炎性水肿和肾病性水肿。

(一)原因

①肾炎性水肿:多见于急、慢性肾小球肾炎。主要为肾小球滤过率下降,而肾小管重吸收不变,导致"球-管失衡",出现水钠潴留。②肾病性水肿:多见于肾病综合征,由长期大量蛋白尿导致低蛋白血症,血浆胶体渗透压降低引起。

(二)特点

①肾炎性水肿发展迅速,水肿质软而易移动,指压有凹陷。轻则仅有晨起眼睑及颜面水肿,重者很快呈全身性水肿及浆膜腔积液。②肾病性水肿常伴有血尿、蛋白尿、管型尿及血压升高,重者可发生心力衰竭、呼吸衰竭等多脏器功能损害。

(三)主要护理诊断/问题

1.体液过多

其与水钠潴留、低蛋白血症有关。

2.有皮肤完整性受损的危险

其与皮肤水肿、机体抵抗力下降有关。

(四)护理措施

1.生活护理

(1)休息:能减轻肾脏负担、加强利尿作用。重度水肿患者应卧床休息,抬高下肢,以促进静脉回流,增加肾血流量,提高肾小球滤过率,减轻水肿。

(2)饮食:①限制水、钠的摄入,肾性水肿患者水、钠的摄入量应根据尿量和水肿程度来调节。轻度水肿,每日尿量超过 1 000 mL 者,应低盐饮食,水的摄入量为前一日尿量加 500 mL。②蛋白质的摄入可根据肾小球滤过率来调节。严重水肿伴低蛋白血症者,若无氮质血症,可摄入 1 g/(kg·d)的优质蛋白。③补给足够热量及维生素,低蛋白饮食患者须补充足够的热量,以防止发生负氮平衡,供给热量为 126～147 kJ/(kg·d),同时注意补充各种维生素。

2.病情观察

严密监测患者的生命体征、尿量和皮肤颜色等变化,准确记录 24 h 出入量,限制水的摄入量。定期测量体重,观察水肿的消长情况。

3.保护水肿部位皮肤

①指导和协助患者保持皮肤清洁、干燥。②经常变换体位,用软垫适当支托受压部位,并

适当按摩,避免皮肤长期受压,防止压疮的发生。③对严重水肿患者应尽量避免肌内和皮下注射,静脉穿刺时应严格无菌操作并注意将水肿皮肤推向一边再进针,拔针后以无菌干棉球按压穿刺部位,避免针孔渗液而发生感染。

4.应用利尿剂

遵医嘱使用利尿剂,促进水、钠的排出,以减轻水肿,并注意观察有无电解质紊乱等不良反应。

二、肾性高血压

由肾脏疾病引起的血压升高称为肾性高血压。按其发生机制可分为容量依赖型和肾素依赖型。

(一)原因

容量依赖型高血压是由水钠潴留导致的,约占90%,多见于肾小球疾病,如急、慢性肾小球肾炎等。肾素依赖型高血压由肾素-血管紧张素-醛固酮系统激活引起,约占10%,多见于肾血管疾病(如肾动脉狭窄等)。有些患者两种因素同时存在。

(二)特点

肾性高血压的程度与原发病的性质有关。急性肾小球肾炎患者多为一过性轻、中度高血压;慢性肾小球肾炎多有轻重不等的高血压,部分患者的血压(特别是舒张压)持续中等以上升高;个别慢性肾衰竭患者可表现为恶性高血压;肾血管性高血压易发展为急进性高血压。高血压可加重肾脏损害,并可引起心脏及脑血管病变,严重者可发生高血压脑病。

(三)主要护理诊断/问题

1.慢性疼痛

头痛与血压升高有关。

2.潜在并发症

潜在并发症有左心衰竭、高血压危象、高血压脑病等。

(四)护理措施

1.生活护理

(1)休息:能减轻肾脏负担,加强利尿作用,根据血压及肾功能情况,安排休息时间。劝慰患者保持良好心态,正确应对疾病的变化,积极配合治疗,鼓励家属给患者以理解和支持。

(2)饮食:给予易消化、热量充足和富含维生素的饮食。对明显水肿、高血压者要限制水、钠的摄入;对有氮质血症者应限制蛋白质的摄入量[0.5~0.8 g/(kg·d)],60%以上的蛋白质应为优质蛋白;保持大便通畅,防止便秘诱发血压升高。

2.病情观察

观察血压变化,对重度高血压患者要注意心、脑、肾等重要脏器的功能改变。

3.降压药应用

遵医嘱应用降压药物,使用利尿剂治疗容量依赖型高血压,使用血管紧张素转化酶抑制剂(ACEI)、血管紧张素Ⅱ受体拮抗剂(ARB)类药物治疗肾素依赖型高血压。用药过程中,不可随意减量或停药,监测血压需每日2次,使血压稳定在合适范围内。

三、膀胱刺激征

膀胱刺激征是指膀胱颈和膀胱三角区受炎症或机械刺激而引起的尿急、尿频、尿痛,可伴有排尿不尽感及下腹坠痛,常见于尿路感染、结石及肿瘤等。

(一)原因

常见原因为尿路感染和(或)梗阻,二者互为因果。急性肾盂肾炎、泌尿系统结石及膀胱肿瘤等疾病,患者有留置导尿管和尿路器械检查史,泌尿系统畸形,前列腺增生,长期应用免疫抑制剂、糖尿病、妇科炎症及妊娠等均可引起膀胱刺激征。

(二)特点

尿路感染所致者常伴发热、血尿、脓尿、排尿不尽和下腹坠痛感;精神因素和排尿反射异常时,常表现为白天尿频而夜间排尿次数不增加,尿急不伴尿痛。

(三)主要护理诊断/问题

1.体温过高

体温过高与泌尿系统感染有关。

2.排尿障碍

尿频、尿急、尿痛等与尿路感染和异物所致的膀胱激惹状态有关。

(四)护理措施

1.控制感染

遵医嘱应用抗生素,注意观察药物疗效及不良反应。

2.缓解不适

①鼓励患者多饮水、勤排尿,以达到清洁尿路、缓解症状的目的。摄水量不应低于2 000 mL/d,必要时可通过静脉补液,保证尿量在1 500 mL/d以上。②指导患者进行膀胱区热敷或按摩,以缓解局部肌肉痉挛。③遵医嘱加用碱性药物,减轻或消除膀胱刺激征。

3.降温

急性发作期应卧床休息,发热者可行物理或药物降温。保持皮肤清洁,应选用吸汗且透气性好的棉质内衣,出汗后及时换内衣和床褥。

四、尿异常

尿异常包括少尿、无尿、多尿、蛋白尿、血尿、白细胞尿、脓尿、菌尿及管型尿。

(一)实验室检查

1.少尿、无尿和多尿

正常成年人每日尿量为1 000～2 000 mL。尿量少于400 mL/d,称为少尿;少于100 mL/d,为无尿;超过2 500 mL/d,为多尿;夜间超过750 mL,为夜尿增多,提示肾小管功能受损。

2.蛋白尿

正常人尿蛋白质含量极低(低于150 mg/d),尿蛋白定性试验为阴性。当尿蛋白排出量＞150 mg/d,称为蛋白尿。尿蛋白含量持续不低于3.5 g/d,称为大量蛋白尿。

3.血尿

血尿可分为肉眼血尿和镜下血尿。新鲜离心尿液沉渣镜检红细胞计数超过3个/HP(HP表示高倍视野),称为镜下血尿。每升尿液含血量超过1 mL时,尿液呈红色,称为肉眼血尿。

4.白细胞尿、脓尿和菌尿

新鲜离心尿液沉渣镜检,白细胞计数超过5个/HP,或1 h新鲜尿液白细胞计数超过

40万,称为白细胞尿或脓尿;中段尿标本涂片镜检每高倍视野均可见细菌,或培养菌落计数超过 $10^5/mL$,称为菌尿。

5.管型尿

管型尿是由蛋白质、细胞或其碎片在肾小管内凝集而成。管型尿分为透明管型、细胞管型、颗粒管型及蜡样管型等,正常人尿中偶见透明管型。

(二)原因及分类

①少尿、无尿:可分为肾前性(如血容量不足、肾血管痉挛等)、肾性(如急性肾炎、急进性肾炎、肾衰竭等)和肾后性(如尿路梗阻等)。②多尿:分肾源性和非肾源性,前者如慢性肾盂肾炎、肾病综合征、慢性肾功能不全早期等,后者如糖尿病、尿崩症等。③蛋白尿:可见于肾小球肾炎、肾病综合征、肾衰竭等。④血尿:可见于肾小球肾炎、肾结石、肾盂肾炎等,也可见于全身性疾病,如血液病和风湿病等;白细胞尿和脓尿、菌尿均见于尿路感染。⑤管型尿:尿中透明管型增多见于急性肾炎、慢性肾炎、肾瘀血、发热、重体力劳动等,红细胞管型见于急性肾小球肾炎,上皮细胞管型见于急性肾小管坏死,白细胞管型见于肾盂肾炎。蜡样管型见于慢性肾小球肾炎、肾衰竭晚期。

(三)特点

1.少尿、无尿和多尿

除了尿量异常,患者常有原发病的表现和伴随症状。少尿或无尿常导致高血钾、低血钠、代谢性酸中毒、水肿、高血压。多尿可引起低血钾、高血钠、脱水。

2.蛋白尿和管型尿

蛋白质从尿中丢失可加重低蛋白血症,使水肿加重;另外,蛋白尿又可加重肾功能的损害。

3.血尿

肾脏出血时,尿与血混合均匀,呈暗红色;膀胱或前列腺出血时,尿呈鲜红色,有血凝块。

4.白细胞尿、脓尿和菌尿

常伴有尿频、尿急及尿痛等膀胱刺激症状。

(四)主要护理诊断/问题

1.体液过多

体液过多与肾小球滤过率下降、尿量减少有关。

2.有体液不足的危险

体液不足与肾功能不全、尿量过多有关。

3.焦虑

焦虑与血尿有关。

(五)护理措施

1.生活护理

(1)休息:症状严重者应绝对卧床休息,改变体位时速度宜慢,对自理能力下降者,应协助其生活护理。

(2)饮食:少尿者应严格控制饮水量,选择高糖、优质低蛋白饮食,减少体内蛋白质分解,限制食盐及含钠、钾高的食物或药物;多尿者注意及时补充水和电解质。根据血钾测定结果,决定饮食中钾的摄入量。

2.病情观察

准确记录 24 h 出入量。严密监测血压、心率、心律、呼吸,观察有无肺水肿、脑水肿或脱水症状。注意血钾检验报告结果,血钾浓度超过 7.0 mmol/L 时,有致心搏骤停的危险。应及早识别高血钾的征象,如烦躁、无力、呼吸困难等,血钾浓度≥5.5 mmol/L 时,应及时向医师报告并协助处理。如大量补液后患者尿量不增加、肢体凹陷性水肿、脉率增快,提示心或肾功能受损,应告知医师处理。

(程晓英)

第二节 经皮穿刺肾活组织检查术护理

由于肾脏疾病的种类繁多,病因及发病机制复杂,许多肾脏疾病的临床表现与肾脏的组织学改变并不完全一致。另外,肾脏病的不同发展时期其组织病理的改变也不一致。所以了解肾脏组织形态学的改变给临床医师判断病情、治疗疾病和估计预后提供了重要的依据。经皮穿刺肾活组织检查术是目前临床上被广泛认可和应用的肾活检方法。但此法是一种创伤性检查,穿刺过程必须谨慎,并加强术后护理。

一、适应证

(1)治疗内科各种原发、继发及遗传性肾实质疾病(尤其是弥漫性病变)。

(2)治疗急性肾小管及间质性病变。不典型的慢性肾盂肾炎,特别是与慢性肾炎鉴别有困难时,需要做肾活检,以明确诊断。

(3)原因不明的持续性无症状蛋白尿和血尿,以及病因不明的高血压。

(4)原因不明的急性肾功能不全,在诊断和治疗上有困难时;或慢性肾脏病的原因不明,病情突然加重。

(5)移植肾功能明显减退原因不清时,或有严重排异反应,决定是否切除移植肾,或怀疑原有肾脏病在移植肾中复发。

二、禁忌证

(1)绝对禁忌证:①有明显出血倾向。②重度高血压。③患者有精神病或不配合操作。④孤立肾。⑤小肾。

(2)相对禁忌证:①活动性肾盂肾炎、肾结核、肾盂积水或积脓、肾脓肿或肾周围脓肿。②肾肿瘤或肾动脉瘤。③多囊肾或肾脏大囊肿。④肾脏位置过高(深吸气肾下极也不达第十二肋下)或游走肾。⑤慢性肾功能衰竭。⑥过度肥胖。⑦重度腹腔积液。⑧心力衰竭、严重贫血、低血容量、妊娠或年迈。

三、护理

1.术前准备

(1)向患者及其家属说明肾活检的必要性和安全性及可能出现的并发症,并征得患者本人及其家属同意。向患者解释肾穿刺操作,解除患者的恐惧心理,以取得患者的配合。让其练习憋气(肾穿刺时需短暂憋气)及卧床排尿(肾穿刺后需卧床 24 h),以便密切配合。

(2)查血型,出、凝血时间,血小板计数及凝血酶原时间,以了解有无出血倾向及备血。检查肌酐清除率、血肌酐及尿素氮以了解肾功能。查同位素肾图以了解分肾功能,并做 B 超来了解肾脏大小、位置及活动度。

(3)术前 2～3 d 口服或肌注维生素 K。血小板数量及功能异常,可于穿刺当日术前输注新鲜血小板。严重肾衰患者最好在肾穿刺前做数次血液透析,在肾穿刺前 24 h 停止透析,透析结束时应给鱼精蛋白来中和肝素,并在肾穿刺前复查试管法凝血时间,以证实肝素作用消失。

(4)术前嘱患者排空膀胱,常规清洁肾区皮肤。

(5)穿刺点定位:多选择右肾下级的外侧缘。定位的方法:①体表解剖定位;②X 线定位;③同位素肾扫描定位;④B 超定位,是目前最常采用和比较安全的方法。

(6)用物准备:常规消毒物品、肾穿刺包、棉签、胶布、手套、消毒盒、钢尺、腹带、沙袋、垫枕(宽 10～15 cm、长 50～60 cm)、注射器、小剪刀、装有 1% 的福尔马林的小瓶、装有戊二醛的小瓶、荧光组织小瓶等。

2. 操作过程

患者排尿后俯卧于检查台上,腹部垫枕,将肾推向背侧固定,双臂前伸,头偏向一侧。一般选右肾下级为穿刺点,以穿刺点为中心,给背部皮肤消毒,铺无菌巾。无菌 B 超穿刺探头成像,用 1%～2% 的利多卡因局部麻醉。取 10 cm 长心内注射针垂直从穿刺点刺入肾囊,注入少量局麻药物。将穿刺针垂直刺入达肾囊,观察肾脏上下级随呼吸移动情况,当肾脏下极移到穿刺最佳的位置时,令患者屏气,立即快速将穿刺针刺入肾脏内 2～3 cm,拔出穿刺针,嘱患者正常呼吸。在穿刺点覆盖纱布,用胶布固定。在穿刺点压沙袋并用腹带包扎压迫止血。

检查是否取到肾组织,并测量其长度,在解剖镜下观察有 5 个以上肾小球后,送光镜、电镜、免疫荧光检查。如无肾组织可重复以上步骤。一般 2～3 次为宜。

3. 术后护理

(1)患者肾活检后,用平车将患者推入病房,患者继续平卧硬板床 24 h,8 h 后解除沙袋压迫。

(2)卧床期间,嘱患者安静休息,减少躯体的移动,避免引起伤口出血,同时应仔细观察伤口有无渗血并加强生活护理。平卧 24 h 后,若病情平稳、无肉眼血尿,可下地活动。若见肉眼血尿,应延长卧床时间至肉眼血尿消失或明显减轻。

(3)定期观察血压、脉搏、体温以及尿的颜色,注意有无腹痛、腰痛。每半小时测血压、脉搏一次,4 h 后血压平稳可停止测量。若患者血压波动大或血压偏低,应测至血压平稳,并给予对症处理。术后嘱患者多饮水,以尽快排出少量凝血块。肾功能不全的患者应避免过度饮水造成心力衰竭,同时注意排尿情况。常规留取尿标本 3 次送检。

(4)并发症的观察及护理:①镜下血尿的发生率几乎达 100%,常于术后 1～5 d 消失,无需处理。当肾穿刺针穿入肾盏或肾盂后,可以出现肉眼血尿,大多于 1～3 d 消失。出现肉眼血尿伴血块时,一般在静滴维生素 K_1 或垂体后叶激素后可以得到缓解,注意此时不要使用止血药,以免出现尿路梗阻而造成严重后果。鼓励患者多饮水,保证尿路通畅。患者出血严重时,应输血或输液,监测血压和血红蛋白。若经过抢救仍不能维持血压,应考虑行选择性肾动脉造影,以明确出血部位,并决定用动脉栓塞治疗,或采取外科手术。②肾周围血肿的发生率为

60%～90%，一般较小，无临床症状，血肿多在1～2周吸收。较大血肿少见，多因肾撕裂或穿至大中血管（尤其是动脉）造成。多在穿刺当天发生，表现为腹痛、腰痛、穿刺部位压痛、反跳痛，严重时血压下降、血细胞比容下降，行B超或X线检查可进一步证实，一般采取保守治疗，若出血不止，可手术清除血肿。术后B超检查发现肾周围血肿的患者应延长卧床时间。由于血肿的吸收，可有中等度发热，应按发热患者护理，并给予适当的药物处理。对伴有剧烈腰痛者可给予麻醉性止痛药止痛。③多数患者有轻微的同侧腰痛或腰部不适，一般持续1周左右。服用一般止痛药可减轻疼痛。④个别患者肾活检后出现腹痛，持续1～7 d，少数患者可有压痛及反跳痛。由于生活习惯的改变加之腹带的压迫，患者大量饮水或可出现腹胀，一般无须特殊处理，对腹胀、腹痛明显者可给予乳酶生及解痉药等以缓解症状。

（程晓英）

第三节　血液透析治疗的护理

血液透析（hemodialysis），简称血透，也称为人工肾，是一种较安全、易行、应用广泛的血液净化方法之一。主要是利用半透膜原理，通过弥散、对流作用清除血液中的有害物质，以及通过半透膜两侧压力差产生的超滤脱水作用去除多余的水，达到净化血液，维持水、电解质及酸碱平衡的目的。透析器是物质交换的场所，最常用的是中空纤维型透析器。中空纤维是由人工合成的半透膜，空芯腔内供血液通过，外为透析液。血液透析机可控制透析液的流量及温度、脱水量、血液的流量等，并具有体外循环的各种监护系统。透析液含钠、钾、钙、镁、氯、碱基及葡萄糖等，其渗透压与细胞外液相似。根据所含碱基的不同，透析液分为醋酸盐透析液和碳酸氢盐透析液。

一、适应证

1.急性肾功能不全

主张早期频繁透析，其指征为：血尿素氮（BUN）浓度＞28.6 mmol/L，血肌酐（Scr）浓度＞442 μmol/L。血钾浓度＞6.0 mmol/L。二氧化碳结合力（CO_2CP）＜15 mmol/L；血pH＜7.25。药物不能控制的严重高血压，血压升高超过基础血压的30 mmHg，体重进行性增长超过3 kg，有急性左心衰、肺水肿先兆症状。无尿或少尿48 h以上。

2.慢性肾功能衰竭

慢性肾衰者的内生肌酐清除率下降接近5 mL/min时，应开始透析治疗。有下列情况时，可酌情提前开始透析治疗：严重并发症，经药物治疗等不能有效控制，如容量过多，包括急性心力衰竭、顽固性高血压；高钾血症、代谢性酸中毒、高磷血症、贫血；体重明显下降，营养状态恶化，尤其是伴有恶心、呕吐等。

3.急性药物或毒物中毒

毒物分子量小，不与组织蛋白结合，在体内分布均匀，且能通过透析膜被析出，应争取透析治疗，最好在8～16 h进行。

二、禁忌证

无绝对禁忌证,但下列情况应慎用:颅内出血或颅内压增高;药物难以纠正的严重休克;严重心肌病变并有难治性心力衰竭;活动性出血;恶性肿瘤晚期;精神障碍不能配合血液透析治疗。

三、实施

1.建立血管通路

血管通路又称血液通路,即建立动静脉通道,将动脉端血液引入管道和透析器,使血液净化。然后将净化了的血液再由静脉端回输体内。一条稳定可靠的血管通路,是顺利进行血液透析的基本保证。良好的血管通路的基本要求是血流量能够达到 $200\sim300$ mL/min。可分为临时性血管通路和永久性血管通路。

(1)临时性血管通路:指能迅速建立,立即使用的血管通路,主要用于急性肾衰竭不全、慢性肾功能衰竭还没有建立永久性血管通路等。一般选择股动-静脉、桡动脉-头静脉穿刺或锁骨下静脉导管法,以保证血流量。

(2)永久性血管通路:动静脉内瘘(AVF)即使用手术将动脉和静脉永久性地连接后,静脉扩张,管壁肥厚,可耐受穿刺针的反复穿刺。AVF成熟一般需要 $4\sim8$ 周,如需提前使用,应在AVF形成后 $2\sim3$ 周。

2.血液透析中的抗凝

血透治疗过程需抗凝。抗凝方法则视患者有无出血倾向而定。常用肝素进行抗凝治疗。目前临床上使用的低分子量肝素(如速避凝等),效果同肝素相仿,可替代肝素,但价格较贵。

(1)全身肝素化法,为常规方法,适用于无出血倾向,无心包炎的患者。首次肝素剂量为 $0.8\sim1.2$ mg/kg,于治疗前 5 min 静脉穿刺时注入,以后追加 10 mg/h,透析前 $0.5\sim1$ h 停止追加肝素。有条件时应监测部分凝血活酶时间(PTT)或白陶土部分凝血活酶时间(KPTT),使其保持在基础值的180%。

(2)边缘肝素化法适用于有轻中度出血倾向,有心包炎的患者。首次肝素剂量为 $0.5\sim0.7$ mg/kg,以后追加 $5\sim7$ mg/h,保持透析器内血液凝血时间。

(3)局部(体外)肝素化法适用有严重出血倾向者。用肝素泵将肝素以 0.25 mg/min 的速率持续注入动脉管道,同时在静脉管道将鱼精蛋白以 0.25 mg/min 的速率注入,以中和肝素。治疗结束后 3 h 静注鱼精蛋白 $30\sim50$ mg,以防肝素反跳。

3.血液透析模式

(1)急性血液透析。①血管通路:在颈内静脉、股静脉或锁骨下静脉等处插管以保证血流量。②抗凝:根据有无出血倾向,可选择肝素、低分子量肝素或不用肝素。③透析频度:根据患者的原发病及每日治疗用药的情况灵活掌握。④超滤量:急性肾功能不全以水潴留为主要表现时,脱水量依不同情况具体决定,一般初次脱水不要超过 4.0 L。⑤透析方法:选用普通透析、透析滤过或连续性的肾脏替代治疗。⑥透析器:选用不易激活补体的膜材料,如聚丙烯腈膜、聚砜膜及乙酸纤维膜等。

(2)慢性血液透析,即维持性血液透析。①血管通路:动静脉内瘘、永久性深静脉置管或人造血管。②透析时间:每次 $4.0\sim4.5$ h。③透析频度:可每周两次或 3 次,或每两周 5 次,应根据患者的尿量来决定,如每 24 h 尿量在 800 mL 以下,每周透析时间应达 15 h,即每周 3 次,若

24 h 尿量在 800 mL 以上,透析时间应达 9 h,即每周两次。④透析血流量:为体重的 4 倍,一般为 250～300 mL/min。⑤透析液流量为 500 mL/min。

(3)诱导透析:为避免初次透析时透析脑病(失衡综合征)的发生,根据病情诱导透析,可进行 1～3 次。①用小面积透析器。②血流量:150 mL/min。③超滤量:小于 1.5 L(若有容量负荷过重可适当放宽)。④时间:小于 3 h。⑤Scr 或 BUN 浓度下降幅度:应限制在 30％以内。⑥蛋白制剂的应用:透析中给予新鲜血或 20％的白蛋白以提高血浆渗透压。

(4)肾移植前的透析:与慢性血液透析相同,在移植前酌情加透析 1 次,以减轻患者的容量负荷,为术中输血补液创造条件,增加手术的耐受性。

四、血液透析护理

(一)透析前的护理

1.透析环境和设备的准备

必须由专人对透析设备和透析室严格执行清洁及消毒制度。透析器是物质交换的场所,最常用的是中空纤维型透析器。中空纤维是由人工合成的半透膜,空芯腔内供血液通过,外为透析液。血液透析机可控制透析液的流量及温度、脱水量、血液的流量等,并具有体外循环的各种监护系统。护士应熟练掌握透析机的操作,且注意在开机后各项指标达到稳定后才能开始进行透析。还要做透析供水系统、透析管道和穿刺针、透析液的准备。透析液可分为醋酸盐和碳酸氢盐,首先配制成浓缩 35 倍的透析液,经机器稀释后流入透析器。

2.透析药品的准备

透析药品包括透析用药(生理盐水、肝素、5％的碳酸氢钠)、急救用药、高渗葡萄糖注射液、10％的葡萄糖酸钙、地塞米松及透析液等。

3.患者的准备

①血管通路:应熟悉其使用方法,注意观察导管有无滑脱、出血、栓塞、感染等情况,保持导管的清洁、无菌。②透析患者的饮食营养:注意补充蛋白质,摄入量为 1.2～1.4 g/(kg·d);控制摄入水量,即透析间期患者的体重增长不能超过 2.5 kg。③心理护理:透析前应向患者及其家属做好介绍和解释,使其了解血透的必要性、方法及注意事项。尽量消除患者的恐惧和紧张心理,保证患者在透析前夜有充足的睡眠。④透析前常规嘱患者排尿,并测量体重、体温、血压、脉搏。

(二)透析过程中的护理

1.透析装置的监护

血液透析是一种体外循环,操作人员须严格遵守操作规程,保证各种管道连接紧密、通畅,并与外界空气隔绝。定时检查并记录透析中各种监视装置及机器上显示的各种数据,一旦出现机器报警或异常情况,应立即查找原因,采取措施,保证透析的正常进行,确保患者的生命安全。

2.透析患者的监护

密切观察患者的情况,预防并处理透析相关并发症,以提高透析质量。

(1)低血压:是透析中主要并发症之一,发生率为 25％～60％。

原因:可能与脱水过多过快、血浆渗透压迅速下降、水分移向组织间或细胞内致有效血容量减少、自主神经功能紊乱以及心脏因素等有关。

　　表现：低血压是指透析中收缩压下降多于 20 mmHg 或平均动脉压降低 10 mmHg 以上，并有低血压症状（面色苍白、出汗）。

　　处理：①采取头低位；②停止超滤；③补充生理盐水 100～200 mL 或血浆、白蛋白等。上述处理后，如血压好转，则逐步恢复超滤，期间仍应密切监测血压变化。如输入 500 mL 或更多液体血压仍不上升，可采用升压药，并进一步检查有无其他原因或采取其他相应的措施。如透析中低血压反复出现，而上述方法无效，可考虑改变透析方式，如采用单纯超滤、序贯透析和血液滤过，或改为腹膜透析等。

　　（2）失衡综合征：是指发生于透析中或透析后早期，以脑电图异常及全身和神经系统症状为特征的一组病症，轻者可表现为头痛、恶心、呕吐及躁动，重者出现抽搐、意识障碍甚至昏迷。

　　原因：由于血液透析快速清除溶质，导致患者血液溶质浓度快速下降，血浆渗透压下降，血液和脑组织液渗透压差增大，水向脑组织转移，从而引起颅内压增高、颅内 pH 改变。失衡综合征可以发生在任何一次透析过程中，但多见于首次透析、透前血肌酐和尿素氮水平很高、快速清除毒素（如高效透析）等情况。

　　处理：①轻者仅需减慢血流速度，以减少溶质清除，减轻血浆渗透压和 pH 过度变化。对伴肌肉痉挛者可同时输注高张盐水或高渗葡萄糖，并给予相应对症处理。如经上述处理仍无缓解，则提前终止透析。②重者（出现抽搐、意识障碍和昏迷）立即终止透析，并作出鉴别诊断，排除脑血管意外，同时输注甘露醇。之后根据治疗反应给予其他相应处理。透析失衡综合征引起的昏迷一般于 24 h 内好转。

　　预防：针对高危人群采取预防措施，是避免发生透析失衡综合征的关键。①首次透析患者：避免短时间内快速清除大量溶质。首次透析血清尿素氮浓度下降控制在 30%～40%。采用低效透析方法，包括减慢血流速度、缩短每次透析时间（每次透析时间控制在 2～3 h）、应用面积小的透析器等。②维持性透析患者：采用钠浓度曲线透析液序贯透析可降低失衡综合征的发生率。另外，规律和充分透析，增加透析频率、缩短每次透析时间等对预防有益。

　　（3）透析器反应：又名"首次使用综合征"，但也见于复用透析器患者。临床分为两类：A型反应（过敏反应型）和 B 型反应。

　　A 型反应：为快速的变态反应，常于透析开始后 5 min 内发生，少数迟至透析开始后 30 min。发病率不到 5 次/10 000 透析例次。

　　原因：主要是患者对与血液接触的体外循环管路、透析膜等物质发生变态反应所致，可能的致病因素包括透析膜材料、管路和透析器的消毒剂（如环氧乙烷等）、透析器复用的消毒液、透析液受污染、肝素过敏等。另外，有过敏病史及高嗜酸细胞血症、应用血管紧张素转化酶抑制剂（ACEI）者，也易出现 A 型反应。

　　表现：依据反应轻重可表现为皮肤瘙痒、荨麻疹、咳嗽、喷嚏、流清涕、腹痛、腹泻，甚至呼吸困难、休克、死亡等。

　　处理：一旦考虑 A 型透析器反应，应立即采取处理措施，包括立即停止透析，夹闭血路管，丢弃管路和透析器中血液。给予抗组胺药、激素或肾上腺素药物治疗。吸氧，如出现呼吸循环障碍，立即给予心脏呼吸支持治疗。

　　预防：寻找原因，采取预防措施，避免以后再次发生。例如，透析前充分冲洗透析器和管路；选用蒸气或 γ 射线消毒透析器和管路；进行透析器复用；对于高危人群可于透前应用抗组胺药物，并停用 ACEI。

B 型反应：常于透析开始后 20～60 min 出现，发病率为 3～5 次/100 透析例次。其发作程度常较轻，多表现为胸痛和背痛。B 型反应多被认为是补体激活所致，与应用新的透析器及生物相容性差的透析器有关。采用透析器复用及选择生物相容性好的透析器可预防部分 B 型透析器反应。B 型透析器反应多较轻，给予鼻导管吸氧及对症处理即可，常不需终止透析。

（4）溶血：原因如下。①血路管相关因素，如狭窄或梗阻等引起红细胞的机械性损伤；②透析液相关因素，如透析液钠含量过低，透析液温度过高，透析液受消毒剂、氯胺、漂白粉、铜、锌、甲醛、氟化物、过氧化氢、硝酸盐等污染；③透析中错误输血。

表现：胸痛、胸部压迫感、呼吸急促、腹痛、发热、畏寒等。

处理：重者应终止透析，夹闭血路管，丢弃管路中血液。及时纠正贫血，必要时可输新鲜全血，将血红蛋白（Hb）浓度提高至许可范围。严密监测血钾，避免发生高钾血症。

（5）空气栓塞：与任何可能导致空气进入管腔部位的连接松开、脱落有关，如动脉穿刺针脱落、管路接口松开或脱落、管路或透析器破损开裂等。

表现：患者突然出现烦躁不安，极度恐惧，呼吸困难，发绀，剧烈的胸、背部疼痛，心前区压榨感，并迅速陷入严重休克状态。

处理：①立即夹闭静脉血路管，停止血泵。②采取左侧卧位，并且头和胸部低、脚高位。③心肺支持，包括吸纯氧，采用面罩或气管插管。④如空气量较多，有条件者可给予右心房或右心室穿刺抽气。

预防：空气栓塞一旦发生，死亡率极高。护士应严格遵守血透操作规章，避免发生空气栓塞。上机前严格检查管路和透析器有无破损。做好内瘘针或深静脉插管的固定，透析管路之间、管路与透析器之间的连接。透析过程中密切观察内瘘针或插管、透析管路连接等有无松动或脱落。透析结束时不用空气回血。注意透析机空气报警装置的维护。

（6）发热：透析相关发热可出现在透析中，表现为透析开始后 1～2 h 出现；也可出现在透析结束后。

原因：多由致热原进入血液引起，如透析管路和透析器等复用不规范、透析液受污染等。其他少见原因（如急性溶血、高温透析等）也可引起发热。

处理：①对出现高热者，首先给予对症处理，包括物理降温、口服退热药等，并适当调低透析液温度。②怀疑细菌感染时做血培养，并给予抗生素治疗。通常由致热原引起者 24 h 内好转，如无好转，应考虑是感染引起，应继续寻找病原体证据和抗生素治疗。③对非感染引起者，可以应用小剂量糖皮质激素治疗。

（7）体外循环凝血：凝血发生常与不用抗凝剂或抗凝剂用量不足等有关。另外，如下因素易促发凝血：血流速度过慢，外周血 Hb 过多，超滤率过高，透析中输血、血制品或脂肪乳剂，使用了管路中补液壶（引起血液暴露于空气、壶内产生血液泡沫或血液发生湍流）等。

表现：管路和透析器血液颜色变暗，透析器见小黑线，管路（动脉壶或静脉壶内）小凝血块出现等。

处理：①轻度凝血，常可通过追加抗凝剂用量，调高血流速度来解决。在治疗中仍应严密检测患者体外循环凝血的变化情况，一旦凝血程度加重，应立即回血，更换透析器和管路。②重度凝血，常需立即回血。如凝血重而不能回血，则建议直接丢弃体外循环管路和透析器，不主张强行回血，以免凝血块进入体内，发生栓塞。

预防：透析治疗前全面评估患者的凝血状态、合理选择和应用抗凝剂是预防体外循环凝血的关键。

(三)透析后的护理

(1)按规定结束透析时间,缓慢回血,较长时间压迫穿刺部位直至完全止血。

(2)测量生命体征及体重,与透析前相比较。24 h复查血生化,注意有无头痛、呕吐、低血压、心力衰竭表现。听诊动静脉瘘管的血流声(柔和的吹风样杂音),注意有无渗血,应防止外瘘管滑脱、出血,并避免在该侧肢体测量血压及做静脉穿刺。

(3)透析后4 h内尽量避免各种注射、穿刺、侵入性检查或手术治疗。

(四)健康教育

(1)透析患者注意适当锻炼,保持规律生活,营养充足,避免劳累,预防感冒等因素加重病情。

(2)透析患者应减少钠盐的摄入;合并心血管疾病,应减少高脂类食物的摄入;透析患者如果尚有残肾功能(每天仍有小便的),可适当放松水的摄入。如透析患者已完全无尿,平时应注意减少水的摄入,以减少因为透析间期体重增长过多引起的长期心脑血管并发症。补充水溶性维生素(如维生素 C、叶酸等),以弥补透析时水溶性维生素的丢失。

(3)监测体重,一般一周三次透析治疗的患者,体重增长控制在个人体重的 3%～5%。两次透析间体重不能超过 3 kg。

(4)教会患者判断内瘘是否通畅,可用手触摸吻合口的静脉端,若扪及震颤,则提示通畅。注意保护内瘘,勿持重物,不要穿紧袖衣,避免碰撞致伤,以延长其使用期。

(5)教会患者掌握常见并发症的应急措施,并约定下次透析时间,嘱其按时透析。

(程晓英)

第四节　腹膜透析治疗的护理

腹膜透析(peritoneal dialysis)是以腹膜作为半渗透膜,利用重力作用将配制好的透析液经导管灌入患者的腹膜腔,在腹膜两侧形成溶质的浓度梯度差,高浓度一侧的溶质向低浓度一侧移动(弥散作用),水分则从低渗一侧向高渗一侧移动(渗透作用)。通过腹腔透析液不断地更换,以达到清除体内代谢产物、毒性物质及纠正水、电解质平衡紊乱的目的。

一、腹膜透析模式

1. 紧急腹膜透析

短期内作整日持续性透析,多作为急性肾功能不全及急性药物中毒的抢救措施。

2. 间歇腹膜透析(IPD)

每周透析5～7 d,每日用透析液 6 000～10 000mL,分 4～8 次输入腹腔内,每次留置1～2 h,每日透析 10～12 h,用于慢性肾功能衰竭伴明显体液潴留者。

3. 持续性不卧床腹膜透析(CAPD)

每周透析5～7 d,每日透析 4～5 次,每次用透析液 1 500～2 000 mL,输入腹腔,每 3～4 h更换 1 次,夜间 1 次,可留置腹腔内 10～12 h。目前在临床上使用的是一种名为"双联双袋"的连接管路(是一次性使用的),患者每次只需更换一袋即可,同时患者在透析时不需卧床,可自由活动。

4.持续循环腹膜透析(CCPD)

此种透析采用计算机程序控制的自动循环腹膜透析机(现国际上将自动腹膜透析统称为APD,即 automatic peritoneal dialysis)。患者在夜间睡眠时,腹腔内留置的腹膜透析管端与自动循环腹膜透析机连接,用8～12 L透析液持续透析9～10 h,清晨可选择在腹腔内存留2 L透析液或不存留,然后和机器分离,整个白天(10～14 h)不需再更换透析液,患者可自由活动。

其他还有夜间间断性腹膜透析(NIPD)、白天自动化腹膜透析(DAPD)、朝式腹膜透析(TPD)等。

二、适应证

适应证与血液透析的适应证相似。特别适用于有出血倾向的透析患者,不需要全身应用抗凝血药,腹腔内用肝素量较少且不易被吸收,不增加出血危险。无血流动力学改变,透析平稳,对于老年人,尤其是心血管疾病伴循环不稳定的患者,安全性较大。

三、禁忌证

无绝对禁忌证,但不宜在下述情况下透析:①广泛腹膜粘连,腹腔内脏外伤,近期做过腹部大手术,结肠造瘘或粪瘘,腹壁广泛感染或蜂窝织炎,腹腔内有弥漫性恶性肿瘤或病变不明。②膈疝、严重肺部病变伴呼吸困难。③妊娠。④糖尿病亦作为相对禁忌证。

四、腹膜透析护理

1.透析前准备

(1)用物准备:准备手术或插管器械、多头腹带、腹膜透析管及透析液等,并检查透析液是否清晰。Tenckoff腹膜透析导管是最常用的腹膜透析管,有直管和卷曲管(俗称猪尾巴管)。目前植管方法有3种:外科直视手术切开法、盲穿法和腹膜镜置管术。所有方法都可由肾科医师或外科医师实施。腹膜透析管插入腹腔后,如无特殊情况,可放置2～3年。腹膜透析液通常由渗透剂、缓冲剂和电解质三部分组成,目前常用的腹膜透析液以乳酸盐为缓冲剂,主要是Dianeal类腹膜透析液。目前国外也使用一些新型腹膜透析液,例如葡聚糖腹膜透析液(Extraneal)、氨基酸腹膜透析液、碳酸氢盐腹膜透析液或三腔袋透析液。

(2)患者准备:①向患者解释腹膜透析的目的、过程和防治透析反应的措施,尽量消除患者恐惧、紧张心理。②备皮(下腹部及会阴部),做普鲁卡因皮肤过敏试验。③测量体温、呼吸、脉搏、血压及体重,并记录。④插管手术前患者禁食,排空膀胱、排便或灌肠。

2.透析过程护理

(1)熟练掌握腹透方法,分离和连接各种管道线要注意消毒和严格无菌操作,透析液进入腹腔前要干加热至37 ℃。定期测量生命体征,注意有无伤口渗漏。准确记录透析液输入量及流出量(若流出量小于输入量,应暂停透析,寻找原因),观察流出液的色泽及澄清度,并做常规检查、细菌培养及蛋白定量。

(2)常见并发症的观察及护理如下。

腹膜炎:是主要并发症,可引起蛋白严重丧失,腹膜粘连、增厚,导致腹膜透析失效,导管堵塞,甚至危及生命。以细菌性感染多见,感染细菌可来自出口处、血液、肠道或透析液。临床表现为腹痛、寒战、发热、腹部压痛,透析液变浊,白细胞数增至 $100/mm^3$,透析液内细菌检查阳性。护理方法:用透析液 1 000 mL 连续冲洗 3~5 次,暂时改为 IPD,腹膜透析液内加入抗生素及肝素等,全身应用抗生素。若经过 2~4 周感染仍不能控制,应考虑拔出透析管。

腹痛:用高渗性透析液,透析液温度过低或过高,腹腔注入液量过多或进入空气过多,透析液 pH 不当,腹腔感染,导管移位刺激等均可引起腹痛。应注意调节好透析液的温度,降低透析液的渗透压及透析液进出的速度。可在透析液中加入 3~10 mL 1%~2% 的普鲁卡因,无效时酌情减少透析次数。

透析管引流不畅或透析管堵塞:原因有导管移位或扭曲,被纤维蛋白、血块或大网膜脂肪阻塞,肠腔或腹腔气体过多,透析后肠粘连,部分透析管端的小孔露在腹腔内液体表面上,致使虹吸作用消失。护理方法:①可变换体位或取半卧位,按摩腹部。②排空膀胱。③服用导泻剂或灌肠,促进肠蠕动。④腹膜透析管内注入肝素、尿激酶、生理盐水、透析液等,并留置 30~60 min,可使堵塞管的纤维块溶解。⑤可给腹胀明显者小剂量新斯的明,腹腔内多注入 500 mL 透析液,再取半卧位,以便恢复虹吸作用。如无效,可在严格消毒下,送入硬质透析管内芯,疏通透析管。⑥无法复通者,可 X 线透视下调整透析管的位置或重新植入透析管。

3.切口护理

(1)术后腹部每天换药 1 次,并告诉患者衣服宜宽大,内衣衣料柔软、无刺激,避免外管被牵拉和打折而致滑脱。

(2)在进行任何与腹膜透析治疗相关的步骤前,都要先彻底地洗净双手。

(3)透析结束后即可拔除连接管,并以无菌碘伏帽盖住导管开口,伤口周围用无菌敷料包裹固定良好,严密观察伤口有无渗出液或出血现象。如果不再继续透析,可拔除腹膜透析管,并以外科技术缝合伤口。

(4)插管处的切口愈合后可淋浴,淋浴前将透析管用保鲜膜包好,淋浴后将残存的肥皂液冲洗干净,并用软质清洁毛巾将透析管及周围皮肤拭干,用碘伏给透析管及周围皮肤消毒。

4.饮食护理

腹膜透析过程中会流失少许蛋白质及维生素,应通过饮食来补充。要求患者蛋白质的摄入量为 1.2~1.5 g/(kg·d),其中 50% 以上为优质蛋白,食物如鱼、肉、蛋、奶等。可多补充水果、蔬菜,以弥补维生素的不足。水的摄入量根据每日的出超量来决定,如出超量为 1 500 mL 以上,患者无明显高血压、水肿等,可正常饮水。由于透析液利用葡萄糖来排除多余水分,透析时机体吸收了部分的葡萄糖,可引起患者的体重增加、血甘油三酯及其他脂质浓度升高,所以要适当减少糖分的摄取。

(程晓英)

第五节　急性肾小球肾炎

急性肾小球肾炎(AGN),简称急性肾炎,是一组起病急,以血尿、蛋白尿、水肿和高血压为特征的肾脏疾病,可伴有一过性肾小球滤过率下降。本节主要介绍溶血性链球菌感染所致急性肾炎。急性肾炎在任何年龄均可发病,但多见于儿童,男、女性患者比例为 2:1,多见于冬、春季。多数预后良好,重症可发生少尿型肾衰竭,仅少数转为慢性肾炎。

一、病因和发病机制

急性链球菌感染后肾小球肾炎常由乙型溶血性链球菌"致肾炎菌株"引起。其发生机制是细菌胞体内的一种水溶性蛋白质,当乙型溶血性链球菌胞体完整性遭到破坏时被释放出来,作为抗原刺激机体产生抗体,形成循环免疫复合物,沉积于肾小球而致病。此外,乙型溶血性链球菌成分可直接与肾小球毛细血管中的纤维蛋白原相结合,形成分子量较大的可溶性复合物,沉积于肾小球系膜区,引起炎性反应。病理类型为毛细血管内增生性肾小球肾炎,肾小球呈弥漫性、渗出性、增殖性病变,肉眼可见肾体积较正常大,颜色灰白而光滑;光镜下肾小球毛细血管襻内皮细胞及系膜细胞增生、肿胀,并有中性粒细胞、单核细胞浸润,少数肾小球上皮细胞轻度增生;电镜检查可见上皮细胞下电子致密物呈驼峰状沉积,为本病的特点;免疫病理检查在基底膜上可见颗粒状或高低起伏的 IgG 和补体 C_3 沉积,病变严重者毛细血管襻断裂、闭塞、红细胞渗出,成为坏死性炎症。肾小管病变一般较轻,可见上皮细胞变性、肾间质水肿及炎性细胞浸润。

二、护理评估

(一)健康史

评估起病前 1~3 周有无急性上呼吸道感染或皮肤感染病史。

(二)临床表现

起病较急,病情轻重不一,轻者可无明显临床症状,仅表现为镜下血尿及血清补体异常,重者表现为少尿型急性肾衰竭,典型者呈急性肾炎综合征表现。

1. 症状和体征

(1)水肿:常为首发症状,见于 70% 或以上患者。主要为肾小球滤过率下降导致水钠潴留所引起,表现为晨起眼睑水肿,可伴有双下肢水肿,严重者可出现全身性水肿、胸腔积液和腹腔积液。

(2)尿液改变:①血尿,最常见,绝大多数为镜下血尿,肉眼血尿约占 30%,尿液呈洗肉水样或棕褐色酱油样(尿呈酸性时),多于数天或 1~2 周转为镜下血尿,镜下血尿持续时间较长,持续 3~6 个月。②蛋白尿,多为轻、中度蛋白尿,少数为大量蛋白尿(尿中蛋白质浓度超过 3.5 g/d)。

(3)高血压:约 80% 的患者出现一过性高血压,主要与水钠潴留有关,血压 (140~160)/(90~110) mmHg,利尿后血压可很快恢复正常。少数可发生严重高血压,甚至高血压脑病。

(4)肾功能异常:起病初期,部分患者尿量降至 400~700 mL/d,尿素氮和肌酐浓度可一过性轻度升高,1~2 周随尿量逐渐增多,尿素氮和肌酐浓度逐渐正常,肾功能恢复。仅极少数患者可出现急性肾衰竭。

2. 并发症

(1)急性心力衰竭:以左心力衰竭为主,多见于老年患者,多在起病后 1~2 周发生,与水钠潴留、循环血量过多有关。

(2)高血压脑病:多见于儿童,多发生于早期,表现为剧烈头痛、呕吐、嗜睡,重者可发生抽搐、昏迷。

3. 心理状态

因起病急、肉眼血尿等,患者易产生焦虑、恐惧心理。

(三)辅助检查

1. 尿液检查

几乎所有患者均有镜下血尿,呈现多形性红细胞;尿蛋白检查多为(＋～＋＋),20％的患者有大量蛋白尿;尿沉渣中常有红细胞管型、颗粒管型;尿比重多在 1.010～1.018。

2. 抗链球菌溶血素"O"抗体(ASO)测定

70％～90％的患者血清抗链球菌溶血素"O"滴度升高。

3. 血清总补体及补体 C_3 测定

疾病初期测定结果明显下降,8 周内逐渐恢复正常水平;部分患者血液循环免疫复合物测定阳性。

4. 肾功能检查

血尿素氮、血肌酐浓度一过性升高。

(四)治疗要点

1. 一般治疗

急性期患者应绝对卧床休息。给予高热量、富含维生素和优质蛋白质的饮食,有水肿时应限制水、钠的摄入,有氮质血症时应限制蛋白质的摄入量。

2. 治疗感染灶

彻底治疗体内存在的感染灶,选用无肾毒性的抗生素,如青霉素、头孢菌素类等。若病情迁延、反复发作与扁桃体炎有关时,待病情稳定后行扁桃体切除术,术前、术后使用青霉素不少于 2 周。

3. 对症治疗

①水肿:限制水、钠的摄入,适当使用利尿剂,少尿时慎用保钾利尿剂和血管紧张素转化酶抑制剂,以免诱发高血钾;②高血压:在限制水、钠的摄入和应用利尿剂后,血压仍然不能控制,应给予降压药,常用钙通道阻滞剂;③高血压脑病:应用硝普钠降压,用镇静剂制止抽搐,用甘露醇防治脑水肿。

4. 透析治疗

对发生急性肾衰竭且有透析指征者,应及时给予短期透析治疗,以度过危险期。

三、主要护理问题

1. 体液过多

体液过多与肾小球滤过率下降、尿量减少、水钠潴留有关。

2. 有皮肤完整性受损的危险

皮肤完整性受损与皮肤水肿、营养不良有关。

3. 焦虑

焦虑与长期卧床和担心病情恶化有关。

4. 潜在并发症

潜在并发症包括急性左心力衰竭、高血压脑病、急性肾衰竭。

四、护理措施

1.生活护理

(1)休息：卧床休息有助于增加肾血流量，减轻血尿或蛋白尿。急性期患者应绝对卧床休息，症状比较明显者需卧床休息 4～6 周；待肉眼血尿消失、水肿消退及血压恢复正常后，方可下地逐渐增加活动量；病情稳定后可从事一些轻体力活动，但 2 年内应避免剧烈活动和劳累。

(2)饮食：出现水肿、高血压者，应给予低盐饮食(食盐量<3 g/d)；病情好转、血压下降、水肿消退、尿蛋白减少后，可逐步转为正常饮食。肾功能正常者，应给予正常量的蛋白质 [1 g/(kg·d)]；出现氮质血症时，则应限制蛋白质的摄入[0.6～0.8 g/(kg·d)]，并以优质动物蛋白质(如牛奶、鸡蛋等)为主，以防止血中 BUN 等含氮代谢产物潴留增加。

2.病情观察

观察水肿情况，准确记录 24 h 出入量；每周测量体重 2 次，水肿严重者，每日测量体重 1 次。密切观察生命体征的变化，每日测量血压 2 次。查阅尿常规检查结果，了解血尿、蛋白尿变化情况。

3.用药护理

遵医嘱用药，注意观察药物疗效及不良反应。

(1)利尿剂：常用噻嗪类利尿剂，例如，氢氯噻嗪每次 12.5～25 mg，每日 2～3 次口服。必要时给予襻利尿剂，例如，呋塞米 20～100 mg/d，分次口服或静脉注射；少尿时慎用保钾利尿剂。应用利尿剂时，注意观察尿量、体重变化，动态监测电解质，防止电解质紊乱。

(2)降压药：利尿后高血压控制仍不满意者，可加用降压药物，常用钙通道阻滞剂，如硝苯地平、氨氯地平或非洛地平等；少尿时慎用血管紧张素转化酶抑制剂，以防诱发高血钾。

4.水肿护理

下肢水肿者应抬高肢体，胸腔积液者取半卧位，阴囊水肿者用托带托起阴囊；保持皮肤清洁、干燥，经常更换体位，避免皮肤长时间受压，勿用力摩擦或搓洗水肿部位的皮肤，以防损伤。尽量避免肌内和皮下注射，因水肿常致药物滞留而吸收不良，注射后则须按压较长时间，以免药液自针孔处向外溢出；皮肤有破损或渗出时，局部用无菌棉垫或纱布覆盖，防止感染。

5.心理护理

患者多为儿童及青少年，过分限制其活动可使患者产生焦虑、烦躁等心理，不利于疾病的恢复。护理时，应和患者建立良好的关系，向患者及其家属解释疾病的病因、治疗和预后，告知患者及其家属卧床休息的重要性，使患者能充分休息，积极配合治疗。

6.并发症防治

定时巡视病房，询问患者有无剧烈头痛、呕吐、眼花、视物不清等高血压脑病的症状，发现问题及时通知医师。水肿严重者如出现烦躁不安、呼吸困难、心率增快、不能平卧、肺底湿啰音、肝脏大等，考虑并发充血性心力衰竭，要立即向医师报告，同时给予半卧位和吸氧，遵医嘱给予利尿剂，静脉滴注硝普钠或酚妥拉明，降低循环血量，以减轻心脏负荷，必要时给予洋地黄制剂。

五、健康教育

1.休息与活动

阐明急性期严格卧床休息对疾病康复的重要意义，恢复期则应逐步增加活动量，但应注意劳逸结合、避免劳累。

2.预防指导

指出防止受凉、预防呼吸道感染或皮肤感染对防止病情反复的意义,强调积极清除体内慢性感染病灶的重要性,告知有慢性扁桃体炎的患者,应在病情稳定期及时实施扁桃体摘除术,注意个人卫生,预防感染,加强营养、积极进行体育锻炼以提高机体抵抗力。

3.病情监测指导

指出急性肾炎临床症状消失后,可能仍然存在微量蛋白尿和镜下血尿等,完全康复可能需要 1~2 年,要定期随访,监测病情。

(程晓英)

第六节 急进性肾小球肾炎

急进性肾小球肾炎(rapidly progressive glomerulonephritis,RPGN)是一组以少尿、血尿、蛋白尿、水肿、高血压等急性肾炎综合征、肾功能急剧恶化、早期出现少尿性急性肾衰竭为临床特征的一组疾病。其病理类型为新月体性肾小球肾炎。

一、病因及发病机制

半数以上 RPGN 患者有上呼吸道感染的前驱病史,其中少数为典型的链球菌感染,其他多为病毒感染,但感染与 RPGN 发病的关系尚未明确。RPGN 的诱发因素包括吸烟、吸毒及接触碳氢化合物等。

此外,遗传的易感性在 RPGN 发病过程中的作用也已引起重视。RPGN 的基本发病机制为免疫反应,根据免疫病理不同分为三型:Ⅰ型为抗肾小球基底膜型,由于抗肾小球基底膜抗体与肾小球基底膜抗原相结合激活补体而致病;Ⅱ型为免疫复合物型,因肾小球内循环免疫复合物沉积或原位免疫复合物形成激活补体而致病;Ⅲ型为少免疫复合物型,其发生与肾微血管炎有关,患者血清抗中性粒细胞胞浆抗体常呈阳性。

二、临床表现

我国以Ⅱ型多见,Ⅰ型好发于青、中年,Ⅱ型及Ⅲ型常见于中、老年,男性居多。起病急,常有呼吸道前驱感染,病情急骤进展。表现为急性肾炎综合征(起病急、血尿、蛋白尿、水肿、高血压),早期出现少尿或无尿,进行性肾功能恶化并发展成尿毒症,患者还常伴有中度贫血,约半数Ⅱ型患者可伴肾病综合征。

三、辅助检查

1.尿液检查

尿蛋白常呈阳性,尿蛋白定量可从微量到大量。几乎全部患者有血尿,肉眼血尿常见,可见红细胞管型。尿白细胞可增多。

2.血液检查

血液检查可见中、重度贫血。

3.肾功能检查

血尿素氮(BUN)、肌酐(Cr)浓度进行性升高,内生肌酐清除率(creatinine clearance rate, Ccr)进行性下降。

4.免疫学检查

Ⅱ型可有血液循环免疫复合物阳性,血清补体 C_3 浓度降低;Ⅰ型有血清抗肾小球基膜抗体阳性;Ⅲ型可有血清抗中性粒细胞胞浆抗体阳性。

四、治疗要点

在明确病理类型后尽快强化治疗,包括强化血浆置换疗法及甲泼尼龙加环磷酰胺冲击疗法。凡急性肾衰竭患者已达透析指征,应及时透析。上述强化治疗无效的慢性肾衰竭患者,应长期维持透析或在病情稳定半年后进行肾移植。注意利尿,降压,抗感染,纠正水、电解质及酸碱平衡紊乱等对症治疗。

五、护理评估

1.健康史

询问患者起病急缓,有无呼吸道前驱感染,病情进展是否迅速,尿量及外观的变化,有无水肿及高血压等。

2.护理体检

监测生命体征,尤其注意血压升高的程度。评估患者水肿的部位、程度、特点,监测体重的变化。

3.辅助检查

了解尿液检查结果,包括有无蛋白尿及尿蛋白定量结果、血尿、肉眼血尿,镜检有无红细胞管型;血液检查有无中、重度贫血;血尿素氮(BUN)、肌酐(Cr)浓度是否进行性升高,有无血液循环免疫复合物阳性、血清补体 C3 浓度持续降低;B超检查双肾大小等。

4.心理-社会状况

询问患者及其家属对疾病的认识和心理反应,有无因发病急、病情迅速恶化而焦虑、恐惧。评估患者及其家属对治疗的要求,询问患者经济及医疗保险情况。

六、主要护理诊断/问题

1.体液过多

体液过多与肾小球滤过率下降、大量激素治疗导致水钠潴留有关。

2.有感染的危险

感染与激素和细胞毒性药物的应用、血浆置换、机体抵抗力下降有关。

3.恐惧

恐惧与疾病进展快、预后差有关。

七、护理措施

1.生活护理

(1)休息:指导患者注意休息,急性期绝对卧床休息,不宜进行较重的体力活动。

(2)饮食:给予低盐、优质低蛋白饮食。对于因急性肾衰竭而进行透析的患者,不宜将蛋白质的摄入限制得过严,一般 1~1.2 g/(kg·d),以增加机体营养和抵抗力。少尿时限制液体摄入量。

(3)环境:定期进行病室空气消毒,减少探访人数和次数;患者应避免去公共场所和人多的地方,以免发生交叉感染。

2.病情观察

密切观察生命体征的变化,每日测量血压 2 次。监测尿量,观察水肿、贫血程度,准确记录 24 h 出入量;查阅尿常规、肾功能、血常规检查结果,了解血尿、蛋白尿、血肌酐和血红蛋白的变化情况。观察药物冲击疗法、血浆置换或血液透析的疗效及不良反应。

3.用药护理

遵医嘱用药,注意观察药物疗效及不良反应。常将 0.5~1.0 g 甲泼尼龙溶于 5% 的葡萄糖溶液中,静脉滴注,每日或隔日 1 次,3 次为 1 个疗程。必要时间隔 3~5 d 可进行下一个疗程,一般不超过 3 个疗程。甲泼尼龙冲击疗法需辅以泼尼松及环磷酰胺常规口服治疗,方法:泼尼松 1 mg/(kg·d),口服,2~3 个月渐减;环磷酰胺 2~3 mg/(kg·d)口服,累积量一般不超过 8 g。近年有人用环磷酰胺冲击疗法(将 0.8~1 g 环磷酰胺溶于 5% 的葡萄糖溶液中,静脉滴注,每月 1 次)替代常规口服,可减少环磷酰胺的不良反应。用甲泼尼龙冲击治疗时,应注意继发感染、水钠潴留、精神症状及骨质疏松等不良反应。环磷酰胺可致脱发、出血性膀胱炎、骨髓抑制、肝功能损害、消化道症状等。如发现上述不良反应,应立即通知医师处理。

4.对症护理

注意全身皮肤和口腔黏膜的清洁卫生,保护好水肿部位的皮肤,避免发生二重感染及交叉感染,进行血浆置换、透析时应注意严格无菌操作。

5.心理护理

向患者介绍 RPGN 发病的过程及治疗方案,帮助患者减轻思想负担,消除焦虑及恐惧,提高治疗的信心,积极配合治疗。

6.并发症防治

①早期强化治疗,积极防治感染。②密切监测尿量、血尿素氮(BUN)、肌酐(Cr)、血清电解质。若尿量突然减少或无尿,BUN、Cr 浓度进行性升高,内生肌酐清除率(Ccr)进行性下降,提示发生了急性肾衰竭。急性肾衰竭常出现高钾血症,可诱发各种心律失常,甚至心搏骤停。③凡急性肾衰竭患者已达透析指征,应及时透析,配合医师抢救。

八、健康教育

1.疾病知识教育

向患者及其家属讲解疾病的进程、治疗及预后;强调严格遵医嘱诊治的重要性,不可擅自更改用药和停止治疗;告知药物的不良反应及注意事项,鼓励患者配合治疗。教会患者如何监测病情变化及随访。

2.日常生活指导

告知患者及其家属休息对疾病康复的重要性,指导患者急性期绝对卧床休息,避免劳累。嘱患者注意个人卫生,防止受凉,积极预防感染特别是上呼吸道感染。

(程晓英)

第七节 慢性肾小球肾炎

慢性肾小球肾炎(chronic glomerulonephritis,CGN),简称慢性肾炎,是一组由多种病因引起的,病情缓慢进展的,以蛋白尿、血尿、水肿、高血压和肾功能损害为主要表现的原发于肾小球的疾病,最终可发展至尿毒症,多数预后较差。CGN患者中青、中年男性居多。疾病表现多样化,个体差异较大。

一、病因和发病机制

病因尚不明确,大多数病例与急性肾炎无关,仅少数患者由急性肾炎发展而来。学者一般认为本病初期为免疫反应,大多有免疫复合物沉积,通过激活补体、中性粒细胞等引起一系列炎症反应而发病,后期有非免疫非炎症因素的参与,如肾小球高灌注、高压力、高滤过,导致肾小球硬化,疾病过程中,高血压、高血脂、蛋白尿等会增加肾脏损伤。

慢性肾炎早期可有各原发性肾小球疾病的一些病理变化,持续发展至晚期,各病理类型的特点消失,代之以程度不等的肾小球硬化、玻璃样变,肾小球囊腔粘连和新月体形成或囊腔消失,少数完整的肾小球代偿性增大,系膜基质明显增加,病变肾小球的小管萎缩、基膜增厚,代偿性增粗、增大。最终转化为肾小球硬化、肾小管萎缩、肾间质纤维化、肾体积缩小,成为硬化性肾小球肾炎。

二、护理评估

(一)健康史

评估发病前的健康状况,有无急性肾炎既往史,询问近期有无呼吸道感染、皮肤感染等病史,了解有无劳累、高血压、脱水、使用肾毒性药物等相关因素。

(二)临床表现

多数起病隐匿,可有相当长的一段无症状的尿异常期,临床表现差异较大。

1.症状

(1)蛋白尿:必有的症状,一般为轻、中度蛋白尿(尿中蛋白质1~3 g/d);偶有大量蛋白尿,表现为肾病综合征。

(2)血尿:大多为镜下血尿,也可出现肉眼血尿。

(3)水肿:多为晨起眼睑、颜面水肿,下午或劳累后出现下肢轻、中度水肿,早期可无水肿,晚期持续存在。水肿主要由低蛋白血症、球管失衡所致,晚期肾小球滤过率下降为主要原因,继发性醛固酮增多和心功能不全可加重水肿。

(4)高血压:部分患者以高血压为突出表现,血压持续在(160~180)/(90~110)mmHg,眼底检查有视网膜动脉细窄、迂曲,甚至出现眼底出血、视盘水肿。血压持续升高使肾功能恶化较快,预后较差。高血压与水钠潴留、肾素和血管紧张素增加有关。

(5)肾功能损害:早期肾功能可正常,随着病情发展逐渐出现夜尿增多、肾功能减退,最后发展为慢性肾衰竭而出现相应的临床表现。

进展快慢主要取决于肾炎的病理类型,感染、劳累、妊娠、肾毒性药物、预防接种及高蛋白质、高脂肪或高磷饮食可促使肾功能急剧恶化。

（6）全身症状：表现为头昏、乏力、食欲缺乏、精神差、失眠、健忘。

2.体征

可有面色苍白、不同程度的水肿，以及心脏损害体征。

3.并发症

①心脏并发症：心脏扩大、心律失常，严重时可出现心力衰竭；②感染：泌尿道、呼吸道及皮肤感染。

4.心理状态

由于病程呈慢性过程及最终可出现慢性肾衰竭，患者易出现焦虑、悲观、恐惧等心理。

（三）辅助检查

1.尿液检查

多数尿蛋白检查（＋～＋＋＋），尿蛋白质浓度 $1\sim3$ g/24 h，镜下可见多形性红细胞、红细胞管型，尿比重多在 1.020 以下，晚期固定在 1.010。

2.血液检查

轻至中度贫血，红细胞沉降率加快，低蛋白血症，免疫复合物阳性等。

3.肾功能检查

晚期血肌酐、血尿素氮浓度升高，内生肌酐清除率明显下降。

4.B超检查

晚期双肾缩小，肾皮质变薄，结构紊乱。

（四）治疗要点

治疗原则：防止或延缓肾功能进行性恶化，改善和缓解临床症状，防治严重并发症。

1.饮食治疗

优质低蛋白质、低磷饮食，以减轻肾小球毛细血管高灌注、高压力和高滤过状态，延缓肾小球硬化和肾功能减退；有明显水肿和高血压时，应限制钠盐和水的摄入。

2.控制高血压

控制病情进展和延缓肾衰竭。主要的降压措施包括休息、限制钠盐的摄入和使用降压药。降压药首选血管紧张素转化酶抑制剂（ACEI），如卡托普利、贝那普利等，或选血管紧张素Ⅱ受体阻滞剂（ARB），如氯沙坦等，或选钙通道阻滞剂，如氨氯地平等，或选β受体阻滞剂，如阿替洛尔等。当尿中蛋白质超过 1.0 g/d 时，血压应控制在 125/75 mmHg 以下；当尿中蛋白质低于 1.0 g/d 时，血压应控制在 130/80 mmHg 以下。

3.抗血小板药物

血液处于高凝状态或尿纤维蛋白降解产物（FDP）增加者，可用抗凝血、抗血小板聚集药，如低分子量肝素、双嘧达莫、阿司匹林等。

4.糖皮质激素和细胞毒性药物

不主张积极应用，仅试用于肾功能损害较轻、尿蛋白明显而无禁忌证者，如无效即逐步减量停用。

三、主要护理问题

1.体液过多

体液过多与肾小球滤过率降低、水钠潴留有关。

2.营养失调(低于机体需要量)

营养失调与慢性病程致消耗过多、限制蛋白质的摄入和肠道吸收障碍有关。

3.焦虑

焦虑与病程长和治疗效果差有关。

4.知识缺乏

患者缺乏慢性肾炎的防治知识。

5.潜在并发症

潜在并发症有慢性肾衰竭等。

四、护理措施

1.一般护理

①病情重及伴有血尿、心力衰竭、明显水肿或并发感染者,应卧床休息;当水肿不明显、尿中蛋白质较少、无严重高血压时,应劳逸结合、适当活动,但应避免体力活动;②制订合理的饮食计划,肾功能减退时,蛋白质的摄入量为 $0.6\sim0.8$ g/(kg·d),60%以上为优质蛋白质,如牛奶、鸡蛋、瘦肉等;保证热量供给,一般为 $126\sim147$ kJ/(kg·d),以免引起负氮平衡,由脂肪和糖类供给;限制水和钠盐的摄入,按照"量出为入"的原则控制液体摄入量,严重水肿伴少尿者摄水量控制在前一天尿量加 500 mL,尿量超过 $1\,000$ mL/d 的轻度水肿患者不必过分限制水的摄入,根据水肿和血压升高程度调整氯化钠(包括天然食物中存在的)摄入量,轻度水肿、高血压时,氯化钠的摄入量应小于 3 g/d;水肿严重、血压明显升高时,氯化钠的摄入量小于 2 g/d;水肿极为明显、血压极高时,氯化钠的摄入量应小于 1 g/d;烹调时可用糖、醋调味,限制摄入含钠量高的食物,禁食咸肉、咸菜、海产品等;同时应增加维生素的摄入。

2.心理护理

加强与患者交流,进行心理疏导,争取家属配合,使患者消除或减轻焦虑,以良好的心态面对现实,安心休息,积极配合治疗与护理。

3.水肿护理

①保持皮肤清洁,床铺、衣裤干燥、平整、柔软,穿宽松、柔软的棉质或丝质衣服,勿穿紧身衣服,以免损伤水肿皮肤;②卧床者经常变换体位。协助年老体弱者翻身,用软垫支撑受压部位和适当予以按摩,以免产生压疮;③抬高水肿肢体,以增加静脉回流,减轻水肿,眼睑、面部水肿者,应选择高枕卧位;阴囊水肿者,可用吊带托起阴囊;④避免皮肤损伤,慎用热水袋,以免烫伤皮肤;⑤对严重水肿者应避免肌内注射,宜用静脉途径保证药物准确、及时地输入,静脉穿刺后,用无菌干棉球按压穿刺部位至无液体外渗。

4.用药护理

遵医嘱用药,观察药物的疗效及不良反应。①利尿剂:注意观察有无电解质紊乱(低血钾、低氯性碱中毒等)、高凝血症、高脂血症、耳毒性等不良反应;②血管紧张素转化酶抑制剂:注意血压变化、有无持续性干咳及高血钾等;③血小板解聚药:注意有无出血倾向等;④糖皮质激素:注意观察有无水钠潴留、高血压、动脉粥样硬化、糖尿病、精神兴奋性增强、消化道出血、骨质疏松、继发感染、类肾上腺皮质功能亢进症(满月脸、多毛、向心性肥胖)等不良反应。

5.病情观察

①观察高血压严重程度及变化,有无高血压脑病的征象;②观察水肿的变化情况,有无胸

闷、呼吸困难和腹胀征象，定期测量体重、腹围，准确记录 24 h 液体出入量；③监测尿量和肾功能，如血肌酐浓度升高和尿量明显减少，警惕肾衰竭；④观察有无心脏损害的征象，如心悸、脉率增快、交替脉、心律失常等，有无严重呼吸困难、夜间不能平卧、烦躁不安等心力衰竭症状及有无呼吸道、泌尿道、皮肤等部位感染的征象。

6.防止感染

由于低蛋白血症致机体抵抗力降低，患者易发生感染，而一旦感染容易加重肾脏损害，故应采取积极措施以预防。

室内定期通风与消毒，保持空气新鲜；注意防寒保暖，防止患者受凉；减少探访人数和次数，嘱患者不去公共场所和人群聚集的地方，避免交叉感染；嘱患者加强个人卫生，进食后用漱口液漱口或进行口腔护理，勤洗澡、勤换衣，保持皮肤清洁；各项治疗和护理操作严格遵循无菌原则，避免医源性感染；密切观察患者生命体征（尤其是体温）的变化，注意有无感染征象。一旦发现异常，应及时向医师报告，进行相应的处理。

五、健康教育

1.避免加重肾损害

讲解影响病情进展的因素，指出避免加重肾损害的因素，如注意劳逸结合，活动以不感到疲劳为宜，低蛋白质饮食和保证热量供给，积极防治呼吸道和尿路感染，避免应用肾毒性药物等。

2.用药指导

坚持遵医嘱用药，向患者介绍各类降压药的疗效、不良反应及使用注意事项，尤其是应用糖皮质激素时，不能随意减药或停用，以免病情反跳。

3.自我监测病情并定期随访

指导相关的家庭护理，如合理饮食、血压的测量、水肿的观察等，发现异常及时就诊，定时检查尿常规、肾功能和门诊随访。

（王萌超）

第八节　肾病综合征

肾病综合征是指由各种肾小球疾病引起的，以大量蛋白尿（尿中蛋白质超过 3.5 g/d）、低蛋白血症（血浆白蛋白小于 30 g/L）、明显水肿、高脂血症为临床表现的一组综合征，其中前两项为诊断必备条件。

一、病因和发病机制

1.病因

①原发性肾病综合征，指原发于肾小球疾病过程中的肾病综合征，如急性肾炎、急进性肾炎、慢性肾炎等；②继发性肾病综合征，指继发于全身性或其他系统疾病过程中的肾病综合征，如可继发于过敏性紫癜、系统性红斑狼疮、糖尿病、肾淀粉样变性、多发性骨髓瘤、乙型病毒性肝炎、药物中毒等。

2.发病机制

因原发性肾病综合征病理类型不同,其发病机制亦不尽相同,但起始因素都属于免疫介导炎症性损害,引起肾小球滤过膜的分子屏障及电荷屏障作用受损,致使原尿中蛋白含量增多,当其增多明显超过近曲小管回吸收量时,形成大量蛋白尿。在此基础上,凡能增加肾小球内压力及导致高灌注、高滤过的因素(如高血压、高蛋白饮食或大量输注血浆蛋白)均可加重尿蛋白的排出。肾病综合征发病时大量白蛋白从尿中丢失,促进肝脏代偿性合成白蛋白增加,同时由于近端肾小管摄取滤过蛋白增多,肾小管分解蛋白增加。当肝脏白蛋白合成增加不足以克服丢失和分解时,则出现低白蛋白血症。肾病综合征发病时低白蛋白血症、血浆胶体渗透压下降,水分从血管腔内进入组织间隙。另外,部分水肿患者的循环血容量不足,激活肾素-血管紧张素-醛固酮系统,水钠潴留加重,产生水肿。肾病综合征发病时肝脏合成脂蛋白增加和脂蛋白分解减弱引起高胆固醇和/或高甘油三酯血症。

二、护理评估

(一)健康史

评估发病前的健康状况及有无过敏性紫癜、系统性红斑狼疮、乙型病毒性肝炎、糖尿病、肾淀粉样变性、骨髓瘤等病史,询问近期有无劳累、受凉和使用肾毒性药物等与发病相关的因素。

(二)临床表现

原发性肾病综合征的发病年龄、起病缓急与病理类型密切相关。微小病变型肾病多见于儿童;系膜增生性肾病好发于青少年,半数起病急骤,部分隐匿;系膜毛细血管性肾病好发于青少年,但大多起病急骤;局灶性节段性肾小球硬化多发生于青少年,多起病隐匿;膜性肾病多见于中老年,多起病隐匿,常于感染或受凉后起病。临床过程可自然缓解或经治疗而缓解,但易反复发作加重。

1.典型临床表现

(1)大量蛋白尿:典型病例可有大量选择性蛋白尿(尿蛋白>3.5 g/d)。主要因肾小球滤过膜分子屏障和电荷屏障作用受损,对血浆蛋白(多以清蛋白为主)的通透性增大,致使原尿中蛋白含量增多,当增多明显超过近曲小管重吸收量时,出现大量蛋白尿。凡是增加肾小球内压力及导致高灌注、高滤过的因素(如高血压、高蛋白饮食或大量输注血浆蛋白等)均可增加尿蛋白的排出。

(2)低蛋白血症:血浆清蛋白浓度<30 g/L,自尿中丢失大量清蛋白,肝脏代偿性合成的清蛋白不足、胃黏膜水肿致蛋白质摄入与吸收减少等因素进一步加重低蛋白血症。除血浆清蛋白外,免疫球蛋白和补体成分、抗凝及纤溶因子、金属结合蛋白及内分泌激素结合蛋白等也可减少,尤其是肾小球病理损伤严重,出现大量蛋白尿和非选择性蛋白尿时更为显著,患者易产生感染、高凝、微量元素缺乏、内分泌紊乱和免疫功能低下等并发症。

(3)水肿:水肿是肾病综合征最早出现的症状和最突出的体征。其发生与低蛋白血症所致血浆胶体渗透压明显下降、激活 RAAS、肾脏排泄钠负荷的能力降低等有关,多表现为指压凹陷性水肿。严重水肿者可出现胸腔、腹腔和心包积液,同时患者尿量常明显减少,可少至300~400 mL/d。水肿与体位有明显的关系,如出现一侧下肢与体位无关的固定性水肿,应怀疑下肢深静脉血栓形成。

(4)高脂血症:肾病综合征患者常伴高脂血症,其中以高胆固醇血症最常见;甘油三酯、低密度脂蛋白(LDL)、极低密度脂蛋白(VLDL)浓度增加。其发生机制与肝脏合成脂蛋白增加和脂蛋白分解减弱有关。

2.并发症

(1)继发感染:常见并发症,以呼吸道、泌尿道、原发性腹膜炎等多见。与免疫球蛋白和补体水平降低、白细胞功能下降及某些微量元素缺乏,以及应用糖皮质激素等治疗有关,是导致本病复发和疗效不佳的重要原因。

(2)血栓和栓塞:主要是血液浓缩、高脂血症、纤维蛋白原及凝血因子增加,血小板功能亢进、应用糖皮质激素及利尿剂等加重血液高凝状态所致,以肾静脉血栓最为多见,也可发生下肢静脉、脑动脉、肺动脉及冠状血管的血栓。血栓和栓塞是影响治疗效果和预后的重要原因。

(3)急性肾衰竭综合征:包括肾前性氮质血症、急性肾小管坏死和特发性急性肾衰竭,表现为无明显诱因的少尿、无尿,多数经非透析治疗能痊愈,少数须透析治疗。

(4)蛋白质及脂肪代谢紊乱:长期低蛋白血症可导致营养不良,儿童生长发育迟缓,免疫力低下,体内铁、锌、铜等微量元素缺乏,内分泌紊乱等;长期高脂血症可促进血栓和栓塞的发生,引起动脉粥样硬化、心绞痛、心肌梗死等,可促进肾小球硬化和肾功能病变的慢性进展。

3.心理状态

由于病程长、症状重、治疗效果不理想、易复发及疾病后期影响生活质量,患者易出现焦虑、紧张等不良情绪,甚至产生绝望心理。

(三)辅助检查

1.尿液检查

尿蛋白定性检查(＋＋＋～＋＋＋＋),尿蛋白定量检测显示尿中蛋白质浓度大于3.5 g/d;尿中可有红细胞、颗粒管型等。

2.血液检查

血浆白蛋白浓度低于30 g/L,血中胆固醇、甘油三酯、低密度及极低密度脂蛋白浓度均升高,血 IgG 浓度可降低。

3.肾功能检查

出现急性肾衰竭时,血尿素氮、血肌酐浓度升高,内生肌酐清除率降低。

4.肾穿刺活检

肾穿刺活检可确定肾小球病变的病理类型,为制订治疗方案提供依据。

(四)治疗要点

1.一般治疗

水肿明显或血压较高者宜卧床休息,待病情缓解后,可逐步增加活动量。限制水、钠的摄入,根据肾功能调节蛋白质的摄入量,保证热量供给和各种微量元素、维生素的补充。

2.对症治疗

(1)利尿消肿:利尿治疗的原则是不宜太猛、太快,以免诱发血栓和栓塞并发症。①轻度水肿:口服氢氯噻嗪,每次 25 mg,或加服氨苯蝶啶,每次 50 mg,3 次/天,也可服用呋塞米和螺内酯,各每次 20～40 mg,2～3 次/天,可提高利尿效果,纠正钾代谢紊乱;②重度水肿:应静脉注射呋塞米,可强力抑制钠、氯、钾的重吸收而利尿,或联合应用渗透性利尿剂静脉滴注,可获得良好效果,心、肾功能不全者慎用;静脉输注血浆和白蛋白,可提高血浆胶体渗透压,减少血管内水分向组织渗透,加快吸收组织水分进入血液循环并随尿排出,有心脏病者慎用。

（2）减少尿中蛋白质浓度：持续大量蛋白尿可致肾小球高滤过,促进肾小球硬化。应用血管紧张素转化酶抑制剂（如卡托普利、贝那普利、福辛普利等）或血管紧张素Ⅱ受体拮抗剂（如氯沙坦等）,通过有效控制高血压和降低肾小球内压、改善肾小球基底膜通透性等作用而减少尿中蛋白质浓度。

（3）降脂治疗：常用洛伐他汀,口服,每次 20 mg,1~3 次/天。

3.糖皮质激素与免疫抑制剂的应用

这是本病的主要治疗方法。

（1）糖皮质激素：抑制免疫反应和炎症反应,减轻、修复肾小球滤过膜损害,抑制醛固酮和抗利尿激素的分泌,影响肾小球基底膜的通透性等,可达到利尿、消除蛋白尿的目的。常用泼尼松,水肿严重、肝功能损害或泼尼松疗效不佳时改用泼尼松龙。

使用原则：起始要足量,开始为 1 mg/(kg·d),用药 8~12 周;减药要慢,每 2~3 周减少原用量的 5%~10%,减至 20 mg/d 时易出现反跳,减量应更加缓慢;维持时间要长,以 10 mg/d维持 6~12 个月。可采用全日量顿服,维持用药期间可将两日量隔天顿服,以减轻不良反应,总疗程需 1 年或更长。

（2）细胞毒性药物：不作为首选药或单独治疗用药,需与糖皮质激素联合应用,适用于糖皮质激素依赖型患者或糖皮质激素抵抗型患者。环磷酰胺是最常用的药物,也可选用氮芥、苯丁酸氮芥或硫唑嘌呤。

（3）环孢素：用于糖皮质激素抵抗和细胞毒性药物无效的难治性肾病综合征,通过选择性抑制 T 辅助细胞及细胞毒效应而起作用。

4.并发症防治

①感染：不预防应用抗生素,但在发生感染后,须及时选用敏感、强效及无肾毒性的抗生素进行治疗。同时应减少糖皮质激素用量或停用糖皮质激素;②血栓和栓塞：当血浆白蛋白浓度小于 20 g/L 时,提示存在高凝状态,应开始预防性抗凝治疗,常用肝素,也可选用华法林,同时辅以抗血小板药,如双嘧达莫、阿司匹林等;如已发生血栓、栓塞,应尽早（6 h 内效果最佳）进行溶栓治疗,常用尿激酶、链激酶,并配合抗凝治疗;③急性肾衰竭：积极治疗原发病的同时,应用碳酸氢钠碱化尿液以减少管型的形成,应用利尿药以冲刷阻塞的肾小管管型,达到透析指征时应及时采用血液透析治疗。

三、主要护理问题

1.体液过多

体液过多与低蛋白血症、胶体渗透压下降有关。

2.营养失调（低于机体需要量）

营养失调与大量蛋白尿、蛋白质摄入减少和吸收不良有关。

3.有感染的危险

感染与应用糖皮质激素、免疫抑制剂和机体免疫力低下有关。

4.有皮肤完整性受损的危险

皮肤完整性受损与高度水肿、营养不良有关。

5.知识缺乏

患者缺乏肾病综合征的防治知识。

6.焦虑

焦虑与病程长、易复发有关。

7.潜在并发症

潜在并发症包括血栓形成、急性肾衰竭、心脑血管并发症等。

四、护理措施

1.安全与舒适管理

①保持病房环境清洁,减少探视,限制上呼吸道感染者探访。②嘱患者卧床休息至水肿消退,保持适度的床上及床旁活动,以避免血栓形成,水肿减轻后可进行简单的室内活动,尿蛋白降到 2 g/d 以下时可恢复适量的室外活动。③安全防护措施,包括防坠床、防跌倒、防自杀、防走失,避免意外事件发生。④各项治疗和护理严格遵守无菌技术规程,例如,肾活检穿刺、腹腔穿刺、静脉输液等操作,严格执行无菌技术,预防穿刺处感染。

2.疾病监测

①常规监测:严格观察患者的生命体征、尿量及尿液性状的变化,观察水肿的部位、程度及性质,每日协助患者测量体重及腹围,指导其严格记录出入量。②并发症监测:血栓、栓塞是直接影响肾病综合征疗效和预后的重要因素,其中肾静脉血栓最常见,若患者突然出现一侧腰痛,应警惕肾血管栓塞的发生;尿量急剧减少提示可能发生了急性肾损伤,急性肾损伤因水肿致肾血流量下降,诱发肾前性氮质血症,经扩容、利尿后多可恢复。但少数可发展为肾实质性肾衰竭,扩容利尿无效。还应注意观察是否并发了心脑血管疾病。感染是导致本病复发和疗效不佳的主要原因之一。感染部位以呼吸道、泌尿道、皮肤最多见。密切监测生命体征,尤其应注意有无体温升高;观察有无呼吸道、泌尿道及皮肤感染的征象,如咳嗽、咳痰、肺部啰音、尿路刺激征、皮肤红肿等。③营养监测:记录进食情况,评估饮食结构是否合理,热量是否充足。定期测量血浆清蛋白、血红蛋白等指标,评估机体的营养状况。

3.对症护理

减轻水肿,维持皮肤的完整性。预防感染,告知患者预防呼吸道和皮肤感染的重要性,必要时给予保护性隔离;协助患者加强全身皮肤、口腔黏膜和会阴部护理,保持皮肤清洁,也要预防洗浴过程中烫伤和擦伤皮肤。鼓励患者正确刷牙、勤漱口,也可以饭后使用"水牙线"清洁口腔中的食物残渣。中、重度水肿患者的皮肤易出现渗液和皮损,穿刺或注射后延长按压时间。遇寒冷季节注意保暖。监测生命体征,尤其是体温和血压,每日测量 2 次。

4.用药护理

(1)利尿剂:使用利尿剂不宜过快、过猛,以免造成血容量不足、加重血液高凝状态,诱发血栓、栓塞并发症。长期使用利尿剂应监测血清电解质紊乱及酸碱失衡情况,常见的有以下几种:①低钾血症,表现为肌无力、腹胀、恶心、呕吐及心律失常。低钾血症的补钾原则是见尿补钾,尿量必须为每小时 30~40 mL 或前一日尿量大于 500 mL;补钾的每日剂量不宜多,参考血清钾水平,每日 40~80 mmol,即氯化钾 3~6 g;补钾浓度不宜过高,浓度≤40 mmol/L,即 1 000 mL 液体中,最多加入 3 g 氯化钾;绝对禁止高浓度含钾药物(如 10% 的氯化钾注射液原液)直接静脉注射,以免导致心搏骤停;静脉补钾速度不宜过快,一般速度限制在 0.75~1.5 g/h,以免引起心律失常和疼痛;密切监测血钾水平。②低钠血症,患者可出现无力、恶心、肌痛性痉挛、嗜睡和意识淡漠。③低氯性碱中毒,表现为呼吸浅慢、手足抽搐、肌痉挛、烦躁和谵妄。④高钾血症，常发生于使用保钾利尿剂时，患者可出现恶心、呕吐、四肢麻木、烦躁、胸闷等症状，并可发生心率减慢、心律不齐，甚至室颤、心搏骤停。应注意观察心电图、采血化验血钾、忌食含钾高的食物、忌输库存血。少尿患者应慎用渗透性利尿剂，避免肾小管管腔中管型形成。通过提高血浆胶体渗透压以利尿的方式应严格掌握用药的适应证。此外，呋塞米具有耳毒性，可引起耳鸣、眩晕及听力丧失，应避免与氨基糖苷类抗生素等具有相同不良反应的药物同时使用。

(2)糖皮质激素：通过抑制炎症反应、抑制免疫反应、抑制醛固酮和抗利尿激素分泌，影响肾小球基底膜通透性等综合作用而发挥其利尿、消除尿蛋白的疗效。其用药原则为起始量要足，减撤药要慢，维持治疗时间要长。

常用药及用法：泼尼松 1 mg/(kg·d)，口服 8 周，必要时可延长至 12 周；足量治疗后每 2～3 周减原用量的 10%，当减至 20 mg/d 左右时症状易反复，应更加缓慢减量；最后以最小有效剂量(10 mg/d)再维持半年左右。激素可采取全日量顿服或在维持用药期间两日量隔日顿服，以减轻激素的不良反应。水肿严重、有肝功能损害或泼尼松疗效不佳时，可更换为甲泼尼龙(等剂量)口服或静脉滴注。根据患者对糖皮质激素的治疗反应，可将其分为"激素敏感型"(用药 8～12 周肾病综合征缓解)、"激素依赖型"(激素减药到一定程度即复发)和"激素抵抗型"(激素治疗无效)，其各自的进一步治疗有所区别。

不良反应及注意事项：使用激素时应嘱患者勿自行减量或停药，以免引起不良后果。长期应用激素可出现感染、药物性糖尿病、骨质疏松、股骨头无菌性缺血性坏死等不良反应，须加强监测，及时处理。

(3)烷化剂和环孢素：使用环磷酰胺当天多饮水，适当水化及上午用药，减少出血性膀胱炎的发生。

5.饮食护理

予以高热量、低脂、低盐、高维生素及高纤维饮食。①给予低盐(食盐量<3 g/d)饮食，以减轻水肿。②蛋白质：给予肾功能正常者正常量(每日 0.8～1.0 g/kg)的优质蛋白(富含必需氨基酸的动物蛋白)，肾功能不全者根据肾小球滤过率调整蛋白质的摄入量，近年来研究推荐，植物蛋白膳食(如大豆蛋白饮食)可能比优质蛋白更有益处(另外以亚麻籽为基础的蛋白饮食处于动物研究阶段)，可更有效地降低尿蛋白的损失，增加血清蛋白水平，纠正高脂血症并减少肾的炎症和纤维化。③热量：供给足够的热量，每日 126～147 kJ/kg(每日 30～35 kcal/kg)。④脂肪：低脂(脂肪提供的热量低于总热量的 30%)、低胆固醇(胆固醇量<200 mg/d)，少食富含饱和脂肪酸(动物脂肪)的饮食，多食富含多聚不饱和脂肪酸(PUFA)，如植物油、鱼油等，增加富含可溶性纤维素(燕麦、米糠、豆类)的食物以控制高脂血症。对于 IgA 肾病患者补充高剂量的鱼油(每天 12 g)可能有益。⑤注意按需补充维生素及微量元素，维持饮食中钙摄入量每天 1 200～1 500 mg 同样重要。对接受高剂量糖皮质激素治疗的患者补充钙剂和维生素 D 以对抗骨密度的减小是合理的。另外血浆全段甲状旁腺激素(PTH)水平高，也补充钙剂和 $1,25-(OH)_2D_3$。不推荐常规补充其他离子和维生素，可能存在潜在的危害，若出现明显缺乏症，应及时补充。

6.心理护理

由于本病病程长，病情易反复发作，患者情绪低落，对未来失去希望，同时水肿、长期使用免疫抑制药物、内分泌代谢紊乱导致身体外形的改变，患者对自我形象感到苦恼和自卑，尤其是年轻的女性无法接受,而导致治疗的依从性下降。例如,年轻女性对环孢霉素的多毛不良反应的接受程度不如老年男性患者,这些性别、年龄的心理差异也应受到关注。所以需要耐心了解患者的感受和需求,医护患共同探讨,帮助患者找到合适的应对策略。例如,在使用环磷酰胺和苯丁酸氮芥等对性腺有毒性的药物之前,是否需要采取措施储存精子或卵子。而对于有生育潜力和意愿的女性患者,需要充分讨论妊娠的风险和时机。心理护理是重要而有意义的,又因为个体差异巨大,不容易形成一个普适的方法,但是陪伴、倾听、启发可以帮助患者理解、接受目前自己的真实状况,了解自己还有很多事可以做,克服困难,有质量地生活。

7.并发症护理

①感染是肾病综合征最常见的并发症,与营养不良、免疫球蛋白和部分补体由尿中流失、使用糖皮质激素和/或免疫抑制剂治疗有关。机体免疫功能低下,易感性增强,常见的感染是呼吸道、皮肤、肠道、尿路感染和自发性腹膜炎。护理中应严格遵循无菌操作原则。重度水肿的患者使用气垫床,勤翻身,防止压疮发生,保持皮肤清洁,避免损伤,维持皮肤的完整性。避免与呼吸道感染者接触,更不要去公共场所,必要时住单人病室,减少交叉感染。病室定时紫外线空气消毒。做好口腔护理,鼓励患者勤漱口。②静脉血栓栓塞是肾病综合征的一个并发症,若出现一侧肢体突然肿胀、浅表静脉曲张、皮肤僵硬和色素沉着、腰痛、肾绞痛、肉眼血尿、胸痛、咯血、呼吸困难、突发性晕厥、低血压、重度低氧血症、皮肤由暖变冷甚至苍白等表现时,则要高度考虑血栓栓塞可能。记录疼痛部位、触摸肢体相关动脉搏动,及时向主管医师报告,鉴别是否存在下肢深静脉血栓、肾静脉血栓、肺动脉血栓。

五、健康教育

1.生活指导

①避免受凉、感冒,注意个人卫生,加强全身皮肤、口腔黏膜和会阴部护理,防止皮肤和黏膜损伤;②注意休息和适当活动,保持心情舒畅,避免劳累,增强机体抵抗力;③指导患者遵循适量优质蛋白质、足够热量、低脂肪的饮食原则,避免摄入过多的蛋白质,有水肿时注意控制钠盐的摄入。

2.用药指导

介绍各类药物的使用方法、使用注意事项及可能的不良反应,强调出院后坚持按时、按量服药,不可擅自减量或停用糖皮质激素。

3.自我病情监测与随访指导

定期门诊随访和复查,监测肾功能、尿常规和血常规等,出现少尿、水肿或上呼吸道等感染时,应及时就诊。

(王萌超)

第九节　尿路感染

尿路感染简称尿感,是由各种病原微生物感染引起的尿路急、慢性炎症。根据感染的部位,分为上尿路感染和下尿路感染。上尿路感染主要是肾盂肾炎,下尿路感染主要是膀胱炎

（最常见的尿路感染）。尿路感染发病率约为 2％，女、男性患者之比为（8～10）∶1。尿路感染多见于育龄女性、老年人、免疫功能低下者及伴有其他泌尿系疾病者。

一、病因和发病机制

1.致病菌

以革兰氏阴性杆菌常见，尤以大肠埃希菌最常见（占 80％～90％），其次为变形杆菌、克雷伯菌；5％～10％的尿路感染由革兰氏阳性球菌引起，致病菌主要是粪链球菌和凝固酶阴性的葡萄球菌；偶见厌氧菌、真菌、病毒和原虫感染。

2.感染途经

①上行感染：最常见（占 95％），正常情况下前尿道和尿道口周围定居着少量细菌（如链球菌、乳酸菌、葡萄球菌和类白喉杆菌等），但不引起感染，在某些因素（如性生活、尿路梗阻、医源性操作、生殖器感染等）影响下，机体抵抗力下降，病菌趁机侵入尿道黏膜，并可沿着尿路由下而上，依次侵犯膀胱、输尿管、肾盂、肾盏、肾乳头，直至肾实质而引起肾盂肾炎；②血行感染：远较上行感染少见，身体内有感染病灶或败血症时，细菌经由血液循环到达肾脏，多发生于原有严重尿路梗阻或机体免疫力极差者，以金黄色葡萄球菌感染多见；③淋巴道感染：极其少见，多因盆腔、肠道炎症时，细菌经淋巴管进入肾脏而致病；④直接感染：偶见于外伤或尿路附近的器官与组织感染，由细菌直接蔓延至肾脏引起。

3.易感因素

①尿路梗阻：最主要的易感因素，有尿路梗阻者尿路感染的发生率为正常者的 10 倍。各种原因引起的尿路梗阻（如结石、肿瘤、前列腺增生等）导致尿流不畅，有利于细菌生长、繁殖；②膀胱输尿管反流：尿液自下而上逆流，导致细菌在局部定植、感染；③泌尿系统结构异常：如肾盂及输尿管畸形、多囊肾等；④女性：因解剖上的特殊性（如尿道短，尿道口离阴道、肛门近等），使上行感染机会显著增多，尤其在经期、妊娠期、绝经期和性生活后较易发生感染；⑤导尿或尿道器械检查：如留置导尿管、膀胱镜检查、尿道扩张术等，不仅可随器械带入细菌，而且易致尿路黏膜损伤，引起尿路感染；⑥机体抵抗力降低：如糖尿病、肿瘤、慢性肾脏疾病、贫血、慢性腹泻、长期卧床的重症慢性疾病、长期使用糖皮质激素及尿路黏膜局部防御细菌的能力降低等，使机体抵抗力下降而易发生尿路感染；⑦尿道口周围或盆腔炎症：妇科炎症、细菌性前列腺炎均等，可引起尿路感染；⑧神经源性膀胱：如脊髓损伤、糖尿病、多发性硬化等。

4.病理变化

（1）急性肾盂肾炎：可累及单侧或双侧肾脏，肾盂、肾盏黏膜充血、水肿及中性粒细胞浸润，有脓性渗出物甚至形成细小的脓肿，病变沿肾小管及周围组织向上扩散，在肾乳头部位可形成基底伸向肾皮质的楔形炎性病灶，病灶肾小管腔中有脓性分泌物，肾小管上皮细胞肿胀、坏死、脱落，肾实质有白细胞浸润和小脓肿形成，重者肾实质可有广泛出血。

（2）急性膀胱炎：黏膜充血、水肿、潮红、上皮细胞肿胀，黏膜下组织充血水肿、白细胞浸润，重者有点状或片状出血，黏膜可发生溃疡。

二、护理评估

（一）健康史

评估是否存在尿路梗阻（如结石、肿瘤等），询问有无糖尿病、贫血、应用糖皮质激素等病史,了解个人卫生情况及是否接受过尿道器械检查、导尿术等。

(二)临床表现

1.症状

(1)膀胱炎:主要表现为尿频、尿急、尿痛及尿不尽感,有时伴下腹部不适,一般无全身毒血症状,偶有肉眼血尿。

(2)急性肾盂肾炎:①全身表现:多数起病急骤,常有寒战、发热,体温高达 38 ℃~40 ℃,伴头痛、全身酸痛和疲乏无力,可有食欲缺乏、恶心呕吐,或有腹痛、腹胀和腹泻;轻者全身表现较少,甚至缺如;②泌尿系统表现:腰痛或肾区叩痛,有尿频、尿急、尿痛等膀胱刺激症状。

(3)慢性肾盂肾炎:全身症状和泌尿系症状均可不典型,患者大多有急性肾盂肾炎病史,病情反复发作或迁延不愈超过半年。临床表现复杂多样,可出现不同程度的低热、间歇性尿频、排尿不适、腰部酸痛及夜尿增多等。

(4)无症状菌尿:多见于老年人和孕妇,有真性菌尿但无尿路感染症状,发生率随年龄增长而增加。约 20% 的患者可发生急性肾盂肾炎。

2.体征

肋脊角或输尿管点压痛和/或肾区叩击痛,耻骨上膀胱区压痛等。

3.心理状态

由于膀胱刺激征等的不适,患者易出现烦躁和焦虑,如反复发作或迁延不愈引起肾损害,患者可出现消极悲观情绪。

(三)辅助检查

1.血常规

急性肾盂肾炎,白细胞计数增多及中性粒细胞核左移。

2.尿常规

尿中白细胞显著增加,出现红细胞或呈肉眼血尿,尿蛋白定性检查阴性或弱阳性;出现白细胞管型有助于上尿路感染的诊断。

3.尿白细胞计数

准确留取 3 h 尿液,立即进行尿白细胞计数,对所得白细胞数按 1 h 折算。正常人尿白细胞计数小于 $2×10^5$/h,尿白细胞计数大于 $3×10^5$/h 为阳性,尿白细胞计数$(2~3)×10^5$/h 为可疑。

4.尿细菌培养

尿细菌定量法,可确定真性菌尿。在用抗生素之前或停药 5 d 之后,留取清洁中段尿做细菌培养,如菌落计数达到或大于 10^5/mL,且能排除假阳性,为真性菌尿;临床无尿路感染症状,两次清洁中段尿定量培养均达到或大于 10^5/mL,且细菌为同一菌种,也可判断为真性菌尿。

5.亚硝酸盐还原试验

大肠埃希菌等革兰氏阴性杆菌,可使尿内硝酸盐还原成亚硝酸盐,诊断的敏感性达 70% 以上,特异性达 90% 以上,一般无假阳性;但球菌感染可以出现假阴性。

6.影像学检查

对于反复发作或经久不愈的肾盂肾炎,可行腹部 X 线片、静脉肾盂造影检查,以确定有无结石、梗阻、泌尿系统先天性畸形和膀胱输尿管反流等。

7.肾功能检查

肾盂肾炎反复发作或经久不愈,可出现肾小管和肾小球功能异常,表现为尿比重和尿渗透压下降、肾性糖尿、肾小管酸中毒及内生肌酐清除率下降、血肌酐浓度升高等。

(四)治疗要点

1.急性膀胱炎

①单次大剂量疗法:可选用磺胺类药物(如复方新诺明 6 片,顿服)或喹诺酮类药物(如氧氟沙星 0.4 g,顿服);②短程疗法:3 d 疗法,磺胺类药物,如复方新诺明每次 2 片,每日 2 次;或喹诺酮类药物,如氧氟沙星,每次 0.2 g,每日 3 次。治疗后第 5 天及第 2 周、第 6 周复查尿常规,无复发为治愈,复发提示复杂性尿路感染或肾盂肾炎。

2.急性肾盂肾炎

①一般治疗:症状较重者,卧床休息,给予富含热量、维生素的易消化饮食,多饮水、勤排尿,保证每天尿量不少于 1 500 mL;②抗生素的应用:首选对革兰氏阴性杆菌有效且在尿中浓度高的药物,常用药物有喹诺酮类(如氧氟沙星,每次 0.2 g,每日 2 次;环丙沙星,每次 0.25 g,每日 2 次),半合成青霉素(如阿莫西林,每次 0.5 g,每日 3 次),头孢菌素类(如头孢呋辛,每次 0.25 g,每日 2 次)等,疗程为 14 d,或至症状完全消失、尿检阴性后再用药 3～5 d。疗程结束后 2 周、6 周各复查一次尿细菌培养,若均为阴性为临床治愈;若出现菌尿阳性,应参考药物敏感试验,选用有效抗生素继续治疗 4～6 周。对全身中毒症状明显的严重感染者,应静脉给药,可选用氨苄西林(每次 1.0～2.0 g,每 4 h 一次),头孢噻肟钠(每次 2.0 g,每 8 h 一次),头孢曲松钠(每次 1.0～2.0 g,每 12 h 一次),左氧氟沙星(每次 0.2 g,每 12 h 一次)等,必要时联合用药。

3.无症状菌尿

对于非妊娠妇女和老年人的无症状菌尿,一般不予治疗。对妊娠妇女的无症状细菌尿则必须治疗,选用肾毒性较小的抗生素,如青霉素类、头孢菌素类等,不宜用氯霉素、四环素、喹诺酮类,慎用复方磺胺甲唑和氨基糖苷类。对学龄前儿童的无症状菌尿也应予以治疗。

4.慢性肾盂肾炎

治疗的关键是寻找和除去易感因素,急性发作时的治疗与急性肾盂肾炎的治疗相同。

三、主要护理问题

1.体温过高

体温过高与尿路感染引起的毒血症有关。

2.排尿异常(尿频、尿急、尿痛、排尿不尽感)

排尿异常与炎症刺激膀胱有关。

3.疼痛(腰痛、下腹痛)

疼痛与尿路感染有关。

4.知识缺乏

患者缺乏预防和治疗尿路感染的知识。

5.潜在并发症

潜在并发症包括肾乳头坏死、肾周脓肿等。

四、护理措施

1.一般护理

①提供安静、舒适的病室环境,注意室内空气流通、保持适宜的温、湿度;嘱患者急性肾盂肾炎和慢性肾盂肾炎急性发作期应卧床休息,慢性肾盂肾炎缓解期不宜从事重体力劳动;②供给足够的热量,嘱患者进食富含蛋白质、维生素的清淡饮食,避免辛辣刺激性食物;鼓励患者多饮水,饮水量应在 2 000 mL/d 以上,使尿量保持在 2 000 mL/d 左右,可减少细菌在尿路停留的时间,促进细菌和炎性分泌物排出,达到冲洗尿道和减轻尿路刺激征的目的。

2.心理护理

积极、主动地与患者、患者家属沟通,做好疏导工作,使患者以良好的心态面对现实。

3.对症护理

①高热:体温高于 39 ℃时,应给予物理降温,如乙醇拭浴、在大血管处放置冰袋、冰水灌肠等;若医嘱给予药物降温,在患者出汗后应及时帮助其更换衣被、注意保暖,并观察及记录降温效果;②腰痛、下腹痛:嘱患者采用合适的体位卧床休息,如双腿屈曲侧卧位,避免久站或久坐;按摩或用热水袋局部热敷,以减轻局部肌肉痉挛、缓解疼痛;指导患者分散注意力,如看小说、听音乐、聊天等,以减轻不适感。必要时按医嘱给予解痉镇痛药,如阿托品、6542、溴丙胺太林等。

4.用药护理

按医嘱正确使用抗生素,注意疗效及不良反应,发现不良反应时应及时向医师报告并处理。用喹诺酮类,用药后注意消化道反应;用氨基糖苷类,要防止肾毒性和听力损害;用青霉素类,一定要先做皮试,经皮试确认安全后方可使用,并预防过敏性休克;用磺胺类,服用期间要多饮水,同时服用碳酸氢钠,以防止在经肾脏排泄时形成结晶。抗生素治疗的疗效评价标准如下。①见效:治疗后复查菌尿转阴;②治愈:完成抗生素治疗疗程后,菌尿转阴,于停用抗生素1 周和 1 个月分别复查一次,菌尿仍为阴性;③治疗失败:治疗后持续菌尿或复发。

5.病情观察

监测体温、尿液性状的变化及有无腰痛加剧情况,如高热持续不退或体温升高、出现腰痛加剧等,可能出现肾周脓肿、肾乳头坏死等并发症,需及时通知医师处理;注意观察慢性肾盂肾炎患者有无肾功能减退表现,如出现恶心、呕吐、食欲缺乏等症状,若发现症状应及时向医师报告。

6.正确采集尿标本

①宜在使用抗生素前或停药 5 d 后收集尿标本,以保证结果的准确性;②最好采集清晨第一次的清洁、新鲜中段尿液(保证尿液在膀胱内停留的时间达到 6~8 h);③留取尿标本前用肥皂水清洗会阴部,不宜使用消毒剂;④将尿标本置于无菌容器中,于 1 h 内送检;⑤尿标本中不能混入消毒药液和分泌物等。

五、健康教育

1.生活指导

①加强卫生宣传教育,保持会阴部和肛门周围皮肤清洁,勤洗澡(最好淋浴冲洗)、勤换内衣裤,特别是妇女在月经期、妊娠期、产褥期更应注意,平时应每日清洗会阴部,月经期需随时清洗会阴部,妊娠期、产褥期禁用盆浴;②如肾盂肾炎的发生与性生活有关,在性生活后应及时

排尿以冲洗尿道,并口服抗生素预防;③避免各种诱发因素,如劳累、感冒、不洁性生活等;女性患者急性期治愈后 1 年内应避孕。

2.预防指导

①最简单有效的方法是多饮水(每天饮水量在 2 000 mL 以上)、勤排尿(每 2~3 h 排尿一次)、少憋尿;②尽量避免使用器械,如需使用,则注意无菌操作,防止尿道黏膜损伤;③避免尿路感染反复发作,防止急性肾盂肾炎迁延不愈发展为慢性肾盂肾炎,最终导致慢性肾衰竭。

3.用药指导

嘱患者按时、按量、按疗程服药,勿随意停药,定期随访。

(程晓英)

第十节　急性肾衰竭

急性肾衰竭(acute renal failure,ARF)是由各种病因引起肾功能在短时间内(数小时至数周)急剧减退而出现的临床综合征,主要表现为血肌酐和血尿素氮浓度升高,水、电解质和酸碱平衡紊乱及全身各系统并发症,伴有少尿或无尿。分为肾前性、肾后性和肾实质性急性肾衰竭。本节主要讨论以急性肾小管坏死为代表的肾实质性急性肾衰竭。

一、病因和发病机制

1.病因

由急性肾小管坏死(ATN)引起的急性肾衰竭,占急性肾衰竭的 $75\%\sim80\%$(最常见的ARF),主要病因是肾缺血(各种原因导致心排血量急剧减少,细胞外液特别是血管内液严重不足,使肾脏灌注不足)和肾毒性物质(如生物毒素、化学毒素等)损伤肾小管上皮细胞。

2.发病机制

病因不同,急性肾衰竭的发病机制也不尽相同。目前学者认为缺血所致的急性肾小管坏死的主要发病机制有如下几种。

(1)肾血流动力学异常:肾血浆流量下降,肾皮质血流量减少,肾髓质充血等,最主要的原因是血管收缩因子产生过多、舒张因子产生相对过少。

(2)肾小管上皮细胞代谢障碍:主要为缺血、缺氧导致肾小管上皮细胞酸中毒、凋亡或坏死,影响上皮细胞的代谢。

(3)肾小球滤过率下降:肾小球滤过液反漏导致肾间质水肿和肾实质损伤,肾小管管型形成导致肾小管梗阻,使肾小球滤过率下降。

二、护理评估

(一)健康史

评估有无慢性肾小球肾炎、慢性肾盂肾炎等病史,询问是否存在感染、摄入过多蛋白质、水盐代谢紊乱或严重心力衰竭、心律失常、严重创伤、大手术、休克、烧伤、大出血、呕吐、腹泻等导致有效循环血量减少等情况,了解有无使用肾毒性药物、严重高血压及心功能不全等诱发因素。

（二）临床表现

1.起始期

存在 ATN 的病因，如低血压、缺血、脓毒血症和肾毒素等，但未发生明显肾实质损伤。历时短，仅数小时至 2 d。积极治疗原发病，肾功能损害可逆转；如病情继续发展，则进入维持期。

2.维持期

维持期又称少尿期。典型的历时 7～14 d，也可短至几天，可表现为少尿或无尿（尿量少于 400 mL/d），称少尿型 ARF；或尿量多于 400 mL/d，称非少尿型 ARF。随着肾功能减退，出现尿毒症表现。

（1）全身各系统表现：①消化系统症状，最早出现，有厌食、恶心、呕吐、腹胀、腹泻等，严重者可发生消化道出血，少数患者出现肝衰竭、黄疸等，为预后不良征象。②呼吸系统症状，有咳嗽、胸痛、呼吸困难等，严重患者可发生急性呼吸窘迫综合征。③循环系统症状，可出现心力衰竭、肺水肿、心律失常及高血压等。④神经系统症状，可出现性格改变、神志模糊、定向障碍、抽搐、昏迷等。⑤血液系统症状，有贫血、出血倾向，严重者可表现为弥散性血管内凝血。⑥感染，急性肾衰竭的主要死亡原因之一，常见呼吸道、尿路感染等，其发生与营养不良、免疫力低下等因素有关。

（2）水、电解质和酸碱平衡紊乱：以代谢性酸中毒和高钾血症最常见。①代谢性酸中毒：是肾脏排酸能力减弱和合并高分解代谢状态，使酸性产物明显增多所致，表现为恶心、呕吐、嗜睡、呼吸深长等；②高钾血症：少尿期的首要死亡原因，主要与肾排钾减少、组织分解代谢增强使钾离子释放增多、酸中毒等有关。高血钾抑制心肌细胞，导致心律失常，甚至心室颤动、心搏骤停；③其他：低钠血症（水潴留引起稀释性低钠血症）及低钙血症、高磷血症、低氯血症等。

3.恢复期

进行性尿量增多是肾功能开始恢复的标志。肾小球滤过率逐渐恢复正常，出现尿量增多（尿量超过 400 mL/d），并可有多尿表现（达 3 000～5 000 mL/d），通常持续 1～3 周逐渐恢复正常。

尿量增多，主要与肾小管重吸收和浓缩功能未恢复有关，血肌酐、血尿素氮浓度仍可上升，仍有高钾血症和易发生感染、心血管并发症、上消化道出血等。当肾小球滤过率明显增加时，血肌酐、血尿素氮等浓度随尿量增多而逐渐下降，尿毒症症状也会随之好转。肾小管功能的恢复比肾小球滤过率的恢复明显延迟，常需历时数月，甚至最终可遗留不同程度的结构和功能的缺陷。

4.心理状态

由于起病急，症状多而严重，甚至出现多器官功能衰竭症状，易致患者及其家属紧张、恐惧。

（三）辅助检查

1.血液检查

①血常规：轻、中度贫血；②肾功能：血肌酐、血尿素氮浓度进行性上升，每日平均血肌酐浓度增加达到或超过 44.2 μmol/L；③电解质：血钾浓度升高，常超过 5.5 mmol/L；血清钠浓度正常或偏低，血钙浓度降低，血磷浓度升高；④血 pH：下降至 7.35 以下；碳酸氢根离子浓度常小于 20 mmol/L。

2.尿液检查

①尿常规:尿液外观多混浊,尿蛋白检查(+～++),尿沉渣可见肾小管上皮细胞和上皮细胞管型、颗粒管型,少许红细胞、白细胞等;尿比重低而固定,多在 1.015 以下;②尿渗透浓度小于 350 mmol/L,尿与血渗透浓度之比低于 1.1;尿钠含量升高,多在 20～60 mmol/L。

3.影像学检查

尿路超声检查、CT 检查、肾盂造影,有助于诊断或排除尿路梗阻,MRI 检查和放射性核素检查有助于诊断血管有无阻塞。

4.肾活检

肾活检可诊断有无急性肾小球肾炎、急进性肾炎、急进性过敏性间质性肾炎等。

(四)治疗要点

1.起始期的治疗

纠正可逆的病因,积极治疗各种严重外伤、心力衰竭、急性失血,处理血容量不足、休克和感染等,停用影响肾灌注或具有肾毒性的药物。

2.维持期的治疗

(1)营养支持:主要由糖类和脂肪保证热量供给,限制蛋白质的摄入,以高生物效价的优质蛋白质为主,尽可能地减少钾、钠、氯的摄入量;不能口服者采用胃肠道外营养疗法。

(2)维持体液平衡:限制水分的摄入,每天补液量应为显性失液量加上非显性失液量减去内生水量,按前一天尿量加 500 mL 来计算。

(3)防治高钾血症:高钾血症是急性肾衰竭常见的死亡原因,必须积极防治。①减少钾的摄入量,尽量避免食入含钾多的食物和含钾或潴钾药物,如钾盐、大剂量青霉素钾盐、潴钾利尿剂等。禁用库存血,因保存 1 周以上的血液的血钾浓度可高达 16 mmol/L。②当血钾浓度超过 6.5 mmol/L 或心电图出现 QRS 波明显增宽时,应予以紧急处理:可用 10% 的葡萄糖酸钙 10～20 mL,稀释后缓慢静脉注射,可对抗钾离子的作用;11.2% 的乳酸钠或 5% 的碳酸氢钠 100～200 mL,静脉滴注,可促使钾离子向细胞内流动而降低血钾浓度;50% 的葡萄糖液 50～100 mL,加胰岛素 6～12 U,缓慢静脉注射,可促进糖原合成,使钾离子向细胞内移动;或口服离子交换(降钾)树脂,每次 15～30 g,每日 3 次。当以上措施均无效时,最有效的降钾治疗是血液透析疗法。

(4)纠正代谢性酸中毒:应及时治疗代谢性酸中毒,如 HCO_3^- 浓度<15 mmol/L,可给予 5% 的碳酸氢钠 100～250 mL,静脉滴注;对严重酸中毒者,应立即进行血液透析。

(5)控制感染:感染是急性肾衰竭常见的并发症和主要的死亡原因。应尽早根据细菌培养和药物敏感试验结果,选用对肾无毒性或毒性低的抗生素,并按肌酐清除率调整用药剂量。

(6)治疗心力衰竭:以扩张血管为主,尤其以扩张静脉、减轻心脏前负荷的药物为佳。透析治疗在短时间内可通过超滤清除大量体液,疗效确实,应尽早施行。

(7)透析疗法:透析疗法是治疗急性肾衰竭的重要措施,包括腹膜透析和血液透析。目的是纠正水、电解质和酸碱平衡,排出体内积聚的毒物,促进营养物质的摄入和损伤肾细胞的修复、再生。凡有明显的尿毒症表现(如严重高钾血症、严重代谢性酸中毒、严重氮质血症、心包炎、严重脑病、急性左心衰竭、肺水肿、容量负荷过重而利尿剂治疗无效等),都是透析的指征。

3.恢复期的治疗

①多尿期,重点是维持水、电解质和酸碱平衡,控制氮质血症和防治各种并发症。透析治

疗者应继续透析;血肌酐和血尿素氮浓度逐渐恢复正常后,饮食中的蛋白质的摄入量可逐渐增加,并逐渐减少透析的频率,病情稳定后停止透析;对多尿持续时间较长的患者,补液量应逐渐减少,以缩短多尿期;长期卧床者,注意防止呼吸道和尿路感染。②完全恢复正常后,无须特殊处理,定期检查肾功能,避免使用对肾有损害的药物。

三、主要护理问题

1.体液过多

体液过多与急性肾衰竭肾小球滤过功能受损、水分控制不严等有关。

2.营养失调(低于机体需要量)

营养失调与食欲低下、限制饮食中的蛋白质、透析等因素有关。

3.有感染的危险

感染与限制蛋白质饮食、透析、机体抵抗力降低有关。

四、护理措施

1.一般护理

①将患者安置于监护病房,嘱其绝对卧床休息,以减轻肾脏负担,协助其做好生活护理,保证舒适和安全;②饮食护理:保证热量供给量达 147 kJ/(kg·d),其中 30%~40% 的热量由脂肪供给,其余由糖类供给;限制蛋白质的摄入,以优质高生物效价的动物蛋白质为主,如鲜奶、蛋、鱼、瘦肉等,以补充各种必需氨基酸,摄入量限制在 0.5 g/(kg·d),血液透析患者的蛋白质的摄入量增加至 1.0~1.2 g/(kg·d),腹膜透析患者的蛋白质的摄入量增加至 1.2~1.3 g/(kg·d);限制钾的摄入,尽量少摄入含钾高的食物,如白菜、萝卜、榨菜、蘑菇、马铃薯和橘子、香蕉、梨、桃、葡萄、西瓜等;限制钠的摄入,摄入钠量限制在 1~2 g/d,防止血压升高及心力衰竭;控制水的摄入,严格控制液体摄入量(前 1 天尿量加 500 mL),以免摄入过多水分导致水中毒和心血管系统并发症。

2.心理护理

与患者及其家属建立信任关系,鼓励患者说出关心的问题。配合抢救时护士应保持镇静,切忌恐慌而影响患者的情绪。

3.对症护理

①对恶心、呕吐的患者,遵医嘱用止吐药,并做好口腔护理,增进食欲。对不能经口进食者可用鼻饲或静脉补充营养物质。②防治感染,保持病室清洁,定时消毒,减少探视;定期帮卧床患者翻身,做好皮肤、口腔和泌尿道等部位的护理,防止压疮和皮肤、呼吸道、尿路感染;进行透析、导尿、置管时,要注意无菌操作;如已发生感染,尽快完成细菌培养的标本采集,遵医嘱合理使用高效而无肾毒性的抗生素。

4.用药护理

①静脉输注必需氨基酸时,要注意输液速度,若患者恶心、呕吐,可给予止吐剂,减慢输液速度;不要在氨基酸内加入其他药物,防止不良反应;②使用碳酸氢钠时,静脉给药速度不宜太快,注意有无低钙抽搐和低血钾;③使用利尿剂时应注意电解质的变化;④使用血管扩张剂应注意监测血压的变化等。

5.病情观察

①定时测量、记录生命体征及观察神志,准确测量和记录 24 h 液体出入量,每天测量体

重；②注意尿常规、肾功能、电解质变化；③观察有无消化道出血，皮肤、口腔、呼吸道、尿路感染及急性左心力衰竭的表现。

6.透析护理

保持动、静脉连接管道的通畅，避免发生扭曲与阻塞；注意观察透析液的色泽变化，发现异常及时通知医师处理。

五、健康指导

1.生活指导

恢复期患者应加强营养，增强体质，适当锻炼；注意个人清洁卫生，注意保暖，防止受凉。

2.合理用药

遵医嘱用药，尽量不用对肾功能影响的药物，如氨基糖苷类抗生素等肾毒性抗生素。

3.自我监护

教会患者自己测量并记录尿量的方法，叮嘱患者如有不适应及时就诊，定期到医院随访、检查肾功能。

（程晓英）

第十一节　慢性肾衰竭

慢性肾衰竭(chronic renal failure,CRF)是发生在各种慢性肾实质疾病后期引起肾小球滤过率进行性下降，最终出现以代谢产物潴留、水及电解质紊乱、酸碱平衡失调和全身各系统症状为主要表现的临床综合征。根据肾功能损害的程度，慢性肾衰竭分为四期：肾功能代偿期、肾功能失代偿期(氮质血症期)、肾衰竭期(尿毒症前期)、尿毒症期。

一、病因和发病机制

（一）病因

1.原发性肾脏疾病

有肾小球肾炎、慢性肾盂肾炎、双侧肾动脉狭窄或闭塞等。

2.继发于全身疾病的肾脏病变

有糖尿病肾病、高血压肾小动脉硬化、系统性红斑狼疮肾病及变应性紫癜性肾炎等。

3.慢性尿路梗阻性肾病

有结石、前列腺肥大等。

4.先天性疾病

有多囊肾、遗传性肾炎等。在我国，原发性肾小球肾炎仍为CRF的主要病因，其次为糖尿病肾病、高血压肾小动脉硬化。

（二）发病机制

1.肾小球高滤过

CRF时残余肾单位肾小球出现高灌注和高滤过状态，高滤过可促进系膜细胞增殖和基质增加,导致微动脉瘤形成、内皮细胞损伤和血小板集聚增强、炎性细胞浸润、系膜细胞凋亡等,从而导致肾小球硬化不断发展、残余肾单位进一步丧失。

2.肾小管高代谢

CRF 时残余肾单位的肾小管耗能增加,氧自由基增多,细胞脂质过氧化,导致肾小管萎缩、间质纤维化和肾单位进行性损害。

3.其他因素

近年研究表明,某些生长因子或炎症因子在肾间质纤维化、局灶节段性或球形肾小球硬化过程中起重要作用;某些细胞生长因子参与肾小球和小管间质的损伤过程,并促进细胞外基质增多。

二、护理评估

(一)健康史

评估有无原发性或继发性慢性肾病史,如肾小球肾炎、肾盂肾炎、糖尿病肾病、高血压肾病、多囊肾、梗阻性肾病等;了解起病前有无明显的诱因,如水、电解质和酸碱平衡紊乱,感染,心力衰竭,摄入过多蛋白质,应用肾毒性药物等。

(二)临床表现

1.全身各系统症状

(1)消化系统症状:这是最早出现和最突出的表现,与体内代谢产物刺激胃肠黏膜和水、电解质及酸碱平衡紊乱有关。食欲缺乏是最常见的早期症状,其他表现有恶心、呕吐、腹胀、腹泻、口腔黏膜溃疡、呼气有尿味等,晚期患者可发生上消化道出血。

(2)血液系统症状:①肾性贫血。轻至中度的正细胞正色素性贫血,主要原因是肾脏促红细胞生成素减少,以及各种原因造成的急性失血、慢性失血、造血原料缺乏、毒素抑制红细胞成熟和导致红细胞损伤,使红细胞寿命缩短等;②出血倾向。与血小板功能降低和凝血因子Ⅷ缺乏有关,表现为皮下或黏膜出血、鼻出血、牙龈出血、月经过多等,重者可发生消化道出血、脑出血;③白细胞异常。表现为白细胞减少,中性粒细胞趋化、吞噬和杀菌的能力减弱,易发生感染,以肺部感染和尿路感染最常见。

(3)循环系统症状:心血管病变是尿毒症的主要并发症和最常见的死亡原因(占45%~60%)。主要表现为如下几点。①高血压:最常见(约80%的患者可出现),与水钠潴留、肾素血管紧张素增多和某些舒张血管的因子不足有关,可引起动脉硬化、左心室肥厚和心力衰竭;②心力衰竭:心血管病变中最常见的死亡原因,与水钠潴留、高血压和尿毒症心肌病变有关;③心肌病:与代谢废物潴留、贫血等因素有关,可出现各种心律失常;④心包炎:与尿毒症毒素蓄积、低蛋白血症、心力衰竭有关,少数可发生心脏压塞;⑤动脉粥样硬化:有高甘油三酯血症及胆固醇浓度升高,冠状动脉、脑动脉和全身周围动脉均可发生。

(4)呼吸系统症状:严重代谢性酸中毒时,呼吸深而长;体液过多、心功能不全,可引起肺水肿或胸腔积液;尿毒症毒素可诱发"尿毒症肺水肿"等。

(5)神经肌肉系统症状:①中枢神经系统异常称为尿毒症脑病,早期有疲乏、失眠、注意力不集中等症状,其后出现性格改变、抑郁、记忆力减退、判断力降低,而后出现淡漠、谵妄、惊厥、幻觉、昏迷、精神异常等;②周围神经病变多见于晚期患者,以感觉神经障碍最明显,最常见的是肢端袜套样分布的感觉异常,还可出现反射迟钝或消失、肌萎缩、肌无力等。

(6)皮肤症状:尿素从汗腺中排泄,刺激皮肤,导致尿毒症性皮炎,常表现为皮肤瘙痒,难以忍受;面部肤色常较深,并失去光泽,有轻度水肿,称为尿毒症面容。

(7)骨骼系统症状:常见为肾性骨营养不良(肾性骨病),包括纤维囊性骨炎、骨生成不良、骨软化症及骨质疏松症等,与骨化三醇缺乏、继发性甲状旁腺功能亢进等有关。

(8)内分泌系统症状:主要表现有骨化三醇浓度下降、红细胞生成素不足和肾素血管紧张素 II 增多,以及催乳素、促黑色素激素、促黄体生成激素、促卵泡激素、促肾上腺皮质激素水平升高和继发性甲状旁腺功能亢进、甲状腺素水平降低、性功能减退等。

2.水、电解质和酸碱平衡紊乱

(1)水、电解质代谢紊乱:主要表现为水钠代谢紊乱、钾代谢紊乱、钙磷代谢紊乱、镁代谢紊乱。

(2)酸碱平衡紊乱:常见代谢性酸中毒,系肾小管分泌 H^+ 障碍、肾小管对 HCO_3^- 的重吸收能力下降,以及体内酸性代谢产物(如磷酸、硫酸等)的排泄障碍引起。

3.蛋白质、糖、脂肪和维生素代谢紊乱

(1)蛋白质代谢紊乱:蛋白质分解代谢增多和合成减少导致负氮平衡,血浆白蛋白水平下降,血浆和组织中的必需氨基酸水平下降;肾脏排出障碍,导致蛋白质代谢产物蓄积。

(2)糖代谢紊乱:由于胰高血糖素浓度升高等,糖耐量降低,表现为空腹血糖和餐后血糖水平升高;也可出现低血糖。

(3)脂肪代谢紊乱:以高甘油三酯血症多见,少数为高胆固醇血症,血浆极低密度脂蛋白和脂蛋白 α 浓度升高,高密度脂蛋白浓度降低。

(4)维生素代谢紊乱:维生素 A 增多、维生素 B_6 及叶酸缺乏,与饮食摄入不足和某些酶活性下降有关。

4.心理状态

慢性肾衰竭病程长、预后不佳,治疗费用高,患者及其家属的心理压力较大,患者会出现各种情绪反应,如抑郁、恐惧、绝望,甚至轻生等。

(三)辅助检查

1.血常规

红细胞减少,血红蛋白含量降低(低于 80 g/L),血小板与白细胞正常或偏低。

2.尿液检查

夜尿增多、尿量减少,晚期少尿甚至无尿;尿比重低于 1.018,严重时尿比重固定在 1.010;尿蛋白定性检查多在(+~+++),尿沉渣中有红细胞、白细胞、颗粒管型和蜡样管型等,蜡样管型对慢性肾衰竭诊断有意义。

3.肾功能检查

内生肌酐清除率降低,血肌酐和血尿素氮浓度升高;血尿酸浓度升高。

4.血生化检查

血浆白蛋白浓度降低,血钙浓度降低至 2 mmol/L 以下,血磷浓度升高至 1.615 mmol/L 以上,血钾和血钠浓度变化视病情而定。

(四)治疗要点

1.消除导致病情恶化的危险因素

①合理治疗慢性肾小球肾炎、原发性高血压、糖尿病肾病等;②及时、持续、有效地控制高

血压,对保护靶器官具有重要作用,也是延缓、停止或逆转 CRF 进展的重要措施,一般将血压控制在 130/80 mmHg 以下,首选血管紧张素转化酶抑制剂和血管紧张素 Ⅱ 受体拮抗剂,其既有良好的降压作用,又有降低肾小球高滤过率、减少尿蛋白的作用,同时还有抗氧化、减轻肾小球基底膜损害的作用;③严格控制高血糖,空腹血糖应控制在 5.0~7.2 mmol/L(睡前6.1~8.3 mmol/L),糖化血红蛋白(HbA1C)控制在 7% 以下,延缓 CRF 进展;④纠正贫血,减少尿毒症毒素蓄积,应用他汀类降脂药,戒烟等。

2.营养治疗

①控制蛋白质的摄入量:一般为 0.6~0.8 g/(kg·d),既可满足基本生理需要,又可防止加重肾小球高压、高灌注、高滤过,减轻肾小球硬化和肾间质纤维化,延缓 CRF 进展。蛋白质的供给应以动物蛋白为主(占 60%),以增加必需氨基酸的摄入比例。在低蛋白质饮食的基础上,可适当加用必需氨基酸(EAA)和/或 α 酮酸(α-KA)。②低磷饮食:磷的摄入量应控制在600~800 mg/d,对严重高血磷患者,应同时给予磷结合剂(如碳酸钙)。③高热量:提供足够的热量可使低蛋白质饮食中的氮得到充分的利用,减少蛋白质分解和体内蛋白质的消耗。一般控制热量为 125.6~146.5 kJ/kg[30~35 kcal/(kg·d)]。

3.对症治疗

(1)纠正酸中毒和纠正水、电解质紊乱:①纠正代谢性酸中毒。主要口服碳酸氢钠,轻者1.5~3.0 g/d,中、重度 3~15 g/d,必要时静脉给药;②防治水钠紊乱。适当限制钠的摄入量,一般应控制在 3 g/d 以下,有明显水肿、高血压者应限制在 1~2 g/d;给予襻利尿剂,如呋塞米,每次 20~200 mg,每日 2~3 次;对急性左心衰竭、严重肺水肿患者应及时进行血液透析治疗;③防治高钾血症。包括纠正酸中毒、给予襻利尿剂、静脉滴注葡萄糖胰岛素、口服聚磺苯乙烯(如聚苯乙烯磺酸钙等),有严重高钾血症,应进行血液透析治疗;④低钙血症、高磷血症的治疗。口服骨化三醇0.25 μg/d,连服 2~4 周;限制磷的摄入,给予磷结合剂(以碳酸钙较好)口服。

(2)治疗高血压:首选血管紧张素转化酶抑制剂或血管紧张素 Ⅱ 受体拮抗剂,也可选用钙通道阻滞剂、襻利尿剂、β 受体阻滞剂、血管扩张剂等,CRF 患者透析前,血压应控制在130/80 mmHg以下。

(3)治疗贫血:主要应用重组人红细胞生成素,注意补充造血原料(如铁、叶酸等),也可小量多次输血。

(4)防治感染:预防上呼吸道感染及各种病原体的感染,抗生素的选用原则与一般感染相同,应选用肾毒性最小的药物,以青霉素类最合适。

4.替代治疗

(1)透析疗法:可替代肾的排泄功能,帮助可逆性尿毒症患者度过危险期、维持终末期尿毒症患者生命或为肾移植做准备。

(2)肾移植:成功的肾移植可使肾功能得到恢复,应选择 ABO 血型配型和 HLA 配型合适的供肾者,并在肾移植后长期使用免疫抑制剂。

三、主要护理问题

1.体液过多

体液过多与肾小球滤过功能降低导致水钠潴留等有关。

2.营养失调(低于机体需要量)

营养失调与患者食欲低下、限制饮食中的蛋白质、透析、原发疾病等因素有关。

3.活动无耐力

活动无耐力与心脏病变、贫血、疾病消耗及限制饮食有关。

4.有皮肤完整性受损的危险

皮肤完整性受损与组织水肿和营养不良有关。

5.有感染的危险

感染与营养不良、贫血、机体抵抗力降低有关。

6.绝望

绝望与病程长、疗效差、治疗费用高、预后不佳有关。

7.潜在并发症

潜在并发症包括心力衰竭、上消化道出血等。

四、护理措施

1.生活护理

(1)休息:避免劳累、充分休息有助于增加肾脏血流量,减轻症状和不适。尿毒症期应卧床休息,当出现烦躁不安、抽搐或昏迷时应有专人护理,采取保护性措施。

(2)饮食:合理饮食既能保证机体营养物质的供给,又能减少体内含氮代谢产物的潴留及体内蛋白质的分解,有助于减缓病情进展,改善患者预后,提高生活质量。

低蛋白饮食:有助于减轻肾小球的滤过负担,延缓肾小球硬化和肾功能减退。蛋白质的摄入量一般为 $0.6\sim0.8$ g/(kg·d),要求优质蛋白(鱼、蛋、奶、肉类)在 60% 以上,尽量少食花生、豆类、豆制品等含非必需氨基酸多的植物蛋白,最好以纯淀粉类(如麦淀粉、玉米淀粉等)、食品代替米、面等谷物食品作为主食。必要时须严格限制蛋白质的摄入量在 $0.4\sim0.6$ g/(kg·d),同时遵医嘱补充适量的必需氨基酸或(和)α-酮酸,以防止低蛋白饮食带来的营养不良。

高钙低磷饮食:每日磷的摄入量一般应在 $600\sim800$ mg,因蛋白质的摄入常伴磷的摄入,故低蛋白饮食亦可达到低磷饮食的要求。同时指导患者避免摄入含磷量高的食物,如全麦面包、动物内脏、干豆类、奶粉、乳酪、巧克力等;鼓励患者多食含钙量高的食物,以补充钙。

足够的热量:每日必须供给患者充足的热量,才能保证低蛋白饮食的氮得到充分利用,防止体内蛋白质分解和蛋白质消耗。一般每日每千克体重供给热量126~146 kJ(30~35 kcal/kg),糖类和脂肪为热能的主要来源,可食用淀粉类和植物油。另外,土豆、白薯、山药、芋头、藕、藕粉、菱角粉、粉丝、南瓜等均为含蛋白质低而含热能高的食物,可适当补充。

钠、钾的摄入:摄入量据患者的情况决定。明显水肿、高血压者,应低盐饮食。尿少、高钾血症者,限制白菜、萝卜、香蕉、橘子、葡萄等含钾量高食物的摄入;反之,低钾血症者,多食含钾量高的食物。

水的摄入:无水肿和尿少、无高血压和心力衰竭且尿量超过 $1\,000$ mL/d 的患者,不必限制水的摄入;有水肿、高血压的患者宜控制液体摄入量,每日入量为 500 mL＋前一日的尿量。

其他:多食新鲜蔬菜、水果,以补充多种维生素,多食含铁和叶酸丰富的食物,以补充造血原料,防治贫血。

2.病情观察

加强对生命体征的监测。注意有无心血管系统、血液系统、神经系统等并发症,如有应及时配合医师处理;准确记录 24 h 液体出入量;定时测定肾功能、血清电解质、血气分析,观察有无严重并发症和水、电解质紊乱及酸碱平衡失调;观察有无感染征象,如体温升高、寒战、疲乏无力、咳嗽、咳痰、肺部啰音、尿路刺激征及白细胞增多等。

3.用药护理

(1)脱水和低钠血症:适量补充水、钠,不宜过量,以免引起高钠血症和水中毒。

(2)高钾血症:给予襻利尿剂(如呋塞米等)。血钾浓度＞6.5 mmol/L 时采用以下措施紧急处理:10％的葡萄糖酸钙 20 mL,缓慢静脉注射;5％的碳酸氢钠 100 mL,静脉滴注;50％的葡萄糖溶液 50 mL 加 10 U 胰岛素,缓慢静脉滴注。

(3)高磷血症和低钙血症:有高磷血症,可口服磷结合剂(碳酸钙每次 0.5～2 g,每日3 次),必要时口服氢氧化铝凝胶;有低钙血症,口服葡萄糖酸钙、骨化三醇,低钙搐搦时静脉注射 10％的葡萄糖酸钙。口服骨化三醇需监测血钙、血磷、甲状旁腺素(PTH)浓度,防止内脏、皮下、关节、血管钙化和肾功能恶化。

(4)贫血:补充铁剂,并皮下注射促红细胞生成素,宜饭后服用铁剂(硫酸亚铁、琥珀酸亚铁等),以免引起胃肠不适。可皮下或静脉注射促红细胞生成素,以皮下注射更为理想。用药时应观察有无头痛、高血压、癫痫发作等不良反应,并定期检查红细胞和血红蛋白。

(5)感染:使用肾毒性小的抗生素。

4.对症护理

(1)胃肠道症状:注意口腔护理和饮食调节,对顽固性呃逆者可用耳针、针灸或肌内注射哌甲酯(利他林)。

(2)神经系统症状:应将患者安置于光线较暗的病室,注意安全,适量使用镇静剂。

(3)心血管系统症状:①对高血压脑病患者须迅速按医嘱快速降压、控制抽搐和降低颅内压,并观察降压药物的不良反应,及时记录。②出现急性肺水肿或严重心律失常时,应积极配合抢救。

(4)造血系统症状:有出血倾向者应避免应用抑制凝血的药物(如解热镇痛剂、右旋糖酐及纤溶药物等),以免诱发出血。出血严重者除局部止血外,应防止局部黏膜受刺激,必要时可输鲜血。

(5)少尿、高钾血症:①观察血钾检验报告和心电图情况,及时与医师取得联系。②采集血钾标本时针筒要干燥,采血部位结扎勿过紧,沿试管壁注入采集的血液,以防溶血,影响检查结果。③忌食含钾量高的食物和药物。④忌输库存血,因库存血含钾量较高(储存 5～8 d,每1 000 mL血液的血浆中含有 22 mmol 的钾)。

5.心理护理

应坦诚地、实事求是地帮助患者分析现实健康状况,使患者建立对医护人员的信任和亲切感,激发其求生欲望,提高对疾病的认识,树立与疾病做斗争的信心。

五、健康教育

1.指导合理安排休息与活动

强调休息的重要性和适当活动的必要性,指出肾功能损害较重时应卧床休息,以利于

CFR 患者改善肾功能,康复后坚持适度的体育锻炼,以增强机体抵抗力。

2. 饮食指导

指导摄取优质低蛋白质和保证摄入足够的热量,避免植物蛋白质食物,有水肿和少尿时,应控制水、钠、钾和磷的摄入;指导患者准确记录每天的尿量,并根据病情合理控制水、钠的摄取,维持出入量平衡。

3. 自我病情监测指导

①指导患者每天定时监测血压,遵医嘱合理用药控制高血压,将血压控制在 150/90 mmHg 以下;②积极预防感染,避免诱发或加重 CRF,一旦发生感染应及时治疗,避免使用对肾有毒性的药物;③定期门诊随访和检查尿常规、肾功能、血清电解质等。

(程晓英)

第五章　内分泌科疾病护理

第一节　甲状腺功能亢进症

甲状腺功能亢进症(简称甲亢)系由多种病因引起的甲状腺功能增强,甲状腺激素(TH)分泌过多所致的临床综合征。甲亢是一种常见病、多发病,按病因分为甲状腺性及垂体性,其中最常见的是格雷夫斯病(Graves disease,GD),约占全部甲亢的90%。

一、护理评估

(一)病因

甲状腺功能亢进症的病因:GD、多结节性甲状腺肿伴甲亢(毒性多结节性甲状腺肿)、甲状腺自主性高功能腺瘤、碘甲亢、垂体性甲亢、绒毛膜促性腺激素(HCG)相关性甲亢。其中以GD最为常见,占所有甲亢的90%左右。GD的发病率约为0.5%,可发生于任何年龄,但常见于20~50岁人群。女性GD易发生在青春期、妊娠期、更年期;男性GD多发生在青壮年,常伴有突眼。女性与男性患者之比为(5~10):1,女性患病率达2%。

(二)临床表现

(1)T_3、T_4分泌增多综合征:患者表现为代谢增强,神经、精神兴奋性增加,多系统器官功能亢进和受损。

(2)甲状腺肿大。

(3)眼征:分浸润性突眼和非浸润性突眼。

(三)实验室检查

1.甲状腺功能检查

T_3、T_4水平升高,TSH水平下降。

2.甲状腺摄^{131}I率

甲状腺摄^{131}I率升高,高峰前移。

(四)治疗要点

1.一般治疗

保持情绪稳定,合理休息和摄取营养。

2.抗甲状腺药物治疗

(1)适应证:症状轻,甲状腺肿较轻;年龄20岁;患者为孕妇、年老体弱者;合并严重心、肝、肾等疾病,不宜选择手术治疗;术前准备和术后复发的辅助治疗。

(2)常用药物:硫脲类有丙硫氧嘧啶(PTU)、甲硫氧嘧啶(MTU),咪唑类有甲巯咪唑(MM)、卡比马唑(CMZ)。其机制为抑制合成甲状腺素。

3.手术治疗

适用于甲状腺较大、长期口服药治疗无效、停药后易复发、对抗甲状腺药物有严重不良反应,不愿长期服药而盼望迅速控制病情者,以及结节性甲状腺肿怀疑恶变者等。

4.放射性碘治疗

放射性碘治疗适用于中度 GD 患者、年龄 30 岁以上患者、老年患者、不能用药物或手术治疗或治愈后易复发的患者。

二、主要护理诊断/问题

1.营养失调:低于机体需要量

营养失调与基础代谢率高、吸收差有关。

2.活动无耐力

活动无耐力与基础代谢率升高、蛋白质代谢呈负氮平衡有关。

3.自我形象紊乱

自我形象紊乱与甲状腺肿大、突眼有关。

4.焦虑

焦虑与缺乏本病知识及甲亢所致神经系统兴奋有关。

5.潜在并发症

潜在并发症包括甲亢危象。

三、护理措施

(一)饮食和活动

1.饮食

给予高热量、高蛋白、高维生素、低碘的饮食。腹泻者限制含纤维量高的食物,并注意补充液体。忌饮酒、咖啡、浓茶,以减少食物对患者的不良刺激。

2.活动

在病情允许的范围内适当活动,注意避免劳累,病情严重者严格卧床休息。

(二)病情观察

(1)观察患者的生命体征、神志、体重、精神状态、饮食、睡眠、活动能力、大小便及出入量。

(2)观察甲状腺肿大的程度,有无压迫症状。

(3)观察突眼的程度和症状,是否存在视力下降等隐患。

(三)症状护理

1.高代谢症状的护理

甲亢患者由于 T_3、T_4 分泌增多,往往存在怕热、多汗、易饥多食、消瘦、乏力、脉速、紧张、兴奋、多言易怒等症状。护理上要做到以下几个方面。

(1)提供安静、整洁、安全、通风良好的环境,维持适当的温度和湿度,避免强光照射,减少陪伴和探视,使患者感觉凉爽舒适。

(2)患者进食清淡、易消化的饮食,保证水分的摄入,忌饮酒、咖啡、浓茶等兴奋性饮料。

(3)在病情允许的情况下适当活动,但要避免劳累,病情重者卧床休息,必要时吸氧。

(4)皮肤潮湿多汗者勤换内衣,勤洗澡,保持皮肤清洁、干爽。

(5)腹泻者减少饮食中纤维素的摄入,适当增加饮水量,注意保护肛周皮肤,避免肛周皮损。

(6)医务人员和家属要耐心对待患者,注意自己的语言和行为,避免对患者形成不良刺激。

(7)保证患者有足够睡眠,必要时遵医嘱使用辅助睡眠的药物。

2.甲状腺肿大的护理

甲亢患者甲状腺多呈不同程度的对称性蝶形、弥漫性肿大,肿大的甲状腺质软,扪及震颤或血管杂音是诊断甲亢的重要体征。甲状腺肿大程度与甲亢轻重无明显关系,但易给患者尤其是女性患者造成心理负担。护理上要注意以下几个方面。

(1)向患者讲解疾病相关知识,使其对疾病有正确的认识。

(2)指导患者穿宽松高领衫可以适当修饰颈部和避免甲状腺受压。

(3)体检时避免用力触诊甲状腺。

(4)告知患者如果出现吞咽困难、局部疼痛等压迫症状应及时告诉医护人员。

(四)与治疗相关的护理

1.用药的护理

(1)指导患者正确按疗程足量服药。抗甲状腺药物治疗分为初始期、减量期和维持期3个阶段。护士应熟知药物的作用及不良反应,要向患者讲清疗程和用法,讲清随意停药和减量的危害,嘱患者用药期间勿私自变更药物剂量或停药,指导和鼓励患者正规服药。

(2)甲状腺药物一般不良反应发生率约5%,包括荨麻疹及其他皮疹、皮肤瘙痒、关节痛或关节炎、发热、消化道不适、口腔异味等。症状轻者无须停药,减少剂量或使用抗组胺等药物对症治疗,不能缓解者应更换药物。使用甲状腺药物严重并发症的发生率约为0.3%,并发症包括粒细胞缺乏症、中毒性肝炎、血管炎等,可直接威胁到患者的生命,必须立即停药。粒细胞缺乏为致命性,多在初治2个月及复治1个月内发生,该期内需每周复查白细胞(WBC)。高热、咽痛时要警惕粒细胞缺乏。停药指征:WBC少于3.0×10^9/L,粒细胞少于1.5×10^9/L。

(3)协助医师取血复查甲状腺功能、血常规和肝肾功能,并注意追查结果。

(4)其他:服用β受体阻滞剂(如美托洛尔、普萘洛尔等),要监测患者的脉搏。

2.放射性碘治疗的护理

甲状腺细胞具有很强的吸收和浓缩碘化物的能力,口服一定量的^{131}I,被甲状腺大量吸收进入甲状腺组织,其放射出的有效射程仅$0.5\sim2$ mm 的β射线选择性地破坏甲状腺腺泡上皮而不影响邻近组织,被破坏的腺体逐渐坏死,被无功能的结缔组织代替,使甲状腺的分泌功能降低,甲亢得以治愈。由于该疗法效果明显,疗程短,受到患者青睐。但并非所有甲亢都适用本疗法,护理上应注意以下几点。

(1)向患者讲明年龄小于25岁者,妊娠、哺乳期妇女,肝功能差,活动性肺结核,白细胞数小于3.0×10^9/L,粒细胞数小于1.5×10^9/L,中度浸润性突眼者,甲状腺危象,以往用过大量碘剂而甲状腺不能摄碘者禁用本疗法。

(2)向患者讲明虽然本疗法效果好,但少数患者仍可能发生甲亢或发生甲减及其他不良反应。

(3)服药后要妥善处理患者的分泌物,以免污染环境。

(4)服药后注意监测患者甲状腺功能、肝肾功能、血常规等。

(五)心理护理

(1)评估患者的心理状态并给予必要的关心,消除患者的自卑心理。

(2)动员患者的社会支持系统。

(六)出院指导

1.甲亢一般知识宣教

教育患者有关甲亢的临床表现、诊断性试验、治疗、饮食原则和要求以及眼睛的防护方法。

2.用药指导

强调长期服用抗甲状腺药物的重要性,服用抗甲状腺药物者应注意复查甲状腺功能、血常规和肝肾功能。

3.自我监测

每日清晨卧床时自测脉搏,定期测量体重,脉搏减慢、体重增加是治疗有效的重要标志。

4.预防并发症

上衣宜宽松,严禁用手挤压甲状腺,以免甲状腺受压后甲状腺激素分泌增多,加重病情。出现高热、恶心、呕吐、大汗淋漓、腹痛、腹泻、体重锐减、突眼加重等甲亢危象应及时就诊。

5.门诊随访

初次治疗 4 周应复查血 T_3 与 T_4 水平,并据此调整药物。此后 1～2 个月门诊随访,做甲状腺功能测定。当患者临床症状改善、甲状腺功能恢复正常后,逐渐给药物减量,维持 1 年至 1 年半后,如果患者血促甲状腺激素(TSH)一直维持在正常水平可考虑停药。

(贠　雪)

第二节　糖尿病

糖尿病(diabetes mellitus,DM)是一组以慢性血糖水平升高为特征的代谢性疾病。高血糖是由于胰岛素分泌缺陷和/或胰岛素作用缺陷而引起的,导致碳水化合物、蛋白质、脂肪代谢异常。糖尿病患者的血糖长期控制不佳,可引起多系统损害,导致眼、肾、神经、心脏、血管等组织的慢性进行性病变,引起功能缺陷和衰竭。糖尿病使患者生活质量降低,寿命缩短,病死率升高,因此应积极防治糖尿病。

一、护理评估

(一)病因

糖尿病是导致糖尿病肾病的直接原因,10 年以上的糖尿病均有发展为糖尿病肾病的风险。其发病机制十分复杂,尚未完全阐明。研究表明,糖尿病肾病的发病是多因素的,目前已知的主要危险因素有遗传和高血糖,其中环境因素包括高血压和高血脂,但高血糖更加重要。

1.遗传易感性

循证医学证明,糖尿病肾病有家族聚集现象,无论是 1 型糖尿病还是 2 型糖尿病,家族中先行出现糖尿病肾病病例,其兄弟姐妹出现糖尿病后发生糖尿病肾病的概率明显升高;有原发性高血压家族史的糖尿病患者发生肾病的危险性高于其他人,而有的患者的糖尿病病程很长,也不出现糖尿病肾病,这也提示糖尿病肾病与遗传有一定关系。

另外,研究发现,1 型糖尿病患者即使血糖控制得很差,患糖尿病肾病的概率也仅有 35%。有证据表明即使血糖控制后接近正常,可以明显改善或预防糖尿病肾病,但仍然不能完全防止糖尿病肾病发生。以上情况表明,糖尿病肾病具有一定的遗传易感性。

2.高血糖

糖尿病肾病除了与遗传有关外,还与高血糖有密切的关系。血糖控制不佳可加速糖尿病肾病的发生与发展。高血糖及糖基化终产物生成增多可引起系膜细胞增生、细胞外基质增多、系膜扩张、肾小球基底膜增厚等系列病变。

(二)发病机制

不同类型糖尿病的病因和发病机制较为复杂,发展阶段亦不相同,总的来说遗传因素及环境因素共同参与其发病过程。

1.1 型糖尿病

目前学者普遍认为1型糖尿病的发生、发展可分为6期。

(1)第1期:遗传学易感性。人类 HLA 位于第6对染色体短臂上,是一组密切联系的基因群。研究发现1型糖尿病与某些特殊 HLA 类型有关。20世纪70年代发现1型糖尿病中,Ⅰ类等位基因 B15、B8 及 B18 出现频率高,而 B7 出现频率低;以后又发现Ⅱ类基因位点中的 RD3 和 RD4 与1型糖尿病呈高度的阳性相关性,与 DR2 呈阴性相关。随着分子生物学和分子遗传学的发展,通过全基因组筛查研究,确认了两个重要的易感基因,即 IDDM1 和 IDDM2,分别构成遗传因素的 40% 和 10%。易感基因的研究发现只能提示个体对该病的易感性,不能完全解释1型糖尿病家族的聚集性,但可以肯定的是1型糖尿病的发病与多个易感基因的共同作用及环境因素的影响有关。

(2)第2期:启动自身免疫反应。众所周知,1型糖尿病的发病是受环境因素的影响。目前学者认为有些环境因素可启动胰岛 B 细胞的自身免疫反应,至今未完全明了,但病毒感染是重要的环境因素之一。已知与1型糖尿病有关的病毒有柯萨奇 B4 病毒、腮腺炎病毒、风疹病毒、巨细胞病毒和脑炎心肌炎病毒等等。许多有关报道表明人类对病毒诱发糖尿病的易感性受遗传控制,病毒感染可直接损伤胰岛组织引起糖尿病,也可能损伤胰岛组织后,诱发自身免疫反应,进一步损伤胰岛组织而引起糖尿病。

(3)第3期:免疫学异常。经过 WHO 认定,1型糖尿病在发病之前常经过一段糖尿病前期,此时患者处于糖耐量正常阶段,但由于自身免疫反应,其体内会出现一组自身抗体,主要有三种:①胰岛细胞自身抗体(ICA);②胰岛素自身抗体(IAA);③谷氨酸脱羧酶自身抗体(GADA),其中以 GADA 更具敏感性,特异性强,持续时间长,有助于区分1型和2型患者,并提示应及早应用胰岛素治疗。

(4)第4期:进行性胰岛 B 细胞功能丧失。不同病例在此期长短不一,通常先有胰岛素分泌第1相降低,以后随着 B 细胞数量减少,胰岛分泌功能下降,血糖水平逐渐升高,最终发展为临床糖尿病。

(5)第5期:临床糖尿病。患者在此期可出现明显高血糖,有部分或典型糖尿病症状。

(6)第6期:一般在1型糖尿病发病后数年,患者的多数胰岛 B 细胞完全破坏,胰岛素分泌第一相及第二相水平均极低,糖尿病的临床表现明显。

2.2 型糖尿病

(1)第1期:遗传易感性。多年来学者通过一系列研究,一致认为2型糖尿病有更明显的遗传基础,虽细节尚未完全明了,但普遍认为它具有广泛的遗传特异性,是多基因疾病,临床表现差别较大。此外,其发病也与环境因素有关,其危险因素包括老龄化、体力活动减少、中心性肥胖(又称腹内型或内脏型肥胖)、不健康的饮食习惯等。

(2)第2期:胰岛素抵抗和高胰岛素血症。胰岛素抵抗(IR)是指机体对一定量胰岛素的生物学反应低于预计正常水平的一种现象。目前学者一般认为,胰岛素抵抗和胰岛素分泌缺陷是2型糖尿病发病的基础。当胰岛B细胞能够代偿胰岛素抵抗,血糖浓度仍可维持正常。但当机体不能代偿由胰岛素抵抗造成的血糖水平升高时,血糖水平持续高出正常范围,最终导致2型糖尿病的发生。因此,胰岛素抵抗是贯穿于2型糖尿病整个发生、发展过程中的重要因素。另一个变化是胰岛素分泌异常。糖耐量正常(NGT),静脉注射25 g葡萄糖所诱导的胰岛素分泌呈双峰。早期分泌高峰(第一相,即刻相)出现在头10 min,是一个很高的峰值,但持续时间仅有数分钟。随后迅速下降,接着是第二时相(延迟相),由于血糖水平随即下降,故正常人胰岛素分泌的第二时相曲线较为低平。在从NGT到糖耐量降低(IGT)的演变过程中,其第一时相和第二时相分泌向相反方向发展,最先发生改变的是第一时相胰岛素分泌的减少或消失,接着是第二时相分泌量的增加及分泌峰值的后移,因而有些患者在此阶段可出现餐后低血糖。2型糖尿病患者第二时相无峰值,最后第二时相基础分泌也渐渐消失,血糖水平可逐渐升高。此期间对糖尿病的初级预防很重要,改变危险因素有助于延缓糖尿病的发生,降低患病率。

(3)第3期:IGT是葡萄糖不耐受的一种类型,现普遍将其视为糖尿病前期。IGT代表了正常葡萄糖稳态和临床糖尿病高血糖之间的中间代谢状态,表明其稳态受损。目前IGT被认为是糖尿病的危险因素,也是发生心血管病的危险标志。

(4)第4期:临床糖尿病。此期血糖水平肯定升高,并达到糖尿病的诊断标准。可无明显症状,或逐渐出现代谢紊乱综合征,或出现糖尿病并发症的表现。上述是2型糖尿病发生、发展的4个阶段,但Groop将2型糖尿病的进程划分为3个阶段。①第一阶段:称为"正常葡萄糖耐量阶段",以胰岛素抵抗、不同程度的空腹高胰岛素血症、肥胖、收缩压升高为主要表现。②第二阶段:是IGT阶段,这一阶段的主要表现是胰岛素抵抗、空腹高胰岛素血症、餐后高血糖大血管病变、微量白蛋白尿。③第三阶段:是糖尿病阶段。

总之,2型糖尿病患者在诊断时往往已经出现微血管和大血管并发症。胰岛素抵抗和高胰岛素血症的出现可以提示我们早期诊断2型糖尿病。有研究指出,从血糖水平升高到出现临床症状的平均时间可达7年,在被诊断为2型糖尿病的患者中,有40%存在人血管并发症,40%存在微量白蛋白尿,15%存在视网膜病变,50%有高血压,50%有高甘油三酯血症,故早期适时减轻胰岛素抵抗是预防和延缓2型糖尿病和胰岛素抵抗(IR)的关键。

(三)临床表现

早期非胰岛素依赖型糖尿病患者无症状,多于健康检查、普查或诊治其他疾病时发现。根据世界卫生组织资助在中国东北大庆地区普查及3年后复查资料,约80%的糖尿病患者在普查前未被发现和处理,据日本统计约有25%新诊断的糖尿病患者已有肾脏功能改变,提示已非早期病例。

1. 胰岛素依赖型糖尿病

发病急,常突然出现多尿、多饮、多食,消瘦明显。有明显的低胰岛素血症和高胰高糖素血症,临床易发生酮症酸中毒,合并各种急、慢性感染。部分患者的血糖水平波动大,经常发生高血糖和低血糖,治疗较困难,即过去所谓的脆性糖尿病。不少患者可突然出现症状缓解,部分患者恢复内源性胰岛素的分泌,不需要和仅需要很小剂量胰岛素治疗。缓解期可维持数月至

2 年。强化治疗可以促进缓解,复发后仍需胰岛素治疗。

2. 非胰岛素依赖型糖尿病

多尿和多饮较轻,无显著的多食,但疲倦、乏力、体重下降。患者多以慢性合并症而就诊,合并症如视力下降、失明、肢端麻木、疼痛、心前区疼痛、心力衰竭、肾功能衰竭等,本型多是在健康检查或因其他疾病就诊中被发现的。

3. 继发性糖尿病

多以原发病临床表现为主。

(四)实验室检查

糖尿病的各种检查是评价糖尿病的依据,主要是对胰岛 B 细胞功能的检查及针对胰岛素降低引起的生化异常的检查,包括尿和血的检查。检查项目除了可确立诊断外,还可帮助对糖尿病类型进行鉴别,判断它是 1 型还是 2 型。现将糖尿病的实验室检查分述如下。

1. 尿糖的检查

正常人尿中仅有微量葡萄糖,24 h 尿糖定量为 32～93 mg 时,尿糖定性为阴性。当血糖水平超过 8.9～10 mmol/L 时,尿糖阳性是诊断糖尿病的重要线索,一般可用作糖尿病控制情况的监测和提示可能为糖尿病而需进一步查血糖等以明确诊断。尿糖还受一些因素的影响,除肾糖阈值及某些还原物质的干扰外,还常受尿量多少及膀胱的排空情况等影响。尿糖检查是诊断糖尿病最简单也是最常用的方法。常用的方法有班氏法和尿糖试纸法,此外还有葡萄糖氧化酶法及氰化高铁法,其中以班氏法和尿糖试纸法最常用。

2. 尿酮的检查

酮体是 β－羟丁酸、乙酰乙酸和丙酮的总称。尿中出现大量酮体称酮体尿,简称酮尿。由于糖尿病患者缺乏胰岛素,引起糖代谢障碍,脂肪和蛋白分解活跃可产生大量酮体,从尿中排出,形成酮尿。酮体的检测实际上是测定丙酮和乙酰乙酸。在碱性环境中,丙酮和乙酰乙酸可与亚硝基铁氰化钾反应生成紫色物质,根据是否成色、成色的快慢及成色的程度,可做定性试验及半定量检测。

3. 血糖的检查

血糖测定是诊断糖尿病的唯一标准,临床工作中除了用于糖尿病的诊断外,亦用于疗效的判定。通过血糖的测定,医师可以了解代谢紊乱严重的程度,了解用药后治疗效果,指导用药,所以糖尿病患者应定期做血糖的检查。

4. 口服葡萄糖耐量试验

葡萄糖耐量试验包括:口服葡萄糖耐量试验(OGTT)、静脉葡萄糖耐量试验(VGTT)、可的松葡萄糖耐量试验。临床常采用 OGTT。

5. 糖基化血红蛋白(GHb)检查

GHb 是葡萄糖分子和血红蛋白 A 组分的某些特殊分子经过缓慢而不可逆反应结合而形成的产物。GHb 生成后可与红细胞一道在血中循环,而红细胞的半衰期约为 120 d,因此 GHb 可反映患者抽血前 8～12 周的平均血糖水平。GHb 的多少与血中葡萄糖含量的高低成正比,所以,测定 GHb 含量的多少,可以间接反映血糖浓度的改变,从中反映机体最近一段时间内糖代谢的状态。由于血糖水平随进食和糖代谢的改变而有所改变,只能反映抽血当时的血糖水平,而 GHb 是经过缓慢而不可逆的酶促反应而形成,并不随进食和血糖的变化而变化,可以反映患者在抽血化验前 4～8 周的平均血糖水平,所以,目前临床把血中 GHb 的多少作为观察糖尿病患者血糖是否得到长期或稳定控制的指标。此外,糖尿病性视网膜病变和糖尿病性白内障以及糖尿病肾病等糖尿病慢性并发症患者的 GHb 含量均比无糖尿病慢性并发症的患者明显升高。GHb 含量的升高,可促进糖尿病慢性并发症的形成,所以测定患者 GHb 还有助于对糖尿病慢性并发症的认识。正常人 GHb 一般为 3%～7%,平均 6%。糖尿病患者 GHb 可比正常人增高几倍以上。若高于 7%,说明 4 周以前血糖高于正常;若高于 11.5% 时,说明患者近期内存在着持续性高血糖。GHb 的增高还可出现在有糖尿病肾病、动脉硬化等合并症的患者中。临床常用此作为指标,了解糖尿病患者近 4～8 周血糖控制情况以及糖尿病慢性并发症的进展状态。

6. 尿微量白蛋白试验

一般无并发症者为阴性或偶有微量。当有尿路感染、高血压、心力衰竭时也可有少量蛋白尿;如果并发糖尿病性肾小球硬化可出现大量蛋白尿,这表示肾脏病变已经较严重。因此临床上留 24 h 尿(也有留 12 或 8 h 尿的)检查白蛋白的排出量(UAE)如每分钟超过 20 μg,提示肾小球功能不全,有早期肾脏病变。尿中持续出现白蛋白时,最好使用胰岛素治疗。即使不使用,也应该用对肾脏功能影响小的口服降糖药物。

(五)诊断标准

1. 血糖水平

随机血糖水平≥11.1 mmol/L 和/或空腹血糖(FPG)水平≥7.0 mmol/L 和/或糖负荷后 2 h 血糖水平≥11.1 mmol/L。

2. 糖尿病症状

高血糖导致多饮、多食、多尿、体重下降、皮肤瘙痒、视物模糊等急性代谢紊乱表现。

符合上述 2 条者可诊断糖尿病;如血糖达标而无糖尿病症状,需改日重复检查血糖。

注意:空腹状态指至少 8 h 没有进食;随机血糖指一天中任意时间的血糖,无须考虑膳食影响,随机血糖不能用来诊断空腹血糖受损(IFG)或糖耐量异常(IGT)。

(六)治疗要点

糖尿病的治疗应坚持早期、长期、综合治疗及治疗方法个体化的原则。治疗目标是使血糖达到或接近正常水平,纠正代谢紊乱,消除糖尿病及相关症状,防止和延缓并发症,维持良好的健康和劳动能力,延长寿命并提高患者的生活质量。糖尿病的治疗应通过糖尿病饮食、运动、药物、血糖监测以及糖尿病自我管理教育 5 个环节相互配合。

二、主要护理诊断/问题

1. 营养失调

低于机体需要量或高于机体需要量与胰岛素分泌或作用缺陷引起糖、蛋白质、脂肪代谢紊乱有关。

2. 潜在并发症

有感染的危险与血糖水平升高、脂代谢紊乱、营养不良、微循环障碍等因素有关。

3. 有体液不足的危险

其与血糖水平升高、尿渗透压升高有关。

4. 活动无耐力

其与严重代谢紊乱、蛋白质分解增加有关。

5.自理缺陷

其与视力障碍有关。

6.焦虑

其与糖尿病慢性并发症、长期治疗导致经济负担加重有关。

7.知识缺乏

患者缺乏糖尿病的预防和自我护理知识。

三、护理目标

(1)患者能主动配合治疗,血糖控制良好。

(2)患者不发生低血糖反应、酮症酸中毒、感染等并发症。

(3)患者能正确配合治疗和护理。

四、护理措施

(一)观察要点

(1)观察治疗后患者的症状是否缓解,多食、多饮、多尿等症状是否缓解,随访,监测血糖水平,以评估治疗效果。如果有糖尿病慢性并发症(如微血管病变、肾病等),则应观察治疗后患者的临床表现是否减轻、稳定。

(2)对初次就诊的患者,应进一步检查胰岛素、C 肽、GADA、ICA,以进一步明确胰岛功能,并有助于糖尿病分型(1 型或 2 型),决定治疗方案;其间应注意排除继发性糖尿病。一般可给予口服降糖药物治疗,一般 1～2 周随访空腹、餐后血糖,以评估疗效,症状是否缓解,是否需要调整药物剂量;如口服药物治疗血糖仍不能满意控制,或出现严重并发症,应使用注射胰岛素治疗。治疗时同样应注意观察血糖控制与否,评估疗效,以寻找合适的剂量;有糖尿病并发症(如眼底病变、糖尿病肾病等),应给予相应的治疗。

(二)饮食护理

糖尿病治疗包括 7 项重要措施:饮食治疗、运动治疗、药物治疗、血糖监测、并发症监测、心理疏导和健康教育,而饮食治疗可以说是所有治疗的基础,是糖尿病自然病程中任何阶段的预防和控制所不可缺少的措施。部分糖耐量异常的患者或早期诊断的、病情轻微的 2 型糖尿病患者,往往仅通过饮食和运动治疗即可取得显著疗效。不良的饮食结构与习惯不仅会导致糖尿病不能得到理想的控制,还可能导致相关的代谢紊乱以及增加心脑血管病变的风险。

1.饮食治疗的总目标

(1) 提供糖尿病患者生理所需均衡营养的膳食和能量。

(2) 纠正代谢紊乱,获得并维持理想的血糖水平,同时使血脂、血糖尽可能达到接近正常水平。

(3) 减少心血管危险因素,降低微血管及大血管并发症的风险。

(4) 维持合理体重:超重的患者体重减少的目标是体重在 3～6 个月减轻 5%～10%。消瘦的患者应通过均衡的营养计划恢复理想体重,并长期维持理想体重。

(5) 提高糖尿病患者的生活质量。

2.饮食治疗的总原则

(1)根据患者的实际情况合理控制每日摄入的总热量。

（2）平衡膳食，帮助患者均衡各种营养物质的摄入。

（3）进餐定时定量，少食多餐，每日可 3～5 餐。

调整饮食并不意味要求患者完全放弃所有饮食习惯及喜好，而是在患者原有的饮食习惯及喜好的基础上帮助其制订合理的、个性化的饮食计划，并鼓励和督促患者坚持执行。

3. 制订饮食计划

（1）计算总热量：患者应注意控制总热量，即患者每天应摄取的食物的总量。应根据患者的年龄、性别、标准体重、实际体重、有无合并症及体力活动情况而定。每天总热量的计算方法如下。

计算自己的标准（理想）体重。

方法 1：简易法。

标准体重（kg）＝身高（cm）－105。

方法 2：体重指数（BMI）。

目前国际多用此法来评估患者，BMI＝体重（kg）÷[身高（m）]^2。

确定自己体重是否为标准体重。

方法 1：肥胖度（或消瘦度）＝（实际体重－标准体重）/标准体重×100%；实际体重超过标准体重的 10% 为超重，超过标准体重的 20% 为肥胖，超过标准体重的 40% 为重度肥胖。实际体重低于标准体重的 10% 为体重不足，低于标准体重的 20% 为消瘦。

方法 2：中国成年人体重指数 18.5～24 kg/m^2 为正常，少于 18.5 kg/m^2 为体重过轻，超过 28 kg/m^2 为肥胖。

根据自己的活动量选择热量级别。

成人热量的计算：每天需要的热量＝标准体重×热量级别（注意按标准体重，而不是实际体重计算）。

（2）总热量的营养分配：常见的三大营养物质包括碳水化合物、蛋白质、脂肪。

碳水化合物：摄入量占总热量的 50%～60%。它是提供人体热量的主要来源，包括较小分子量的糖类和较大分子量的淀粉类，主要存在于谷类食物，1 g 碳水化合物可产生 16.74 kJ 的热量。在营养分配中，可选择复合碳水化合物，尤其是含高纤维的食物，如蔬菜、豆类、全麦谷物、燕麦和水果等。蔗糖提供的热量不超过总热量的 10%。水果的选择应在医师或专业护士、营养师的指导下，并根据病情决定。可以根据病情摄入少量的食糖。作为健康食谱的一部分，无热量的甜味剂可以用来替代食糖。每日进 3 餐，均匀分配碳水化合物，可在两餐之间适当加餐，但全天碳水化合物的摄入量仍保持不变。

蛋白质：摄入量占总热量的（无肾损害时）10%～15%。它是机体生长发育、组织修复、细胞更新极为重要的部分，因此每日摄入量充足十分重要，但往往蛋白质丰富的食物中，脂肪含量也不容忽视。蛋白质主要存在于肉类、蛋类、豆类、奶类等中，1 g 蛋白质可产生 16.74 kJ 的热量。微量清蛋白尿的患者每日摄入蛋白量应限制在每千克体重 0.8～1.0 g；有显性蛋白尿的患者蛋白质的摄入量宜限制在每千克体重 0.8 g 以下，并以优质动物蛋白为主。富含优质蛋白的食物是鱼、蛋、海产品（除海鱼外）、瘦肉、低脂奶制品、坚果类，优质蛋白应占每日摄入总量的 1/3。

脂肪：膳食中由脂肪提供的热量不能超过饮食总量的 30%。饱和脂肪酸的摄入量不要超过饮食总量的 10%。脂肪会产生很高的热量，1 g 脂肪可产生 37.67 kJ 的热量。若每日摄入过多脂肪会导致体重增加,血脂水平升高,甚至可能引起大血管粥样硬化斑块,同时增加发生心脑血管疾病的机会。在脂肪摄入量允许的范围内,可选择多不饱和脂肪酸和单不饱和脂肪酸的食物。在营养分配过程中,避免或限制高脂肪、全脂食品、棕榈油、花生油及油炸食品的摄入。每天食物中胆固醇摄入量<300 mg。胆固醇主要存在于蛋黄、鱼子、动物内脏中。

盐:过多的食盐会导致高血压、水肿,对抗降压药的疗效,甚至导致心、肾功能衰竭等。食盐摄入量限制在每天 6 g 以内,尤其是高血压患者。限制摄入含盐量高的食物,如加工食品、调味酱等。尽量选择含盐量低的食品。

(3)餐次分配:建议合理分配早、中、晚餐的量,三餐摄入量分别占总摄入量的比例:1/5、2/5、2/5。可根据实际情况具体调整。用胰岛素治疗时,可在两餐之间和睡前加餐,以防止发生低血糖。

(4)注意事项 ①饮食计划中的饮食量应基本固定,避免随意增减而引起血糖波动。②应忌食葡萄糖、蔗糖、蜜糖及其制品;要保证 1/3 以上的摄入蛋白质是动物蛋白;限制动物脂肪和富含胆固醇的食物,提倡使用植物油,忌食油炸、油煎食物;提倡食用富含纤维素的食物。③患者进行体育锻炼时不宜空腹,应随身携带一些方便食品(如饼干、糖果等),以备在偶然发生低血糖时食用。④注意按时进餐,如已服降糖药或注射胰岛素而未能及时进食,则极易发生低血糖。⑤限制饮酒,每天食盐的摄入量小于 6 g。⑥每周定期测量体重 1 次,衣服重量要相同,且用同一磅秤。如果体重改变>2 kg,应向医师报告。

(三)运动护理

运动在 2 型糖尿病的管理中占有重要的地位,具有重要意义。适当的运动可以增加胰岛素敏感性,减轻体重,改善血糖情况。因此坚持有规律的运动是控制糖尿病的基本措施。糖尿病患者如果能坚持规律的运动 12～14 年,可以显著降低病死率。运动原则:因人而异,量力而为,循序渐进,持之以恒。

1. 运动疗法对糖尿病患者的益处

(1)增加机体对胰岛素的敏感性,从而控制血糖。

(2)调整血脂代谢,降低血压。

(3)控制体重。

(4)预防心血管疾病,改善心肺功能。

(5)防治骨质疏松,增强身体灵活度。

(6)放松紧张的情绪。

2. 运动疗法的适应证和禁忌证

患者在开始运动疗法之前,应先由医护人员对患者(尤其是年龄超过 35 周岁,或糖尿病病程超过 10 年,或有高血压、冠心病及其他并发症者)的疾病情况进行全面检查和评估。

(1)运动的适应证:①稳定的 1 型糖尿病。②稳定期的妊娠糖尿病。③病情控制稳定的 2 型糖尿病。

(2)运动的禁忌证:①合并各种急性感染。②有严重糖尿病慢性并发症,如严重的糖尿病肾病、糖尿病足、眼底病变、新近发生的血栓等。③有明显酮症或酮症酸中毒倾向,或血糖水平波动大,频繁出现低血糖者。④伴有心功能不全、心律失常,且活动后加重。

3. 运动的选择

(1)有氧运动:是指能增强体内氧气的吸入、运送和利用的耐久性运动。在整个运动过程中,患者的氧气吸入量基本满足氧气消耗量,没有缺氧的情况。有氧运动是一种大肌肉群节奏性、连续性较强的运动,如散步、快走、慢跑、骑车、游泳、跳舞、打太极等,可帮助机体消耗葡萄糖和多余的脂肪,增加心肺活动。有氧运动方式是糖尿病患者的最佳运动方式。

(2)无氧运动:无氧运动是指对特定肌肉的力量训练,是突然产生爆发力的运动,无氧运动可以增加局部肌肉的强度,增加机体对胰岛素的敏感性,如举重、投铅球、百米跑、摔跤等,但由于缺氧,血乳酸生成增加,患者易感到气急、肌肉酸痛等不适。

4.运动前的准备

(1)全面检查:患者在运动治疗前都应彻底筛查潜在的并发症,以确保运动的安全。运动前准备的筛查内容包括多点血糖、糖化血红蛋白、血脂、血压、血酮、心电图、眼底、尿常规、下肢血管彩超、足部和关节外形及感觉、神经系统等。

(2)运动前的代谢指标:若空腹血糖水平≥14 mmol/L,且出现酮体,应避免运动;血糖水平>16.7 mmol/L,虽未出现酮体,也应谨慎;如运动前血糖水平<5.6 mmol/L,应摄入额外的碳水化合物后运动;收缩压>180 mmHg,也应避免运动。

(3)制订运动处方:在制订运动处方前,应考虑患者的年龄、体重、病程,有无并发症,以及患者工作生活特点、文化背景、喜好、以往运动量、社会支持系统等。

5.运动的方法

(1)运动疗法的总原则是"循序渐进、量力而行、持之以恒"。

(2)运动频率和时间为每周至少150 min(3~4 次/周),应在餐后1 h左右进行,每次运动持续20~30 min为宜,避免空腹及感觉不适时运动。

(3)运动强度不宜过大,运动后的心率以每分钟不超过(170一年龄)次为宜。

(4)运动时最好有人陪伴,并随身携带糖尿病救助卡。

(5)糖尿病患者宜选择中强度的有氧运动方式,如快走、慢跑、做健身操、打太极拳、散步等。

(6)每周最好进行2 次肌肉运动(如举重训练等),训练时阻力为轻或中度。

(7)运动项目要和患者的年龄、经济、文化背景及体质相适应,避免高强度的运动,不要操之过急,要循序渐进。

(8)养成健康的生活习惯,将有益的体力活动融入日常生活中,合理地制订运动方案,克服懒惰情绪。

(9)活动量大或剧烈活动时糖尿病患者应调整食物及药物,以免发生低血糖。

6.运动疗法的注意事项

①为防低血糖,不要在空腹时运动,运动时随身带些糖果,发生低血糖反应时立即进食。②运动前应先做低强度的热身运动5~10 min,即将结束时再做5~10 min的恢复整理运动。③带足够的水,尤其是天气较热的夏天,运动时会丢失大量水分,应注意及时补充水分。④防损伤,运动环境应安静、空气清新,暮练好过晨练。⑤穿柔软、舒适、透气性强的鞋袜。每次运动结束后仔细检查双足皮肤有无异常情况。如有下肢血管病变和周围神经病变,应在医护人员的指导下选择运动方式。⑥防寒防暑,注意添减衣服,冬天较冷时最好选择室内运动。⑦ 适可而止,心肺功能异常者出现气促、心悸时,应停止运动。⑧有条件者最好在运动前及运动后分别测一次血糖。⑨伴有心功能不全、冠状动脉供血不足者,有严重急慢性并发症者,血糖波动较大者,活动后心律失常加重者,有活动性的增殖性糖尿病视网膜病变者,伴有严重高

血压者(血压>180/100 mmHg)等最好暂停运动,在运动前咨询专业医务人员后,制订切合实际的运动计划。

(四)药物治疗和护理

通过糖尿病饮食(医学营养)、运动治疗手段改善患者的生活方式,是防治糖尿病及其并发症的基础措施,但是由于胰岛素抵抗持续存在,胰岛 B 细胞进行性衰退,甚至在疾病发展过程中遭遇各种应激,单单改善生活方式是远远不够的,还需要合理和积极地使用药物。

1. 口服降糖药

口服降糖药的种类较多,高血糖的药物治疗多基于纠正导致人类血糖水平升高的两个主要病理生理改变,即促胰岛素抵抗和胰岛素分泌受损。根据作用效果的不同,口服降糖药可分为主要以促进胰岛素分泌为主要作用的药物(磺脲类、格列奈类、二肽基肽酶 4 抑制剂)和通过其他机制降低血糖的药物(双胍类、噻唑烷二酮类、α-糖苷酶抑制剂、钠-葡萄糖耦联转运体 2 抑制剂)。磺胺类和格列奈类直接刺激胰岛 β 细胞分泌胰岛素;二肽基肽酶 4 抑制剂通过减少体内胰高血糖素样肽-1(GLP-1)的分解、增加 GLP-1 浓度从而促进胰岛 β 细胞分泌胰岛素;双胍类的主要药理作用是减少肝脏葡萄糖的输出;TZDs 的主要药理作用为改善胰岛素抵抗;a 糖苷酶抑制剂的主要药理作用为延缓碳水化合物在肠道内的消化吸收。SGLT2 抑制剂的主要药理作用为通过减少肾小管对葡萄糖的重吸收来增加肾脏葡萄糖的排出。

糖尿病的医学营养治疗和运动治疗是控制 2 型糖尿病高血糖的基本措施。在饮食和运动不能使血糖控制达标时应及时采用药物治疗。

2 型糖尿病是一种进展性的疾病。在 2 型糖尿病的自然病程中,对外源性的血糖控制手段的依赖会逐渐强。临床上常需要口服药物间及口服药与注射降糖药(胰岛素、GLP-1 受体激动剂)的联合治疗。

2. 选择降糖药物的注意事项

(1)肥胖、不良反应、过敏反应、年龄及其他的健康状况,可影响药物选择。

(2)联合用药宜采用不同作用机制的降糖药物。

(3)口服降糖药物联合治疗后仍不能有效地控制高血糖,应采用胰岛素与降糖药的联合治疗或单独胰岛素治疗。

(4)三种降糖药物之间的联合应用的安全性和花费、效益比尚有待评估。

(5)严重高血糖的患者应首先采用胰岛素降低血糖,减少发生糖尿病急性并发症的危险性。待血糖得到控制后,可根据病情重新制订治疗方案。

(五)胰岛素治疗和护理

胰岛素治疗是控制高血糖的重要手段。1 型糖尿病患者需依赖胰岛素维持生命,也必须使用胰岛素控制高血糖,并降低糖尿病并发症的发生风险。2 型糖尿病患者虽不需要胰岛素来维持生命,但当口服降糖药效果不佳或存在口服药使用禁忌时,仍需使用胰岛素,以控制高血糖,并减少糖尿病并发症的发生危险。在某些时候,尤其是病程较长时,胰岛素治疗可能是最主要的,甚至是必需的控制血糖措施。医务人员和患者必须认识到,与口服药相比,胰岛素治疗涉及更多环节,如药物选择、治疗方案、注射装置、注射技术、自我血糖检测(SMBG)、根据血糖监测结果所采取的行动等。与口服药治疗相比,胰岛素治疗需要医务人员与患者间更多的合作,并且需要患者掌握更多的自我管理技能。开始胰岛素治疗后应继续指导患者坚持饮食控制和运动,并加强对患者的教育和指导,鼓励和指导患者进行 SMBG 并掌握根据血糖监测结果来适当调节胰岛素剂量的技能,以控制高血糖并预防低血糖的发生。开始胰岛素治疗的患者均应通过接受有针对性的教育来掌握胰岛素治疗相关的自我管理技能,了解低血糖发生的危险因素、症状,掌握自救措施。

1.胰岛素的作用

(1)胰岛素的主要作用是降血糖,同时影响蛋白质和脂肪代谢。

抑制肝糖原分解及糖原异生作用,减少肝输出葡萄糖。

促使肝摄取葡萄糖及肝糖原的合成。

促使蛋白质和脂肪的合成和贮存。

促使极低密度脂蛋白的分解。

抑制脂肪和蛋白质的分解,抑制酮体的生成并促进对酮体的利用。

非代谢作用:胰岛素可促进平滑肌舒张作用。

(2)胰岛素的中枢作用:胰岛素现已被认为是向大脑摄食中枢传递信号的物质之一。

2.胰岛素治疗的适应证

(1)有 1 型糖尿病。

(2)有 2 型糖尿病。

血浆胰岛素水平确实较低,经合理饮食、体力活动和口服降糖药治疗控制不满意。

发生糖尿病酮症酸中毒、高血糖非酮症性高渗性昏迷、乳酸酸中毒等急性并发症。

有严重感染、外伤,大手术等应激情况。

合并心、脑血管并发症,肾脏或视网膜病变,肝功能不全。

患者严重营养不良,成年或老年糖尿病患者发病急、体重显著减轻伴明显消瘦。

患者为新诊断的与 1 型糖尿病鉴别困难的消瘦糖尿病患者。

经最大剂量口服药物降糖治疗,而糖化血红蛋白比例仍高于7%。

患者同时需要糖皮质激素治疗。

3.胰岛素治疗的护理

(1)正确选择注射胰岛素的部位:掌握不同胰岛素的作用特点,不良反应、使用方法和操作程序。

(2)对自我注射胰岛素患者的指导如下。

严格按照医嘱用药,不断随意停止、更换药物,定期检查血糖。

指导患者配合糖尿病饮食、运动治疗。

注射胰岛素部位,应考虑患者的运动情况,避免注射在运动所涉及的部位。

经常保持足够的胰岛素以及注射器和针头,随身携带糖尿病患者识别证件以确保离家发生并发症时能得到适当的治疗。

胰岛素应用中的任何改变都有医师指导。每次使用胰岛素之前都应仔细检查胰岛素的浓度、注册商标、类型、种属(牛、猪、人)、生产方法(重组人胰岛素、动物提纯胰岛素)是否是医师所建议的。

续购胰岛素时向医师讲清楚目前所使用胰岛素的产品名称,最好带上在用药的包装。

每次买药不能太多,以保证用一支备一支为宜,并要估计所购药品能否在有效期内用完。

取药前应仔细检查瓶盖是否完好,瓶签上的名称、字母标志是否清晰,是否与医师所开的处方一致,药品是否在有效期内,检查药品的物理性状和外包装。

在混合使用两种剂型的胰岛素时，必须在医师指导下进行。注意不要改变抽取胰岛素的顺序。

强调胰岛素的储存条件，不要使用超过有效期的胰岛素。

一次性使用的注射器不得重复使用，针头和注射器不得与他人共用。

患者伴有下列情况，胰岛素需要量减少：肝功能不正常，甲状腺功能减退，恶心、呕吐，肾功能不正常。

患者伴有下列情况，胰岛素需要量增加：高热、甲状腺功能亢进、肢端肥大症、糖尿病酮症酸中毒、严重感染或外伤、重大手术等。

用药期间应定期检查血糖变化，适时调整胰岛素剂量。

糖尿病孕妇在妊娠期间或妊娠糖尿病患者对胰岛素的需要量增加，分娩后需要量减少，甚至分娩后终止胰岛素治疗；随访其血糖，再根据血糖情况决定治疗方法。

儿童易产生低血糖，血糖波动幅度较大，调整剂量 0.5～1 单位，逐步增加或减少；青春期少年适当增加剂量，青春期后再逐渐减少。

老年人易发生低血糖，需特别注意饮食，适量的体力活动。

戒烟，吸烟可通过释放儿茶酚胺而拮抗胰岛素的降血糖作用，吸烟还能减少皮肤对胰岛素的吸收，所以正在使用胰岛素治疗的吸烟患者突然戒烟时，应观察血糖变化。

（六）心理护理

糖尿病的发病因素是综合性的，与生活方式、行为及社会心理关系密切，由于糖尿病治疗的长期性，生活方式的改变，家庭经济负担的加重以及疾病本身的内分泌因素，患者常合并焦虑、抑郁等不良情绪。糖尿病与焦虑、抑郁并存，可通过神经内分泌系统影响和加重病情，例如，抑郁引起的激素混乱可导致血糖控制不良，临床抑郁症使糖尿病患者的慢性大血管病变和微血管病变的发病率大大升高。因此要为患者提供高质量的护理，护士必须掌握一定的心理护理技巧。

（1）心理治疗和护理是指用心理学原理与方法解决患者的各种问题（包括情绪、认知和行为问题），其主要的目标是减轻患者的不良情绪反应的症状，改善患者的不适应社会的行为，提供心理支持，重塑人格，帮助患者建立良好的人际关系和社会支持系统。

（2）在沟通交流中护士应注意的一般原则是具有高尚的道德和真挚的同情心、敏锐的观察力，注重接纳性、支持性、保证性和综合治疗的原则。另外还应运用语言沟通 5 层次，护士应经常评估自己与患者处于沟通的哪一个层次。

开始沟通时彼此关系生疏，为一般性交谈。

打开局面后引导对方陈述事实。

有了一定信任感后进而交流看法。

在彼此完全信任的基础上护患双方诚恳交流。

最后达到沟通高峰。

（3）在与患者沟通的初期需耐心、细致地进行心理护理，主动找患者谈话，耐心地解释疑问。

宣教糖尿病的发生、发展和转归，教导患者掌握饮食、药物、运动、自我管理等方法。

指导血糖监测和注射胰岛素的方法，注意事项、低血糖反应的应对措施，足部护理的要点等。

让患者了解到目前虽不能根治糖尿病,但通过合理控制饮食、适当运动、科学用药、保持良好的情绪可以控制病情,患者能像健康人一样工作、学习和生活。

消除患者的顾虑,帮助其解决实际困难,减轻其心理负担。

护士应以安慰、关怀为主,帮助患者充分发泄愤怒与不满情绪,适当转移注意力,放松心情,消除不良情绪,帮助患者自我调整心态,勇敢地面对疾病。

(4)当患者拒绝承认患病事实时,护士应耐心地向患者讲解糖尿病的诊断标准,介绍糖尿病基础知识、高血糖的危害性、饮食治疗的重要性等,使患者消除否认、怀疑、拒绝的不良心理,并积极、主动地配合治疗。对于有轻视麻痹心理的患者,要耐心、细致地讲解不重视治疗的后果以及并发症的危害。此期护士应谅解患者的不良情绪,不计较,同时与家属配合做好心理疏导,往往能收到较良好的效果。

(5)当患者进入接受期,护士应利用患者情绪较平稳的这段时间加强对患者自我管理的指导与训练。

可根据患者的年龄、身高、体重、体力活动量、饮食习惯、血糖、肾功能,制订不同类型的饮食、运动和自我监测方案。

对儿童患者特别要注意讲究交流方式、方法,应轻松愉快地宣教,既让患儿明白身体有病要加强自我保护,又避免造成依赖或自卑心理。

护士还应注意着重指导家长、家属、陪护人员,严格执行医嘱确保疗效。

(七)健康教育

(1)糖尿病健康教育包括行为、心理素质教育。倡导健康的饮食、运动等生活方式,改变某些不良的生活习惯,不吸烟、少饮酒。

(2)教会患者要监测血糖变化,学会测定尿糖、便携式血糖计的使用和胰岛素注射技术,学会糖尿病饮食配制及自我保健。

(3)告诉患者积极配合治疗,养成良好的遵医行为,可以在一定程度上预防和延缓并发症的发生,而感染、应激、妊娠和治疗不当等会加重病情。

(4)指导患者及其家属识别低血糖反应,掌握其正确的处理方法。不可随意减药和停药。

(5)指导患者定期复查,如有症状加重等情况,应立即就诊。

(冯晓玲)

第三节 糖尿病酮症酸中毒

糖尿病酮症酸中毒(diabetic ketoacidosis,DKA)是糖尿病患者最常见的急性并发症,具有发病急、病情重、变化快的特点。DKA患者占糖尿病住院患者的8%～29%,每千名糖尿病患者年发生DKA者占4%～8%,DKA多由各种应激状态诱发,也可无明显诱因,延误诊断或者治疗可致死亡。

一、护理评估

由于糖尿病代谢紊乱加重,脂肪分解加速,产生以血糖及血酮体水平明显升高及水、电解质平衡失调和代谢性酸中毒为主要表现的临床综合征。严重者常致昏迷及死亡。

（一）诱因

DKA 的诱因很多，1 型糖尿病有自发 DKA 倾向，2 型糖尿病患者在一定诱因作用下也可发生 DKA。常见诱因：感染、胰岛素剂量不足或治疗中断、饮食不当、妊娠和分娩、创伤、手术、麻醉、急性心肌梗死、心力衰竭、精神紧张或严重刺激引起应激状态等，有时亦可无明显诱因。

（二）病理生理

糖尿病酮症酸中毒是糖尿病患者在各种诱因作用下，由于胰岛素及升糖激素分泌双重障碍，造成糖、蛋白质、脂肪以至于水、电解质、酸碱平衡失调而导致高血糖、高血酮、酮尿失水、电解质紊乱、代谢性酸中毒等的综合征。

1. 高血糖

DKA 患者的血糖多呈中等程度的升高，常为 $16.7\sim27.5$ mmol/L（$300\sim500$ mg/dL），除非发生肾功能不全，否则多不超过 27.5 mmol/L（500 mg/dL）。高血糖对机体的影响：①细胞外液高渗使得细胞脱水，导致相应器官的功能障碍；②引起渗透性利尿，同时带走水分和电解质，进一步导致水盐代谢紊乱。

2. 酮症和/或酸中毒

酮体是脂肪 β 氧化不完全的产物，包括乙酰乙酸、β-羟丁酸和丙酮 3 种组分，其中 β-羟丁酸和乙酰乙酸都是强酸。DKA 患者由于脂肪分解增加，产生大量的酮体，超过正常周围组织氧化的能力而引起高酮血症和酮症酸中毒，并消耗大量的储备碱。当血 pH 降至 7.2 时可出现典型的酸中毒呼吸（Kussmaul 呼吸），pH＜7.0 时可致中枢麻痹或严重的肌无力甚至死亡，另外，酸血症影响氧与血红蛋白解离，导致组织缺氧，加重全身状态的恶化。DKA 时知觉程度的变化范围很大，当血浆 HCO_3^- 浓度≤9.0 mmol/L 时，不论其意识状态为半清醒还是昏迷，均可视之为糖尿病酮症酸中毒昏迷（diabetic ketoacidosis and coma，DKAC），当血 HCO_3 浓度降至5.0 mmol/L 以下时，预后极为严重。

3. 脱水

DKA 时渗透性利尿、呼吸深快失水和可能伴有的呕吐、腹泻引起的消化道失水等因素均可导致脱水的发生。严重的脱水可引起血容量不足、血压下降，甚至循环衰竭等严重后果。

4. 电解质紊乱

DKA 时渗透性利尿、摄入减少及呕吐、细胞内外水分转移入血、血液浓缩等均可导致电解质紊乱。同时，由于电解质的丢失和血液浓缩等方面因素的影响，临床上所测血中电解质水平可高可低，也可正常。DKA 时血钠浓度无固定改变，一般正常或降低，血钾浓度多降低，另外，由于细胞分解代谢量增加，磷的丢失亦增加，临床上可出现低磷血症，低磷也可影响氧与血红蛋白解离，引起组织缺氧。

（三）临床表现及诊断

按糖尿病酮症酸中毒的程度可分为轻度、中度及重度。轻度实际上是指单纯酮症并无酸中毒，有轻中度酸中毒者可列为中度；重度则是指酮症酸中毒伴有昏迷，或虽无昏迷但二氧化碳结合低于 10 mmol/L 时，患者极易进入昏迷状态。较重的酮症酸中毒的临床表现包括以下几个方面。

1. 糖尿病症状加重

多饮多尿、体力及体重下降的症状加重。

2.胃肠道症状

胃肠道症状包括食欲下降、恶心、呕吐。有的患者,尤其是 1 型糖尿病患者可出现腹痛症状,有时甚至被误为急腹症。腹痛的原因尚不明了,有人认为腹痛可能与脱水及低血钾所致胃肠道扩张和麻痹性肠梗阻有关。

3.呼吸改变

呼吸改变是酸中毒所致。当血 pH<7.2 时呼吸深快,以利于排酸;当 pH<7.0 时则发生呼吸中枢受抑制,部分患者呼气中可有类似烂苹果气味的臭味。

4.脱水与休克症状

中、重度酮症酸中毒患者常有脱水症状,脱水达 5% 者可有脱水表现,如尿量减少、皮肤干燥、眼球下陷等。脱水超过体重 15% 时则可有循环衰竭,症状包括心率加快、脉搏细弱、血压及体温下降等,严重者可危及生命。

5.神志改变

临床表现的个体差异较大,早期有头痛、头晕、萎靡,继而烦躁、嗜睡、昏迷。昏迷的原因包括乙酰乙酸过多、脑缺氧、脱水、血浆渗透压升高、循环衰竭等。

(四)治疗要点

糖尿病酮症酸中毒发病急、进展快,处理时应注意针对内分泌代谢紊乱,去除诱因,阻止各种并发症的发生,减少或尽量避免治疗过程中发生意外,降低病死率等。方法包括补液、胰岛素的应用、补充钾及碱性药物、其他对症处理和消除诱因。

1.补液

抢救 DKA 极为关键的措施如下。

(1)在开始 2 h 内可补充生理盐水 1 000~2 000 mL,以后根据脱水程度和尿量每 4~6 h 给予 500~1 000 mL 生理盐水,一般 24 h 内补液 4 000~5 000 mL,严重脱水但有排尿者可酌情增加补液量。

(2)当血糖浓度下降至 13.9 mmol/L 时,改用 5% 的葡萄糖生理盐水。对有心功能不全及高龄患者,有条件的应在中心静脉压监护下调整滴速和补液量,补液应持续至病情稳定,可以进食为止。

2.胰岛素治疗

(1)最常采用持续静脉滴注短效胰岛素。开始时以 0.1 U/(kg·h)=(成人 5~7 U/h),控制血糖浓度快速、稳定地下降。

(2)当血糖浓度降至 13.9 mmol/L(250 mg/dL)时可将输液的生理盐水改为 5% 的葡萄糖或糖盐水,按每 3~4 g 葡萄糖加 1 U 胰岛素计算。

3.纠正电解质紊乱

(1)通过输注生理盐水,低钠低氯血症一般可被纠正。

(2)除非经测定血钾浓度高于 5.5 mmol/L、心电图有高钾表现或明显少尿、严重肾功能不全,暂不补钾外,一般应在使用胰岛素及补液后,只要患者已有排尿均应补钾。一般在监测血钾情况下,每小时补充氯化钾 1.0~1.5 g(13~20 mmol/L),24 h 总量 3~6 g。待患者能进食时,改为口服钾盐。

4.纠正酸中毒

(1)轻、中度患者,一般经上述综合措施后,酸中毒可随代谢紊乱的纠正而消除。仅严重酸中毒(pH≤7.0)时,应酌情给予小剂量碳酸氢钠,但补碱忌过快过多,以免诱发脑水肿。

(2)当 pH>7.1 时,即应停止使用补碱药物。

二、主要护理诊断/问题

(1)体液不足与疾病所致的脱水相关。

(2)舒适的改变与疾病所致的一系列临床表现相关。

(3)营养低于机体需要量与胰岛素分泌不足导致体内代谢紊乱相关。

(4)活动无耐力与疾病所致的代谢紊乱、蛋白质消耗过多相关。

(5)焦虑与担心疾病的预后相关。

(6)患者缺乏糖尿病酮症相关预防知识。

三、护理目标

(1)患者的糖尿病酮症酸中毒得到纠正。

(2)患者能了解疾病的发展、过程,维持正常的代谢。

四、护理措施

(一)补液的护理

(1)清醒患者可口服补液。对昏迷者可通过胃管喂温开水。

(2)一般建立 2 个静脉通道补液,严重脱水的可以建立 3～4 条静脉通道。

(3)补液原则为先快后慢,先盐后糖。根据血压、心率、每小时尿量及周围循环情况决定输液量和输液速度。一般最初 2～3 h 输入 2 000 mL 生理盐水,待血循环改善后的每 6～8 h 静脉补液 1 000 mL,一般最初 24 h 的补液总量为 4 000～5 000 mL,个别的可达 8 000 mL 左右。

(4)对于血容量持续不恢复的休克患者可以输入血浆或羧甲淀粉以便提高有效血容量。

(二)胰岛素应用的护理

(1)每 1～2 h 测定血糖,根据血糖水平调整胰岛素的用量。降糖速度不宜过快,以每 2 h 血糖值下降幅度不超过基础血糖值的 20％或 4 h 血糖下降值不超过基础血糖值的 30％为宜。

(2)血糖水平降到 13.9 mmol/L 时,改为静脉输入糖胰比(2～4)∶1 的糖水。

(3)对于重度脱水休克者主张先补充液体,待血容量改善后才使用胰岛素,否则在组织灌流量枯竭的状态下胰岛素发挥的作用不明显。

(三)纠酸的护理

通常采用静脉补充 1.25％的碳酸氢钠,4 h 内滴注完毕,同时注意监测血 pH 的变化,当 pH 升至 7.2 时应停止补碱。

(四)病情观察

(1)严密监测患者的生命体征,包括神志、瞳孔等,必要时安置床旁心电监护。

(2)严密监测血糖、血酮的变化。

(3)严格记录 24 h 的出入量,特别是尿量。

(4)及时配合医师抽血,检查患者的各项生化指标,如血糖、血钾、血酮、血气分析等。

(五)吸氧

低流量吸氧,3 L/min。

（六）做好各种管道护理

包括胃管、尿管、氧气管及输液管道等的管理。对气管插管的患者注意保持呼吸道通畅，必要时吸痰等。

（七）协助患者生活护理

协助患者做好口腔、皮肤护理等。及时更换患者的汗湿衣物，保持皮肤的清洁、干燥，对于长期持续高热卧床者，要注意防止压疮的发生。

（八）防坠床

对于烦躁患者，加床挡保护。

（九）心理护理

给予紧张的清醒患者心理护理，做好昏迷者家属的安慰、指导工作。

（冯晓玲）

第四节　糖尿病伴心血管疾病

一、糖尿病冠心病的护理

糖尿病合并心脏冠状动脉粥样硬化，即糖尿病冠心病。糖尿病患者心血管系统的发病率明显高于非糖尿病患者。糖尿病冠心病是糖尿病致死的最主要原因，约占80%。糖尿病患者患冠状动脉粥样硬化心脏病的概率是正常人的2～4倍。

（一）发病机制

高血糖损伤血管内膜，内皮细胞损伤以后，血液当中的血脂等沉积在血管内壁上，导致管腔狭窄，动脉硬化。

糖尿病患者血小板凝血功能增强，凝血因子增多，血液黏稠，容易导致血栓，堵塞血管。以上因素共同作用，导致心肌缺血、缺氧，甚至坏死，从而引发糖尿病冠心病。

（二）临床表现

(1)有慢性稳定型心绞痛。

(2)有无痛性心绞痛。

(3)有急性冠脉综合征。

（三）辅助检查

(1)筛查心电图：糖尿病冠心病患者休息时心电图显示心肌缺血，ST段可呈水平型或下斜型降低，且不低于0.05 mV，T波低平，双相或倒置，可出现严重心律失常。

(2)心率：休息时心率每分钟高于90次，可疑为本病，若每分钟高于130次，基本可确诊。

（四）治疗要点

(1)降脂治疗。

(2)降压治疗。

(3)控制血糖。

(4)降低血流黏滞度，常用药为阿司匹林。对阿司匹林过敏者可选用氯比雷格。

(5)伴急性心肌梗死，可进行溶栓治疗，发病6 h内溶栓最佳。常用药为尿激酶注射液。

(6)合并心力衰竭时，治疗采用扩血管、利尿、强心等。

(7)介入治疗及外科治疗，包括经皮冠状动脉腔内成形术、冠状动脉内支架及激光心肌血运重建术等。外科治疗包括冠脉搭桥术。

（五）主要护理问题

(1)疼痛与心肌缺血有关。

(2)活动无耐力与心绞痛导致患者活动耐力减弱有关。

(3)营养低于机体需要量或高于机体需要量，与胰岛素分泌或作用缺陷引起糖、蛋白质、脂肪代谢紊乱有关。

(4)焦虑与糖尿病慢性并发症、长期治疗导致经济负担加重有关。

(5)患者缺乏糖尿病的预防和自我护理知识。

（六）护理目标

(1)住院期间心绞痛不发作。

(2)患者心绞痛发作时能采用正确的处理办法。

（七）护理措施

1.疼痛的护理

(1)评估疼痛的部位、性质、程度、持续时间，严密观察血压、心率、心律变化，有无面色改变、大汗、恶心、呕吐等。

(2)绝对卧床休息，采取舒适卧位。

(3)心理护理：关注患者的情绪或精神的改变，安慰和鼓励患者，稳定患者的情绪。

(4)必要时遵医嘱给予氧气吸入，4~6 L/min。

(5)服用硝酸甘油的护理：①心绞痛发作时，遵医嘱协助患者将硝酸甘油置于舌下含服。对于心绞痛频繁发作或含服硝酸甘油无效者，可遵医嘱静脉滴注硝酸甘油注射液；②硝酸甘油易引起血压下降和直立性低血压，故需严密监测血压的变化及注意患者主诉，指导患者改变体位时注意动作要缓慢；③告知患者用药后可能会出现的药物不良反应，如面部潮红、头部胀痛、头昏、心动过速、心悸等，其原因为药物使血管扩张，消除患者的焦虑情绪；④首次用药时，患者应平卧。青光眼、低血压患者禁用。

(6)患者疼痛缓解后与其总结分析诱因，避免或减少诱发因素。

2.活动指导

评估患者活动受限的程度，协助医师为患者指导个性化的运动方案，运动前指导患者进行运动负荷试验。

3.急性心肌梗死的护理

(1)绝对卧床休息，保持环境安静，限制探视。

(2)遵医嘱间断或持续吸氧。

(3)安置心电监护。

(4)镇静止痛：给予患者心理安慰及解释工作，遵医嘱给予吗啡或哌替啶止痛，对烦躁者可给予地西泮。

（5）溶栓的护理：①迅速建立静脉通路,遵医嘱溶栓治疗；②观察有无寒战、发热、过敏等不良反应,补充血容量,纠正酸中毒,控制休克。

4．健康指导

（1）指导患者提高自我监测及自我护理的能力,定期进行心电图、血糖、血压、血脂等检查,讲解心血管并发症基本知识及处理原则。

（2）指导患者建立良好的生活方式：戒烟、戒酒、控制体重、保证充足的睡眠、保持良好的情绪。

（3）嘱患者选择低糖、低脂、低盐、优质蛋白、高维生素、低热量饮食,适当摄入高纤维素饮食,以保持大便通畅,限制单糖类食物（如水果、蜂蜜）,鼓励多吃粗粮,少食多餐。

（4）运动一般以较低运动强度,每次 20～45 min,最长不超过 1 h,每周 3～4 d 为宜。应选节律比较缓慢,能使上、下肢大组肌群适当活动的项目,如打太极拳、步行、骑车等。在运动中如出现任何不适,应立即停止运动并就医。

（5）指导患者遵医嘱坚持用药,不能随意停药、换药和增减量,详细讲解药物的作用和不良反应。

（6）外出时最好有人陪同并随身携带硝酸甘油。

（7）指导患者定期门诊复诊。

二、糖尿病合并高血压的护理

糖尿病患者常发生高血压,在未出现临床糖尿病前其高血压发生率与相同年龄的人群相似,患糖尿病后其患病率明显上升。国外患病率可高达 40％～80％,国内患病率为 28％～48％。研究报道糖尿病并发高血压患者是非糖尿病并发高血压患者的 2～5 倍。糖尿病并发高血压可加速心、脑、肾血管和视网膜病变的进展,使这些并发症的发病率和病死率明显升高。临床上将糖尿病中高血压的病因分为有糖尿病肾病的高血压、无糖尿病肾病的高血压和糖尿病性自主神经病变伴高血压等。

（一）发病机制

无肾脏病变的糖尿病高血压,大多属于 2 型糖尿病,高血压多属于原发性。糖尿病合并高血压的发病机制主要是血压调节失常,机体内的钠离子量与容积的关系受到破坏。已发现糖尿病患者体内的可交换钠量增加,其钠离子较正常人增多 10％。其次糖尿病患者对肾上腺素、去甲肾上腺素和血管紧张素 Ⅱ 的敏感性增加,所显示的升压反应较正常人大。此外,尚与微血管损害直接相关。高血糖造成的高灌注导致毛细血管性高血压,糖基化和脂肪化造成血管壁损害,导致高血压。当然,2 型糖尿病患者的高血压也与年龄、肥胖和肾功能不全的程度有关。1 型糖尿病患者的高血压和肾脏病变密切相关,但在无蛋白尿阶段就可出现血压升高,可能与糖尿病控制得差和血清去甲肾上腺素升高有关。1 型糖尿病患者也往往由于存在外源性胰岛素而发生水钠潴留、血容量增加,高血糖引起血渗透压升高,使有效血容量及心排出量增加,从而引起收缩压升高。有肾脏病变的糖尿病患者发生高血压可能与肾脏缺血等因素有关。

高血压对肾功能有损害早已被确认。有高血压的糖尿病患者的血清肌酐水平升高速度较正常血压者更为明显。糖尿病高血压的主要并发症有冠心病、心肌梗死、脑血管意外、心力衰竭及肾小球硬化症等。毫无疑问,高血压是糖尿病患者因心血管系统紊乱而死的主要原因。

如果伴有微血管病变,对肾脏病变和视网膜病变的发展更为不利,微血管病变加快后两者的恶化速度。

(二)诊断要点

(1)确诊糖尿病。

(2)血压:根据 1999 年世界卫生组织高血压专家委员会(WHO/ISH)确定的标准和中国高血压防治指南(1999 年 10 月)的规定,18 岁以上成年人高血压定义为在未服抗高血压药物情况下收缩压不低于 18.7 kPa(140 mmHg)和/或舒张压大于等于 12.0 kPa(90 mmHg)。患者既往有高血压史,目前正服抗高血压药物,即使血压已低于18.7/12.0 kPa(140/90 mmHg),仍应诊断为高血压。应鉴别糖尿病高血压与嗜铬细胞瘤、原发性醛固酮增多症及药源性高血压等。

(三)一般治疗

若血压超过 120/80 mmHg,应开始生活方式干预。

1.行为治疗

①量化饮食治疗:每日食盐摄入量<5 g,限制所有含盐量高的食品。常见含盐量高的食品包括酱油、调味汁、所有腌制品、熏制品、咸菜、酱菜、罐头制品、香肠、火腿等。严重者无盐饮食。②量化运动治疗:选低至中等运动强度,避免憋气动作或高强度的运动;运动时间不少于30 min,或一天运动时间累加达到 30 min;每周多于 4 d,以每天都进行运动为最佳。

2.控制体重

通过适当有规律的体育运动和控制每日总热量的摄入来控制体重。

3.坚持戒烟、限酒

特别是戒除和严格限制白酒的摄入对防治高血压有积极意义。

4.尽量避免使用口服避孕药

近年来的研究表明,口服避孕药是高血压的原因之一。

(四)药物治疗

血压≥140/80 mmHg 的患者,应加用药物治疗。对于已经出现微量清蛋白尿的患者,也应该直接使用药物治疗。遵医嘱合理用药,尽早用药,定期监测病情,尽快稳定控制病情。

1.血管紧张素转化酶抑制剂(ACEI)

无论 1 型糖尿病还是 2 型糖尿病,都存在着肾素活性的升高,以及对去甲肾上腺素升压反应的增强,这构成了使用 ACEI 治疗糖尿病高血压的基础。而且此类药对糖、脂肪以及其他代谢方面无严重不良反应,并可降低外周和肾血管阻力,增加肾血流量。故此类药是糖尿病合并高血压患者降压治疗的最佳选择。不良反应并不多见,可有皮疹、白细胞减少、干咳、味觉异常等。常用制剂为卡托普利每片 25 mg,初用每日 1~2 次,可逐渐加大剂量。伴随有肾功能不全者仅需 12.5 mg,每日 3 次。于餐前 1 h 服用能产生最佳的效果。此外还可选用贝那普利、福辛普利(蒙诺)、雷米普利(瑞泰)等。

2.血管紧张素Ⅱ受体阻滞剂(ARB)

血管紧张素Ⅱ受体阻滞剂主要通过阻滞组织的血管紧张素Ⅱ受体亚型 AT1,更充分、有效地阻断血管紧张素Ⅱ的水钠潴留、血管收缩与组织重构作用。常用的有氯沙坦、缬沙坦、伊贝沙坦、替米沙坦和坎地沙坦。它是 ACEI 的替换药,降压作用起效缓慢,但持久而平稳。

3.利尿药

降压作用最强的是氢氯噻嗪,呋塞米的降压作用虽强,但降压效果不佳。主要不良反应是诱发或加重电解质等代谢紊乱,故不宜作为首选药物。痛风患者禁用。常用的有氢氯噻嗪、氨苯蝶啶、吲达帕胺等。

4.β受体阻滞剂

β受体阻滞剂虽可降低机体对去甲肾上腺素的升压反应,但可使糖和脂肪代谢严重紊乱,降低糖耐量,升高血脂和血糖水平,并可掩盖低血糖反应,所以必须慎用非选择β受体阻滞剂(如普萘洛尔等)。可选用选择性β₁受体阻滞剂,如美托洛尔、阿替洛尔及醋丁洛尔(醋酰心安)等。

5.α受体阻滞剂

该类的代表性药物是周围性α受体阻滞剂哌唑嗪,该药具有扩张血管作用,降压作用迅速,可减轻心脏的后负荷,且对胰岛素和糖代谢无不良影响。不良反应是可引起直立性低血压,偶可引起水钠潴留。应从小剂量开始,逐渐递增,于临睡前服首剂,0.5~1 mg,以后每日3次,维持量为每日6~15 mg。中枢性α受体阻滞剂可乐定,对血糖、血脂代谢均无明显影响。

6.钙通道阻滞剂

由于此类药物可使血管扩张而不引起直立性低血压,且对血糖、血脂及胰岛素均无不良影响,并可改善肾脏血流量,故对糖尿病合并高血压的治疗非常有利。其不良反应有可加重低肾素、低醛固酮血症和高血钾,偶可引起水钠潴留及性功能障碍。

常用的药物有维拉帕米、硝苯地平(拜新同)、尼莫地平、非洛地平(波依定)、氨氯地平(络活喜)等。

(五)主要护理问题

(1)舒适的改变:头晕与血压高导致脑部灌注改变有关。

(2)有跌倒的危险与头晕有关。

(3)营养低于机体需要量或高于机体需要量与胰岛素分泌或作用缺陷引起糖、蛋白质、脂肪代谢紊乱有关。

(4)焦虑与糖尿病慢性并发症,长期治疗导致经济负担加重有关。

(5)患者缺乏糖尿病的预防和自我护理知识。

(六)护理目标

(1)患者的血压控制在目标范围。

(2)住院期间患者未发生跌倒。

(七)护理措施

1.重建良好的生活方式

(1)3个月合理的行为治疗可以使收缩压下降10~15 mmHg,要纠正患者的不良生活方式,加强锻炼、生活规律、戒烟、戒酒。

(2)控制体重:超重及肥胖者体重每减轻1 kg,可使平均动脉压降低1 mmHg,对轻、中度高血压有效。

(3)量化饮食:每日摄入钠盐不应超过5 g。推荐低脂、少盐、高纤维饮食,限制所有含盐高的食品。

(4)量化运动:每天运动30 min左右,每周坚持4~7 d,运动后注意水分的补充。

(5)保证充足睡眠。

2.用药护理

(1)遵医嘱正确用药。

(2)观察用药后的反应：①监测血压；②观察药物不良反应。

(3)预防发生直立性低血压，预防跌倒等意外：①坐位或半卧位服药后，动作不宜过猛；②穿弹力袜以促进下肢血液循环；③洗澡水温度不能太高，洗澡时间不能超过 15 mm，禁止洗桑拿；④指导患者禁止突然转身、下蹲、起立、弯腰等，宜使用坐便器而避免使用蹲厕。

3.健康教育

(1)高血压的危害。

(2)降压药知识宣教：①ACEI 和 ARB 类降压药为治疗糖尿病高血压的首选药物。前者抑制血管紧张素的产生，降低肾小球内压，阻止肾小球肥大，减少尿蛋白，减慢肾小球滤过率，对糖、脂肪及其他代谢方面没有不良作用，主要不良反应是咳嗽、升高血肌酐血钾、过敏、皮疹、WBC 降低等。对 ACEI 有不良反应的患者可以选择 ARB 类降压药，但血肌酐浓度高于 3 mg/dL 者慎用，主要不良反应是高钾血症、肾功能恶化等。当需要联合用药时，也应当以其中一种药为基础；②利尿剂、β 受体阻滞剂、钙通道阻滞剂(CCB)为糖尿病高血压二级药物，或者联合用药。血压达标通常需要 2 种或 2 种以上的药物联合治疗。但利尿药氢氯噻嗪可以升高血糖水平，β 受体阻滞剂会掩盖低血糖早期症状，故使用过程中需注意；③阿司匹林或其他抗血小板药物可减少脑卒中和心血管病死亡的危险；④坚持按时、按量规律用药，不能随便停药。

(3)指导患者定期自我监测血糖、血压，告知其方法和注意事项。

(4)指导患者定期门诊复诊。

(冯晓玲)

第五节　糖尿病足

糖尿病足是糖尿病患者血管、神经病变引起下肢异常的总称，因合并感染引起肢端坏疽者称糖尿病肢端坏疽，是糖尿病足发展的一个严重阶段。糖尿病患者入院治疗的主要原因之一是足部溃疡。

大量的调查资料表明，糖尿病足不但导致糖尿病患者的生活质量下降，而且造成巨大的经济和社会负担。

一、护理评估

(一)病因

糖尿病患者发生足部溃疡的病因很复杂，临床表现也不尽相同，治疗则需要根据患者的情况不同。许多因素都会导致糖尿病足部溃疡的发生，足部溃疡的危害是皮肤长期不愈，一方面引起感染，导致其他并发症，另一方面严重影响患者的生活质量。与此同时，糖尿病足部溃疡常导致足部的溃疡周围神经承受异常压力，引起局部皮肤缺陷坏死，糖尿病本身也将引起其他并发症，如视力减退、关节运动受限、心脑血管疾病等。

1. 神经病变

糖尿病患者神经受损和自身代谢异常是相互关联的,糖尿病本身可以损伤神经和血管,导致视觉障碍,并导致受损神经支配的足部肌肉收缩障碍和微血管损伤,影响足部血液循环。当感觉神经发生异常时患者感觉不到压力的作用而导致皮肤受损,进而发生急性或慢性溃疡。运动神经受损会影响足部肌肉的正常运动,使患者步行时局部受力异常分配,这样异常负荷部位皮肤增厚(胼胝)。当损伤特别严重时将出现组织缺血性坏死(胼胝下),皮肤裂开(皮下组织),引起所谓的神经性溃疡。

糖尿病足是梅毒样病,表现为一个或多个关节、足骨失调或萎缩,出现自然或轻度创伤,痛觉消失,而急性期常常疼痛。组织缺损主要是骨质减少,骨组织结构完整性破坏,被认为是血管扩张引起神经性小血管分流所致。轻度创伤引起衰退性骨折,从而增加了邻近骨的负荷,导致肉眼可见的破坏。该过程可自我限制,但如果缺损继续扩大,就会增加继发溃疡的危险。

2. 局部缺血

由于大血管疾病的患者(动脉粥样硬化)足部近端血管和足近端相对供血少,可以变成局部缺血。局部缺血也可由微血管病变引起。足部结构改变(增厚的基底部、毛细血管壁脆性和血栓形成)和功能改变(血管扩张性神经病、不全性循环和异常内皮功能)的特点是保护性出汗丧失,局部的皮肤发红、变干,营养不良性的趾甲变薄,鞋压迫邻近脚趾尤为敏感。

3. 溃疡面经久不愈

细菌感染、组织缺血、连续创伤、治疗措施不当都会造成糖尿病足部溃疡愈合缓慢,成为慢性创面,经久不愈。

4. 感染

感染性足部溃疡的常见病因,也可以使创面愈合恶化,愈合延迟,临床上应考虑早期使用抗生素。感染可分为浅表感染、软组织感染(蜂窝织炎)和骨髓炎。病原菌是真菌还是细菌还不肯定。细菌存在于清洁创面中,也存在于腐败组织中。但测定创面愈合困难是细菌引起的还是细菌释放的活性物质引起的比较困难。创面感染可能会造成功能不全。如果没有感染证据,即使使用全身抗生素也没有益处。

许多严重感染病变(如蜂窝织炎、骨髓炎)的临床诊断中,影像学辅助诊断是其主要手段,软组织感染是显而易见的炎性特征,但是如果足部出现局部缺血则很难鉴别,有时会表现为渗出物显著增多或伴有疼痛,可能是小动脉末端血栓形成所致。感染是形成局部坏疽的主要原因。

5. 局部缺血和远端感觉神经病变

局部缺血可能延迟愈合,早期必须考虑再血管化。末梢神经病变,就会失去保护作用,很可能会引起足部连续创伤,影响创伤修复。

6. 延迟治疗

创面恶化很可能延迟愈合时间。据调查,专科诊所从溃疡发病到初期治疗平均延误时间是 15 d;患者可能没有意识到溃疡存在或者忘记了忠告,认为溃疡也许会自行愈合。这种侥幸心理与专家提供的信息不准确有关,很可能会加重患者足部的损伤。

(二)临床表现

1. 一般表现

(1)患者皮肤瘙痒、干而无汗,肢端凉、水肿或干枯,皮肤颜色暗及有色素斑。

(2)肢端有刺痛感,感觉迟钝或丧失,鸭步行走,有休息痛。下蹲、起立困难,常持杖行走。

(3)肢端营养不良,肌肉萎缩张力差,关节韧带易损伤。

(4)有弓形足、槌状趾、夏科关节,骨质破坏可发生病理性骨折等。

(5)肢端动脉搏动减弱或消失,血管狭窄处可听到血流杂音。深浅反射迟钝或消失。

(6)肢端皮肤易干裂或糜烂、溃疡、坏疽或坏死。

2. 坏疽的局部表现及分型

根据肢端坏疽的性质及临床表现可分为湿性坏疽、干性坏疽和混合性坏疽。

(1)湿性坏疽:多发生在肢端动脉、静脉,以及血流同时受阻、循环与微循环障碍及神经障碍致皮肤损伤、感染化脓时。病灶轻重程度不一,浅表溃疡或严重坏疽。局部常有红、肿、热、痛及功能障碍,严重时多伴有全身不适或毒血症、菌血症等表现。

(2)干性坏疽:多发生在肢端动脉及小动脉粥样硬化,血管腔狭窄或动脉血栓形成,使血流逐渐或骤然中断时。但静脉血回流仍畅通,组织液减少导致局部不同程度的缺血性坏疽。

(3)混合性坏疽:多见于肢端某一部位动脉或静脉阻塞,血流不畅,并发感染。湿性坏疽和干性坏疽同时发生在同一个部位。一般病情较重、坏疽面积较大,常涉及肢端大部或全足坏疽。

(三)实验室检查

1. 实验室检查

(1)测定空腹血糖、餐后 2 h 血糖及糖化血红蛋白。

(2)检查尿常规、尿糖、尿蛋白及酮体。

(3)做血象、红细胞(RBC)、血红蛋白(Hb)、WBC 及血液流变学检查。

(4)检查血清总胆固醇、甘油三酯及血浆蛋白、白蛋白、球蛋白、尿素氮、肌酐、二氧化碳结合力。

(5)做坏疽分泌物细菌培养。

2. 特殊检查

(1)彩色多普勒超声检查:近年来开展得比较普遍,是一种无创性、准确性较高的检查方法。下肢多检查股、动脉、静脉及足背动脉定位、定量分析。

(2)动脉造影:多适用于截肢平面术前定位或血管重建手术及介入放射学治疗术前检查。它能准确地了解血管腔内各种病变而便于手术,但属于创伤性,甚至造影后可能引起血管痉挛,使肢体缺血加重。

(3)X 线检查:可发现肢端骨质疏松、脱钙、骨髓炎、骨质破坏、骨关节病变及动脉硬化,也可发现气性坏疽感染后肢端软组织变化。对诊断肢端坏疽有重要意义,一般应作为常规检查。

(四)治疗要点

1. 内科综合治疗的三个阶段

糖尿病肢端坏疽是一种全身性疾病。它既有糖尿病、血管病变、神经病变等内科疾病的临床表现,又有肢端坏疽、坏死、局部感染外科疾病的症状和体征,而且往往在糖尿病肢端坏疽的同时,常伴有心、肾、脑等急、慢性并发症。如果不能有效地全面综合治疗,将会严重影响坏疽愈合。因此在治疗过程中,需要掌握基础治疗阶段、去腐阶段及生肌阶段。

2. 内科综合治疗的原则及方法

在三个治疗阶段过程中,需要根据患者的具体情况运用治疗原则及方法,包括控制高血糖、抗感染、扩血管、抗凝溶栓、恢复神经功能、支持疗法及纠正其他急性或慢性并发症、坏疽的局部处理。

二、主要护理诊断/问题

(1)体液不足与疾病所致的脱水相关。

(2)舒适的改变与疾病所致的一系列临床表现相关。

(3)营养低于机体需要量与胰岛素分泌不足导致体内代谢紊乱相关。

(4)活动无耐力与疾病所致的代谢紊乱、蛋白质消耗过多相关。

(5)焦虑与担心疾病的预后相关。

(6)患者缺乏糖尿病足相关预防知识。

三、护理目标

(1)患者的糖尿病足得到纠正。

(2)患者能了解疾病的发展、过程,维持正常的代谢。

四、护理措施

对糖尿病足溃疡应以预防为主。事实上患者的自我观察和自我护理是预防糖尿病足的最关键措施,特别是那些已经发生了糖尿病性神经系统病变或血管病变以及有糖尿病足部溃疡病史的患者,更应该注意对足部的观察与护理。

(一)健康教育预防糖尿病足

1.自我观察和护理

(1)每天观察足部有无细小外伤、破损或者感染迹象,做好足部的保护,包括选用合适的鞋袜及皮肤的清洁护理。

(2)听从医师、护士及营养师的指导,按规定用药及饮食治疗,定时监测血糖,将血糖控制在正常或基本正常的水平。

2.让患者充分了解溃疡发生的原因

(1)穿鞋过紧造成足趾挤压伤。

(2)热水泡脚时间过长或水温过高而致伤。

(3)使用热水袋、电热毯、电饭煲等致烫伤。

(4)足癣破损或感染。

(5)对鸡眼处理不当而造成损伤。

(6)修脚、剪指甲造成外伤。

(7)未及时发现小外伤或未正规处理而感染。

(8)皮肤营养不良,起水泡。

(9)皮肤干燥,未使用润肤露而造成小裂伤。

(10)神经病变造成足部畸形,导致摩擦破损,局部胼胝形成,导致局部受压。

(11)吸烟引起血液的含氧量降低。

(12)已有溃疡及截肢史者造成健侧足部受压或摩擦。

3.选择合适鞋袜

(1)买鞋时要测量准确的尺码,以免购买的鞋过大或过小。

(2)选择鞋面的质地柔软并且透气性能好,要圆头、厚软底的,鞋口是系带或有尼龙拉扣的。

(3)禁忌穿尖头鞋或高跟鞋。

4.穿鞋的注意事项

(1)要穿密闭鞋头的鞋,不穿凉鞋、拖鞋外出行走。

(2)首次穿新鞋的时间不宜过久。

(3)穿鞋后仔细检查双足是否起水泡、破损或红肿,如有,说明此鞋不宜再穿。

(4)每次穿鞋时要检查鞋底有无尖锐异物,并且把鞋内杂物清除。

(5)不能赤足穿鞋、走路。

5.穿袜子的注意事项

(1)穿柔软的棉质袜子。

(2)选择浅色的袜子,足部有破损时能及时地发现。

(3)不要穿弹性过强的袜子,避免影响血液循环。

(4)不要穿有破洞或反复修补后的袜子,避免足部损伤。

(5)每天更换袜子,保持足部的清洁、干爽。天冷可穿厚棉袜保暖,禁忌使用热水袋、暖炉、电热毯取暖,以免足部烫伤。

(二)各级糖尿病足的护理

1.0 级

积极预防,做好足部的护理。

2.1 级

(1)创面水疱未破或水疱已破损但渗液较少者,使用水胶体敷料直接覆盖,换药间隔时间5~7 d。

(2)创面渗液较多时,可使用藻酸盐覆盖创面或直接覆盖泡沫敷料,换药间隔时间5~7 d。

(3)血糖水平高且创面有感染者,清创后用含碘或银离子敷料,外加开发式敷料。换药间隔时间1~3 d。不宜长期使用含碘制剂,且创面过大者不宜使用含碘剂的敷料,因碘剂被大量吸收后会造成肝肾功能的损伤,同时破坏正常细胞。也不宜长时间使用银离子敷料。SD 银盐分子结构与磺胺接近,所以磺胺过敏者要慎用。

3.2 级

(1)彻底清创去除坏死组织,感染严重或血糖水平很高,难以控制时,可使用含碘敷料,但不能长期使用,使用1~2 次,炎症控制后立即停止,否则影响上皮组织生长及创面的愈合,换药间隔时间1~2 d。使用银离子敷料效果更佳,换药间隔时间 3~5 d。

(2)若有骨骼、肌腱外露时,应使用水凝胶保护,预防其脱水,干性坏死。

4.3 级

(1)痂下积脓或脓肿形成时,立即切痂或早期彻底切开引流。若多个间隙感染,行多处对口切开引流,将脓肿的每个间隙全部打开,确保引流通畅,避免因脓肿压迫局部动脉而导致循环障碍,最终引起远端足趾及全足坏死。单次填塞碘伏纱条止血兼抗感染治疗,避免长时间使用而影响伤口愈合。用脂质水胶体敷料对口引流,外层覆盖加厚棉垫,用绷带固定,固定时不能加压,以免影响远端血循环,引流术后 24 h 换药。

(2)切开引流术后换药时,需彻底清创,去除坏死组织,用注射器冲洗腔隙,常规冲洗液为

0.9％的氯化钠溶液，有恶臭的伤口，用3％的双氧水泡脚，之后用0.9％的氯化钠溶液彻底冲洗。用剪成细条状的纳米银敷料填塞每个切口，填塞前在敷料表面涂抹水凝胶，可激发纳米银的释放，协助伤口进行自体清创，同时水凝胶提高湿润度，保护了外露的骨膜肌腱，防止其坏死。换药间隔时间3～5 d，直至炎症控制。

(3)若血糖水平正常、炎症得到控制，伤口进入组织修复期，可向每个切口内注入水凝胶或水胶体膏剂，使用水胶体敷料覆盖外层。换药间隔时间5～7 d。骨骼、肌腱外露，可用水凝胶，预防干性坏死，保护足部及脚趾功能基本恢复正常。

伤口内肉芽组织充满填平之后，用藻酸盐或泡沫敷料封闭包扎7 d，防止在过湿的环境下肉芽组织过度增生，高出周围皮缘表面，从而影响上皮组织生长。如肉芽组织水肿或高出周围皮肤，去除高出周围皮缘的肉芽，用干纱布压迫止血，再改用藻酸盐及比伤口大小稍大的泡沫敷料，外层用自黏绷带加压固定。藻酸盐可吸收的渗液是自身重量的17～20倍，同时藻酸钙可以参加组织间钙钠离子的交换，参与止血。

(三)心理护理

(1)尊重接纳患者，注意倾听患者的诉求。

(2)评估患者心理压力的来源和程度，给予疏导，必要时请心理治疗师会诊。

(3)向患者讲解疾病和治疗的相关知识，取得患者的合作。

(4)取得家属的合作和支持。

(5)请治疗成功的患者现身说法。

(四)健康教育

(1)知道糖尿病足的高危因素：①糖尿病周围神经病变，感觉丧失。②糖尿病周围血管病变，足畸形，胼胝形成。③糖尿病微血管病变，合并视网膜病变，肾脏病变。④有既往足部溃疡或者截肢史。⑤血糖控制不良，血脂代谢紊乱。⑥其他：吸烟、男性老年患者独居、肥胖、缺乏相关教育、饮酒、精神状态差、社会状况，不能进行有效足部保护。

(2)了解糖尿病足的常见诱因：切割伤、温度异常致伤、重复应激、压疮、医源性损伤、甲沟炎、鸡眼及其他皮肤病、皮肤水肿、穿鞋、袜子、剪趾甲不合适等。

(3)教会糖尿病患者足部护理和预防糖尿病足的方法。

(冯晓玲)

第六节　便携式血糖仪的使用

了解便携式血糖仪测定方法(以罗氏卓越型血糖仪为例)。便携式血糖仪测量血糖具有快速、准确、需血量小、操作方便、疼痛感小等特点，极大地方便了住院和门诊患者，使血糖监测简便易行，适用于糖尿病及低血糖症患者进行血糖监测。

一、目的

(1)了解患者的血糖变化，为调整治疗方案提供依据。

(2)使血糖水平维持在接近正常而又安全的范围，预防并发症发生。

(3)及时发现高血糖及低血糖,区分低血糖或低血糖反应。

(4)确定食物、药物及运动对血糖的影响。

(5)指导患者调整饮食、药物及运动治疗方案。

二、适应证

(1)患者糖耐量异常,有低血糖症。

(2)患者确诊糖尿病。

三、禁忌证

无禁忌证。

四、护理评估

(1)评估患者的年龄、意识情况、血糖水平、能否配合。

(2)评估患者双手采血部位的皮肤情况,有无瘀青、瘢痕,是否疼痛,双手是否清洁。可嘱血液循环较差的患者用温水泡手或做小臂活动,保证采血顺利进行。

(3)评估患者的心理情况及配合度,是否了解血糖监测的目的及操作方法。

五、监测时间

(1)空腹 8~10 h。

(2)午、晚餐前及三餐后 2 h。

(3)晚上 10 点、凌晨 0 点、凌晨 3 点。

六、操作前准备

(1)病房安静、整洁,无家属及其他人员,光线充足,30 min 内无打扫。

(2)护士仪表端庄,服装整洁,用六步洗手法洗手,戴口罩、帽子。

(3)准备血糖仪、试纸、采血针、棉签、75%的酒精、治疗车、治疗盘、垃圾袋(生活垃圾袋和医用垃圾袋)、锐器桶、手消毒液、笔及记录本。

七、操作步骤

(1)检查血糖仪、试纸及采血针。

血糖仪是否处于完好备用状态,外观有无损坏,电量充足。

血糖试纸是否在有效期,包装密闭,无潮湿、破损,有无试纸条码牌。

(2)核对患者身份,解释操作的目的,协助患者取舒适体位。

(3)对事先选择好的部位进行酒精消毒,消毒范围直径>2 cm,消毒两遍,待干。

(4)拿取试纸的手保持干燥,将试纸条码牌插入血糖仪,血糖仪自动开机,核对条码牌号与试纸外包装是否一致(有的血糖仪为免调码)。机器开机自检后,观察到血糖仪屏幕显示滴血符号后再采血。

(5)正确采血。让被采血手臂下垂 10~15 s。捏紧手指皮肤,用采血针在指端两侧采血。捏紧皮肤既可减少疼痛感,也可使血液充分溢出,手指两侧采血,神经末梢分布少,痛感较轻。

(6)使用吸入式卓越血糖仪时应保持血糖试纸末端吸血槽垂直于血滴吸血,以保证吸血量充足,保证数值的准确性。

(7)协助患者用棉签按压采血点直至停止出血,将棉签扔入医用垃圾袋。

(8)等待 5 s,显示结果,告知患者。

(9)给双手消毒后记录结果,并通知医师。

八、注意事项

(1)防止试纸超过有效期或没有保存好,造成试纸被氧化,失效等而使结果不准确。

(2)确定血糖仪条码牌与试纸条码牌一致。

(3)避免采血量不够或采血后用力挤压指尖,使之出血而影响结果。

(4)确保酒精消毒后手指未待干即开始检测。

(5)禁止使用含碘成分的消毒剂(如碘酊、聚维酮碘等)。

(冯晓玲)

第七节　糖尿病药物的注射

一、胰岛素注射器

一次性无菌胰岛素注射器是针对胰岛素使用的专门注射器,刻度数即胰岛素单位数,不需要换算,且针头较细,可减轻患者的痛苦。

(一)目的
用于注射胰岛素。

(二)适应证
适用于各种需要长期注射胰岛素的患者。

(三)禁忌证
视力障碍患者应在他人协助下使用胰岛素注射器。

(四)护理评估
(1)了解患者的年龄、病情、血糖水平、意识情况、进餐时间。

(2)注射部位皮肤有无瘢痕、瘀青、硬结、炎症等。

(3)了解患者对注射胰岛素的耐受情况及心理反应。

(五)操作前准备
(1)病室内环境整洁,光线充足,30 min 内无人打扫。

(2)护士仪表端庄,服装整洁,用六步洗手法洗手,戴口罩、帽子。

(3)准备一次性胰岛素注射器、75%的酒精、棉签、治疗车、治疗盘、治疗巾、垃圾袋(生活垃圾袋和医用垃圾袋)、锐器桶、手部消毒液。

(4)患者能够配合操作,了解注射胰岛素的方法及目的。

(六)操作步骤
(1)核对患者的身份,说明操作目的。协助患者取舒适体位,注意为其保暖。

(2)核对医嘱,准备好药物,检查药物剂型是否符合,检查有效期,有无沉淀物、裂纹等。检查用物有效期、开启日期。检查注射器外包装是否完好,拉动针栓,检查注射器是否可以正常使用。

（3）正确抽取胰岛素。

（4）将抽取好的胰岛素做好标记,放于铺好的无菌盘内备用。

（5）选择部位:腹部边界为耻骨联合以上约 1 cm,最低肋缘以下约 1 cm,脐周 2.5 cm 以外的双侧腹部;双侧大腿前外侧的上 1/3;双侧臀部外上侧;上臂外侧的中 1/3。

（6）用 75％的酒精给注射部位消毒,消毒范围的直径大于 5 cm,消毒 2 次。

（7）酒精自然待干,绷紧皮肤,以 15°～30°的角度快速进针。根据患者皮下脂肪的厚度可进针 1/2～2/3。

（8）回抽注射器,检查有无回血。如无回血,可缓慢推注药液。

（9）拔出针头后以棉签轻轻擦拭。

（10）操作完毕,再次核对。给手消毒,签字、记录并整理用物。

（七）注意事项

（1）确保胰岛素的种类和剂量及注射时间准确。速效胰岛素餐前注射,短效胰岛素和预混胰岛素餐前15～30 min注射。

（2）需长期注射胰岛素的患者,要注意注射部位的轮换。一种已证实有效的注射部位轮换方案是将注射部位分为四个等分区域(大腿或臀部可等分为两个等分区域),每周使用一个等分区域并始终按顺时针方向轮换。在任何一个等分区域内注射时,连续两次注射应间隔至少 1 cm(或大约一个成人手指的宽度),进行系统性轮换,以避免重复组织创伤。从注射治疗起始,就应教会患者易于遵循的轮换方案。随着治疗的进展,根据需要进行调整。医护人员应至少每年评估 1 次患者的部位轮换方案。

（3）混合使用长(中)、短效胰岛素时,应先抽短效胰岛素,不可反向操作。

（4）如果患者参加运动锻炼,不宜选在大腿、臀部注射。

注射胰岛素后避免过度活动接受注射的肢体。注射胰岛素后避免短时间内热水浴或过度搓、压注射部位或热敷。

（5）应避免日晒或冷冻胰岛素,避免剧烈晃动;最好将没有开封的胰岛素储存在 2 ℃～8 ℃的冰箱冷藏室并在有效期内使用,已开封的胰岛素在 25 ℃以下室温可使用 28 d (有效期内)。

（6）监测血糖,观察疗效和不良反应。

（7）不可重复使用胰岛素空针。

（8）使用后的注射器或注射笔用针头属于医疗锐器,不合理的处置不仅会伤及他人,也会对环境造成一定的污染。处理废弃针头或者注射器的最佳方法是,将注射器或注射笔用针头套上外针帽,放入专用废弃容器内再丢弃。若无专用废弃容器,也可用加盖的硬壳容器等不会被针头刺穿的容器来替代。

二、胰岛素笔

胰岛素注射笔外形酷似钢笔,该装置将胰岛素和注射装置合二为一。胰岛素被储存在笔芯中,笔芯可放入笔芯架中。笔芯架与笔身相连,笔身可调节剂量并进行注射。注射针头方便安装和拆卸。

(一)目的

用于胰岛素的注射,保证剂量准确,方便操作者。

(二)适应证

适用于各种需要长期注射胰岛素的患者。

(三)禁忌证

无行为能力者、视力障碍患者应在他人协助下使用。

(四)护理评估

(1)了解患者的年龄、病情、血糖水平、意识情况、进餐时间。

(2)注射部位皮肤有无瘢痕、瘀青、硬结、炎症等。

(3)了解患者对注射胰岛素的耐受情况及心理反应。

(五)操作前准备

(1)病室内环境整洁,光线充足,30 min 内无人打扫。

(2)护士仪表端庄,服装整洁,用六步洗手法洗手,戴口罩、帽子。

(3)准备胰岛素笔、胰岛素针头、胰岛素笔芯、75%的酒精、棉签、治疗车、治疗盘、治疗巾、垃圾袋(生活垃圾袋和医用垃圾袋)、锐器桶、手部消毒液。

(六)操作步骤

(1)核对患者的身份,说明操作目的。协助患者取舒适体位,注意为其保暖。

(2)核对医嘱,准备好药物,检查药物剂型是否符合、是否过期,有无混浊、沉淀、裂纹。检查药物有效期、开启日期。检查胰岛素笔是否处于完好备用状态。

(3)正确安装胰岛素笔、胰岛素药液以及胰岛素注射针头。

(4)进行安全测试,针头排气针头垂直向上,轻弹笔芯架数次,使空气积聚在笔尖部。调节剂量旋钮至 2(调节窗口处刻度数字即表示胰岛素剂量),推按注射栓至刻度为零(说明药液全部按剂量注射),有药液连续滴出证明气体完全排出。

(5)将安装好的胰岛素笔做好标记,放于铺好的无菌盘内备用。

(6)选择部位:腹部边界为耻骨联合以上约 1 cm,最低肋缘以下约 1 cm,脐周 2.5 cm 以外的双侧腹部;双侧大腿前外侧的上 1/3;双侧臀部外上侧;上臂外侧的中 1/3,避开皮肤发炎、硬结或皮肤病变处。经常注射者应定时更换注射部位。

(7)用 75%的酒精给注射部位消毒,消毒范围直径大于 5 cm,消毒 2 次。

(8)注射预混胰岛素前应 180°摇动 10 次,以保证药液混匀。酒精自然待干后 90°进针,进针前评估患者皮下脂肪的厚度及针头长度来选择是否捏起皮肤。如患者体型匀称,可不捏起皮肤;如患者较瘦,可以拇指、示指及中指捏起皮肤注射。注射药物速度适宜,注射后等待 10 s 后拔针。

(9)拔出针头后用棉签轻轻擦拭,避免局部按压,防止药液回吸,导致注射剂量不准确。

(10)操作完毕,再次核对。给手消毒,签字、记录并整理用物。

(七)注意事项

(1)确保胰岛素的种类和剂量及注射时间准确。一般速效胰岛素餐前 10~15 min 注射,短效胰岛素和预混胰岛素餐前 15~30 min 注射。

(2)需长期注射胰岛素的患者,要注意注射部位的轮换。一种已证实有效的注射部位轮换方案是将注射部位分为四个等分区域（大腿或臀部可等分为两个等分区域），每周使用一个等分区域并始终按顺时针方向轮换。在任何一个等分区域内注射时，连续两次注射应间隔至少 1 cm（或大约一个成人手指的宽度），进行系统性轮换，以避免重复组织创伤。从注射治疗起始，就应教会患者易于遵循的轮换方案。随着治疗的进展，根据需要进行调整。医护人员应至少每年评估 1 次患者的部位轮换方案。

（3）如果患者参加运动锻炼，不宜选在大腿、臂部注射。注射胰岛素后避免过度活动接受注射的肢体。注射胰岛素后避免短时间内热水浴或过度搓、压注射部位或热敷。

（4）应避免日晒或冷冻胰岛素，避免剧烈晃动；最好将没有开封的胰岛素储存在 2 ℃～8 ℃的冰箱冷藏室并在有效期内使用，已开封的胰岛素在 25 ℃以下室温可使用 28 d（有效期内），也可以使用具有智能温控、提醒及信息传输功能的智能温控系统。

（5）监测血糖，观察疗效和不良反应。

（6）胰岛素笔与胰岛素笔芯要相互匹配。目前国内市场上胰岛素笔有诺和笔、优伴笔、得时笔、东宝笔。

（7）根据患者皮下脂肪的厚度选择长短合适的针头。使用较短（4 mm 或 5 mm）的针头时，大部分患者无须捏起皮肤，并可 90°进针；使用较长（≥6 mm）的针头时，需要捏皮和/或 45°进针以降低肌内注射风险。

（8）捏皮时力度不得过大，以免导致皮肤发白或疼痛。不能用整只手来提捏皮肤，以避免将肌肉及皮下组织一同提起。最佳顺序：①捏皮；②与皮肤表面成 90°进针，缓慢注射胰岛素；③拇指按住按钮完全推下后（用胰岛素笔注射时），让针头在皮肤内停留 10 s；④以刺入时的相同角度拔出针头；⑤松开皮肤；⑥安全处理用过的针头。

（9）所有型号一次性注射笔用针头仅限一次性使用，在完成注射后应立即卸下。当患者自我注射时，套上外针帽后废弃，而不应将针头留置在胰岛素笔上。这样可避免空气（或其他污染物）进入笔芯或笔芯内药液外溢，进而影响注射剂量的准确性，有助于平稳控制血糖，并最终减少医疗费用。

（冯晓玲）

第六章 神经内科疾病护理

第一节 短暂性脑缺血发作

短暂脑缺血发作(TIA)是颈动脉或椎基底动脉系统的短暂性血液供应不足,临床表现为突然发病的、几分钟至几小时的局灶性神经功能缺失,多在 24 h 以内完全恢复,但可有反复的发作。

一、病因及发病机制

对于短暂性脑缺血发作的病因和发病机制,目前存在着分歧和争论。分析 TIA 的发病机制时,应首先明确如下两个问题:①明确大脑损伤的特点:即损伤是脑缺血所致,还是其他原因所致。因为类似 TIA 的短暂性神经功能障碍,可见于其他多种原因,如低血糖发作、局灶性癫痫、慢性硬膜下血肿、肿瘤、低钠血症及高钙血症等;②明确发生脑供血减少的即刻原因:如血管痉挛、血流动力学异常、血管的机械梗阻、血栓栓塞、血管狭窄或梗阻后继发的血流动力学异常或血液的异常,从而导致相应病变血管远端的供血不足。关于 TIA 的发病机制,目前常提到的有微栓子学说及血流动力学异常学说。

上述各种机制往往是同时起作用的,而且上述机制最终导致了脑神经元的代谢需求与局部血循环所能提供的氧及葡萄糖之间骤然供不应求,从而导致了脑卒中的发生。局部血循环的紊乱,更常见的是血管狭窄、闭塞而使血流中断。

二、临床表现

短暂脑缺血发作的特点是起病突然,历时短暂。患者大多无意识障碍而能主诉其症状,常为某种神经功能的突然缺失,历时数分钟或数小时,无后遗症。常呈反复发作,并在 24 h 以内完全恢复,发作次数多则 1 日多次,少则数周、数月甚至数年才发作 1 次。各个患者的局灶性神经功能缺失症状常在一定的血管支配区反复刻板地出现。

三、辅助检查

1. CT 或 MRI、脑电图(EEG)检查

CT 或 MRI、EEG 检查大多正常,部分可见小的梗死灶或缺血灶。CT 检查中 10%～20%,MRI 检查中 20%可见腔隙性梗死。

2. 弥散加权 MRI

弥散加权 MRI 可见片状缺血区。

3. 单光子发射计算机断层成像(SPECT)

SPECT 可有局部血流下降。

4. 正电子发射体层成像(PET)

PET 可见局限性氧与糖代谢障碍。

5.数字减影血管造影(DSA)/磁共振血管成像(MRA)或彩色经颅多普勒

DSA/MRA 或彩色经颅多普勒显示血管狭窄、动脉粥样硬化症、微栓子(TCD)。

6.心脏 B 超、心电图及超声心动图

心脏 B 超、心电图及超声心动图可以发现动脉硬化、心脏瓣膜病变及心肌病变。

7.颈椎 X 线

检查颈椎病变对椎动脉的影响。

8.其他

了解血常规、血脂及血液流变学、血液成分及流变学的关系。

四、治疗

根据全面检查所见的可能病因和诱发因素进行针对性的病因治疗;治疗过程中发作并未减少或终止,而考虑以微栓塞为主要诱发因素时,可慎重地选择抗凝治疗。当病因主要是位于颅外的主动脉-颈部动脉系统之中,可结合患者的具体情况,考虑外科手术治疗。

五、观察要点

(1)抗凝治疗前需检查患者的凝血机制是否正常,抗凝治疗过程中应注意观察有无出血倾向,发现皮疹、皮下瘀斑、牙龈出血等立即向医师报告。

(2)注意观察患者肢体无力或偏瘫程度是否减轻,肌力是否增加,吞咽障碍、构音不清、失语等症状是否恢复正常,如果上述症状呈加重趋势,应警惕缺血性脑卒中的发生;若 TIA 频繁发作,应注意观察每次发作的持续时间、间隔时间以及伴随症状,并做好记录,配合医师积极处理。

六、护理措施

1.常规护理

(1)一般护理:发作时卧床休息,注意枕头不宜太高,以枕高 15～25 cm 为宜,以免影响头部的血液供应;转动头部时动作宜轻柔、缓慢,防止颈部活动过度诱发 TIA;平时应适当运动或体育锻炼,注意劳逸结合,保证充足睡眠。

(2)饮食护理:指导患者进食低盐、低脂、清淡、易消化、富含蛋白质和维生素的饮食,多吃蔬菜、水果,戒烟、酒,忌辛辣、油炸食物和暴饮暴食,避免过分饥饿。合并糖尿病的患者还应限制糖的摄入,严格执行糖尿病饮食。

(3)心理护理:帮助患者了解本病治疗与预后的关系,消除患者的紧张、恐惧心理,使其保持乐观心态;积极配合治疗,并自觉改变不良生活方式,养成良好的生活习惯。

2.专科护理

(1)症状护理:①对肢体乏力或轻偏瘫等步态不稳的患者,应注意保持周围环境的安全,移开障碍物,以防患者跌倒;教会患者使用扶手等辅助设施;对有一过性失明或跌倒发作的患者,如厕、沐浴或外出活动时应有防护措施;②有吞咽障碍的患者,进食时宜取坐位或半坐位,对其喂食速度宜缓慢,药物宜压碎,以利于吞咽,并积极做好吞咽功能的康复训练;③对有构音不清或失语症的患者,护士在实施治疗和护理活动过程中,注意言行不要有损患者自尊,鼓励患者用有效的表达方式进行沟通,表达自己的需要,并指导患者积极进行语言康复训练。

(2)用药护理:详细告知药物的作用机制、不良反应及用药注意事项,并注意观察药物疗效。血液病有出血倾向,严重的高血压和肝、肾疾病,消化性溃疡等均为抗凝治疗禁忌证。将50 mg 肝素加入 500 mL 生理盐水中,静脉滴注时,速度宜缓慢,每分钟 10～20 滴,维持24～48 h。

(3)安全护理:①使用警示牌提示患者,贴于床头呼吸带处,如小心跌倒、防止坠床等;②楼道内行走、如厕、沐浴有人陪伴,穿防滑鞋,卫生员清洁地面后及时提示患者;③将呼叫器置于床头,告知患者出现头晕、肢体无力等表现及时通知医护人员。

3.健康指导

(1)保持心情愉快、情绪稳定,避免精神紧张和过度疲劳。

(2)指导患者了解肥胖、吸烟酗酒及饮食因素与脑血管病的关系,改变不合理的饮食习惯,选择低盐、低脂、蛋白质充足和维生素丰富的饮食。少食甜食,限制钠盐的摄入,戒烟、酒。

(3)生活起居有规律,养成良好的生活习惯,坚持适度运动和锻炼,注意劳逸结合,对经常发作的患者应避免重体力劳动,尽量不要单独外出。

(4)按医嘱正确服药,积极治疗高血压、动脉硬化、心脏病、糖尿病、高脂血症和肥胖症,定期监测凝血功能。

(5)定期门诊复查,尤其出现肢体麻木乏力、眩晕、复视或突然跌倒时应随时就医。

(韦性坪)

第二节　动脉粥样硬化性血栓性脑梗死

动脉粥样硬化性血栓形成性脑梗死(简称动脉硬化性脑梗死),是脑梗死中最常见的类型。供应脑部的动脉系统中的粥样硬化和血栓形成使动脉管腔狭窄、闭塞,导致急性脑供血不足所引起的局部脑组织坏死,临床上常表现为偏瘫、失语等突然发生的局灶性神经功能缺失,旧称脑血栓形成。

一、病因及发病机制

(1)动脉硬化性脑梗死的基本病因是动脉粥样硬化。最常见的伴发病是高血压。高血压常使动脉粥样硬化的发展加速、加重。动脉粥样硬化是可以发生于全身各处动脉管壁的非炎症性变性。其发病原因与脂质代谢障碍和内分泌改变有关。

(2)脑动脉粥样硬化是全身性动脉粥样硬化症的组成部分,主要发生在管径 500 μm 以上的供应脑部的大动脉和中等动脉。脑动脉粥样硬化的好发部位为供应头颈部动脉的主动脉弓起始部、锁骨下动脉的椎动脉起始部、椎动脉各段特别是在枕大孔区进入颅内的部分、基底动脉的起始段和分叉部及其分支、颈总动脉的分叉部、颈动脉窦、颈内动脉虹吸部、脑底动脉环、大脑(前、中、后)动脉起始段等,亦可见于软脑膜动脉。

(3)脑动脉的粥样硬化和全身各处的动脉粥样硬化相同,主要改变是动脉内膜深层的脂肪变性和胆固醇沉积,形成粥样硬化斑块及各种继发病变,使管腔狭窄甚至闭塞。管腔狭窄需达80％～90％方才影响脑血流量。如病变逐步发展,则内膜分裂、内膜下出血(动脉本身的营养血管破裂所致)和形成内膜溃疡,内膜溃疡处易形成血栓,使管腔进一步变窄或闭塞,硬化斑块内容物或血栓的碎屑可脱落进入血流,形成栓子。

二、临床表现

本病多见于中老年患者,病前有脑梗死的危险因素,如高血压、糖尿病、冠心病及高脂血症等。常在安静状态下或睡眠中起病,约 1/3 患者的前驱症状表现为反复出现。根据脑动脉血栓形成部位的不同,相应地出现神经系统局灶性症状和体征。患者一般意识清楚,在发生基底动脉血栓或大面积脑梗死时,病情严重,可出现意识障碍,甚至形成脑疝,最终导致死亡。

(一)脑梗死的时间分型

1. 完全性卒中

症状在 6 h 内达到高峰。

2. 进展性卒中

发病 6 h 以后症状仍在加重。

3. 可逆性缺血性卒中神经功能缺失

症状持续 24 h 以上,3 周内完全恢复。

(二)脑梗死的空间分型

由于闭塞血管和梗死面积的大小、部位不同,神经功能障碍各异。按解剖部位,临床上将脑梗死分为以下两大类。

1. 颈内动脉系统(前循环)脑梗死

(1)颈内动脉血栓形成:颈内动脉闭塞后,如果侧支循环代偿良好,可不产生任何症状或体征;但若侧支循环不良,则可引起 TIA 或大片脑梗死,临床表现严重程度不等,从对侧轻偏瘫、同向偏盲,到完全性偏瘫、偏身感觉障碍、失语、失认等。可有一过性单眼盲,但持续性失明罕见。如先有 TIA,后有大脑中动脉供血区梗死的临床表现,并出现同侧霍纳综合征,同时可在颈部听到高调血管杂音,极可能为颈内动脉闭塞引起的脑梗死。

(2)大脑中动脉血栓形成:皮质支闭塞,可出现中枢性偏瘫、偏身感觉障碍,以头面部和上肢为重,向对侧凝视麻痹或空间忽视;优势半球受损,可有运动性或感觉性失语。中央支闭塞,出现对侧偏瘫、偏身感觉障碍,而无皮质功能缺损症状。大脑中动脉起始段(主干)闭塞时,由于阻塞位于大脑动脉环远侧,不能由前交通动脉和后交通动脉获取对侧的血流,仅脑表面可从同侧大脑前和大脑后动脉皮质支获得部分侧支循环,因此,临床上同时有中央支和皮质支闭塞的表现,且因广泛脑水肿常昏迷,严重颅内高压可致脑疝而死亡。如果从皮质吻合支来的侧支循环代偿良好,也可仅有中央支闭塞的表现。

(3)大脑前动脉血栓形成:单侧大脑前动脉近端闭塞,由于前交通动脉侧支循环代偿良好,临床表现常不完全或无症状。分出前交通动脉后的远端闭塞,可引起对侧偏瘫和偏身感觉障碍,下肢情况重于上肢情况,一般无面瘫,因旁中央小叶受损,可有大、小便失禁;偶有双侧大脑前动脉由一条主干发出,当其近端闭塞时,可引起两侧大脑半球内侧面梗死,表现为精神症状、双下肢瘫、尿失禁,并有强握等原始反射。

2. 椎基底动脉系统(后循环)脑梗死

(1)椎基底动脉血栓形成:可导致脑干、小脑、丘脑、枕叶及颞叶、顶叶、枕叶交界处的梗死灶形成,临床表现极为复杂。①椎动脉闭塞:双侧椎动脉闭塞,梗死灶分布于供血区的不同部位,可表现为基底动脉主干闭塞的症状或各种综合征。一侧椎动脉闭塞,如对侧有足够代偿供血,可以完全无症状;但由于双侧椎动脉粗细差异常很大,当基底动脉主要由较粗的椎动脉供血时,该侧椎动脉闭塞的表现与双侧椎动脉闭塞相同;②基底动脉主干闭塞:常引起广泛的脑桥梗死,可突发眩晕、呕吐、共济失调,迅速出现昏迷、面部与四肢瘫痪、去脑强直、眼球固定、瞳孔缩小、高热,甚至呼吸及循环衰竭而死亡;③椎基底动脉不同部位的旁中央支和长旋支闭塞:可导致脑干或小脑不同水平的梗死,表现为各种临床综合征。体征的共同特点有下列之一:交叉性瘫痪或感觉障碍;双侧运动或感觉功能缺失;小脑功能障碍;眼球协同运动障碍;偏盲或皮层盲。此外,还可出现霍纳综合征、眼球震颤、构音障碍、听觉障碍等。较常见综合征如下:大脑脚综合征,多为供应中脑的基底动脉穿通支闭塞引起,表现为患侧动眼神经麻痹,对侧锥体束受损;中脑顶盖综合征,由四叠体动脉闭塞所致,主要表现为眼球垂直运动麻痹;中脑被盖综合征,由基底动脉脚间支闭塞引起,主要表现为患侧动眼神经麻痹,对侧肢体不自主运动;脑桥外侧综合征,多为供应脑桥的旁中央支闭塞所致,表现为患侧外展神经和面神经周围性麻痹,对侧锥体束受损;脑桥内侧综合征,多由脑桥旁中央动脉闭塞引起,患侧凝视麻痹,周围性面瘫,对侧锥体束受损;闭锁综合征,多由基底动脉脑桥旁中央支闭塞引起脑桥腹侧梗死所致。患者意识清楚,但四肢及面部瘫痪,不能张口说话和吞咽,仅保存睁、闭眼和眼球垂直运动功能,并能以此表达自己的意愿;延髓背外侧综合征,现已证实小脑下后动脉闭塞仅占10%,约75%由一侧椎动脉闭塞引起,其余由基底动脉闭塞所致。表现为突发眩晕、恶心、呕吐、眼球震颤、吞咽困难、声音嘶哑、软腭提升不能和咽反射消失,同侧面部和对侧偏身痛觉、温度觉障碍,同侧小脑性共济失调和同侧霍纳综合征;基底动脉尖综合征,由基底动脉顶端、双侧大脑后动脉、小脑上动脉、后交通动脉闭塞引起,临床表现为视觉障碍、动眼神经麻痹、意识障碍、行为异常、意向性震颤、小脑性共济失调、偏侧投掷及异常运动,肢体不同程度的瘫痪或锥体束征。

(2)大脑后动脉血栓形成:皮质支闭塞时引起枕叶视皮质梗死,表现为对侧偏盲,但中心视野保存(黄斑回避);也可无视野缺损,但有其他视觉障碍,例如,识别物体、图片、颜色或图形符号的能力丧失。中央支闭塞可导致丘脑梗死,表现为丘脑综合征:对侧偏身感觉减退、感觉异常、丘脑性疼痛和锥体外系症状。

(3)小脑梗死:由小脑上动脉、下前动脉或下后动脉闭塞引起。由于这些动脉常有分支至脑干,因此可伴脑干损害。小脑梗死常有急性小脑损害的表现:偏侧肢体共济失调,肌张力降低,平衡障碍和站立不稳,眼球震颤,眩晕,呕吐,但在最初数小时内一般无头痛和意识障碍,随后因继发性脑水肿、颅内高压,出现头痛、意识障碍,类似小脑出血的临床表现,应注意鉴别。

三、辅助检查

1.血液常规和生化检查

血液化验包括血常规、血糖及血脂等,可发现红细胞、血小板增多等血液病变,不少患者的血糖、血脂水平高于正常水平。这些检查有利于发现脑梗死的危险因素。

2.头颅CT

发病后应尽快进行CT检查。脑梗死发病后24 h内,一般无影像学改变。在24 h后,梗死区逐渐出现低密度病灶,发病后2~15 d可见均匀片状或楔形的明显低密度灶。大面积脑梗死有脑水肿和占位效应,出血性梗死呈混杂密度影;2~3周为梗死吸收期,由于水肿消退及吞噬细胞浸润,可与周围正常脑组织等密度,CT上难以辨认,称为"模糊效应",增强扫描有诊断意义;5周后梗死灶为边缘清楚的持久性低密度灶。对于急性卒中患者,头颅CT是最常用的影像学检查手段,对于发病早期脑梗死与脑出血的识别很重要。缺点是小脑和脑干病变及小灶梗死显示不佳。

3.头颅 MRI

脑梗死发病 6～12 h 后,即可显示 T_1 低信号,T_2 高信号的病变区域。与 CT 相比,MRI可以发现脑干、小脑梗死及小灶梗死、静脉窦血栓形成。功能性 MRI,如弥散加权成像(DWI)和灌注加权成像(PWI),可以在发病后的数分钟内检测到缺血性改变,DWI 与 PWI 显示的病变范围相同区域,为不可逆性损伤部位;DWI 与 PWI 的不一致区,为缺血性半暗带。功能性MRI 为超早期溶栓治疗提供了科学依据。

4.血管造影

DSA、CTA 和 MRA 可以显示脑部大动脉的狭窄、闭塞和其他病变,如血管炎、纤维性发育不良、颈动脉和椎动脉壁分离及烟雾病等。作为无创性检查,MRA 的应用较为广泛,但对小血管显影不清,因此尚不能代替 DSA 及 CTA。

5.彩色多普勒超声检查(TCD)

TCD 可发现脑动脉的狭窄、闭塞、痉挛和进行微栓子监测,可评估血管侧支循环建立情况。在溶栓后,TCD 可检测脑动脉的再通、再闭塞和栓子转移等。缺点是由于受血管周围软组织或颅骨干扰及操作人员技术水平的影响,目前不能完全代替 DSA,只能用于高危患者筛查和定期血管病变监测,为进一步更加积极的治疗提供依据。

6.单光子发射计算机体层扫描(SPECT)和正电子发射计算机体层扫描(PET)

SPECT 和 PET 能在发病后数分钟显示脑梗死的部位和局部脑血流(CBF)的变化。通过对 CBF 的测定,可以识别缺血性半暗带,指导溶栓治疗,并判定预后。

7.脑脊液(CSF)检查

CSF 一般正常,当有出血性脑梗死时,CSF 中可见红细胞。在大面积脑梗死时,CSF 压力可升高,细胞数和蛋白质含量可增加。

四、治疗

患动脉粥样硬化者应选择低脂饮食,多吃蔬菜和植物油,少吃胆固醇含量丰富的食物(如动物内脏、蛋黄和动物油等)。如伴发高血压、糖尿病等,应重视对该病的治疗。注意防止可能引起血压骤降的情况,如降压药物过量、严重腹泻、大出血等。生活要有规律。注意劳逸结合、避免身心过度疲劳。经常进行适当的保健体操,加强心血管的应激能力。对已有短暂脑缺血发作者,应积极治疗。这是防止发生动脉硬化性脑梗死的重要环节。

五、观察要点

(1)注意观察尿量、颜色、性质是否有改变,发现异常及时向医师报告。

(2)因据报道连续使用葛根素时间过长时,易出现发热、寒战、皮疹等超敏反应,故使用过程中应注意观察患者有无上述不适。

六、护理措施

1.常规护理

(1)一般护理:急性期不宜抬高患者的床头,宜取头低位或放平床头,以改善头部的血液供应;恢复期枕头也不宜太高,患者可自由采取舒适的主动体位;应注意患者肢体位置的正确摆放,指导和协助家属被动运动和按摩患侧肢体,鼓励和指导患者主动进行有计划的肢体功能锻炼,如指导和督促患者进行 Bobath 握手和桥式运动,做到运动适度,方法得当,防止运动过度而造成肌腱牵拉伤。

(2)生活护理:卧床患者应保持床单位整洁和皮肤清洁,预防压疮的发生。尿便失禁的患者,应用温水擦洗臀部、肛周和会阴部皮肤,更换干净衣服和被褥,必要时洒肤疾散类粉剂或涂油膏以保护局部皮肤黏膜,防止出现湿疹和破损;对尿失禁的男患者可考虑使用体外导尿,如用接尿套连接引流袋等;对留置导尿管的患者,应每日更换引流袋,接头处要避免反复打开,以免造成逆行感染,每 4h 松开开关定时排尿,促进膀胱功能恢复。

(3)饮食护理:饮食以低脂、低胆固醇、低盐(高血压者)、糖类适量、维生素丰富为原则。少食肥肉、猪油、奶油、蛋黄、带鱼、动物内脏及甜食等;多吃瘦肉、鱼、虾、豆制品、新鲜蔬菜、水果和含碘食物,提倡食用植物油,戒烟、酒。有吞咽困难的患者,宜压碎药物和食物,以利于吞咽;教会患者用吸水管饮水,以减轻或避免饮水呛咳;进食时宜取坐位或半坐位,将糊状食物从健侧缓慢喂入;必要时鼻饲流质,并按鼻饲要求做好相关护理。

(4)安全护理:对有意识障碍和躁动不安的患者,床铺应加护栏,以防坠床,必要时使用约束带加以约束。对步行困难、步态不稳等运动障碍的患者,应注意其活动时的安全保护,保持地面干燥、平整,防湿、防滑,并注意清除周围环境中的障碍物,以防患者跌倒;通道和卫生间等患者活动的场所均应设置扶手;患者如厕、沐浴、外出时需有人陪护。

2.常规护理用药护理

告知药物的作用与用法,注意观察药物的疗效与不良反应,发现异常情况,及时向医师报告。①使用溶栓药物进行早期溶栓治疗,需经 CT 扫描证实无出血灶,患者无出血。溶栓治疗的时间窗为症状发生后 3 h 或 3～6 h。使用低分子量肝素、巴曲酶、降纤酶、尿激酶等药物治疗时可发生变态反应及出血倾向,用药前应按药物要求做好皮肤过敏试验,检查患者的凝血机制,使用过程中应定期查血常规和注意观察有无出血倾向,发现皮疹、皮下瘀斑、牙龈出血或女患者经期延长等立即向医师报告。②应用血管药物时需缓慢静脉滴注,每分钟 6～8 滴,100 mL 液体通常需 4～6 h 滴完。前列腺素 E 滴速为每分钟 10～20 滴,必要时加利多卡因 0.1 g 同时静脉滴注,可以减轻前列腺素 E 对血管的刺激,如滴注速度过快,则可导致患者头痛、穿刺局部疼痛、皮肤发红,甚至发生条索状静脉炎。连续使用葛根素时间不宜过长,以 7～10 d 为宜。③使用甘露醇脱水降颅内压时,需快速静脉滴注,常在 15～20 min 滴完,必要时还需加压快速滴注。滴注前需确定针头在血管内,因为该药漏在皮下,可引起局部组织坏死。甘露醇的连续使用时间不宜过长,因为长期使用可致肾功能损害和低血钾,故应定期检查肾功能和电解质。④右旋糖酐 40 可出现超敏反应,使用过程中应注意观察患者有无恶心、苍白、血压下降和意识障碍等不良反应,发现异常及时通知医师并积极配合抢救。

3.健康指导

(1)保持正常心态和有规律的生活,戒掉不良嗜好,合理饮食。

(2)康复训练要循序渐进,持之以恒,要尽可能做些力所能及的家务劳动,日常生活活动不要依赖他人。

(3)积极防治原发性高血压、糖尿病、高脂血症、心脏病。原发性高血压患者服用降压药时,要定时服药,不可擅自服用多种降压药或自行停药、换药,防止血压骤降骤升;使用降糖、降脂药物时,也需按医嘱定时服药。

（4）定期门诊复查，检查血压、血糖、血脂、心脏功能以及智力、瘫痪肢体、语言的恢复情况，并在医师的指导下继续用药和进行康复训练。

（5）如果出现头晕、头痛、视物模糊、言语不利、肢体麻木、乏力、步态不稳等症状，请随时就医。

（韦性坪）

第三节　腔隙性脑梗死

腔隙性脑梗死是指大脑半球或脑干深部的小穿通动脉，在长期高血压的基础上，血管壁发生病变和闭塞，导致缺血性微梗死、缺血、坏死和液化，脑组织由吞噬细胞移走而形成腔隙。腔隙性梗死约占脑梗死的20%。常见的发病部位有壳核、尾状核、内囊、丘脑及脑桥等。本病多见于40岁以上的中老年人，男性患者多于女性患者。常伴高血压，高血压患者患腔隙性脑梗死风险较非高血压患者增加，经常适度锻炼者患病风险减少60%～70%。

一、病因及发病机制

研究显示，与腔隙性脑梗死发生有关的独立危险因素依次是年龄增长、高血压（舒张压）、吸烟、颈动脉最大狭窄程度超过50%、男性及有糖尿病史等。而在所有的危险因素中，以高血压合并率最高，文献统计为47%～94%。

（1）有关高血压导致腔隙性脑梗死的机制，目前有两种学说：①持续性高血压作用于小动脉微血管网引起脑灌流异常等血流动力学改变，血管通透性增大，凝血机制亢进，导致动脉壁脂质透明变性、动脉粥样硬化、类纤维蛋白坏死及微动脉粥样瘤形成。小动脉肌层和弹力层逐渐被内膜下胶原和透明质替代，最终导致血管闭塞，或同时伴有局灶性扩张，形成Charcot-Bouchard动脉瘤。附壁血栓的形成亦可导致血管闭塞，微粥样瘤导致小动脉闭塞通常是单个症状性腔隙性脑梗死最常见的原因，小的腔隙多系微小动脉壁透明变性及管腔闭塞所致，较大腔隙则由深穿支动脉粥样硬化或血栓性闭塞所致；②持续性高血压使基底动脉屈曲延长，深穿支动脉受拉移位、扭曲变形，使血液灌流异常，导致缺血性微梗死。

（2）颈内动脉颅外段动脉粥样硬化斑块脱落是微栓子最常见的来源。大脑中动脉和基底动脉粥样硬化及形成的小血栓也可栓塞深穿支动脉，心脏病和真菌性动脉瘤也是栓子的可能来源，小动脉壁玻璃样变引起血管闭塞也可导致腔隙性脑梗死。小栓子阻塞小血管后可变成碎片或溶解，最终血管再通，是部分腔隙性脑梗死患者症状呈现短暂性的原因。

（3）血流动力学异常被认为是TIA和腔隙性脑梗死的少见病因。例如，血压突然下降可使已严重狭窄的动脉远端血流明显减少，导致局灶性神经功能缺损。血液异常（如红细胞增多症、血小板增多症和高凝状态等）也对腔隙性脑梗死的发病起一定的作用。

（4）持续性高血压作用于脑小动脉，引起动脉壁脂质透明变性及动脉瘤的形成，可引起小灶性出血，血液被吸收后也可形成腔隙性病灶。

（5）某些全身性疾病（如肝肾衰竭、肝炎、胰腺炎、酒精中毒和脑水肿等），可导致脑血管通透性改变，引起脑内小血管病变和腔隙性梗死。

二、临床表现

急性或逐渐起病,症状较轻,一般无头痛、颅内压增高和意识障碍。由于腔隙性梗死的病灶较小,许多患者并未出现临床症状,大约 3/4 的患者是由尸检证实诊断的。

三、辅助检查

1. 头部 CT

头部 CT 可发现深穿支供血区病变部位出现低密度改变,边界清晰,无占位效应增强时可见轻度斑片状强化,基底节区、皮质下白质和内囊多见。CT 可发现直径大于 2 mm、体积 0.1 mL 以上的腔隙性病灶,但由于伪影干扰,脑干腔隙性病灶即使超过 2 mm 也不易检出。CT 检查最好在发病 7 d 内进行,以排除小量出血。

2. MRI

MRI 对于小病灶或当病变位于脑干时,应进行头部 MRI 检查。对于区分陈旧性腔隙为梗死还是小出血灶所致,MRI 是最有效的检查手段。

3. DWI、PWI 和 SPECT

DWI、PWI 和 SPECT 对于诊断更有帮助,但这些检查的普及率较低。

四、治疗

腔隙性梗死灶是由于血管的微小终末支阻塞而形成的,一旦梗死灶形成,缺乏侧支循环,在临床上预防其发生或新的腔梗灶形成是治疗的关键。临床以抗血小板聚集和改善微循环为主要方法,卒中单元治疗是有效措施。

五、观察要点

(1)注意观察患者的细微变化,及时做好疏导解释工作。

(2)要密切注意老年人的心理特点。多数老年患者情绪低落、性格孤僻、睡眠浅表、饮食减少、不愿活动、缺乏人际交往。特别是对日常生活不能自理的患者的护理,更要认真仔细和耐心。

六、护理措施

1. 常规护理

(1)一般护理:轻症患者注意生活起居有规律,坚持适当运动,劳逸结合;晚期出现智力障碍时,要引导患者在室内或固定场所进行活动,外出时一定要有人陪伴,防止受伤和走失。

(2)饮食护理:予以富含蛋白质和维生素的低脂饮食,嘱患者多吃蔬菜和水果,戒烟、酒。

(3)心理护理:关心体贴患者,鼓励患者保持情绪稳定和良好的心态,避免焦躁、抑郁等不良心理,积极配合治疗。

2. 专科护理

(1)症状护理:①应鼓励和指导有肢体功能障碍和感觉障碍的患者进行肢体功能锻炼,尽量坚持生活自理,并注意用温水擦洗患侧皮肤,促进感觉功能恢复。②对有延髓性麻痹进食困难的患者,应给予制作精细的糊状食物。患者进食时取坐位或半坐位,进食速度不宜过快。应给患者充分的进餐时间,避免进食时看电视或与患者谈笑,以免分散患者的注意力,引起窒息。③对有精神症状的患者,床应加护栏,必要时加约束带固定四肢,以防坠床、伤人或自伤。④有智力障碍的患者,外出时需有人陪护,并在其衣服口袋中放置填写患者姓名、联系电话等个人简单资料的卡片,以防走失。⑤对缺乏生活自理能力的患者,应加强生活护理,协助其沐浴、进食、修饰等,保持皮肤和外阴清洁。对有延髓性麻痹致进食呛咳的患者,如果体温升高,应注意是否发生吸入性肺炎;同时还应注意观察患者是否有尿频、尿急、尿痛等现象,防止发生尿路感染。

(2)用药护理:告知药物的作用与用法,注意观察药物的疗效与不良反应,发现异常情况及时向医师报告。①应注意督促有痴呆、记忆力减退或精神症状的患者按时服药并看到其服下,同时注意观察药物疗效与不良反应;②静脉注射尼莫地平等扩血管药物时,尽量使用微量输液泵缓慢注射(8~10 mL/h),并注意观察患者有无面色潮红、头晕、血压下降等不适,如有异常应告知医师及时处理;③应注意观察服用盐酸多奈哌齐的患者有无肝、肾功能受损的表现,定时检查肝、肾功能。

3. 健康指导

(1)避免进食过多动物油、动物内脏、蛋黄等高胆固醇饮食,多吃豆制品、鱼等优质蛋白食品,少吃糖。

(2)做力所能及的家务,以防自理能力快速下降;坚持适度的体育锻炼和体力劳动,以改善血液循环,增强体质,防止肥胖。

(3)注意安全,防止跌倒、受伤或走失。

(4)遵医嘱正确服药。

(5)定期复查血压、血脂、血糖等,如症状加重,须及时就医。

(韦性坪)

第四节　脑栓塞

脑栓塞是指血液中的各种栓子(如心脏或动脉内血栓、脂肪、肿瘤细胞、纤维软骨或空气等)随血流进入脑动脉而阻塞血管,当侧支循环不能代偿时,引起该动脉供血区脑组织缺血性坏死,出现局灶性神经功能缺损。只要产生栓子的病原不消除,脑栓塞就有反复发病的可能。2/3的复发发生在第1次发病后的1年之内。

一、病因及发病机制

脑栓塞的栓子来源可分为心源性、非心源性、来源不明性三大类。

1. 心源性

心源性系脑栓塞的最常见原因。

(1)风湿性心脏病:在发生脑栓塞的患者中一半以上为风湿性心脏病伴二尖瓣狭窄。风湿性心脏病患者中发生脑栓塞占14%~48%。不管有无临床表现,脑部病理检查发现有脑栓塞者达50%。当二尖瓣狭窄时,左心房扩大以致血流缓慢淤滞而易于促使血液凝固和血栓形成,血流的不规则更易使它散落成栓子,导致脑栓塞。当心房颤动时,发生栓塞的机会更多。

(2)心肌梗死:心肌梗死可使心内膜变质,以致血小板黏附在上面,形成血栓。心肌梗死范围越大,血栓形成的机会越大。如果心肌梗死后发生充血性心力衰竭,血液循环淤滞,更易在增厚肥大的左心室内壁形成血栓。心肌梗死后如果发生周围血管(脑、肾、脾、肢体等)栓塞,则绝大多数发生在心肌梗死后的第 4～20 d,多发性栓塞易于诊断。至于后期发生的脑栓塞,在老年患者中与脑动脉硬化性脑梗死患者中不易鉴别。

(3)亚急性细菌性心内膜炎:亚急性细菌性心内膜炎一般在风湿性心脏病或先天性心脏病的基础上发生。细菌附着在病变内膜上繁殖,并与血小板、纤维蛋白、红细胞等结成细菌性赘生物,脱落后即可循血流发生脑栓塞。亚急性细菌性心内膜炎发生脑栓塞者占10%～50%,其中约 1/5 的患者在发生脑栓塞之前无临床症状或以往病史。有血栓形成的非细菌性心内膜炎,在脑栓塞的病因中约占 10%。这些病变包括风湿性心肌炎、红斑狼疮、肿瘤等慢性消耗性疾病,可能与凝血过程异常有关。

2.非心源性

心脏以外来源的栓子造成的脑栓塞较心源性要少得多。但是随着短暂脑缺血发作的发病原因的研究进展,有关微栓塞的一系列研究可能使传统的非心源性脑栓塞发病率很低的看法逐渐改变。反常脑栓塞发生在体循环静脉内循行的栓子,由于心隔缺损,可不经肺循环直接穿过卵圆孔或室间孔到达体循环的动脉内而造成脑栓塞。在心脏中隔缺损时,平时心内血流的方向自左向右。当左心衰竭、肺动脉压升高或其他原因引起右心压力高于左心压力时,则心内血流的方向变为自右向左,如血流中有栓子,就发生反常栓塞。气栓塞可发生于胸外科手术、潜水员或高空飞行员体内、气胸、气腹、颈静脉或硬脊膜外静脉损伤、肾周围充气、右心导管、剧烈咳嗽等。潜水员或高空飞行员所发生的气栓塞又称减压病,在潜水员中又称潜水员病或潜水员麻痹。减压病主要由于大气压突然显著降低,导致体内氮气释放而造成气栓塞。脂肪栓塞见于长骨骨折、长骨手术、油剂注射等。

3.来源不明的脑栓塞

有的脑栓塞,虽经仔细检查也未能找到栓子来源。

二、临床表现

脑栓塞的起病年龄不一。多数与心脏病尤其是风湿性心脏病有关,以中青年居发病者多。起病极急骤,大多数并无任何前驱症状。起病后常于很短时间内症状发展到高峰。个别患者的病情可在数日内呈阶梯式进行性恶化,是由反复栓塞所致。脑栓塞可仅发生在单一动脉,也可广泛多发,因而临床表现不一。除颈内动脉栓塞外患者一般并不昏迷。一部分患者可在起病时有短暂的意识模糊、头痛或抽搐。

神经系统局灶症状突然产生,并限于一个动脉支的分布区。约 4/5 的栓塞发生在脑底动脉环前半部分,因而临床表现是面瘫、上肢单瘫、偏瘫、失语、局灶性抽搐等颈内动脉-大脑中动脉系统病变的表现。面和上肢偏瘫较重,下肢偏瘫相对较轻。感觉和视觉可能有轻度影响,但一般不明显。抽搐大多数为局限性,如为全身性大发作,则提示栓塞范围广泛,病情较重。1/5 的栓塞发生在脑底动脉环的后半部分,可出现眩晕、复视、共济失调、交叉性瘫痪等椎基底动脉系统病变的表现。

三、辅助检查

1.头部 CT 及 MRI

头部 CT 及 MRI 可显示脑栓塞的部位和范围,在发病后的 24～48 h 病变部位出现低密度的改变。发生出血性梗死时,在低密度的梗死区出现 1 个或多个高密度影。

2.脑脊液检查

压力正常或升高,在出血性梗死时红细胞增多。亚急性细菌性心内膜炎产生含细菌的栓子,故脑脊液中的白细胞增加。蛋白质含量升高,糖含量正常。

3. TCD、MRA 和 DSA

TCD 可检测颅内血流的情况,显示血管狭窄和阻塞的部位及动脉粥样硬化的斑块;MRA 和 DSA 可显示闭塞的脑动脉及动脉粥样硬化斑块、栓子等。出血性脑梗死时,显示闭塞血管再通。

4.其他

应常规进行心电图、胸部 X 线片和超声心动图检查。怀疑亚急性感染性心内膜炎时,要查血常规、血沉及做血培养等。特殊检查还包括 24 小时动态心电图监护、经食管超声心动图等。

四、治疗

脑栓塞的基本治疗以抗血栓、降低颅内压、改善脑微循环和脑保护为主,及早进行康复治疗,并积极治疗心脏病等原发病,急性期避免活动,减少栓子再次脱落而复发。有条件的可在卒中单元病房治疗。

五、观察要点

严密观察神志及生命体征的变化。发现意识障碍、肢体瘫痪加重、呼吸循环障碍等应立即通知医师。

六、护理措施

1.常规护理

(1)个人卫生的护理:个人卫生是脑栓塞患者自身护理的关键,定时擦身,更换衣裤,晒被褥等。并且注意患者的口腔卫生也是非常重要的。

(2)营养护理:患者需要多补充蛋白质、维生素、纤维素和电解质等。如果有患者吞咽障碍,尚未完全恢复,可以吃软的固体食物。多吃新鲜的蔬菜和水果,少吃油腻、不易消化、辛辣刺激的食物。

(3)心理护理:老年脑栓塞患者生活自理能力较弱,容易出现情绪躁动的情况,甚至会有失去治疗信心的情况,此时患者应保持良好的心理素质,提升治疗疾病的信心,以有利于疾病的治愈、身体的康复。

2.专科护理

护士应了解各类药物的作用、不良反应及注意事项。使用右旋糖酐时注意有无过敏反应;使用血管扩张剂注意血压变化,血压偏低时及时告知医师;用溶栓剂、抗凝剂时注意观察有无出血征象。

3.健康指导

(1)疾病预防指导:指导有发病危险因素或病史者进食高蛋白、高维生素、低盐、低脂、低热量的清淡饮食,多食新鲜蔬菜、水果、谷类、鱼类和豆类,保持能量供需平衡,戒烟、限酒;应遵医嘱规则用药,控制血压、血糖、血脂和抗血小板聚集;告知患者改变不良生活方式,坚持每天进行 30 min 以上的慢跑、散步等运动,合理休息和娱乐;指导有 TIA 发作史的患者,在改变体位时应缓慢,避免突然转动颈部,洗澡时间不宜过长,水温不宜过高,外出时有人陪伴,气候变化时注意保暖,防止感冒。

(2)疾病知识指导:告知患者和家属本病的常见病因和控制原发病的重要性;指导患者遵医嘱长期抗凝治疗,预防复发;在抗凝治疗中定期门诊复诊,监测凝血功能,及时在医护人员指导下调整药物剂量。

(3)康复指导:告知患者和家属康复治疗的知识和功能锻炼的方法,帮助分析和消除不利于疾病康复的因素,落实康复计划,并与康复治疗师保持联系,以便根据康复情况及时调整康复训练方案。吞咽障碍的康复方法包括唇、舌、颜面肌和颈部屈肌的主动运动和肌力训练;先进食糊状或胶冻状食物,少食多餐,逐步过渡到普通食物;进食时取坐位,颈部稍前屈(易引起咽反射);用冰刺激软腭;咽下食物练习呼气或咳嗽(预防误咽);构音器官的运动训练(有助于改善吞咽功能)。

(4)鼓励生活自理:鼓励患者从事力所能及的家务劳动,日常生活不过度依赖他人;告知患者和家属功能恢复需经历的过程,使患者不要急于求成,做到坚持锻炼,循序渐进。嘱家属在物质和精神上对患者提供帮助和支持,使患者体会到来自多方面的温暖,树立战胜疾病的信心。同时,也要避免患者产生依赖心理,增强自我照顾能力。

(韦性坪)

第五节　脑出血

脑实质内的出血称为脑出血。虽然脑出血可来源于脑内动脉、静脉或毛细血管的坏死、破裂,但以动脉出血最为多见而重要。在所有脑卒中病例中,脑出血占 10%～20%,脑出血病例中 80% 发生于大脑半球,其余 20% 发生于脑干和小脑。

一、病因及发病机制

高血压是脑出血最常见的和主要病因。医师一般认为单纯的血压升高或脑血管病变都不足以引起血液外溢。脑出血的发病是在原有高血压病和脑血管病变基础上,血压进一步骤升所致。其发病原理可能与下列因素有关。

(1)高血压使脑小动脉中形成微动脉瘤。这种微动脉瘤多见于 50 岁以上的患者,主要分布于基底神经节豆纹状动脉供应区及脑桥,在大脑白质和小脑中亦可产生。在血压骤升时,微动脉瘤可能破裂而引起脑出血。

(2)高血压引起的脑小动脉痉挛可能造成其远端脑组织缺氧、坏死,发生点状出血和脑水肿。这一过程若持久而严重,坏死、出血区融合扩大,即成大片出血。

(3)脑动脉的外膜和中层在结构上远较其他器官的动脉薄弱,可能是脑出血比其他内脏出血多见的一个原因。

(4)高血压可加重、加速或引起脑小动脉玻璃样变或纤维样坏死。这一病变使脑动脉管壁中发育得最完善的内膜大为削弱。高血压可促使这种有病变的小动脉内膜破裂,形成夹层动脉瘤,继而破裂出血。

(5)此外,有人认为脑内静脉循环障碍和静脉破裂也与脑出血的发病有关。

二、临床表现

脑出血常发生于 50 岁以上的患者,患者多有高血压病史。在活动中或情绪激动时突然起病,少数在安静状态下发病。患者一般无前驱症状,少数可有头晕、头痛及肢体无力等。发病后症状在数分钟至数小时达到高峰。患者常突感头痛、头胀,随之呕吐,可很快出现意识和神经功能障碍,并进行性加重。发病时血压常明显升高,常超过 200/100 mmHg。临床表现的轻重主要取决于出血量和出血部位。不同出血部位的临床表现如下。

1. 基底节区出血

基底节区出血约占全部脑出血的 70%,其中以壳核出血最为常见,其次是丘脑出血。由于此区出血常累及内囊,并以内囊损害体征为突出表现,故又称内囊区出血;壳核又称内囊外侧型,丘脑又称内囊内侧型出血。

(1)壳核出血:是豆纹动脉尤其是其外侧支破裂所致。表现为对侧肢体轻偏瘫、偏身感觉障碍和同向性偏盲("三偏"),优势半球出血常出现失语。凝视麻痹,呈双眼持续性向出血侧凝视。也可出现失用、体像障碍、记忆力和计算力障碍、意识障碍等。大量出血患者可迅速昏迷,反复呕吐,大小便失禁,在数小时内恶化,出现上部脑干受压征象,双侧病理征,呼吸深快、不规则,瞳孔扩大、固定,可出现去脑强直发作以至死亡。

(2)丘脑出血:是丘脑膝状动脉和丘脑穿通动脉破裂所致。临床表现与壳核出血相似,亦有突发对侧偏瘫、偏身感觉障碍、偏盲等。但与壳核出血的不同之处为偏瘫多为均等或基本均等,对侧半身深、浅感觉减退,感觉过敏或自发性疼痛;特征性眼征表现为眼球向上注视麻痹,常向内下方凝视、眼球会聚障碍和无反应性小瞳孔等;可有言语缓慢而不清、重复言语、发音困难、复述差,朗读正常等丘脑性失语及记忆力减退、计算力下降、情感障碍、人格改变等丘脑性痴呆;意识障碍多见且较重,出血波及丘脑下部或破入第三脑室可出现昏迷加深、瞳孔缩小、去皮质强直等中线症状。本型的病死率较高。

(3)尾状核头出血:较少见,临床表现与蛛网膜下隙出血相似,常表现为头痛、呕吐,有脑膜刺激征,无明显瘫痪,可有对侧中枢性面瘫、舌瘫。有时可因头痛在 CT 检查时偶然发现。

2. 脑干出血

脑干出血约占 10%,绝大多数为脑桥出血,偶见中脑出血,延髓出血极为罕见。由于脑干为生命中枢,本部位出血,病死率极高。

(1)脑桥出血:多由基底动脉脑桥支破裂所致,出血灶位于脑桥基底部和被盖部间,小量出血者出血常先自一侧脑桥开始,表现突然头痛、呕吐,轻度意识障碍,出血侧面瘫和对侧肢体迟缓性偏瘫(交叉性瘫痪)。头和双眼转向非出血侧,呈"凝视瘫肢"状。如为大量出血(血肿多于 5 mL),波及两侧脑桥,则出现双侧面瘫和四肢瘫痪,发病后患者很快进入昏迷状态。双下肢出现病理反射;少数为痉挛性或呈去脑强直,眼球正中位固定或双眼偏向一侧,为针尖样瞳孔,对光反射迟钝或消失,此征为脑桥出血特征症状。持续高热(体温≥39℃),伴全身多汗,因出血阻断丘脑下部对体温的调节。由于脑干呼吸中枢受影响,常出现呼吸节律障碍和呼吸困难。患者多于发病后 48 h 内死亡。

(2)中脑出血:极少见。如单侧出血表现为病灶同侧动眼神经瘫痪,病灶对侧偏瘫(韦伯综合征）。出血量大者很快出现意识障碍、四肢迟缓性瘫痪，可迅速死亡。中脑导水管闭塞可引起颅内压增高和脑积水。

（3）延髓出血：罕见，多由动静脉畸形或海绵状血管瘤引起。轻者可表现为不典型的瓦伦贝格综合征。重症可突然意识障碍，血压下降，呼吸节律不规则，心律失常，继而死亡。

3. 小脑出血

小脑出血约占脑出血的 10%，多由小脑齿状核动脉破裂所致。首发症状为急剧眩晕，伴有剧烈后头部疼痛及频繁呕吐，而无肢体瘫痪。早期意识清楚或有轻度意识障碍，有眼震、站立和步态不稳，向患侧倾倒，肢体共济失调，吞咽及发音困难，出现四肢锥体束征。如出血量较大，则出现瞳孔散大，中枢性呼吸困难，乃至枕骨大孔疝死亡。少数暴发性大量出血患者发病迅速，短期内昏迷，出现脑干受压征、眼肌麻痹和小脑扁桃体下疝或急性脑积水表现，预后极为不良。

4. 脑叶出血

脑叶出血占脑出血的 5%～10%，常由脑动静脉畸形、烟雾病、血管淀粉样病变、肿瘤等所致，高血压脑出血少见。多为活动状态下突然发病，出现头痛、呕吐、不同程度意识障碍，昏迷少见。脑叶出血者常表现癫痫，可在发病时或病程中发生。不同部位出血表现有较大差别。

（1）额叶出血：前额疼痛、呕吐、痫性发作较多见，出现对侧偏瘫、共同偏视、精神异常、智力减退等，优势半球出血时可出现布罗卡失语。

（2）顶叶出血：偏瘫较轻，而对侧偏身感觉障碍显著；对侧下象限盲；优势半球出血时可出现混合性失语，左右辨别障碍，失算、失认、失写（格斯特曼综合征）。

（3）颞叶出血：表现为对侧中枢性面舌瘫及上肢为主的瘫痪，对侧上象限盲，有时有同侧耳前部疼痛，优势半球出血时可出现感觉性失语症；可有颞叶癫痫、幻嗅、幻视。

（4）枕叶出血：主要症状为对侧同向性偏盲，并有黄斑回避现象，可有一过性黑蒙和视物变形；有时有同侧偏瘫及病理征。

5. 脑室出血

脑室出血占脑出血的 3%～5%，由脑室内脉络丛动脉或室管膜下动脉破裂出血，血液流入脑室内所致，又称原发性脑室出血；或由上述脑实质出血破溃入脑室，称继发性脑室出血。表现为突然头痛、呕吐，如出血量较大，可迅速进入昏迷或昏迷逐渐加深；双侧瞳孔缩小，四肢肌阵发性痉挛，病理反射阳性；早期即出现去大脑强直，脑膜刺激征阳性；常出现丘脑下部受损的症状及体征，如上消化道出血、中枢性高热、大汗、应激性溃疡、急性肺水肿、血糖浓度升高、尿崩症等。

如出血量小，可仅表现为头痛、呕吐、脑膜刺激征阳性，无局限性神经体征，临床上易误诊为蛛网膜下腔出血，需通过头颅 CT 扫描来确定诊断，一般预后良好，甚至可完全恢复。

三、辅助检查

1. 血液

脑出血患者血常规检查常可见白细胞增多，超过 10×10^9 以上者占 61%～86.3%；尿素氮、肌酐浓度均可较正常浓度高。

2. 尿液

出现急性脑血管病时常可发生轻度糖尿与蛋白尿。

3. 脑脊液

由于脑出血患者脑水肿，颅内压力一般较高。如临床诊断明确，则不做腰椎穿刺以防脑疝。疑有小脑出血者不可做腰椎穿刺。如鉴别出血与缺血存在困难，应审慎地做腰椎穿刺。在发病 6 h 后，80% 以上的脑出血患者的脑脊液由于血自脑实质内破入脑室、蛛网膜下隙系统而呈血性；蛋白质浓度升高，脑脊液压力一般高于 200 mmH$_2$O。由于脑实质内出血不一定均流入脑脊液或需数小时才破入脑室蛛网膜下隙系统，故脑出血起病初期，腰椎穿刺时脑脊液中可无红细胞，但数小时后复查脑脊液仍不含血者仅占 10% 左右。

4. CT

CT 是确认脑出血的首选检查。早期血肿在 CT 上表现为圆形或椭圆形的高密度影，边界清楚。MRI 对幕上出血的诊断价值不如 CT，对幕下出血的检出率优于 CT。MRI 的表现主要取决于血肿所含血红蛋白量的变化。

发病 1 d 内，血肿呈 T$_1$ 等或低信号，T$_2$ 呈高或混合信号；第 2 天～1 周，T$_1$ 为等或稍低信号，T$_2$ 为低信号；第 2～4 周，T$_1$ 和 T$_2$ 均为高信号；4 周后，T$_1$ 呈低信号，T$_2$ 为高信号。CT 和 MRI，不仅能早期显示颅内、脑内出血的部位、范围、数量，明确鉴别脑水肿、梗死，了解血肿溃破进入脑室和/或蛛网膜下隙，有助于决策和诊断预后，有时也能提示病因，如血管畸形、动脉瘤、肿瘤等。

四、治疗

如果病情和检查所见均难以鉴别，则暂按脑出血处理较为安全，同时严密观察随访，进一步明确诊断。对已发生脑出血的患者，首先应加强卒中急性期的一般处理。同时，根据病情采取以下治疗。

(1)保持安静，防止继续出血。

(2)积极抗水肿，降低颅内压，保存个体，维持生命。

(3)及早做康复治疗，降低致残率。

(4)调整血压，改善循环，加强护理，防止并发症。

五、观察要点

(1)密切观察病情，尤其是生命体征、神志、瞳孔的变化，及早发现脑疝的先兆表现，一旦出现先兆表现，应立即向医师报告，及时抢救。

(2)告知患者药物的作用与用法，注意观察药物的疗效与不良反应，发现异常情况，及时告知医师处理。

六、护理措施

1. 常规护理

(1)一般护理：患者绝对卧床休息 4 周，抬高床头 15°～30°，以促进脑部静脉回流，减轻脑水肿；取侧卧位或平卧头侧位，防止呕吐物反流而引起误吸。对脑出血急性期患者应尽量就地治疗，避免不必要的搬动，并注意保持病房安静，严格限制探视。翻身时，注意保护头部，动作宜轻柔、缓慢，以免加重出血，避免咳嗽和用力排便。神经系统症状稳定 48～72 h，患者即可开始早期康复锻炼，但应注意不可过度用力或憋气。恢复期的康复训练不可急于求成，应循序渐进、持之以恒。

（2）饮食护理：给予急性期患者高蛋白、高维生素、高热量饮食，并限制钠盐的摄入（低于 3 g/d）。有意识障碍、消化道出血的患者宜禁食 24～48 h，然后酌情给予鼻饲流质，如牛奶、豆浆、藕粉、蒸蛋或混合匀浆等，每日 4～5 次，每次约 200 mL。恢复期患者应选清淡、低盐、低脂、适量蛋白质、高维生素食物，戒烟、酒，忌暴饮暴食。

（3）心理护理：主动关心患者与家属，耐心介绍病情及预后，消除其紧张焦虑、悲观抑郁等不良情绪，保持患者及其家属情绪稳定，使其积极配合抢救与治疗。

2. 专科护理

（1）症状护理：①对神志不清、躁动或有精神症状的患者，应加床挡，并适当约束，防止患者跌伤；②注意保持呼吸道通畅。及时清除口鼻分泌物，协助患者轻拍背部，以促进痰痂的脱落排出，但急性期应避免刺激咳嗽，必要时可给予负压吸痰、吸氧及定时雾化吸入；③协助患者完成生活护理。按时翻身，保持床单干燥、整洁，保持皮肤清洁，预防压疮的发生；如患者有闭眼障碍，应涂四环素眼膏，并用湿纱布盖眼，保护角膜；对昏迷和鼻饲患者应做好口腔护理，每日 2 次。对大小便失禁的患者，注意及时用温水擦洗外阴及臀部，保持皮肤清洁、干燥；④有吞咽障碍的患者，喂饭、喂水时不宜过急，遇呕吐或反呛时应暂停喂饭、喂水，防止食物呛入气管，引起窒息或吸入性肺炎，对昏迷等不能进食的患者可酌情予以鼻饲流质；⑤注意保持瘫痪肢体功能位置，防止足下垂，被动运动关节和按摩患肢，防止手足挛缩、变形及神经麻痹，病情稳定后应尽早开始肢体功能锻炼和语言康复训练，以促进神经功能的早日康复；⑥对中枢性高热的患者先行物理降温，如温水擦浴、酒精浴、冰敷等，效果不佳时可给予退热药，并注意监测和记录体温的情况。

（2）用药护理：①颅内高压，静脉滴注 20% 的甘露醇脱水时，要保证绝对快速输入，要在 15～30 min 滴完 100～500 mL 20% 的甘露醇，注意防止药液外漏，并注意尿量与血电解质的变化，尤其应注意有无低血钾发生。可按尿量加 500 mL 计算患者的每日补液量，在 1 500～2 000 mL，如有高热、多汗、呕吐或腹泻，可适当增加入液量。每日补钠50～70 mmol/L，补钾 40～50 mmol/L。防止低钠血症，以免加重脑水肿；②严格遵医嘱服用降压药，不可骤停和自行更换，亦不宜同时服用多种降压药，避免血压骤降或过低致脑供血不足。应根据患者的年龄、基础血压、病后血压等情况判定最适血压水平，缓慢降压，不宜使用强降压药（如利血平）；③用地塞米松消除脑水肿时，因其易诱发上消化道应激性溃疡，应观察有无呃逆、上腹部饱胀不适、胃痛、呕血、便血等，注意胃内容物或呕吐物的性状，以及有无黑便；鼻饲流质的患者，注意观察胃液的颜色是否为咖啡色或血性，必要时可做隐血试验检查，如发现异常，及时通知医师处理；④对躁动不安的患者可根据病情给予小量镇静、镇痛药；患者抽搐发作时，可静脉缓慢注射地西泮，或口服苯妥英钠。

3. 健康指导

（1）避免情绪激动，消除不安、恐惧、愤怒、抑郁等不良情绪，保持正常心态。

（2）选择低盐、低脂、适量蛋白质、富含维生素与纤维素的清淡饮食，多吃蔬菜、水果，少食辛辣刺激性强的食物，戒烟、酒。

（3）生活有规律，保持排便通畅，避免排便时用力过度和憋气。

（4）坚持适度锻炼，避免重体力劳动。如坚持做保健体操、散步、打太极拳等。

（5）尽量做到日常生活自理，康复训练时注意不要急于求成，做到循序渐进、持之以恒。

（6）定期复查血压、血糖、血脂、血常规，积极治疗原发性高血压、糖尿病、心脏病等原发疾病。如出现头痛、呕吐、肢体麻木无力、进食困难、饮水呛咳等症状,需及时就医。

(韦性坪)

第六节 蛛网膜下隙出血

蛛网膜下隙出血(subarachnoid hemorrhage,SAH)一般分为原发性蛛网膜下隙出血和继发性蛛网膜下隙出血,其中原发性蛛网膜下隙出血是指由多种病因引起脑底部或脑表面的软脑膜血管非外伤性破裂出血,血液直接流入蛛网膜下隙的急性出血性脑血管病;继发性蛛网膜下隙出血是指脑实质内出血、脑室出血或硬膜下血管破裂,血液穿破脑组织和蛛网膜,流入蛛网膜下隙。本节主要讨论原发性蛛网膜下隙出血的情况。

一、病因及发病机制

原发性蛛网膜下隙出血的原因很多,现将较常见者列出如下。

(1)颅内动脉瘤及动静脉畸形的破裂,两者合计占全数病例的57%左右。

(2)高血压、动脉硬化引起的动脉破裂。

(3)血液病,如白血病、血友病、恶性贫血、再生障碍性贫血、血小板减少性紫癜、红细胞增多症、镰状细胞贫血等。

(4)颅内肿瘤,原发者有胶质瘤、脑膜瘤、脉络膜乳头状瘤、脊索瘤、垂体瘤、血管瘤、血管源性肉瘤、骨软骨瘤等。转移者有支气管肺癌、绒毛膜上皮癌、恶性黑色素瘤等。

(5)血管性过敏反应,如多发性结节性动脉炎、系统性红斑狼疮、过敏性紫癜、出血性肾炎、急性风湿热等。

(6)脑与脑膜炎症,包括急性化脓性、细菌性、病毒性、结核性、梅毒性、钩端螺旋体性、布氏杆菌性、炭疽杆菌性、真菌性脑膜炎等。

(7)抗凝治疗的并发症。

(8)脑血管闭塞性疾病引起出血性脑梗死。脑底异常血管网病常以蛛网膜下隙出血为主要表现。

(9)颅内静脉的血栓形成。

(10)妊娠并发症。

(11)脊髓病变。

(12)中暑、维生素C缺乏、气脑造影、某些药物(如戊四氮、肾上腺素、激素等)注射,亦可引起蛛网膜下隙出血。

(13)另有少数病例虽经全身各系统检查,甚至做病理解剖也未能找到原因。

二、临床表现

各年龄组均可发病,由于先天性动脉瘤为主要病因,故以青壮年患者居多。性别差异不大。起病突然,部分患者可有激动、活动、咳嗽、排便等诱因。最常见的症状为突发剧烈难忍的头痛,呈胀痛或炸裂样痛,位于前额、枕部或全头痛,可向项背部放射,常伴有恶心、呕吐。半数患者有短暂意识障碍,少数有局限性或全身性抽搐。也有以头昏或眩晕、呕吐起病的。个别患者有烦躁不安、谵妄、定向障碍、幻觉、近事遗忘等精神症状。大多数患者在患病数小时后即可见脑膜刺激征(颈项强直、克尼格征阳性),如出血量少,病情较轻可不出现脑膜刺激征,病情极轻者可能仅出现颈枕部疼痛、腰部疼痛或眩晕等。少数可伴有一侧动眼神经麻痹,提示该侧后交通动脉瘤破裂。眼底检查可发现玻璃体膜下片状出血,虽然仅见于少数患者,但对 SAH 的诊断价值极大,10% 的患者可见视神经盘水肿。60 岁以上老年 SAH 患者及儿童 SAH 患者的症状不典型,头痛不明显,意识障碍及脑实质损害症状多见且较重。

若出血停止,通常 2~3 周头痛和脑膜刺激征也逐渐减轻或消失。但在 SAH 后的不同时期,又可因下列常见的颅内外并发症,病情复杂并影响预后:①再出血,绝大部分发生在 1 个月内,以 5~11 d 为高峰。颅内动脉瘤初次出血后的 24 h 内再出血率最高,至第 14 天时累计再出血率为 20%,使病死率明显增加。主要临床表现为在经治疗病情稳定好转的情况下,突然再次发生剧烈头痛、呕吐、癫痫发作,可有意识障碍加重,神经定位体征、原有局灶症状和体征重新出现,再次出现血性脑脊液等。②血管痉挛,由脑血管痉挛所致缺血性脑梗死所引起,通常发生在出血后第 10~14 天,一般以迟发性单根动脉痉挛导致的局灶性脑缺血梗死最为多见,是致死、致残主要原因。常见症状为病情稳定后再出现意识障碍、局灶神经体征,如行腰穿或头颅 CT 检查,无再出血表现。③脑积水,指 SAH 后 1 周内发生的急性或亚急性脑室扩大所致的脑积水,是由脑室流出道阻塞,蛛网膜下隙脑脊液吸收障碍,引起颅内压增高、脑室扩张导致的。发生率约为 20%。主要表现为嗜睡、上视受限、意识障碍、外展神经麻痹等,发生与出血量呈正相关,多次出血者更易发生,头颅 CT 可以诊断。④心脏疾病,SAH 发生后,脑和自主神经对心脏的控制和调节发生障碍,同时应激状态的存在,导致儿茶酚胺分泌大量增加,造成冠状动脉收缩,引起心肌缺血和心肌细胞损害、心功能紊乱。最多见于老年患者或出血量较大的患者,此类患者一般均有明显意识障碍,主诉不清,急诊检查心电图时可发现心肌缺血或心肌梗死表现。⑤消化道出血,见于大量出血患者,表现为呕血、黑便,严重者呈休克状态,表现为烦躁不安或神志不清、面色苍白、四肢湿冷、口唇发绀、呼吸急促等,血压下降,脉压变小,心率加快。

三、辅助检查

1.CT 检查

CT 检查是目前诊断 SAH 的首选方法,安全、敏感,可早期诊断。CT 显示脑沟、脑裂及脑池内具有高密度出血征,有时脑室内可见积血,可以确诊 SAH。

2.脑脊液(CSF)检查

脑脊液(CSF)检查不作为临床常规检查,如果出血量少或者距起病时间较长,CT 检查无阳性发现,而临床可疑 SAH,需要行腰穿检查 CSF。

3.数字减影血管造影(DSA)

数字减影血管造影(DSA)对确定 SAH 的病因(如动脉瘤、脑血管畸形、烟雾病等),有极为重要的价值;也可提供血管痉挛、供血动脉与引流静脉、侧支循环状况等资料以指导手术治疗。DSA 是诊断颅内动脉瘤最有价值的方法,阳性率达 95%,条件具备、病情许可时应争取尽早行全脑 DSA 检查以免遗漏多发动脉瘤或伴发的动静脉畸形,绝大多数脑血管异常可被 DSA 发现,而且可同时明确病变部位、形态、大小、与正常血管关系等。但由于血管造影可能加重神经功能损害,如脑缺血、动脉瘤再次破裂出血等,因此造影宜避开脑血管痉挛和再出血的高峰期(SAH 后 7~10 d),即出血 3 d 内或 3 周后进行为宜。为避免因血管瘤蒂部痉挛或动脉瘤破裂后发生腔内血栓,造成病变血管不显影而漏诊,首次脑血管造影阴性者,2 周后(血管痉挛消退)应重复脑血管造影。

4.经颅多普勒超声(TCD)

经颅多普勒超声可动态地观察脑血管痉挛的状况,以指导临床治疗。经颅多普勒超声(TCD)动态检测颅内主要动脉流速的优点在于无创、可随时在床旁进行,是能够及时发现脑血管痉挛(CVS)倾向和痉挛程度的方法,可以作为监测 SAH 后血管痉挛的常规手段,但此方法不能直接测定末梢血管血流速度,一般需根据大脑中动脉流速判断,因此此法特异度高,敏感度较低,仍具有一定局限性;局部脑血流测定用以检测局部脑组织血流量的变化,可用于继发脑缺血的检测。

5.脑 MRI 和 MRA

由于脑磁共振可能诱发再出血,而且 SAH 患者急性期多烦躁,不能配合 MRI 检查,MRI 一般不用于 SAH 的急性诊断,但有学者认为 SAH 发病经过急性期后,MRI 可比 CT 更明确检测到外渗血液,因此可用于判断确定 CT 阴性而腰穿阳性患者的出血部位。MRA 可用于对 SAH 恢复期后仍怀疑有颅内血管异常患者的筛查,但一旦发现,还需行 DSA 确诊。随着 DSA 的逐渐广泛应用,临床考虑 SAH 患者基本不采用 MRI 和 MRA 检查。

四、治疗

防治继续出血、迟发性脑血管痉挛,去除病因和防止复发。

五、观察要点

1.头痛的观察

严密观察病情变化,关注头痛的程度、性质。

2.意识障碍的观察

密切观察患者生命体征、意识、瞳孔、头痛、呕吐等的变化并记录,10~30 min 记录 1 次。若患者出现剧烈头痛、频繁呕吐呈喷射状、血压升高、脉搏变慢、呼吸慢且不规则、瞳孔不等大、极度烦躁、意识障碍加重等,提示有脑疝形成的可能,及时通知医师,准备好急救药品和器材,随时做好抢救准备。

六、护理措施

1.常规护理

(1)一般护理:将患者的头部稍抬高(15°~30°),以减轻脑水肿;尽量少搬动患者;即使患者神志清楚,无肢体活动障碍,也必须绝对卧床休息 4~6 周,在此期间,禁止患者洗头、如厕、淋浴等一切下床活动;避免用力排便、咳嗽、喷嚏、情绪激动、过度劳累等诱发再出血的因素。

(2)饮食护理:选择清淡、易消化、含丰富维生素和蛋白质的饮食,多食蔬菜、水果。避免辛辣等刺激性强的食物,戒烟、酒。

(3)心理护理:关心患者,耐心告知病情,特别是绝对卧床与预后的关系,详细介绍 DSA 检查的目的、程序与注意事项,鼓励患者消除不安、焦虑、恐惧等不良情绪,保持情绪稳定。

2.专科护理

(1)安全护理:对有精神症状的患者,应注意保持周围环境的安全,对烦躁不安等不合作的患者,应加床挡,防止患者跌床,必要时遵医嘱予以镇静。有记忆力、定向力障碍的老年患者,外出时应有人陪护,注意防止患者走失或其他意外发生。

(2)头痛护理:注意保持病室安静、舒适,避免声、光刺激,减少探视,指导患者采用放松术来减轻疼痛,如缓慢深呼吸、听轻音乐、全身肌肉放松等。必要时可遵医嘱给予镇痛药。

(3)运动和感觉障碍的护理:应注意保持良好的肢体功能位,防止足下垂、爪形手、髋外翻等后遗症。恢复期指导患者积极进行肢体功能锻炼,用温水擦洗患肢,改善血液循环,促进肢体知觉的恢复。

(4)用药护理:告知药物的作用与用法,注意观察药物的疗效与不良反应,发现异常情况,及时向医师报告。①使用 20%的甘露醇脱水治疗时,应快速静脉滴注,并确保针头在血管内;②静脉滴注尼莫地平时常刺激血管,引起皮肤发红和剧烈疼痛,应通过三通阀同时缓慢滴注5%的葡萄糖注射液或生理盐水溶液,5～10 mL/h,并密切观察血压变化,如果出现不良反应或收缩压<90 mmHg,应向医师报告,适当减量、减速或停药;如果无三通阀联合输液,一般将50 mL尼莫地平针剂加入 500 mL 5%的葡萄糖注射液中,静脉滴注,速度为每分钟15～20 滴,6～8 h输完;③使用 6-氨基己酸止血时应特别注意有无双下肢肿胀疼痛等临床表现,谨防深静脉血栓形成,有肾功能障碍者应慎用。

3.健康指导

(1)预防再出血:告知患者情绪稳定对疾病恢复和减少复发的意义,使患者了解,并能遵医嘱绝对卧床并积极配合治疗和护理。指导家属关心、体贴患者,在精神和物质上对患者给予支持,减轻患者的焦虑、恐惧等不良心理反应。告知患者和家属再出血的表现,发现异常,及时就诊。女性患者 1～2 年避免妊娠和分娩。

(2)疾病知识指导:向患者和家属介绍疾病的病因、诱因、临床表现、应进行的相关检查、病程和预后、防治原则和自我护理的方法。SAH 患者一般在首次出血后 3 d 内或 3～4 周进行DSA 检查,以避开脑血管痉挛和再出血的高峰期。应告知 DSA 的相关知识,使患者和家属了解进行 DSA 检查以明确和去除病因的重要性,积极配合。

(韦性坪)

第七节　三叉神经痛

三叉神经痛是三叉神经分布区闪电式的反复发作性剧痛,可能是三叉神经脱髓产生异位冲动或伪突触传递所致,可分为特发性和继发性。

一、病因及发病机制

三叉神经痛分原发性及继发性,后者指有明确的病因,如脑桥小脑角肿瘤、半月神经节肿瘤、鼻咽癌、蛛网膜炎、多发性硬化等造成三叉神经分布区内的疼痛,这种疼痛常为持续性,且伴有三叉神经受损的客观体征,如角膜反射消失、面部痛觉减退等。以往医师认为,原发性三叉神经痛无明显病因,但随着三叉神经显微血管减压术的开展,医师逐渐认识到三叉神经痛的病因是邻近血管压迫了三叉神经根,导致神经纤维相互挤压,逐渐发生脱髓鞘改变,引起邻近纤维之间发生短路,轻微刺激即可形成一系列冲动,通过短路传入中枢,引起剧痛。这种疼痛持续时间短暂,但反复发作,无任何阳性神经体征。

二、临床表现

(1)多见于老年人,多于 50 岁以上起病,女性患者多于男性患者,女性患者是男性患者的 2～3 倍,疼痛局限于三叉神经一个或两个分支分布区,分布于第 2 支、第 3 支最常见,多为单侧性,极少三支同时受累。表现为历时短暂的电击样、刀割样或撕裂样剧痛,每次常持续数秒,突发突止,通常无预兆,间歇期完全正常。疼痛以面颊、上下颌及舌部最明显。轻触鼻翼、颊部和舌可以诱发,这些点称为扳机点。通常洗脸、刷牙易诱发第 2 支疼痛,咀嚼、打哈欠和讲话诱发第 3 支疼痛,以致患者不敢洗脸、进食,表现为面色憔悴和情绪低落。

(2)严重病例伴有面部肌肉反射性抽搐,口角牵向患侧,称为痛性抽搐。同时可伴有面红、结膜充血、流泪和皮温高等。严重者可以昼夜发作,失眠或睡后易醒。

(3)病程可呈周期性,每次发作期为数日、数周或数月,缓解期数日或数年。病程越长,发作越频繁,病情越严重,一般不会自愈。神经系统检查通常无阳性体征。

三、辅助检查

1.三叉神经诱发电位检查

峰潜伏期延长。

2.头颅 CT 或 MRI 检查

原发性三叉神经痛的检查结果正常。该检查可明确继发性三叉神经痛相关的病因。

四、治疗

原发性三叉神经痛首选药物治疗,以卡马西平为首选药物,但现在还缺乏绝对有效而又无不良反应的治疗方法。对继发性三叉神经痛主要针对病因进行治疗。

五、观察要点

(1)注意观察不良反应,如角膜溃疡、失明、脑神经损害、动脉损伤等并发症。

(2)注意观察三叉神经微血管减压术有无并发症,如听力减退或消失、眼球运动神经的暂时麻痹、面部感觉减退和带状疱疹等。

六、护理措施

1.常规护理

(1)一般护理:保持室内光线柔和,周围环境安静、清洁、整齐和安全,避免患者因周围环境刺激而产生焦虑,加重疼痛。

(2)饮食护理:饮食宜清淡,保证机体营养,避免粗糙、干硬、辛辣食物,严重者给予流质饮食。

(3)心理护理:由于本病为突然发作的、反复的、阵发性剧痛,患者易出现精神抑郁和情绪低落等表现,护士应根据患者不同的心理给予疏导和支持,帮助患者树立战胜疾病的信心,积极配合治疗。

2.专科护理

(1)症状护理:观察患者疼痛的部位、性质,与患者进行交谈,帮助患者了解疼痛的原因与诱因;与患者讨论减轻疼痛的方法,如精神放松、听轻音乐、指导性想象等,让患者回忆一些有趣的事情等,使其分散注意力,以减轻疼痛。

(2)药物治疗护理:注意观察药物的疗效与不良反应,发现异常情况,及时向医师报告。对原发性三叉神经痛首选卡马西平药物治疗,其不良反应为头晕、嗜睡、口干、恶心、皮疹、再生障碍性贫血、肝功能损害、智力和体力衰弱等,护理者必须注意观察,患者需每1~2个月复查肝功能和血常规。偶有皮疹、肝功能损害和白细胞减少,需停药。也可按医师建议单独或联合使用苯妥英钠、氯硝西泮、巴氯芬片、野木瓜等治疗。

(3)经皮选择性半月神经节射频电凝术术后并发症的护理:术后观察患者的恶心、呕吐反应,随时处理污物,遵医嘱补液、补钾;术后询问患者有无局部皮肤感觉减退,观察其是否有同侧角膜反射迟钝、咀嚼无力、面部异样不适等感觉,并注意给患者进软食,洗脸水温要适宜;如有术中穿刺方向偏内、偏深,误伤视神经,引起视力减退、复视等并发症,应积极遵医嘱给予治疗,并防止患者活动摔伤、碰伤。

3.健康指导

(1)注意药物疗效与不良反应,在医师指导下减量或更改药物。

(2)服用卡马西平期间应每周检查血常规,每月检查肝、肾功能,有异常及时就医。

(3)积极锻炼身体,增强机体免疫力。

(4)指导患者生活有规律,合理休息、娱乐;鼓励患者运用指导式想象、听音乐、阅读报刊等方法分散注意力,消除紧张情绪。

(5)指导患者避免面颊、上颌、下颌、舌部、口角、鼻翼等局部刺激,进食易消化的流质饮食,咀嚼时使用健侧;洗脸水温度适宜,不宜过冷或过热。

(韦性坪)

第八节　特发性面神经麻痹

特发性面神经麻痹又称面神经炎、贝尔麻痹,是指茎乳孔以上面神经管内段面神经的一种急性非化脓性炎症,好发于冬、春季节。任何年龄均可发病,以20~40岁最为多见,男性患者略多,绝大多数为一侧性。

一、病因及发病机制

面神经从脑桥发出后,经面神经管,最后由茎乳孔出颅腔,分布于面部表情肌。面神经是运动、感觉及自主神经纤维组成的混合神经。其运动神经司面部的表情运动,其感觉神经司前2/3的味觉,其副交感神经纤维司泪腺、颌下腺和舌下腺的分泌。

本病发病的外在原因尚未明了。有人推测可能因面部受冷风吹袭,面神经的营养微血管痉挛,引起局部组织缺血、缺氧。也有人认为本病与病毒感染有关,但一直未分离出病毒。近年来也有人认为本病可能是一种免疫反应。膝状神经节综合征系带状疱疹病毒感染,使膝状神经节及面神经发生炎症所致。

二、临床表现

(1)通常急性起病,发病前可伴麻痹侧乳突区、耳内、耳后或下颌角疼痛。患者往往是清晨起床时发现闭目不全、口角歪斜,症状可于数小时或 1～3 d 达到高峰。

(2)面部表情肌瘫痪,可见额纹消失,不能皱额、蹙眉,眼裂变大,不能闭合或闭合不全;闭眼时眼球向上外方转动,显露白色巩膜,称为贝尔征;鼻唇沟变浅,口角下垂,示齿时口角偏向健侧;口轮匝肌瘫痪使鼓腮和吹口哨漏气;颊肌瘫痪可使食物滞留于患侧齿颊之间,并常有口水自该侧淌下。多为单侧性,双侧性多见于吉兰-巴雷综合征。泪点随下睑外翻而泪液外溢。

(3)不同部位的面神经损害可出现不同的临床症状。鼓索以上的面神经病出现同侧舌前 2/3 味觉丧失;镫骨肌支以上受损时出现同侧舌前 2/3 味觉丧失和听觉过敏;膝状神经节病变除有周围性面瘫、舌前 2/3 味觉障碍和听觉过敏外,还可以有患侧乳突部疼痛、耳郭和外耳道感觉减退、外耳道或鼓膜疱疹,称亨特综合征,是带状疱疹病毒感染所致。

三、辅助检查

1.实验室检查

脑脊液检查多数正常。极少数患者脑脊液的淋巴细胞和单核细胞增多。

2.特殊检查

(1)肌电图面神经传导速度测定:有助于判断面神经损害是暂时性传导障碍,还是永久性的失神经支配(病后 3 个月左右测定)。

(2)面神经兴奋阈值测定:病程早期测定,有助于评估预后。

(3)复合肌肉动作电位:病后 3～4 周测定,可以评估预后。

四、治疗

早期以改善局部血液循环、消除面神经的炎症和水肿为主,后期以促进神经功能恢复为其主要治疗原则。

五、观察要点

(1)对使用糖皮质激素治疗的患者,应注意药物的不良反应,观察有无胃肠道出血、感染征象,并及时测量血压等。

(2)使用阿昔洛韦的患者,应定期检查血常规和肝、肾功能等。

六、护理措施

1.常规护理

(1)一般护理:急性期注意休息,防风、防受寒,特别是对患侧茎乳孔周围应加以保护,如出门穿风衣或系围巾等,避免诱因。

(2)饮食护理:饮食宜清淡,保证机体营养,避免粗糙、干硬、辛辣食物,严重者选择流质饮食;有味觉障碍的患者,应注意食物的冷热程度,防烫、冻伤口腔黏膜。

(3)心理护理:患者因口角歪斜而难为情,心理负担加重,护士应解释疾病的过程、治疗和预后,开导患者积极配合治疗,使者树立战胜疾病的信心。

2.专科护理

(1)症状护理:①对因不能闭眼而角膜长期暴露的患者,应以眼罩加以防护,局部涂以眼膏,滴眼药水,以防感染;②口腔麻痹侧食物残存时应漱口或行口腔护理,及时清除,保持口腔清洁,预防口腔感染;③应尽早加强面肌的主动和被动运动,可教患者对着镜子做皱眉、举额、闭眼、露齿、鼓腮和吹口哨等动作,每日数次,每次 5～15 min,并辅以面部肌肉按摩。

(2)治疗护理:①急性期给茎乳孔附近特定电磁波(TDP)治疗仪照射,照射时患者应戴上有色眼镜或眼罩保护眼,以免出现眼球干涩现象,照射距离以 20～30 cm 为宜,以防灼伤;②热疗,指导患者在耳后部及病侧面部行温毛巾热敷,热敷时谨防烫伤;③面部按摩,用手紧贴于瘫痪侧肌上做环形按摩,每日 3 次,每次 10～15 min,以促进血液循环,消除面部水肿,使面部肌肉群的弹性恢复;④中医治疗,发病 7 d 之内是面神经缺血水肿期,也是面神经炎的急性发病期,尽早进行针灸治疗,有利于减轻水肿、促进恢复。

(3)康复训练:尽早行面肌的主动与被动训练,当神经功能恢复后,指导患者练习瘫侧面肌的随意运动,如抬额、皱眉、闭眼、吹口哨、鼓腮、示牙、耸鼻、努嘴等动作,促进患者早日康复。

3.健康指导

(1)应用激素治疗,常用口服泼尼松(强的松)片或静脉滴注地塞米松,向患者介绍激素治疗的目的是改善血循环、使局部炎症及水肿消退,短时期使用激素,不良反应产生的机会很少,消除患者不愿意服用激素的顾虑。

(2)应用营养神经的药物,大剂量肌内注射维生素 B_1、维生素 B_{12} 时,由于注射维生素 B_1 时感觉疼痛明显,可将两者抽吸在一个注射器内做肌内深部注射。

(3)恢复期,告知患者需继续遵医嘱服药。

(4)告知患者及早进行面肌锻炼是减少并发症及后遗症的关键,指导患者自我按摩,促进面部功能恢复。

(5)对于未完全治愈者,每 1～2 个月门诊或电话随访 1 次,检查口眼闭合情况。

(6)告知患者注意休息,不可过度劳累,外出时须戴口罩、眼镜,避免患侧面部直接吹风。

(韦性坪)

第九节　癫　痫

癫痫是由多种原因引起的慢性脑功能障碍综合征,是脑内神经元反复超同步异常放电而导致的发作性、突然性、短暂的脑功能紊乱。癫痫具备发作性、复发性、自然缓解的特点。由于异常放电神经元的部位和扩散范围不同,可出现短暂的运动、感觉、行为、意识、自主神经系统的不同障碍,或兼而有之。癫痫发作为临床表现,即脑内神经元阵发性异常放电,引起临床上患者和观察者都能察觉到的各种表现。癫痫是一种世界常见病、多发病。癫痫发作可始于任何年龄,但最常见于 20 岁之前,任何人在处于适宜的诱发环境时,均可以有癫痫发作。

一、病因及发病机制

引起癫痫的原因繁多,可分为四类。

1.特发性癫痫及癫痫综合征

特发性癫痫及癫痫综合征真正的原因不明,在患者脑部找不到器质性病变或全身代谢障碍,病因可能和遗传因素关系密切。具有特征性临床及脑电图表现,诊断标准明确。

2.症状性癫痫及癫痫综合征

症状性癫痫及癫痫综合征指能找到病因的癫痫。常见的病因如下。

(1)先天性疾病和围生期疾病:染色体异常、斯德奇-韦伯综合征、脑穿通畸形、小头畸形、先天性脑积水等。

(2)高热惊厥:其可导致神经元缺失和胶质细胞增生的脑损害,病变主要在颞叶内侧面,尤其是海马体。

(3)脑外伤:产伤、挫裂伤及各种颅脑复合伤等。

(4)感染:各种脑炎、脑膜炎、脑脓肿的急性期,充血、水肿、毒素、渗出物都可引起发作。脑寄生虫病、神经梅毒、脑艾滋病等均可致其发作。

(5)颅内肿瘤:原发性或转移性肿瘤。

(6)脑血管病:脑出血、脑蛛网膜下隙出血、脑梗死、脑血管畸形等。

(7)变性疾病:结节性硬化、皮克(Pick)病等。

(8)代谢性及中毒性疾病:低血糖、低血钙、儿童佝偻病、尿毒症、碱中毒、水潴留、有机磷及某些重金属中毒等。

3.隐源性癫痫

临床表现提示为症状性癫痫,但未找到明确病因,也可能在特殊年龄段起病,但无特定的临床和脑电图特征,临床上这类患者占相当大比例。

4.状态关联性癫痫发作

这类患者发作与特殊状态有关,如高热、缺氧、内分泌改变、电解质失调、药物过量、长期饮酒戒断、睡眠剥夺、过度饮水等,在正常人中也可导致发作。这类发作性质虽为痫性发作,但一旦去除有关状态即不再发作,故一般不诊断为癫痫。

二、临床表现

癫痫发作的临床表现多种多样,患者常经历一种或多种类型的癫痫发作,根据临床表现和间歇期脑电图改变、解剖及病因等,临床有多种多样的分类,以下为我国癫痫发作分类法。

(一)部分性发作(局限性、局灶性)

1.单纯部分性发作,无意识障碍

(1)运动性(局限性、局灶性)。

(2)感觉性(躯体性、特殊感觉性)。

(3)自主神经性。

2.复杂部分性发作(精神运动性发作或颞叶癫痫),伴有意识障碍

(1)仅有意识障碍。

(2)有精神症状(感知、情感、记忆、错觉、幻觉等)。

(3)自动性。

(二)全身性发作(普遍性,非局限开始)

(1)全身强直-阵挛发作(大发作)。

(2)失神发作(小发作)典型或不典型。

(3)其他肌阵挛发作、阵挛发作、强直发作、失张力发作。

三、辅助检查

1. 辅助检查

（1）血常规：部分患者血白细胞数升高，可提示并发感染。

（2）血液检查：如为癫痫持续状态，可有血糖浓度下降、尿素氮浓度升高，可见高血钾。

（3）脑脊液检查：检查压力、常规和生化。一般发作缓解期进行，有助于症状性癫痫的诊断及确定病因。

2. 特殊检查

（1）脑电图（EEG）：是诊断癫痫最常用的辅助检查方法，45％～50％的癫痫患者发作间歇期的首次 EEG 检查可见尖波、棘波、尖-慢波或棘-慢波等痫样放电。局限性的痫样放电提示局限性癫痫，普遍性的痫样放电提示全身性癫痫。重复检查和应用过度换气、闪光刺激、剥夺睡眠等激活方法可提高痫样放电的发生率，但是不能仅依据有无间歇期脑电异常来确定或否定癫痫的诊断。对诊断困难的病例应用电视录像-脑电同步监控系统和动态脑电图检测，有助于鉴别癫痫与非痫性发作。

（2）MRI、CT：MRI 波谱分析对海马硬化所致的颞叶癫痫有帮助。MRI 比 CT 更敏感。对于成年起病的癫痫、儿童期起病的局限性癫痫、有神经系统异常体征或 EEG 显示局灶异常慢波，影像学检查可以提高癫痫病因的检出率。

（3）SPECT 和 PET：对诊断颞叶癫痫的敏感性较高。

四、治疗

癫痫的治疗是长期的，不仅要完全控制发作，还要患者获得较高的生活质量或回归社会。包括病因治疗、药物治疗、手术治疗。目前，癫痫的治疗仍以药物治疗为主。

1. 病因治疗

有明确病因者应首先进行病因治疗。若有颅内肿瘤，需要手术切除肿物；寄生虫感染，需要抗寄生虫治疗。

2. 药物治疗

无明确病因，或虽有明确病因但不能根除，需药物治疗。

3. 手术治疗

有些患者经 2 年以上正规的抗癫痫治疗，尽管单独或联合应用所有主要的抗癫痫药物，且已达到患者所能耐受的最大剂量，但每月仍有 4 次以上发作，称为难治性癫痫。其中包括 20％～30％的复杂部分性发作患者用各种抗癫痫药（AEDs）治疗难以控制发作。可考虑手术治疗。半球切除术、软脑膜下横断术、病灶切除术、胼胝体切开术都是目前常用的方法，可酌情选用。

五、护理措施

1. 环境护理

（1）室外环境保持安静，门、窗隔音；病房应远离嘈杂的街道、闹市、有噪声的工厂和车间。探视时应限制家属人数。

（2）室内光线柔和、无刺激；地方宽敞、无障碍，墙角设计为弧形，墙壁有软壁布包装，地面铺软胶地毯；床间距应在 6 m 以上，床两侧有套包裹的护栏，有轮床的四轮应内固定。使危险物品远离患者,如床旁桌上不能放置暖瓶、热水杯等。

2. 癫痫发作时及发作后的安全护理

(1)癫痫发作时的安全护理:当患者癫痫突然大发作时切记不要离开患者,应边采取保护措施边大声呼叫他人赶来共同急救。步骤:①正确判断,若患者出现异样或突然意识丧失,首先要迅速判断是否是癫痫发作,与此同时给予急救;②保持呼吸道通畅,解开患者的衣扣、领带、裤带,使其头偏向一侧且下颌稍向前,对有分泌物者清理呼吸道分泌物;有活动性义齿,取下义齿;③安全保护,立即给患者垫牙垫,或将筷子、纱布、手绢等随时拿到的用品置于患者口腔一侧上、下臼齿之间;如患者是在动态时发作,陪伴者应抱住患者缓慢就地放倒;适度扶住患者的手、脚以防自伤及碰伤;切忌紧握患者肢体及按压胸部,防止给其造成人为外伤和骨折;④遵医嘱给药,对症护理。

(2)癫痫大发作后缓解期的安全护理:密切观察患者的意识状态、瞳孔恢复情况,有无头痛、疲乏或自动症;保持呼吸道通畅;给予吸氧,纠正缺氧状态;于床上协助患者取舒适体位,并加用床挡,防止坠床;室内外保持安静,减少护理治疗操作对患者的打扰,保证患者充足的睡眠、休息;保证患者床单位清洁、干燥。

3. 预防性安全护理

(1)定时正确评估:预见性观察与判断是防止患者发生意外的关键。入院时一定按评估内容仔细询问知情人(患儿父母、成人配偶等)患者的癫痫发作史,根据患者的癫痫发作史掌握患者的临床表现,分析发作规律,预测容易发作的时间。入院后注意观察患者的异常行为,有些精神障碍发生在痉挛发作前数小时至数天,主要表现为情感和认知改变,如焦虑、紧张、易激惹、极度抑郁、激越、淡漠、思维紊乱、语言不连贯或一段时间的愚笨等;有些精神障碍既可以是癫痫发作的先兆也可以单独发生,例如,出现幻觉、看见闪光、听见嗡嗡声、记忆障碍、似曾相识,思维障碍表现为思维中断、强制性思维、神经性内脏障碍、自主神经障碍等。护理人员通过和患者沟通交流,耐心倾听患者的表达,仔细观察其行为,预见性判断患者有无危险,并采取安全保护措施。

(2)使用防止意外发生的警示牌:通过评估,对有癫痫发作史、外伤史的患者,在室内床头显著位置出示"谨防摔倒、小心舌咬伤、小心跌伤"等警示牌,随时提醒患者本人、家属、医务人员患者有癫痫发作的可能,时刻做好防止发生意外的准备。

(3)使用防护用具:患者到病室外活动或到相关科室做检查时要佩戴安全帽,随身携带安全卡(注明患者的姓名、年龄、所住病区、诊断);患者床旁应配有振动感应碰铃,供患者独自就寝癫痫突然发作时呼救别人之用;床旁桌抽屉中备有特制牙垫,为防止癫痫发作时舌咬伤之用。

4. 对攻击性行为的护理

易激惹、易冲动及性格改变是癫痫伴发精神障碍患者最突出的特点,而且此类患者的攻击行为往往出现得突然且无目的,攻击工具常随手而得,因而造成防范的困难。护理手段:①询问新入院的患者病史、病情、既往有无攻击行为,对在病区内出现的攻击行为应认真记录,尤其对有严重攻击行为的患者应作为护理的重点并设专人看管;②严重的攻击行为可能仅仅起因于小小的争吵,及时处理是预防攻击行为的重要环节;发现患者间有矛盾时,为了避免冲突升级,在劝架时应表面上"偏向"容易出现攻击行为的一方,待双方情绪稳定下来之后再从心理上解决患者之间的问题,切忌当着两个患者的面讲谁是谁非;③对爱管事的病友,应教育他们讲话和气,不用暴力或不文明的方式管制病友;④发现有不满情绪时,鼓励患者讲出自己的不满而使其情绪得到宣泄,以免引发冲动行为;⑤在与患者接触交谈时,要讲究语言艺术,要设法满足其合理要求,与其建立良好的护患关系;⑥对有妄想幻觉的患者,可采取转移其注意力,暂时中断妄想思维的方法,帮助患者回到现实中来,并根据妄想幻觉的内容,预防各种意外。

5.用药护理

向患者和家属强调遵医嘱长期甚至终身用药的重要性,告知患者和家属少服或漏服药物可能导致癫痫发作、成为难治性癫痫或发生癫痫持续状态的危险性。向患者和家属介绍用药的原则、所用药物的常见不良反应和应注意问题,在医护人员指导下增减剂量和停药。于餐后服用,以减少胃肠道反应。用药前进行血、尿常规和肝、肾功能检查,用药期间监测血药浓度并定期复查相关项目,以及时发现肝损伤、神经系统损害、智力和行为改变等严重不良反应。向患者和家属说明能否停药及何时停药取决于所患疾病的类型、发作已控制时间及减量后反应等。勿自行减量、停药和更换药物。

6.心理护理

癫痫患者需要坚持数年不间断的正确服药,部分患者需终身服药,一次少服或漏服可能导致癫痫发作,甚至成为难治性癫痫和产生癫痫持续状态。抗癫痫药物均有不同程度的不良反应,长期用药加之疾病的反复发作,给患者带来沉重的精神负担,患者易产生紧张、焦虑、抑郁、淡漠、易激惹等不良心理问题。护士应仔细观察患者的心理反应,关心、理解、尊重患者,鼓励患者表达自己的心理感受,指导患者面对现实,采取积极的应对方式,配合长期药物治疗。

7.健康指导

(1)疾病知识指导:向患者和家属介绍疾病及其治疗的相关知识和自我护理的方法。患者应充分休息,养成良好的生活习惯,注意劳逸结合。给予清淡饮食,少食多餐,避免辛辣刺激性食物,戒烟、酒。告知患者避免劳累、睡眠不足、饥饿、饮酒、便秘、情绪激动、妊娠与分娩、强烈的声光刺激、惊吓、心算、阅读、书写、下棋、外耳道刺激、长时间看电视、洗浴等诱发因素。

(2)用药指导与病情监测:告知患者遵医嘱坚持长期、规律用药,切忌突然停药、减药、漏服药及自行换药,尤其应防止在服药控制发作后不久自行停药。如药物减量后病情有反复或加重的迹象,应尽快就诊。告知患者坚持定期复查,首次服药后5~7 d查抗癫痫药物的血药浓度,每3个月至半年复查1次;每月检查血常规,每季度检查肝、肾功能,以动态观察抗癫痫药物的血药浓度和药物不良反应。当患者癫痫发作频繁或症状控制不理想,或出现发热、皮疹时应及时就诊。

(3)安全与婚育:告知患者外出时随身携带写有姓名、年龄、所患疾病、住址、家人联系方式的信息卡。在病情未得到良好控制时,室外活动或外出就诊时应有家属陪伴,佩戴安全帽。患者不应从事游泳、驾驶等在发作时有可能危及自身和他人生命的工作。特发性癫痫且有家族史的女性患者,婚后不宜生育,双方均有癫痫,或一方有癫痫,另一方有家族史者不宜结婚。

(韦性坪)

第十节 偏头痛

偏头痛是临床常见的反复发作的血管性原发性头痛。特征是多种神经、胃肠道和自主神经症状的组合。其特点是发作性单侧头痛，少数患者表现为双侧头痛，常伴有恶心、呕吐，有些患者在头痛发作前可有视觉、感觉和运动等先兆，可自发性缓解、反复发作，间歇期正常。多在儿童和青年期发病，女性患者多于男性患者，可有家族史。

一、护理评估

(一)病因

病因尚未明了，可能与下列因素有关。

1. 某些药物的应用或戒断

某些血管扩张药，(如硝苯地平、硝酸异山梨酯和硝酸甘油等)可诱发偏头痛。不间断应用麦角胺可引起依赖性和习惯性，用药数小时后药效消失，会出现回跳性头痛。利血平类药物可诱发偏头痛，长期应用镇痛药、麻醉药和咖啡因的戒断均可诱发偏头痛。

2. 内分泌功能异常

偏头痛主要发生于中青年女性。青年女性的偏头痛发作多数出现在月经期或月经前后，至更年期后有自发性缓解的趋势，这些现象提示偏头痛的发生可能与内分泌的改变有关。

3. 情绪变化或过度疲劳

精神过度紧张、情绪低落、过度哭泣(哭泣性偏头痛)、过度疲劳、睡眠节律变化、睡眠过多或过少，均可诱发偏头痛。

4. 食物

含有硝酸盐或亚硝酸盐的食物(如香肠、咸肉、午餐肉、未腌透的泡菜和咸菜等)、酒类和乙醇类饮料、巧克力、奶酪、动物肝、柑橘类水果和酵母制剂可诱发偏头痛。

5. 遗传因素

遗传因素在偏头痛的发病机制上占有重要地位，从家族成员的患病分布上看，偏头痛可能属于常染色体显性遗传伴有不完全性的外显率。

(二)临床表现

1. 无先兆的偏头痛

(1)无先兆性偏头痛无明显前驱症状，常有家族史。头痛反复发作，每次持续 4～72 h。儿童发作时间一般为 1～72 h。

(2)头痛通常呈搏动性，位于额颞部，呈单侧。儿童通常为双侧，在青春期后期或成年人早期出现偏头痛的成年模式，即单侧头痛。常规体力活动(如散步、上楼梯等)可加重疼痛。

(3)疼痛程度多为中或重度，并常伴有恶心、呕吐和/或畏光、畏声。

2. 有先兆的偏头痛

(1)闪光幻觉：占视觉先兆的 75%，表现为双侧视野出现视幻觉，有的无一定形状，有的有形状，如星状、斑点状、环形、多角形等。

(2)黑蒙：短暂性黑蒙，表现为视力障碍，由两侧开始，逐渐进展，累及两鼻侧视野，部分患者由中心暗点扩大至整个视野，黑蒙区域常出现锯齿状闪光图案。

(3)视物变形:表现为视小症或巨视症,部分患者感到环境倾斜或颠倒。

(4)城堡样光谱:10%患者的先兆症状表现为城堡样光谱。

(5)感觉异常:偏头痛先兆的感觉异常多分布于面部和手,表现为刺痛和麻木感,多持续数秒钟至数十分钟,偶见数小时至数天。

(6)其他先兆:可出现运动性先兆,一过性失语或有精神症状。

3.特殊类型的偏头痛

(1)基底型偏头痛:也称基底动脉偏头痛。较多见于儿童和青春期女性,出现头重脚轻、眩晕、复视、眼球震颤、耳鸣、构音障碍、双侧肢体麻木及无力、共济失调、意识改变、跌倒发作和黑蒙等脑干和枕叶症状,提示椎基底动脉缺血。

多见闪光、暗点、视物模糊、黑蒙、视野缺损等视觉先兆,先兆持续 20～30 min,然后出现枕部搏动性头痛,常伴恶心、呕吐。

(2)视网膜性偏头痛:属于有先兆偏头痛的一种亚型,由于视网膜小动脉收缩而损害单眼视力,伴或不伴闪光幻觉,随后出现头痛。临床上应与短暂性脑缺血发作区别。

(3)偏瘫型偏头痛:临床少见。偏瘫可为偏头痛先兆,单独发生,也可伴偏侧麻木、失语,偏头痛消退后偏瘫持续 10 min 至数周。可分为家族型(多呈常染色体显性遗传)和散发型(表现典型、普通型与偏瘫型偏头痛交替发作)。

(4)眼肌麻痹型偏头痛:较少见,偏头痛发作时或发作后头痛消退之际,头痛侧出现眼肌瘫痪,最常见于动眼神经,可同时累及滑车和展神经,持续数小时至数周。患者多有无先兆偏头痛病史,应注意排除颅内动脉瘤和糖尿病性眼肌麻痹。

(5)儿童周期综合征:为周期性发作的短暂性神经系统功能紊乱症状,与头痛有密切关系,可能为偏头痛前驱的表现,多见于儿童。

表现为儿童良性发作性眩晕、周期性呕吐、腹型偏头痛等,发作时不伴有头痛,随时间推移可发生偏头痛。

(三)辅助检查

1.经颅多普勒超声(TCD)

可表现为血流速度的改变,多见于两侧或单侧大脑中动脉和/或大脑前动脉流速轻度增加,间歇期平均流速多小于 150 cm/s,血流速度明显不对称,两侧相差 20 cm/s。还可能有血管杂音。

2.脑电图

脑电图的改变只能作为参考。文献报道,11%～44%的偏头痛患者得脑电图不正常,有弥漫性慢波、棘波、阵发性慢波和局限性慢波等变化。

3.脂代谢检查

检查血清总胆固醇(TC)、三酰甘油(TG)、游离脂肪酸(FFA)等。

(四)心理-社会状况

本病易反复发作,患者常处于焦虑、紧张之中,且常会产生自卑感。

(五)处理原则

(1)发作期治疗:选用地西泮、阿司匹林、对乙酰氨基酚、萘普生、布洛芬、吲哚美辛等;无效时可选择麦角碱类药物(如麦角胺等)或曲普坦类药物(如舒马普坦、佐米格等),但长期大量应用可引起高血压和肢体缺血性坏死。因这两类药物具有强烈的血管收缩作用,禁用于严重高血压、心脏病患者和孕妇。

(2)预防性治疗:首先应消除或避免偏头痛的诱因,其后可酌情给予普萘洛尔、维拉帕米和抗抑郁药等。

二、常见护理诊断/问题

1.头痛

头痛与颅内外血管舒缩功能障碍有关。

2.焦虑

焦虑与偏头痛长期反复发作有关。

3.知识缺乏

患者缺乏自我保健知识。

三、护理目标

(1)患者的头痛缓解或消失。

(2)患者正确认识及对待疾病,焦虑减轻。

(3)患者对疾病的发生、发展有较好的认识。

四、护理措施

1.一般护理

发作时卧床休息,保持环境安静,避免强光、强烈气味等刺激,平时防止过度疲劳、精神紧张,保证充足睡眠。

2.饮食护理

给予清淡饮食,多食蔬菜、水果;禁食一些诱发头痛的食物与饮品,如高脂肪食物、红酒、巧克力、奶酪、熏鱼等。

3.症状护理

对于疼痛剧烈的患者应改善环境,减少声、光刺激;同时还应采取缓解头痛的措施,如头部冷敷、按压止痛以及指导各种放松技术等。

4.用药护理

告知药物的作用、用法和注意事项,观察药物的不良反应。

(1)避免镇痛药物的长期使用。大部分作用强的药物有不良反应,慢性头痛,长期给药易引起药物的依赖性,应耐心解释,严密观察。

(2)阿司匹林、布洛芬等最常见的不良反应为胃肠道反应,因口服可直接刺激胃黏膜,引起上腹不适、恶心、呕吐,严重时可发生胃溃疡和胃出血。为减少对胃的刺激,宜饭后服用该药。

5.心理护理

(1)帮助患者解决问题,鼓励患者将焦虑告诉医护人员,协助患者认识其焦虑以便进行行为调整,以消除精神紧张,减轻心理压力,保持心情舒畅。

(2)指导患者身心放松,分散对疼痛的注意力。

(3)使患者明白焦虑会使病情加重,应该积极地加以控制。必要时遵医嘱使用抗焦虑药。

6.出院指导

指导患者尽量保持情绪稳定、心情舒畅;注意劳逸结合,避免过重的体力劳动;饮食要有节制,不宜过饱或过饥,戒烟、酒;青春期和月经期前后消除各种紧张因素,注意先兆症状;合并高血压及其他疾病者应按医嘱正确服药,并定期去医院复诊。

7. 健康指导

(1)指导患者避免诱因,告知患者可能诱发或加重头痛的因素,如情绪,进食奶酪、红酒、巧克力等食物。

(2)告知患者药物的作用、不良反应,指导患者遵医嘱用药,避免对药物的依赖或成瘾。

(3)指导患者合理休息,注意劳逸结合,有先兆症状时,应卧床休息,保持环境安静;注意气候变化,保证充足睡眠。

(王绪玲)

第七章　血液内科疾病护理

第一节　缺铁性贫血

缺铁性贫血(IDA)是指体内贮存铁缺乏,红细胞生成障碍的贫血。血常规表现为小细胞低色素性贫血,骨髓中缺乏可染色铁。以育龄妇女和婴幼儿发病率较高。

一、护理评估

(一)健康史

应详细询问患者有无消化性溃疡、痔、慢性腹泻等病史,注意询问女性患者有无多次妊娠分娩、有无子宫肌瘤及月经过多等情况,还要询问患者的生活饮食习惯,如有无挑食、偏食等。

(二)身体状况

1.缺铁原发病的表现

有消化性溃疡、慢性胃炎、克罗恩病、功能性子宫出血等相应疾病的临床表现。

2.一般贫血的共有表现

共有表现有皮肤黏膜苍白、乏力、头晕、头痛、心悸、耳鸣、气促等。严重贫血可引起心脏扩大、心力衰竭等并发症。

3.缺铁性贫血的特殊表现

(1)组织缺铁表现:如皮肤干燥、萎缩、无光泽,毛发干枯,指(趾)甲扁平、脆裂或反甲,口角炎、舌炎、舌乳头萎缩,严重者吞咽困难或有梗阻感。

(2)精神、神经系统症状:如易激惹、烦躁、注意力不集中等。少数患者有异食癖,喜食生米、泥土、煤炭、石子等。

(三)辅助检查

1.血常规

典型表现为小细胞低色素性贫血,红细胞体积小,中央淡染区扩大。

2.骨髓象

骨髓增生活跃,以中、晚幼红细胞为主,骨髓普鲁士蓝染色后可见骨髓含铁血黄素阴性(正常为＋～＋＋),铁粒幼细胞阴性或减少,是缺铁性贫血的可靠诊断方法。

3.血清铁蛋白

血清铁蛋白常低于 $12\ \mu g/L$,是早期诊断贮存铁缺乏的一个常用指标。总铁结合力升高,高于 $64.44\ \mu mol/L$,转铁蛋白饱和度降低,低于 15%。

(四)心理-社会状况

缺铁性贫血是一种渐进性发展的疾病,早期临床表现轻,容易被患者和家属忽视,晚期患者体力活动受限,甚至不能从事重体力劳动,日常生活和工作能力下降,会使患者感到焦虑不安、内疚、悲观失望。

（五）处理原则

1. 病因治疗

病因治疗是纠正贫血、防止复发的关键。

2. 铁剂治疗

（1）口服铁剂：为首选补铁方法。常用硫酸亚铁，成人剂量为每次 $0.2\sim0.3$ g，每日 3 次；琥珀酸亚铁，每次 0.2 g，每日 3 次。

（2）注射铁剂：常用的铁剂有右旋糖酐铁。注射铁剂可引起局部肿痛及脸色潮红、头痛、恶心、肌肉关节痛、荨麻疹等过敏反应，严重者可引起过敏性休克。故注射时宜深部肌内注射，缓慢注射，密切观察过敏反应。使用前，先应准确计算其总剂量，不应超量，以免引起急性铁中毒。一般尽量用口服药治疗，仅在下列情况下应用注射铁剂：①消化道对铁的吸收不良，如胃切除或肠胃吻合术后、各种慢性腹泻等；②口服铁剂胃肠反应严重，经减量仍无法耐受，或有肠胃道疾病（如消化性溃疡、溃疡性结肠炎等），口服铁剂后病情加重；③病情需要迅速纠正贫血，如晚期妊娠的贫血、慢性失血未能控制等。

二、常见护理诊断/问题

1. 活动无耐力

活动无耐力与缺铁性贫血引起全身组织缺氧有关。

2. 营养失调：低于机体需要量

营养失调与铁的摄入不足、吸收不良、需要增加或丢失过多有关。

3. 口腔黏膜改变

口腔黏膜改变与贫血引起的口腔炎、舌炎有关。

4. 知识缺乏

患者缺乏有关人体营养方面的知识。

5. 焦虑

焦虑与记忆力减退，导致学习、工作能力下降有关。

6. 有感染的危险

感染与严重贫血引起的机体抵抗力下降有关。

7. 潜在并发症

潜在并发症有贫血性心脏病、颅内高压。

三、护理目标

（1）患者的活动耐力增加，活动后无心悸、气促、头晕等。

（2）患者的缺铁情况得到纠正，营养状况改善。

（3）患者的口腔黏膜完整。

（4）患者能够叙述缺铁性贫血的预防保健知识。

（5）患者情绪稳定，焦虑缓解。

（6）患者的体温正常，未发生感染。

（7）患者未发生或及时识别贫血性心脏病、颅内高压等并发症。

四、护理措施

（一）一般护理

1. 休息

严重贫血患者要卧床休息，限制活动，避免突然改变体位后发生昏厥，注意安全。

2. 吸氧

贫血伴心悸气促时应给予吸氧。

3. 饮食

纠正不良饮食习惯，注意营养均衡，避免偏食。鼓励患者多吃含铁丰富的食物，如瘦肉、猪肝、血、蛋黄、海带、黑木耳等，注意色、香、味，促进食欲。指导患者多食富含维生素 C 的食物，避免同时进食牛奶、浓茶等，以免影响铁的吸收。

（二）病情观察

观察面色、睑结膜、口唇、甲床颜色，注意有无头昏眼花、耳鸣、困倦等中枢缺氧症状，注意有无心悸气促、心前区疼痛等贫血性心脏病的症状。

（三）输血护理

给重度贫血者输血时速度宜缓慢，以免诱发心力衰竭。输血时认真做好查对工作，严密观察输血反应。

（四）药物治疗的护理

1. 口服铁剂时的注意事项

(1)为避免肠胃道反应，应进餐后服用铁剂，并从小剂量开始。

(2)服用铁剂时忌饮茶，避免与牛奶、咖啡同服，以免影响铁的吸收。

(3)可同服维生素 C、乳酸、稀盐酸等，以增加铁的吸收。

(4)口服液体铁剂时，患者必须使用吸管，避免使牙染黑。

(5)服铁剂期间，粪便会变为黑色，是铁与肠内硫化氢作用生成毓化铁所致。应向患者解释清楚，消除其顾虑。

(6)要告诉患者对口服铁剂疗效的观察及坚持用药的重要性。治疗 1 周左右网织红细胞数开始上升，10d 左右达高峰，血红蛋白于 2 周后开始上升，1～2 个月可恢复正常。在血红蛋白完全正常后，仍需继续补铁 3～6 个月，待血清铁蛋白高于 50 μg/L 后才能停药。

2. 注射铁剂时的注意事项

(1)采用深部肌内注射法，并经常更换注射部位；静脉给药需稀释，滴速要慢。

(2)观察有无过敏反应，备好肾上腺素。

(3)不在皮肤暴露部位注射；抽吸药液后，更换针头，"Z"形注射，以免染色。

（五）心理护理

帮助患者及其家属掌握本病的有关知识，解释缺铁性贫血是完全可以治愈的，且痊愈后对身体无不良影响。讲明该病可能出现的一些神经精神系统疾病症状，这些症状是暂时的，在消除病因、积极治疗后，这些症状会很快消失，以消除患者的心理障碍，使其精神得到安慰。

（六）健康宣教

1. 疾病知识的指导

介绍缺铁性贫血的相关知识，特别是对易患人群进行防止缺铁的卫生知识教育。提高患者和家属对疾病的认识,从而积极配合治疗和护理;积极防治原发病。

2.饮食指导

指导均衡饮食,荤素结合,保证足够的热量、蛋白质、维生素及其他营养的摄入。直到患者选择含铁丰富的食物,改变不良饮食习惯,做到不偏食、不挑食。

生长发育期的青少年和月经期、妊娠期、哺乳期的女性,应增加含铁食物的补充,必要时可考虑预防性补充铁剂。

3.休息

轻度贫血者可照常工作,注意休息。中度以上贫血者应以不加重疲劳感或其他症状为度,待病情好转,逐渐增加活动量。注意保暖和个人卫生,预防感染。

4.用药指导

根据医嘱处方按时、按量服用。服药时避免同时服用影响铁剂吸收的物质。

5.病情监测指导

主要监测患者的自觉症状(原发病的症状、贫血的一般症状及缺铁性贫血的特殊表现等),一旦加重,及时就医。

(张雪娇)

第二节 再生障碍性贫血

再生障碍性贫血(aplastic anemia,AA)简称再障,是由多种原因导致骨髓造血干细胞数量减少、功能障碍所引起的一类贫血,又称骨髓造血功能衰竭症。临床主要表现为骨髓造血功能低下,进行性贫血、感染、出血和全血细胞减少。本病可发生于各年龄段,老年人的发病率较高,男、女发病率无明显差异。

一、护理评估

(一)健康史

询问患者用药史,例如,是否使用过氯霉素、磺胺类药、解热镇痛药等;询问患者的职业及工作生活环境;有无长期接触油漆、染料、杀虫剂等化学物质,有无受到电离辐射等。

(二)身体状况

主要临床表现为进行性贫血、出血及感染,而肝、脾、淋巴结多无肿大。临床上根据病情轻重、起病缓急、病程长短分为重型(SAA)和非重型(NSAA)。

1.重型

多数起病急剧,症状较重,早期突出的症状是感染和出血。高热、畏寒、出汗、口腔或咽部溃疡、皮肤感染、肺炎均较多见,重者可因败血症而死亡。皮肤瘀点、瘀斑、鼻及牙龈出血、消化道出血、女性月经过多等出血症状较多见。眼底可出现小出血点、出血斑或火焰状出血斑。颅内出血不少见,可致死亡。肝、脾不肿大。患者大多于起病后几个月至一年死亡。

2.非重型

起病和进展较缓慢,贫血、感染、出血的程度较重型轻,也较易控制。救治无效者可发生颅内出血。

(三)辅助检查

1.血常规

全血细胞减少为最主要的特点。中性粒细胞、血小板、网织红细胞不同程度地减少,重型再障减少的程度更大。

2.骨髓象

骨髓象为确诊再障的主要依据。骨髓涂片可见较多脂肪滴。①SAA:骨髓增生低下或极度低下,粒细胞、红细胞均明显减少,常无巨核细胞;淋巴细胞及非造血的细胞比例明显增大;②NSAA:骨髓增生减少或呈灶性增生;三系细胞均有不同程度减少,淋巴细胞相对性增多。骨髓活检显示造血组织均匀减少,脂肪组织增多。

(四)心理-社会状况

再障患者常因反复和严重的贫血、出血和感染,治疗效果差,因感到生命受到威胁,常出现恐惧、紧张、悲观失望。询问家庭成员对患者所患疾病的认识,对患者的态度以及其家庭经济状况如何等。

(五)处理原则

1.病因治疗

去除病因,禁用对骨髓有抑制作用的药物。

2.支持及对症治疗

主要是保持环境及饮食卫生。控制感染,中性粒细胞少于 $0.5\times10^9/L$ 时,应采取保护性隔离。血红蛋白低于 60g/L,且患者对贫血耐受差时,可输血,一般输浓缩红细胞。用止血药或抗纤溶药控制出血,输浓缩血小板对血小板减少引起的严重出血有效。

3.针对不同发病机制治疗

(1)促进骨髓造血:雄激素为治疗 NSAA 的首选药,目前常用的是丙酸睾酮。造血生长因子(如粒细胞集落刺激因子、重组人促红细胞生成素等)主要用于 SAA。

(2)免疫抑制治疗:抗淋巴细胞球蛋白或抗胸腺细胞球蛋白是目前治疗 SAA 的主要药物,可单用,也可与环孢素等合用。还可用大剂量甲泼尼龙、丙种球蛋白治疗 SAA。

(3)造血干细胞移植:主要用于 SAA。最佳移植对象是 40 岁以下患者。

二、常见护理诊断/问题

1.有感染的危险

感染与粒细胞减少有关。

2.有损伤的危险:出血

损伤与血小板减少有关。

3.活动无耐力

活动无耐力与贫血引起组织缺氧有关。

4.知识缺乏

患者缺乏再生障碍性贫血的知识。

5.潜在并发症

潜在并发症有颅内出血。

6.恐惧

恐惧与疗效差、反复住院及经济负担重有关。

三、护理目标

(1)患者能说出预防感染的重要性,积极配合治疗和护理,无感染发生。

(2)患者能采取正确、有效的预防措施,减少或避免加重出血。

(3)患者能耐受一般活动,生活能自理。

(4)患者能说出再障的预防保健知识。

(5)避免或及时识别颅内出血的发生,并能正确处置。

四、护理措施

(一)一般护理

应避免刺激性、过敏性食物以及粗硬食物,有消化道出血患者应禁食,出血停止后给予温凉流质,以后给予半流质、软食、普食。明显出血时卧床休息,待出血停止后逐渐增加活动。对易出血患者要注意安全,避免活动过度及外伤。各种操作应动作轻柔,防止组织损伤引起出血。避免手术,避免或减少肌内注射,施行必要穿刺后应压迫局部或加压包扎止血。遵医嘱给予止血药物或输血治疗。

(二)病情观察

密切观察出血部位、出血量,注意有无皮肤黏膜瘀点、瘀斑、牙龈出血、鼻出血、呕血、便血、血尿,女性患者的月经量是否过多,特别要观察有无头痛、呕吐、视力模糊、意识障碍等颅内出血症状,若有重要脏器出血及有出血性休克,应给予急救处理。

(三)心理护理

告知患者焦虑、抑郁甚至绝望等负面情绪可影响治疗效果和预后。要学会自我调整,学会倾诉,家属要理解和支持患者。

(四)并发症护理

1.颅内出血

再障患者并发颅内出血时注意观察并记录患者的意识状态、瞳孔和生命体征的变化。一旦发生颅内出血,患者会很快昏迷,应立即使患者平卧,将其头偏向一侧,随时吸出呕吐物或口腔分泌物,以保持呼吸道通畅;建立静脉通道,按医嘱给予脱水剂、止血剂或输浓缩血小板。

2.眼底出血

再障患者并发眼底出血时,会突然说视物模糊,并出现急躁、紧张情绪,此时应让患者卧床休息,嘱患者不要揉眼睛,以免引起再出血,并向患者解释此症状是眼底出血的结果,过几天会逐渐好转。

(五)用药护理

再障重型患者常用免疫抑制剂,注意观察药物的不良反应,如发热、皮疹等,如有上述反应可按医嘱短期应用糖皮质激素。非重型患者多用雄激素治疗,常见不良反应有毛发增多、痤疮、女性停经、乳房缩小、性欲增加等。向其说明病情缓解后逐渐减药,不良反应会消失。丙酸睾酮为油剂,不易吸收,常可形成硬块,甚至发生无菌性坏死,故需深部缓慢分层肌内注射,并注意轮换注射部位,经常检查,发现硬结,及时处理,如局部理疗等。长期使用雄激素可损害肝脏,故用药期间应定期检查肝功能。

(六)健康宣教

1.疾病预防知识指导

向患者及其家属介绍本病的常见原因,尽可能避免或减少接触与再障相关的药物和理化物质。向患者说明平时不可随便用药、滥用药物,特别是对造血系统有害的药物,如氯霉素、磺胺类、保泰松、吲哚美辛、阿司匹林等。油漆等危险品的职业接触者要做好个人防护,定期体检。

2.生活指导

指导患者学会自我照顾,如保暖、避免感冒等;尽量少去公共场所,防止交叉感染;避免外伤,学会防止出血的简单方法等。

3.心理指导

告知患者焦虑、抑郁甚至绝望等负性情绪可影响治疗效果及预后。要学会自我调整,学会倾诉。家属要理解和支持患者,必要时请专科人士给予帮助。

4.用药指导

向患者及其家属解释再障的治疗措施,详细介绍药物名称、用量、用法、疗程及不良反应,说明坚持用药的重要性,不可自行更改或停用药物,定期复查血常规。

5.病情监测指导

主要是贫血、出血、感染的症状体征和药物不良反应的自我检测。如果头晕、心悸、发热、内脏出血等症状出现或加重,则立即就医。

(张雪娇)

第八章 妇产科疾病护理

第一节 急性盆腔炎

女性内生殖器及其周围的结缔组织、盆腔腹膜发生急性的炎症称为急性盆腔炎,是妇科常见病。炎症可局限于一个部位,也可以几个部位同时发病,急性炎症有可能引起弥散性腹膜炎、败血症以致感染性休克等严重后果。

一、病因

急性盆腔炎多为需氧菌与厌氧菌的混合感染,引起急性盆腔炎的主要病因有产后或流产后感染、宫腔内手术后感染、经期不卫生、邻近器官的炎症直接蔓延、性活动、慢性盆腔炎急性发作等。主要致病菌为葡萄球菌、链球菌、大肠埃希菌、厌氧菌等。

1.产后或流产后感染

患者产后或小产后体质虚弱,产道损伤,宫颈口经过扩张尚未很好地关闭,此时阴道、宫颈中存在的细菌有可能上行感染盆腔;如果宫腔内尚残留胎盘、胎膜,则感染的机会更大。

2.宫腔内手术操作术后感染

行人工流产术、放环或取环手术、输卵管通液术、输卵管造影术、子宫内膜息肉摘除术,或黏膜下子宫肌瘤摘除术时,如果消毒不严格或原有生殖系统慢性炎症,即有可能引起术后感染。放置宫内节育器 10 d 内有引起急性盆腔炎的可能,长期放置也有继发感染的可能。

3.月经期不注意卫生

月经期子宫内膜剥脱,宫腔内血窦开放,并存在凝血块,这是细菌滋生的良好条件。如果在月经期不注意卫生,使用卫生标准不合格的卫生巾或卫生纸,或有性生活,就会给细菌提供逆行感染的机会,导致盆腔炎。

4.邻近器官的炎症蔓延

最常见的是发生阑尾炎、腹膜炎时,由于它们与女性内生殖器官毗邻,炎症可通过直接蔓延而引起女性盆腔炎症。

5.性活动

盆腔炎多发生于性活跃期妇女,尤其是有不洁性生活史、早年性交、性交过频、性伴侣有性传播疾病等的妇女。据资料显示,盆腔炎的高发年龄在 15～25 岁,年轻者容易发生盆腔炎可能与频繁的性活动、宫颈柱状上皮生理性移位(高刺激影响)、宫颈黏液的机械防御功能较差有关。

6.慢性盆腔炎急性发作

如长期放置节育器激发感染形成慢性盆腔炎,以及有急性发作期等。

二、临床表现

可因炎症轻重及范围大小而有不同的临床表现。轻者无症状或症状轻微。常见症状为下腹痛、高热、阴道分泌物增多。病情严重者可有寒战、高热、头痛、食欲缺乏。月经期发病可出现月经量增多、经期延长。沙眼衣原体感染病程较长,表现为阴道不规则出血。患者呈急性病容,体温升高,心率加快,腹胀,下腹压痛、反跳痛及肌紧张,肠鸣音减弱或消失。

盆腔检查:阴道可能充血,并有大量脓性分泌物,宫颈充血、水肿,宫颈剧痛时明显;宫体稍大,有压痛,活动受限;子宫两侧压痛明显,有宫旁结缔组织炎时,可扪及宫旁一侧或两侧有片状增厚,或两侧宫骶韧带高度水肿、增粗,压痛明显;若有脓肿形成且位置较低时,可扪及后穹隆或侧穹隆肿块且有波动感。

三、护理评估

1. 病史

询问患者病史及起病原因,注意了解有无发病诱因,既往有无慢性盆腔炎史及其治疗经过。

2. 身心状况

淋病奈瑟球菌感染起病急,多在 48 h 内出现高热,若病情严重可有寒战、高热、头痛、食欲缺乏。沙眼衣原体感染病程较长,高热不明显,长期持续低热。月经期发病可出现经量增多、经期延长,非月经期发病可有白带增多。沙眼衣原体感染病程较长,表现为阴道不规则出血。若有脓肿形成,可有下腹包块及局部压迫刺激症状;包块位于前方可出现膀胱刺激症状,包块位于后方可有直肠刺激症状,若在腹膜外可致腹泻、里急后重感和排便困难。非淋病奈瑟球菌性盆腔炎起病较缓慢,常伴有脓肿形成。病原菌不同,腹痛症状也不同,淋病奈瑟球菌感染会出现腹膜刺激征,而沙眼衣原体感染主要表现为轻微下腹痛。

患者因为患有盆腔炎而出现焦虑不安、恐惧等情绪,家属也可能因为缺乏相关知识而出现迷茫、不安等心理状态。

四、护理诊断

1. 体温过高

体温过高与感染有关。

2. 疼痛

疼痛与盆腔炎急性发作有关。

3. 焦虑

焦虑与担心病情或长期治疗有关。

五、护理措施

1. 卧床休息

半卧位有利于脓液积聚于直肠子宫陷凹而使炎症局限。给予高热量、高蛋白、高维生素流食或半流食,补充液体,注意纠正电解质紊乱及酸碱失衡,必要时少量输血,以增加身体抵抗力。尽量避免不必要的妇科检查,禁用阴道灌洗,以免引起炎症扩散,若有腹胀,应行胃肠减压或肛管排气。腹痛时遵医嘱使用止痛剂和镇静剂。

2. 高热的护理

应每 4 h 测体温、脉搏、呼吸一次,体温超过 39 ℃时应首先采用物理降温,根据患者的全身状况,给予酒精或温水擦浴,也可用冰袋降温;若体温下降不明显,可按医嘱给药降温,如吲哚美辛(消炎痛)栓等。

3.使用抗生素期间

注意观察患者有无过敏反应或药物毒性反应,严格在药物输入时间用药,以确保体内的药物浓度,维持药效。

4.健康宣教

治疗急性盆腔炎时,应做到及时治疗、彻底治愈,防止转为慢性盆腔炎。注意性生活卫生,减少性传播疾病,经期禁止性交。

(陈彤彤)

第二节　慢性盆腔炎

慢性盆腔炎指的是女性内生殖器官、周围结缔组织及盆腔腹膜发生慢性炎症,常为急性盆腔炎未能彻底治愈或患者体质较差迁延所致;但可无急性盆腔炎病史,如沙眼衣原体感染所致的输卵管炎。慢性盆腔炎病情较顽固,当机体抵抗力下降时,可以急性或亚急性发作。

一、病因

1.慢性子宫内膜炎

慢性子宫内膜炎大多发生于产后、流产后或剖宫产后,因胎盘、胎膜残留或子宫复旧不良,极易感染;也可见于绝经后的老年女性,由于内膜菲薄,易受细菌感染,严重者宫颈管粘连形成宫腔积脓。子宫内膜充血、水肿,间质炎性细胞浸润。

2.慢性输卵管炎与输卵管积水

慢性输卵管炎最常见,多为双侧性,输卵管黏膜与间质因炎症破坏,输卵管增粗、纤维化而呈条索状或进而卵巢、输卵管与周围器官粘连,形成质硬而固定的肿块。输卵管发炎后,伞端粘连闭锁,管壁渗出浆液性液体,潴留于管腔内,形成输卵管积水。输卵管积脓,脓液被吸收,浆液性渗出液积聚时,亦可形成输卵管积水。

3.输卵管卵巢炎及输卵管卵巢囊肿

输卵管炎症波及卵巢并发生粘连,形成输卵管卵巢炎。输卵管伞端与卵巢粘连、贯通,液体渗出形成输卵管卵巢囊肿,也可由输卵管卵巢脓肿的脓液被吸收后所致。

4.慢性盆腔结缔组织炎

炎症蔓延到宫旁结缔组织和子宫骶韧带处最多见。局部组织增厚、变硬,向外呈扇形散开,直达盆壁,子宫固定不动或被牵向患侧。

二、临床表现

1.症状

(1)全身症状多不明显,有时出现低热、乏力。由于病程较长,部分患者可出现精神不振、全身不适、容易疲劳,当抵抗力下降时,常伴有急性或亚急性发作。

(2)下腹部坠胀痛:由于慢性炎症形成瘢痕、粘连,引起盆腔充血,导致下腹部坠胀、疼痛及腰部酸痛,常在月经期前后、房事后加剧。有报道显示,约20%的患者急性盆腔炎发作后遗留慢性盆腔痛。

（3）不孕及异位妊娠：在产生慢性盆腔炎症时，由于输卵管发炎，与周围组织粘连，形成瘢痕，使输卵管阻塞，造成输卵管不通而导致原发或继发不孕或异位妊娠。盆腔炎性疾病后异位妊娠的发生率是正常妇女的 8～10 倍。

（4）月经不调：卵巢功能损害可有月经失调；由于慢性炎症引起盆腔淤血，患者常有月经量增多；卵巢功能受损可引起月经失调；子宫内膜炎患者常有月经不规则；老年性子宫内膜炎患者可有脓血性分泌物。

2.体征

子宫多后倾、活动受限或粘连固定。有慢性输卵管炎，在子宫一侧或两侧触及条索状物。输卵管积水或卵管卵巢囊肿，则盆腔一侧或两侧扪到腊肠型、固定的囊性包块。如是盆腔结缔组织炎，则在子宫一侧或两侧片状增厚、压痛，骶骨韧带粗、硬、触痛。

三、护理评估

（1）病史：详细询问患者的年龄、孕产史、妇科手术史，有无急性盆腔炎的发作史，是否经过治疗，使用了什么药物。

（2）身心状况：评估患者有无疼痛及疼痛的部位、程度，月经期及性交时疼痛是否加重等；体温是否升高，月经周期是否正常等。

慢性盆腔炎病程较长和易反复发作，不仅影响妇女受孕，还严重影响身心健康。应了解患者有无焦虑、失眠、精神忧郁，甚至丧失治疗信心。

四、护理诊断

1.恐惧

恐惧与知识缺乏、病程长、迁延不愈或疗效不明显有关。

2.慢性疼痛

慢性疼痛与炎症、盆腔淤血及组织增生、粘连有关。

3.睡眠形态紊乱

睡眠形态紊乱与疼痛及长期心理压力有关。

4.体温过高

体温过高与感染有关。

五、护理措施

1.一般护理

嘱患者进高蛋白、高热量、高维生素食物，以增加营养，改善机体状况，增强抵抗力。注意休息，避免劳累，保持大小便通畅。

2.健康教育

指导患者注意个人卫生，尤其是经期卫生，节制性生活，以防反复感染，加重病情。注意性生活卫生，减少性传播疾病。对沙眼衣原体感染高危妇女筛查和治疗可减少盆腔炎性疾病的发生率。

加强公共卫生教育，提高公众对生殖道感染的认识及预防感染的重要性。及时治疗盆腔炎，防止后遗症的发生。

3.随访

对于抗生素治疗的患者,应在 72 h 内随诊,明确有无临床情况的改善。若症状无改善,需进一步检查,重新进行诊断和评估,必要时行腹腔镜或手术探查。对沙眼衣原体以及淋病奈瑟球菌感染者,可在治疗后 4～6 周复查病原体。

4.心理护理

关心患者的疾病,耐心倾听患者有关疾病方面的思想顾虑,尽可能帮助患者解决问题,满足患者的需求,增强对治疗的信心。与家属一起探讨治疗的最佳方案,取得家属的理解和帮助,让患者家属关心、解释、体贴患者,帮助患者合理安排饮食、起居及适度锻炼,避免疲劳,保持心情愉快,坚持治疗,促进康复。

(陈彤彤)

第三节　子宫内膜癌

子宫内膜癌(endometrial cancer)亦称子宫体癌,是常见的女性生殖道恶性肿瘤之一,占女性生殖道恶性肿瘤的 20％～30％,好发于绝经后的妇女。发病年龄在 50～60 岁。近年来发病率有明显上升趋势。因解剖及肿瘤生物学特点,病程发展缓慢,肿瘤长期局限于子宫以及早期有较明显症状,而确诊方法又较简单,多数患者确诊时多为Ⅰ期,故既往子宫内膜癌被认为是一种预后较好的肿瘤,但事实上,子宫内膜癌的 5 年生存率仅为 67％,Ⅰ期子宫内膜癌的 5 年生存率也仅为 70％～76％。其原因可能与子宫内膜癌的病理类型较多有关。随着手术分期的出现和对本病认识的深入,特别是对乳头状浆液性腺癌的认识,学者发现子宫内膜癌预后与高危因素密切相关,分化好的子宫内膜腺癌病程发展缓慢,Ⅰ期的 5 年生存率达 90％以上,而分化差的内膜癌预后很差,乳头状浆液性腺癌的 5 年生存率则不到 30％。

一、病因

子宫内膜癌的病因和其他器官的癌一样,目前尚未完全明了,但临床发现与流行病学研究结果显示病因与下列因素有关。

(1)未孕、未产、不孕。

(2)肥胖。

(3)内源性雌激素过剩。

(4)外源性雌激素:应用雌激素的妇女中,子宫内膜癌发生的危险性增加到原来的 4～14 倍,且与雌激素应用时间的长短及剂量有关。

(5)糖尿病。

(6)高血压。

二、临床表现

(一)症状

(1)子宫内膜癌最常见的症状为异常的子宫出血,国内外文献报道其发生率为

88%～96%。绝经期及绝经后出血最多见,表现为血性分泌物或不规则阴道出血。若出血发生在绝经前,可表现为功能失调性子宫出血。

(2)少数患者以阴道排液为首发症状,初期可能仅有少量血性白带,若肿瘤坏死并有感染,则排出恶臭的脓血样液体,子宫颈管堵塞时,可以形成宫腔积脓。

(3)子宫乳头状浆液性癌患者可出现盆腹肿块和腹腔积液的症状。

(4)晚期者可出现下腹痛、腰痛、贫血及恶病质。

(二)体征

尽管 35% 的患者无肥胖和雌激素过多的表现,但常见于肥胖、血压高的绝经后妇女。腹部检查通常无明显体征,但晚期患者可能出现腹腔积液症,肝及大网膜转移,可以触及包块。偶尔可由于子宫出血而表现为大的来自盆腔下腹中间的包块。盆腔检查时主要检查外阴、阴道和宫颈以排除转移病灶或其他异常的阴道出血。子宫饱满,但不是明显增大。

三、诊断

(一)细胞学检查

1.阴道细胞学检查

自阴道后穹隆部吸取标本涂片检查,准确率仅为 50% 左右,用从子宫颈管取得的标本做涂片检查,准确率可达 75%。

2.宫腔细胞学检查

可以采用 Lsacs 细胞收集器以负压抽吸宫腔标本涂片检查,或以宫腔洗液法抽吸冲洗液,做涂片检查,准确率可达 84%～93%。

(二)组织学检查

1.诊断性刮宫

诊断性刮宫是确定子宫内膜癌最有效、最可靠的诊断方法。对颈管可疑者应常规进行分段诊刮,以确定癌的发生部位及临床分期。

存在误诊、漏诊现象,主要原因:一是宫腔内癌灶小,特别是位于宫底部时,容易遗漏;二是手术操作不正规或宫内癌组织坠落颈管,误将子宫内膜当作颈管内膜送检。分段诊刮不能反映宫颈间质及子宫肌层的疾病情况。

2.吸取活检法

近年有应用 Vabra 吸取活检法的,有报道称此法的准确率达 95% 以上。

(三)宫腔镜检查

运用宫腔镜检查能较早地发现子宫内膜的癌变,有助于子宫内膜癌的定位和分期。接触性宫腔镜检及放大宫腔镜检下可直接对可疑部位做活检,可提高诊断的准确性,避免常规诊刮的漏诊,有些还可行镜下手术。

(四)影像学检查

影像学方法可用于子宫内膜癌的辅助检查,目前常用的有 B 超、CT 及 MRI 等。

四、治疗

对子宫内膜癌首选手术治疗,术后辅助治疗可根据手术病理分期和有无高危因素来决定。可辅助放疗和化疗。手术范围及放疗、化疗的合理选择,直接取决于影响其预后的诸因素。

(一)手术治疗

1.临床Ⅰ期

宜首选经腹次广泛子宫双附件切除＋腹腔脱落细胞检查＋盆腔及腹主动脉旁淋巴结切除，切除范围包括全子宫、双附件骶主韧带 2 cm 和阴道 2 cm，同时行盆腔及腹主动脉旁淋巴结切除。

2.临床Ⅱ期

首选术式应为广泛性子宫双附件切除＋腹腔脱落细胞检查＋盆腔及腹主动脉旁淋巴结切除。切除范围包括全子宫、双附件、骶主韧带和阴道 3～4 cm，同时行盆腔腹主动脉淋巴结清扫术。

3.临床Ⅲ期或以上

可行全子宫双附件切除＋腹腔脱落细胞检查＋盆腔及腹主动脉旁淋巴结切除＋肿瘤细胞减灭术。

4.特殊病例类型的患者

对于子宫浆液性乳头状腺癌和透明细胞癌等特殊病理类型的患者，手术可选择次广泛子宫双附件切除＋腹腔脱落细胞检查＋盆腔及腹主动脉旁淋巴结切除＋大网膜切除术。

(二)放射治疗

子宫内膜癌的放疗往往与手术联合应用，两种治疗有互补作用。术前放疗多采用腔内治疗的方法，术后放疗多用阴道内及外照射放疗的方式。单用放射治疗，往往用于不能耐受手术者或晚期姑息性治疗。

(三)化学疗法

用细胞毒类的化学药物治疗晚期子宫内膜癌已有近 20 年的历史，目前常用的化学药物有氟尿嘧啶、环磷酰胺、多柔比星和顺铂等。联合用药的疗效优于单药化疗，目前常用的方案有 2 个，分别是顺铂 80～100 mg＋表柔比星 60 mg＋环磷酰胺 1 200 mg，每 3 周重复，有效率为 36%～76%；紫杉醇和顺铂联合应用，有效率为 46%～73%。

(四)激素治疗

孕激素可使子宫内膜蜕膜样变，故常用于晚期和复发子宫内膜癌的治疗，其应用已有 20 余年的历史。最早的激素治疗都是肌内注射己酸孕酮，随着口服孕激素的应用及研究发现这两种治疗方法疗效相当，且现在已有较好的高效孕激素，如醋酸早孕酮(provera, MPA)，醋酸甲地孕酮(megace, MA)等，故目前临床上均采用口服孕激素治疗。

五、护理措施

放射治疗是利用放射线照射肿瘤，达到杀死或破坏肿瘤细胞的一种方法，妇科放射治疗的方法可分为腔内治疗和腔外治疗。一般子宫颈、子宫均能耐受放射线剂量，很少发生严重的后遗症，进行子宫颈或子宫腔内治疗时最容易引起直肠、小肠和膀胱的不良反应。

1.体外照射护理

(1)心理准备：首先向患者介绍放射治疗的目的、作用、可能出现的不良反应，治疗中的注意事项以及治疗后可能出现的并发症，使她们了解自己的放疗计划，治疗树立信心以及做好各种配合。

(2)放射治疗前应测定白细胞、血小板和生命体征，并做好各种检查，对贫血患者应注意纠正贫血。

（3）照射野皮肤护理：①放疗前应进行会阴部皮肤准备，剃净阴毛，保持照射野皮肤的清洁、干燥，防止溃疡、感染。②避免照射野皮肤机械性的刺激，以免损伤皮肤，患者的内衣宜柔软、宽大、吸湿性强，忌用肥皂和毛巾擦拭。③不可在放疗部位涂用含有金属的药膏和胶布。④由于照射野皮肤变薄、萎缩、软组织纤维化，毛细血管扩张，皮肤会出现充血、发红等湿性反应，继而出现皮肤干燥、瘙痒难忍或烧灼感，嘱患者不能用手抓，给予鱼肝油软膏或涂擦氢化可的松软膏。⑤要始终保持照射野线条清晰，如发现不清晰，应及时请主管医师描画清楚。

（4）放疗全身反应护理：一般放疗后2～3周，患者可能出现食欲缺乏、乏力、疲劳、头晕、头痛、恶心甚至呕吐等，及时给予对症处理，指导其合理休息、适度活动及合理饮食。

（5）不良反应护理：照射后，应询问患者有何不适，鼓励患者多进水，少食多餐。

放射性直肠炎护理：放疗期间，出现腹痛、腹泻等消化道反应，首先要评估反应的严重程度，观察有无黏液及脓血便，并做常规检查，做好解释工作，消除恐惧心理。鼓励进低渣易消化的半流质，应给予不能进食者静脉补液，维持水、电解质平衡，必要时给予消炎药、止泻剂。

放射性膀胱炎护理：放疗期间如出现血尿或伴有尿频、尿急、下坠感等，应遵医嘱给予口服止血药和消炎药，对出血或贫血严重者，必要时可输新鲜血以纠正贫血。

2.后装治疗护理

后装治疗是利用放射源治疗肿瘤疾病的手段。它采用专门设备，通过人体腔管，将放射源直接送入体内病变部位，可以有效地杀伤病变组织，把不良反应控制在最低程度。

（1）治疗前护理如下。

心理支持：①患者由于对肿瘤恐惧，对近距离后装治疗陌生，治疗前存在着一定的心理压力，再加上后装治疗是把放射源送入患者体内，会带来一些不适，更加剧了患者的恐惧心理。因此医护人员要以热情周到、诚恳的态度接待患者，使患者对医护人员有一种信任感和安全感，同时要详细向患者介绍后装治疗的目的、治疗特点和方法，告诉患者治疗过程将会出现的不良反应，使患者有充分的思想准备。对高度紧张的患者，为减少恐惧心理，可以让做过后装治疗的患者现身说法，有利于患者消除顾虑，配合治疗。②在整个放射治疗过程中，患者必须独自一人待在专用机房里。医师和技术人员只能通过监视器对患者进行观察和治疗，通过对讲机和患者交流。这往往会使患者感到恐惧和紧张，不知道下一步是什么，不知道万一发生意外该如何应对等。紧张、焦虑恐惧会引起生理反应（如肌肉痉挛等），这将直接影响治疗，有时不得不中断治疗。故治疗前应向患者讲解放射治疗的原理、射线的特征、射线的作用以及射线怎样才会对人体造成伤害，使患者摆脱对射线的恐惧，使她们有较充分的心理准备，提高心理承受能力。

阴道冲洗护理：①放疗期间应坚持每日阴道冲洗，及时清除阴道坏死组织，防止感染及粘连。②腔内治疗当日行阴道冲洗，清除宫颈、穹隆、阴道分泌物，冲洗完毕，阴道内填塞无菌纱布。如发现阴道分泌物有异常，应检查原因。

后装治疗当日早晨要测量体温、脉搏、呼吸频率，如有异常，通知医师停止照射。

保持肠道和膀胱空虚，治疗前嘱患者再次排空大小便，以减少直肠、膀胱反应。

治疗前做好外阴备皮，剃净阴毛。

放疗前要测血常规，如白细胞低于 $3 \times 10^9 / L$，禁止继续放疗。

（2）治疗中护理如下。

严格掌握后装治疗机的操作方法,了解机器的基本性能,做好施源器的清洗、消毒,保证机器顺利完成治疗全过程,否则患者会更加痛苦,加重心理负担,使病情恶化,会有更大的打击。

协助医师放置宫颈施源管,并妥善固定。在插入宫颈施源管时会引起患者下腹疼痛,嘱咐患者做深呼吸。用纱布条固定施源器时注意尽量推开膀胱后壁和直肠前壁,使这些器官尽可能远离放射源,治疗时减少辐射和直肠受量。

摆好患者体位,将施用器与施源管连接时要保持平行,不能弯曲、打折。嘱咐患者勿动,防止施源管松脱、移位,影响治疗效果。并告知患者如有不适,可举手示意或对传呼机呼叫。

通过监视器观察患者的精神状态和面部表情,体位及施源器可能引起腹痛、腹胀、急躁不安,可通过对讲机鼓励和安慰患者,同时分散注意力,使患者放松,顺利完成治疗。

在进行宫颈管治疗时,如发现患者突然出现下腹剧痛、面色苍白、血压下降,查有压痛、反跳痛,应考虑为子宫穿孔的可能,应立即停止后装治疗并协助医师及时处理。

阴道狭窄、阴道壁弹性差或肿瘤较大的患者,在阴道球治疗时,容易碰伤阴道壁及肿瘤组织,易造成出血及疼痛,如大量出血,立即压迫止血,并密切观察。

(3)治疗后护理如下。

治疗结束后,取出施源器和纱布条并清点,以防纱布留置在阴道内。

检查阴道有无出血,如有活动性出血,应及时填塞纱布,回病房后要交班填塞纱布的数量,第 2 日冲洗时取出。

后装治疗后应注意患者的排尿情况,如排尿困难超过 4 h,须导尿。体温超过 38 ℃并伴有腹痛,可能并发盆腔炎,应及时通知医师予以处理。

治疗后 3~6 个月,根据患者的情况坚持每日阴道冲洗 1 次,防止阴道狭窄、粘连的发生。嘱咐患者半年内创面愈合前避免性生活。

后装治疗患者有可能出现放射性膀胱炎及直肠炎,应给予对症处理。嘱咐患者多饮水,进食易消化的食物,必要时给予消炎、止血、止泻等药物治疗,并对患者进行适当的解释,减少不必要的顾虑。

(李寅寅)

第四节　产力异常

一、子宫收缩乏力

子宫收缩乏力分为协调性和不协调性。协调性子宫收缩乏力(低张性宫缩乏力)的特点是子宫收缩虽有节律性、对称性和极性,但收缩力弱,持续时间短而间歇时间长;不协调性子宫收缩乏力(高张性宫缩乏力)是子宫收缩的极性倒置,宫缩的兴奋点不是起自两侧宫角部,而是来自子宫下段的一处或多处,子宫收缩波由下而上扩散,节律不协调。

(一)护理评估

1. 临床表现

(1)协调性子宫收缩乏力:主要表现为子宫收缩力弱,持续时间短,间歇期长而不规则,宫缩小于 2 次/10 分钟,在子宫收缩高峰期,用手指压宫底部肌壁仍有凹陷,产程延长或停滞。如产程开始即出现子宫收缩乏力,为原发性子宫收缩乏力;而产程开始子宫收缩正常,只是在产程活跃期后期或第二产程出现子宫收缩减弱,产程进展缓慢甚至停滞,则为继发性子宫收缩乏力。

(2)不协调性子宫收缩乏力:主要表现为子宫收缩不协调,这种宫缩不能使宫口扩张、先露下降,属于无效宫缩。

(3)产程曲线异常:可以单独存在,也可以并存。产程曲线异常包括以下方面。

潜伏期延长:潜伏期超过 16 h。

活跃期延长:活跃期超过 8 h。

活跃期停滞:活跃期宫口扩张停止>4 h。

第二产程延长:初产妇第二产程>2 h(硬膜外麻醉无痛分娩时以超过 3 h 为标准),经产妇第二产程>1 h,称为第二产程延长。

胎头下降延缓:活跃期晚期及第二产程,初产妇胎头下降速度<1.0 cm/h,经产妇胎头下降速度<2.0 cm/h,称为胎头下降延缓。

胎头下降停滞:活跃期晚期胎头下降停止>1 h,称为胎头下降停滞。

滞产:总产程超过 24 h。

2.辅助检查

(1)胎儿电子监护仪:连续监测宫缩的节律性、强度和频率的改变,也可连续观察胎心变化。

(2)多普勒胎心监测仪:听诊胎心音。

(3)血液、尿液生化检查:尿常规检测尿酮体,结果阳性提示热量供应不足,产妇体力过度消耗;血液生化检查可发现有无电解质改变及二氧化碳结合力改变等。

(4)阴道检查:了解宫颈软硬度、宫颈扩张情况,确定胎方位及胎头下降程度。

3.与疾病相关的健康史

(1)病因:详细阅读产前检查记录,如产妇身高、骨盆测量值、胎儿大小、有无妊娠合并症、有无感染史、有无用药史等;对经产妇须了解前次分娩史。

(2)诱因:检测产妇的血压、脉搏、呼吸和心率;注意评估临产后产妇的精神状态、休息、进食及排泄情况等,能否自主更换体位,有无脱水及电解质紊乱,有无肠胀气,尿潴留现象等。

(3)了解对疼痛的耐受情况:评估产妇疼痛程度与耐受能力。随着产程延长、分娩时间的不确定性,产妇及其家属容易对阴道分娩失去信心而要求剖宫产。不协调性宫缩乏力时产妇常因疼痛和宫缩无效而恐惧,拒绝配合治疗和护理,甚至大喊大叫要求立即剖宫产。

(4)重点评估宫缩情况,从而了解产程的进展。

4.心理-社会状况

产程延长时,产妇不知是否能够顺利分娩,担心胎儿的安危,常表现为焦虑、紧张。疼痛引起睡眠不安、食欲缺乏,导致精力、体力下降。评估产妇及其家属的精神状况,是否能够理解产程进展及所给予的护理措施。

(二)护理诊断/问题

1.疲乏

疲乏与产妇产程延长和体力消耗有关。

2.焦虑

焦虑与产程进展缓慢,担心自身与胎儿安危有关。

3.有体液不足的危险

体液不足与产程延长和过度疲乏有关。

4.有胎儿受伤的危险

胎儿受伤与产程延长、胎儿宫内缺氧、手术产有关。

5.潜在并发症

产后出血。

(三)预期目标

(1)产妇在产程中保持良好的体力。

(2)产妇能描述自己的焦虑和应对方法。

(3)产妇的体液不足得到纠正,水、电解质达到平衡。

(4)新生儿健康,无产伤,无窒息。

(5)产妇产后出血等并发症能被及时发现与处理。

(四)护理措施

1.一般护理

(1)提供减轻疼痛的支持性措施,如呼吸方法指导、背部按摩、腹部画线式按摩等。

(2)指导产妇休息,合理进食,保持体力,及时排空膀胱。排尿困难时应给予导尿。

(3)遵照医嘱给予静脉输液和镇静药物。

(4)加强产时监护,观察宫缩、胎心率及母体的生命体征变化,持续评估宫颈扩张和胎先露下降的情况,了解产程进展。及早发现异常情况,减少母体衰竭及胎儿窒迫的发生,尤其是对使用缩宫素或前列腺素制剂的产妇,应严密观察用药效果。

2.协调性子宫收缩乏力妇女的护理

(1)对无头盆不称、胎头已衔接、宫口开大 3 cm 以上的产妇,可以行人工破膜,加速产程进展。同时要观察羊水量、性状和胎心变化。

(2)应用缩宫素。

方法:将 2.5 U 的缩宫素加于 500 mL 0.9％的生理盐水中,从每分钟 4～5 滴开始,静脉滴注,根据宫缩的强弱调节缩宫素的滴数与浓度,每分钟不超过 60 滴。

观察:静脉滴注缩宫素过程中,必须专人守护,密切观察胎心音、血压、宫缩、宫口扩张及先露下降情况,最好保持每分钟 2～3 min 宫缩 40～60s。如出现过频或胎心率有变化,应立即停止滴注。

第二产程:若头盆相称,出现子宫收缩乏力,可静脉滴注缩宫素以加强产力,同时指导产妇配合宫缩屏气用力,争取经阴道自然分娩,必要时可行产钳或胎头吸引术助产。

(4)第三产程:胎肩娩出后静脉推注 10 U 缩宫素,并同时静脉滴注 10～20 U 缩宫素,预防产后出血。对产程长、胎膜早破及手术产者应给予抗生素预防感染。

(5)对于剖宫产及手术助产的产妇,应积极做好术前准备;对胎儿窒迫者,做好抢救新生儿的准备。

3.不协调性子宫收缩乏力产妇的护理

(1)对于不协调性子宫收缩乏力的产妇,首先应加强对产妇的心理护理,缓解其紧张情绪,遵医嘱给予镇静剂,产妇充分休息后多能恢复为协调性子宫收缩。

(2)不协调性子宫收缩乏力伴有胎儿窘迫及头盆不称者,应尽早行剖宫产手术。

(3)子宫收缩恢复为协调性之前,严禁应用缩宫素。

4.心理护理

鼓励产妇及其家属表达出内心感受。护理人员应保持亲切、关怀及理解的态度,解释有关异常分娩的原因和对胎儿及母亲的影响,让产妇了解目前产程进展及其治疗护理程序,以减轻焦虑,促进难产转为顺产。

5.健康教育

加强孕妇临产期健康教育,孕晚期重点进行先兆临产、临产等相关知识的健康教育,使孕妇能基本掌握住院待产的时机,避免院内等待时间过长;进入产程后,重视解除产妇的思想顾虑和恐惧心理,倡导陪伴分娩;向其讲解产程中休息、营养、及时排空直肠和膀胱的重要性,鼓励无并发症的产妇自由活动,使其了解分娩是生理过程,增加自然分娩的信心。

二、子宫收缩过强

子宫收缩过强分为协调性和不协调性子宫收缩过强,主要由外界因素所致,如产程中应用缩宫素不适当、胎盘早剥时血液浸润肌层刺激等。子宫收缩过强可导致急产,造成软产道裂伤,或形成子宫痉挛性狭窄环,使产程停滞、胎盘嵌顿,增加产后出血、产褥感染和手术产的机会;易发生胎儿窘迫和新生儿窒息,严重者可导致死胎或死产。

(一)护理评估

1.临床表现

(1)协调性子宫收缩过强:子宫收缩的节律性、对称性和极性均正常,仅子宫收缩力过强、过频,10 min 内宫缩≥5 次。若产道无阻力,宫颈口可迅速开全,分娩在短时间内即结束,总产程不足 3 h,称急产,多见于经产妇。若存在产道梗阻或瘢痕子宫,可发生病理性缩复环或子宫破裂。

(2)不协调性子宫收缩过强:表现为强直性子宫收缩,宫缩间歇不明显,失去节律性;产妇烦躁不安,持续性腹痛,腹部拒按,胎位触不清,胎心听不清。同时在子宫上下段交界处,也可在胎颈、胎腰处子宫壁肌肉呈痉挛性不协调收缩,形成环状狭窄,称子宫痉挛性狭窄环。

2.辅助检查

(1)胎儿电子监护仪:观察胎心有无异常。

(2)化验检查:检查出血时间、凝血时间,交叉配血等。

3.与疾病相关的健康史

(1)病因:了解骨盆是否正常,评估宫缩频率和强度、胎儿体质量、胎位情况,评估有无头盆不称。

(2)诱因:了解既往有无急产史、是否应用缩宫素等药物。

(3)观察产妇的生命体征,评估有无血压降低、脉搏加快、血尿、内出血及子宫破裂征象;严密观察胎心音,评估有无胎儿窘迫征象。

4.心理-社会状况

因子宫收缩过强、过频,产妇突感腹部阵痛难忍,无喘息之机,因产程进展很快,产妇及其家属无思想准备,常表现出恐惧和极度的无助感,担心胎儿与自身的安危。

(二)护理诊断/问题

1.疼痛

疼痛与子宫收缩过频、过强有关。

2.焦虑

焦虑与担心自身及胎儿安危有关。

3.有母儿受伤的危险

母儿受伤与急产、手术产有关。

(三)预期目标

(1)产妇的疼痛减轻。

(2)产妇能描述自己的焦虑和应对方法。

(3)产妇能陈述子宫收缩过强对母儿的危害并能配合处理。

(四)护理措施

1.协调性子宫收缩过强的护理

(1)有急产史的孕妇,应在预产期前1~2周住院待产。一旦出现产兆,应卧床休息,此时医护人员做好接产和抢救新生儿的准备。

(2)分娩过程中嘱产妇勿向下屏气用力,要张口呼气,以减缓分娩速度,防止会阴撕裂。

(3)产后应仔细检查软产道,有裂伤,及时缝合;新生儿遵医嘱肌内注射 10 mg 维生素 K_1 预防颅内出血,必要时注射 1 500 U 精制破伤风抗毒素和抗生素,预防感染。

2.不协调性子宫收缩过强的护理

(1)认真寻找子宫痉挛性狭窄环的原因,及时纠正。

(2)若无胎儿窘迫征象,遵医嘱给予镇静剂,如肌内注射 100 mg 哌替啶或 10 mg 吗啡,也可给予宫缩抑制剂,等待异常宫缩自然消失。宫缩恢复正常后,可行阴道助产或等待自然分娩。

(3)经上述处理子宫痉挛性狭窄环不能缓解,宫口未开全,胎先露部高,或伴有胎儿窘迫征象,均应尽早行剖宫产术。

(刘　研)

第五节　异位妊娠

受精卵在子宫腔以外着床称为异位妊娠,习称宫外孕。异位妊娠依受精卵在子宫体腔外种植部位不同而分为输卵管妊娠、卵巢妊娠、腹腔妊娠、阔韧带妊娠和宫颈妊娠。异位妊娠是妇产科常见的急腹症,发病率约1%,是孕产妇的主要死亡原因之一。以输卵管妊娠最常见。输卵管妊娠占异位妊娠的95%左右,其中壶腹部妊娠最多见,约占78%。

一、病因

(一)输卵管炎症

输卵管炎症是异位妊娠的主要病因,可分为输卵管黏膜炎和输卵管周围炎。输卵管黏膜炎轻者可发生黏膜皱褶粘连、管腔变窄,或纤毛功能受损,从而导致受精卵在输卵管内运行受阻并于该处着床;输卵管周围炎病变主要在输卵管浆膜层或浆肌层,常造成输卵管周围粘连、输卵管扭曲、管腔狭窄、蠕动减弱而影响受精卵运行。

(二)输卵管手术史

输卵管绝育史及手术史者输卵管妊娠的发生率为 10%～20%。尤其是腹腔镜下电凝输卵管及硅胶环套术绝育,可因输卵管瘘或再通而导致输卵管妊娠。曾因不孕接受输卵管粘连分离术、输卵管成形术(输卵管吻合术或输卵管造口术)者,在再次妊娠时输卵管妊娠的可能性亦增加。

(三)输卵管发育不良或功能异常

输卵管过长、肌层发育差、黏膜纤毛缺乏、双输卵管、输卵管憩室或有输卵管副伞等,均可造成输卵管妊娠。输卵管功能(包括蠕动、纤毛活动以及上皮细胞分泌)受雌激素、孕激素调节。若调节失败,可影响受精卵正常运行。

(四)辅助生殖技术

近年,由于辅助生育技术的应用,输卵管妊娠的发生率增加,既往少见的异位妊娠(如卵巢妊娠、宫颈妊娠、腹腔妊娠等)的发生率增加。1998 年,美国报道由助孕技术应用所致输卵管妊娠的发生率为 2.8%。

(五)避孕失败

宫内节育器避孕失败,发生异位妊娠的机会较大。

(六)其他

子宫肌瘤或卵巢肿瘤压迫输卵管,影响输卵管管腔通畅,使受精卵运行受阻。输卵管子宫内膜异位可增加受精卵着床于输卵管的可能性。

二、临床表现

输卵管妊娠的临床表现与受精卵着床部位、有无流产或破裂、出血量多少与出血时间长短等有关。

(一)症状

典型症状为停经后腹痛与阴道流血。

1.停经

除输卵管间质部妊娠停经时间较长外,多有 6～8 周停经史。20%～30%的患者无停经史,将异位妊娠时出现的不规则阴道流血误认为月经,或由于月经过期仅几日而不认为是停经。

2.腹痛

腹痛是输卵管妊娠患者的主要症状。在输卵管妊娠发生流产或破裂之前,由于胚胎在输卵管内逐渐增大,常表现为一侧下腹部隐痛或酸胀感。当发生输卵管妊娠流产或破裂时,患者突感一侧下腹部撕裂样疼痛,常伴有恶心、呕吐。若血液局限于病变区,主要表现为下腹部疼痛,当血液积聚于直肠子宫陷凹时,可出现肛门坠胀感。随着血液由下腹部流向全腹,疼痛可由下腹部向全腹部扩散,血液刺激膈肌,可引起肩胛部放射性疼痛及胸部疼痛。

3.阴道流血

胚胎死亡后,常有不规则阴道流血,呈暗红色或深褐色,量少,呈点滴状,一般不超过月经量,少数患者阴道流血量较多,类似月经。阴道流血可伴有蜕膜管型或蜕膜碎片排出,系子宫蜕膜剥离所致。阴道流血一般常在病灶去除后方能停止。

4.昏厥与休克

由于腹腔内出血及剧烈腹痛,轻者出现昏厥,严重者出现失血性休克。出血量越多,出血越快,症状出现越迅速,症状越严重,但与阴道流血量不成正比。

5.腹部包块

输卵管妊娠流产或破裂时所形成的血肿时间较久,由于血液凝固并与周围组织或器官(如子宫、输卵管、卵巢、肠管或大网膜等)发生粘连而形成包块,包块较大或位置较高者,腹部可扣及。

(二)体征

根据患者内出血的情况,患者可呈贫血貌。腹部检查:下腹压痛、反跳痛明显,出血多时,叩诊有移动性浊音。

三、处理原则

处理原则:以手术治疗为主,其次是药物治疗。

1.药物治疗

(1)化学药物治疗:主要适用于早期输卵管妊娠、要求保存生育能力的年轻患者。符合下列条件可采用此法:①无药物治疗的禁忌证;②输卵管妊娠未发生破裂或流产;③输卵管妊娠包块直径≤4 cm;④血 β-HCG 浓度<2 000 U/L;⑤无明显内出血,常用甲氨蝶呤(MTX),治疗机制是抑制滋养细胞增生,破坏绒毛,使胚胎组织坏死、脱落、吸收。但在治疗中若病情无改善,甚至发生急性腹痛或输卵管破裂症状,则应立即进行手术治疗。

(2)中药治疗:中医学认为本病属于血瘀少腹,不通则痛的实证。以活血化瘀、消症为治则,但应严格掌握指征。

2.手术治疗

手术治疗分为保守手术和根治手术。保守手术为保留患侧输卵管,根治手术为切除患侧输卵管。手术治疗适用于以下患者:①生命体征不稳定或有腹腔内出血征象者;②诊断不明确者;③异位妊娠有进展者(如血 β-HCG 处于高水平,附件区有大包块等);④随诊不可靠者。

(1)保守手术:适用于有生育要求的年轻妇女,特别是对侧输卵管已切除或有明显病变者。

(2)根治手术:适用于无生育要求的输卵管妊娠内出血并发休克的急症患者。

(3)腹腔镜手术:这是近年治疗异位妊娠的主要方法。

四、护理评估

1.病史

应仔细询问月经史,以准确推断停经时间。注意不要将不规则阴道流血误认为末次月经,或由于月经仅过期几天,不认为是停经。此外,对不孕、放置宫内节育器、绝育术、输卵管复通术、盆腔炎等与发病相关的高危因素应高度重视。

2.身心状况

输卵管妊娠发生流产或破裂前,症状及体征不明显。当患者腹腔内出血较多时呈贫血貌,严重者可出现面色苍白,四肢湿冷,脉快、弱、细,血压下降等休克症状。体温一般正常,出现休克时体温略低,腹腔内血液吸收时体温略升高,但不超过 38 ℃。下腹有明显压痛、反跳痛,尤以患侧为重,肌紧张不明显,叩诊有移动性浊音。血凝后下腹可触及包块。由于输卵管妊娠流产或破裂后,腹腔内急性大量出血及剧烈腹痛,以及妊娠终止,孕妇出现较为激烈的情绪反应,可表现为哭泣、自责、无助、抑郁和恐惧等。

3.诊断检查

(1)腹部检查:输卵管妊娠流产或破裂者,下腹部有明显压痛或反跳痛,尤以患侧为重,轻度腹肌紧张;出血多时,叩诊有移动性浊音;如果出血时间较长,形成血凝块,在下腹可触及软性肿块。

(2)盆腔检查:输卵管妊娠未发生流产或破裂者,除子宫略大、较软外,仔细检查可能触及胀大的输卵管并有轻度压痛。输卵管妊娠流产或破裂者,阴道后穹隆饱满,有触痛。将宫颈轻轻上抬或左右摇动引起剧烈疼痛,称为宫颈抬举痛或摇摆痛,是输卵管妊娠的主要体征之一。

(3)阴道后穹隆穿刺:是一种简单可靠的诊断方法,适用于疑有腹腔内出血的患者。由于腹腔内血液易积聚于直肠子宫陷凹,抽出暗红色不凝血为阳性,说明存在血腹症。无内出血、内出血量少、血肿位置较高或直肠子宫陷凹有粘连者,可能抽不出血液,因而穿刺阴性不能排除输卵管妊娠存在。如有移动性浊音,可做腹腔穿刺。

(4)妊娠试验:放射免疫法测血中 HCG,尤其是 β-HCG 阳性有助于诊断。虽然此方法灵敏度高,异位妊娠的阳性率一般可达 80%～90%,但 β-HCG 阴性者仍不能完全排除异位妊娠。

(5)血清孕酮的测定:对判断正常妊娠胚胎的发育情况有帮助,血清孕酮值<5 ng/mL,应考虑宫内妊娠流产或异位妊娠。

(6)超声检查:B超显像有助于诊断异位妊娠。阴道B超检查的准确性较腹部B超检查的准确性高。诊断早期异位妊娠,单凭B超显象有时可能会误诊。若能结合临床表现及 β-HCG 测定等,对诊断的帮助很大。

(7)腹腔镜检查:适用于输卵管妊娠尚未流产或破裂的早期患者和诊断有困难的患者,腹腔内有大量出血或伴有休克者禁做腹腔镜检查。在早期异位妊娠患者,腹腔镜可见一侧输卵管肿大,表面呈紫蓝色,腹腔内无出血或有少量出血。

(8)子宫内膜病理检查:诊断性刮宫仅适用于阴道流血量较多的患者,目的在于排除宫内妊娠流产。将宫腔排出物或刮出物做病理检查,切片中见到绒毛,可诊断为宫内妊娠,仅见蜕膜未见绒毛者有助于诊断异位妊娠。现已经很少依靠诊断性刮宫协助诊断。

五、护理诊断

1.潜在并发症

潜在并发症为出血性休克。

2.恐惧

恐惧与担心手术失败有关。

六、护理措施

1.接受手术治疗患者的护理

(1)护士在严密监测患者生命体征的同时,配合医师积极纠正患者的休克症状,做好术前准备。手术治疗是输卵管异位妊娠的主要处理原则。对于严重内出血并发休克的患者,护士应立即开放静脉,交叉配血,做好输血、输液的准备,以便配合医师积极纠正休克,补充血容量,并按急症手术要求迅速做好手术准备。

(2)加强心理护理:护士于术前简洁明了地向患者及其家属讲明手术的必要性,并以亲切的态度和切实的行动赢得患者及其家属的信任,保持周围环境的安静、有序,减少和消除患者的紧张、恐惧心理,协助患者接受手术治疗方案。术后,护士应帮助患者以正常的心态接受此次妊娠失败的现实,向她们讲述异位妊娠的有关知识,一方面可以减少因害怕再次发生异位妊娠而抵触妊娠的不良情绪,另一方面也可以提高患者的自我保健意识。

2.接受非手术治疗患者的护理

对于接受非手术治疗方案的患者,护士应从以下几方面加强护理。

(1)护士需密切观察患者的一般情况、生命体征,并重视患者的主诉,尤应注意阴道流血量与腹腔内出血量不成比例,当阴道流血量不多时,不要误认为腹腔内出血量亦很少。

(2)护士应告诉患者病情发展的一些指征,如出血增多、腹痛加剧、肛门坠胀感明显等,以便当患者病情发展时,能及时发现,给予相应处理。

(3)患者应卧床休息,避免腹部压力增大,从而减少异位妊娠破裂的机会。在患者卧床期间,护士需提供相应的生活护理。

(4)护士应协助正确留取血标本,以检测治疗效果。

(5)护士应指导患者摄取足够的营养物质,尤其是富含铁蛋白的食物,如动物肝脏、肉类、豆类、绿叶蔬菜以及黑木耳等,以促进血红蛋白的增加,增强患者的抵抗力。

3.出院指导

输卵管妊娠的预后在于防治输卵管的损伤和感染,因此护士应做好妇女的健康保健工作,防止发生盆腔感染。教育患者保持良好的卫生习惯,勤洗浴、勤换衣,性伴侣稳定。发生盆腔炎后须立即彻底治疗,以免延误病情。另外,由于输卵管妊娠者中约有 10％ 的再发生率和 50％～60％ 的不孕率。因此,护士需告诫患者,下次妊娠时要及时就医,并且不宜轻易终止妊娠。

(吕　伟)

第六节　多胎妊娠

一次妊娠宫腔内同时有两个或两个以上胎儿称为多胎妊娠(multiple pregnancy)。一般双胎妊娠多见。Hellin 根据大量资料推算出自然状态下,多胎妊娠发生公式为 $1:80^{n-1}$(n 代表一次妊娠的胎儿数)。近年来辅助生殖技术广泛应用,多胎妊娠的发生率明显升高。多胎妊娠易引起妊娠高血压疾病等并发症,属于高危妊娠范畴。本节主要讨论双胎妊娠。

一、病因

(一)双卵双胎

两个卵子分别受精形成的双胎妊娠,称为双卵双胎(dizygotic twin)。双卵双胎约占双胎妊娠的 70％,与应用促排卵药物、多胚胎宫腔内移植及遗传因素有关。两个卵子分别受精,形成两个受精卵,各自的遗传基因不完全相同,故形成的两个胎儿有区别,如血型、性别不同或相同,但指纹、外貌、精神类型等多种表型不同。胎盘多为两个,也可融合成一个,但血液循环各自独立。胎盘胎儿面有两个羊膜腔,中间隔有两层羊膜、两层绒毛膜。

(二)单卵双胎

由一个受精卵分裂形成的双胎妊娠,称为单卵双胎。单卵双胎约占双胎妊娠的30%。形成原因不明,不受种族、遗传、年龄、胎次、医源的影响。一个受精卵分裂形成两个胎儿,具有相同的遗传基因,故两个胎儿性别、血型及外貌等相同。由于受精卵在早期发育阶段发生分裂的时间不同,形成下述4种类型。

1. 双羊膜囊双绒毛膜单卵双胎

分裂发生在桑葚期(早期胚泡),相当于受精后3d内,形成两个独立的受精卵、两个羊膜囊。两个羊膜囊之间,隔有两层绒毛膜、两层羊膜,胎盘为两个。此种类型约占单卵双胎的30%。

2. 双羊膜囊单绒毛膜单卵双胎

分裂发生在受精后第4~8日,胚胎发育处于胚泡期,即已分化出滋养细胞,羊膜囊尚未形成。胎盘为一个,两个羊膜囊之间仅隔有两层羊膜,此种类型约占单卵双胎的68%。

3. 单羊膜囊单绒毛膜单卵双胎

受精卵在受精后第9~13日分裂,此时羊膜囊已形成,两个胎儿共存于一个囊膜腔内,共有一个胎盘。此类型占单卵双胎的1%~2%。

4. 联体双胎

受精卵在受精第13日后分裂,此时原始胚盘已形成,机体不能完全分裂成两个,形成不同形式的联体儿,极罕见。

二、临床表现

(一)症状

双卵双胎多有家族史,或孕前曾用促排卵药或体外受精,移植多个胚胎,早孕反应重。中期妊娠后体重增加迅速,腹部增大明显,下肢水肿、静脉曲张等压迫症状出现得早且明显,妊娠晚期常有呼吸困难,活动不便。

(二)体征

子宫大于相应孕周的子宫大小,妊娠中晚期腹部可触及多个小肢体或3个以上胎极;胎头较小,与子宫大小不成比例;不同部位可听到两个胎心,其间有无音区,或同时听诊1 min,两个胎心率相差10次以上。双胎妊娠时胎位多为纵产式,以两个头位或一头一臀常见。

三、处理原则

无论阴道分娩还是剖宫产,均需积极防治产后出血。

(1)临产时应备血。

(2)胎儿娩出前需建立静脉通道。

(3)第二胎儿娩出后立即使用宫缩剂,并使其作用维持到产后2 h以上。

(一)妊娠期

及早诊断出双胎妊娠者,增加其产前检查次数,嘱孕妇注意休息,加强营养,补充足够营养,进食含高蛋白质、高维生素以及必需脂肪酸的食物,注意补充铁、叶酸及钙剂,预防贫血及妊娠高血压。防止早产、羊水过多、产前出血等。双胎妊娠有下列情况之一,应考虑剖宫产。

(1)第一胎儿为肩先露、臀先露。

(2)宫缩乏力致产程延长,经保守治疗效果不佳。

(3)胎儿窘迫,短时间内不能经阴道结束分娩。

(4)联体双胎孕周＞26周。

(5)有严重妊娠并发症(如重度子痫前期、胎盘早剥等)需尽快终止妊娠。

(二)分娩期

观察产程和胎心变化,如发现有宫缩乏力或产程较长,应及时处理。第一个胎儿娩出后,应立即断脐,助手扶正第二个胎儿的胎位,使保持纵产式,等待15～20 min,第二个胎儿自然娩出。如等待15 min仍无宫缩,则可人工破膜或静脉滴注缩宫素促进宫缩。发现脐带脱垂或怀疑胎盘早剥时,即手术助产。如第一个胎儿为臀位,第二个胎儿为头位,应注意防止胎头交锁而导致难产。

(三)产褥期

第二个胎儿娩出后立即肌内注射或静脉滴注缩宫素,在腹部放置沙袋,防止腹压骤降而引起休克,同时预防发生产后出血。

四、护理评估

1.病史

询问家族中有无多胎史,孕妇的年龄、胎次,孕前是否使用促排卵药。

2.身体评估

评估孕妇的早孕反应程度、食欲、呼吸情况,以及下肢水肿、静脉曲张程度。孕妇经常主诉感到多处胎动而非在某一固定部位。多胎妊娠的孕妇在孕期必须适应两次角色的转变,首先是接受妊娠,其次当被告知是双胎妊娠时,必须适应第二次角色转变,即成为两个孩子的母亲。双胎妊娠属于高危妊娠,孕妇既兴奋又常常担心母儿的安危,尤其是担心胎儿的存活率。

3.诊断检查

(1)产前检查:有下列情况应考虑双胎妊娠。①子宫比相应孕周的子宫大,羊水量也较多;②孕晚期触及多个小肢体和两个胎头;③胎头较小,与子宫大小不成比例;④在不同部位听到两个频率不同的胎心,同时计数1 min,胎心率相差10次以上,或两胎心音之间隔有无音区;⑤孕中晚期体重增加得过快,不能用水肿及肥胖解释。

(2)B超检查:可以早期诊断双胎、畸胎,能提高双胎妊娠的孕期监护质量。B超检查在孕期7～8周时见到两个妊娠囊,孕13周后清楚显示两个胎头光环及各自拥有的脊柱、躯干、肢体等,B超检查对中晚期的双胎诊断率几乎达100%。

五、护理诊断

1.有受伤的危险

有受伤的危险与双胎妊娠引起早产有关。

2.潜在并发症

早产、脐带脱垂或胎盘早剥。

六、护理措施

1. 一般护理

(1)增加产前检查的次数,每次检测宫高、腹围和体重。

(2)注意多休息,尤其是妊娠最后 2~3 个月,要卧床休息,防止跌伤等意外。卧床时最好取左侧卧位,增加子宫、胎盘的血供,减少早产的机会。

(3)加强营养,尤其是注意补充铁、钙、叶酸等,以满足妊娠的需要。

2. 心理护理

帮助双胎妊娠的孕妇完成两次角色的转变,接受成为两个孩子母亲的事实。告知双胎妊娠虽属于高危妊娠,但孕妇不必过分担心母儿的安危,随时保持心情愉快,积极配合治疗。指导家属准备双份新生儿用物。

3. 病情观察

双胎妊娠孕妇易伴发妊娠高血压、羊水过多、前置胎盘、贫血等并发症,因此,应加强病情观察,及时发现并发症并处理。

4. 症状护理

双胎妊娠孕妇胃区受压致食欲缺乏或食欲减退,因此应鼓励孕妇少食多餐,满足营养需要,必要时给予饮食指导,如增加铁、叶酸、维生素的供给。因双胎妊娠的孕妇腰背部疼痛症状较明显,应增加休息时间,可指导其做盆骨倾斜的运动,局部热敷也可缓解症状。采取措施,预防静脉曲张的发生。

5. 治疗配合

(1)严密观察产程和胎心率的变化,如发现宫缩乏力或产程延长,及时处理。

(2)第一个胎儿娩出后,立即断脐,协助扶正第二个胎儿的胎位,以保持纵产式,通常等待 20 min 左右,第二个胎儿自然娩出。如等待 15 min 仍无宫缩,则可协助人工破膜或遵医嘱静脉滴注缩宫素以促进宫缩。产程过程中应严密观察,及时发现脐带脱垂或胎盘早剥等并发症。

(3)为预防产后出血的发生,第二个胎儿娩出后应立即肌内注射或静脉滴注缩宫素,在腹部放置沙袋,并以腹带紧裹腹部,防止腹压骤降而引起休克。

6. 健康教育

护士应指导孕妇注意休息,加强营养,注意阴道流血量和子宫复旧情况,防止产后出血,并指导产妇正确进行母乳喂养,选择有效的避孕措施。

(吕 伟)

第七节 妊娠期妇女的保健与评估

定期产前检查的目的是明确孕妇和胎儿的健康状况,及早发现及治疗妊娠并发症,及时纠正胎位异常,尽早发现胎儿发育异常。产前护理评估主要是通过定期产前检查来实现的,收集完整的病史资料,体格检查,为孕妇提供连续的整体护理。从确诊早孕开始,妊娠28周前每4周检查一次,妊娠 28 周后每 2 周检查一次,妊娠 36 周后每周检查一次。属于高危妊娠的孕妇,应酌情增加产前检查次数。

一、护理评估

(一)病史

1.健康史

(1)了解个人资料。

年龄:妊娠年龄过小者容易发生难产;年龄过大,超过 35 岁的初产妇,妊娠时容易出现妊娠高血压等疾病,分娩时易出现产力异常和产道异常。

职业:妊娠早期接触放射线、铅、汞及有机磷农药等,均可能引起胎儿畸形。

其他:询问孕妇的家庭住址、联系电话、受教育程度及宗教信仰等情况。

(2)目前健康状况:询问孕妇的饮食习惯、早孕反应、休息睡眠、排泄情况及自理能力等。

(3)过去史:重点了解有无高血压、心脏病、糖尿病、肝肾疾病、血液病、传染病(如结核病等)、甲状腺功能亢进症或甲状腺功能减退症、代谢性疾病、遗传病、精神病等,注意发病时间和治疗情况,有无手术史及手术名称,有无过敏史等。

(4)月经史:询问月经初潮年龄、月经周期和月经持续时间。月经周期的长短有个体差异,了解月经周期情况有助于推算预产期。

(5)家族史:询问家族中有无亲人患高血压、精神病、肾炎、妊娠高血压综合征、遗传性疾病,有无多胎、胎儿畸形等。

(6)配偶健康状况:了解孕妇配偶有无烟酒嗜好及遗传性疾病等。

2.孕产史

(1)既往孕产史:有无流产史(包括自然流产、人工流产),有无早产、死胎、死产史等。

(2)本次妊娠经过:了解本次妊娠早孕反应情况、胎动开始时间,以及有无阴道出血、头痛、心悸、气短、下肢水肿等。询问孕早期有无用药史、有害物及致畸因素接触史等。

3.预产期的推算预产期的计算方法

末次月经第 1 天起,月份减 3 或加 9,日期加 7。如为农历(阴历),月份减 3 或加 9,日期加 15 在孕 37 周以后分娩为足月分娩。如孕妇记不清末次月经时间,可根据孕妇早孕反应出现的时间、胎动开始时间以及子宫底高度等加以估计。

(二)身体评估

1.四步触诊法检查方法

(1)第 1 步手法:检查者两只手放置在宫底部,测量宫底高度,估计胎儿大小是否与妊娠周数相符。用两只手相对在宫底处轻轻触摸,判断在宫底部的胎儿部分。若为胎头则硬而圆,有浮球感;若为胎儿臀部则软而宽,呈现不规则的形状。

(2)第 2 步手法:检查者两只手分别放置于孕妇腹部两侧,一只手固定,另一只手轻轻深按检查,两只手交替进行,触到平坦部分为胎儿背部,并确定胎背的方向。触到高低不平、可变形的部分为胎儿肢体,有时触摸时可感到胎动。

(3)第 3 步手法:检查者右手拇指与其余手指分开,放在耻骨联合上方,握住胎先露。进一步查清是胎头还是胎臀,并向左、右推动以确定胎先露是否与骨盆衔接。若胎先露仍可左右移动,表示尚未衔接入盆。若不能移动,则表明胎先露已衔接。

(4)第 4 步手法:检查者面向孕妇足端,两只手分别放置在胎先露的两侧,沿骨盆入口向下轻轻深按,进一步核实胎先露与第 1 步手法判断是否相符,并确定胎先露入盆程度。

2.听诊

听取胎心音并数 1 min 的胎心数,注意胎心最响亮的部位、是否规律及有无杂音。可在靠近胎背侧上方的孕妇腹壁上听到胎心音,根据妊娠周数不同、胎儿大小不同,听胎心音的部位也不同。妊娠中期胎心音在耻骨联合到肚脐之间,随妊娠周数增大,移至脐周。妊娠末期测量胎心音部位则因胎产式、胎位不同而不同。

3.骨盆测量

进行检查前应先向孕妇解释施行此项检查的目的,请孕妇将内裤脱下并躺在检查床上,双腿分开,两只脚放在脚蹬上,取膀胱截石位,并注意保护孕妇的隐私。于妊娠 34 周时进行骨盆内测量,测量骶耻内径、坐骨棘间径及坐骨切迹宽度等,了解骨盆形态、有无骨盆狭窄等。

(1)骨盆外测量:能间接判断骨盆大小及形状,操作简便。常用的骨盆外测量径线如下。

髂棘间径:测量时,孕妇取仰卧位,双腿伸直,测量骨盆两侧髂前上棘外缘的距离,正常值为 23～26 cm。

髂嵴间径:测量时,孕妇取仰卧位,双腿伸直,测量骨盆两侧髂嵴外缘最宽的距离,正常值为 25～28 cm。以上两径线值可间接推测骨盆入口横径的长度。

骶耻外径:测量时,孕妇取左侧卧位,右腿伸直,左腿屈曲,测量第 5 腰椎棘突下凹处(米氏菱形窝的上角)至耻骨联合上缘中点的距离,正常值为 18～20 cm。骶耻外径可用来间接推测骨盆入口前后径长短,是骨盆外测量中最重要的径线。

坐骨结节间径:测量时,孕妇取仰卧位,两腿屈曲,双手抱膝。测量两侧坐骨结节内侧缘之间的距离,正常值为 8.5～9.5 cm,平均值 9 cm。坐骨结节间径又称出口横径。如出口横径<8 cm,应测量出口后矢状径(坐骨结节间径中点至骶骨尖),正常值为 9 cm。出口横径与出口后矢状径之和大于 15 cm 者,一般胎儿可以正常娩出。

耻骨弓角度:测量时,孕妇体位与测量坐骨结节间径的体位相同。测量者将两个拇指尖斜着对拢,放在耻骨联合下缘,左、右拇指平放在耻骨弓降支的上面,两个拇指之间的角度即为耻骨弓角度。正常为 90°角,小于 80°角者为异常。

(2)骨盆内测量:骨盆内测量适用于骨盆外测量有狭窄者。测量时,孕妇取膀胱截石位。给外阴消毒,检查者戴手套并涂润滑剂。

骶耻内径:也称对角径,是自耻骨联合下缘至骶岬上缘中点的距离。检查者一只手示指、中指伸入阴道,用中指指尖触及骶岬上缘中点,示指紧贴耻骨联合下缘,并标记示指与耻骨联合下缘的接触点。中指尖至此接触点的距离即为对角径。正常值为 12.5～13 cm,此值减去 1.5～2 cm,即为真结合径值,正常值为 11 cm。如触不到骶岬,说明此径线>12 cm。选择妊娠后期阴道松软时进行测量,36 周以后测量应在消毒情况下进行,以免发生感染。

坐骨棘间径:测量时,取上述体位。测量两侧坐骨棘间的距离。正常值约 10 cm。检查者一只手的示指、中指伸入阴道内,分别触及两侧坐骨棘,估计其间的距离。

坐骨切迹宽度:为坐骨棘与骶骨下部间的距离,即骶骨韧带的宽度,代表骨盆后矢状径。检查者将伸入阴道内的示指、中指并排放置于韧带上,如能容纳 3 横指(5～5.5 cm)为正常,否则预示中骨盆狭窄。

4.阴道检查

早期妊娠时进行盆腔双合诊检查。妊娠后期及临产后应避免不必要的检查。必须检查时,应给外阴消毒及戴无菌手套,以防止感染。

5.肛门检查

通过肛门检查可以了解胎先露、骶骨前面弯曲度、坐骨棘和坐骨切迹宽度及骶骨关节的活动度。

(三)心理-社会评估

妊娠早期重点评估孕妇对妊娠的态度,妊娠中、晚期评估孕妇对妊娠有无不良的情绪反应,对即将为人母或分娩有无焦虑和恐惧心理。

二、护理措施

1.一般护理

告知孕妇产前检查的意义和重要性,预约下次产前检查的时间和告知产前检查的内容。凡属高危妊娠者,应酌情增加产前检查次数。

2.心理护理

在每次孕妇产前检查时,了解孕妇对妊娠的心理适应程度。鼓励孕妇说出内心感受和想法,满足其需要。给孕妇提供心理支持,帮助孕妇消除不良情绪。

3.症状护理

(1)恶心、呕吐:是妊娠早期的不适症状之一,在此期间应避免空腹,起床时宜缓慢,少食多餐,进食清淡饮食。

(2)尿频、尿急:妊娠早期,骨盆血流供应增加,刺激膀胱排空次数增多,同时,子宫慢慢增大,膀胱承受的压力增加,容量减少;妊娠晚期,增大的子宫压迫膀胱使膀胱的容量减少,尿频的情况再次出现。孕妇可采取下列措施减轻尿频:①确定这是妊娠的正常反应,不紧张和忧虑。②减少睡前液体的摄入量,但每天液体的总摄入量不能减少。

(3)阴道分泌物增多:妊娠后阴道黏膜和子宫颈腺体受激素的影响,血流增加,黏膜变软、增生变厚,子宫颈分泌物增多。应鼓励孕妇做好外阴部清洁卫生,每天沐浴,勤换内裤。

(4)便秘:孕期黄体激素浓度上升,肠道平滑肌松弛,导致肠蠕动变慢,大肠内容物的水分被重吸收增多,日渐增大的子宫也影响排便,会造成便秘。应对措施:①养成每天定时排便的习惯以建立适当的胃-结肠反射。②注意摄取足够的水分,多吃蔬菜、水果及其他富含纤维素的食物,忌食辛辣食物。③一有便意就应去厕所排便。④适当运动以促进胃肠蠕动。⑤不要自行服用(或使用)泻剂,避免造成依赖,诱发宫缩。

(5)下肢水肿:增大的子宫压迫下腔静脉,使下肢静脉血液回流受阻,是导致下肢水肿的主要原因。妊娠后期孕妇常发现踝部、小腿下部轻度水肿,休息后消退,属于正常现象;若下肢水肿明显,休息后不消退,应警惕妊娠高血压等。孕妇应避免长时间站或坐,休息时取左侧卧位,将下肢适当垫高能促进下肢血液回流,应适当限制食盐的摄入,不必限制水分。

(6)下肢痉挛:常由孕妇缺钙引起,小腿腓肠肌肌肉痉挛多见,常在夜间发作。指导孕妇多活动、晒太阳,饮食中增加含钙食物,必要时在医师的指导下服用钙剂。

(7)腰背痛:妊娠期间子宫向前隆起,孕妇背部肌肉处于持续紧张状态。另外妊娠期间关节韧带松弛,导致孕妇腰背部疼痛。指导孕妇穿平底鞋,少抬举重物;休息时,可用枕头、靠垫等支撑腰背部。

(8)失眠:加强心理护理,减轻孕妇的焦虑、紧张情绪,嘱其每天坚持户外散步,睡前饮用热牛奶、用温水泡脚等以助睡眠。

（9）贫血：妊娠后期孕妇对铁的需求量增多，易患缺铁性贫血，故应多食富含铁的食物。

4. 健康指导

（1）异常症状的判断：妊娠期间腹部疼痛、阴道出血、妊娠3个月以后仍持续呕吐、发热、头痛、目眩、视物不清、心悸、气短、液体突然从阴道流出及胎动次数突然减少等，为异常情况。发生上述情况应及时到医院就诊。

（2）营养指导：孕妇需注意自身的营养，保证胎儿的生长发育；但也要注意避免营养过剩而引起胎儿过大，或孕妇体重增加过多造成对自身和分娩不利的影响。

（3）清洁和舒适：孕妇应注意个人的清洁卫生，进食后均应漱口、刷牙（使用软毛刷），以保证口腔健康；怀孕后排汗增多，要勤洗浴，勤换贴身内衣。孕妇衣服应宽松、柔软、舒适。

（4）活动与休息：妊娠28周以后宜适当减少工作量，避免长时间站立或进行重体力劳动。每天应保证8 h的睡眠，卧床时宜选择左侧卧位，以增加胎盘血液供应。孕期应保证适量的运动。

（5）孕期自我监护：妊娠后期，孕妇可以自己数胎动数，每天早、中、晚各计数1 h，每小时胎动数应不少于3次，少于10次或胎动次数突然减少，应及时到医院就诊。临近预产期的孕妇，如出现阴道分泌物中混有血液或出现规律腹痛，则为临产先兆。如阴道突然流出大量液体（胎膜早破），应使孕妇平卧，并立即将孕妇送往医院。

（师　洋）

第九章 老年病护理

第一节 老年期痴呆

老年期痴呆的发生率很高。单就阿尔兹海默病而言,在65岁以上的老年人中的患病率就达5%。由于痴呆的发病和发展缓慢,有时很难察觉,早期的症状常常难以被患者和家人重视,即使感到患者的反应能力、生活能力下降,也认为这不是病。正是由于这种错误的认识,去医院救治的老人痴呆的症状往往已很严重,从而丧失了控制病情发展的机会。老年期痴呆的原因与危险因素:①高龄,随着年龄的增长痴呆的发病率升高;②女性,可能与老年女性绝经后,体内雌激素不足有关;③文化程度低;④精神刺激;⑤遗传因素;⑥颅脑外伤史等。

一、护理评估

(一)临床表现

不同类型的老年期痴呆有不同的表现,也有各自的特点。阿尔兹海默病的早期:主要表现在健忘、心不在焉、易疲劳、回想熟悉的词汇发生困难,学习新的事物能力降低,判断力和社交能力下降。中期:逻辑、记忆和运动能力明显降低甚至丧失,性情急躁,坐卧不安,有时会产生过激行为,语言、计算能力下降,社交能力下降。晚期:大小便控制能力下降,性情暴躁或对任何事情麻木不仁,行动缓慢,有时会有幻觉,部分患者日常生活出现困难。

(二)治疗要点

目前尚无根治的方法,仅仅是改善某些症状,延缓病情进展。常用的药物有下列几类。

(1)乙酰胆碱酯酶抑制剂如他克林、多奈哌齐、利斯的明等。

(2)益智药有喜德镇、吡拉西坦。

(3)使用卵磷脂。

(4)使用神经营养因子、钙通道阻滞剂和抗精神行为异常的药物。

二、护理措施

(1)许多老年期痴呆患者有焦虑、抑郁症状以及自信心下降,对待这些老人态度要特别亲切,要尊重他们,使他们有安全感。

(2)老年期痴呆患者常常动作缓慢、反应迟钝,在护理时要注意配合他们的慢节奏,不能急于求成,不能勉强他们去干力所不能及的事情,要注意鼓励和赞扬他们进行生活自理及参加社会及集体活动,以便加强与周围对环境的联系,减缓痴呆的恶化。

(3)老年期痴呆患者各方面功能减退,在安全方面的护理尤为重要。在家庭、病房以及老年设施中都应该把他们生活、活动的房间安排得整洁、简单、防滑,防止他们摔跌、骨折等。要有专人随时护理,不能允许其单独外出活动,防止迷路或走失,预防发生各种意外。

(4)细微观察患者的饮食、起居等各种变化,要测量体温、脉搏、血压等,定期进行必要的化验及检查,要及时发现各种躯体疾病,如心绞痛、高血压、脑血管意外以及谵妄状态等,以便及时处理,进行抢救。

(5)对精神症状明显的患者,要根据精神症状的不同,区别对待,如患者焦虑、抑郁,要耐心、热情加以劝解,安排一些活动,分散其注意力,并严防自伤等意外,对兴奋、躁动、有攻击行为的患者,要安排安静的环境,防止发生伤人意外。

(6)对晚期痴呆的患者,基础护理十分重要,要注意饮食及大小便的护理,保证营养的摄入等,对卧床患者要定时帮其翻身、清洁,预防压疮及其他合并症。

三、保健

对于阿尔兹海默病的预防关键是"三早"——早发现、早诊断、早治疗。预防痴呆,要在老年期就加以注意,如培养广泛的兴趣爱好、锻炼身体等。进入老年期之后,要坚持学习,坚持运动及参加社会活动,保持乐观、积极向上。同时预防高血压、脑血管病等,注意合理饮食,忌烟、酒等。

(房慧丽)

第二节　老年人低血压

什么是低血压?无论是生理原因还是病理原因造成收缩压低于 100 mmHg,那就会形成低血压,平时我们讨论的低血压大多为慢性低血压。据统计慢性低血压的发病率为 4% 左右,老年人中其发病率可高达 10%。慢性低血压一般可分为 3 类:①体质性低血压,一般被认为与遗传和体质瘦弱有关,轻者可无症状,重者出现精神疲惫、头晕、头痛甚至昏厥,夏季气温较高时更明显。②直立性低血压,是患者从卧位到坐位或直立位时,或长时间站立,血压突然下降超 20 mmHg,并伴有明显症状。这些症状包括头昏、头晕、视力模糊、乏力、恶心、认识功能障碍、心悸、颈背部疼痛。直立性低血压与多种因素有关,如多系统萎缩、糖尿病、帕金森病、多发性硬化病、围绝经期障碍、血液透析、手术后遗症、麻醉、使用降压药、久病卧床、体质虚弱等。③继发性低血压,是由某些疾病或药物(如脊髓空洞症、风湿性心脏病、降压药、抗抑郁药和慢性营养不良症等)引起的低血压。

一、护理评估

(一)主要表现

病情轻微,症状可有头晕、头痛、食欲缺乏、疲劳、脸色苍白、消化不良、晕车等;严重症状包括直立性眩晕、四肢冷、心悸、呼吸困难、共济失调、发音含糊,甚至昏厥,需长期卧床。这些症状的出现主要因血压下降,导致血液循环缓慢,远端毛细血管缺血,影响组织细胞氧气和营养的供应、二氧化碳及代谢废物的排泄。长期如此,机体功能大大下降,诱发或加重阿尔兹海默病、头晕、昏厥、跌倒、骨折的发生率大大增加。乏力、精神疲惫、心情压抑、忧郁等情况经常发生,影响了患者生活的质量。国外专家研究显示,低血压可能导致脑梗死和心肌梗死。直立性低血压的病情严重后,患者每当变换体位时血压迅速下降,发生晕厥,以致卧床不起,另外诱发脑梗死、心肌缺血,给患者、家庭和社会带来严重问题。

二、护理措施

(1)适当增加食盐用量,同时多饮水,较多的水分进入血液后可增加血容量,从而可升高血压。

(2)增加营养,吃些有利于调节血压的滋补品,如人参、黄芪、生脉饮等。此外,适当喝些低度酒也可提高血压。

(3)加强体育锻炼,提高机体调节功能。体育锻炼对高血压或低血压患者都有好处。

(3)为防止晕倒,老年低血压患者平时应注意动作不可过快过猛,从卧位或坐位起立时,动作应缓慢一点。排尿性低血压患者还应注意,在排尿时最好用手扶住一样较牢固的东西,以防摔倒。

(4)药物治疗,可选用米多君、哌甲酯、麻黄碱等升压药及三磷腺苷、辅酶 A、B 族维生素及维生素 C,以改善脑组织代谢功能。

三、保健

(1)平时养成运动的习惯,均衡饮食,培养开朗的个性,保证足够的睡眠。低血压患者应保持规律的生活。

(2)低血压患者入浴时,要小心防范突然起立而晕倒,泡温泉尽量缩短时间。

(3)慎用血管扩张剂、降压药等。

(4)有直立性低血压的人可以穿弹性袜。夜间起床小便或早晨起床之前宜活动四肢或伸一下懒腰,这样活动片刻之后再慢慢起床,千万不要一醒来就猛然起床,以预防短暂性大脑缺血。也可以在站立之前,先闭合双眼,颈前屈到最大限度,而后慢慢站立起来,持续 10～15 s 再走动,即可达到预防直立性低血压的目的。

(李 霞)

第十章 泌尿外科疾病护理

第一节 肾及输尿管结石

肾脏是大多数泌尿系统结石的原发部位,输尿管结石多由肾脏移行而来。肾结石位于肾盂和肾盏中。输尿管结石常停留或嵌顿于生理狭窄处,即肾盂输尿管连接处、输尿管跨越髂血管处及输尿管膀胱连接处,以输尿管下 1/3 处最为多见。肾及输尿管结石多发生于单侧,发生于双侧的占 10%。

一、临床表现

主要症状是与活动有关的疼痛和血尿,其程度与结石的大小、部位、活动度及有无损伤、感染、梗阻有关。极少数患者可长期无自觉症状,直到出现尿路感染或积水时才发现。

1.疼痛

结石致肾盂颈部梗阻或肾盂结石移动不大时,引起上腹或腰部钝痛;结石活动引起肾盂输尿管连接处或输尿管完全梗阻时,出现肾绞痛,典型表现为突发性疼痛,多在深夜或凌晨发作,疼痛先从腰部或上腹部开始,沿输尿管向下放射到膀胱甚至睾丸,持续数分钟或数小时不等。发作时患者恐惧、面色苍白、坐卧不安、出冷汗甚至休克,可伴恶心呕吐;输尿管膀胱壁段或输尿管入口处的结石,可伴膀胱刺激征及阴茎头部放射痛。

2.血尿

活动或绞痛后出现肉眼或镜下血尿,以后者多见。

3.排石

患者有时可自行排出细小结石,俗称尿砂,是诊断尿石症的有力证据。

4.其他症状和体征

结石引起严重肾积水时可触到增大的肾脏;继发急性肾盂肾炎或肾积脓时,可有发热、脓尿、肾区压痛。双侧上尿路结石导致的梗阻和感染可造成肾功能衰竭,出现一系列肾功能不全的表现。

二、辅助检查

1.实验室检查

尿常规可见镜下血尿,伴感染时可有脓尿。结石分析可确定结石性质。24 h 尿定量分析可用于评估复发危险较高的结石。

2.影像学检查

尿路平片(KUB)可发现多数结石,但纯尿酸结石常不显影。

B 超与 KUB 联合使用是确诊肾结石的常规检查方法,能发现 KUB 不能显示的小结石,还能显示有无肾积水等,是肾结石的重要筛查手段。排泄性尿路造影(IVU)可显示结石、尿路的形态和肾脏功能,透光结石可显示充盈缺损。CT 能发现 X 线检查不能显示的或较小的输尿管中、下段结石。

三、治疗原则

根据结石的大小、数目、位置,患者的肾功能、全身情况以及有无明确病因及感染、梗阻等并发症来确定治疗方案。

1.非手术治疗

非手术治疗适用于结石直径< 0.6 cm、结石光滑、无尿路梗阻及感染者。治疗方法包括饮食调节、饮水利尿、解痉止痛、药物排石等。

2.体外冲击波碎石(extracorporeal shock wave lithotripsy,ESWL)

ESWL 是治疗肾结石的首选方法,主要适用于结石直径为 0.5~2.0 cm,结石以下输尿管通畅、肾功能良好、未发生感染的上尿路结石患者。在 X 线、超声定位系统引导下,将冲击波聚焦于结石,使之粉碎,然后结石随尿流排出。必要时可重复治疗,两次治疗间隔时间不少于 7 d。

3.手术治疗

(1)非开放手术:采用内镜取石或碎石,其优点是损伤小,恢复快。①经皮肾镜取石或碎石术,适用于一些复杂性肾结石,如长径> 2.5 cm 的肾结石、鹿角形结石、多发性肾结石和胱氨酸结石等;②输尿管镜取石或碎石术,适用于中、下段输尿管结石,因肥胖、结石梗阻、停留时间长而用 ESWL 困难者;③腹腔镜输尿管取石,适用于直径> 2.0 cm 的输尿管结石,或经 ESWL、输尿管镜手术失败者。

(2)开放性手术:主要术式有输尿管切开取石术、肾盂切开取石术、肾实质切开取石术、肾部分切除和肾切除术。

四、护理评估

(一)术前评估

1.健康史

了解患者的年龄、职业、生活环境、饮食饮水习惯;既往发病情况,家族史,有无泌尿系梗阻、感染史;有无长期卧床、甲状旁腺功能亢进、痛风等病史及用药情况。

2.身体状况

(1)症状:评估与活动有关的疼痛及血尿的特点,其程度是否与结石部位、大小、活动及损伤、感染和梗阻等有关。

(2)体征:评估有无合并疾病的体征。

(3)辅助检查:评估实验室及影像学等检查结果,了解治疗前后结石情况及对尿路的影响。

(二)术后评估

评估手术方式、麻醉方式及术中情况,患者结石排出情况;尿路梗阻是否解除;肾功能恢复情况;感染、"石街"等并发症发生情况。

(三)心理-社会状况

急性期患者可因剧烈疼痛而烦躁不安;疗效不佳或结石复发时,患者可能产生焦躁心理;病情严重影响肾功能时,患者会感到恐惧和无助。故应评估患者及其家属对相关知识的掌握程度及对治疗效果的期望。

五、主要护理诊断/问题

1. 疼痛

疼痛与结石刺激引起的炎症、损伤、平滑肌痉挛及排石过程有关。

2. 知识缺乏

患者缺乏有关结石的病因、治疗及预防复发的知识。

3. 潜在并发症

潜在并发症有出血、感染、"石街"形成。

六、护理目标

(1)患者的疼痛减轻,自述舒适感增强。

(2)患者了解有关结石的病因及预防复发的相关知识。

(3)患者未发生并发症,或并发症得到及时发现和处理。

七、护理措施

(一)术前准备和非手术患者的护理

1. 疼痛护理

发作期指导患者卧床休息,采用分散注意力、深呼吸等非药物性方法缓解疼痛,不能缓解时,遵医嘱应用解痉、止痛药物,必要时静脉补液,使用抗生素等。

2. 促进排石

鼓励患者多饮水,病情允许的情况下可适当做跳跃等改变体位的活动,以利于结石排出。

3. 病情观察

观察患者的腰部症状、排尿及体温情况,及早发现感染征象;观察结石排出情况,嘱患者每次排尿于玻璃瓶或金属盆内,以便及时发现排出的结石并进行成分分析,从而为结石的防治提供依据。

4. 术前准备

(1)ESWL:术前指导患者练习手术配合及固定体位,以确保碎石定位的准确性,手术日早晨再次复查以了解结石是否移动或排出。手术当日空腹禁食。

(2)内镜碎石术:协助做好术前检查,注意患者的凝血功能是否正常;指导患者做俯卧位练习,以提高对术中体位的耐受性;术前一晚行肠道准备。

(二)术后护理

1. 体位

行碎石术后,患者若全身反应及疼痛明显,应指导其经常变换体位,帮助排石。适当的运动(如跳跃、慢跑等)亦可帮助碎石颗粒排出。

巨大肾结石碎石,行 ESWL 术后应采用患侧在下的侧卧位,使碎石随尿液逐渐排出以防止"石街"形成。

2. 病情观察

严密观察和记录尿液颜色、尿量及患侧肾功能情况;非开放性手术可能会发生肾、输尿管和周围脏器损伤等并发症,应注意观察血压、脉搏及造瘘管引流情况,及时发现肾内出血;碎石术后用纱布过滤尿液,收集结石碎渣做成分分析,定时摄腹部平片,观察结石排出情况。

3.引流管护理

术后常见引流管有伤口引流管、导尿管、肾盂造瘘管、双J管（输尿管支架管）等。应妥善固定并保持各引流管通畅，同时密切观察引流液性状及有无出血、感染等发生。

（三）健康教育

针对结石形成的主要因素，坚持长期预防，以减少或延迟结石的复发。

1.饮水与活动指导

患者睡前和半夜大量饮水，保持每日尿量在 2 000 mL 以上，从而减少尿中晶体沉积，同时起到冲洗尿路、减少感染发生的作用。适当运动亦有利于结石排出。

2.饮食指导

根据结石成分调节饮食。例如，有含钙结石，减少牛奶、巧克力、坚果等含钙高的食物；有尿酸结石，不宜服用高嘌呤食物等。

3.药物预防

合理用药可减少尿中结石有关成分，调整尿液的酸碱度可预防结石复发。

4.疾病防治

及时治疗尿路梗阻、感染等，以减少结石形成。伴甲状旁腺功能亢进时行腺瘤摘除术。长期卧床者应加强功能锻炼以减少骨脱钙和减少尿钙。

5.定期复查

若患者留有双J管，应指导患者于术后 4～6 周回医院复查并在膀胱镜下拔除。定期行 X 线或 B 超检查，观察有无残余结石或复发。

（周学玲）

第二节　膀胱及尿道结石

膀胱结石占泌尿系结石的 5%。原发性膀胱结石很少见，好发于男童，与营养不良，特别是缺乏动物蛋白有关。继发性膀胱结石与下尿路梗阻（如尿道狭窄、膀胱颈梗阻、前列腺增生等）有关，或由上尿路结石排至膀胱所致。

一、临床表现

膀胱结石的常见症状是下腹部疼痛、排尿困难和血尿。排尿困难是由结石骤然堵塞膀胱颈而引起，特点是排尿过程中尿流突然中断，改变体位时能缓解。结石对膀胱颈的强烈刺激，可引起阴茎根部和会阴部剧烈疼痛，甚至可放射到背部、髋部、足底部。患儿在发病时常牵拉或揉搓阴茎，并试图改变体位以排出尿液及减轻疼痛。尿道结石的主要症状是在会阴部剧烈疼痛后出现急性排尿困难，尿线变细，尿滴沥，甚至急性尿潴留。

二、辅助检查

1.实验室检查

尿液分析可见红细胞，如并发感染，可见白细胞，尿培养可有细菌生长。

2.影像学检查

KUB 能显示大多数结石。膀胱结石 B 超显示膀胱内高回声伴声影。

3.膀胱镜检查

膀胱镜检查可直接观察膀胱结石的大小、数目和形状,同时也可观察有无其他病变。

4.其他检查

后尿道结石可经直肠指诊触及,前尿道结石可在阴茎和会阴部被扪及。用金属探子检查可感觉到与结石的摩擦感。

三、治疗原则

1.经尿道膀胱镜取石或碎石

经尿道膀胱镜取石或碎石适用于直径<3.0 cm 的单纯膀胱结石。应用机械、超声或气压弹道等碎石,并通过腔镜冲洗到体外。对较大的结石需采用液电、超声、激光或气压弹道碎石。

2.冲击波碎石术(SWL)

冲击波碎石术适用于体积较小并能一次性粉碎的膀胱结石。

3.耻骨上膀胱切开取石术

耻骨上膀胱切开取石术适用于直径> 4.0 cm 或质地较硬,以及有膀胱镜检查禁忌证患者的膀胱结石。取石同时应一并消除病因及相应并发症。

4.经尿道口直接取出

用于大部分前尿道结石,可用小镊子取出,必要时切开尿道外口。

5.将结石推入膀胱后取出

对于后尿道结石或无法经尿道口取出的前尿道结石,可用尿道探子将其推入膀胱,再按膀胱结石处理。

四、护理措施

1.经尿道膀胱镜碎石术后护理

嘱患者多饮水,增加尿量,并适当变换体位以促进排石;观察血尿、腹痛等情况,及早发现膀胱穿孔、尿道损伤等并发症;观察并记录排石情况,遵医嘱应用抗生素预防感染。

2.耻骨上膀胱切开取石术后护理

术后暂时性膀胱造瘘引流尿液,以降低膀胱张力,促进伤口尽早愈合;保持造瘘管引流通畅,一旦发生阻塞,应在无菌操作下用生理盐水冲洗;保护造瘘口皮肤,保持切口敷料清洁、干燥;膀胱造瘘管一般留置1~2 周,拔管前夹管观察,患者能自行排尿方可拔管。

3.经尿道取出结石后护理

观察患者排尿是否通畅,是否有膀胱刺激症状、血尿、发热及尿线变细等情况出现。

4.健康教育

与肾及输尿管结石患者的健康教育相同。

（周学玲）

第三节　良性前列腺增生

良性前列腺增生(benign prostatic hyperplasia,BPH)简称前列腺增生,是老年男性常见的疾病。男性前列腺在 35 岁以后可有不同程度的增生,多在 50 岁以后出现临床症状。

一、病因和病理

老龄和有功能的睾丸是前列腺增生发病的重要因素,但确切病因尚未完全清楚,目前公认的学说有男性激素及其受体的作用、细胞增生与凋亡失衡学说、生长因子神经递质的作用等。前列腺腺体由移行区、中央区、外周区和尿道周围腺体区组成。前列腺增生开始于围绕尿道精阜的腺体(位于移行区)、结缔组织和平滑肌的增生。逐渐将外周腺体挤压萎缩,形成与增生腺体界限明显的外科包膜。增生的腺体突向尿道,可使尿道伸长、弯曲、受压变窄,引起排尿困难。同时,增生的前列腺组织 α-肾上腺素能受体量增加,活性增强,而膀胱颈附近 α-肾上腺素能受体含量丰富,导致膀胱颈间质平滑肌收缩,膀胱出口梗阻。为克服排尿阻力,逼尿肌收缩力增强,逐渐代偿性肥大,加之长期膀胱内高压,膀胱壁黏膜面出现小梁、小室或假性憩室。逼尿肌代偿性肥大,可产生逼尿肌不稳定收缩,出现尿频、尿急,可出现急迫性尿失禁。若尿路梗阻持续存在,逼尿肌最终失代偿而出现残余尿。

随着残余尿的增加,膀胱逐渐成为无张力、无收缩力的尿液潴留囊袋,可出现充盈性尿失禁及膀胱输尿管尿液反流,导致肾积水及肾功能损害。梗阻引起尿液潴留的同时也容易继发感染和结石形成。

二、临床表现

症状取决于梗阻的程度、病变发展的速度以及是否合并感染,与前列腺体积、大小不成比例。

1.症状

(1)尿频、尿急:尿频是最常见的早期症状,夜间更为明显。随着梗阻的加重,残余尿量增多,膀胱有效容量减少,尿频更加明显。由于前列腺充血刺激,患者亦可出现尿急或排尿不尽感。

(2)进行性排尿困难:是最重要的症状。典型的表现是排尿迟缓、断续、尿线细而尿无力、射程短、终末滴沥、排尿时间延长。

(3)尿潴留、尿失禁:严重梗阻者,残余尿的增多可使膀胱逼尿肌功能受损,逐渐发生尿潴留或充盈性尿失禁。在前列腺增生的任何阶段,因气候变化、劳累、饮酒、便秘、久坐等因素,前列腺可能突然充血、水肿,导致急性尿潴留。

2.体征

直肠指检可触及增大的前列腺,表面光滑、质韧、有弹性、边缘清楚,中央沟变浅或消失。

三、辅助检查

1.影像学检查

B 超可显示增生的前列腺大小、形态和内部结构,同时可测残余尿量。IVU 可显示尿路形态及肾脏的排泄功能。

2. 尿流率检查

尿流率检查可判定尿流梗阻的程度。最大尿流率小于 15 mL/s 表示排尿不畅,最大尿流率小于 10 mL/s 则表明梗阻较严重。

3. 血清特异性前列腺抗原(prostate specific antigen,PSA)测定

PSA 对前列腺组织有特异性,血清 PSA 正常范围为 0～4 ng/mg。PSA 测定对排除前列腺癌,尤其前列腺有结节或质地较硬时十分必要。

4. 尿动力学检查

排尿困难主要是由膀胱逼尿肌功能失常引起,尿动力学检查可确定有无下尿路梗阻并评估逼尿肌功能。

5. 尿道膀胱镜

尿道膀胱镜适用于怀疑尿道狭窄及膀胱占位的患者。

四、治疗原则

根据病情发展的不同阶段,可选择手术治疗、非手术治疗及其他治疗方案。

1. 非手术治疗

(1)观察随访:前列腺增生长期无明显症状或症状较轻,不影响正常生活及睡眠者无须治疗,可等待观察,并在第 6 个月第一次监测,以后每年一次。其间做好健康指导,如症状加重,应选择其他治疗方法。

(2)药物治疗:适用于刺激期及代偿早期的前列腺增生患者,常用 α_1-受体阻滞剂、激素、植物类药物等。α_1-受体阻滞剂可降低膀胱颈及前列腺平滑肌张力,常用药物为特拉唑嗪和哌唑嗪;激素类药物可在前列腺内阻止睾酮转变为双氢睾酮,使前列腺缩小,以 5α-还原酶抑制剂最常用;植物类药物在缓解下尿路症状方面有较好疗效,目前在国内外有较广泛的临床应用。

2. 手术治疗

手术治疗的主要目的是切除引起膀胱出口梗阻的增生前列腺组织。手术方式包括经尿道前列腺电切术(TURP)、经尿道激光前列腺切除术以及开放性前列腺摘除术等。

五、护理评估

(一)术前评估

1. 健康史

了解患者的年龄和生活习惯,有无吸烟、饮酒嗜好和性生活状况;饮食、饮水和排尿;既往有无高血压、糖尿病及其他心肺疾病史和家族史。

2. 身体状况

(1)症状:评估排尿困难的程度、夜尿次数,有无急性尿潴留、血尿、膀胱刺激症状。

(2)体征:评估前列腺增生结节的大小和质地,尿路梗阻的程度及逼尿肌功能,有无腹股沟疝、痔疮、脱肛等。

(二)术后评估

评估手术方式、麻醉方式及术中情况;膀胱引流管是否通畅,膀胱冲洗液的颜色、血尿程度及持续时间,切口愈合情况;是否出现膀胱痉挛;水、电解质平衡情况;有无出血、尿失禁、TUR综合征等并发症。

(三)心理-社会状况

前列腺增生对患者心理-社会状况的影响可来自症状,例如,夜间尿频对休息和睡眠有影响,严重时出现血尿,给身心造成压力;影响亦可来自担心手术并发症带来的不良后果,如术后可能会出现尿失禁、性功能障碍等。应评估患者对疾病的认知情况,对术后并发症的认识和接受程度,患者的经济状况和家庭支持现状等。

六、主要护理诊断/问题

1. 排尿障碍

排尿障碍与膀胱出口梗阻有关。

2. 睡眠形态紊乱

睡眠形态紊乱与尿频、夜尿增加有关。

3. 急性疼痛

急性疼痛与逼尿肌功能不稳定、导管刺激及血块阻塞,引起膀胱痉挛有关。

4. 潜在并发症

潜在并发症有 TURP 综合征、出血、感染、尿失禁。

七、护理目标

(1)患者恢复正常排尿。

(2)患者的睡眠状况得到改善。

(3)患者主诉疼痛减轻或消失。

(4)患者未发生并发症或并发症得到及时发现和处理。

八、护理措施

(一)术前准备和非手术治疗患者的护理

1. 一般护理

根据前列腺增生患者的年龄和疾病特点,创造舒适、安全、便捷的环境,协助患者做好生活护理。

2. 观察用药效果

观察并记录用药后症状改善的时间、排尿次数、每次尿量等。

3. 保护膀胱功能

(1)控制发病诱因:避免着凉、劳累、便秘及饮酒等不良刺激导致前列腺突然充血、水肿而发生急性尿潴留。

(2)饮食指导:指导患者合理饮水,避免短时间内大量饮水或饮用有利尿作用的饮料(如咖啡、茶等),使膀胱急剧扩张。

(3)排泄指导:指导患者改变憋尿的习惯,有尿意时及时排尿,防止膀胱高度扩张。

(4)观察排尿情况:观察并记录患者每日排尿的次数、量及性质,出现急性尿潴留时应及时导尿,必要时行耻骨上膀胱穿刺或造瘘术,以尽快恢复膀胱功能。

4. 术前准备

前列腺增生患者多为老年人,常有不同程度的心脑血管疾病或其他合并症。应协助患者做好各项辅助检查,配合医师实施诊疗措施,纠正全身状况,提高手术的安全性。

(二)术后护理

1.病情观察

患者多为高龄人群,麻醉及手术的刺激容易诱发心、肺疾病,应加强术后巡视,注意观察患者的意识、呼吸、血压和脉搏变化。

2.膀胱冲洗的护理

术后需用生理盐水持续冲洗膀胱,目的是防止血凝块形成,堵塞尿管。

护理:①冲洗的速度要根据出血量来调节,血色深,需快速冲洗,血色变浅,则减慢冲洗速度;②及时处理管腔阻塞的相关因素,如血块、黏液分泌物、连接管的折曲、导管移位等,保证冲洗系统的畅通;③鼓励患者摄取足够水分,使尿液稀释,减少感染和导尿管阻塞的机会;④观察并记录引流液的性质、颜色、量;⑤冲洗液温度控制在 25 ℃~30 ℃,可有效预防膀胱痉挛发生。

3.并发症的观察与护理

(1)TURP 综合征:TURP 手术过程中由于大量冲洗液被吸收,造成血容量急剧增加,导致稀释性低钠血症(TURP 综合征)。患者在术后几小时内出现烦躁不安、恶心、呕吐、抽搐、昏迷,严重者出现肺水肿、脑水肿、心力衰竭等。因此,TURP 术后应加强病情观察,注意监测电解质变化。一旦出现上述症状,应立即向医师报告,并迅速减慢输液速度,给予脱水剂、利尿剂等对症措施。

(2)出血:前列腺术后可利用导尿管的水囊压迫前列腺窝以止血。对导尿管需施以一定的牵引力,告知患者不可自行移开,并保持卧床体位,防止坐起或肢体活动导致气囊移位;保持排便通畅,避免用力排便而导致伤口出血;术后早期禁止灌肠或肛管排气;停止膀胱冲洗后应逐渐离床活动。

(3)感染:患者因手术创伤及年老体弱,机体免疫力低下,加之留置导尿管,容易发生尿路和精道感染。应加强尿管和会阴部护理,注意观察体温及血白细胞变化,改善全身营养状况,促进伤口愈合。

4.缓解疼痛

术后疼痛是逼尿肌不稳定收缩、血块阻塞、导管刺激等引起膀胱痉挛所致。患者表现为阵发性剧痛、有强烈尿意、肛门坠胀等,观察可见膀胱冲洗速度减慢、冲洗液颜色加深。护理:①在术中留置的硬膜外镇痛泵内定时注入小剂量吗啡等麻醉药;②口服镇静剂;③将维拉帕米加入生理盐水中,进行膀胱冲洗;④指导患者放松紧张心情、变换体位或离床做短暂步行。

5.拔管护理及功能训练

依据病情及手术方式的不同,确定引流管、导尿管留置时间,注意拔管后患者会有暂时性尿路刺激症状,需指导患者有尿意时及时排尿。

拔管后常出现两种情况:①患者仍然排尿困难,并有尿潴留,可采用物理疗法,通过听流水声诱导排尿或用放松疗法等协助排尿;②患者出现暂时性尿频或滴尿现象甚至尿失禁,应帮助患者放松紧张情绪,术后 2~3 d 指导患者呼吸时收缩腹肌、肛提肌及肛门括约肌,亦可配合针灸、理疗等措施,一般在 2 周后可逐渐恢复。

6.饮食护理

术后 6 h,无恶心、呕吐、腹胀等不适,可给流质饮食,逐渐过渡到正常饮食。合理膳食,注意营养搭配,适量进富含纤维的食物,鼓励患者多饮水、防止便秘。

(三)健康教育

1.康复指导

(1)防止尿道狭窄:TURP 术后患者有可能出现尿道狭窄并导致排尿困难,需及时就医,定期进行尿道扩张治疗。

(2)预防出血:患者术后 1～2 个月避免剧烈运动,如跑步、骑自行车、性生活等,防止继发出血。

(3)持续功能锻炼:术后患者可能有不同程度的溢尿现象,指导患者进行膀胱功能训练和盆底肌肉训练,以增强控尿能力。①膀胱功能训练:建立规律排尿习惯,定时使用便器,初始白天每隔 1～2 h 使用便器一次,夜间每隔 4 h 使用便器一次,以后逐渐延长间隔时间,以促进排尿功能的恢复;②锻炼肌肉力量:取立位、坐位或卧位,试做排尿动作,先慢慢收缩肛门,再收缩尿道,产生盆底肌肉上提的感觉,然后慢慢放松。每次 10 s 左右,连续做 10 次。每天训练5～10 次。

2.心理和性生活指导

前列腺手术后,可能会出现逆行射精、阳痿等现象,鼓励患者表达内心感受,缓解焦虑情绪,进行有针对性的心理干预和指导。告知患者因术后初期身体和心理未完全康复,应给自己及伴侣一段适应的时间,不要操之过急,一般 2 个月后,可恢复正常性生活。

3.定期复查

定期复查尿流率及残余尿量,发现异常,及时处理。

(周学玲)

第四节　肾损伤

肾损伤(injury of kidney)多见于 20～40 岁男性。肾脏的解剖位置隐蔽,受到腰肌、脊柱、肋骨、腹壁及腹腔脏器的保护,加之其本身有一定的活动度,故不易受伤。但肾实质质地较脆,一旦邻近肾脏的背部、腰部、下胸或上腹部受到暴力打击,也会发生肾损伤。

一、机制

按照肾损伤的机制可分为闭合性损伤(如肾挫伤和肾裂伤等)、开放性损伤(如枪弹伤、刺伤等)、医源性损伤和自发性肾破裂。

二、分类

1.轻度肾损伤

轻度肾损伤包括浅表肾实质撕裂伤、包膜下小血肿、肾挫伤(可伴有包膜下局部瘀血或血肿形成)。

2.重度肾损伤

重度肾损伤包括肾实质深度裂伤(裂伤达肾皮髓质结合部和集合系统)、肾血管蒂损伤(包括肾动脉、肾静脉主干或分支血管撕裂或离断)、肾粉碎伤(肾实质破碎成多块)。

三、临床表现

1. 症状

(1)血尿:多为肉眼血尿,血尿的严重程度与肾损伤程度常不一致。例如,肾蒂血管断裂、肾动脉血栓形成、肾盂破裂及血凝块阻塞输尿管时,血尿轻微,甚至无血尿。

(2)疼痛:肾包膜下血肿、肾周围软组织损伤、出血或尿外渗等可引起患侧腰腹部钝痛。血液、尿液进入腹腔或合并腹腔内器官损伤时,可出现腹膜刺激征、全腹痛等。

2. 体征

损伤严重时血液和外渗尿积存于肾周围,可形成腰腹部包块并有明显触痛。外伤处常有皮下瘀斑或擦伤。

四、辅助检查

1. 实验室检查

尿常规可见大量红细胞,血红蛋白与红细胞比容持续降低提示有活动性出血,血白细胞增多提示并发感染。

2. 影像学检查

CT 作为肾损伤的首选检查,能够清楚地显示肾损伤部位、尿外渗及血肿发生部位和范围。MRI 对血肿的显示比 CT 更具特征性。B 超是常用的筛选和评价肾损伤的便捷检查,可随访血肿的大小和进展,也可用于鉴别肝、脾包膜下血肿。静脉尿路造影(intravenous urography,IVU)可观察两侧肾功能、形态及肾损伤的范围和程度。

五、治疗原则

1. 紧急处理

严重休克时应迅速输血和积极复苏。一旦病情稳定,应尽快行定性检查,以确定肾损伤的程度和范围及是否合并其他脏器损伤。

2. 非手术治疗

轻度肾损伤及未合并胸腹脏器损伤的患者应绝对卧床休息 2～4 周。给予抗生素预防感染,补充血容量,维持水、电解质平衡,并使用镇痛、镇静和止血药物,同时严密观察病情变化。

3. 手术治疗

肾粉碎伤、肾破裂、肾蒂损伤及开放性肾损伤,应尽早手术。出现以下情况的非手术患者也需手术治疗:①积极抗休克后生命体征未改善,怀疑有活动性出血;②血尿进行性加重,血红蛋白与红细胞比容继续降低;③腰腹部肿块明显增大;④怀疑有腹腔内脏器损伤。手术原则为尽量保留肾组织,手术方式包括肾修补、肾部分切除或全肾切除术。

4. 介入治疗

选择性肾动脉栓塞术。

六、护理评估

(一)术前评估

1. 健康史

了解患者的性别、年龄、职业及运动爱好等,致伤因素、时间、部位、姿势、暴力性质及强度,受伤至就诊前的病情变化及就诊前采取的急救措施。

2.身体状况

(1)症状:评估患者有无血尿,是否有腹痛、腰痛及疼痛的性质、程度和持续时间。

(2)体征:评估患者伤处有无皮肤擦伤或瘀斑,腰、腹部有无包块。

(3)辅助检查:了解患者血、尿常规变化情况及影像学检查结果。

(二)术后评估

了解患者采取的麻醉、手术方式及术中输血、输液情况;评估患者的神志、生命体征及切口情况;观察引流管是否通畅,引流液的颜色、性状和量;了解患者的尿量及肾功能情况。

(三)心理-社会状况

肾损伤常在意外情况下突然发生,患者在心理上难以承受,担心预后,应评估患者及其家属对伤情的认知程度、对突发事故及预后的心理承受能力、对治疗及护理措施的知晓程度等。

七、主要护理诊断/问题

1.焦虑与恐惧

焦虑与恐惧与外伤打击、担心预后有关。

2.自理能力缺陷

自理能力缺陷与疼痛、卧床有关。

3.体液不足

体液不足与大出血有关。

4.潜在并发症

潜在并发症有感染、出血或再出血、下肢深静脉血栓等。

八、护理目标

(1)患者的焦虑与恐惧减轻,配合治疗与护理。

(2)患者的基本生活需要得到满足。

(3)患者生命体征平稳,尿量>30 mL/h。

九、护理措施

(一)术前准备和非手术治疗患者的护理

1.心理护理

及时向患者解释伤势情况、相应临床表现及检查结果,说明治疗及护理措施的必要性及注意事项,鼓励患者表达自身感受,教会患者自我放松,并争取患者家属及朋友的支持与帮助。

2.卧床休息

手术患者绝对卧床休息,非手术治疗患者需绝对卧床2~4周,待病情稳定、尿检正常后方可离床活动。

3.维持体液平衡

遵医嘱及时输液,保持足够尿量,在病情允许情况下鼓励患者经口摄入。应用止血药物,及时补充血容量,以预防休克发生。

4.病情观察

①定时测量血压、脉搏、呼吸频率,直到生命体征稳定;②严密观察尿量、尿色,及时发现进

行性血尿;③准确测量并记录腰腹部肿块,若肿块逐渐增大,提示有活动性出血或尿外渗;④观察腹部症状和体征,如出现腹痛加重、腹膜刺激征,提示病情加重;⑤动态监测血红蛋白及红细胞比容,以了解出血情况及其变化;⑥定时观察体温和血白细胞计数,以判断有无继发感染。

5.饮食护理

非手术治疗期间指导患者进食高蛋白、高热量、高维生素、易消化、富含粗纤维的蔬菜、水果,适当多饮水。保持排便通畅,避免腹压升高而导致继发性出血。对肾粉碎伤、肾蒂损伤及有严重合并伤者,应禁饮、禁食,静脉补充水、电解质、热量及其他营养物质。

6.术前准备

有手术指征者,在抗休克治疗的同时,紧急做好各项术前准备。完善术前检查,除常规检查外,应注意患者的凝血功能是否正常。术前应禁食、禁饮,并行肠道准备。

(二)术后护理

1.卧位与活动

麻醉作用消失且血压平稳者,取半卧位以利于呼吸和引流。肾修补术、肾部分切除术后患者绝对卧床1～2周;肾切除术后24～48 h患者可以下床活动。卧床期间应给予患者下肢按摩,预防下肢血栓形成。

2.伤口及引流管护理

保持手术切口清洁、干燥。妥善固定导尿管和肾周引流管,保持各引流管的通畅和无菌,及时更换引流袋。鼓励患者多饮水,保持尿量＞2 000 mL/d。

3.病情观察

注意观察生命体征、引流量及引流液颜色、血尿情况。应注意观察肾切除患者的尿量,若术后6 h无尿或24 h尿少,提示健侧肾功能不良,应及时向医师报告。

(三)健康教育

1.自我护理

非手术治疗的肾损伤患者需长期卧床,应定时改变体位和翻身,预防压疮。对带引流管回家的患者,说明留置引流管的意义和注意事项,教会患者引流管的自我护理方法。

2.康复指导

非手术治疗恢复后2～3个月不宜从事体力劳动或竞技运动,避免挤压、碰撞腰部,以防继发出血。严重损伤致肾脏切除者,应注意保护对侧肾脏,避免服用损害肾功能的药物,如氨基糖苷类、抗结核药物等。

3.定期复查

术后1个月复查肾脏形态和功能,观察血压变化情况,如出现腰痛及血尿,应及时就诊。

(周学玲)

第五节 膀胱损伤

膀胱损伤(injury of bladder)是指膀胱壁在受到外力的作用时发生膀胱浆膜层、肌层、黏膜层的破裂,引起膀胱壁完整性破坏、血尿外渗。

一、病因

1. 开放性损伤

由弹片或锐器所伤,常合并腹部其他脏器损伤。

2. 闭合性损伤

膀胱充盈时,下腹部遭撞击或骨盆骨折端刺破膀胱壁所致。

3. 医源性损伤

经尿道膀胱器械检查或治疗,以及下腹部手术时造成的膀胱损伤。

4. 自发性膀胱破裂

自发性膀胱破裂可见于病理性膀胱,如膀胱结核、晚期肿瘤、长期接受放射治疗的膀胱等。

二、临床表现

1. 休克

骨盆骨折导致剧痛、大出血,膀胱破裂致尿外渗或腹膜炎时,可发生休克。

2. 血尿和排尿困难

膀胱破裂后,膀胱内及周围的血块和尿液均可导致患者有尿意,但很难排出尿液。

3. 疼痛

疼痛与尿外渗的范围有关。

腹膜外膀胱前壁破裂,尿外渗可引起耻骨上疼痛;后壁破裂可引起直肠周围疼痛。腹膜内膀胱破裂时,尿液流至腹腔可导致化学性腹膜炎,引起下腹剧痛。

4. 尿瘘

尿瘘常见于贯通伤患者,尿液可经创口流至体表或经直肠、阴道流至体外。

三、辅助检查

1. 导尿试验

导尿时仅流出少量血尿或无尿流出时,可经导尿管注入 200 mL 无菌生理盐水,5 min 后抽出,若液体进出量有明显差异,提示膀胱破裂。

2. 影像学检查

X 线片可了解骨盆骨折情况;膀胱造影(cystography)可通过造影剂是否外溢来判断有无膀胱破裂,是首选的检查方法;CT 可发现膀胱周围血肿。

四、治疗原则

1. 紧急处理

积极抗休克治疗,如输液、输血、镇静及止痛等。

2. 非手术治疗

膀胱挫伤或有较小的膀胱破裂,留置导尿管,持续引流尿液 7～10 d,破口常可自愈,同时应预防感染并止痛。

3. 手术治疗

膀胱破裂伴出血和尿外渗者,应尽早手术,修补膀胱壁缺损处,行尿流改道,同时充分引流外渗尿液。

五、主要护理诊断/问题

1.焦虑

焦虑与损伤和担心预后有关。

2.有体液不足的危险

体液不足与膀胱破裂、骨盆骨折引起出血、尿外渗或腹膜炎有关。

3.排尿形态改变

排尿形态改变与损伤、留置导尿管或膀胱造瘘有关。

4.潜在并发症

潜在并发症有出血、感染、尿瘘等。

六、护理措施

(一)术前准备和非手术患者的护理

1.心理护理

主动关心、安慰患者,解释病情及各项处理措施的目的及效果,消除患者和家属的焦虑和恐惧。

2.病情观察

密切观察生命体征,判断有无面色苍白、出冷汗、四肢发冷等休克表现;观察血尿、排尿困难、腹痛及腹膜刺激症状,判断有无再出血发生。

3.留置导尿管的护理

保持留置导尿管通畅、清洁,嘱患者多饮水以达到每日尿量 2 000～3 000 mL,记录尿液颜色、量及性状,及时更换引流袋。

4.术前准备

对有手术指征者,在抗休克治疗同时做好各项术前准备。

(二)术后护理

1.体位

术后取半卧位,使外渗尿液和腹腔渗液积聚于盆腔,利于引流,同时减轻腹膜张力,利于伤口愈合。鼓励患者早期下床活动。

2.耻骨上膀胱造瘘患者的护理

(1)保持引流通畅:正确固定引流管,防止受压或过度牵拉,酌情进行膀胱冲洗。

(2)定时观察:了解引流液的量、颜色、性状及气味。

(3)预防感染:造瘘口周围定期换药,保持造瘘口周围皮肤清洁、干燥。每周行尿常规化验及尿培养一次。

(4)拔管护理:造瘘管留置 10～12 d 拔管,拔管前先试行夹管,拔管后若造瘘口有少量漏尿,可用纱布适当堵塞并覆盖。长期留置者应定期在无菌条件下更换造瘘管。

(三)健康教育

1.自我护理

解释留置导尿管和膀胱造瘘的意义和注意事项,教会长期置管患者自我护理方法。指导膀胱造瘘患者拔管前、后多饮水,达到冲洗尿路,防止感染的目的。

2.康复指导

骨盆骨折需长期卧床的患者应定时改变体位,并在床上进行肌肉锻炼。部分骨盆骨折合并膀胱破裂患者由于血管神经损伤,可能发生阴茎勃起障碍,应指导患者进行心理性勃起训练及采取辅助性治疗。

（周学玲）

第六节　尿道损伤

尿道损伤(urethral trauma)是泌尿系统最常见的损伤,主要发生于青壮年男性。男性尿道以尿生殖膈为界分为前、后两段,前尿道包括球部和阴茎部,后尿道包括前列腺部和膜部。前尿道损伤多发生在球部,后尿道损伤则多见于膜部。尿道损伤根据损伤原因可分为开放性、闭合性和医源性三类。临床上以闭合性损伤最为常见。

一、分类与病理

1.尿道挫伤

尿道挫伤仅有水肿和出血,愈后不会发生尿道狭窄。

2.尿道裂伤

尿道裂伤可致尿道周围血肿和尿外渗,愈后可有疤痕性尿道狭窄。

3.尿道断裂

断端退缩、分离,血肿和尿外渗明显,可发生尿潴留。

4.尿外渗

(1)尿道球部损伤时,尿液渗入会阴浅袋,可致会阴、阴囊、阴茎和下腹壁肿胀、瘀血。若延误治疗,会发生广泛皮肤及皮下组织坏死、感染和脓毒症。

(2)骨盆骨折致尿道膜部断裂时,尿液则外渗至耻骨后间隙和膀胱周围。

二、临床表现

1.症状与体征

(1)血尿和尿道出血:前尿道损伤后即有鲜血自尿道口溢出或滴出;后尿道损伤可无尿道口流血或仅有少量血液流出,患者如能排尿,常有肉眼血尿。

(2)排尿困难与尿潴留:尿道挫裂伤后可因尿道括约肌疼痛性痉挛,发生排尿困难。尿道断裂可导致急性尿潴留。

(3)疼痛:前尿道损伤时,伤处疼痛,排尿时加重,并向阴茎头和会阴部放射;后尿道损伤时,表现为下腹部疼痛、肌紧张及压痛,并可出现腹胀。伴骨盆骨折时,移动时疼痛加剧。

2.并发症

(1)休克:骨盆骨折引起尿道损伤时,常因大出血而发生损伤性和失血性休克。

(2)尿外渗与血肿:尿道断裂后,尿液可从裂口处渗入周围组织,如不及时处理,可导致广泛皮肤及皮下组织坏死、感染及脓毒血症。

三、辅助检查

1. 诊断性导尿

前尿道损伤时诊断性导尿可用于检查尿道的完整性和连续性。导尿管若能顺利插入膀胱，提示尿道损伤不严重，可保留导尿管引流尿液并支撑尿道，如插入困难，提示尿道破裂或断裂，不可重复插管，以免加重局部损伤；后尿道损伤伴骨盆骨折时，一般不宜插尿管。

2. 影像学检查

X 线片显示骨盆有无骨折；逆行尿道造影（retrograde urethrography）可确诊损伤部位和程度。

四、治疗原则

1. 紧急处理

对损伤严重伴休克者，应给予输血、输液抗休克治疗。对尿潴留不宜行导尿或未能立即手术者，可行耻骨上膀胱穿刺抽出尿液。

2. 非手术疗法

应用抗生素预防感染。能自行排尿者不需导尿，嘱患者多饮水，保持排尿通畅，排尿困难但能够插入导尿管者，留置导尿管 1～2 周。

3. 手术疗法

(1)前尿道裂伤导尿失败或尿道断裂：尿道部分破裂，应立即行清创、止血，缝合尿道裂口；尿道完全断裂并在周围形成大血肿，应及时清除血肿，行尿道端-端吻合术，并留置导尿管2～3 周。

(2)骨盆骨折致后尿道损伤：若导尿管不能进入膀胱，可早期行尿道会师术，术后留置导尿管 3～4 周，若恢复顺利，可避免二期尿道吻合术。患者情况较差或尿道会师术不成功，可行耻骨上膀胱造瘘术，3 个月后若发生尿道狭窄或闭锁，再行二期手术治疗。

五、主要护理诊断/问题

1. 恐惧及焦虑

恐惧及焦虑与外伤、手术及担心预后有关。

2. 有体液不足的危险

体液不足与创伤、骨盆骨折引起出血有关。

3. 排尿困难

排尿困难与尿道损伤导致疼痛、局部水肿及尿道狭窄有关。

4. 潜在并发症

潜在并发症有感染。

六、护理措施

（一）术前准备和非手术治疗患者的护理

1. 心理护理

尿道损伤，特别是合并骨盆骨折、大出血患者，常因疼痛、出血、活动受限等而情绪低落、紧张焦虑。护士应关心和尊重患者，耐心解释病情发展及治疗护理措施，帮助患者消除思想顾虑,树立战胜疾病的信心。

2.病情观察

观察并记录患者的腹部体征,局部出血、排尿及尿外渗情况,必要时会阴局部压迫止血;定时测血压、脉搏,并注意有无休克表现;观察体温及血白细胞的变化,及时发现感染征象。

3.解除排尿困难和尿潴留

先尝试导尿,解除尿潴留,并留置导尿管。导尿失败时,嘱患者不要用力排尿,以免加重尿液外渗,同时做好术前准备,协助医师行耻骨上膀胱造瘘引流尿液。

4.体位与活动

后尿道损伤合并骨盆骨折患者应平卧硬板床。卧床期间预防压疮,并协助患者活动上肢,按摩下肢。

(二)术后护理

1.饮食护理

前尿道损伤术后6 h无麻醉反应,即可正常饮食;后尿道损伤术后,需待肠功能恢复正常方可进食。鼓励患者多饮水,进高蛋白、高热量饮食。

2.尿外渗引流的护理

对尿外渗行多处切开者,注意观察伤口引流情况,敷料浸湿时及时更换。耻骨后间隙和会阴、阴囊处的伤口引流管术后2~3 d拔管。

3.留置导尿管的护理

尿道修补或吻合术后,导尿管留置2~3周;尿道会师术后,导尿管需维持牵引1~2周,创伤严重者可酌情延长留置时间。留置期间注意掌握牵引的角度和力度,牵引角度以导尿管与体轴成45°为宜,将导尿管固定于大腿内侧,牵引力度以0.5 kg为宜。导尿管留置时间一般为4~6周,创伤严重者可酌情延长留置时间。

(三)健康教育

1.预防尿道狭窄

手术修复后,尿道损伤患者尿道狭窄的发生率较高,需定期进行尿道扩张。

2.康复指导

部分患者可能发生阴茎勃起功能障碍,指导患者进行心理性勃起训练及采取辅助性治疗。

(周学玲)

第七节　膀胱癌

膀胱癌(tumor of bladder)是泌尿系统常见的恶性肿瘤,其发病率居我国泌尿系统恶性肿瘤的首位,但近年来有被前列腺癌超越的趋势。膀胱癌的发病年龄大多数为50~70岁,男、女性患者发病率之比为4∶1。

一、病因

比较明确的因素是吸烟和长期接触化学工业产品。慢性感染(细菌、血吸虫及人乳头瘤病毒感染等)、长期异物刺激、长期大量饮用咖啡、人造甜味剂、应用环磷酰胺、滥用含有非那西丁的止痛药、盆腔放疗等也是可能的致病因素。

二、临床表现

1. 症状

(1)血尿:是膀胱癌最常见和最早出现的症状。常表现为间歇全程无痛肉眼或镜下血尿。血尿严重时伴血块,或排出洗肉水样尿液及腐肉组织。血尿可自行减轻或停止,容易给患者造成"好转"或"治愈"的错觉而贻误治疗。血尿出现时间及出血量与肿瘤恶性程度、分期、大小、数目、形态并不一致,非上皮性肿瘤患者的血尿程度一般较轻。

(2)膀胱刺激症状:常为肿瘤晚期表现,是肿瘤坏死、溃疡和合并感染所致。少数弥散性原位癌也可出现膀胱刺激症状。

(3)排尿困难或尿潴留:由肿瘤较大或堵塞膀胱出口导致。

2. 体征

多数患者无明显体征。局部进展性肿瘤可在盆腔触及包块。发生肝或淋巴结转移时,可扪及肿大的肝脏或锁骨上淋巴结。

3. 其他表现

晚期膀胱肿瘤可引起输尿管梗阻、腰痛、尿毒症、腹痛、严重贫血、消瘦等。骨转移患者有骨痛。盆腔广泛浸润时可出现腰骶部疼痛及下肢水肿。

三、辅助检查

1. 实验室检查

尿常规和尿脱落法细胞学检查可作为血尿患者的初步筛选。膀胱肿瘤抗原(BTA)和核基质蛋白(NMP-22)可用于膀胱肿瘤的早期诊断。流式细胞计(FCM)可测定肿瘤细胞内的DNA含量,有助于膀胱癌的诊断或了解其生物学特性。

2. 影像学检查

B超可经腹壁和经尿道进行,不仅可以发现膀胱癌,还有助于肿瘤分期,了解有无局部淋巴结转移及周围脏器侵犯。CT、MRI除能够观察到肿瘤的大小、位置外,对于浸润性癌,可以判断肿瘤侵及膀胱壁的深度,并可发现盆腔转移肿大的淋巴结,有助于肿瘤的分期。IVU可观察肾盂、输尿管有无肿瘤或其他病变以及膀胱肿瘤对上尿路的影响,同时可了解肾脏的排泄功能。

3. 膀胱镜检查

膀胱镜检查是诊断膀胱癌最直接、最重要的方法,可以直接观察到肿瘤的数目、大小、形态、部位及周围膀胱黏膜的异常情况,同时可以对肿瘤和可疑病变进行活检以明确病理诊断。

四、治疗原则

膀胱癌以手术治疗为主,以化疗、放疗和免疫治疗为辅。

1. 手术治疗

(1)非肌层浸润性膀胱癌:经尿道膀胱肿瘤切除术(TUR-BT)是主要的治疗手段,切除范围包括肿瘤基底部周边2 cm的膀胱黏膜。

(2)肌层浸润性膀胱癌:一般须行膀胱部分切除术或根治性膀胱切除术。膀胱部分切除的范围应包括距离肿瘤 2 cm 以内的全层膀胱壁。根治性膀胱切除术切除范围包括膀胱、前列腺和精囊。

(3)尿流改道术:膀胱切除术后须行尿流改道和膀胱替代。

2.化疗和免疫治疗

(1)膀胱灌注化疗/免疫治疗:根据膀胱肿瘤容易复发的特点,对保留膀胱的患者,术后应经尿道向膀胱内灌注化疗药物或免疫抑制剂,常用丝裂霉素(MMC)、阿霉素(ADM)或卡介苗(BCG)制剂。

(2)全身化疗:多用于已有转移的晚期患者,可选用甲氨蝶呤、长春碱、阿霉素、顺铂及5-氟尿嘧啶等药物,多联合应用。

3.放射治疗

放射治疗适用于不愿接受或不能耐受根治性膀胱切除术,以及根治性手术已不能切除肿瘤的浸润性膀胱肿瘤患者。放射治疗可配合化疗以期提高疗效。

五、护理评估

(一)术前评估

1.健康史

了解患者的一般状况,包括年龄、性别、婚姻状态、饮食习惯和嗜好,是否长期吸烟及吸烟量等;患者的职业,是否有长期接触 β-萘胺等化学致癌物的环境;有无膀胱感染、血吸虫感染,是否使用化疗药或止痛药等;既往是否有血尿史,腰、腹部手术史,盆腔放疗史及其他病史;家族中有无类似疾病及其他遗传病史。

2.身体状况

(1)症状:评估血尿的性状和出现时间,有无排尿困难、腰痛及膀胱刺激症状;肾功能及全身状况。

(2)体征:了解有无下腹部肿块、下肢水肿、贫血、消瘦等。

(3)辅助检查:了解 B 超、CT 等辅助检查结果,特别是膀胱镜所确定的肿瘤的位置、大小、数量,结合临床症状和体征,判定肿瘤局部情况及是否有其他器官的侵及和转移,评估膀胱肿瘤的临床分期及能否耐受手术治疗。

(二)术后评估

1.术中情况

了解患者采取的手术方式、过程及尿液改道情况,是否进行膀胱灌注化疗,术中输液、输血情况等。

2.术后情况

评估患者的生命体征、手术切口和腹部造口的情况;各引流管是否标记清楚、固定良好、通畅有效,引流物的量、颜色和性状;有无出血、感染、尿瘘等并发症发生。

(三)心理-社会状况

患者可表现为对癌症的否认,多次复发反复手术的患者会对治疗失去信心;需要进行膀胱全切、尿流改道手术的患者,则难以接受术后排尿方式的改变,产生恐惧、悲伤、焦虑等心理反应。应评估患者的心理承受能力;评估患者及其家属对病情、拟采取的手术方式、术后可能出现的并发症的认知程度;评估家庭经济状况、家庭成员的支持程度等。

六、主要护理诊断/问题

1.恐惧

恐惧与患者对治疗缺乏信心有关。

2.营养失调:低于身体需要量

营养失调与长期血尿、肿瘤消耗及手术创伤有关。

3.自我形象紊乱

自我形象紊乱与膀胱全切尿流改道、造瘘口或引流装置存在,不能自主控制排尿有关。

4.知识缺乏

患者缺乏自行导尿、造口护理及术后康复知识。

5.潜在并发症

潜在并发症有出血、感染、尿瘘、肠瘘等。

七、护理目标

(1)患者的恐惧与焦虑减轻或消失。

(2)患者的营养失调得以纠正,机体抵抗力增强。

(3)患者对自我形象有健康、正确的认识。

(4)患者掌握自行导尿、造口护理知识及术后康复知识。

(5)患者未发生并发症或并发症得到及时发现和处理。

八、护理措施

(一)术前护理

1.减轻恐惧与焦虑

采取有针对性的心理疏导方法主动关心和劝慰患者,介绍手术的必要性及过程、造口的管理方法及康复病例,告知患者可以逐步恢复正常生活,以消除其恐惧、焦虑甚至绝望的心理,使其增强信心,接受手术治疗。对于多次复发并行两次以上手术的患者应讲明膀胱肿瘤虽然易复发,但仍可有较好的疗效,并用科学、严谨的语言帮助患者消除悲观、失望情绪,使其积极配合治疗。

2.营养支持

给予高蛋白、高热量、高维生素且易消化食物,必要时补充白蛋白,纠正营养失调状态。

3.术前准备

(1)皮肤准备:备皮范围上至双侧乳头,下至双侧大腿上外1/3处(包括会阴部),两侧至腋中线,并清洁脐部。

(2)造口术前定位:根据造口手术的类别及患者腹部的形状,与患者共同选择适合的造口位置,尽量使患者在采取不同体位时,都能看到造口且便于护理,注意避开手术切口、陈旧瘢痕、皮肤皱褶等。此外,行尿流改道、肠代膀胱术患者应做好肠道准备。

(二)术后护理

1.回肠膀胱术

(1)出血的观察:膀胱全切术创伤大,术后易出血。应密切观察病情,若患者出现血压下降、脉搏加快,引流管持续有新鲜血液流出,2 h内引出鲜红色血液>100 mL或24 h引出鲜红色血液＞500 mL,伤口敷料持续有新鲜血液渗出等,提示有活动性出血,应及时向医师报告。

(2)引流管护理:术后需留置双J管、肠代膀胱引流管等。护理时应注意:①分别连接各引流管,做好标记;②注意观察各管道引流液的颜色、性质,尿液的颜色由血性逐渐转变为淡黄色,并混有肠黏液,为正常现象,回肠内引流管需经常用生理盐水冲洗,防止黏液阻塞管腔;③分别准确记录引流量,以便了解双侧肾功能及肠代膀胱的功能。

(3)胃肠减压护理:持续胃肠减压并保持通畅,每2 h用生理盐水冲洗胃管1次,密切观察引流液的性质、颜色、量,注意有无腹胀发生。做好口腔护理,预防口腔感染。依据胃肠功能恢复和肠吻合口愈合情况而定胃管的留置时间。

(4)代膀胱冲洗:代膀胱内有较多黏液,为防止引流管堵塞,术后第3天开始行代膀胱低压缓慢冲洗,每次冲洗液量为30～50 mL,反复多次,直至冲洗液澄清。

2.原位新膀胱术

原位新膀胱是将消化道的某一部分制成储尿囊,并与尿道吻合,从而重建下尿路功能,术后经功能训练可恢复正常排尿形态。近年来,原位新膀胱术逐渐成为根治性膀胱全切术后尿流改道的主要手术方式。新膀胱的收缩主要依靠腹腔内压和新膀胱本身的收缩。术后1～2周或遵医嘱定时放尿,每半小时开放导尿管放尿,以后逐渐延长,开放导尿管时,患者做排尿动作,用手掌按压下腹部,同时有规律地收缩盆底肌肉,每天3～4次,每次10～20 min,以重建排尿功能。当膀胱容量达150 mL左右时即可拔管。

3.可控回肠膀胱术

可控回肠膀胱术后,代膀胱的回肠具有一定的储尿功能,但需要定时插入导尿管引出尿液。护士应指导患者逐步完成自主操作。

(1)定时导尿:开始每隔0.5 h,1 h导尿,逐渐延长至4 h。

(2)导尿前准备:将镊子、导尿管煮沸消毒10～20 min备用,清洗双手。

(3)导尿操作:用生理盐水或消毒液状石蜡润滑导尿管前端,用镊子或戴无菌手套将导尿管自造口处插入,将尿液引出。

4.造口患者的护理要点

(1)指导患者正确使用造口用品。①选择合适的造口用品:选择对皮肤刺激小、有防逆流装置的泌尿造口袋;术后早期选用透明度好的造口袋以便于观察,恢复期选用不透明的造口袋,以减少患者的不愉快感;②清洁造口周围皮肤:清洁皮肤前,先取弯腰姿态1 min,使近末端尿液排空,观察造口与皮肤,用棉棒蘸温水轻轻擦拭,若皮肤上有结晶物,可用醋酸溶液清除;③造口袋的更换时间:造口袋不发生尿液渗漏至少应维持24 h,尽量保证造口袋底盘黏合紧密,从而延长换袋时间,但最长不要超过7 d,时间过长会出现造口袋异味及形成结晶。

(2)造口周围皮肤的护理:碱性尿液形成结晶可刺激造口周围皮肤。处置前测量尿pH,可用稀醋酸溶液浸泡碱性尿液结晶物和酸化尿液治疗。

5.膀胱灌注化疗的护理

保留膀胱的患者术后应定期行膀胱灌注化疗。嘱患者灌注前4 h禁饮水并排空膀胱。药物应自导尿管注入膀胱并保留1～2 h,协助患者每15～30 min变换1次体位,分别取俯卧位、仰卧位、左侧卧位、右侧卧位,使药物与膀胱壁充分接触。

(周学玲)

第十一章 普外科疾病护理

第一节 急性乳腺炎

急性乳腺炎主要是由金黄色葡萄球菌感染引起的乳房急性化脓性炎症,多见于初产妇,链球菌感染者少见。患者主要是产后3~4周的哺乳期妇女。随着母乳喂养的增加,哺乳时间的延长,该病的发病时间也延长,最长者发生在产后两年。

一、病因

1.乳汁淤积

乳汁淤积是急性乳腺炎最常见的原因。乳汁淤积主要见于以下3种情况:①乳头过小或者凹陷,乳头发育不良,影响正常哺乳;②乳汁不能及时排空,例如,乳汁产生过多而婴儿吸乳减少;③乳管本身病变,例如,乳管不通畅。

2.细菌入侵

细菌进入乳腺的途径:①乳头破损或皲裂,细菌沿淋巴管进入乳腺间质,引起感染;②婴儿有口腔炎症或不良习惯,口含乳头睡觉,可使细菌直接进入乳管到达腺叶,引起炎症。

二、病理生理

急性乳腺炎可出现局部肿块,如未及时治疗,可发展成严重的蜂窝织炎,最后可形成脓肿。脓肿可单个也可多个同时存在,表浅脓肿可直接向皮肤破溃或向乳管破入,使脓液经乳头流出;深部脓肿一方面可以缓慢向皮肤破溃,另一方面向深处蔓延,形成乳房后脓肿。急性乳腺炎很少并发败血症。

三、临床表现

1.全身表现

患者可出现疲乏无力、寒战、高热、脉搏增快,严重感染者可并发脓毒症。

2.局部表现

可有乳头皲裂或乳汁淤积现象,乳腺胀痛和硬结。如不及时治疗,炎症进一步扩散,患者可出现乳腺肿大明显,伴有疼痛,局部皮肤温度升高,触诊疼痛明显,短期内可发展成脓肿;可出现患侧腋窝淋巴结增大,有压痛。

四、辅助检查

1.血常规检查

血常规检查可见白细胞计数及中性粒细胞比例均升高。

2.诊断性脓肿穿刺

穿刺部位应在乳腺肿块搏动最明显或者是压痛最明显处,穿刺抽出脓液表明有脓肿形成,同时可将穿刺液做细菌培养和药敏实验,为选择最有效的抗生素提供依据。

五、治疗原则

1.非手术治疗

(1)局部处理:①患侧乳房停止哺乳,并排空患侧乳汁,但不可随意终止哺乳;②局部热敷或理疗,以促进血液循环,使早期炎症消散;局部肿胀明显者,用25%的硫酸镁溶液湿热敷以消肿;③终止泌乳,适用于严重的乳腺蜂窝织炎、脓肿切开引流后或有乳瘘者。终止泌乳可口服己烯雌酚 $1\sim2$ mg,每日 3 次,共 $2\sim3$ d;也可肌内注射苯甲酸雌二醇,每次 2 mg,每日一次,直到乳汁分泌停止;炒麦芽 60 g,水煎服,应用方法剂量遵医嘱。

(2)抗感染:根据药敏试验,选择合适的抗生素。抗生素应用原则为早期、足量。

2.手术治疗

主要是脓肿切开引流。乳腺脓肿切开时应注意以下要点。

(1)切口沿乳管方向呈放射状,可减少乳管的损伤、避免乳瘘的发生。对乳晕部脓肿,应沿乳晕边缘做弧形切口;对乳房深部和乳房后脓肿,在乳房下缘做弓形切口。

(2)为便于引流,脓肿切开时应分离多房脓肿的房间隔膜。

(3)为保证引流通畅,应把引流条放置在脓腔最低点;对脓腔之间的纤维隔难分离时,可做另一个皮肤切口,利于对口引流。

六、护理评估

(一)健康史

1.乳汁淤积

乳汁淤积有利于细菌生长繁殖,是引起急性乳腺炎的主要原因。乳头发育不良(如乳头过小或凹陷等)、乳汁过多或婴儿吸乳少以及乳腺导管不通畅等影响乳汁排出的因素均可引起乳汁淤积。

2.细菌入侵

乳头皲裂或破损可使细菌沿淋巴管入侵,这是感染的主要途径。婴儿患口腔炎或口含乳头睡觉,则细菌可直接入侵母亲乳腺导管。

(二)身心状况

1.症状初期

患侧乳房胀痛,继之出现高热、寒战、脉搏增快。严重感染者可出现脓毒血症。

2.体征

患侧乳房局部红、肿、压痛、皮温升高,出现压痛性硬块或脓肿。同一侧乳房可同时存在多个病灶而先后形成多个脓肿,可触及表浅脓肿波动,对深部脓肿,则需穿刺才能确定,常伴同侧腋窝淋巴结肿大和压痛。

3.辅助检查

血常规结果显示白细胞计数及中性粒细胞计数均升高,诊断性脓肿穿刺可抽出脓液,这些均对诊断急性乳腺炎有重要意义。

4.心理-社会状况

由于乳房疼痛、发热及食欲减退等因素,患者担心影响婴儿喂养与发育,同时又担忧影响产后康复,故心理负担较重。应注意家庭及其他人员对患者康复和生活的影响。

七、主要护理诊断及医护合作性问题

(1)疼痛与乳腺炎症刺激、乳汁淤积有关。

(2)体温过高与乳腺炎症有关。

(3)皮肤完整性受损与手术切开引流或脓肿破溃有关。

(4)焦虑与担心影响婴儿喂养及自身健康等有关。

八、护理措施

(一)一般护理

加强哺乳期护理,以增强免疫力、促进产后恢复、防治并发症。给产妇提供高蛋白、高热量、高维生素、低脂肪的食物,保证足量水分摄入。产妇应注意休息,加强个人卫生,勤更衣,勤沐浴,保持口腔、皮肤和会阴部的清洁。

(二)心理护理

介绍急性乳腺炎的发病原因和防治方法,让患者了解乳腺炎症消退后,对哺乳功能及乳房外观形态均无影响;使患者明白只要做好预防工作,可以避免此病再次发生。

(三)病情观察

定时测量体温、血压和脉搏,了解白细胞计数及分类变化,必要时可行血或脓液培养及药物敏感试验,注意观察抗生素的临床疗效和不良反应。

(四)对症护理

患乳暂停哺乳,可定时用吸乳器吸空乳汁,防止乳汁淤积。指导产妇用宽松的胸罩托起患侧乳房,以减轻疼痛,促进血液循环。

对高热者,应给予物理降温,必要时可应用解热镇痛药。对已行脓肿切开术者,应保持引流通畅,按时换药。

(五)治疗指导

1.治疗原则

排空乳汁,消除感染,必要时可手术切开脓肿引流。患者应暂停以患侧乳房哺乳,定时用手沿患处向乳头方向加压按摩,或使用吸乳器吸净积乳,原则上不主张断乳,因断乳既影响婴儿的喂养,又增加了乳汁淤积的机会。可遵医嘱给予抗生素和清热解毒类中成药,若感染严重或并发了其他乳房疾病应断乳,可口服己烯雌酚 $1\sim2$ mg,每日 3 次,或苯甲酸雌二醇,每次 2 mg,每日 1 次,直至乳汁停止分泌。

2.手术治疗护理

脓肿形成后,护士可协助医师行脓肿切开引流术。

(1)术前护理:介绍手术目的、过程,消除患者的紧张、焦虑情绪。患者选择富含营养的饮食,增强免疫力,以良好的心理、生理状态接受手术治疗。

(2)术后护理:采用有利于引流的体位,保持引流通畅,及时更换敷料,并注意观察引流液的颜色、量及了解气味变化。

(张清翠)

第二节 乳腺良性肿瘤

乳腺纤维腺瘤是女性最常见的乳房良性肿瘤,多发于 20～25 岁,占女性乳腺肿瘤的 3/4;其次是乳管内乳头状瘤,占 1/5。

一、乳腺纤维腺瘤

(一)病因

一般本病的发病与雌激素的刺激相关,其确切病因尚不十分清楚。

(二)临床表现

乳腺纤维腺瘤患者主要表现为乳房肿块。本病好发于乳房的外上象限,大部分为单侧乳房单一发病,也可见单侧乳房多发及两侧乳房同时或相继发病。肿块的特点为生长缓慢,呈圆形或椭圆形,边界清楚,表面光滑,质地如硬橡皮球,有弹性。月经周期变化对肿块的影响小。

(三)治疗原则

乳腺纤维腺瘤虽是乳房的良性肿瘤,恶变可能性小,但可以有肉瘤变,因此尽早手术切除是最有效的治疗方法。中医中药治疗和激素治疗对该病也有一定疗效,但效果不确切。妊娠后乳腺纤维腺瘤可增大,因此妊娠前后发现的乳腺纤维腺瘤均应手术切除。对术中切除的肿块须常规做病理学检查。

二、乳管内乳头状瘤

乳管内乳头状瘤是发生于大导管或中小导管内的乳头状瘤,3/4 的病例发生在大乳管靠近乳头的壶腹部;由于瘤体小且有很多壁薄的血管,容易出血。中小导管内的乳头状瘤常位于乳房的周边,病因尚未明确。本病好发于 40～50 岁妇女,恶变率为 6%～8%。

(一)临床表现

本病的主要症状是乳头溢液。患者常因无意间发现衬衣上有血迹而就诊。溢液可为血性或浆液性,血性溢液多见。本病的另一个表现为乳房肿块,可在乳头处、乳晕区触及质地较软、光滑且可推动的小肿块,轻轻按压肿块时常有血性液从乳头溢出。

(二)辅助检查

1.乳腺导管造影

该检查对乳管内乳头状瘤有很好的诊断价值,可发现乳管内乳头状瘤的大小和部位。

2.乳管内镜检查

该检查可提高未触及肿块的乳头溢液患者的诊断率。

(三)治疗原则

本病一经确诊,应行手术治疗,根据病理检查结果确定具体手术方案。

三、护理

(一)主要护理问题/诊断

1.焦虑

焦虑与不明原因的乳腺肿块和乳头血性溢液有关。

2. 知识缺乏

患者缺乏本病相关知识。

(二)护理措施

1. 知识宣教

向患者普及乳腺良性肿瘤相关知识(如乳头溢液的原因等),让患者了解疾病的发生、发展过程、临床特点及手术治疗的必要性,缓解患者的焦虑,解除其顾虑。

2. 定期检查

教会患者自我检查乳房的方法,告知成年女性定期到医院进行乳房检查。对有肿块但暂不宜手术者,应告之密切观察肿块的变化,如短时间内肿块增大明显,应及时就诊。

3. 术后护理

术后注意观察切口敷料情况,保持敷料清洁、干燥,防止切口感染。

(张清翠)

第三节　肠梗阻

肠梗阻(intestinal obstruction)系指肠内容物在肠道中不能顺利通过和运行,是外科常见的急腹症之一,不仅可引起肠管本身形态和功能的改变,还可引起全身性生理功能紊乱。

一、护理评估

(一)术前评估

1. 健康史

(1)个人情况:了解患者就诊原因、发病情况。

(2)既往史:有无腹部手术及外伤史、急性或慢性肠道疾病史。

2. 身体状况

(1)主要症状与体征:评估生命体征的变化情况,有无腹痛、腹胀,是否进行性加重;呕吐物、胃肠减压抽出液的量及性状;腹部体征的变化及是否出现腹膜刺激征及其范围。

(2)辅助检查:评估腹部 X 线片有无气液平面。

3. 心理-社会状况

评估患者的心理情况,有无过度焦虑或紧张,是否了解围术期的相关知识;了解患者的家庭、社会支持情况,对患者心理和经济的支持情况等。

(二)术后评估

1. 术中情况

了解患者采取的麻醉、手术方式及术中情况。

2. 身体状况

评估患者回病房后生命体征及切口情况。

3. 切口与引流管情况

评估引流管是否通畅、有效,观察引流液的颜色、性状和量。

4.并发症发生

评估患者术后有无发生肠粘连、腹腔内感染或肠瘘等并发症。

二、主要护理诊断/问题

1.疼痛

疼痛与肠蠕动增强或肠壁缺血有关。

2.体液不足

体液不足与频繁呕吐、腹腔及肠腔积液、胃肠减压等有关。

3.焦虑

焦虑与发病较急、腹部不适等有关。

4.潜在并发症

潜在并发症有术后肠粘连、腹腔感染、肠瘘等。

三、护理目标

(1)患者的腹痛程度减轻。

(2)患者的体液维持平衡,能维持重要器官、脏器的有效灌注量。

(3)患者的焦虑减轻或缓解。

(4)患者未发生并发症,或并发症被及时发现和处理。

四、护理措施

(一)术前护理

1.严密观察病情变化

定时测量体温、脉搏、呼吸和血压,以及腹痛、腹胀和呕吐等变化,及时了解患者各项实验室指标,及早发现绞窄性肠梗阻。给予患者对症处理。

2.缓解疼痛与腹胀

(1)禁食、胃肠减压:目的是清除肠腔内积气、积液,有效缓解腹痛及腹胀,有利于肠壁血液循环的恢复,减轻肠壁水肿,还可以降低腹内压,改善因膈肌抬高而导致的呼吸与循环障碍。胃肠减压期间应注意保持负压吸引装置的通畅,妥善固定,密切观察并记录引流液的颜色、性状及量,若抽出血性液体,应高度怀疑绞窄性肠梗阻。

(2)安置体位:取低半卧位,有利于患者的呼吸,减轻腹肌紧张。

(3)应用解痉剂:在明确诊断后,可应用阿托品、山莨菪碱等抗胆碱类药物,以解除胃肠道平滑肌的痉挛,抑制胃肠道腺体的分泌,缓解腹痛。

(4)按摩或针刺疗法:若肠梗阻为痉挛性、不完全性或单纯蛔虫所致,遵医嘱配合应用针刺疗法,并适当顺时针轻柔按摩腹部,以缓解疼痛。

3.维持体液与营养平衡

(1)补液:结合患者的脱水情况及有关的血生化指标为患者合理安排输液计划,严密监测病情及生命体征的变化,准确记录液体的出入量。

(2)饮食与营养支持:对肠梗阻患者应禁食、水,给予胃肠外营养治疗。

若经积极治疗解除梗阻,肠蠕动已恢复正常,则可经口进流质饮食,以后逐渐过渡为半流质饮食及普食。

4.呕吐护理

呕吐时头偏向一侧,及时清除口腔内呕吐物,以免误吸引起吸入性肺炎或窒息。呕吐后协助患者漱口,保持口腔清洁,并观察和记录呕吐物的颜色、性状和量。

5.术前准备

对慢性不完全性肠梗阻,需肠切除手术者,除一般术前准备外,应按要求进行肠道准备。对急诊手术者,紧急做好备皮、配血、输液等术前准备。

(二)术后护理

1.体位

全麻术后使患者暂时取平卧位,头偏向一侧;血压平稳后取半卧位。鼓励患者术后早期活动,防止肠粘连。

2.饮食

术后暂时禁食,禁食期间给予静脉补液。待肠蠕动恢复、肛门排气后开始进少量流质;进食后若无不适,可逐步过渡至半流食到普食。

3.术后并发症观察和护理

(1)肠粘连:可由广泛性肠粘连未能分离完全,或手术后胃肠道处于暂时麻痹状态,加上腹腔炎症,重新引起粘连而导致。鼓励患者术后早期活动,如病情平稳,术后 24 h 即可开始床上活动,3d 后下床活动,以促进机体和胃肠道功能的恢复,预防肠粘连。一旦出现阵发性腹痛、腹胀、呕吐等,应积极采取非手术治疗措施,多可缓解,及时向医师报告并协助处理,做好再次手术的准备。

(2)腹腔内感染及肠瘘:监测生命体征的变化及切口情况,若术后 3~5 d 出现体温升高、切口红肿及剧痛,应警惕切口感染及肠瘘的可能。一旦发生,应根据医嘱进行全身营养支持和抗感染治疗,同时进行腹腔冲洗及局部双套管负压引流。

4.心理护理

肠梗阻患者会出现焦虑、恐惧等心理,担心疾病的预后,应给予理解和同情,耐心安抚患者,解除患者的心理压力,应耐心倾听患者及家属的诉说,向患者及其家属讲解肠梗阻相关知识及治疗方法等,取得患者及其家属的配合,使患者信任,有安全感,以良好的心态接受治疗。

(三)健康教育

1.饮食指导

少食刺激性强的辛辣食物等,宜进高蛋白、高维生素、易消化吸收的食物。避免暴饮暴食,饭后忌剧烈活动。

2.保持排便通畅

指导患者养成良好的排便习惯。便秘者应注意通过调整饮食、腹部按摩等方法保持大便通畅,无效者可适当使用缓泻剂,避免用力排便。

3.自我监测

指导患者自我监测病情,如出现腹痛、腹胀、呕吐、停止排便等不适,及时就诊。

(白俊超)

第四节 急性阑尾炎

急性阑尾炎(acute appendicitis)是指阑尾发生的急性炎症反应,是常见的外科急腹症之一,可在各个年龄层发病,多发生于青壮年,以 20~30 岁多见。男性的发病率高于女性的发病率。

一、护理评估

(一)术前评估

1.健康史

了解患者的性别、年龄,女性患者有无妇产科疾病史及手术治疗史;评估有无不洁饮食史、急性胃肠炎病史;既往有无胃十二指肠疾病等。对老年人还需了解是否有心血管、肺部等方面的疾病以及有无肾功能不全的病史。

2.身体状况

(1)症状:评估有无转移性右下腹痛,有无胃肠道及全身症状。

(2)体征:有无右下腹固定压痛、腹膜刺激征、腹部包块及辅助诊断的其他体征。

3.辅助检查

评估血白细胞计数和中性粒细胞比例,了解影像学检查结果等。

(二)术后评估

评估患者的麻醉和手术方式、术中失血、补液情况。对留置引流管的患者,了解引流管放置的位置、是否通畅,评估引流液的颜色、量、性质。

评估切口敷料是否清洁、干燥,有无渗血、渗液情况等。评估术后切口愈合情况,有无并发症等。

(三)心理-社会状况评估

了解患者及其家属对阑尾炎的认知及对手术的认知程度。

了解患者及其家属术前与术后配合治疗和护理相关知识的了解程度,患者及其家属的心理、经济承受能力。

二、主要护理诊断/问题

1.急性疼痛

急性疼痛与阑尾炎症刺激腹膜及手术创伤有关。

2.体温过高

体温过高与阑尾炎症有关。

3.潜在并发症

潜在并发症有腹腔脓肿、门静脉炎、出血、切口感染、阑尾残株炎、粘连性肠梗阻及粪瘘等。

三、护理目标

(1)患者的疼痛减轻或缓解。

(2)患者的体温接近正常。

(3)患者未发生并发症或并发症得到及时发现和处理。

四、护理措施

(一)术前护理

1.病情观察

严密观察患者的生命体征、腹部的症状和体征,尤其是腹痛的变化。如体温升高,脉搏、呼吸增快,提示炎症较重或炎症已有扩散;如腹痛加剧,范围扩大,腹膜刺激征更明显,提示病情加重。

在非手术治疗期间,出现右下腹痛加剧、发热;血白细胞计数和中性粒细胞比例上升,应做好急诊手术的准备。

2.避免肠内压升高

非手术治疗期间,给予禁食,必要时行胃肠减压,同时给予肠外营养;禁服泻药及灌肠,以免肠蠕动加快,升高肠内压力,导致阑尾穿孔或炎症扩散。

3.控制感染

遵医嘱及时应用有效的抗生素;脓肿形成,可配合医师行脓肿穿刺抽液,根据脓液的药敏结果选用有效的抗生素。给予高热患者物理降温。

4.缓解疼痛

协助患者安置舒适的体位,例如,半卧位可放松腹肌,减轻腹部张力,缓解疼痛。明确诊断或已决定手术的患者疼痛剧烈时,遵医嘱给予解痉镇痛药,以缓解疼痛。

5.心理护理

了解患者及其家属的心理反应,适时地向其讲解阑尾炎治疗及护理的相关知识,减轻患者对手术的焦虑与恐惧,使其能够积极配合治疗及护理。

6.并发症的观察和护理

(1)腹腔脓肿:是阑尾炎未经有效治疗的结果。可在盆腔、膈下及肠间隙等处形成脓肿,其中以阑尾周围脓肿最常见。典型表现为压痛性肿块,麻痹性肠梗阻所致腹胀,也可出现直肠、膀胱刺激症状和全身中毒症状等。B超和CT检查可协助定位,并可在B超引导下穿刺抽脓、冲洗或置管引流。必要时做好急诊手术的准备。

(2)门静脉炎:较少见。发生急性阑尾炎时细菌栓子脱落,进入阑尾静脉,并沿肠系膜上静脉至门静脉而引起门静脉炎。主要表现为寒战、高热、剑突下压痛、肝大、轻度黄疸等。如病情加重,会发生感染性休克或脓毒症,治疗不及时,可发展为细菌性肝脓肿。一经发现,应立即做好急诊手术的准备,并遵医嘱大剂量应用抗生素治疗。

7.急诊手术前准备

对拟急诊手术者应紧急做好备皮、配血、输液等术前准备。

(二)术后护理

1.加强病情观察

定时监测生命体征并准确记录;加强巡视,注意倾听患者的主诉,观察患者腹部体征的变化,发现异常,及时通知医师并配合处理。

2.体位与活动

患者术后采取去枕平卧位,全麻术后清醒或硬膜外麻醉平卧6 h后,血压、脉搏平稳者可取半卧位,以降低腹壁张力,减轻切口疼痛,有利于呼吸和引流。鼓励患者术后早期在床上翻身、活动肢体,待麻醉反应消失后即下床活动,以促进肠蠕动恢复,减少肠粘连的发生。

3.引流管的护理

阑尾切除术后很少留置引流管,只在局部有脓肿、阑尾包埋不满意和处理困难或肠瘘形成时采用。护理人员应每日观察引流管情况,妥善固定引流管,避免打折、扭曲或堵塞;注意观察引流液的性状、颜色及量。

4.饮食

肠蠕动恢复前暂时禁食,在此期间可静脉补液。肛门排气后,逐步恢复经口进食。先进流食,避免甜饮料或牛奶。进流食后无不适反应,可改为半流食,如粥、米糊等,以后逐渐过渡为普食。

5.抗生素的应用

术后应用抗生素,控制感染,防止并发症发生。

6.并发症的观察和护理

(1)出血:多因阑尾系膜的结扎线松脱,引起系膜血管出血。主要表现为腹痛、腹胀、失血性休克等;一旦发生,应立即遵医嘱输血、补液,并做好紧急手术止血的术前准备。

(2)切口感染:是阑尾切除术后最常见的并发症,多见于化脓性或穿孔性阑尾炎。表现为术后 3 d 左右体温升高,切口局部胀痛或跳痛、红肿、压痛,甚至出现波动等。感染伤口先行试穿抽出脓液,或在波动处拆除缝线,敞开引流,排出脓液,定期换药,保持敷料清洁、干燥。

(3)粘连性肠梗阻:多与局部炎性渗出、手术损伤、切口异物和术后长期卧床等因素有关。故急性阑尾炎患者宜早期手术,术后早期离床活动。

(4)阑尾残株炎:阑尾切除时若残端保留过长,超过 1 cm,术后残株易复发,症状与阑尾炎的症状相同,X 线钡剂检查可明确诊断。症状较重者再行手术切除阑尾残株。

(5)粪瘘:较少见。原因有残端结扎线脱落、盲肠原有结核、肿瘤等致盲肠组织水肿脆弱、术中损伤等。临床表现类似于阑尾周围脓肿,一般经换药等非手术治疗后,多可自行闭合,仅少数需手术治疗。

(三)健康教育

1.指导健康人群改变不良的生活习惯

指导健康人群改变不良的生活习惯,例如,改变高脂肪、高糖、低膳食纤维的饮食,注意饮食卫生。积极治疗或控制消化性溃疡、慢性结肠炎等。

2.疾病知识指导

向患者介绍阑尾炎的治疗、护理知识。告知手术准备及术后康复方面的相关知识及配合要点。

3.出院后指导

告知患者出院后如出现腹痛、腹胀等不适,应及时就诊。

(白俊超)

第十二章 五官科疾病护理

第一节 眼科患者的护理评估与常用的护理诊断

一、护理病史

通过搜集患者目前和既往的健康状况及工作、生活环境等资料,评估眼科疾病的影响因素。

1. 主诉

了解患者就诊的最主要原因,包括症状、体征及持续时间,应注明眼别。

2. 现病史

现病史包括此次发病的诱因与时间、主要症状的性质、病情经过、已做过的检查和治疗效果如何等。

3. 既往史

许多全身疾病容易并发眼部疾病,例如,糖尿病可以并发糖尿病性视网膜病变、糖尿病性白内障,高血压动脉硬化容易并发眼底出血,甲状腺功能亢进可引起眼球突出等。另外,某些眼部疾病会引起或加重另外一种相关性疾病,例如,高度近视可并发孔源性视网膜脱离,眼球穿通伤或内眼手术后,健眼发生交感性眼炎,虹膜睫状体炎可继发青光眼、并发性白内障、眼球萎缩等。因此,全面了解患者眼睛和全身的既往史,对所患眼病的诊断和治疗有很大的帮助。

4. 家族史

许多眼部疾病与家族遗传相关,如先天性色盲、视网膜母细胞瘤、视网膜色素变性等。

5. 药物史

许多药物长期使用可以导致药物性眼病,例如,长期滴用糖皮质激素眼液可引起白内障、青光眼,诱发或者加重单纯疱疹病毒性角膜炎。

6. 生活史

了解患者的个人史及工作环境、职业情况对一些眼病的治疗有重要的帮助,例如,长期接触三硝基甲苯、X线、γ射线等可导致白内障,接触紫外线会发生电光性眼炎等。此外还有饮食、起居、生活、日常工作等。

二、症状与体征

1. 视功能障碍

视功能障碍为眼科最重要和最敏感的症状,不仅反映眼部病情的变化,还反映眼部疾病治疗与护理的效果,此项评估尤为重要。

(1)视力下降:1.0以上为正常视力。若双眼视力未达到0.05,则会严重影响患者的日常生活。视力突然下降,无眼痛,常见于视网膜脱离、眼底出血、视网膜中央动静脉栓塞等;视力突然下降,伴随眼痛,可好发于角膜炎、虹膜睫状体炎、急性闭角型青光眼等;视力逐渐下降,无眼痛,可见于开角型青光眼、白内障、屈光不正等;视力下降而眼底检查正常者,常见于球后视神经炎、弱视等。

(2)视野缺损:常见于眼底病、青光眼、视路及视觉中枢病变等。

(3)色盲:先天性色盲多属于性染色体隐性遗传,男性患者较多;后天性色盲常见于视网膜、视神经疾病等。

(4)夜盲:多见于维生素 A 缺乏、视网膜色素变性等。

2.眼部外观异常

如肿胀、肿块、眼红、分泌物增多等,好发于各种过敏及炎症反应;瞳孔呈白色,多见于白内障、视网膜母细胞瘤等;突眼多见于甲状腺功能亢进、眶内肿瘤等。

3.眼部感知异常

患者自觉眼睛干涩、灼热、痒、有异物感等,可见于结膜炎;视力下降、视物变形、变色、夜盲等,常见于视网膜病变;外伤、斜视、晶状体病变等可引起复视。

4.眼痛

了解疼痛的部位、性质、程度、伴随情况、诱因和缓解方式。阅读引起轻度眼胀痛,伴头痛、恶心等,应考虑屈光不正或老视等引起的视力疲劳;眼部异物感、刺痛则见于急性结膜炎;角膜炎、急性虹膜睫状体炎、青光眼等可出现明显眼痛。

5.流泪和溢泪

情感因素、异物、外伤、眼前部组织炎症等原因,导致泪液分泌增多而溢出眼睑,称为流泪;若眼泪分泌正常而排出受阻,溢出眼睑,称为溢泪,常见于各种类型的泪道狭窄或阻塞等。

6.眼部充血

眼部充血为眼科常见的体征之一,分为结膜充血、睫状充血和混合充血。若结膜充血和睫状充血同时存在,则为混合充血,睑结膜、穹隆部结膜和距角结膜缘 4 mm 以外的球结膜的血供均来自睑动脉弓,充血时呈鲜红色、网状,称为结膜充血,可见于急性结膜炎。而距角巩膜缘 3~5 mm 处的角膜缘周围血管网来自睫状前动脉,分布于浅层巩膜,充血时呈暗红色、放射状,称为睫状充血,可见于角膜炎、虹膜睫状体炎、青光眼等。不同部位的充血对眼部病变的判断有重要的临床意义。

7.眼部分泌物

了解分泌物的性状及量。黏液性分泌物或脓性分泌物常见于急性细菌性结膜炎,浆液性分泌物常见于病毒性结膜炎,黏稠丝状分泌物多见于过敏性结膜炎。

8.眼压异常

可通过用指压法或眼压计测量眼压。正常眼压范围为 10~21 mmHg。眼压升高常见于青光眼。眼压降低可见于眼球穿通伤、视网膜脱离等。

9.角膜混浊

角膜混浊可见于角膜水肿、炎症和瘢痕。角膜水肿常见于眼压急剧升高时,呈雾状混浊。角膜炎症性混浊包括角膜浸润和角膜溃疡。角膜瘢痕性混浊按厚薄程度可分为云翳、斑翳和白斑。眼科护士应全面系统地评估患者的症状、体征,以做出准确的护理诊断,制定个性化的护理措施,为患者提供满意的服务。

三、心理-社会状况

眼是人体重要的感觉器官之一,当患者处于眼部疾病的发病期时,学习、工作和生活都会受到很大的影响。当患者视力低或失明时,生活自理能力低下,对患者家庭、社会和个人都会产生极大的影响,此时患者的心理问题也较为突出,会表现为焦虑、悲观、失望,甚至多疑、孤僻等心理状况。因此,护士需要全面、准确、及时地评估患者的心理状态,给予相应的个性化护理措施。社会、家人及亲友也应加深助残观念,提高对疾病的认识,加强对患者的关爱。

四、眼科患者常用护理诊断

1. 疼痛

疼痛与手术、外伤、眼压升高、感染有关。

2. 感知改变

感知改变与眼部病变、视力功能障碍有关。

3. 舒适改变

舒适改变与疼痛、痒、有异物感等有关。

4. 自理能力缺陷

自理能力缺陷与视功能障碍、术后双眼包扎和遮盖、生活不能完全自理等有关。

5. 有受伤的危险

受伤与视功能障碍有关。

6. 有感染的危险

感染与用眼卫生习惯不良、异物停留时间过长或组织创伤等有关。

7. 功能障碍性悲哀

功能障碍性悲哀与视觉功能障碍影响日常生活有关。

8. 焦虑

焦虑与担心疾病预后、缺乏知识等有关。

9. 恐惧

恐惧与不了解病情、视觉功能障碍、心理负担过重等有关。

10. 睡眠形态紊乱

睡眠形态紊乱与环境改变、视力下降、疾病疼痛、焦虑等有关。

11. 知识缺乏

患者缺乏眼部疾病的相关知识。

12. 潜在并发症

潜在并发症如眼睑畸形、创口出血、角膜溃疡、继发性青光眼等。

(段倩云)

第二节　眼科常用护理操作技术

各项眼科护理技术操作均需按一定的流程进行,包括操作前对患者的评估,操作者的仪表、着装准备,双人核对医嘱,确认患者床号、姓名、腕带、眼别、药名及有效期。执行前向患者解释操作目的、方法及注意事项,操作完毕要再次查对,整理用物,用手消毒液,观察用药后反应及交代注意事项,进行健康宣教等。护士在操作中应严格遵循无菌操作、"三查七对"、隔离等原则。本节内容以介绍操作步骤为主。

一、滴眼药水法

1.目的

(1)预防、治疗眼部疾病。

(2)眼部检查前散瞳或者缩瞳。

(3)角膜和结膜表面麻醉。

2.用物准备

准备治疗盘、滴眼液、无菌棉签、手消毒液、弯盘。

3.操作步骤

(1)先查对(包括眼别),向患者解释操作目的和方法,以取得合作。

(2)协助患者取坐位或仰卧位,头稍后仰并向患侧倾斜,眼向上方斜视,避免药物流入对侧眼,用棉签擦去患眼分泌物。

(3)轻牵下睑,嘱患者向上看,暴露下结膜囊,先挤掉1~2滴眼药水,在距眼2~3 cm处将药液滴入结膜囊内。

(4)嘱患者闭眼5~10 min,轻轻转动眼球。

(5)用干棉签擦去溢出的药液。

(6)协助患者取舒适体位。

4.注意事项

(1)严格执行"三查七对"及无菌操作。

(2)一人一药,专眼专用,注意防止交叉感染。对传染性眼病患者的用物需单独消毒处理。

(3)双眼点药时,先点健侧,再点患侧。每次点1滴眼药水即可,点太多容易引起药液外溢。

(4)滴眼药水时注意滴管口或药水瓶口不要触及眼睑、睫毛及手指,以免污染。

(5)滴眼药时勿压迫眼球,应使药液进入结膜囊,不可直接滴在角膜上,避免引起角膜刺激症状,尤其是对有角膜溃疡和角膜伤口的患者,动作要轻柔。

(6)需要同时滴数种药物时,先滴刺激性弱的药物,再滴刺激性强的药物。同时使用眼药水与眼药膏时先滴眼药水,再涂眼药膏,每次每种药物的使用需间隔5~10 min。

(7)滴入某些药物(如阿托品滴眼液等)时,应指导患者在滴入后按压泪囊2~3 min,防止药物经泪道进入鼻腔,经鼻黏膜吸收而产生中毒反应,儿童更应注意。

(8)滴混悬液,应摇匀后使用,以免影响疗效。

(9)因散瞳药会使瞳孔散大,患者会产生畏光、视物模糊等现象,应在操作前向患者做好解释说明。

二、涂眼药膏法

1.目的

(1)治疗眼部疾病,使药物停留眼内的时间延长,可延长药效。

(2)用于眼部受伤或术后,需要包眼的患者。

(3)用于眼球突出、眼睑闭合不全、角膜炎患者等,可以保护眼球,防止结膜、角膜干燥或损伤。

2.用物准备

准备治疗盘、眼药膏、无菌棉签、手消毒液、纱布、弯盘。

3.操作步骤

(1)先查对(包括眼别),向患者解释操作目的和方法,以取得合作。

(2)协助患者取仰卧位或坐位,头稍后仰并向患侧倾斜,嘱患者向上注视,避免药物流入对侧眼,用棉签擦去眼部分泌物。

(3)轻牵下睑,暴露下结膜囊,涂眼药膏时,先挤去一小段,再将眼药膏与睑裂平行,挤入下穹隆部,轻提上睑,嘱患者闭眼,使眼药膏涂于结膜囊内。

(4)嘱患者轻轻转动眼球,或用棉签轻轻按摩眼睑 2～3 min,使眼药膏均匀分布在结膜囊内。

(5)用干棉签擦去外溢的眼药膏,必要时用纱布包扎患眼。

4.注意事项

(1)严格执行"三查七对"及无菌操作。

(2)挤眼药膏时,要注意拉开睑缘,勿使软管口触及睫毛及睑缘。

(3)对于眼球穿通伤、角膜溃疡、术后患者,操作时动作应轻柔,切勿压迫眼球。

(4)如有角膜溃疡、外伤、内眼手术,禁止涂药后按摩。

(5)对于眼睑闭合不全的患者,应将眼药膏均匀涂满角膜。

(6)注意观察用药后的不良反应及用药后的效果,给儿童涂阿托品眼膏时更要注意药物的毒性反应。

三、结膜下注射法

1.目的

(1)结膜下注射可以提高眼内的药物浓度,加强药效,延长药物作用时间,从而达到治疗的目的。

(2)用于眼部术前的局部麻醉,或者用于术后,避免感染。

(3)可以用于消炎或促进吸收。

2.用物准备

准备治疗盘、无菌棉签、5 号针头、无菌注射器、表面麻醉剂、注射用药、弯盘、抗生素眼药水、眼垫、胶布。

3.操作步骤

(1)应向患者解释说明,指导患者配合操作,注射时嘱患者不能转动头部和眼球,以免造成损伤。

(2)协助患者取坐位或仰卧位,头稍后仰并向患侧倾斜,按点眼药法给患眼点表面麻醉剂 2 次。

(3)操作者用右手持吸好药物的注射器,用左手拇指拉开患者的眼睑,嘱患者向颞上注视,针头斜面向下,与眼球呈 $10°～15°$ 角,避开血管,挑起球结膜,水平方向进针,刺破后回抽无血,再缓慢推药 $0.3～1$ mL,该处结膜即呈鱼泡状隆起。注射完毕,平行拔针,滴抗生素眼药水,遵医嘱眼部用药,盖眼垫,包眼。

(4)协助患者恢复舒适体位,并交代注意事项。

4.注意事项

(1)操作时动作应轻柔,以免损伤巩膜和角膜。

(2)对角膜溃疡患者,切忌压迫眼球,以免发生穿孔。对于有眼球震颤的患者,麻醉后可固定眼球后再进行操作。

(3)需多次注射的患者,应经常变换注射部位,以免引起结膜下发生瘢痕粘连。

(4)注射混悬液时,应先将药液摇匀再进行抽吸注射,使用刺激性强、容易引起局部坏死的药物时,不可做结膜下注射。

四、结膜囊冲洗法

1.目的

(1)术前给结膜囊清洁、消毒。

(2)清除结膜囊内的分泌物及异物。

(3)眼部遭受化学性烧伤时,可中和及稀释有害化学物质。

2.用物准备

准备洗眼壶或冲洗用吊瓶及输液装置一套、受水器、治疗巾、冲洗液(生理盐水、3%的硼酸溶液、2%的碳酸氢钠溶液)、无菌棉签、消毒眼垫,根据需求备表面麻醉剂。

3.操作步骤

(1)先查对(包括眼别),向患者解释操作目的和方法,以取得合作。

(2)协助患者取仰卧位或坐位,头稍后仰并侧向患侧,双眼注视前方。

(3)将治疗巾铺于患者的颈部,患者自持受水器,当患者取坐位时应将受水器紧贴于冲洗侧的面颊部,颧骨凸下方;若患者取仰卧位,应将受水器紧贴患眼颞侧,以接受流下的液体。

(4)嘱患者轻闭双眼,操作者持洗眼壶或吊瓶冲洗眼周皮肤,使患者适应。

(5)用拇指、示指轻轻分开患者的上、下眼睑,充分暴露结膜和结膜囊,一边冲洗,一边嘱患者向上、下、左、右转动眼球;嘱患者向下注视,轻轻翻转上眼睑,冲洗上穹隆;轻牵下眼睑,使结膜囊各部分充分暴露,继续用冲洗液冲洗下穹隆,以彻底冲洗。

(6)冲洗完毕,除去受水器,用棉签擦干颜面部水滴,取下治疗巾,嘱患者保持眼部清洁。

4.注意事项

(1)不可让冲洗壶或吊瓶冲洗头触及眼睑、睫毛及眼球。

(2)冲洗液温度要适宜,冲洗时动作要轻柔,压力不可过大,亦不可直接冲在角膜上。

(3)化学伤患者应紧急冲洗,冲洗液应足够,反复多次充分冲洗,以免化学物质残留。

五、泪道冲洗法

1.目的

(1)协助诊断泪道疾病。

(2)帮助治疗泪囊部及泪道的炎症。

(3)做内眼及泪道手术的术前冲洗。

2.用物准备

准备治疗盘、5 mL注射器、泪道冲洗针头、泪点扩张器、表面麻醉剂、冲洗液(生理盐水或抗生素溶液)、无菌棉签、抗生素眼药水、弯盘。

3.操作步骤

（1）协助患者取仰卧位或坐位，头后仰并偏向患侧。

（2）将浸润表面麻醉剂的棉签置于上、下泪小点之间，并嘱患者闭眼 3～5 min，进行局部麻醉。

（3）抽吸冲洗液，连接冲洗针头。

（4）操作者牵开下眼睑，嘱患者向上看；将泪道冲洗针垂直插入下泪小点 1～1.5 mm，再转成水平方向，向鼻侧沿泪小管进入 5～6 mm，触到鼻骨后再稍后退 1～2 mm。固定针头，将冲洗液缓慢注入泪道，同时询问患者鼻腔或咽喉部有无液体流入。

（5）冲洗完毕，用棉签擦净颜面部，点抗生素眼药水，嘱患者勿揉眼睛。

（6）根据对泪道的冲洗情况（如有无反流、通畅程度等），可判断泪道有无问题。

（7）若泪道通畅，则冲洗无阻力，冲洗液会顺利流入鼻腔或咽喉部。

（8）若泪小管阻塞，则冲洗液会全部从原路返回。

（9）若泪总管阻塞，则从上、下泪小点注入的冲洗液分别由下、上泪小点反流，且冲洗针头触不到骨壁。

（10）若鼻泪管阻塞，则从上、下泪小点注入的液体会从下、上泪小点反流，若冲洗液伴有脓液性分泌物，则提示合并慢性泪囊炎。

4.注意事项

（1）慢性泪囊炎患者，应在冲洗前先挤压泪囊部，排出分泌物，再进行冲洗。

（2）急性泪囊周围炎或急性泪囊炎的患者禁止冲洗泪道、挤压泪囊部。

（3）操作中注意患者的反应，不可用针头顶住泪小管侧壁，以免影响判断。

（段倩云）

第三节　眼科患者手术前后常规护理

一、眼部手术前的常规护理

1.心理护理

根据病情及拟行的手术向患者及其家属说明相关知识及注意事项，做好解释安慰工作，减轻患者的紧张情绪，取得患者及其家属的密切配合。

2.局部准备

主要是清洁局部，尽最大可能消除污染源。

（1）根据医嘱，术前局部滴抗生素滴眼液。

（2）手术当天，用生理盐水冲洗术眼结膜囊、泪道，用消毒眼垫封眼。

（3）如需扩瞳或缩瞳，按医嘱滴入相应药物。等待进入手术室。注意严格核对眼别。

3.全身准备

（1）完成各种常规检查，如血常规、尿常规、肝肾功能、血糖、血脂、胸片、心电图等。了解患者的全身情况，例如，对高血压、糖尿病患者应采取必要的治疗护理措施。

（2）手术日早晨测体温、脉搏、血压，如发现患者血压高、发热、咳嗽、女患者月经来潮等，应与医师联系，暂缓手术。

（3）手术前协助患者做好个人卫生，如洗澡、洗头，更换内衣、内裤等。手术日早晨取下义齿、手表、角膜接触镜、首饰等物品。

（4）术前给予清淡、易消化的饮食，保持大便通畅，防止术后并发症。局部麻醉者术前一餐不要过饱，避免术中恶心、呕吐，全麻者术前 6 h 禁食、禁水。

（5）训练患者按要求向各个方向转动眼球，指导患者抑制咳嗽和打喷嚏（如用舌尖顶压上腭等方法）来配合手术。

二、眼部手术后的常规护理

1. 根据病情进行分级护理

对全麻患者按全麻术后护理常规进行护理。

2. 病情观察

（1）局部切口：有无出血、渗血，绷带包扎松紧是否适宜，有无松脱，如有松脱，宜及时告知医师，必要时重新包扎。避免对眼部施加任何压力，必要时戴眼罩加以防护。

（2）全身症状：如出现发热、头痛、眼痛、恶心、呕吐等，应及时与医师联系处理。

3. 根据病情和医嘱选择合适的体位

一般青光眼手术、白内障手术选择平卧位。局麻者数小时后可选择自由体位。而视网膜手术或玻璃体手术则要根据裂孔位置和手术方法不同采用不同的体位，如俯卧位、半卧位、侧卧位等。如玻璃体腔内注入气体，则术后采取的卧位应使视网膜裂孔的位置处于最高点。如玻璃体腔内注入硅油，则术后采取俯卧位，以顶压视网膜，防止再脱离。

4. 药物护理与健康教育

按医嘱局部或全身用药。做好术后健康教育，使患者做好自我保护，便于术后顺利康复。

（1）嘱患者安静休养，勿用力挤眼、揉眼、咳嗽，防止眼压升高、切口裂开。

（2）注意用眼卫生，不要弄湿、污染或自行拆开眼垫，不要用毛巾用力擦术眼或使不洁水进入眼内，防止切口感染。

（3）多吃水果、蔬菜，保持大便通畅。如大便干结，不可用力，常规给予缓泻剂，防止眼压升高、切口裂开。

（段倩云）

第四节　眼睑及泪器疾病

一、睑腺炎

睑腺炎（hordeolum）是细菌侵入眼睑腺体的急性化脓性感染，又称麦粒肿。根据其感染腺体部位的不同，分为外睑腺炎（external hordeolum）与内睑腺炎（internal hordeolum）。感染发生于睫毛毛囊或其附属皮脂腺、汗腺者，称为外睑腺炎；睑板腺感染者，称为内睑腺炎。

（一）病因与发病机制

大多数睑腺炎由葡萄球菌感染引起，其中以金黄色葡萄球菌感染最为常见，多见于儿童、糖尿病患者。

（二）临床表现

1.症状、体征

主要表现为患侧眼睑出现红、肿、热、痛等急性炎症表现，部分患者可伴有同侧耳前淋巴结肿大。如并发眼睑蜂窝织炎或败血症，可伴有发热、寒战、头痛等全身中毒症状。

（1）外睑腺炎：初起时炎症反应集中在睑缘睫毛根部，红肿范围较弥散，有硬结伴压痛，2～3 d化脓，局部皮肤出现脓点，硬结软化，可自行破溃排脓，脓点常溃破于皮肤面。如感染部位靠近外眦，常引起眼睑及球结膜明显水肿。

（2）内睑腺炎：炎症局限于睑板腺内，眼睑红肿疼痛，肿胀局限于睑结膜面，有硬结，疼痛明显，病程较长，脓点常溃破于睑结膜面。

2.并发症

并发症为眼睑蜂窝织炎、海绵窦脓毒血栓、全身化脓性感染。

3.心理-社会状况

睑腺炎发病较快，患者常伴有疼痛且影响外观，易产生焦虑心理，由于缺少相关知识，在脓肿形成之时往往自行挤压而致严重后果。

（三）辅助检查

将分泌物送检，做细菌培养，临床上很少选用。

（四）治疗原则

早期局部热敷，应用抗生素眼药水或眼药膏；重症患者全身应用抗生素；脓肿形成后可切开排脓。

（五）护理诊断

1.疼痛

疼痛与眼睑腺体急性感染有关。

2.体温升高

体温升高与全身化脓性感染有关。

3.潜在并发症

潜在并发症包括眼睑蜂窝织炎、海绵窦脓毒血栓、全身化脓性感染。

4.知识缺乏

患者缺乏对睑腺炎正确处理的知识。

（六）护理措施

（1）指导患者早期局部热敷，每日 3～4 次，每次 10～15 min，有助于炎症消散，缓解疼痛。

（2）指导患者应用抗生素眼药水及眼药膏。重症患者遵医嘱全身应用广谱抗生素，并做脓液或血液细菌学培养及药敏试验，以选择敏感抗生素。

（3）脓肿形成未破溃者，应切开引流。对外睑腺炎患者，应在皮肤面与睑缘平行切开，使其与眼睑皮纹一致，以减少瘢痕形成；对内睑腺炎患者，则在睑结膜面与睑缘垂直切开，以免伤及睑板腺导管。脓肿尚未成熟时，不可过早切开及挤压，以免炎症扩散，引起败血症或海绵窦脓毒血栓,进而危及患者的生命。

(4)营养不良患者、糖尿病患者应进行针对性治疗。儿童、年老体弱者应提高机体免疫力。

(七)健康教育

(1)养成良好的卫生习惯,不用脏手或不洁手帕擦眼。

(2)向患者讲解相关睑腺炎知识,嘱患者脓肿未成熟前,切忌挤压或用针挑,以免引起颅内及全身感染等并发症。

二、睑板腺囊肿

睑板腺囊肿(chalazion)通常称霰粒肿,是睑板腺及其周围组织特发性无菌性慢性肉芽肿性炎症。本病常见于青少年及中壮年,可单发,亦可新旧交替发生,多发生于上眼睑,可能与睑板腺分泌功能旺盛有关。

(一)病因与发病机制

睑板腺分泌旺盛或上皮增生使排出口阻塞,腺体分泌物潴留在睑板内,对周围组织产生慢性刺激引起本病。

(二)临床表现

1.症状、体征

较小的囊肿可无自觉症状,外观可正常,常在体检时被发现。在眼睑皮下可触及大小不一的结节,无触痛,与皮肤不粘连,相应的睑结膜面呈紫红色充血。囊肿偶可自结膜面破溃,形成肉芽肿,加重摩擦感。较大的囊肿,可引起眼睑皮肤隆起。继发细菌感染时,临床表现与内睑腺炎相似。老年人睑板腺囊肿,应警惕睑板腺癌的可能。

2.心理-社会状况

本病易反复发作,患者因惧怕手术、对治疗缺乏信心而出现焦虑心理。

(三)辅助检查

对复发性或老年人睑板腺囊肿,应将切除的标本送病理检查,以排除睑板腺癌的可能。

(四)治疗原则

小而无症状的睑板腺囊肿无须治疗。较大者可手术刮除。

(五)护理诊断

潜在并发症:有继发感染的危险。

(六)护理措施

(1)病程短、小而无症状的睑板腺囊肿,一般不需治疗。

(2)对稍大的睑板腺囊肿,应遵医嘱局部热敷或行穿刺抽出内容物,用糖皮质激素、抗生素行囊肿腔内注射以促进其吸收。

(3)如继发感染,处理方法与内睑腺炎的处理方法相同。

(4)对大而有症状的睑板腺囊肿,应行睑板腺囊肿刮除术。消毒、麻醉后,用镊子夹住囊肿,翻转眼睑,在睑结膜面沿睑板腺走行方向垂直于睑缘做切口,刮净内容物并剪除囊壁。切口不需缝合,局部压迫 5 min,在结膜囊涂抗生素眼药膏,用无菌眼垫包扎,隔日撤去,滴抗生素眼药水至反应消失。

(5)老年人的眼睑硬结,应与睑板腺癌区别,术后应做病检,以排除睑板腺癌的可能。

(七)健康教育

(1)青少年睑板腺分泌旺盛者,应注意眼部卫生,及时清洁。

(2)老年患者、反复发作的睑板腺囊肿者应排除睑板腺癌。

三、慢性泪囊炎

泪囊炎(dacryocystitis)分为急性泪囊炎(acute dacryocystitis)、慢性泪囊炎(chronic dacryocystitis)和新生儿泪囊炎。慢性泪囊炎是泪囊及鼻泪管的慢性炎症,为眼科常见疾病,多发生于中老年女性,单侧发病多见。急性泪囊炎多在慢性泪囊炎的基础上急性发作。下面主要阐述慢性泪囊炎。

(一)病因与发病机制

鼻泪管狭窄或阻塞导致泪液在泪囊内潴留,合并细菌感染而形成慢性泪囊炎。致病菌以为肺炎链球菌和白念珠菌多见。沙眼、泪道外伤、鼻炎、鼻中隔偏曲等疾病易引发本病。

(二)临床表现

1.症状、体征

主要症状为溢泪。检查可见内眦部皮肤潮红、糜烂和湿疹,结膜慢性充血,指压泪囊区有大量黏液或黏液脓性分泌物自泪点溢出。分泌物大量滞留时,泪囊扩张,可形成泪囊黏液性囊肿。

自上、下泪点泪道冲洗时,冲洗液及脓液从下、上泪点反流。慢性泪囊炎患者的结膜囊经常处于被污染状态,成为眼部的一个感染病灶。一旦角膜外伤或做内眼手术时,极易造成细菌性角膜溃疡或化脓性眼内炎。

因此,应高度重视慢性泪囊炎对眼球构成的潜在威胁,尤其是内眼手术前,应该常规冲洗泪道,以排除慢性泪囊炎。

2.并发症

并发症有角膜溃疡、化脓性眼内炎等。

3.心理-社会状况

慢性泪囊炎不直接影响视力,部分患者不够重视,缺乏对其潜在危害的认识。

(三)辅助检查

分泌物涂片染色可鉴定病原微生物。X线泪道造影检查可了解泪囊的大小及阻塞部位。

(四)治疗原则

应用抗生素眼药水控制感染,进行泪道冲洗,必要时行手术治疗。

(五)护理诊断

1.舒适改变

溢泪与鼻泪管阻塞有关。

2.知识缺乏

患者缺乏慢性泪囊炎相关的防治知识及对潜在危害的认识。

3.疼痛

疼痛与在该病基础上出现急性泪囊炎有关。

4.潜在并发症

潜在并发症包括角膜溃疡、眼内感染。

(六)护理措施

(1)慢性泪囊炎早期,指导患者正确使用抗生素眼药水,每日 4～6 次,用药前先挤出泪囊内分泌物。

(2)应用生理盐水加抗生素进行泪道冲洗,冲至无脓液为止,每日 1 次或隔日 1 次。

(3)做好泪囊鼻腔吻合术、泪囊摘除术或鼻内镜下鼻腔泪囊造口术的围术期护理:①向患者解释手术目的、方式,消除其紧张、恐惧心理。②术前 3 d 应用抗生素液冲洗泪道,手术当天冲洗鼻腔,用 1% 的麻黄碱滴鼻以收敛鼻腔黏膜,有利于引流。③术后半卧位,有利于伤口积血的引流,减少出血。将切口加压包扎 2 d,观察伤口渗血情况,嘱患者出血勿咽下。出血量较多时可行面颊部冷敷。手术当天勿进过热食物。④注意鼻腔填塞物和引流管的正确位置,嘱患者勿牵拉填塞物及用力擤鼻。⑤术后第 3 天开始连续进行泪道冲洗,保持泪道通畅。⑥术后 7 d 拆除皮肤缝线,同时拔去引流管,嘱患者定期复查。

(七)健康教育

(1)提高患者对疾病的认识,及早治疗沙眼、睑缘炎、睑内翻、慢性鼻炎、鼻中隔偏曲等疾病,预防慢性泪囊炎的发生。

(2)积极治疗慢性泪囊炎,预防角膜炎和眼内感染等并发症的发生。

(段倩云)

第五节 急性细菌性结膜炎

急性细菌性结膜炎(acute bacterial conjunctivitis)为细菌感染引起的急性结膜炎症的总称,具有传染性及流行性。临床上常见的有超急性细菌性结膜炎、急性或亚急性细菌性结膜炎。

一、病因与发病机制

1.超急性细菌性结膜炎(淋球菌性结膜炎)

超急性细菌性结膜炎由淋球菌或脑膜炎球菌引起,是一种传染性极强、破坏力很大的超急性细菌性结膜炎。新生儿多由患有淋球菌性阴道炎的母体产道感染。成人主要是通过生殖器-眼接触传播而感染。

2.急性或亚急性细菌性结膜炎

急性或亚急性细菌性结膜炎又称"急性卡他性结膜炎",俗称"红眼病",多见于春、秋季,传染性强。常见致病菌有肺炎链球菌、金黄色葡萄球菌、流感嗜血杆菌等。肺炎链球菌引起的结膜炎有自限性。

二、临床表现

1.症状、体征

(1)超急性细菌性结膜炎:新生儿常于出生后 2～5 d 发病,双眼同时受累。表现为眼睑、结膜高度水肿,重者球结膜可突出于睑裂外,可有假膜形成。早期分泌物为浆液性,后转为脓性,不断从睑裂溢出,故称"脓漏眼"。严重病例可并发角膜溃疡、穿孔、眼内炎。患者常伴有耳前淋巴结肿大。成人者潜伏期为 10 h 至 3 d,症状较小儿略轻。

(2)急性或亚急性细菌性结膜炎:潜伏期为 1～3 d,双眼同时发病或先后发病。发病后 3～4 d炎症最重,以后逐渐减轻,病程一般少于 3 周。患者自觉有明显的灼热感、异物感,或伴畏光、流泪。视力一般不受影响。检查见眼睑肿胀、显著的结膜充血,严重者可有结膜下出血,眼部有较多的黏脓性分泌物,早晨醒来时上、下睑睫毛常粘在一起,造成睁眼困难。部分患者可在睑结膜面出现假膜。

2.并发症

超急性细菌性结膜炎可并发角膜溃疡、穿孔、眼内炎。

3.心理-社会状况

急性细菌性结膜炎起病急,多数患者因结膜高度充血、分泌物多等而产生焦虑;缺乏传染性结膜炎相关的防治知识,患病期间易造成家庭成员或群体性传染。患者在被实施接触性隔离时,容易产生孤独心理。

三、辅助检查

结膜刮片、分泌物涂片可发现相应的病原体,必要时可做细菌培养及药敏试验。

四、治疗原则

冲洗结膜囊,局部或全身应用抗生素,避免接触传染。

五、护理诊断

1.疼痛

眼痛与结膜炎累及角膜有关。

2.分泌物增多

分泌物增多与结膜急性炎症有关。

3.结膜充血水肿

结膜充血水肿与结膜急性炎症血管扩张有关。

4.潜在并发症

潜在并发症有角膜炎症、溃疡和穿孔,与淋球菌感染有关。

5.知识缺乏

患者缺乏相关传染性结膜炎的防治知识。

六、护理措施

(1)常用生理盐水或 3% 的硼酸溶液进行结膜囊冲洗。对淋球菌性结膜炎患者选用 1:5 000单位的青霉素溶液。注意冲洗时使患者取患侧卧位,勿将冲洗液溅入健眼;冲洗时动作要轻,以免损伤角膜;如果假膜形成,应先除去假膜,再进行冲洗。

(2)遵医嘱留取结膜分泌物做细菌培养及药物敏感试验。

(3)遵医嘱选用 2～3 种敏感抗生素眼药水频繁交替点眼,每 1～2 h 一次,睡前涂眼药膏。常用药物有 0.25% 的氯霉素、0.1% 的利福平、0.3% 的氧氟沙星眼药水、0.5% 的金霉素、0.5% 的红霉素眼膏等。淋球菌性结膜炎患者局部和全身并用大剂量青霉素、头孢曲松钠(菌必治)或阿奇霉素等。

(4)严禁包扎患眼,因包盖患眼,分泌物不易排出,并使眼部温度升高,更有利于细菌繁殖,加剧炎症。可局部冷敷或戴墨镜以减少光线刺激,可用眼罩保护健眼。

七、健康教育

(1)急性期患者应隔离,避免传染,防止流行。勿出入游泳池及公共场所,以免引起流行。

(2)做好消毒隔离,应给被患眼分泌物污染的医疗器皿严格消毒,医护人员接触患者前、后均应洗手、消毒,避免交叉感染。一只眼患病时应防止另一只眼感染。

(3)注意个人卫生,勿用脏手揉眼,不共用洗脸用具。淋球菌性尿道炎患者,便后应立即洗手。

(4)新生儿出生后常规立即用1‰的硝酸银滴眼剂或涂0.5‰的四环素眼膏,以预防新生儿淋球菌性结膜炎和衣原体性结膜炎。

(段倩云)

第六节　病毒性结膜炎

病毒性结膜炎(viral conjunctivitis)是由病毒引起的一种常见的急性传染性眼病,传染力强,可散发,也可造成广泛暴发流行。包括流行性角结膜炎、流行性出血性结膜炎、单纯疱疹性结膜炎、新城鸡瘟结膜炎。临床上以流行性角结膜炎、流行性出血性结膜炎最常见。

一、病因与发病机制

1.流行性角结膜炎

其由腺病毒8型、19型、29型和37型引起,其中8型多见,是一种传染性强、发病急剧的眼病。

2.流行性出血性结膜炎

其由70型肠道病毒引起,传染性极强,可大面积迅速流行,有自限性。

二、临床表现

1.症状、体征

(1)流行性角结膜炎:潜伏期多为5～7 d。常双眼先后发病,一般持续7～15 d。患者自觉异物感、疼痛、畏光和流泪,分泌物呈水样,眼睑水肿,结膜重度充血或混合充血,睑结膜滤泡增生。

部分患者可伴有耳前淋巴结肿大、压痛,甚至出现发热、咽部疼痛等上呼吸道感染症状。流行性角结膜炎患者的角膜常有浅层点状浸润,需数月才能消失。

(2)流行性出血性结膜炎:潜伏期短,多为18～48 h,病程5～7 d。本病传染性极强,是一种暴发流行的自限性眼部传染病。患者自觉眼痛、畏光、流泪等。眼睑水肿,结膜充血水肿,点片状球结膜下出血是本病的重要特点,多数患者有滤泡形成,分泌物呈水样,伴有耳前淋巴结肿大。

2.心理-社会状况

多数患者因结膜高度充血、分泌物多、结膜出血等而产生焦虑；因缺乏传染性结膜炎相关的防治知识，患病期间易造成家庭成员或群体性传染。患者在被实施接触性隔离时，容易产生孤独心理。

三、辅助检查

结膜刮片可见单核细胞增多，培养可分离出病毒。

四、治疗原则

以局部抗病毒治疗为主，避免接触传染。

五、护理诊断

1.疼痛

疼痛与病毒侵犯角膜有关。

2.眼睑及结膜充血水肿

眼睑及结膜充血水肿与病毒感染有关。

3.知识缺乏

患者缺乏有关的结膜炎防治知识。

六、护理措施

(1)用生理盐水冲洗结膜囊，局部冷敷和使用血管收缩剂可缓解症状。

(2)遵医嘱选用抗病毒药物滴眼：药物如0.1%的阿昔洛韦、干扰素滴眼剂、0.15%的更昔洛韦等，每小时滴眼1次；合并细菌感染者，加用抗生素眼药水；角膜基质浸润者可考虑使用糖皮质激素，但应掌握使用时间和频率。角膜上皮病变者可选择人工泪液及促进上皮细胞修复的药物。

(3)一旦发现本病，应及时按丙类传染病的要求，向当地疾病预防控制中心报告。

(4)其他护理措施参照急性细菌性结膜炎的护理。

（段倩云）

第七节　沙　眼

衣原体性结膜炎包括沙眼(trachoma)、包涵体性结膜炎和性病肉芽肿性结膜炎。其中沙眼较常见，本节主要阐述沙眼。沙眼是由沙眼衣原体所致的慢性传染性结膜角膜炎，是致盲性眼病之一。因其在睑结膜面形成粗糙不平的沙粒样外观，故称为沙眼。

一、病因与发病机制

沙眼是由A、B、C或Ba抗原型沙眼衣原体感染结膜、角膜所致。衣原体寄生于细胞内，并形成包涵体，或附于分泌物中，通过直接接触分泌物或污染物而传播。沙眼衣原体耐寒怕热，对紫外线和肥皂水不敏感。其在−50 ℃以下尚能存活，70 ℃以上的温度、75%的酒精、0.1%

的福尔马林或1‰的苯酚能很快将其杀灭。1955年,我国学者汤飞凡和张晓楼首次成功地分离培养出沙眼衣原体。其发病率和严重程度与居住条件及个人卫生习惯密切相关。

二、临床表现

1.症状

沙眼的潜伏期为5～14 d。幼儿症状隐匿,可自行缓解。成人呈急性或亚急性经过,1～2个月转入慢性期,反复感染,病程可迁延数十年。轻者症状不明显。急性沙眼或病情重者可出现异物感,畏光、流泪或有黏脓性分泌物。晚期发生并发症时,可严重影响视力,甚至致盲。

2.体征

急性期在上睑和上穹隆部结膜出现血管模糊充血,乳头(细小红色突起,呈天鹅绒样外观,中央有血管,呈轮辐状散开)增生,滤泡(淋巴细胞反应引起的,大小不等、排列不齐的黄白色半透明小泡)形成等活动性病变。

角膜可出现血管翳,角膜缘滤泡发生瘢痕化改变,称为Herbet小凹。慢性期乳头、滤泡破坏后,留下灰白色瘢痕,表示沙眼进入退行性病变阶段。

3.分期与诊断

1979年,我国制定了沙眼的分期方法:Ⅰ期(进行期),上穹隆和上睑结膜血管模糊充血,上睑结膜乳头与滤泡并存,有角膜血管翳;Ⅱ期(退行期),除活动期病变外,兼有瘢痕形成;Ⅲ期(完全瘢痕期),活动性病变完全被瘢痕取代,无传染性。WHO则要求诊断沙眼时至少符合下述标准中的两条:①上睑结膜5个以上滤泡;②典型的睑结膜瘢痕;③角膜缘滤泡或Herbet小凹;④广泛的角膜血管翳。

4.并发症

重症沙眼可引起严重的并发症和后遗症而致盲。并发症如睑内翻、倒睫、上睑下垂、睑球粘连、慢性泪囊炎、眼干燥症、角膜混浊等。

5.心理-社会状况

沙眼患者的心理比较复杂,有些患者因症状不明显而不重视,有些患者认为病程长、易复发而失去治疗信心。

三、辅助检查

结膜刮片检查可找到包涵体。用荧光抗体染色法或酶联免疫法可测定沙眼衣原体。

四、治疗原则

以局部应用抗生素眼药水为主;急性沙眼或重症患者,全身应用抗生素;严重并发症及后遗症者,可选择手术治疗。

五、护理诊断

1.舒适改变

眼部刺激症状与其感染程度有关。

2.潜在并发症

潜在并发症包括睑内翻、倒睫、上睑下垂、睑球粘连、慢性泪囊炎、眼干燥症、角膜混浊。

3.知识缺乏

患者缺乏相关的沙眼防治知识。

六、护理措施

1.局部用药

常用 0.1％的利福平、0.1％的酞丁安或 0.5％的新霉素滴眼液等滴眼，每日 4 次，晚上用红霉素眼膏涂眼，疗程 10～12 周，严重者需用药半年以上。

2.全身用药

急性沙眼或重症沙眼，可口服多西环素(强力霉素)、阿奇霉素、螺旋霉素、红霉素等，但应注意药物不良作用。

3.机械疗法

乳头、滤泡较多，可协助医师进行乳头摩擦术或滤泡压榨术。

4.后遗症及并发症治疗

电解倒睫术、睑内翻矫正术、角膜移植术等参照眼部手术护理常规，并向患者解释手术过程、方法及注意事项，消除患者的紧张心理，使其积极配合治疗。

七、健康教育

(1)加强卫生宣教，注意环境卫生及个人卫生，提倡一人一盆一巾，不用脏手和不洁物擦眼。

(2)应将患眼分泌物接触过的物品洗净、煮沸或用 75％的酒精消毒。同时加强对服务行业的卫生监督管理，以防止交叉感染。

(3)改善患者的生活环境，积极治疗现症患者，以控制传染源。

(段倩云)

第八节　翼状胬肉

翼状胬肉(pterygium)是一种向角膜表面生长的与结膜相连的纤维血管样组织，形如昆虫翅翼。常双眼患病，多见于鼻侧。地球赤道部和户外工作的人群(如渔民、农民等)的发病率较高。

一、病因与发病机制

病因尚不十分明确，流行病学显示本病与两个因素有密切关系：一是居住地的地理位置；二是暴露于日光及风沙下的时间，例如，长期经日光中的紫外线照射可引起结膜组织发生变性、增生。另外，遗传也是不可忽视的因素。

二、临床表现

1.症状、体征

一般无自觉症状，或仅有轻度异物感，侵及角膜瞳孔区时则可引起视力下降。本病多发生于鼻侧睑裂部球结膜上,指向角膜上的三角形尖端为头部,角膜缘处为颈部,覆盖在球结膜上的为体部。进行性翼状胬肉发展得快,组织充血肥厚,其头部前方角膜呈灰白色浸润。静止性胬肉则无明显充血,组织菲薄,光滑,头部前方角膜透明,一般不发展或发展得很慢。

2.心理-社会状况

翼状胬肉影响美观,并可引起视力下降,影响工作和生活,而且易复发,易使患者失去治疗信心。

三、治疗原则

小而静止的胬肉不需治疗;如胬肉侵袭瞳孔区影响视力或影响美观,可进行手术治疗。手术方式有单纯胬肉切除术、胬肉切除联合球结膜瓣转移或羊膜移植术等。

四、护理诊断

1.视力障碍

视力障碍与胬肉遮盖瞳孔有关。

2.自我形象紊乱

自我形象紊乱与胬肉长在睑裂部影响美容有关。

3.知识缺乏

患者缺乏翼状胬肉相关知识。

五、护理措施

(1)小而静止性的胬肉一般不需手术,但应减少局部刺激,防止其发展,做好病情解释,嘱患者定期复诊。

(2)术前向手术治疗的患者介绍手术过程和配合方法,消除其紧张心理。术中应彻底清除胬肉组织,术后辅以 β 射线照射治疗,或局部加用丝裂霉素,可减少术后复发。

六、健康教育

(1)指导患者尽量避免接触相关致病因素,户外活动时,可戴防护眼镜,减少风沙、紫外线等对眼部的刺激,积极治疗眼部慢性炎症。

(2)已行手术的患者应注意眼部卫生,定期复查,观察有无胬肉复发。

(段倩云)

第九节　细菌性角膜炎

细菌性角膜炎(bacterial keratitis)为细菌感染角膜所致的化脓性炎症,又称为细菌性角膜溃疡。该病起病急,发展迅速,如不及时控制,将发生角膜穿孔,甚至眼内感染,最终导致眼球萎缩等严重并发症。

一、病因与发病机制

常见致病菌有葡萄球菌、铜绿假单胞菌、肺炎链球菌、肠道杆菌等。本病常为角膜外伤引起。慢性泪囊炎、眼干燥症、戴角膜接触镜、长期使用糖皮质激素和免疫抑制剂、糖尿病、营养不良等因素均可造成角膜对细菌的易感性增加。

二、临床表现

1. 症状、体征

（1）革兰氏阳性菌感染所致角膜炎：以葡萄球菌和肺炎链球菌感染为典型，发病急，常在角膜外伤后 24～48 h 发病。患者有明显的眼痛、畏光、流泪、眼睑痉挛、异物感、视力下降等症状，球结膜睫状充血或混合充血。早期角膜病变部位出现圆形或椭圆形局灶性脓肿，周围有灰白色或黄白色浸润区，边界清晰，呈匐行状向中央发展。毒素渗入前房导致虹膜睫状体炎时，形成大量黄白色前房积脓，可导致角膜穿孔。

（2）革兰氏阴性菌感染所致角膜炎：典型代表为铜绿假单胞菌性角膜炎，起病急，进展迅速，角膜损伤后 24 h 内即可发病。患者眼痛明显，严重睫状充血或混合充血，角膜大面积浸润，很快发展成溃疡，表面附着有黄绿色黏稠分泌物，并有严重的前房积脓。可在数小时或 1～2 d 破坏整个角膜甚至穿孔，眼球内容物脱出或全眼球炎。

2. 并发症

并发症有角膜溃疡穿孔、眼内炎。

3. 心理-社会状况

了解患者对细菌性角膜炎的认知程度，有无紧张、焦虑、悲哀的心理表现；了解疾病对患者的工作、学习和生活的影响状况。

三、辅助检查

角膜溃疡刮片镜检和细菌培养可发现致病菌。

四、治疗原则

积极控制感染，减轻炎症反应，促进溃疡愈合，减少瘢痕形成。经药物治疗无明显疗效，有角膜穿孔危险，应及早选择角膜移植等手术。

五、护理诊断

1. 眼痛

眼痛与角膜炎症刺激有关。

2. 视力下降

视力下降与角膜溃疡有关。

3. 潜在并发症

潜在并发症包括角膜溃疡穿孔、眼内炎。

4. 知识缺乏

患者缺乏防治细菌性角膜炎的相关知识。

六、护理措施

1. 遵医嘱积极抗感染

急性期选用高浓度抗生素眼药水频繁滴眼，5 min 1 次，病情控制后 30 min 1 次。在细菌培养、药物敏感试验报告出来之前，常选用 0.3% 的氧氟沙星、0.3% 的妥布霉素等滴眼液。睡前涂眼膏。

严重病例行结膜下注射或全身应用抗生素。革兰氏阳性菌感染者选用头孢唑林钠、万古霉素;革兰氏阴性菌感染者选用妥布霉素、头孢他啶、多黏菌素 B、喹诺酮类等药物治疗。

2.散瞳

对并发虹膜睫状体炎者,应给予1‰的阿托品滴眼液或眼膏散瞳,减轻疼痛及防止虹膜后粘连。对于角膜有穿孔危险者,则不宜散瞳。

3.辅助治疗

局部应用胶原酶抑制剂,如谷胱甘肽、半胱氨酸等,可减轻角膜溃疡的发展。口服大量维生素 C、维生素 B 可促进溃疡愈合。局部热敷、眼垫包盖,有助于炎症吸收及保护溃疡面。

4.严密观察患者

观察有无角膜刺激征、病灶分泌物、结膜充血、角膜穿孔等情况,如出现异常,立即通知医师并协助处理。

5.严格执行消毒隔离制度

所用药品应固定专人专眼专用,使用器械后消毒,将敷料焚毁,检查治疗前后泡手,避免交叉感染。

6.预防角膜穿孔的护理

(1)滴眼药时动作应轻柔,勿压迫眼球。

(2)告知患者勿用力大便、咳嗽和打喷嚏,避免增加腹压。

(3)深层角膜溃疡,后弹力层膨出者,采用绷带加压包扎,必要时应用降眼压药物。

(4)可用眼罩保护患眼,避免受到撞击。

7.治疗性角膜移植

药物治疗无效,接近或已经穿孔,眼球内容物脱出等,可考虑施行治疗性角膜移植。做好手术前、后护理。

七、健康教育

(1)预防角膜外伤,积极治疗慢性泪囊炎等易感疾病,角膜异物剔除时应严格执行无菌操作。

(2)角膜炎症时戴有色眼镜,避免强光刺激。

(3)严格管理1‰的荧光素钠及0.5‰的丁卡因,每周定期消毒一次,避免污染。

(4)戴角膜接触镜者,应注意卫生,操作应轻柔,避免划伤角膜而导致感染。

(段倩云)

第十节　真菌性角膜炎

真菌性角膜炎(fungal keratitis)是由致病真菌引起的致盲率极高的感染性角膜病变。近年来,随着广谱抗生素和糖皮质激素的广泛应用,其发病率呈升高趋势。

一、病因与发病机制

患者多有植物性角膜外伤史。本病也可见于长期应用广谱抗生素、糖皮质激素者和机体抵抗力下降者。常见的致病菌有镰刀菌、曲霉菌,其他致病菌有念珠菌、酵母菌等。

二、临床表现

1. 症状、体征

起病缓慢,病程长,刺激症状较轻,伴视力下降。体征较重,眼部充血明显。角膜病灶因致病菌不同,其形态亦不同,呈灰白色或黄白色,外观粗糙而隆起,似牙膏样或苔垢样。因角膜胶原溶解,病灶周围出现浅沟。有时可见伪足或卫星灶。常有黏稠的前房积脓。由于真菌穿透力强,易发生真菌性眼内炎。

2. 并发症

并发症有角膜穿孔、眼内炎。

3. 心理-社会状况

真菌性角膜炎病程长,患者易产生焦虑、抑郁等心理,应评估患者的心理状况和对疾病的认知程度。

三、辅助检查

角膜溃疡刮片可发现真菌菌丝;真菌培养;PCR 技术用于真菌诊断具有高敏感性;用共焦显微镜可直接发现病原微生物。

四、治疗原则

以抗真菌药物治疗为主,本病禁用糖皮质激素。

五、护理诊断

1. 眼痛

眼痛与角膜炎症刺激有关。

2. 视力下降

视力下降与角膜溃疡有关。

3. 潜在并发症

潜在并发症包括角膜溃疡穿孔、眼内炎。

4. 知识缺乏

患者缺乏防治真菌性角膜炎的相关知识。

六、护理措施

1. 遵医嘱正确应用抗真菌药物

常用药物有 0.25% 的两性霉素 B、0.5% 的咪康唑、2.5% 的那他霉素滴眼液,每 0.5～1 h 滴眼 1 次,睡前涂克霉唑眼膏。病情严重者可行结膜下注射咪康唑或两性霉素 B,每日或隔日 1 次,或静脉滴注咪康唑。联合应用抗真菌药物有协同作用,亦可减少药量和降低毒副作用。注意观察药物不良反应,如有无结膜出血、水肿,点状角膜上皮剥脱等。临床治愈后仍要坚持用药 1～2 周,以防复发。

2.其他护理措施

参考细菌性角膜炎的护理。

七、健康教育

（1）防止角膜外伤，尤其是农田外伤，亦应警惕戴角膜接触镜造成的损伤。

（2）避免滥用抗生素和激素，如果需要使用，应注意是否发生真菌性角膜炎。

（段倩云）

第十一节 单纯疱疹病毒性角膜炎

单纯疱疹病毒性角膜炎（herpes simplex virus keratitis）是由单纯疱疹病毒感染引起的角膜炎症，为最常见的感染性角膜病，也是致盲性角膜病最主要的原因。

其特点是反复发作，多次发作使角膜混浊且逐次加重。本病多发生于上呼吸道感染或发热性疾病之后。

一、病因与发病机制

本病常由主要Ⅰ型疱疹病毒引起，少数由Ⅱ型疱疹病毒引起。原发感染常发生于幼儿，表现为唇部、皮肤疱疹，眼部受累表现为急性滤泡性结膜炎。常伴全身症状及耳前淋巴结肿大。单纯疱疹病毒感染三叉神经末梢和三叉神经支配的区域（头、面部皮肤和黏膜），并在三叉神经节内及角膜组织中潜伏，当感冒发热，使用糖皮质激素、免疫抑制剂等使机体抵抗力降低时，病毒被激活，沿三叉神经逆行至角膜组织，引起单纯疱疹病毒复发感染，致角膜混浊加重而导致失明。

二、临床表现

1.症状、体征

（1）原发单纯疱疹病毒感染：常见于幼儿，有全身症状，眼部表现为急性滤泡性膜炎或假膜性结膜炎、眼睑皮肤疱疹、点状或树枝状角膜炎等。

（2）复发单纯疱疹病毒感染：主要见于成年人，发热、疲劳、饮酒、紫外线照射、角膜外伤和免疫缺陷性疾病等引起角膜感染复发，多为单侧。

树枝状角膜炎：是单纯疱疹病毒角膜炎最常见的类型。患眼可有轻微眼痛、畏光流泪，初起角膜上皮呈灰白色小点状浸润，排列成行或成簇，继而形成小水泡，破裂并相互融合，形成树枝状表浅溃疡，称为树枝状角膜炎。用2%的荧光素染色，呈树枝状淡绿色着色。

地图状角膜炎：随着病情进展，炎症逐渐向角膜病灶四周和基质层扩展，形成不规则的、形如地图的角膜溃疡，称为地图状角膜溃疡。多数角膜上皮炎症3周左右可愈合。

盘状角膜炎：角膜中央基质呈灰白色盘状水肿，后弹力层皱褶，伴发虹膜睫状体炎时，在水肿区角膜内皮面出现沉积物（KP）。

坏死性角膜基质炎：角膜基质层内出现单个或多个黄白色浸润灶，溃疡甚至穿孔，常伴有基质层新生血管及瘢痕。

2.心理-社会状况

单纯疱疹病毒性角膜炎反复发作,病程较长,严重影响视功能,患者易出现烦躁及悲观等心理,应予以评估。此外,还应评估家庭成员、其他亲属、朋友等对患者所患疾病的认知程度。

三、辅助检查

角膜上皮刮片检查可见多核巨细胞;角膜病灶分离培养可发现单纯疱疹病毒;用酶联免疫法可发现病毒抗原;用 PCR 技术可检测角膜、房水、玻璃体及泪液中的病毒 DNA 等,有助于病原学诊断。

四、治疗原则

抑制病毒复制,减轻炎症反应引起的角膜损害。树枝状角膜炎、地图状角膜炎患者禁用糖皮质激素。必要时行治疗性穿透性角膜移植。预防复发。

五、护理诊断

1.眼痛

眼痛与角膜炎症反应有关。

2.视力下降

视力下降与角膜混浊程度有关。

3.焦虑

焦虑与疾病反复发作、病程持续时间较长有关。

4.潜在并发症

潜在并发症包括角膜穿孔、虹膜睫状体炎、青光眼。

5.知识缺乏

患者缺乏单纯疱疹病毒性角膜炎的防治知识。

六、护理措施

(1)遵医嘱应用抗病毒药物,常用 0.1% 的阿昔洛韦、0.05% 的安西他滨、0.1% 的碘苷等滴眼液,1%~3% 的阿昔洛韦、0.05% 的安西他滨等眼膏。急性期每 1~2 h 滴眼一次,睡前涂眼药膏,并注意药物不良反应,例如,有无点状角膜上皮病变和基质水肿。严重感染者,需口服阿昔洛韦,注意定期检查肝、肾功能。抗病毒眼药水应用到炎症消退后数周,同时加用抗生素眼药水,防止细菌性结膜炎的发生。

(2)盘状角膜炎患者使用糖皮质激素眼药水,需配合使用抗病毒药物。停药时,应逐渐减量,注意激素引起的并发症,如细菌、真菌的继发感染,角膜溶解和青光眼等。

(3)散瞳、角膜移植术等的护理参照急性细菌性角膜炎的护理。

(4)口服维生素和高蛋白饮食,进行营养支持治疗。

七、健康教育

(1)注意休息,避免疲劳和精神过度紧张,增强体质,预防感冒,防止复发。

(2)合理饮食,避免刺激性食物和饮酒。

(3)应用散瞳剂的患者,外出可戴有色眼镜,以减少光线刺激。

(4)使用糖皮质激素眼药水者,应按医嘱及时用药,停用时要逐渐减量,不能随意增量或减量,并告知其不良反应。

(5)此病有复发的可能,指导患者坚持用药,定期复查,有眼痛、畏光流泪等不适时,应马上就诊。

(段倩云)

第十二节 年龄相关性白内障

年龄相关性白内障(age-related cataract),又称老年性白内障,是最常见的后天性原发性白内障,多发生在50岁以上的人群,随着年龄的增加,患病率也明显升高。双眼同时或先后发病。主要表现为无痛性、进行性视力减退。

一、病因与发病机制

可能与年龄、紫外线、全身性疾病(如糖尿病、高血压、动脉硬化等)、外伤、遗传等多种因素有关。其发病机制较复杂,可能由氧化损伤引起。

二、临床表现

1. 症状、体征

主要症状为进行性无痛性视力下降,有时在光亮的背景下可以看到固定不动的黑点。由于晶状体混浊部位不同,可有单眼复视、多视和屈光改变等。

按混浊形成部位,年龄相关性白内障可分为皮质性白内障、核性白内障和后囊膜下白内障,其中以皮质性白内障最为常见。

(1)皮质性白内障:按发展过程可分为四期。

初发期:晶状体皮质周边部出现混浊,呈楔形,其尖端指向晶状体中央,常需散瞳才能发现,视力不受影响。膨胀期:又称未成熟期,混浊逐渐向中央发展,并伸入瞳孔区,视力明显下降。晶状体皮质吸收水分而使体积膨胀,推虹膜前移,使前房变浅,易诱发闭角型青光眼。用斜照法检查时,投照侧的虹膜在该侧瞳孔区出现新月形阴影,称为虹膜投影。成熟期:晶状体全部混浊,呈均匀乳白色,皮质水肿消退,体积和前房深度恢复正常,虹膜投影消失,眼底无法窥见。过熟期:持续数年的成熟期晶状体可发生水分丢失,体积变小,囊膜皱缩,晶体核下沉,上方前房变深,虹膜失去支撑,出现虹膜震颤。晶状体皮质分解液化,呈乳状物,液化的皮质渗漏到囊外膜时,可引起晶状体过敏性葡萄膜炎和晶状体溶解性青光眼。

(2)核性白内障:较皮质性白内障少见,发病年龄较小,进展缓慢。早期晶状体核呈黄色,周边部透明,视力不受影响。随着晶状体核密度增加,屈光力增强,视力明显下降,其颜色也逐渐变成棕黄色或棕黑色。

(3)后囊膜下白内障:是在晶状体后囊膜下的皮质浅层出现的黄色混浊,其间夹杂着小空泡和金黄色或白色结晶样颗粒,外形似锅巴。由于混浊位于视轴区,早期即可出现视力障碍。

2. 并发症

(1)膨胀期:急性闭角型青光眼。

(2)过熟期:晶状体过敏性葡萄膜炎、晶状体溶解性青光眼等。

3.心理-社会状况

老年人因视力障碍,行动不便,影响外出活动和社交,易产生孤独感,出现社交障碍。

三、辅助检查

1.检眼镜或裂隙灯显微镜检查

散瞳后进行检查,可确定晶状体的混浊程度;眼电生理及光定位检查,可了解视网膜及视神经功能。

2.角膜曲率及眼轴长度检查

角膜曲率及眼轴长度检查可计算植入人工晶体的度数。

四、治疗原则

目前尚无疗效肯定的药物,仍以手术治疗为主。通常采用白内障囊外摘除联合人工晶状体植入术、白内障超声乳化吸出术和激光乳化吸出术,在某些情况下也可行白内障囊内摘除术。

五、护理诊断

1.视力下降

视力下降与晶状体混浊有关。

2.潜在并发症

潜在并发症包括继发性闭角型青光眼、晶状体过敏性葡萄膜炎、晶状体溶解性青光眼、术后伤口感染等。

六、护理措施

1.遵医嘱用药

白内障早期,可用谷胱甘肽、卡他灵(白内停)等滴眼液,口服维生素 C、维生素 E 等药物,以延缓白内障的进展。

2.慎用散瞳剂

慎用散瞳剂(如阿托品等),尤其在膨胀期,避免诱发青光眼。

3.白内障手术患者的护理

(1)向患者讲明手术目的、方式及复明效果,解释术中、术后可能出现的问题、注意事项及采取应对的措施,减轻患者的思想顾虑,使其积极配合治疗。

(2)术前 3 d 点抗生素眼药水,冲洗结膜囊及泪道,检查视功能、眼压、角膜曲率半径和眼轴长度。完善术前全身检查,包括血压、血糖、心电图、胸透、肝功能、血常规、尿常规、凝血功能等。教会患者转动眼球,用舌尖顶压上腭或用手指按压人中穴的方法来抑制咳嗽和打喷嚏,防止术后出血或伤口裂开。

(3)术后注意观察有无眼痛、充血、视力下降、分泌物增多等,如有异常,及时向医师报告。术后换药时要求严格执行无菌操作,动作应轻巧,不要压迫眼球。嘱患者勿揉眼,勿剧烈活动,不要用力排便等。同时,加强生活护理,术后患者的生活自理能力下降,应协助患者完成饮食、大小便、洗漱、个人清洁卫生等。嘱其出院后定期门诊复查。

七、健康教育

(1)白内障是我国当前防盲治盲工作的重点,积极宣传白内障防治知识,讲述其发病原因、治疗现状及预后,建立防治网络,群防群治。

(2)定期进行门诊随访,教会患者自我监测病情变化,如出现虹视、眼疼、头痛、恶心、呕吐等,提示可能发生急性青光眼,应及时到医院就诊。

(3)避免紫外线、红外线、放射线等直接、长时间照射眼部,外出时可戴太阳镜保护。适量补充维生素 E、维生素 C。

(4)指导患者掌握人工晶状体植入术后的护理要点,提高自我保健能力,避免意外发生。术中未植入人工晶状体者,术后 3 个月戴普通框架眼镜(双眼)或角膜接触镜以矫正视力。

(段倩云)

第十三节　先天性白内障

先天性白内障(congenital cataract)是胎儿发育过程中晶状体发育障碍的结果,表现为各种形态和部位的晶状体混浊,是儿童常见眼病。根据晶状体混浊的部位和形态不同,有前极白内障、后极白内障、花冠状白内障、绕核性白内障、核性白内障、膜性白内障和全白内障。

一、病因与发病机制

先天性白内障分为内源性和外源性。内源性与染色体基因有关,有遗传性。外源性与母亲怀孕 3 个月内受病毒感染、药物、放射线、营养缺乏及全身病变等因素有关。

二、临床表现

1. 症状、体征

本病多为双侧,静止性,少数出生后继续发展。患儿可有不同程度的视力障碍,轻者视力不受影响,重者出生后仅有光感。检查时,晶状体可出现不同形态的混浊,常合并斜视、弱视、眼球震颤、先天性小眼球等眼部疾病。

2. 并发症

并发症有形觉剥夺性弱视、斜视、眼球震颤。

3. 心理-社会状况

患者多为儿童,应评估患者父母的心理状况和对本病的认知程度。

三、辅助检查

实验室检查如染色体、血糖、尿糖、酮体检查等,可以帮助了解病因。

四、治疗原则

明显影响视力者应及早手术治疗,年龄最迟不超过 2 岁,可减少弱视和盲的发生。手术方法有晶状体切除、晶状体吸出、白内障囊外摘除术等。无晶状体患者需进行屈光矫正和视功能训练。

五、护理诊断

1. 视力下降

视力下降与晶状体混浊有关。

2. 潜在并发症

潜在并发症包括形觉剥夺性弱视、斜视、眼球震颤。

六、护理措施

(1)对需要手术治疗者按内眼手术和全麻手术护理常规进行护理。

(2)帮助家属制订患儿的生活自理计划,指导其有效实施。

(3)对弱视患儿,应指导家长对其进行正确的弱视训练,如遮盖疗法、光学药物压抑法、精细动作训练等。

七、健康教育

做好社区宣教工作,内源性先天性白内障有遗传性,注意优生优育。外源性先天性白内障孕妇应做好孕期尤其是怀孕 3 个月内的保健护理。对于视力极差或手术效果不佳者,应进行低视力健康教育及治疗。

(段倩云)

第十四节　急性闭角型青光眼

原发性闭角型青光眼(primary angle-closure glaucoma,PACG)分为急性闭角型青光眼(acute angle-closure glaucoma)和慢性闭角型青光眼(chronic angle-closure glaucoma)。急性闭角型青光眼是一种以眼压急剧升高并伴有相应症状和眼前节组织改变为特征的眼病。

一、病因与发病机制

本病的发病原因尚未十分明确。目前学者多认为眼球局部的解剖结构变异是本病的主要因素,并可能与遗传有关。本病多见于 50 岁以上人群,女性发病率较高,可双眼同时发病或先后发病。

1. 解剖因素

具有遗传倾向的眼球解剖结构异常包括眼轴短,角膜小,前房浅,房角窄及晶状体较厚、位置相对靠前等。主要发病机制是周边部虹膜异常肥厚堆积,堵塞了房角,阻断了房水的排出途径而致眼压急剧升高。

2. 诱发因素

情绪激动、暗室久留、局部或全身应用抗胆碱类药物等,均可致瞳孔散大,周边虹膜肥厚,引起房角关闭,诱使急性闭角型青光眼急性发作。另外,一次性大量饮水、长时间阅读、疲劳和疼痛等也是本病的常见诱因。

二、临床表现

1. 症状、体征

典型的急性闭角型青光眼有以下几个不同的临床阶段。

(1)临床前期:无自觉症状,但具有特征性的异常眼球解剖结构或青光眼家族史。当一只眼急性发作被确诊为本病时,另一只眼即使没有任何临床症状亦可诊断为临床前期。部分患者即使没有临床症状,但只要具有前房浅、虹膜膨隆、房角窄等解剖特征,在暗室激发试验等条件下出现眼压明显升高者,亦可诊断为本病的临床前期。

(2)先兆期:多在傍晚时分有一过性或反复多次的小发作,表现为轻度的眼胀痛伴同侧头痛、虹视、雾视、鼻根部酸胀、眼压升高、轻度睫状充血和角膜轻度雾状混浊,休息后上述症状体征可自行缓解。

(3)急性发作期:表现为剧烈的头痛、眼痛,视力急剧下降,伴有恶心、呕吐等全身症状。体征有眼睑水肿,睫状充血或混合充血;角膜水肿呈雾状;前房极浅,房角关闭;瞳孔中等散大,呈竖椭圆形,对光反射迟钝或消失。

(4)间歇期:小发作缓解后,房角重新开放,症状和体征减轻或消失,不用药或仅用少量缩瞳剂就能将眼压维持在正常范围内。

(5)慢性期:急性大发作或多次小发作后,房角广泛粘连,小梁网功能严重损害,眼压中度升高,视力进行性下降,眼底可见青光眼性视盘凹陷,并有相应的视野缺损。

(6)绝对期:由于眼压持续升高过久,视神经遭到不可逆损害,视力已降至无光感,偶可因眼压过高或角膜变性而出现顽固性眼痛。

2. 心理-社会状况

评估患者的性别、年龄、性格特征和对本病的认知程度;评估患者的情绪状况,有无紧张、焦虑等心理表现。

三、辅助检查

做眼压、视野、前房角镜、超声生物显微镜(UBM)检查等。

四、治疗原则

急性闭角型青光眼的基本治疗原则是手术治疗。早期可先用药物控制眼压。

1. 药物治疗

常用药物有拟副交感神经药(缩瞳剂)、β-肾上腺素能受体阻滞剂、碳酸酐酶抑制剂、高渗剂等。

2. 手术治疗

如药物治疗控制不佳,则考虑手术治疗。

(1)周边虹膜切除术:有激光和手术两种,通过激光烧灼及手术切除的方法沟通前房和后房的房水流通。手术适应证:原发瞳孔阻滞性闭角型青光眼、虹膜高褶型青光眼、继发性瞳孔阻滞性青光眼。

(2)解除小梁网阻塞手术:有房角切开术和小梁切开术两种,通过切开房角及小梁组织沟通前房与 Schlemm 管,促进房水外流。手术适应证:先天性婴幼儿青光眼,尤其是单纯性小梁发育异常者。

（3）滤过性手术：小梁切除术、非穿透性小梁手术、房水引流装置植入手术等。通过切除部分小梁组织或者植入引流装置，引流房水，降低眼压。手术适应证：原发性开角型青光眼、原发性闭角型青光眼药物治疗无效者，先天性青光眼及部分继发性青光眼。

（4）减少房水生成的手术：睫状体冷凝术、透热术、光凝术等。

五、护理诊断

1. 疼痛

疼痛与眼压升高及手术有关。

2. 视力障碍

视力障碍与眼压升高导致角膜水肿、视网膜及视神经损害有关。

3. 焦虑

焦虑与担心预后不良有关。

4. 知识缺乏

患者缺乏急性闭角型青光眼相关防治知识和护理的基本常识。

六、护理措施

1. 用药护理

遵医嘱及时正确用药，并密切观察药物的不良反应。

（1）拟副交感神经药（缩瞳剂）：缩瞳后可使房角重新开放。用 $1\%\sim 4\%$ 的毛果芸香碱滴眼液，每 5 min 滴 1 次，瞳孔缩小后每天滴 4 次。每次滴药后要压迫泪囊区 5 min，以防药物进入鼻腔吸收过多而发生中毒。如患者出现恶心、呕吐、流涎、出汗、肌肉抽搐等症状，应立即停止用药，必要时可用阿托品解毒。

（2）β-肾上腺素能受体阻滞剂：能抑制房水生成而降低眼压。常用 $0.25\%\sim 0.5\%$ 的噻吗洛尔滴眼液，每天滴眼 2 次，应用时要考虑患者的全身情况，注意观察心率变化，房室传导阻滞、窦性心律过缓和支气管哮喘者禁用。

（3）碳酸酐酶抑制剂：可减少房水生成。常用乙酰唑胺，口服，每天 2～3 次，首次剂量加倍。久用可出现面部和四肢麻木、尿路结石、肾绞痛、血尿等不良反应，不宜长期服用。如发生上述症状，应停药，并多次少量饮水。目前已研制出局部用药制剂，如 2% 的布林佐胺滴眼液。

（4）高渗剂：迅速提高血浆渗透压，使眼组织特别是玻璃体脱水而降低眼压。常用 20% 的甘露醇，快速静脉滴注。对年老体弱或有心血管疾病者，用药后应注意其呼吸及脉搏情况，以防意外发生。部分患者可出现头痛、恶心等症状，用药后宜平卧休息。甘油参与体内糖代谢，糖尿病患者慎用。

（5）其他药物：如前列腺素衍生物、视神经保护药物等，必要时辅以镇静、安眠药。

2. 围手术期护理

术前遵医嘱给予降眼压药物治疗，监测降压效果，眼压应控制在正常水平，以期降低手术风险。术后第一天换药，换药时手法需轻柔，避免按压眼球。每天至少查房 2 次，监测眼压，观察滤过泡的形成情况，注意患者视功能的变化及眼部不适症状。避免眼压过低，以免增加脉络膜脱离的风险。术后应给患者提供安静、舒适的病房环境，如术后伴前房积血，应告知患者半卧位休息。

对非手术眼，提前给予毛果芸香碱点眼，以防止手术刺激青光眼发作。告知患者正确的按摩手法及时间,确保其熟练掌握。

3.眼部护理

慎用散瞳眼药水,必要时可选择短效散瞳剂,并密切观察病情的变化;禁用抗胆碱能药物(如阿托品、山莨菪碱等),避免诱使其再次发作。

4.心理护理

注意做好患者的心理疏导,鼓励患者表达自己的感受,指导患者掌握放松技巧等,如深呼吸、静坐放松等,以缓解急躁情绪,消除紧张、焦虑心理,保持良好的心态,积极配合治疗和护理。

七、健康教育

(1)详细告知患者出院指导,告知定期复查的重要性。指导患者及其家属学会自我观察病情,一旦出现眼痛、头痛、视物模糊等不适,要及时来医院诊治。

(2)规律起居,保证睡眠充足,睡觉时枕头高度适中,不宜长时间在暗室工作,以免未手术眼的青光眼发作。

(3)严重视功能障碍的患者外出应有家人陪同,避免意外发生。

(4)清淡饮食,以富含维生素、高纤维的食物为主,忌刺激性食物,保持大便通畅,避免重体力运动。

(5)教会患者正确按摩眼球及眼药水的使用方法,定期门诊复测眼压。

(段倩云)

第十五节　开角型青光眼

原发性开角型青光眼(primary open-angle glaucoma,POAG),又称慢性开角型青光眼。其特点为发作时眼压虽然升高,但房角始终开放,伴有特征性的视网膜视神经损害和视野缺损。

一、病因与发病机制

本病的病因尚不清楚,学者一般认为眼压升高是由小梁途径的房水外流排出系统发生病变,房水流出阻力增加所致。主要学说:①小梁组织局部病变,小梁内皮细胞活性改变,小梁束胶原变性,小梁内间隙的细胞外间质异常蓄积。②小梁后阻滞,即房水流经小梁组织后的Schlemm管到集液管和房水静脉部位的病变。③血管-神经-内分泌或大脑中枢对眼压的调节失控引起本病。

二、临床表现

1.症状、体征

(1)多数患者早期几乎没有症状。少数患者可因眼压升高而出现视力模糊、眼胀、雾视等症状,病变多发展到晚期才被发现,就诊时视功能已明显损害。

(2)早期眼压波动大,测定24 h眼压有助于诊断。

(3)眼底典型表现:视盘大小是评价青光眼视神经病变的重要指标。该类青光眼视盘凹陷进行性扩大和加深,杯盘比(C/D,即视杯直径与视盘直径比)>0.6,或两眼 C/D 差值>0.2;视神经盘沿局限性变窄或缺失,特别是上下盘沿;视盘或者盘沿浅层出血。

(4)视野缺损:视野检查是诊断开角型青光眼及病情进展的重要指标之一。多数视野改变与视盘凹陷改变的严重性基本一致。旁中心暗点或鼻侧阶梯常为开角型青光眼早期视野损害的征象。病情进展可出现弓形暗点、环形暗点、向心形缩小,晚期仅存颞侧视岛和管状视野。

(5)房水流畅系数降低、相对性传入性瞳孔障碍、对比敏感度下降、获得性色觉异常等,对开角型青光眼的诊断也有一定的参考价值。

2.心理-社会状况

开角型青光眼发病隐匿,造成的视神经损害不可逆,多数患者发现时已近晚期,严重影响患者的工作和生活。患者常表现出焦虑、烦躁不安等,并因担心预后视力恢复不理想而悲观。

三、辅助检查

辅助检查有 24 h 眼压测定、饮水试验、眼底检查、视野检查及视功能检查。

四、治疗原则

控制眼压,防止或延缓视功能进一步损害。以药物治疗为主,无效时再进行手术。亦有主张滤过性手术可作为首选者。

五、护理诊断

1.感知改变

视力下降与眼压升高、视神经纤维损伤有关。

2.焦虑

焦虑与担心疾病预后不良有关。

3.知识缺乏

患者缺乏开角型青光眼相关的防治知识。

4.有受伤的危险

受伤与视神经损伤导致的中心视力改变及视野缺损有关。

六、护理措施

(1)临床上常用 β-肾上腺素能受体阻滞剂、碳酸酐酶抑制剂、缩瞳剂等药物控制眼压。

(2)在日常生活中,注意定期检测眼压,观察视功能改变及临床的典型症状。

(3)对于视野严重受损的患者,在护理过程中,应给予必要的帮助,设置无障碍通道,保证房间通畅,防止患者跌倒。

七、健康教育

(1)对有开角型青光眼家族史者,注意排除家属发病的可能;嘱患者定期复查,及时发现病情变化,及早诊断与治疗。

(2)开角型青光眼经治疗后,即使眼压控制在目标眼压水平,仍应指导患者每 $3\sim6$ 个月按时进行复查,包括检查眼压、眼底、视野和视力。

(段倩云)

第十六节 先天性青光眼

先天性青光眼(congenital glaucoma)与发育性青光眼(developmental glaucoma)同义,是由于胎儿发育时期,眼球房角发育异常,影响了小梁网及 Schlemm 管系统的房水引流功能,导致眼压升高。根据发病年龄可分为婴幼儿型青光眼和青少年型青光眼。

一、病因与发病机制

本病的病因尚不完全清楚。学者一般认为,先天性青光眼属于常染色体显性、隐性或多因素遗传病,常伴有其他先天异常,如虹膜缺损、白内障及心脏病等。青少年型青光眼为房角结构发育不全或未发育,或中胚叶组织残留,阻塞了房水排出通道,导致眼压升高而发病。本病双眼发病多见。

二、临床表现

1.症状、体征

(1)婴幼儿型青光眼:见于新生儿或婴幼儿时期。常出现畏光、流泪、眼睑痉挛等症状。患儿角膜增大,角膜横径常大于 12 mm,前房加深,轴性近视,角膜上皮雾状水肿;眼压升高,需在全麻下测量;眼底可见青光眼性视盘凹陷,出现得早且进展快。

(2)青少年型青光眼:6～30 岁发病,早期症状隐匿,随病情发展可出现畏光、流泪、头痛等症状。青少年型青光眼除眼压有较大波动外,视野、眼底表现与开角型青光眼相同,可伴轴性近视。

2.心理-社会状况

患儿出生后即伴随视功能障碍,严重影响患儿的成长。

三、辅助检查

超声波测量和随访眼轴长度变化,在全麻下可进行眼压测量、前房角镜及眼底检查等。

四、治疗原则

首选术式为房角切开术、小梁切开术。术后眼压仍未有效控制者,再选用滤过性手术。

五、护理诊断

1.视力下降

视力下降与眼压升高、视神经不可逆损伤等有关。

2.认知改变

认知改变与视功能障碍导致患者的社会认知能力减退有关。

3.潜在并发症

潜在并发症包括前房积血、角膜或巩膜葡萄肿甚至眼球破裂等。

六、护理措施

(1)若发现患儿的眼球明显增大,要特别注意保护患儿的眼球,避免剧烈运动,以免眼球破裂;确诊后,应及早手术治疗。

(2)严密观察眼压、视力等临床表现,日常护理中注意防止患者搔抓患眼,必要时加盖眼罩。

七、健康教育

(1)对家属进行宣教,介绍先天性青光眼的早期表现,如果婴幼儿出现畏光、流泪及不愿睁眼症状,应及时带婴幼儿医院检查。

(2)对于年龄较大的患儿,家长要正确诱导,做好心理护理工作,消除自卑情绪,恢复小朋友间的正常交往。

(段倩云)

第十七节　急性虹膜睫状体炎

葡萄膜炎(uveitis)为一种常见的致盲眼病,主要累及葡萄膜、视网膜及玻璃体。其发病原因复杂,按病因有感染性和非感染性之分;按病理因素有肉芽肿性、非肉芽肿性之分;按解剖部位可分为前葡萄膜炎(虹膜炎、虹膜睫状体炎、前部睫状体炎)、中间葡萄膜炎、后葡萄膜炎(脉络膜、视网膜、视网膜血管和玻璃体炎症)和全葡萄膜炎。临床上以虹膜睫状体炎最为常见。本节主要讲述急性虹膜睫状体炎。

一、病因与发病机制

1. 感染性因素

细菌、病毒、寄生虫等病原体通过血液播散,侵入葡萄膜而发病,也可通过诱发抗原抗体及补体复合物反应而引起葡萄膜炎。

2. 非感染性因素

非感染性因素分为外源性和内源性。

(1)外源性非感染性因素:可由机械性损伤、化学性损伤、热灼伤或毒液刺激损伤所致。

(2)内源性非感染性因素:可由免疫反应以及对变性组织、坏死肿瘤组织的反应所致,是葡萄膜炎的主要原因。强直性脊柱炎、风湿性关节炎、白塞病(贝赫切特综合征)、交感性眼炎、系统性红斑狼疮等均可引起葡萄膜炎。

二、临床表现

1. 症状、体征

症状表现为眼部疼痛、畏光、流泪、眼睑痉挛和视力减退等。典型体征有睫状充血或混合充血;房水闪辉,房水中可见炎症细胞;纤维素在角膜后方形成基底向下的三角形角膜后沉着物(keratic precipitate,KP);虹膜水肿、粘连、纹理不清;瞳孔缩小,对光反应迟钝或消失,渗出物使虹膜发生前后粘连,散瞳后,瞳孔成花瓣状,重者出现瞳孔闭锁或瞳孔膜闭;玻璃体也可出现混浊。

2. 心理-社会状况

如治疗急性虹膜睫状体炎不及时,将造成很严重的并发症,严重损害视功能,而且反复发作容易造成患者很大的心理负担。

三、辅助检查

做血常规、血液沉降系数、C 反应蛋白测定、HLA-B27 抗原分型及免疫全套等实验室检查或病原学检查。

四、治疗原则

治疗急性虹膜睫状体炎的关键是立即散瞳,以防止虹膜后粘连,迅速抗炎以防止眼组织破坏和并发症的发生。针对病因进行治疗,绝大多数病例为非感染因素导致,一般不需要应用抗生素,如高度怀疑或确诊病原体感染,可酌情应用抗生素。

五、护理诊断

1.疼痛

疼痛与急性虹膜睫状体炎症刺激睫状神经有关。

2.视力障碍

视力障碍与房水闪辉、晶状体表面色素沉着、角膜后沉着物、继发性青光眼、并发性白内障、黄斑水肿等有关。

3.焦虑

焦虑与视力下降、病程长、迁延不愈等有关。

4.潜在并发症

潜在并发症包括白内障、继发性青光眼、眼球萎缩等。

六、护理措施

1.药物护理

(1)散瞳剂:作用机理是预防虹膜后粘连和解除睫状肌痉挛,减轻疼痛。遵医嘱及时应用,并注意观察药物的反应。常用阿托品滴眼液或后马托品眼膏等。

(2)糖皮质激素:目的是抑制炎症反应。常用 1%、0.5%、0.25% 的醋酸泼尼松龙滴眼。如果患眼角膜上皮损伤,则需慎重使用,避免发生感染。病情严重者可口服或静脉应用糖皮质激素。注意观察药物疗效及可能产生的不良反应,逐渐减量或者降低用药频率。不良反应如向心性肥胖、胃出血、骨质疏松等,需要详细向患者及其家属解释沟通。

(3)非甾体抗炎药:阻断前列腺素、白三烯等代谢产物而发挥抗炎作用。常用吲哚美辛或双氯芬酸钠滴眼液,每天 3～4 次。

(4)抗生素:主要用于治疗感染引起的急性虹膜睫状体炎。

(5)免疫抑制剂:应慎用。

2.心理护理

如患者情绪波动较大,应多与患者沟通交流,鼓励患者树立信心,增加战胜疾病的勇气。

3.热敷

局部热敷可促进血液循环,缓解疼痛,有效减少局部毒素或炎性介质的积存。

4.防止损伤

对于视力严重下降的患者,在平时的护理过程中,应积极予以帮助,如无障碍通道的建立、防跌倒的评估等。

七、健康教育

（1）告知患者必须坚持用药，帮助其掌握本病的健康保健常识，树立战胜疾病的信心，积极配合治疗与护理。

（2）告知患者积极寻找病因，治疗原发病，防止复发。

（3）指导患者正确用药，并进行局部热敷，避免强光刺激，外出可戴有色眼镜。

（4）定期复查，如有异常，及时就诊，避免并发症的发生。

（段倩云）

第十八节　视网膜脱离

视网膜脱离（retinal detachment，RD）是指视网膜神经上皮层和色素上皮层分离。临床上可分为孔源性视网膜脱离、渗出性视网膜脱离、牵拉性视网膜脱离。

一、病因与发病机制

1.孔源性视网膜脱离（rhegmatogenous retinal detachment，RRD）

孔源性视网膜脱离最常见，发病主要在视网膜裂孔形成的前提下，液化的玻璃体经此裂孔进入视网膜神经上皮层下，形成视网膜脱离。

RRD取决于两大因素：裂孔的形成、玻璃体液化与牵拉。RRD多见于老年人、高度近视者、无晶体眼及眼外伤者。

2.渗出性视网膜脱离（exudative retinal detachment，ERD）

渗出性视网膜脱离又可分为浆液性视网膜脱离和出血性视网膜脱离，是病变累及视网膜或脉络膜的血液循环，引起液体聚集在视网膜神经上皮下造成的。ERD多见于葡萄膜炎、Coats病（外层渗出性视网膜病变）等。

3.牵拉性视网膜脱离（traction retinal detachment，TRD）

牵拉性视网膜脱离可由眼外伤、视网膜血管病致玻璃体积血引起。眼内手术、葡萄膜炎等均可发生玻璃体混浊，以致形成视网膜前或视网膜下机化条带而引起本病，也可在机化牵拉处造成本病。

二、临床表现

1.症状、体征

（1）发病初期可有"飞蚊症"，眼前有闪光感或黑影飘动。

（2）视功能受到不同程度的影响，特别是波及黄斑区时，视力下降严重。

（3）散瞳眼底检查可见与视网膜脱离区相对应的视野缺损。

（4）早期脱离面积不大时，眼压正常或稍偏低，以后眼压随脱离范围的扩大而下降。

（5）眼底检查：脱离的视网膜失去正常的红色反光而呈灰白色隆起，大范围的视网膜脱离区呈波浪状起伏不平。严重者视网膜表面增殖，可见固定皱褶。

2.心理-社会状况

由于视网膜脱离常常影响视力,多数患者有焦虑、悲观心理,担心疾病预后不好。

三、辅助检查

充分散瞳后用间接眼底镜、三面镜检查眼底,测量眼压。此外,B超也可判断视网膜脱离。

四、治疗原则

应尽早行手术治疗,或封闭裂孔,或解除牵拉因素,让视网膜尽快复位,最大限度地挽救残存的视功能。对于渗出性视网膜脱离者,可针对病因进行对症治疗。

五、护理诊断

1.视力下降及视野缺损

视力下降及视野缺损与视网膜脱离范围和位置有关。

2.焦虑

焦虑与担心预后不良有关。

3.知识缺乏

患者缺乏视网膜脱离疾病的防治知识和围手术期护理的相关知识。

4.潜在并发症

潜在并发症包括术后眼内出血、顽固高眼压、眼内炎等。

六、护理措施

1.手术前护理

(1)术前常规进行内眼准备。

(2)术前充分散瞳,详细查明视网膜脱离区和裂孔。散瞳后患者会出现视物模糊或者行走困难,应提前与患者沟通。

(3)嘱患者静卧休息,注意体位,尽可能使裂孔区处于最低位,防止脱离范围加大。

2.手术后护理

(1)患者静卧休息至少1周,双眼包扎,避免活动,避免出血。对行巩膜外垫压术式患者,应告知保持裂孔区在最低位。而玻璃体腔硅油填充或气体填充者,为帮助视网膜复位和防止晶状体混浊,应采取头低位或俯卧位,待视网膜复位稳定后再改为正常卧位。告知患者和家属保持正确体位的重要性,以取得配合,提高依从性,保证手术疗效。适当使用气垫,以免患者因特殊体位而引起不适。

(2)密切监测眼压变化及角膜情况,如患者出现眼痛、恶心、呕吐等不适,应及时通知主管医师,根据情况给予相应处理。如硅油填充过多导致高眼压,降眼压药物治疗效果不佳,可适当抽吸部分硅油。

(3)观察患者受压部位的皮肤情况,如有无发红、溃烂等,定时对患者的四肢及关节进行适当活动、按摩。

(4)帮助患者适应住院环境,做好无障碍设施护理,协助患者卧床期间的生活护理,满足患者的各项生活需求。

(5)术后进行疼痛评估,观察患者术后有无眼痛、恶心、呕吐等不适,给予相应的止吐或止痛药物。

七、健康教育

（1）视网膜脱离的高危人群（如高度近视者、无晶体状眼患者、老年人等），应尽量避免剧烈运动和眼部碰撞。

（2）术后患者应坚持散瞳 1 个月，半年内勿剧烈运动或从事重体力劳动。

（3）按时用药，定期复查，如有异常，及时就诊。

（4）教会患者认识视网膜脱离的先兆症状，还要特别注意保护健眼，如有异常，及时处理。

（赵成鑫）

第十九节　糖尿病性视网膜病变

糖尿病性视网膜病变（diabetic retinopathy，DR）是指在原有糖尿病的基础上产生视网膜循环障碍，从而造成一些毛细血管无灌溉区的局限性视网膜缺氧症，是糖尿病引起的主要并发症。临床上根据是否出现视网膜新生血管可分为单纯性糖尿病性视网膜病变和增殖性糖尿病性视网膜病变。

一、病因与发病机制

其发病机制不确切。糖尿病主要损害视网膜的微小血管，视网膜毛细血管内皮细胞受损，失去其屏障功能，发生渗漏，引起视网膜水肿及小点状出血，进一步损伤毛细血管而引起闭塞，闭塞区附近的毛细血管产生大量的微动脉瘤，同时因视网膜长期水肿留下硬性脂质以及黄斑囊样水肿。

二、临床表现

1. 症状

多数患者除有多食、多饮、多尿和体重下降等糖尿病患者典型的全身症状外，还有不同程度视力障碍的局部表现。

2. 体征

单纯性糖尿病性视网膜病变眼底检查可见微动脉瘤、视网膜毛细血管闭塞，有斑点状出血、硬性渗出、棉绒斑、视网膜及黄斑水肿等。增殖性糖尿病性视网膜病变还可见视网膜新生毛细血管、大片出血，出血量多还可引起玻璃体混浊、积血，形成灰白增殖条索，与视网膜相牵，发生增殖性病变。

3. 心理-社会状况

本病病程较长，而且易反复发作，容易使患者产生紧张、焦虑情绪。

三、辅助检查

荧光素眼底血管造影检查有助于诊断和判断眼底病变的严重程度。

四、治疗原则

积极治疗原发病,合理采用药物和激光治疗,改善微循环,减少出血和渗出,抑制新生血管形成。严重病例可行全视网膜光凝治疗或玻璃体切割手术。光凝治疗是目前治疗糖尿病性视网膜病变较为有效的方法。

五、护理诊断

1. 视力下降

视力下降与视网膜出血及渗出有关。

2. 潜在并发症

潜在并发症包括新生血管性青光眼、牵拉性视网膜脱离等。

3. 知识缺乏

患者缺乏糖尿病性视网膜病变的防治知识。

4. 焦虑、恐惧

焦虑、恐惧与长期患糖尿病及严重视力障碍而担心预后有关。

5. 自理缺陷

自理缺陷与视力下降有关。

六、护理措施

1. 一般护理

加强休息,注意用眼卫生,劳逸结合。对于视力严重下降者,做好安全护理,防止发生意外。遵医嘱采用糖尿病饮食,积极控制原发疾病。

2. 用药护理

遵医嘱全身用药,从根本上治疗糖尿病,控制血糖水平。应用改善微循环、营养神经的药物。

3. 心理护理

鼓励患者配合治疗,帮助其树立治疗的信心,消除其焦虑、恐惧心理。

七、健康教育

(1)告知患者及其家属糖尿病及糖尿病性视网膜病变的防治知识,强调坚持糖尿病饮食及控制血糖的意义,并监督落实。

(2)嘱患者定期检查眼底,警惕并发症的发生。

(赵成鑫)

第二十节 近 视

近视(myopia)是指眼调节静止状态下,平行光线经眼球屈光系统后聚焦在视网膜之前。近视眼的远点在眼前某一点。

一、病因与发病机制

1. 遗传因素

近视有一定的遗传性,病理性近视可能为常染色体隐性遗传,单纯性近视可能属于多因子遗传。

2. 发育因素

婴幼儿常为生理性远视,随着年龄增长,眼轴逐渐加长而趋向正视,如发育过度则形成近视。

3. 环境因素

近视的发生发展与近距离工作有密切关系,尤其是照明不足、长时间近距离阅读、字迹模糊不清或字体过小及姿势不良等,均可导致近视的发生。

二、分类

1. 根据近视程度分类

低于-3.00 D为轻度近视,-3.00 D～-6.00 D为中度近视,高于-6.00 D为高度近视。

2. 按屈光成分分类

眼球前后径较正常人长,角膜和晶状体曲率正常者为轴性近视;眼的屈光力较强而眼轴长度正常者为屈光性近视。

3. 按是否参与调节作用分类

(1)调节性近视:指长时间近距离读写,导致睫状肌痉挛,调节过度而引起的近视,又称假性近视。用睫状肌麻痹剂可缓解,近视消散呈现正视或远视。

(2)真性近视:占近视的大多数,使用散瞳剂后,近视屈光度未降低。

(3)混合性近视:指散瞳后,近视未完全恢复为正视。

三、临床表现

1. 症状、体征

(1)视力:远视力下降,近视力正常,高度近视者的远视力、近视力均下降。

(2)视力疲劳:过度用眼、屈光参差或全身不适者常出现眼干、异物感、眼睑沉重、眼胀、头痛等视疲劳表现。

(3)眼位偏斜:高度近视者由于调节与集合平衡失调易出现外隐斜或外斜视。

(4)眼球突出:眼球前后径增长,使眼球向前突出,多见于高度近视。

(5)眼底改变:高度近视者可出现眼底退行性变,如玻璃体混浊、液化;豹纹状眼底、近视弧形斑;黄斑部色素紊乱、变性、萎缩、出血;后巩膜葡萄肿。

2. 心理-社会状况

注意了解患者的年龄、学习、生活和工作环境,以及患者对近视的认知程度等。

四、辅助检查

1. 医学验光

客观验光法有检影法、自动验光仪法。主观验光法有插片法、雾视法、红绿双色法、散光表法、交叉圆柱镜法。

2.角膜曲率计

主要用于测定角膜前表面的弯曲度,通过测定角膜中央两条主要子午线上的屈光力来确定角膜散光的轴位和度数。

五、治疗原则

配戴框架眼镜、角膜接触镜,或者选择屈光手术。

六、护理诊断

1.知识缺乏

患者缺乏近视预防和治疗的有关知识。

2.潜在并发症

潜在并发症包括视网膜变性导致视网膜脱离、继发青光眼、并发白内障等。

七、护理措施

1.假性近视患者的护理

对假性近视的患者可使用睫状肌麻痹剂松弛调节,常用1%的阿托品滴眼液和0.5%的托吡卡胺滴眼液。

2.真性近视患者的护理

真性近视患者应在散瞳验光后戴合适凹透镜进行矫正:①戴框架眼镜是最常用和最好的方法,选择获得最佳视力的最低度数的凹透镜片;②角膜接触镜可以增加视野,减少两眼像差,而且不影响眼的外观。教会患者护理和戴眼镜的方法。

3.屈光手术患者的护理

屈光手术包括角膜屈光手术、晶状体屈光手术、巩膜屈光手术。因角膜屈光力约为43 D,占眼球总屈光力的2/3,故在角膜上施以手术较容易改变眼的屈光状态。

(1)角膜屈光手术患者的术前护理:①按内眼手术护理常规进行术前准备;②术前停戴软性角膜接触镜1~2周,停戴硬性透氧性隐形眼镜1个月以上;③全面检查眼部,包括远视力、近视力、屈光度、瞳孔直径、眼底、眼压、角膜地形图、角膜厚度和眼轴长度测量等;④术前3 d眼部停用化妆品和香水。

(2)角膜屈光手术患者的术后护理:①指导患者正确使用眼药水,定期复查,使用激素眼药水的患者应定期测量眼压,一旦发现眼部充血、畏光流泪、分泌物增多,立即到医院就诊;②术后3 d内避免洗头,1周内禁止眼部化妆,1个月内严禁揉眼睛,避免剧烈活动及碰撞眼部,外出时配戴太阳镜,尽量避免眼疲劳;③多食易消化、清淡、富含维生素A的食物,如动物肝脏、瘦肉、牛奶、鸡蛋、新鲜蔬菜、水果等,以利于补充角膜营养,促进角膜伤口愈合。

八、健康教育

(1)指导患者养成良好的用眼卫生习惯:①读书写字时,姿势要端正,眼与读物距离保持25~30 cm。②不要在乘车时、走路时、躺卧时、阳光直射下或光线暗处看书。③避免长时间近距离阅读,控制收看电视和玩游戏机的时间,持续用眼1 h后应休息10 min左右,并向远处眺望,使调节肌得以松弛。

（2）学习环境的光线应充足，无眩光或闪烁，黑板无反光，桌椅高度要合适。

（3）定期检查视力，青少年一般每半年检查一次，如有异常，应及时矫正。

（4）高度近视患者应定期检查视力和眼底，避免剧烈运动，防止眼底出血或视网膜脱离等，如眼前出现闪光或有黑影飘动等异常情况，应立即到医院就诊。

（5）保持身心健康，注意合理饮食，避免挑食，多食富含蛋白质、维生素的食物，保证充足的睡眠时间，锻炼身体，增强体质，保证眼和全身的正常发育。

（6）加强优生优育的宣传教育，减少高度近视遗传因素的影响。

（马嘉桧）

第二十一节　眼钝挫伤

眼钝挫伤(ocular blunt trauma)是由机械性钝力所致的眼外伤，可造成眼球或眼附属器损伤，引起眼内多种结构的病变。眼钝挫伤占眼外伤发病总数的 1/3 以上，严重危害视功能。

一、病因与发病机制

常见致伤因素有飞溅的砖头、木棍、铁块、玩具、球类、拳头、交通事故及爆炸产生的冲击气浪等钝力作用于眼部。钝力除在打击部位造成直接损伤外，还可在眼球内和眼球壁传递，产生多处间接损伤。

二、临床表现

1.症状

症状有眼痛、畏光、流泪、视力下降、复视或视物变形。

2.体征

根据挫伤的部位不同，可出现不同的症状。

（1）眼睑挫伤：眼睑水肿、瘀血肿胀、皮肤擦伤、泪小管断裂及皮下气肿等。

（2）结膜挫伤：结膜水肿、充血，结膜下出血及结膜裂伤。

（3）角膜挫伤：角膜上皮擦伤，角膜基质层水肿、增厚及混浊，后弹力层皱褶。

（4）虹膜睫状体挫伤：可引起外伤性虹膜睫状体炎、外伤性瞳孔散大、虹膜根部断离（瞳孔呈"D"形）、前房积血、房角后退、外伤性低眼压等。

（5）晶状体挫伤：可引起晶状体脱位或半脱位、挫伤性白内障。

（6）其他：眼钝挫伤损伤视网膜、脉络膜或睫状体血管，可发生玻璃体积血、视网膜震荡或脱离以及视神经损伤，严重钝挫伤发生于薄弱的角巩膜缘或眼球赤道部可导致眼球破裂。

3.心理-社会状况

患者因受伤、疼痛、视力下降等而出现烦躁、焦虑、悲观情绪。

三、辅助检查

裂隙灯显微镜、检眼镜、X线、CT及超声检查等可确定眼球、眼附属器损伤的部位以及损伤的程度。

四、治疗原则

根据眼钝挫伤的部位、表现、程度等,进行对症治疗,包括药物治疗和手术治疗。

五、护理诊断

1.眼痛

眼痛与眼组织损伤及眼压升高有关。

2.视力下降

视力下降与眼内积血和眼内组织损伤有关。

3.潜在并发症

潜在并发症包括继发性青光眼、前房积血、玻璃体积血、虹膜睫状体炎、视网膜裂孔与脱离等。

4.焦虑

焦虑与担心形象受损、预后不良有关。

5.知识缺乏

患者缺乏眼外伤的相关防治知识。

六、护理措施

1.治疗护理

(1)眼睑挫伤者,如眼睑瘀血肿胀,48 h内冷敷,之后给予热敷;给予皮肤裂伤者清创缝合;泪小管断裂,应给予吻合;眼睑皮下气肿,嘱患者禁止用力擤鼻。

(2)结膜挫伤者,如单纯结膜水肿、充血、结膜下出血及结膜裂伤,应用抗生素眼药水预防感染;对严重结膜撕裂伤者,应给予缝合。

(3)角膜上皮擦伤者,涂抗生素眼药膏后包扎,通常24 h可愈合,第2天复查;角膜基质层水肿者,可选用糖皮质激素滴眼液滴眼,必要时用散瞳剂;角巩膜裂伤者应在显微镜下进行手术缝合。

(4)外伤性虹膜睫状体炎患者的护理与虹膜睫状体炎患者的护理相同;外伤性瞳孔散大,轻者可全部或部分恢复,重者不能恢复;虹膜根部断离伴复视患者,可考虑虹膜根部缝合术;前房积血,取半坐卧位,观察眼压、视力及前房积血的变化,前房积血严重者,应用降眼压药物,药物不能控制眼压时可行前房穿刺术以放出积血。

(5)晶状体挫伤者、晶状体不全脱位者应住院观察病情,如引起严重的视力下降及继发性青光眼等并发症,应立即手术摘除。

2.病情观察

严密监测患者的视力、眼压和前房积血情况,观察伤口有无分泌物、出血、感染等。

3.一般护理

保持室内环境安静。病情较重者应卧床休息;前房积血患者应采取半卧位,并包扎双眼。给予患者高营养、易消化的软食,嘱其多食蔬菜、水果,保持大便通畅。

4.心理护理

突来的创伤打击,影响视力及眼部外观,患者会出现不同程度的焦虑、悲观情绪,应耐心地向患者说明病情及治疗情况,加强心理护理,稳定患者的情绪,使其配合治疗。

七、健康教育

（1）加强安全教育，严格执行安全生产制度，提高自我防护意识。

（2）发生眼钝挫伤时应及时就医，以免延误治疗。

（3）讲解眼钝挫伤并发症的原因和症状，嘱患者积极预防并发症的发生，如有不适应及时就诊。

（4）指导患者出院后遵医嘱按时用药，积极治疗，了解复诊的意义，定时复查。

（马嘉桧）

第二十二节 眼球穿通伤

眼球穿通伤（perforating injury of eyeball）是指由锐器的刺入或高速飞行的异物碎片击穿造成眼球壁全层裂开。按其损伤部位可分为角膜穿通伤、角巩膜穿通伤、巩膜穿通伤。眼球穿通伤的预后与视功能的恢复主要取决于损伤的严重程度、部位、有无感染及处理是否及时。

一、病因与发病机制

眼球穿通伤多见于锐器（如针、刀、剪或高速飞射的异物碎片等）刺伤。由于眼球组织结构精细而脆弱，故眼球穿通伤的损害严重而复杂，是致盲的主要因素。

二、临床表现

1. 症状

有明确眼部创伤史，伴有不同程度的视力下降、眼痛、流泪、畏光等症状。

2. 体征

（1）角膜穿通伤：最常见。单纯性角膜穿通伤，伤口小且规则，可自行闭合；复杂性角膜穿通伤，伤口大而不规则，常伴虹膜脱出，晶状体损伤，前房积血。

（2）角巩膜穿通伤：常引起虹膜睫状体、晶状体和玻璃体的损伤、脱出，眼内出血，多伴有葡萄膜组织脱出。

（3）巩膜穿通伤：较小的巩膜伤口不易发现，伤口处仅见球结膜下出血；大的伤口伴脉络膜、玻璃体和视网膜的损伤和出血。

（4）交感性眼炎：一只眼受穿通伤后炎症反应持续不退，经一段潜伏期后引起另一只眼肉芽肿性葡萄膜炎，伤眼称为诱发眼，另一只眼称为交感眼。在睫状体区发生巩膜穿通伤，葡萄膜组织嵌顿于创口或有眼内异物存留时，可发生交感性眼炎。

（5）异物碎片击穿眼球壁，异物可存留于眼内。

3. 心理-社会状况

眼球穿通伤多突发于青壮年男性，患者很难在短时间接受视力受损及面容受损的现实，往往会有巨大的身心创伤，有的甚至会产生悲观、绝望心理。

三、辅助检查

裂隙灯显微镜、X线、CT、超声波、MRI检查可查出不同性质的眼内异物及定位。

四、治疗原则

眼球穿通伤为眼科急症。治疗原则是及时缝合伤口,及早取出眼内异物,恢复眼球的完整性,防止感染及并发症的发生。

五、护理诊断

1.眼痛

眼痛与眼组织损伤有关。

2.视力下降

视力下降与角膜伤口、眼内组织损伤及眼内积血有关。

3.组织完整性受损

组织完整性受损由眼球穿通伤引起。

4.潜在并发症

潜在并发症包括外伤性白内障、外伤性感染性眼内炎、交感性眼炎、外伤性增生性玻璃体视网膜病变等。

5.焦虑

焦虑与担心视力不能恢复及面容受损有关。

六、护理措施

1.治疗护理

(1)协助医师做好伤口的清洁保护,及时做好术前准备。术前禁忌剪睫毛和冲洗结膜,防止眼压升高和增加感染机会。

(2)遵医嘱常规注射破伤风抗毒素,全身应用抗生素,必要时加糖皮质激素。用抗生素眼药水频繁点眼。

(3)严格执行各项无菌操作,严防眼内感染的发生。

2.病情观察

密切检测患者的视力及眼部伤口的变化,如有眼压升高、视力下降等情况,应及时通知医师予以对症处理;观察非受伤眼,早发现、早治疗可能并发的交感性眼炎;严密观察有无外伤性白内障、外伤性感染性眼内炎、外伤性增生性玻璃体视网膜病变等并发症的临床体征。

3.一般护理

保持环境安静,室内光线宜暗,嘱患者注意休息,饮食宜清淡、易消化。

4.心理护理

多数患者为意外伤害,且直接影响视力和眼部外观,患者常焦虑、悲观、绝望,应及时给予心理疏导,使其情绪稳定,积极配合治疗。

七、健康教育

(1)加强安全教育,增进工作人员的自我防护意识,使其戴好防护眼镜。儿童远离刀、剪等利器。

(2)向患者及其家属讲解交感性眼炎的特征及预后,如健眼出现不明原因的眼部充血、疼痛、视力下降,应及时就诊。

（3）指导患者出院后用药的方法和注意事项，定期复查，眼内异物未取出者，需择期行异物取出术。

（赵成鑫）

第二十三节　先天性耳前瘘管

先天性耳前瘘管是一种最常见的先天性耳畸形。瘘管是一种有分支而弯曲的盲管，多为单侧性，也可为双侧性。瘘口多位于耳轮脚前，另一端为盲管。可因各种原因引起继发感染。

一、病因

本病是胚胎时期形成耳郭的第一、第二鳃弓的 6 个小丘样结节融合不良或第一鳃沟封闭不全所致，是一种常染色体显性遗传疾病，但存在不规则显性遗传及表现的差异，目前尚未发现其致病基因。

二、临床表现

先天性耳前瘘管出生时即存在，主要表现为盲端小管开口于外耳皮肤上，多见于耳轮脚前，少数可开口于耳轮的后上边缘、耳屏及耳垂。挤压时可排出少量白色黏稠性或干酪样分泌物从瘘口溢出。

平时无自觉症状，感染时，局部出现红肿、疼痛、溢脓。反复感染者，可形成脓肿，瘘管周围或其远端皮肤发生溃烂，局部形成脓瘘或瘢痕。

三、辅助检查

（1）做血常规、尿常规检查。
（2）检查电解质、凝血及肝肾功能。
（3）筛查感染性疾病（乙肝、丙肝、梅毒、艾滋病等）。

四、治疗原则

无症状者可暂时不予以处理。如有感染溢脓，需用抗生素控制感染；如有脓肿，需切开排脓，局部换药治疗。待感染控制、局部愈合后再行瘘管切除术。行瘘管切除术时，术前应将少许亚甲蓝注射液注入瘘管内，便于术中识别，并以探针为引导，将瘘管及其分支彻底切除。

五、护理评估

1.健康史

评估患者近期有无急性感染等情况，有无其他先天性疾病及瘘管反复感染史。

2.身体状况

评估患者耳周有无白色黏稠性或干酪样分泌物从瘘管口溢出，局部有无红肿疼痛或化脓，有无形成囊肿或脓肿、脓瘘或瘢痕。

3.心理-社会状况

评估患者的年龄、性别、职业、文化水平、工作环境、饮食习惯、性格特点以及家庭支持系统状态等,了解其对本病的认知程度及心理状态。

六、常见护理诊断/问题

1.有感染的危险

感染与抵抗力下降或细菌入侵而引起感染化脓有关。

2.知识缺乏

患者缺乏先天性耳前瘘管日常及手术后的自我护理知识。

七、护理措施

1.术前护理

(1)一般护理:急性感染时,遵医嘱使用抗生素。测量患者的体温,若患者体温较高,可适当予以物理降温或药物降温。

(2)脓肿切开护理:瘘管脓肿形成时,配合医师切开排脓。剃除脓肿周围毛发并清洗干净,常规消毒,局部麻醉,选择脓肿波动感最明显处下方或体位引流最低部位,经皮纹方向切开。可先用过氧化氢溶液冲洗,再用生理盐水、甲硝唑溶液或生理盐水加庆大霉素8万U彻底清洗脓腔及瘘管。留置引流管后加压包扎。每日换药,换药时观察脓腔大小、瘘管周围皮肤有无溢脓,观察脓液的颜色、量,为脓肿切开后选择手术方式和手术时机提供依据。

(3)心理护理:做好健康教育,说明本病的特点与手术的相关注意事项,并告知治疗效果,消除患者的焦虑与恐惧情绪,使其积极配合手术。

2.术后护理

(1)体位护理:手术在全身麻醉或局部麻醉下进行,术后患者清醒后即可选择健侧卧位或平卧位,以减少对局部伤口的刺激。

(2)局部伤口护理:术后24~48 h予以换药,保持伤口清洁、干燥。

(3)出血的护理:术后局部加压包扎以达到止血的目的。观察局部敷料是否清洁、干燥,若渗血较多,应告知医师,协助医师查明出血原因,排除因手术原因导致的出血。

3.健康教育

(1)指导患者及其家属出院后进行正确的伤口护理,保持伤口清洁、干燥,注意观察伤口有无红、肿、痛、渗液等情况。术后出现局部疼痛、红肿、有分泌物等情况应及时到医院复诊。

(2)日常应保持外耳清洁,勿用手自行挤压瘘管,避免污水进入瘘管。

(穆翠琴)

第二十四节　先天性外耳及中耳畸形

先天性外耳及中耳畸形常同时发生,前者系第一、第二鳃弓发育不良以及第一鳃沟发育障碍所致。后者伴有第一咽囊发育不全,可导致鼓室内结构、咽鼓管甚至乳突发育畸形等。临床上习惯统称为"先天性小耳畸形"。

一、病因

在胚胎 3 个月内遗传因素、药物损害或病毒感染,均可影响耳郭发育而出现畸形,可发生在单侧或双侧。

二、临床表现

根据畸形程度可将本病分为四型。

(1)Ⅰ型:轻度畸形,耳郭形体较小,但各结构清晰可辨。

(2)Ⅱ型:中度畸形,耳郭稍小,结构部分保留。

(3)Ⅲ型:重度畸形,在原耳郭部位仅存部分耳郭软骨和耳垂。

(4)Ⅳ型:完全无耳。

三、辅助检查

1.听功能检查

(1)音叉试验:包括韦伯试验和林纳试验。韦伯试验:内耳功能正常偏患侧,内耳功能异常可偏健侧;林纳试验:内耳功能正常为阴性,内耳功能异常可为阳性。

(2)电测听:纯音气骨导测试,内耳功能正常者呈传导性聋曲线,内耳功能异常者呈感音神经性聋曲线。

2.影像检查

耳部 X 线、CT、MRI 检查,可以确定耳畸形的程度和类型。

四、治疗原则

对因耳郭形态异常影响外观而要求治疗者,可根据病情和年龄行整形手术矫正。手术时机如下。

(1)单耳畸形而另耳听力正常者,手术一般在 6～8 岁进行。

(2)单侧外耳道闭锁伴有感染性瘘管或胆脂瘤形成者,可视具体情况提前手术。

(3)双耳畸形伴中度以上传导性聋者,应及早对畸形较轻的耳手术(一般在 2 岁以后),以提高听力,促进患儿言语智力的发育,患儿亦可佩戴软带骨导式助听器直至手术。

五、护理评估

1.健康史

评估患者是否出生时就有耳部的畸形。患者母亲怀孕时有无感染或服药史。了解患者的生活习惯、性格状况、健康状况、药物过敏史、手术史、家族遗传史等。

2.身体状况

评估患者耳郭畸形分型,有无听力减退,有无耳鸣,有无眩晕等。

3.心理-社会状况

评估患者的年龄、性别、文化层次、对此疾病的认知程度,以及听力下降对患者日常生活的影响程度。了解其心理状态,评估有无因耳郭畸形导致外观形象改变而产生的自卑、焦虑、悲观情绪。

六、常见护理诊断/问题

1.疼痛

疼痛与手术切口有关。

2.有感染的可能

感染与耳郭成形术有关。

3.焦虑

焦虑与担心术后耳朵的外形不能恢复正常有关。

七、护理措施

1.术前护理措施

(1)术前准备。

患者准备:①遵医嘱给予术区备皮、行药物过敏试验等;②全麻患者按手术常规要求禁食、禁饮。

物品准备:准备术中用物。

(2)术前指导:向患者详细讲解手术的基本过程和手术中的配合方法,呼吸训练、床上使用便器等。

(3)心理护理:建立良好关系,耐心与患者进行沟通交流,给予必要的情感支持,帮助患者提高适应能力,使患者能正确面对自身形象的改变,并能采取应对措施恢复自身形象。介绍成功案例,帮助患者建立合理的期望值,取得患者与家属的理解,达成共识,同时增强手术信心。

2.术后护理措施

(1)一般护理:遵医嘱严密观察并记录生命体征的变化,包括体温、脉搏、呼吸、血压。患者全麻清醒后取平卧位或健侧卧位,避免患耳受压。护士应加强巡视,发现问题,及时处理。

(2)伤口护理:观察伤口有无渗血及血肿,观察皮瓣血供情况并记录,如有异常,及时向医师报告。

对胸部取肋软骨的患者,注意胸部伤口的护理:①用胸带加压包扎伤口,防止伤口出血;②观察伤口处敷料有无渗血;③鼓励患者咳嗽、咳痰,定时雾化吸入,尽早下地活动,防止肺部感染;④观察呼吸,有无气胸。

(3)管道护理:负压引流管一般持续引流7 d,观察引流液的颜色、性状及量,及时记录;保持引流管通畅,防止引流管脱落,如有异常,及时更换或通知医师。

(4)疼痛护理:及时评估疼痛的部位、性质和持续时间,必要时遵医嘱给予镇痛剂;咳嗽时,用双手护住胸部伤口,同时收缩腹部肌肉,使胸部轻轻振动,促进痰液排出。

(5)并发症的护理:术后严密观察患者的呼吸,若出现呼吸困难或呼吸急促,需警惕气胸的发生。

(6)饮食护理:指导患者进食富含营养、易消化、清淡食物,保证蛋白质、维生素的摄入,避免坚硬、辛辣等刺激性食物,增强机体抵抗力,促进伤口愈合。

(7)心理护理:给予患者更多的关心及照顾,主动与患者进行沟通交流,使其有社会归属感。鼓励同病室患者与其交流,消除其自卑感。

3.健康教育

(1)耳郭再造手术后患者腿部或胸部有伤口,活动不便时应多加小心,需要家属陪同,避免跌倒。

（2）术侧耳部避免受到外力撞击,睡觉时避免受压。防止皮肤破损或受伤,预防冻伤和暴晒等。注意清洁卫生,待创面完全愈合后方可洗澡。

（穆翠琴）

第二十五节　先天性内耳畸形

先天性内耳畸形种类繁多,随着高分辨率 CT 和磁共振的应用,目前诊断率不断提高。根据畸形的部位和严重程度将畸形分为耳蜗畸形、前庭畸形、半规管畸形、内听道畸形及前庭导水管和耳蜗导水管畸形。临床上常见的有大前庭水管综合征和不完全分割 Ⅱ 型。

一、病因

先天性遗传性内耳畸形患者有家族遗传病史。

先天性感染性畸形是胚胎早期母体感染疾病所致,如风疹病毒、麻疹病毒感染等;理化因素损伤性畸形是胚胎时期受药物所致。

二、临床表现

主要表现为患耳听力障碍,有波动性听力障碍、重度听力障碍或者全聋。有些患者出生时即无听力,有些则发病晚。有些患者可伴随眩晕、脑脊液耳鼻漏等症状。

三、辅助检查

1.听功能检查

（1）音叉试验:韦伯试验显示内耳功能异常可偏健侧,林纳试验显示内耳功能异常可为阳性。

（2）电测听:纯音气骨导测试,内耳功能异常者呈感音神经性聋曲线。

2.影像学检查

根据听功能情况选择 X 线、CT 或 MRI 检查,协助确定病变部位、范围及程度等。

四、治疗原则

根据耳聋的程度,可采用不同的治疗方式。

（1）听力下降早期可静脉快速滴注 20% 的甘露醇。

（2）有残余听力者可佩戴助听器。

五、护理评估

1.健康史

询问患者其母亲在妊娠时有无病毒感染或服用致畸药物、频繁接触放射线及电磁波等物理因素史。了解患者的生活习惯、健康状况、药物过敏史、手术史、家族遗传史等。

2.身体状况

患者一般有严重的听力障碍,了解其是否有发作性眩晕,是否有其他肢体及内脏畸形。

3. 心理-社会状况

评估患者的年龄、性别、职业、文化水平、智力发育、饮食习惯、性格特点以及家庭支持系统状态等，了解其对本病的认知程度及心理状态，以及听力下降对患者日常生活的影响程度。

六、常见护理诊断/问题

1. 语言沟通障碍

语言沟通障碍与听力严重障碍，不能有效沟通有关。

2. 疼痛

疼痛与手术切口有关。

3. 有感染的可能

感染与机体对植入的异物发生排斥反应有关。

4. 皮肤完整性受损

皮肤完整性受损与术后伤口部位有瘢痕或突起有关。

5. 知识缺乏

患者缺乏有关手术的配合知识和自我保健知识。

七、护理措施

1. 术前护理措施

(1)患者准备：①遵医嘱给予术区备皮、行药物过敏试验等；②全麻患者按手术常规要求禁食、禁饮；③完善相关术前检查。

(2)心理护理：建立良好关系，耐心与患者进行沟通交流，利用各种方式（手语、口形、书面文字）与患者沟通，或向其家属说明手术的目的、讲解手术的基本过程和手术中的配合方法。

2. 术后护理措施

(1)一般护理：行人工耳蜗植入的患者术后 6 h 内应平卧，6 h 后可将头部抬高 15°～30°或取半坐卧位，避免患耳受压。护士应加强巡视，发现问题，及时处理。

(2)病情观察：遵医嘱严密观察并记录生命体征的变化，包括体温、脉搏、呼吸、血压、神志、瞳孔，有无面瘫、恶心呕吐、高热、寒战、头痛、嗜睡等颅内外并发症，如有异常，及时向医师报告，配合抢救工作。

(3)伤口护理：观察伤口有无渗血及血肿，伤口敷料是否松动，如有异常，告知医师及时更换。

(4)用药护理：遵医嘱使用抗生素预防感染，若术后出现面瘫，遵医嘱使用糖皮质激素或营养神经的药物，观察用药效果，注意用药后的不良反应。

3. 健康教育

(1)注意保暖，防止感冒，并掌握正确的擤鼻方式，勿用力擤鼻。

(2)嘱患者勿剧烈运动，以免电极脱落。

(3)人工耳蜗术后患者 1 个月后到医院调试开机。患儿尽早进行语言培训，训练说话能力。

(穆翠琴)

第二十六节　耳郭外伤

耳郭外伤是指各种外力因素造成的耳郭损伤。常见的耳郭外伤有挫伤、撕裂伤、切割伤、枪击伤和烧伤等。临床以前两者为多见，可单独发生，亦可伴发头面部损伤。

一、病因

因耳郭外露于头两侧，易遭受外力损伤。挫伤多由钝器撞击所致；撕裂伤多由钝器或锐器撞击以及外力撕扯等原因所致；天气寒冷，外耳保暖不足可造成耳郭冻伤。

二、临床表现

1.耳郭挫伤

轻者仅耳郭皮肤擦伤或局部红肿，多可自愈。重者软骨膜下或皮下积血，形成血肿，血肿可波及外耳道，表现为耳郭周围青紫或软骨膜下血肿。

2.耳郭撕裂伤

轻者仅有一个裂口，少量出血。重者有组织缺损，甚至耳郭部分或完全断离，创缘多不整齐。

3.耳郭切割伤

创缘多较整齐。

4.耳郭枪击伤

组织多缺失。

5.耳郭烧伤

依其烧伤程度可见局部红肿、水肿、溃烂，皮肤和软骨坏死，晚期瘢痕组织增生，耳郭发生粘连或畸形。

三、辅助检查

1.耳部检查

做咽鼓管检查、中耳和乳突检查、听力检查、前庭功能检查。

2.CT 和 MRI 检查

明确耳部病变组织的性质。

3.外耳检查

主要检查外耳道、耳郭、鼓膜有无异常。

4.耳郭检查

以望诊和触诊为主，观察耳郭有无畸形、红肿、损伤。

四、治疗原则

(1)对挫伤引起的小的软骨膜下血肿，以注射器将积血抽出后加压包扎即可；大块的血肿或已凝成血凝块者，则需切开，取出凝血块，缝合后加压包扎。处理时需严格无菌操作，防止继发感染。

(2)对有创面的损伤，应彻底清洗伤口，止血、清创、缝合，注意不应缝合软骨膜。清创时应尽可能地保存组织,以免导致严重畸形。

(3)预防感染:术后应用抗生素防止感染,对于有创面的不洁损伤,还应注意注射破伤风抗毒素前应做皮内试验,以免发生过敏性休克。

五、护理评估

1.健康史

询问患者外伤史,了解受伤的时间、场所、致伤物和外力大小,以及是否采取应急处理措施等。评估患者有无合并头面部损伤等。了解患者耳部的既往状况。

2.身体状况

评估耳郭有无血肿、出血、断裂、缺损或畸形。

3.心理-社会状况

评估患者的年龄、性别、文化水平、职业及家庭经济状况等,了解其对耳外伤危害性的认知程度。患者有无因局部畸形导致外观形象改变而产生焦虑、悲观情绪。

六、常见护理诊断/问题

1.急性疼痛

急性疼痛与耳郭机械性损伤有关。

2.有感染的危险

感染与耳郭完整性受损、污染有关。

3.焦虑

焦虑与局部症状较重、担心疾病预后有关。

4.自我形象紊乱

自我形象紊乱与耳郭完整性受损、耳郭畸形有关。

七、护理措施

(1)告知患者疼痛的原因和可能持续的时间,积极协助医师处理伤口,必要时遵医嘱给予镇痛剂。

(2)观察耳郭的温度和颜色,注意生命体征的变化,发现异常,及时通知医师。

(3)遵医嘱应用抗生素,观察用药后反应。

(4)健康教育。①讲解疾病相关知识,指导患者注意保护外耳,避免外力碰撞。②冬季注意耳部保暖,防止耳郭冻伤。③指导患者改善身体外观的方法,例如,女性患者可留长发来遮挡耳郭的畸形。鼓励患者参加正常的社交活动。

(穆翠琴)

第二十七节　鼓膜外伤

鼓膜外伤是指各种外力因素造成间接或直接的外力损伤。常见的有器械伤、医源性损伤和压力伤等。

一、病因

鼓膜位于外耳道深处,结构菲薄,在传音过程中起重要作用。鼓膜外伤多为直接或间接的外力所致,有以下几种原因。

1. 器械伤

如用火柴梗、牙签等挖耳刺伤鼓膜。

2. 医源性损伤

取盯聍、外耳道异物等造成医源性损伤。

3. 烧伤

如矿渣、火花等烧伤。

4. 压力伤

掌击耳部、爆破、炮震、放鞭炮、高台跳水及潜水等造成压力伤。

5. 其他

颞骨纵行骨折、火花溅入、小虫飞入亦可造成鼓膜损伤。

二、临床表现

鼓膜破裂后,患者可突感耳痛、听力下降伴耳鸣,外耳道少量出血,有耳内闷塞感。单纯的鼓膜破裂,听力损失较轻。压力伤除引起鼓膜破裂外,还可由于镫骨剧烈运动而致内耳受损,出现眩晕、恶心及混合性聋。

三、辅助检查

(1)耳镜检查。

(2)听力检查:为传导性聋或混合性聋。

四、治疗原则

(1)清除外耳道内存留的异物、血凝块和脓液等。保持耳内干燥,如无继发感染,局部禁止滴入任何滴耳液。

(2)预防上呼吸道感染,嘱患者勿用力擤鼻涕,以防来自鼻咽部的感染。如无感染征象,不必应用抗生素。

(3)如无继发感染,禁用外耳道冲洗或滴药。穿孔愈合前,禁游泳或任何水液入耳。

五、护理评估

1. 健康史

评估患者的外伤史,了解患者受伤原因、经过,有无听力减退、突发耳聋等情况。了解患者有无用硬物挖耳等不良习惯。

2. 身体状况

评估患者有无突发性耳痛、听力减退、耳鸣、耳闷、耳出血,合并颞骨骨折时有无脑脊液耳漏的表现。

3. 心理-社会状况

评估患者的年龄、性别、职业、文化水平、工作环境、饮食习惯、性格特点以及家庭支持系统状态等,了解其对本病的认知程度及心理状态。

六、常见护理诊断/问题

1. 急性疼痛

急性疼痛与外力冲击、鼓膜外伤有关。

2. 自我认同紊乱

自我认同紊乱与鼓膜穿孔或内耳受损有关。

3. 有感染的危险

感染与鼓膜穿孔处理不当有关。

4. 焦虑

焦虑与听力减退有关。

5. 知识缺乏

患者缺乏预防鼓膜外伤的相关知识。

七、护理措施

1. 一般护理

对眩晕患者,嘱其卧床休息,注意活动安全,给予清淡、半流质饮食,症状缓解后可进普食。禁止洗耳、滴耳。可用小棉签小心清除外耳道异物或血迹,可在外耳道口放置一个消毒酒精棉球,防止外界污物进入中耳。

2. 病情观察

单纯鼓膜穿孔,多在伤后3~4周自然愈合。重点观察耳道内是否有脓性分泌物。注意了解听力下降、耳鸣等症状是否改善,如有异常,应及时通知医师。鼓膜穿孔4周内未自行愈合的患者,需行鼓室成形术、鼓膜修补术。

3. 伤口护理

禁止洗耳、滴耳。可用小棉签小心清除外耳道异物或血迹,防止外界污物进入中耳。

4. 疼痛护理

耳痛特别剧烈时,及时给予疼痛评估,按照评分予以疼痛阶梯治疗。

5. 并发症的护理

(1)遵医嘱给予广谱抗生素3~7 d,防止继发感染。

(2)出现眩晕、呕吐时,遵医嘱给予口服改善眩晕及呕吐的药物,严重者给予静脉滴注。

6. 心理护理

向患者讲解疾病相关知识和预后,适当分散其注意力,消除患者焦虑不安的心理,使其积极配合治疗。

7. 健康教育

(1)告知患者外伤后3周内外耳道不可进水或滴药,勿用力擤鼻、打喷嚏等,避免继发中耳感染而影响鼓膜愈合。

(2)养成良好的卫生习惯,不可用发夹、木签等硬物挖耳,取耵聍时应选择恰当的用具,要小心、适度,避免伤及鼓膜。

(3)遇到爆破情况或进行跳水、潜水时,可以使用耳塞保护双耳。在强气压环境中工作时要戴防护耳罩。

(穆翠琴)

第二十八节　脑脊液耳漏

脑脊液耳漏是指由于各种原因脑脊液循环系统特别是蛛网膜下隙与中耳相通,以致脑脊液流入中耳,流出外耳道,称为脑脊液耳漏。

一、病因

本病常由颅脑外伤引起颅底骨折、先天性畸形、中耳和颞骨破坏性病变、中耳手术不当引起。

二、临床表现

脑脊液经外耳道流出,初期因混有血液而呈浅红色,以后则逐渐变为清亮液体。可能存在头痛头晕、耳鸣、听力下降、耳内闭塞感等症状。

三、辅助检查

(1)对漏出液做糖定性和定量检查。

(2)影像学检查:CT/MRI 检查帮助其明确诊断。

四、治疗原则

外伤性脑脊液耳漏患者经保守治疗多可自愈,采取平卧位,予以抗生素预防感染。若保守治疗无效,则需行手术治疗。

化脓性中耳炎并发脑脊液耳漏时,应行乳突探查术,彻底清除病变组织,查找漏口,及时修补。同时给予足量抗生素预防或控制感染,并给予脱水剂治疗。

五、护理评估

1. 健康史

询问并了解患者耳内流水持续的时间、颜色、性质及量,有无外伤史或耳手术史,有无耳内和颅内其他病变。

2. 身体状况

评估患者是否有耳鸣、听力下降、耳内闭塞感,是否头痛、头晕,平卧时减轻的症状。

3. 心理-社会状况

评估患者的年龄、性别、职业、文化水平、工作环境、饮食习惯、性格特点以及家庭支持系统状态等,了解其对本病的认知程度及心理状态。

六、常见护理诊断/问题

1. 急性疼痛

急性疼痛与外力冲击引起颅脑外伤有关。

2. 有感染的危险

感染与对脑脊液耳漏处理不当导致颅内逆行感染有关。

3. 焦虑

焦虑与突发外伤或病程时间长,担心预后有关。

4.知识缺乏

患者缺乏脑脊液耳漏的治疗相关知识。

七、护理措施

1.一般护理

患者应采取平卧位,保持外耳道清洁,禁止耳内滴药或进水;限制水和盐的摄入,避免低头、用力、屏气等动作;预防感冒,防止咳嗽、打喷嚏;注意营养的摄入,提高机体抵抗力,多吃高纤维食物,预防便秘,保持大便通畅。

2.病情观察

严密观察患者的生命体征、神志和瞳孔,有无恶心呕吐、头痛头晕、寒战、高热、嗜睡、颅内感染等并发症;观察有无清亮液体自耳部流出,患者低头、用力、咳嗽、打喷嚏时液体增多,平卧时液体减少等现象;颅脑外伤患者应注意耳部伤口有无渗血和出血。

3.用药护理

遵医嘱使用抗生素,预防和控制感染。遵医嘱使用降颅内压药物,预防头痛。

4.术后护理

对于保守治疗4~6周未好转的患者,则需行手术治疗,做好患者的心理护理,向患者说明手术目的、方式、术后可能存在的不适及如何与医师配合。根据手术方式予以耳部的术后护理。手术后应特别注意适当卧位,注意观察脑脊液漏是否再次发生和有无颅内感染等并发症。

5.健康教育

(1)注意保暖,预防感冒,指导患者掌握正确的擤鼻方法,勿用力擤鼻。

(2)注意保持外耳道清洁、干燥,洗头、沐浴时应用棉球堵塞外耳道口,防止污水进入耳内。

(3)有严重眩晕的患者应继续卧床休息2~3周。继续按医嘱服药,定期随访。

(4)注意营养的摄入,增强机体抵抗力。日常生活中做好自身防护。

(穆翠琴)

第二十九节　耳郭假囊肿

耳郭假囊肿又名耳郭非化脓性软骨膜炎、耳郭浆液性软骨膜炎、耳郭软骨间积液等,是指耳郭软骨夹层内的非化脓性浆液性积液所形成的囊肿。本病多发生于一侧耳郭的外侧前面上半部,内为浆液性渗出液,形成囊肿样隆起。男性发病者多于女性。本病多发于20~50岁成年人,常发生于单侧耳郭。

一、病因

病因尚未明确,可能是某些机械性刺激(如碰撞、挤压等),引起局部循环障碍、组织间出现反应性渗出液聚积所致。也有学者认为是先天性发育不良,即胚胎第一、第二鳃弓的6个耳丘融合异常,遗留潜在的组织腔隙,留下了发生该病的组织基础。

二、临床表现

1. 症状

患者常偶然发现耳郭前上方局限性隆起，逐渐增大。小的可无任何症状，大的可有胀感、波动感、灼热感或痒感，常无痛感或仅感微痛。

2. 体征

囊性隆起多位于舟状窝、三角窝，偶可波及耳甲腔，但不侵及耳郭后面。囊肿边界清楚，皮肤色泽正常。透照时透光度良好，可与血肿区别。穿刺抽吸时，可抽出淡黄色清亮液体，培养无细菌生长。

三、辅助检查

1. 常规检查

（1）做血、尿、便常规检查。

（2）穿刺液细菌培养为阴性。

（3）做胆红素总量、直接胆红素、总蛋白的球蛋白检查。

2. 病理检查

确定囊肿的性质。

四、治疗原则

1. 理疗

起病初期或为小囊肿，可用紫外线照射、超短波、冷敷等理疗方法以促进渗液吸收并控制继续渗出。

2. 穿刺抽液、局部压迫法

在严格无菌条件下将囊液抽出，然后用石膏固定压迫局部或用细纱条等物压迫局部后，以纱布、绷带进行包扎。也可将两片圆形（直径约 1.5 cm）的磁铁置于囊肿部位的耳郭前后，用磁铁吸力压迫局部。

3. 手术

久治不愈者可行手术治疗，切除部分囊壁，清除积液后加压包扎。

五、护理评估

1. 健康史

评估患者睡觉时的习惯卧姿，有无挤压耳郭的情况，是否有经常触摸耳郭的习惯等。

2. 身体状况

评估耳郭外侧面有无局限性隆起，囊肿有无胀感、痒感、波动感。

3. 心理-社会状况

评估患者的年龄、性别、职业、文化水平、工作环境、饮食习惯、性格特点以及家庭支持系统状态等，了解其对本病的认知程度及心理状态。

六、常见护理诊断/问题

1. 舒适度减弱

舒适度减弱与耳郭软骨间积液有关。

2.知识缺乏

患者缺乏耳郭假囊肿的预防和护理知识。

七、护理措施

(1)观察病情,询问患者有无不适感,做好心理护理。

(2)协助医师在严格无菌状态下行局部穿刺抽液,并给予加压包扎,避免牵拉患耳,引起不适。

(3)对行物理疗法的患者,应认真执行操作规程,并告知患者治疗目的和相关注意事项。

(4)健康教育:①保持耳郭囊肿部位清洁,勿乱敷药物,以免继发感染,引起化脓性软骨膜炎而导致耳郭畸形。②注意避免对耳郭的机械性刺激,例如,指导患者睡觉时使用软枕头,勿经常触摸或挤压耳郭等,防止造成局部微循环障碍。

(穆翠琴)

第三十节　外耳道耵聍栓塞

外耳道软骨部皮肤具有耵聍腺,其分泌物称耵聍。耵聍分泌过多或排除受阻时,逐渐形成团块,阻塞外耳道,称外耳道耵聍栓塞。

一、病因

正常情况下,耵聍可随着张口、咀嚼等下颌运动自行脱落排出。可导致耵聍排出受阻的几种因素如下。

(1)有外耳道肿物、异物、瘢痕、狭窄、畸形等。

(2)炎症等刺激导致耵聍分泌过多。

(3)有油性耵聍或耵聍变质。

(4)老年人肌肉松弛,下颌关节运动无力,外耳道口塌陷,且老年人耵聍腺萎缩,耵聍变干燥,不易脱落。

二、临床表现

(1)根据耵聍大小、阻塞部位及阻塞程度的不同,症状也有所不同。耵聍小、未完全阻塞耳道时,仅有局部瘙痒感。耵聍大、完全阻塞耳道时,可有听力减退、耳闷塞感,并伴耳痛、眩晕。耵聍阻塞外耳道后壁时,可有咳嗽症状。

(2)如有感染,外耳道皮肤红肿可致耳痛加剧,有脓液。

三、辅助检查

1.耳镜检查

可见黄色、棕黑色或黄褐色块状物堵塞外耳道。

2.听力检查

结果为传导性听力损失。

四、治疗原则

取出耵聍是唯一的治疗方法，操作时应耐心、细致，动作轻柔，避免损伤外耳道及鼓膜。

（1）对可活动、未完全阻塞外耳道的耵聍可用膝状镊或耵聍钩取出。耵聍较软，可将其与外耳道壁分离后分次取出。耵聍较硬，用耵聍钩从外耳道后上壁将耵聍与外耳道壁分离出缝隙后，将耵聍钩扎入耵聍团块中间，慢慢钩出，尽量完整取出。

（2）耵聍干硬，难以取出，可先滴入 5%的碳酸氢钠溶液，每天滴 4～6 次，待耵聍软化后用生理盐水冲洗外耳道清除。已有外耳道炎者，给予抗生素控制炎症。

（3）耵聍较深，难以取出或患者配合欠佳，可在充分软化耵聍后在耳内镜辅助下清理，以便充分清理外耳道耵聍，操作时避免损伤外耳道及鼓膜。

五、护理评估

1.健康史

评估患者耳部不适、闷胀感持续时间。了解患者有无挖耳，有无异物飞入耳内，外耳道有无瘢痕、狭窄、外伤史、外耳道炎症等。

2.身体状况

评估患者有无耳内局部瘙痒、听力减退、耳鸣、耳痛、眩晕、反射性咳嗽或外耳道炎等症状。

3.心理-社会状况

评估患者的年龄、性别、职业、文化水平、工作环境、饮食习惯、性格特点以及家庭支持系统状态等，了解其对本病的认知程度及心理状态。

六、常见护理诊断/问题

1.自我认同紊乱

自我认同紊乱与听力减退有关。

2.舒适度减弱：耳闷、耳痛、眩晕

耳闷、耳痛、眩晕与耵聍遇水膨胀有关。

3.有感染的危险

感染与外耳道进水或皮肤破损有关。

4.有继发损伤鼓膜和外耳道的危险

继发损伤鼓膜和外耳道与耵聍的性质和操作不当有关。

5.知识缺乏

患者缺乏预防和处理耵聍栓塞的相关知识。

七、护理措施

（1）观察患者有无听力下降等症状，对合并外耳道感染者，遵医嘱给予抗生素治疗，待感染控制后再取出耵聍。

（2）对耵聍坚硬，难以取出的患者，遵医嘱按时滴药，并观察耵聍软化情况，防止皮肤破损引起感染；合并外耳道感染者，遵医嘱用药控制感染。

（3）配合医师取耵聍时，操作要轻柔，注意保持周围环境安全，避免他人撞击，以免伤及外耳道及鼓膜。

(4)健康教育：①对耵聍腺分泌过盛或耵聍排出受阻的患者，嘱其定期清除，防止耵聍堆积成团而阻塞外耳道。②减少脂肪类食品的摄入，以减少油性耵聍的产生。③改掉经常挖耳的不良习惯，减少各种刺激，以免耵聍分泌过多。④避免外耳道进水，积极治疗外耳道炎，改善工作和生活环境等。⑤教会患者正确取耵聍的方法，避免伤及鼓膜。

（穆翠琴）

第三十一节　外耳道疖

外耳道疖是外耳道皮肤毛囊或皮脂腺的局限性化脓性炎症，好发于外耳道软骨部。

一、病因

糖尿病和身体衰弱者易患本病。主要病原菌为金黄色葡萄球菌，有时为白色葡萄球菌。

二、临床表现

1.症状

早期为剧烈跳动性耳痛，张口、咀嚼时加重，可放射至同侧头部。患者多感全身不适，体温可微升，甚至影响睡眠和工作。疖肿堵塞外耳道时，可有耳鸣及耳闷。

2.体征

检查有耳郭牵拉痛及耳屏压痛，外耳道软骨部可见皮肤疖肿。脓肿成熟破溃后，有浓稠脓液流出耳外，可混有血液，此时耳痛减轻。外耳道后壁疖肿可有耳后沟及乳突区红肿，易误诊为乳突炎。应注意与急性乳突炎区别。

三、辅助检查

(1)实验室检查可有白细胞计数升高。

(2)用脓液做细菌培养和药敏试验。

(3)耳镜检查可见外耳道软骨部局限性红肿隆起，中央有白色脓栓，触之有波动感，脓液黏稠。

四、治疗原则

1.局部治疗

根据疖的不同阶段采取不同的治疗方法。

(1)早期可局部热敷或行超短波透热等理疗，可起到消炎消肿、缓解疼痛的作用。

(2)对局部尚未化脓者，用1%～3%的酚甘油或10%的鱼石脂甘油滴耳，或将前两种药液纱条敷于患处，每天更换纱条2次。

(3)疖肿成熟后及时挑破脓头或切开引流。用3%的过氧化氢溶液清洁外耳道脓液及分泌物。

2.全身治疗

应用抗生素控制感染，必要时使用镇静剂、镇痛剂。

五、护理评估

1.健康史

评估患者耳部疼痛、脓液流出发生和持续时间、既往身体情况,有无糖尿病以及有无明显诱因。

2.身体状况

评估患者有无耳痛、体温升高、耳鸣及耳闷,外耳道有无隆起的疖肿,有无牵拉痛,耳前或耳后淋巴结有无肿大。

3.心理-社会评估

评估患者的年龄、性别、职业、文化水平、工作环境、饮食习惯、性格特点以及家庭支持系统状态等,了解其对本病的认知程度及心理状态。

六、常见护理诊断/问题

1.急性疼痛

急性疼痛与外耳道疖引起的炎症反应有关。

2.体温升高

体温升高与炎症引起的全身反应有关。

七、护理措施

(1)遵医嘱口服或注射抗生素控制感染,多选用青霉素类或头孢菌素类抗生素,注意观察药物的不良反应。可给予剧烈疼痛者镇痛药,注意镇痛效果的评价。

(2)疖肿成熟后及时挑破脓头或切开引流。用3%的过氧化氢清洁外耳道脓液及分泌物。可放置无菌纱条引流,每天换药,注意观察引流情况。

(3)健康教育。①指导患者纠正不良挖耳习惯。②游泳或洗头时戴耳塞,污水入内时应立即拭干,保持外耳道清洁、干燥。急性期和治疗恢复期均应禁止游泳。

(穆翠琴)

第三十二节　外耳道异物

外耳道异物是指体积小的物体或虫类等进入外耳道,多见于儿童。异物种类可分为动物性异物(如昆虫等)、植物性异物(如豆类、谷类、小果核等)和非生物性异物(如小玩具、铁屑、石子、玻璃珠等)。

一、病因

(1)小儿的病因常为小儿玩耍时将小物体塞入耳内。

(2)成人的病因则多为挖耳或外伤时遗留小物体或昆虫侵入耳内等。

(3)飞蛾、牛虱、蚂蟥、蚊虫等误入外耳道。

(4)工作中意外事故发生,小石块、木屑、铁屑等飞入耳内。

二、临床表现

成人一般可以感知耳内异物,儿童则通常在耳鼻咽喉科就诊时被发现。临床表现因异物的大小、种类而异。

(1)小而无刺激性的非生物性异物可不引起症状。一般异物愈大、愈接近鼓膜,症状愈明显。

(2)活昆虫等动物性异物可爬行骚动,引起剧烈耳痛、噪声,使患者惊恐不安,甚至损伤鼓膜。

(3)豆类等植物性异物如遇水膨胀,阻塞外耳道,可引起耳闷胀感、耳痛及听力减退,并可继发外耳道炎。

(4)遇水不改变形状的异物,停留在外耳道可无症状。久之可合并感染,或被耵聍包裹,形成耵聍栓塞。

(5)锐利坚硬的异物可损伤鼓膜。异物刺激外耳道、鼓膜偶可引起反射性咳嗽或眩晕。

三、辅助检查

耳镜检查可见明显异物。如外耳道肿胀或异物细小并有异物史,检查时应小心仔细。

四、治疗原则

根据异物的种类、大小和形状,选择合适的器械和正确的方法取出。

(1)异物位置未越过外耳道峡部、未嵌顿于外耳道时,可用耵聍钩直接钩出。

(2)活动性昆虫类异物,因多数昆虫不能倒退爬行或在外耳道内旋转,昆虫不间断向鼓膜爬行,因此宜先将油类、酒精等滴入耳内,或用浸有乙醚(或其他挥发性麻醉剂)的棉球置于外耳道数分钟,将昆虫黏附、麻醉或杀死后用镊子取出或冲洗排出。

(3)对于坚硬的球形异物(如玻璃球、圆珠子等),可能因不易抓牢而难以取出,常用直角弯钩越过异物或用大吸管吸住异物将其取出。如异物较大且于外耳道深部嵌顿较紧,需在局麻或全身麻醉下取出异物。幼儿患者宜在短暂全麻下取出异物,以免因术中不合作造成损伤或将异物推向深处。

(4)外耳道异物继发感染者,可先行抗感染治疗,待炎症消退后再取异物,或取出异物后积极治疗外耳道炎。

五、护理评估

1.健康史

评估异物进入患者耳内的时间以及异物的种类;评估患者耳道有无肿胀、畸形等;询问患者休息环境中是否有土栽植物,有无挖耳习惯或耳外伤史等。

2.身体状况

评估患者有无耳闷胀感、耳痛、耳内痒感、轰鸣声、反射性咳嗽等症状及鼓膜有无损伤。

3.心理-社会状况

评估患者的年龄、性别、职业、文化水平、工作环境、饮食习惯、性格特点以及家庭支持系统状态等,了解其对本病的认知程度及心理状态。

六、常见护理诊断/问题

1. 急性疼痛

急性疼痛与外耳道异物刺激或感染有关。

2. 有鼓膜损伤的危险

鼓膜损伤与异物性质或操作不当有关。

3. 有感染的危险

感染与异物停留时间过长或损伤外耳道有关。

4. 知识缺乏

患者缺乏相关外耳道异物的预防和处理知识。

七、护理措施

(1)告知患者疼痛的原因,转移患者的注意力,减轻患者的焦虑、恐惧,积极协助医师处理伤口。

(2)观察患者的症状,遵医嘱应用抗生素,预防和控制外耳道感染。

(3)配合医师取出异物时,保持周围环境安全,避免他人撞击。

(4)健康教育。

教育儿童不要将小玩物塞入耳内,成人应改掉用棉签棒、火柴棍等坚硬物体挖耳的习惯,以防异物残留于耳内。

卧室内消灭蟑螂,尽量不要放置土栽植物等,野外露宿时要加强防护,防止昆虫进入耳内。

告知患者一旦异物入耳,应及时就医,切勿盲目自行取出异物,以免将异物推入甚至损伤鼓膜。

在特殊工作环境中应注意保护耳朵,防止小石子、铁屑、木屑等飞入耳内。

(穆翠琴)

第三十三节　分泌性中耳炎

分泌性中耳炎是以传导性聋及鼓室积液为主要特征的中耳非化脓性炎性疾病。本病在冬、春季多发,是儿童和成人常见的听力下降原因之一。中耳积液可为浆液性分泌液或渗出液,亦可为黏液。本病可分为急性和慢性。急性分泌性中耳炎病程延续 8 周,8 周后未愈者即可称为慢性分泌性中耳炎。慢性分泌性中耳炎多由急性分泌性中耳炎迁延转化而来,亦可缓慢起病而没有急性中耳炎经历。

一、病因

分泌性中耳炎多由上呼吸道感染所致,亦可由头颈部肿瘤放疗后而产生。目前学者认为咽鼓管功能障碍、中耳局部感染和变态反应等为其主要病因。

任何原因导致的全身或局部免疫功能低下(如劳累过度、饮酒过度等)均可诱发分泌性中耳炎的发生。

1.咽鼓管功能障碍

(1)机械性阻塞:如儿童腺样体肥大、肥厚性鼻炎、鼻咽部肿瘤或淋巴组织增生、长期的后鼻孔及鼻咽部填塞等。

(2)功能障碍:因咽鼓管开闭的肌肉收缩无力,咽鼓管软骨弹性较差,咽鼓管软骨段的管壁容易发生塌陷,导致功能障碍。儿童的咽鼓管短而宽,近于水平,易使鼻部和咽部的感染扩散至中耳,此为儿童分泌性中耳炎发病率高的解剖生理学基础之一。腭裂患者由于腭部肌肉无中线附着点,收缩功能不良,致使咽鼓管不能主动开放而易患此病。

2.中耳局部感染

现代研究发现,中耳积液中细菌培养阳性者高达 $1/3 \sim 1/2$,其中主要致病菌为流感嗜血杆菌和肺炎链球菌。分泌性中耳炎可能是中耳的一种轻型的或低毒性的细菌感染。

3.变态反应

儿童免疫系统尚未完全发育成熟,这可能是儿童分泌性中耳炎发病率较高的原因之一。慢性分泌性中耳炎可能属于一种由抗感染免疫介导的病理过程。

4.气压损伤

飞行、潜水的急速升降亦可引发此病,临床上称为气压性中耳炎。

二、临床表现

1.症状

(1)听力减退:听力下降、自听增强。头位前倾或偏向健侧时,因积液离开蜗窗而听力改善(变位性听力改善)。小儿常因对声音反应迟钝,注意力不集中而就医。

(2)耳痛:急性者可有隐隐耳痛,可为持续性,亦可为阵痛。慢性者耳痛不明显。

(3)耳闷:耳内闭塞或有闷胀感,反复按压耳屏后可暂时减轻。

(4)耳鸣:多为低调间歇性,如"噼啪"声、"嗡嗡"声及流水声等。当头部运动或打呵欠、捏鼻鼓气时,耳内可出现气过水声。

2.体征

(1)急性者鼓膜松弛部或全鼓膜充血内陷,表现为光锥缩短、变形或消失,锤骨柄向后上移位,锤骨短突明显外突。鼓室积液时鼓膜无正常光泽,呈淡黄色、橙红油亮或琥珀色。

(2)慢性者鼓膜可呈灰蓝或乳白色,鼓膜紧张部有扩张的微血管。若液体未充满鼓室,可透过鼓膜见到液平面。

三、辅助检查

1.听力检查

(1)音叉试验及纯音听阈测试:结果显示传导性聋。听力损失程度不一,重者可达 40 dB 左右。因积液量常有变化,故听阈可有一定波动。

听力损失一般以低频为主,但由于中耳传声结构及两窗的阻抗变化,高频气导及骨导听力亦可下降,积液排出后听力即可改善。

(2)声导抗测试:声导抗图对诊断有重要价值,平坦型(B型)为分泌性中耳炎的典型曲线;负压型(C型)显示咽鼓管功能不良,部分有鼓室积液。

2.鼓气耳镜检查

鼓膜活动受限。

3.影像学检查

CT 扫描可见中耳腔有不同程度的密度增大。小儿可做头部 X 线侧位片,了解腺样体是否增生。

四、治疗原则

病因治疗,改善中耳通气引流和清除积液为本病的治疗原则。

1.非手术治疗

(1)急性期可根据病变严重程度选用合适的抗生素。

(2)可用 1‰的麻黄碱和含有激素的抗生素滴鼻液交替滴鼻,每天 3～4 次,以保持鼻腔及咽鼓管引流通畅。注意应采取仰卧头低位的滴鼻体位。

(3)使用稀化黏素类药物有利于纤毛的排泄功能,降低咽鼓管黏膜的表面张力和咽鼓管开放的压力。

(4)使用糖皮质激素类药物作为辅助治疗,如地塞米松或泼尼松等。

(5)咽鼓管吹张:慢性期可采用捏鼻鼓气法、波氏球法或导管法。

2.手术治疗

可根据病情行鼓膜穿刺抽液、鼓膜切开术、鼓室置管术等。积极治疗鼻腔及鼻咽部疾病,采用鼻息肉切除术、鼻中隔矫正术、腺样体切除术等。

五、护理评估

1.健康史

评估患者发病前是否有上呼吸道感染史,是否过度劳累,既往有无急慢性鼻炎、鼻窦炎、腺样体肥大等病史,近期是否乘坐飞机等。

2.身体状况

评估患者有无听力下降、耳痛、耳鸣或耳闷胀感等症状。

3.心理-社会状况

评估患者的年龄、性别、职业、文化水平、工作环境、饮食习惯、性格特点以及家庭支持系统状态等,了解其对本病的认知程度及心理状态。

六、常见护理诊断/问题

1.感知改变:听力下降

听力下降与中耳积液有关。

2.舒适度减弱

舒适度减弱与鼓室积液引起耳鸣、耳痛、耳闷塞感有关。

3.知识缺乏

患者缺乏分泌性中耳炎的预防及手术后的自我护理知识。

七、护理措施

1.术前护理

(1)患者准备:遵医嘱给予术区备皮、行药物过敏试验等。局麻患者手术日早晨进少量饮食,全麻患者按手术常规要求禁食、禁饮。

（2）物品准备：准备术中用物。

（3）术前指导：教会患者正确的滴鼻和擤鼻方法，保持鼻腔及咽鼓管通畅。

2.术后护理

（1）病情观察：观察外耳道有无血性液体流出以及液体颜色、量，如有活动性出血，应立即向医师报告。注意观察有无面瘫、头晕、恶心等并发症；术后预防感冒，防止术耳进水，以免引起中耳感染。

（2）鼓膜置管患者不可过度活动和摇晃头部。

（3）遵医嘱使用抗生素、类固醇激素类药物控制感染，注意观察用药后反应。使用1%的麻黄碱滴鼻，嘱咐患者连续使用不得超过一周。

3.心理护理

向患者及其家属讲解本病的病因及治疗措施，使其积极配合治疗，帮助患者建立自信，回归家庭和社会。

4.健康教育

（1）指导患者正确使用滴/喷鼻剂、抗生素、促进纤毛运动的药物及糖皮质激素类药物等。

（2）有规律作息，注意劳逸结合，忌烟、酒、辛辣刺激性食物。

（3）加强锻炼，增强机体抵抗力，防止感冒。

（4）儿童患本病时易被忽视，如一只耳患病，另一只耳听力正常，可长期不被察觉，家长及老师应提高对本病的认识。10岁以下儿童可酌情行筛选性声导抗测试。

（5）进行鼓膜穿刺、置管的患者要防止污水进入术耳。鼓膜置管未脱落者禁游泳。

（6）积极治疗鼻、咽部疾病，成人患慢性分泌性中耳炎，应注意排除鼻咽癌，尽早行鼻咽镜检查和鼻咽部活检。

（穆翠琴）

第三十四节　急性化脓性中耳炎

急性化脓性中耳炎是中耳黏膜的急性化脓性炎症，病变主要位于鼓室，好发于儿童，在冬、春季多见，常继发于上呼吸道感染。

一、病因

主要致病菌为肺炎球菌、流感嗜血杆菌、葡萄球菌、溶血性链球菌等。较常见的感染途径如下。

1.咽鼓管途径

（1）急性上呼吸道感染：细菌经咽鼓管侵入中耳，引起感染。

（2）急性传染病：如猩红热、麻疹、百日咳等，可通过咽鼓管途径并发本病；急性化脓性中耳炎亦可为上述传染病的局部表现。此型病变常累及骨质，破坏听骨，酿成严重的坏死性病变。

（3）捏鼻鼓气或擤鼻涕不当，游泳或跳水，咽鼓管吹张或鼻腔治疗等不当，细菌循咽鼓管侵入中耳。

(4)婴幼儿咽鼓管的解剖特点：管腔短，内径宽，鼓室口位置低，咽部细菌或分泌物易经此途径侵入鼓室。例如，平卧哺乳时，乳汁及胃内容物可经咽鼓管逆流入中耳。

2.外耳道鼓膜途径

鼓膜穿刺、鼓室置管、鼓膜外伤，致病菌由外耳道直接进入中耳。

3.血行感染

血行感染极少见。

二、临床表现

1.症状

(1)耳痛：多数患者鼓膜穿孔前疼痛剧烈，搏动性跳痛或刺痛可向同侧头部或牙齿放射，鼓膜穿孔流脓后耳痛减轻。

(2)听力减退及耳鸣：病程初期常有明显耳闷、低调耳鸣和听力减退。鼓膜穿孔排脓后耳聋反而减轻，原因是影响鼓膜及听骨链活动的脓液已排出。耳痛剧烈者，听觉障碍常被忽略。有的患者可伴眩晕。

(3)流脓：鼓膜穿孔后耳内有液体流出，初为脓血样，以后变为黏脓性分泌物。

(4)全身症状：轻重不一。可有畏寒、发热、倦怠、食欲减退。小儿全身症状较重，常伴呕吐、腹泻等类似消化道中毒的症状。一旦鼓膜穿孔，体温很快恢复正常，全身症状明显减轻。

2.体征

(1)耳镜检查：起病早期，鼓膜松弛部充血，锤骨柄及紧张部周边可见放射状扩张的血管。继之鼓膜弥漫性充血、肿胀、向外膨出，正常标志消失，局部可见小黄点。如炎症不能得到及时控制，可发展为鼓膜穿孔。坏死型者鼓膜迅速融溃，形成大穿孔。

(2)耳部触诊：乳突部可有轻微压痛，鼓窦区较明显。

三、辅助检查

1.听力检查

多为传导性聋，少数患者可因耳蜗受累出现感音神经性聋或混合性聋。

2.血常规

白细胞总数增多，中性粒细胞增加，鼓膜穿孔后血常规逐渐正常。

四、治疗原则

控制感染，通畅引流，去除病因为本病的治疗原则。

1.全身治疗

及早应用足量抗生素控制感染。一般可用青霉素类、头孢菌素类等药物。如早期治疗及时得当，可防止鼓膜穿孔。鼓膜穿孔后取脓液做细菌培养及药敏试验，参照其结果改用敏感抗生素。对全身症状重者给予补液等支持疗法。

2.局部治疗

(1)鼓膜穿孔前：可用1%的酚甘油滴耳，消炎止痛，用鼻减充血剂滴鼻液滴鼻（仰卧悬头位），可改善咽鼓管通畅度，减轻局部炎症。如全身及局部症状较重，鼓膜明显膨出，经一般治疗后无明显减轻，可在无菌操作下行鼓膜切开术，以利于通畅引流。对有耳郭后上区红肿压痛，怀疑并发急性乳突炎者，行CT扫描证实后应考虑行乳突切开引流术。

（2）鼓膜穿孔后：先用 3％的过氧化氢彻底清洗并拭净外耳道脓液或用吸引器将脓液吸净。局部用抗生素水溶液滴耳，禁止使用粉剂，以免与脓液结块而影响引流。脓液减少、炎症逐渐消退时，可用酒精制剂，如 3％的硼酸酒精甘油、3％的硼酸酒精、5％的氯霉素甘油等滴耳。

3.病因治疗

积极治疗鼻腔、鼻窦、咽部与鼻咽部慢性疾病，如肥厚性鼻炎、慢性鼻窦炎、腺样体肥大等，有助于防止中耳炎复发。

五、护理评估

1.健康史

评估患者是否有上呼吸道感染、传染病史；了解患者近期是否进行过鼓膜穿刺、置管、咽鼓管吹张等治疗；了解患者的擤鼻习惯、是否游泳呛水或婴儿是否呛奶等。

2.身体状况

评估患者有无耳痛、听力下降、耳鸣、耳流脓及畏寒、发热等全身症状。

3.心理-社会状况

评估患者的年龄、性别、职业、文化水平、工作环境、饮食习惯、性格特点以及家庭支持系统状态等，了解其对本病的认知程度及心理状态。

六、常见护理诊断/问题

1.急性疼痛

急性疼痛与炎症刺激有关。

2.体温过高

体温过高与炎症引起全身反应有关。

3.潜在并发症

潜在并发症有急性乳突炎、耳源性脑脓肿等。

4.知识缺乏

患者缺乏急性化脓性中耳炎的治疗和防护知识。

七、护理措施

1.基础护理

（1）减少患者的活动量，嘱患者注意休息，多饮水。

（2）给予易消化、富含营养的清淡饮食，保持大便畅通。

（3）鼓膜穿孔后，每天用 3％的过氧化氢溶液清洁外耳道 2～3 次，清除积脓后，拭干，再用0.3％的氧氟沙星滴耳液滴耳。

2.病情观察

注意观察使用抗生素后的效果及可能出现的不良反应，观察患者体温的变化和耳流脓是否逐渐减少、消失，同时还要注意外耳道分泌物的颜色、性质、量及气味。

3.对症护理

（1）对疼痛严重者，遵医嘱给予镇痛药。当疼痛缓解时，注意观察患者外耳道有无分泌物。

（2）对持续高热者，观察体温变化，遵医嘱给予物理降温或药物降温，指导患者多饮水，增加液体摄入量,以维持体液平衡。

4.并发症的护理

(1)若患者高热不退,注意观察耳后上方乳突部位有无红肿、压痛,并观察有无恶心、呕吐、剧烈疼痛等症状。

(2)遵医嘱给予广谱、敏感的抗生素。

早期可加用少量糖皮质激素,尽快控制炎症。症状消退后仍需继续用药3～5 d,力求彻底治愈。

5.心理护理

做好患者及其家属的解释工作,减轻患者的焦虑、恐惧,使其积极配合治疗,帮助其建立自信,回归家庭社会。

6.健康教育

(1)应指导婴儿患者的母亲采取正确的哺乳姿势,哺乳时应将婴儿抱起,使头部竖直,人工喂养所用奶嘴的大小要合适,防止乳汁经鼻腔反流进入中耳腔。

(2)及时清理外耳道脓液,指导正确的滴鼻、滴耳、擤鼻方法。嘱患者坚持治疗,定期随访。

(3)有规律作息,注意劳逸结合,忌烟、酒、辛辣刺激性食物。

(4)加强锻炼,增强机体抵抗力,防止感冒,患上呼吸道感染疾病时应积极治疗。

(5)行鼓膜修补术者避免用力擤鼻、咳嗽等;鼓膜穿孔未愈合者不宜游泳,防止污水进入耳内引起感染。

(穆翠琴)

第三十五节　慢性化脓性中耳炎

慢性化脓性中耳炎是中耳黏膜、骨膜或深达骨质的慢性化脓性炎症,以间断流脓、鼓膜紧张部穿孔和听力下降为特点,常因急性中耳炎延误治疗或治疗不当,迁延而来。慢性化脓性中耳炎是耳科常见病,严重者可导致耳源性颅内、外并发症。

一、病因

(1)急性化脓性中耳炎未及时治疗或治疗不当、全身抵抗力低下、病菌毒力过强及耐药菌感染可能使急性化脓性中耳炎迁延为慢性化脓性中耳炎。

(2)鼻腔、鼻窦及咽部的慢性疾病可导致中耳炎反复发作,经久不愈。

(3)常见致病菌为金黄色葡萄球菌、变形杆菌、铜绿假单胞菌、大肠埃希菌等。

二、临床表现

1.症状

(1)反复流脓:流脓可反复发作,随着感染的控制,脓液可消失,也可因机体抵抗力下降等诱因再次流脓,甚至持续流脓。分泌物为黏脓性,如有肉芽组织生长,偶可混有血迹。

(2)听力下降:多为传导性聋,轻者可无自觉症状,当组织粘连或听小骨破坏等病变严重时,气骨导差可至 40 dB 以上,甚至出现混合性聋。

2.体征

(1)鼓膜紧张部穿孔,大小不一,多为单发。残余鼓膜可有钙化,亦可伴有穿孔缘周围的溃疡和肉芽组织生长。部分愈合的鼓膜则显菲薄,若感染存在,可明显增厚充血,失去正常半透明状态。

(2)鼓室内壁黏膜可充血,甚至肿胀增厚,亦可形成肉芽、息肉,由穿孔处凸入外耳道。外耳道与鼓室内可有脓性分泌物,应注意观察有无真菌感染。

三、辅助检查

1.听力检查

纯音听力测试结果为传导性聋或混合性聋,程度不一。

2.耳镜检查

可见鼓膜穿孔大小不等,分为中央型和边缘型。穿孔处可见鼓室内壁黏膜充血、肿胀或有肉芽、息肉沿穿孔伸展于外耳道。鼓室内或肉芽周围及外耳道有脓性分泌物。

3.颞骨 CT

轻者可无异常改变,严重者中耳内充满低密度影像,提示伴有黏膜增厚或肉芽形成。

四、治疗原则

治疗原则为消除病因,控制感染,清除病灶,通畅引流,尽可能恢复听力。

1.药物治疗

引流通畅者以局部药物为主,急性发作时应全身应用抗生素。

(1)局部用药:鼓室黏膜充血、水肿,分泌物较多时用抗生素溶液或抗生素与糖皮质激素混合液滴耳。鼓室黏膜湿润、脓液较少时,可用酒精或甘油制剂等。

(2)局部用药注意事项:清除鼓室内分泌物是治疗慢性化脓性中耳炎成功的关键之一。用药前通常可先用3‰的过氧化氢溶液洗耳,洗净后再点药。忌用氨基糖苷类抗生素等耳毒性药物滴耳,以免引起听力下降。忌用粉剂,因其可能堵塞穿孔,妨碍引流。

2.手术治疗

慢性化脓性中耳炎患者流脓停止、耳内干燥后,若鼓膜穿孔不愈合,应及时行鼓室成形术,根治中耳慢性病变以保留或改善听力。

3.病因治疗

及时治愈急性化脓性中耳炎,积极治疗鼻咽部慢性疾病,如慢性化脓性鼻窦炎、慢性扁桃体炎、腺样体肥大等。

五、护理评估

1.健康史

评估患者是否曾患急性化脓性中耳炎,是否有鼻咽部慢性疾病,是否有免疫力低下等情况。

2.身体状况

评估患者有无听力减退、耳鸣、耳痛、耳内闭塞或闷胀感症状。

3.心理-社会状况

评估患者的年龄、性别、职业、文化水平、工作环境、饮食习惯、性格特点以及家庭支持系统状态等,了解其对本病的认知程度及心理状态。

六、常见护理诊断/问题

1.自我认同紊乱

自我认同紊乱与鼓膜穿孔、听小骨破坏有关。

2.舒适度减弱:耳流脓、疼痛

耳流脓、疼痛与中耳慢性炎症、耳源性并发症有关。

3.焦虑

焦虑与担心慢性炎症久治不愈和手术治疗效果有关。

4.知识缺乏

患者缺乏慢性化脓性中耳炎的防治知识,对其危害性认识不足。

5.潜在并发症

潜在并发症有硬脑膜外脓肿、耳源性脑脓肿、耳后骨膜下脓肿。

七、护理措施

1.病情观察

密切观察患者神志、瞳孔、体温、呼吸、脉搏和血压的变化,发现异常,及时向医师报告,并协助处理。

2.手术护理

(1)术前护理。

患者准备:①遵医嘱给予术区备皮、行药物过敏试验等,剃除术耳周围 5～6 cm 范围的头发。对女性患者,应将余发结成小辫或用发贴固定。对耳源性颅内感染手术者,应剃成光头。②遵医嘱完善术前各项检查。③全麻患者按手术常规要求禁食、禁饮。

物品准备:准备术中用物以及心电图、胸部 X 线片、CT 等各种检查结果。

心理护理:耐心讲解手术的目的及意义,术中可能出现的情况,如何配合术后的注意事项,使患者有充分的思想准备,减轻焦虑,并使其认识到本病潜在的危害性,积极配合治疗。

(2)术后护理。

基础护理:嘱患者卧床休息,患耳朝上或采用健侧卧位。术后有眩晕的患者应静卧,待眩晕消失后方可起床,卧床患者注意预防静脉血栓栓塞症(venous thrombo embolism,VTE)。照料其日常生活,嘱其注意行动安全。

饮食护理:给予丰富营养的半流质饮食。患者避免咀嚼坚硬食物,勿食辛辣、刺激性食物,忌烟、酒,注意合理饮食。对恶心、呕吐剧烈者,可给予鼻饲饮食或静脉营养。

病情观察:观察体温、脉搏、呼吸、血压、瞳孔、意识、肢体运动及局部渗出情况;注意有无面瘫、眩晕、呕吐和眼震出现;如发现异常,应立即通知医师,并协助处理。

伤口护理:告知患者术后 1 周内避免打喷嚏和用力擤鼻,防止鼓膜重新裂开。注意保持伤口清洁、干燥,避免洗澡时污水入耳,造成术后感染。

并发症的护理:遵医嘱使用抗生素防止感染,及时清除局部渗出物,随时更换伤口敷料,保持术区清洁、干燥。严密观察有无头痛、恶心、呕吐、发热及耳后红肿、明显压痛等症状,防止发生颅内、颅外并发症。对疑有颅内并发症者,禁止使用止痛、镇静类药物,以免掩盖症状。及时、准确使用降压药物,全身使用足量抗生素,保持大便通畅。

心理护理:术后患者多因恶心呕吐、眩晕等感到焦虑、恐惧,护士应及时做好心理疏导。

3. 健康教育

(1)休养环境宜安静、舒适,减少外界刺激,保证患者的睡眠。

(2)常使用耳机者,收听时间不宜过长,耳机音量不宜过大,尽量减少耳机的使用频次。

(3)增强体质,提高机体抵抗力,积极预防和治疗上呼吸道感染;指导并协助患者正确清洁外耳道、使用滴耳药、捏鼻鼓气等,保持外耳道局部清洁,尽早控制伤口感染。

(4)告知患者尤其要注意对患耳的卫生保健。出院后,半年内禁游泳,3 个月内禁乘飞机,1 个月内禁用患侧咀嚼坚硬食物,勿食辛辣、刺激性食物,忌烟、酒,注意合理饮食。

(5)定期复诊,病情有变化时及时就诊。

(穆翠琴)

第三十六节　鼻　疖

鼻疖是鼻前庭、鼻尖和鼻翼部的毛囊、皮脂腺或汗腺的局限性急性化脓性炎症,最常见于鼻前庭,包括皮囊炎和皮脂腺炎。鼻疖好发于鼻尖或鼻翼两侧,若鼻疖发生于鼻根至上唇的"危险三角区",挤压不当可导致最严重的颅内并发症——海绵窦栓塞。

一、病因

(1)金黄色葡萄球菌为主要致病菌。

(2)挖鼻、拔鼻毛导致鼻前庭皮肤受损,或鼻腔发生化脓性炎症时皮肤损伤,诱发感染。

(3)患者(如糖尿病患者等)机体免疫力低下。

二、临床表现

起病初期,鼻前庭、鼻尖或鼻翼处表现为红、肿、热、痛等化脓性炎症,一般局限在一侧,局部疼痛明显,可伴有低热和全身不适。疖肿成熟后,可见顶部中央有黄色脓栓,多在 1 周内自行破溃,流出脓液(偶可见多个脓头)后炎症逐渐消退,结痂而愈。病重者可引起鼻翼或鼻尖部软骨炎、上唇和面颊部蜂窝织炎。

由于面部静脉无瓣膜,血液可双向流动,若鼻疖被挤压,感染可由小静脉、面静脉、眼上静脉、眼下静脉逆行向上,直达海绵窦,形成海绵窦血栓性静脉炎,临床表现为畏寒、高热、剧烈头痛,患侧眼睑及结膜水肿、眼球固定突出、视盘水肿甚至失明,严重者可危及生命。另外还可并发眼眶蜂窝织炎、颅内感染。

三、辅助检查

1. 常规检查

(1)血常规:合并细菌感染者可出现白细胞数升高。

(2)血糖监测、糖化血红蛋白检测:随机血糖(BS)浓度＞7.8 mmol/L,次日空腹静脉抽血化验,糖化血红蛋白百分比≥6.5%。

(3)感染性疾病筛查:乙肝、丙肝、梅毒、艾滋病等。

2.特殊患者检查

特殊患者行血培养,局部穿刺脓液培养。

四、治疗原则

总的原则是严禁挤压,控制感染,局部治疗和全身治疗相结合,预防并发症。

(1)疖未成熟时,以消炎、止痛为主,可用1％的氧化氨基汞软膏、10％的鱼石脂软膏或抗生素软膏涂抹患处,并配合局部热敷、超短波、红外线照射等物理治疗。

(2)疖已成熟,出现脓点时,待其自然破溃或在无菌操作环境下使用无菌尖刀片挑破脓头,用镊子钳出脓栓,也可用小吸引头吸出脓液,严重者切开排脓。将脓液送去做细菌培养,做药敏试验。切开时注意不切及周围浸润部分,严禁挤压。

(3)疖肿破溃后,局部清洁消毒,促进引流,同时使用抗生素软膏保护伤口,促进愈合。

(4)合并海绵窦感染患者,应给予足量抗生素,并及时联合眼科和神经外科进行会诊,协助治疗。

五、护理评估

1.健康史

评估患者是否有挖鼻或拔鼻毛等不良生活习惯,是否有急性感染;既往有无鼻疖疾病史,有无糖尿病及其他导致全身抵抗力低下的慢性疾病史,有无药物及食物过敏史。

2.身体状况

评估患者局部是否出现充血、肿胀、硬结、疖肿隆起,顶部是否可见黄色脓点,有无破溃;评估患者是否伴有畏寒、发热、疼痛及其他全身不适症状;有无并发上唇及面颊部蜂窝织炎、海绵窦血栓性静脉炎。

3.心理-社会状况

评估患者及其家属对鼻疖相关知识的认知程度,是否出现紧张、焦虑等心理状况。

六、常见护理诊断/问题

1.急性疼痛

急性疼痛与局部炎症刺激有关。

2.体温过高

体温过高与感染有关。

3.知识缺乏

患者缺乏疾病发生的预防及相关卫生保健知识。

4.潜在并发症

潜在并发症有上唇及面颊部蜂窝织炎、海绵窦血栓性静脉炎、颅内感染等。

七、护理措施

1.一般护理

(1)保持室内温度适宜,空气流通。

(2)给予高热量、高蛋白、高维生素、易消化食物,嘱患者多饮水,忌辛辣刺激性食物。

(3)保持皮肤清洁,及时更换衣服、床单,预防压力性损伤。

2.对症护理

(1)严密观察患者的生命体征,若出现高热、寒战、剧烈头痛等症状,应考虑颅内感染,及时向医师报告,配合紧急处理。

(2)观察鼻疖大小、红肿范围,脓点是否形成等变化,及时告知医师,遵医嘱给予相应处理。

(3)评估患者的局部疼痛或头痛情况,疼痛评分≥4分,通知医师采取止痛措施,遵医嘱实施疼痛治疗与护理。

3.用药护理

(1)患鼻疖时,如果没有全身症状,一般只需要局部用药、理疗;合并全身症状时,应在医师的指导下加用抗生素。

(2)局部用药时,不宜用于破损皮肤,避免接触眼睛和其他部位黏膜等。

(3)连续使用鱼石脂软膏、莫匹罗星软膏一般不超过7 d,连续使用碘酊不超过4 d。长期大量涂抹碘酊可引起皮肤"碘烧伤",导致脱皮。

(4)用药部位如有烧灼感、红肿等情况,应停药,并将局部药物洗净。

4.健康教育

(1)生活指导:养成良好的生活习惯,清淡饮食,多喝水,劳逸结合,生活规律,增强机体抵抗力;摒弃挖鼻、拔鼻毛等不良习惯,以免鼻腔局部皮肤损伤而诱发感染;保持颜面部皮肤清洁,尽量避免面部三角区皮肤油腻导致粉刺和痤疮形成,同时避免针尖、竹木等刺伤皮肤。

(2)疾病知识指导:鼻部一旦出现粉刺、痤疮或疖肿,瘙痒时勿用手抓挠,切忌自行挤压、热敷或其他理疗,以免感染扩散,导致面颊部蜂窝织炎或海绵窦血栓性静脉炎;鼻疖未痊愈者,遵医嘱定期复查,坚持治疗。

(穆翠琴)

第三十七节　急性鼻炎

急性鼻炎是由病毒感染引起的鼻腔黏膜急性炎症性疾病,是上呼吸道感染的一部分,俗称"感冒""伤风",四季均可发病,在冬季多见,具有传染性。

一、病因

(1)呼吸道病毒感染是首要病因。常在病毒感染的基础上继发细菌感染。目前已知病毒达100多种,最常见的是鼻病毒、腺病毒、流感和副流感病毒以及冠状病毒等。

(2)病毒传播方式主要是飞沫直接经呼吸道吸入,其次是被污染物体或食物从鼻腔或咽部进入体内,从而致病。

(3)全身因素:受凉、劳累、维生素缺乏、吸烟过度、饮酒过度、内分泌失调或其他全身性慢性疾病等因素可使机体免疫功能和抵抗力下降,是重要诱因。

(4)局部因素:鼻腔及邻近部位慢性病变,如慢性化脓性鼻窦炎、腺样体肥大、慢性扁桃体炎等,均可引起鼻腔功能和通气引流障碍,鼻腔黏膜纤毛运动减弱或消失时,病原体容易局部残留,导致急性鼻炎。

二、临床表现

潜伏期 1～3 d。发病前驱期，鼻腔及鼻咽部干燥，表现为痒感、灼热感和喷嚏。发病 1～2 d，又称卡他期，容易继发出现鼻塞、清水样鼻涕、嗅觉减退、鼻音加重，常伴有咽痛、低热（37.3 ℃～38 ℃）、食欲减退、头痛以及四肢酸痛。

继发细菌感染期，鼻涕转为黏液性、黏脓性或脓性。全身症状因个体而异，轻重不一，可进行性加重，易并发急性鼻窦炎、急性中耳炎、急性咽喉炎、急性气管炎及支气管炎等。儿童全身症状较成人重，多伴有高热（39 ℃以上），甚至惊厥，常伴有消化道症状，如呕吐、腹泻等。恢复期，若无并发症，7～10 d 各症状会逐渐缓解。

三、辅助检查

1. 血常规检查

合并细菌感染者可出现白细胞数升高。

2. 鼻腔检查

可见鼻黏膜充血、肿胀，下鼻甲充血、肿大，总鼻道或鼻底有较多分泌物。

四、治疗原则

以支持、对症及对因治疗为主，同时需注意预防并发症的发生。

1. 局部治疗

鼻腔内使用减充血剂。首选盐酸羟甲唑啉喷雾剂，也可用 1‰的麻黄碱滴鼻液收缩鼻黏膜，减轻鼻塞，促进引流，用药时间应不超过 1 周，否则易导致药物性鼻炎。局部也可采用热敷等物理疗法，促进炎症消退，改善症状。

2. 全身治疗

早期注意休息，保证热量供给，多饮水，可用生姜、红糖、葱白泡热水服用，使全身发汗；口服解热镇痛药物以减轻症状，缩短病程。合并细菌感染或出现并发症时，应前往医院就诊，完善相关实验室检查后，遵医嘱使用抗生素。

五、护理评估

1. 健康史

评估患者既往有无慢性鼻炎、鼻息肉或鼻中隔偏曲疾病史；有无与感冒患者密切接触史，近期有无受凉、过劳、吸烟过度、饮酒过度等诱因。

2. 身体状况

前驱期，查体可见患者鼻黏膜潮红、干燥，并伴有鼻痒、烧灼感症状；卡他期，可见鼻黏膜充血肿胀，鼻腔内可见黏液性分泌物；继发细菌感染期，可见下鼻甲肿胀，鼻道内有大量脓涕。

3. 心理-社会状况

评估患者及其家属对急性鼻炎相关知识的认知程度，评估患者的文化水平、卫生习惯、情绪反应等，评估其是否出现紧张、焦虑等心理状况。

六、常见护理诊断/问题

1. 舒适度减弱

舒适度减弱与鼻塞、流涕、乏力、头痛有关。

2.体温过高

体温过高与急性炎症引起的全身反应有关。

3.知识缺乏

患者缺乏该疾病的预防及相关卫生保健知识。

七、护理措施

1.一般护理

(1)监测患者的体温,指导患者注意休息,多饮水,清淡饮食,进易消化食物。发病初期,可采用发汗疗法,例如,热水浴,用生姜、红糖、葱白煎水热服,可减轻症状,缩短病程。及时更换衣物、床单、被套,做好口腔护理。

(2)指导患者采用正确的擤鼻方法:左、右侧鼻腔分次轻轻擤鼻。

2.对症护理

遵医嘱使用合适的鼻减充血剂,收缩鼻黏膜,减轻鼻塞,改善鼻腔通气引流状况。一般连续使用此类药物不超过 7 d。在使用滴鼻剂或喷鼻剂之前,先要将鼻腔内分泌物擤净,如有干痂或脓涕无法擤出,则应先用温生理盐水冲洗鼻腔再用药。

(1)指导患者正确的滴鼻方法:鼻内滴药时,勿使滴管或药瓶头部接触鼻部,以免污染药液。经前鼻孔滴入药液,每次每侧 2～3 滴,每日 3 次,轻捏鼻翼数次,使药液与鼻腔黏膜充分接触,嘱患者勿吞咽、勿讲话,保持滴药体位 3～5 min,以促进药液充分吸收。如果需要同时使用两种以上的滴鼻剂,用药时间需要间隔数分钟,以免降低药物疗效或引起不良反应。临床上通常取以下几种滴药体位。仰卧法:仰卧,肩下垫枕,前鼻孔朝上或头后仰,悬垂于床沿外。侧卧法:卧向患侧,头悬垂于床沿外,此法适用于单侧患病者。坐位法:坐位,背靠椅背,头后仰,前鼻孔朝上。

(2)指导患者正确使用鼻喷剂:指导患者取坐位或站立位,头勿后仰,将药瓶的喷嘴插入鼻前庭,在按压喷雾器的同时吸气,在抽出喷雾器之前,需持续按压喷雾器,以防鼻腔中的黏液和细菌吸入药瓶。喷药时一般用左手喷右鼻,用右手喷左鼻。在一侧或双侧鼻孔喷药后,轻轻地用鼻吸气 2～3 次。

3.健康教育

(1)生活指导:加强锻炼,合理饮食,保持心情舒畅,提高自身机体免疫力;疾病流行期间,减少出入人员密集场所,保持室内空气流通。外出时,佩戴口罩、勤洗手,避免传染他人。

(2)疾病知识指导:指导患者正确擤鼻和使用鼻减充血剂的方法;若鼻塞、头痛加剧,应及时就诊。

(穆翠琴)

第三十八节　慢性鼻炎

慢性鼻炎是由病毒、细菌、变应原、各种理化因子以及某些全身性疾病引起的鼻腔黏膜及黏膜下层的慢性炎症性疾病。以鼻腔黏膜肿胀、分泌物增多、无明确致病性微生物感染,病程持续 3 个月以上或反复发作为特征。

慢性鼻炎传统上分为慢性单纯性鼻炎和慢性肥厚性鼻炎,但这种分类方法并没有强调致病因素在慢性鼻炎发病过程中的作用。采用目前国际及国内广泛接受和认可的分类方法,即根据是否有变应性因素,将慢性鼻炎分为变应性鼻炎和非变应性鼻炎,后者又可分为血管运动性鼻炎、妊娠性鼻炎、萎缩性鼻炎、药物性鼻炎、干燥性鼻炎等。本节重点介绍变应性鼻炎、非变应性鼻炎(血管运动性鼻炎和萎缩性鼻炎)。

一、变应性鼻炎

变应性鼻炎是发生在鼻黏膜的变态反应性疾病,又称过敏性鼻炎,是特异性个体接触致敏原后由 IgE 介导的以炎性介质(主要是组胺)释放、免疫活性细胞和细胞因子等参与的鼻黏膜慢性炎症反应性疾病。

变应性鼻炎以鼻痒、喷嚏、鼻分泌亢进和鼻黏膜肿胀为主要特征,在普通人群患病率为 10%～25%,根据症状可分为常年性变应性鼻炎和季节性变应性鼻炎。

(一)病因

1.遗传因素

变应性鼻炎患者的体质多为特异性体质。危险因素可存在于所有年龄段。

2.环境因素

变应原是诱导特异性 IgE 抗体并与之发生反应的抗原。引起变应性鼻炎的变应原主要分为吸入性变应原和食物性变应原。吸入性变应原是变应性鼻炎的主要原因,以花粉、真菌、屋尘、螨虫、猫和狗等的皮屑多见。常见的食物性变应原有面粉、奶、鸡蛋、花生及海鲜等。

(二)临床表现

1.全身症状

季节性变应性鼻炎发病时可伴有哮喘发作、胸闷、咳嗽等不适症状,且持续数周,待季节一过,症状均可缓解。常年性变应性鼻炎的症状相对较轻,此型呈间歇性或持续性发作,常于整理房间、被褥、打扫卫生、闻到霉味或接触宠物时发作。

2.局部症状

(1)鼻痒:大部分患者表现为鼻痒,有时伴有外耳道、软腭及咽部发痒。

(2)喷嚏:呈阵发性发作,每次几个或数十个喷嚏不等。

(3)鼻涕:大量清水样鼻涕,是鼻分泌亢进的特征性表现。

(4)鼻塞:程度轻重不一,表现为间歇性或持续性,单侧、双侧同时或交替性鼻塞。

(5)嗅觉障碍:由于鼻黏膜水肿明显,部分患者伴有嗅觉减退。

(三)辅助检查

(1)鼻内镜检查:鼻黏膜可为苍白、充血或浅蓝色,下鼻甲尤为明显,鼻腔常见水样分泌物。

(2)查找致敏原。

(四)治疗原则

变应性鼻炎的治疗主要分为非特异性治疗和特异性治疗,前者主要是药物对症治疗,后者主要是指对因免疫治疗。应根据患者的个体症状类型和特点来选择治疗方案,采用阶梯式治疗方法,即按照病情由轻到重,循序渐进依次采用抗组胺药物、糖皮质激素等进行治疗。主要治疗原则有以下四个方面。

1. 避免接触过敏原

保持室内外清洁卫生,经常晒洗衣物、被褥,不饲养宠物;花粉播散季节,外出时应佩戴口罩;遵医嘱使用花粉阻隔剂。

2. 药物治疗

(1)糖皮质激素:糖皮质激素抗变态反应的药理学作用包括抑制肥大细胞、嗜碱性粒细胞和黏膜炎症反应;减少嗜酸性粒细胞数目;稳定鼻黏膜上皮和血管内皮屏障;降低刺激受体的敏感性;降低腺体对胆碱能受体的敏感性。

局部糖皮质激素:可用鼻部喷剂,局部吸收,全身生物利用度低,起效快,安全性好。

口服糖皮质激素:主要采用短期冲击疗法,多用醋酸泼尼松片,0.5~1 mg/(kg·d),连续用 10~14 d,根据自身肾上腺皮质激素分泌的昼夜规律,晨起空腹给药,以缓解症状。出院后继续服用醋酸泼尼松片时,应严格遵医嘱逐日减量,不可骤然停药。

(2)抗组胺药:主要通过与组胺竞争效应细胞上的组胺受体发挥抗 H_1 受体的作用。可迅速改善鼻痒、喷嚏和鼻分泌物亢进,但缓解鼻塞的作用较弱。

(3)减充血剂:多为血管收缩剂,可快速缓解症状。应严格控制使用次数及疗程,一般每天喷鼻 2 次,每次每侧 1~3 喷,连续使用一般不超过 7 d,长期使用可致药物性鼻炎。

(4)抗白三烯药:白三烯是细胞膜脂质代谢产物,以往被发现与支气管平滑肌收缩有关。近年研究发现它也参与变应性鼻炎的发病,因此是治疗变应性鼻炎特别是合并哮喘患者的重要药物。一般每天用药 1 次,晚上睡前口服,疗程 4 周以上。

(5)肥大细胞稳定剂:仅适应于轻症患者或预防用药。在花粉播散前 2 周左右开始使用,对季节性变应性鼻炎患者因花粉过敏而引起的症状发作具有缓解作用。

(6)鼻腔冲洗:鼻腔盐水冲洗是一种安全、方便、廉价的治疗方法。使用生理盐水进行鼻腔冲洗,可清除鼻内刺激物、变应原和炎性分泌物等,减轻鼻黏膜水肿,改善变应性鼻炎患者打喷嚏和鼻塞症状。

3. 特异性治疗

该疗法是针对 IgE 介导的 I 型变态反应性疾病的对因治疗。给予患者逐步增加剂量的治疗性疫苗,在再次接触到致敏原时,使其症状减轻或不产生临床症状,同时也可预防变应性鼻炎发展为哮喘。

目前临床常用的免疫治疗方法有皮下注射法和舌下含服法,分为剂量累加阶段和剂量维持阶段,总疗程不短于 3 年。

4. 手术治疗

手术治疗属于对症治疗。对部分药物和免疫治疗效果不理想的病例,可考虑行选择性神经切断术,如鼻内镜下翼管神经切断术等。

二、非变应性鼻炎(血管运动性鼻炎)

非变应性鼻炎为非 I 型变态反应介导的鼻黏膜慢性炎症性疾病。这类患者变应原皮肤点刺试验和血清特异性 IgE 检测结果为阴性。因此,非变应性鼻炎实际上涵盖了很多不同的疾病实体,根据致病因素的不同可分为血管运动性鼻炎、嗜酸性粒细胞增多性非变应性鼻炎、感染性鼻炎等。血管运动性鼻炎又称血管舒缩性鼻炎,是非特异性刺激诱导的一种以神经递质介导为主的鼻黏膜神经源性炎症。本病患者以中老年居多,女性患者较男性患者多见。

(一)病因

(1)主要系自主神经系统功能紊乱所致,例如,副交感神经系统反应性增高。经由所谓轴索反射释放的部分神经肽不仅将刺激的信号放大,同时导致血管通透性增加、腺体分泌亢进甚至诱导肥大细胞脱颗粒释放组胺,引发严重的过敏样反应。

(2)在一些物理性(如温度变化、阳光照射等)、化学性(如挥发出刺激性气体等)和精神性(如情绪变化等)因素的作用下可导致非免疫性介导的组胺释放。

(二)临床表现

鼻塞、流涕、喷嚏、鼻痒等较为多见,但也有以某种症状为主者,如以流涕或以鼻塞为主者等。

(三)辅助检查

做鼻内镜检查,鼻腔黏膜,特别是下鼻甲黏膜呈现水肿、充血等,鼻腔常有水样或黏稠样分泌物潴留。

(四)治疗原则

采用综合治疗策略,主要包括尽量避免接触刺激性因素、药物治疗和手术等。

1. 药物治疗

局部使用糖皮质激素;使用抗组胺药物;局部使用抗胆碱能药物,主要是抑制鼻黏膜腺体分泌;鼻塞者可适当使用鼻用减充血剂,但不能长期使用,连续使用不超过 7 d;鼻腔冲洗。需特别指出的是,由于个体临床症状的差异,可联合使用上述药物或以使用某种药物为主。如以鼻塞为主的患者首选鼻内糖皮质激素,以流涕为主的患者宜首选抗胆碱能药物。

2. 手术治疗

主要适应证是对药物无效或效果不佳者。以解除鼻塞和减轻喷嚏、流涕为主。

三、非变应性鼻炎(萎缩性鼻炎)

萎缩性鼻炎是以鼻黏膜萎缩或退行性变为其组织病理学特征的一类特殊的鼻炎。原发性萎缩性鼻炎发作缓慢,病程长。本病多见于女性、体质瘦弱者。

本病特征为鼻黏膜萎缩、嗅觉减退或消失和鼻腔大量结痂形成,严重者鼻甲骨膜和骨质也发生萎缩。黏膜萎缩性改变可向下发展,延伸到鼻咽、口咽、喉咽黏膜等。在我国,发病率逐年下降,但在贫困山区和边远地区仍相对较多。本病发生可能与营养不良、内分泌紊乱和不良生活习惯有关。

(一)病因

萎缩性鼻炎分原发性和继发性。前者病因目前仍不十分清楚,后者病因则明确。

1. 原发性萎缩性鼻炎

传统的观点认为本病是某些全身性慢性疾病的鼻部表现,如内分泌紊乱、自主神经功能失调、维生素(如维生素 A、维生素 D、维生素 E 等)缺乏、血液中胆固醇含量偏低等。

近年研究发现本病与微量元缺乏或不平衡有关,免疫学研究则发现本病患者大多有免疫功能紊乱,组织化学研究发现鼻黏膜乳酸脱氢酶含量降低,故有学者提出本病可能是一种自身免疫性疾病。

2. 继发性萎缩性鼻炎

慢性鼻炎、慢性鼻窦炎的脓性分泌物长期刺激鼻黏膜;有害粉尘、气体对鼻腔持续刺激;多次或不适当鼻腔手术致鼻腔黏膜广泛损伤(如下鼻甲过度切除等);特殊传染病(如结核、梅毒和麻风等)对鼻腔黏膜造成损害。

(二)临床表现

1.鼻塞

鼻塞为鼻腔内脓痂阻塞所致,或因鼻黏膜感觉神经萎缩、感觉迟钝,鼻腔虽然通气,患者自感"鼻塞"。

2.鼻、咽干燥感

其为鼻黏膜腺体萎缩、分泌减少或长期张口呼吸所致。

3.鼻出血

鼻黏膜萎缩变薄、干燥或挖鼻和用力擤鼻致毛细血管破裂。

4.嗅觉减退或丧失

其为嗅区黏膜萎缩所致。

5.恶臭

严重者多伴有呼气特殊腐烂臭味。

6.头痛、头昏

鼻黏膜萎缩后,调温保湿功能减退或缺失,吸入冷空气刺激或脓痂压迫引起头痛、头昏。多表现为前额、颞侧或枕部疼痛。

(三)辅助检查

1.外鼻

严重者鼻外形有变化,表现为鼻梁宽平,呈鞍鼻。

2.鼻腔检查

鼻黏膜干燥,鼻腔宽大,鼻甲缩小(尤以下鼻甲为甚),鼻腔内大量脓痂充塞,呈黄色或黄绿色并伴有恶臭。若病变发展至鼻咽、口咽和喉咽部,也有同样临床表现。

(四)治疗原则

目前多采用局部洗鼻和全身综合治疗。

1.局部治疗

(1)鼻腔冲洗:可选用温热生理盐水冲洗,每天1~2次。目的在于清洁鼻腔、除去脓痂和臭味,同时刺激鼻黏膜增生。

(2)局部用药:复方薄荷油、液状石蜡、鱼肝油等滴鼻剂,可润滑黏膜、促进黏膜血液循环和软化脓痂以便于擤出,改善鼻干症状。

用1%的链霉素滴鼻,以抑制细菌生长、减少炎性糜烂和利于上皮生长;用1%的新斯的明涂抹黏膜,可促进鼻黏膜血管扩张。

用0.5%的雌二醇或己烯雌酚油剂滴鼻,可抑制鼻分泌物分解,减少痂皮、减轻臭味;用50%的葡萄糖滴鼻,具有刺激黏膜腺体分泌作用;用金霉素或红霉素软膏涂鼻,可保护鼻腔黏膜,抑制细菌生长。

(3)手术治疗:病变较重,保守治疗效果不佳者可行手术治疗。目的在于缩小鼻腔,以减少鼻腔通气量,降低鼻黏膜水分蒸发程度,减轻黏膜干燥、结痂形成。

2.全身治疗

加强营养,改善环境及个人卫生。补充维生素 A、B 族维生素、维生素 D、维生素 E 以保护鼻黏膜上皮,增加抗感染能力。

(五)护理评估

1.健康史

评估患者既往有无变应性鼻炎急性发作史;家族有无药物、食物过敏史及哮喘和皮炎病史;评估患者的工作和生活环境,是否长期处于空气污染较重的环境中,是否有过敏原的接触史。

2.身体状况

评估患者鼻痒、喷嚏、流清水样鼻涕以及鼻塞症状的严重程度和持续时间,季节性鼻炎患者是否伴有眼痒和结膜充血等,评估患者是否同时伴有支气管哮喘。

3.心理-社会状况

评估患者及其家属对本病相关知识的认知程度,疾病给工作、生活带来的影响,评估患者是否出现紧张、焦虑等心理状况,了解其对疾病的认知和期望。

(六)常见护理诊断/问题

1.舒适度减弱

舒适度减弱与鼻痒、喷嚏、流涕及嗅觉障碍有关。

2.清理呼吸道无效

清理呼吸道无效与鼻黏膜水肿、分泌物增多、哮喘发作有关。

3.焦虑

焦虑与社交障碍、影响生活质量、担心治疗效果有关。

4.知识缺乏

患者缺乏本病相关的自我保健及预防知识。

(七)护理措施

1.一般护理

(1)避免接触过敏原,保持室内外环境的清洁,使空气清新,经常更换被褥,花粉季节应减少外出或佩戴口罩出行。

(2)保持良好的心情,减少情绪激动。

(3)避免进食辛辣刺激食物及易致过敏的食物。

2.病情观察

(1)生命体征监测,及时、动态了解病情变化。

(2)观察患者是否伴有胸闷、咳嗽、哮喘等不适症状。

3.用药护理

(1)糖皮质激素类:常用的有丙酸氟替卡松鼻喷剂、糠酸莫米松鼻喷剂等,全身使用糖皮质激素者要注意用药后反应,如皮质醇增多症、肾上腺素抑制、儿童生长迟钝等。

(2)抗组胺药:例如,氯雷他定片,药效快,可改善鼻塞、喷嚏不适症状;若使用氯苯那敏类药物,有一定的中枢抑制作用,可表现为嗜睡困倦,从事驾驶、高空工作及精密仪器操作工作的患者不宜服用。

(3)特异性免疫治疗:首先要确定过敏原,以过敏原制成提取液。国际上常规使用的剂量递增方式为每周注射 1 次,逐渐增加,一般在 3~4 个月到达维持剂量,最终使局部变态反应不发生或减少局部变态反应。在治疗过程中,护士要密切观察患者有无不良反应,严重者可发生过敏性休克,务必向患者详细交代注意事项和治疗间隔时间。

(4)鼻腔冲洗:鼻腔内分泌物较多或者较黏稠者,可选用生理盐水进行鼻腔冲洗,以清除鼻内分泌物,改善鼻腔通气情况。

4.手术护理

(1)术前准备:完善全身相关检查及血清 IgE 的检测。指导患者正确冲洗鼻腔,按全麻手术术前常规要求禁食、禁水。

(2)术后护理:嘱患者采用半卧位,根据麻醉苏醒情况给予温凉流质饮食,无特殊不适,可过渡到半流质饮食;密切观察患者有无活动性渗血,有无哮喘急性发作。告知患者避免频繁打喷嚏的方法;对患者进行疼痛动态评估,指导其转移注意力,对中度及以上疼痛的患者,可遵医嘱给予止痛药物。

5.心理护理

应多与患者进行沟通,了解其心声,鼓励患者说出其所受困扰,帮助其解决困难,做好宣教解释工作,减轻疾病带来的不适感。

6.健康教育

(1)生活指导:合理安排日常生活,注意保暖、积极锻炼身体,增强体质;提高免疫力,避免上呼吸道感染,减少诱发因素;保持居家环境卫生,勤晒衣物、被褥或及时更换;保持室内通风、清洁、干燥;避免接触过敏原,如动物皮屑、羽毛制品等;在花粉散播的季节时,应减少外出或外出时佩戴口罩出行。

(2)疾病知识指导:指导患者正确的擤鼻、滴鼻药和喷鼻药的方法;提高依从性,遵医嘱定期复查,坚持全程规范用药,积极配合治疗。

(穆翠琴)

第三十九节　急性鼻窦炎

急性鼻窦炎是在上呼吸道感染的基础上伴发的鼻窦黏膜急性炎症性疾病,多与鼻炎同时存在,也常称为急性鼻-鼻窦炎,病程约 12 周。

一、病因

在上呼吸道感染的基础上伴发的鼻窦黏膜感染,多为病毒或细菌直接造成的感染性炎症。

1.全身因素

营养不良、过度疲劳、维生素缺乏引起全身抵抗力下降,不洁生活与工作环境是诱发本病的常见因素,全身性疾病(如贫血、糖尿病、甲状腺和脑垂体功能低下等),上呼吸道感染和急性传染病(流感、麻疹、猩红热)等均可诱发本病。

2.局部因素

(1)鼻腔疾病:如急性鼻炎、慢性鼻炎、鼻中隔偏曲、变应性鼻炎、鼻息肉、鼻腔异物和肿瘤等,均可堵塞鼻道或窦口,影响鼻窦通气和引流而致鼻窦炎发生。

(2)相邻器官的感染病灶:扁桃体炎、腺样体炎可同时伴发鼻咽和鼻腔炎症,进而导致鼻窦炎。另外,牙源性上颌窦炎也可直接或间接诱发鼻窦急性炎症。

(3)外部因素:例如,鼻窦外伤骨折或异物进入鼻窦、游泳跳水不当或游泳后用力擤鼻导致污水挤入鼻窦,均可将致病菌直接带入鼻窦,引发感染。

(4)医源性感染:鼻腔填塞物留置时间过久,局部血液循环障碍,黏膜受压迫水肿,引起局部炎性刺激、感染,阻碍窦口引流和通气而致鼻窦炎。

(5)气压损伤:高空飞行迅速下降致窦腔负压,使鼻腔内炎性物或污物被吸入鼻窦,引起非阻塞性航空性鼻窦炎。

二、临床表现

1. 全身症状

成人可伴有低热、畏寒、食欲减退及全身不适症状。儿童可出现高热、腹泻、咳嗽等消化道和呼吸道症状。

2. 局部症状

(1)鼻塞:多为患侧持续性鼻塞,若两侧同时罹患,则为双侧持续性鼻塞;为鼻黏膜炎性肿胀和分泌物蓄积所致。

(2)嗅觉障碍:由于鼻腔黏膜肿胀,可出现暂时的嗅觉障碍。

(3)脓涕:鼻腔内大量脓性或黏脓性鼻涕难以擤尽,脓涕可带有少许血液。脓涕可后流至咽部和喉部,刺激鼻咽部或咽部黏膜,引起咽痒、恶心、咳嗽和咳痰。

(4)头痛及局部疼痛:为本病最常见症状。一般而言,前组鼻窦炎引起的头痛多在额部和颌面部,后组鼻窦炎引起的头痛则多位于颅底或枕部。各鼻窦炎引起头痛和局部疼痛的特点如下。急性上颌窦炎:疼痛多为眶上额部痛,可伴有患侧颌面部或上列磨牙痛。头痛和局部疼痛一般是晨起不痛,上午轻,午后重;站立或久坐时加重,侧卧患侧居上时减轻,这些均与上颌窦的通气引流有关。

急性筛窦炎:头痛一般较轻,局限在内眦和鼻根深部,发胀或微痛;发生前组筛窦炎时,为额部头痛,也常为周期性发作,与急性额窦炎相似,但程度较轻;发生后组筛窦炎时,为枕部疼痛,与急性蝶窦炎相似,一般是晨起逐渐加重,午后转轻。

急性额窦炎:开始表现为全头痛或眶上神经痛,后局限到前额部。头痛呈周期性发作,晨起后头痛,逐渐加重,中午最剧烈,午后逐渐减轻,夜晚完全消散,次日又反复发作。

急性蝶窦炎:颅底或眼球深处钝痛,可放射至头顶和耳后,也可引起枕部痛。早晨疼痛轻,午后加重。

三、辅助检查

1. 前鼻镜检查

鼻黏膜充血、肿胀,以中鼻甲和中鼻道黏膜为甚。鼻腔内有大量黏脓性鼻涕。

2. 鼻内镜检查

查看鼻道和窦口及其附近黏膜的病理改变,包括窦口形态、黏膜红肿程度、息肉样变及脓性分泌物来源等。

3. 影像学检查

鼻窦CT扫描,可清楚地显示鼻窦黏膜增厚及病变范围,是诊断鼻窦炎的首选影像学检查。

4. 鼻窦体表投影区检查

急性上颌窦炎可表现为面颊部、下睑红肿及压痛;急性额窦炎可表现为额部红肿及眶上内角压痛和额前壁叩痛;急性筛窦炎可表现为鼻根和内眦处红肿及压痛。

四、治疗原则

以去除病因,解除鼻腔鼻窦引流和通气障碍,控制感染,预防并发症为原则。

1. 全身治疗

(1)一般治疗与上呼吸道感染和急性鼻炎的治疗相同。患者应适当休息。

(2)明确致病菌,选择使用敏感抗生素,及时控制感染,防止并发症或转为慢性鼻窦炎。

(3)对特应性体质患者(如变应性鼻炎、哮喘患者等),必要时给予全身变态反应药物治疗。

2. 局部治疗

(1)局部用药:鼻内用减充血剂和糖皮质激素。

(2)体位引流:引流出鼻窦内潴留的分泌物。

(3)鼻腔冲洗:有助于清除鼻腔内分泌物,改善鼻腔通气情况。

(4)物理治疗:局部热敷、短波透热或红外线照射等,可促进炎症消退和改善症状。

五、护理评估

1. 健康史

评估患者既往有无鼻炎病史、药物及食物过敏史;有无明显诱发因素;头痛部位与性质;鼻腔有无分泌物;分泌物的性质与量等。

2. 身体状况

评估患者是否出现畏寒、发热、食欲减退、全身不适等状况。鼻塞、脓涕、嗅觉改变、头痛或局部疼痛为本病常见的症状。

3. 心理-社会状况

评估患者是否因头痛、鼻塞、食欲减退等影响正常生活。对存在焦虑情绪的患者,应及时给予关心疏导,使其配合治疗。

六、常见护理诊断/问题

1. 急性疼痛

急性疼痛与炎症感染引起的黏膜肿胀、分泌物压迫、细菌毒素刺激神经末梢有关。

2. 清理呼吸道无效

清理呼吸道无效与鼻塞、鼻黏膜充血水肿、鼻腔通气受阻塞有关。

3. 体温过高

体温过高与炎症反应有关。

4. 舒适度减弱

舒适度减弱与鼻塞、脓涕、头痛、发热、全身不适有关。

5. 知识缺乏

患者缺乏本病的预防及康复相关知识。

6. 潜在并发症

潜在并发症有急性咽炎、扁桃体炎、眶内和颅内并发症等。

七、护理措施

1.一般护理

(1)保持室内温度适宜,空气流通。

(2)保持良好的心情,减少情绪激动。

(3)避免进食辛辣刺激性食物;进温凉、易消化的食物(高热量、高蛋白、高维生素),保持大便通畅,多饮水,注意口腔卫生,预防感染。

2.病情观察

密切观察生命体征及病情的变化,例如,体温有无升高,鼻塞、头痛是否加剧,有无耳痛、耳闷、咳嗽、眼痛、眼球活动受限、视力下降出血等眶内和颅内并发症发生。遵医嘱正确使用抗生素预防感染,观察用药后的反应,如有异常,及时告知医师并协助处理。

3.局部护理

(1)急性疼痛:给予患者半坐卧位,观察鼻部肿胀情况,对鼻面部肿胀明显的患者予以鼻额部冷敷。向患者解释疼痛的原因及治疗方法,及时评估疼痛部位、性质及程度。对疼痛评分≥4分的患者,可遵医嘱予以药物镇痛治疗,同时指导患者转移注意力,用听音乐等方法减轻疼痛。

(2)鼻腔滴药:正确指导患者鼻腔滴药。局部使用血管收缩剂和糖皮质激素类药物,可减轻鼻腔黏膜肿胀充血引起的窦口阻塞。

(3)鼻腔冲洗:协助患者进行鼻腔冲洗,利于分泌物的引流,保持鼻腔清洁,避免炎症扩散。

(4)其他:可采用局部热敷、短波透热或红外线照射等物理治疗,促进炎症消退,改善局部不适症状。

4.健康教育

(1)生活指导:加强锻炼,增强体质,预防感冒,避免上呼吸道感染;注意工作、生活环境的清洁;戒烟、戒酒,避免进食辛辣刺激食物。

(2)疾病知识指导:指导患者掌握正确滴鼻、擤鼻及鼻腔冲洗的方法,避免冲洗不当引起鼻腔出血。

积极治疗全身及局部疾病,及时彻底治疗本病,避免并发症或转为慢性鼻窦炎。若患者出现高热不退、头痛加重及眼球运动受限等症状,应及时就诊。

(穆翠琴)

第四十节 慢性鼻窦炎

慢性鼻窦炎(chronic rhinosinusitis,CRS)是指鼻腔与鼻窦黏膜的慢性炎症,多由急性鼻窦炎反复发作未彻底治愈而迁延所致,可单侧发病或单窦发病,双侧或多窦发病最常见。患者主要表现为鼻塞、流脓涕、头面部胀痛、嗅觉减退或丧失,可伴有乏力、头晕等症状。通过药物和手术治疗,多数患者的症状可有效缓解。

一、不伴鼻息肉的慢性鼻窦炎

(一)病因

1. 微生物因素

(1)细菌:单纯细菌感染可能不是CRS的直接发病原因,但细菌可通过其他途径激发鼻腔和鼻窦黏膜炎症。

(2)真菌:大多数CRS患者的组织中常有嗜酸性粒细胞浸润,可培养出真菌,但不能证明真菌直接引起CRS。也有学者认为,真菌可引起炎症反应,造成上皮破坏和细菌定植,从而导致CRS。

(3)病毒:病毒可破坏上气道的黏膜上皮屏障,在CRS发病过程中可能发挥一定作用。

2. 局部因素

(1)纤毛功能障碍:正常鼻腔鼻窦黏膜纤毛功能在清洁鼻腔鼻窦和预防慢性炎症方面起重要作用。研究表明CRS患者常由于鼻腔鼻窦上皮受损,出现继发性纤毛运动障碍。

(2)解剖异常:鼻腔或鼻窦的解剖异常,可称为CRS发病的潜在危险因素。

(3)上皮屏障破坏:上皮细胞破裂及坏死所致的黏膜固有层突出及上皮组织修复可能在CRS的发生过程中起重要作用。上皮细胞紧密连接结构完整性破坏、宿主防御性分子表达缺乏,可能影响机体对微生物感染的有效防御,也可影响有效获得性免疫的形成。

(4)细菌生物膜:细菌生物膜不仅可作为感染性病原菌发挥致病作用,还可作为抗原、超抗原(如葡萄球菌超抗原等)、佐剂、毒素和炎性因子,促进CRS的发生和发展。细菌生物膜的形成也是疾病产生药物抵抗和难治疗的一个重要影响因素。

3. 全身因素

(1)过敏反应:流行病学数据显示,CRS患者中过敏性鼻炎患病率增加。但过敏性鼻炎对CRS发病的影响仍不明确,并没有直接证据表明过敏反应是引起CRS的主要因素或直接因素。

过敏性鼻炎与CRS可能是伴发关系,而非因果关系。过敏性鼻炎可影响CRS的炎症反应,过敏反应引起的黏膜肿胀,可导致窦口阻塞及通气障碍,进而引起黏液潴留和感染,合并过敏性鼻炎的CRS可表现出特有的病理特征。

(2)免疫缺陷:具有免疫缺陷的患者多合并CRS,如艾滋病患者、选择性IgA缺乏、低免疫球蛋白等免疫异常。

4. 其他因素

CRS与支气管哮喘有明显的关联性;在CRSsNP患者组织中可检测到幽门螺杆菌的DNA;胃食管反流病可致难治性儿童CRS,予以抗酸治疗后可好转。

(二)临床表现

1. 全身症状

轻重不等,时有时无,多表现为精神不振、易倦、头痛、头昏、记忆力减退、注意力不集中等。

2. 局部症状

(1)流涕:为主要症状之一。量多,呈黏脓性或脓性,可伴有鼻后滴漏。牙源性上颌窦炎患者的鼻涕常伴有腐臭味。

(2)鼻塞:是慢性鼻窦炎的另一症状。由于鼻黏膜肿胀、鼻内分泌物较多或稠厚所致。

（3）嗅觉减退或消失：一般属于暂时性，少数为永久性。

（4）面部不适：疼痛感、肿胀感。

（5）头痛：部分患者有头痛，一般表现为钝痛或闷痛。头痛多有时间性或固定部位，经鼻内用减充血剂、蒸汽吸入等治疗后症状缓解。

（6）视功能障碍：为本病并发症。主要表现为视力减退或失明，也有表现为复视、眶尖综合征等。诊断时以上述两种或两种以上相关症状为依据，其中主要症状中的鼻塞，黏性、脓性鼻涕必具其一，症状持续时间≥12周。

3.体征

前鼻镜或鼻内镜检查可见鼻黏膜充血、水肿，大量来源于中鼻道、嗅裂的黏性或黏脓性分泌物。牙源性上颌窦炎者可见牙齿病变。后组鼻窦炎者咽后壁可见脓液或干痂附着。

（三）辅助检查

1.常规检查

（1）做肝功能、肾功能、血糖、电解质、血常规、凝血功能、大便常规、尿常规、心电图检查、胸部X线片等检查。

（2）感染性疾病筛查：乙肝、丙肝、梅毒、艾滋病等。

2.前鼻镜检查和鼻内镜检查

可查鼻黏膜、鼻道、分泌物情况。

3.影像学检查

鼻窦CT扫描可显示窦腔大小、形态及窦内黏膜不同程度增厚等，鼻窦CT冠状位可精确判断各窦病变范围。

MRI检查能够准确地观察鼻腔鼻窦内软组织占位性病变范围、性质及与周围组织的解剖关系，为鉴别诊断提供依据。

（四）治疗原则

首选药物治疗，推荐使用鼻用糖皮质激素和鼻腔冲洗治疗3个月，如疗效不佳，则可以考虑鼻内镜手术治疗。术后应当定期随访，并继续给予鼻用糖皮质激素联合鼻腔冲洗治疗。

1.保守疗法

（1）局部糖皮质激素：发挥抗感染作用，消除黏膜炎症，减轻黏膜水肿，利于鼻腔鼻窦通气和引流。鼻用激素被推荐为治疗CRS的A类药物（最高等级），临床上最常用的为鼻用喷雾剂型，还有鼻用激素滴剂、鼻腔冲洗、雾化吸入等局部给药方式。

（2）黏液促排剂：促进和改善黏液纤毛清除功能，稀化脓涕，利于引流，结合抗生素使用，有利于提高抗菌作用。

（3）鼻腔冲洗：每天2次，可搭配用生理盐水和碳酸氢钠注射液，以清除鼻腔内分泌物。

（4）常规抗生素：主要用于CRS急性发作及鼻内镜手术后预防感染。

2.鼻内镜手术

经规范药物治疗无效、具有明显解剖学异常或发生颅内、眶内并发症的患者可考虑鼻内镜手术。需严格把握儿童患者的手术指征，12岁以下原则上不宜手术。

二、伴鼻息肉的慢性鼻窦炎

鼻息肉起源于双侧中鼻道及鼻窦黏膜，向鼻腔和鼻窦腔膨出，外观为表面光滑的半透明软组织新生物。由于鼻息肉的病理改变是炎性反应,长期炎性反应引起组织高度水肿,因此临床上将其分类为伴鼻息肉的慢性鼻窦炎。

(一)病因

病因尚未明确,病原微生物、遗传因素、免疫机制等多因素共同作用,引发疾病。

1.病原微生物

(1)病毒:鼻病毒可以损伤鼻黏膜上皮屏障,而鼻息肉组织存在对病毒的免疫缺陷。

(2)细菌:细菌在慢性鼻窦炎发病过程中的作用目前尚无定论。有研究发现本病患者的金黄色葡萄球菌培养阳性率明显高于对照组,主要见于白种人患者,但近年来也有研究发现亚洲患者的感染金黄色葡萄球菌阳性率较过去有上升趋势。

(3)金黄色葡萄球菌超抗原:可能通过影响免疫调节系统的活性和前炎性反应效应细胞的种类而在慢性炎性反应过程中起到重要的作用。

(4)真菌:通过随机双盲安慰剂对照研究,使用抗真菌药物两性霉素 B 鼻腔冲洗 3 个月并不能缓解合并和不合并鼻息肉的慢性鼻窦炎的症状和影响鼻息肉评分,提示真菌在慢性鼻窦炎发病过程中可能并无显著作用。

2.免疫机制

(1)上皮功能失调:上皮细胞间的紧密连接蛋白和黏附连接将上皮细胞相互连接,同时桥粒将柱状上皮细胞锚定于基底细胞并将基底细胞锚定于基底膜。

(2)天然免疫和获得性免疫:鼻黏膜上细胞在外界微生物等因素造成损伤后,可以产生胸腺基质淋巴毒素、IL-33 和 IL-25,上述细胞因子能够诱导 2 型天然淋巴样细胞表达,IL-5、IL-13 等 Th2 细胞因子明显上调,ILC2 不需要抗原呈递细胞激活。

3.组织重塑

黏膜上皮细胞构成和基底膜的改变,以及上皮下固有层纤维化或水肿反应,是组织重塑的主要特征。鼻息肉的上皮细胞增殖、杯状细胞增多和基底膜增厚,固有层一般以水肿为主要特征,部分鼻息肉组织的固有层也可见较多胶原沉积。

4.其他因素

一些慢性鼻窦炎患者同时患有哮喘。大部分激素依赖型哮喘患者的鼻窦 CT 中可见鼻窦黏膜病变,阿司匹林三联症包括鼻息肉、哮喘和阿司匹林耐受不良。吸烟可能通过影响患者的免疫反应在慢性鼻窦炎发病过程中发挥作用。此外,遗传因素也与本病的发生有关。

(二)临床表现

1.主要症状

双侧进行性鼻塞,伴有清涕或黏性鼻漏,部分患者伴有嗅觉减退、头面部疼痛和肿胀感,持续时间≥12 周。可有过敏症状,如打喷嚏、流鼻涕、鼻痒、眼睛痒等。

2.体征

可见来源于双侧中鼻甲、中鼻道黏膜的鼻息肉,嗅裂区域的鼻中隔黏膜以及上鼻道和后筛黏膜可以出现鼻息肉。

(三)辅助检查

1.常规检查

(1)做肝功能、肾功能、血糖、电解质、血常规、凝血功能、大便常规、尿常规、心电图检查、胸部 X 线片等检查。

（2）感染性疾病筛查：乙肝、丙肝、梅毒、艾滋病等。

2.前鼻镜检查和鼻内镜检查

可查鼻黏膜、鼻道、分泌物、息肉情况。

3.实验室检查

主要包括外周血、鼻腔分泌物和病理组织中的嗜酸性粒细胞计数。

4.影像学检查

鼻窦 CT 扫描可显示窦腔大小、形态及窦内黏膜病变等。

（四）治疗原则

本病的治疗策略包括药物治疗和手术治疗。

1.药物治疗

（1）局部糖皮质激素：术前连续使用时间≥12 周，如果疗效不明显，可以采用手术，术后继续长期规律使用，可以控制术后炎症反应，预防和减缓复发。术后患者通常在第一次鼻腔清理后开始用药，根据恢复情况，持续用药 3～6 个月。

（2）口服糖皮质激素：一般只用于围手术期，每天 20～30 mg，总疗程一般不超过 2 周，可以显著缩小息肉的大小，改善症状。

（3）抗菌药物：2020 年欧洲慢性鼻窦炎诊断和治疗指南指出，由于证据的质量非常低，抗生素的使用对患者 CRS 急性加重期预后产生的影响尚不确定，因此不建议常规使用抗生素。本病伴急性感染时，需根据细菌培养和药物敏感试验结果选择敏感的抗菌药物进行治疗，疗程不超过 2 周。

（4）黏液溶解促排剂：可改善鼻黏膜纤毛活性，稀化鼻腔和鼻窦分泌物，有促进黏液排出和有助于鼻腔鼻窦生理功能恢复的作用。

（5）抗过敏药物：对伴有过敏性鼻炎和/或哮喘的患者可应用抗过敏药物，包括口服或鼻用抗组胺药、口服白三烯受体拮抗剂，疗程不少于 4 周。对于伴有哮喘的患者，首选口服白三烯受体拮抗剂。

（6）糖皮质激素缓释支架：2020 年欧洲慢性鼻窦炎诊断和治疗指南建议，在鼻窦手术后复发息肉的患者筛窦内放置糖皮质激素缓释支架是一种选择，能显著降低手术必要和鼻息肉评分，改善鼻阻塞症状，证据等级为 Ⅰa 级。

（7）鼻腔冲洗：鼻腔盐水冲洗可以改善患者的症状和生活质量，其作用在于清除鼻腔鼻窦黏液，增强纤毛活动，清除抗原。冲洗疗程不少于 4 周。

2.生物治疗

肌内注射 IgE、IL-5 和 IL-4 受体的单克隆抗体已经被证实可以改善鼻塞、流涕等症状和生活质量，缩小鼻息肉，但是需要针对相应的免疫特征和分型，是未来精准治疗的选择。

3.手术治疗

药物治疗无效可以进一步采用手术治疗，在鼻内镜和电视监视下，切除鼻息肉，开放鼻窦，纠正鼻中隔偏曲和泡状中鼻甲等鼻腔解剖学异常，尽可能地保留鼻窦黏膜，重建鼻腔鼻窦通气引流，为鼻腔鼻窦黏膜炎症的良性转归创造条件，也称为功能性鼻内镜鼻窦手术。

（五）护理评估

1.健康史

评估有无急性鼻窦炎反复发作，急性鼻窦炎、鼻炎治疗不当或牙源性上颌窦炎病史；患者是否为特应性体质,有无变应性鼻炎、鼻息肉、支气管哮喘病史;评估患者鼻腔有无分泌物,分泌物的量和性质。

2.身体状况

评估患者的鼻塞程度,鼻腔分泌物的量和性质,是否伴有头痛、面部胀痛、耳闷、张口呼吸、闭塞性鼻音和呼吸困难等症状。

评估患者的精神状态,有无头痛、易倦息、记忆力减退、注意力不集中等全身反应;评估患者鼻漏性状、嗅觉变化、视力情况。

3.心理-社会状况

评估患者和家属心理状况,患者是否因头痛、鼻塞、食欲减退等影响正常生活,出现焦虑情绪,应及时给予关心疏导,使其配合治疗。

(六)常见护理诊断/问题

1.舒适度减弱

舒适度减弱与流涕、鼻塞、头闷胀感有关。

2.疼痛

疼痛与疾病所致的头痛有关。

3.有感染的风险

感染与手术创伤、切口污染有关。

4.睡眠形态紊乱

睡眠形态紊乱与术后鼻腔填塞、张口呼吸、伤口疼痛有关。

5.知识缺乏

患者缺乏与本病相关的自我护理及预防知识。

6.潜在并发症

潜在并发症有出血、眶蜂窝织炎、球后视神经炎、脑脊液鼻漏。

(七)护理措施

1.术前护理

(1)一般护理:保持室内温度、湿度适宜,空气流通;保持清洁,及时更换衣服、床单;进食清淡、易消化食物,忌烟、酒,注意保暖,预防感冒。注意观察病情变化,如出现头痛、鼻塞加重,应及时告知医师并协助处理。

(2)术前检查:完善全身检查和专科检查,如血常规,凝血功能,心、肺功能,鼻腔鼻窦 CT,鼻内镜检查等。观察患者有无咳嗽、发热,预防上呼吸道感染。

(3)术前准备:术前遵医嘱指导患者行鼻腔冲洗及糖皮质激素的局部应用,并观察药物的作用及不良反应;术前一日剃净胡须、剪鼻毛,注意勿触鼻黏膜以免引起出血。

全麻手术患者术前按手术常规要求禁食、禁饮,以防术中呕吐,引起窒息;遵医嘱予以术前抗生素皮试。

(4)心理护理:向患者介绍手术目的和意义,讲解术中可能出现的情况及术后的注意事项,使患者有充分的思想准备,减轻焦虑。

2.术后护理

(1)病情观察:监测生命体征及视力,及时、动态了解患者的病情变化。观察患者有无神经系统症状(脑膜刺激征)、眶内及颅内并发症;观察鼻腔渗血情况,术后少量血性分泌物从鼻腔流出属于正常现象,可协助患者用纸巾轻轻擦拭;若鼻腔有持续活动性出血或有频繁吞咽动作,应及时告知医师,协助局部冷敷处理,必要时遵医嘱使用止血药或再次手术治疗。嘱患者尽量吐出流入咽部的血液,勿咽下,以免刺激胃黏膜,引起恶心、呕吐等不适。

(2)体位护理:全麻未清醒者,使其去枕平卧,头偏向一侧,必要时予以床挡保护,以防其坠床;全麻清醒者,取半坐卧位,抬高床头 30°,减轻局部肿胀,有利于鼻腔分泌物的引流和呼吸。鼓励无高危跌倒风险患者尽早下床活动。

(3)疼痛护理:在术后的 48～72 h,鼻腔内止血填塞物可导致局部胀痛或头痛,应及时进行疼痛评估,向患者解释该填塞物一般为可吸收材料,随着材料降解局部胀痛会逐渐减轻;对疼痛评分≥4 分以上的患者,告知医师,在物理治疗的基础上,遵医嘱可使用镇痛药物,减轻患者疼痛等不适,同时注意观察用药后有无不良反应。

(4)用药护理:遵医嘱正确使用抗生素,注意用药后的不良反应。正确使用薄荷脑樟脑滴鼻液。采用仰卧头低位,肩下垫小枕,滴入药液 2～3 滴,并轻捏鼻翼,以便药液充分吸收,5 min后恢复正常体位。

(5)饮食、口腔护理:术后 4～6 h 可进温凉、易消化的流质或半流质食物,多吃蔬菜、水果,避免刺激性食物。注意口腔卫生,可交替使用复方氯己定和康复新液等漱口水,去除口腔异味,预防感染。

3.健康教育

(1)生活指导:禁止剧烈运动,注意休息,适当锻炼身体,增强体质;忌烟、酒及辛辣刺激性食物,进食富含维生素、蛋白质饮食。避免剧烈咳嗽、打喷嚏,保持大便通畅,多饮水,防止便秘,以免压力升高而引起伤口出血;预防上呼吸道感染,避免出入污染较重的公共场合,必要时佩戴口罩。

(2)疾病知识指导:指导患者掌握正确的鼻腔滴药、喷鼻和鼻腔冲洗的方法,出院后注意随访。术后首次的鼻腔清理时间可以依据手术范围、全身情况和填塞物的选择而确定,通常为术后1～2 周。嘱患者按医嘱定期复诊(1 个月、3 个月、6 个月、1 年)。随访持续时间:近期1 年,远期至少 3 年,以提高疗效避免复发。若有活动性出血、头痛、视力改变,应及时就近就诊。

(穆翠琴)

第四十一节　急性会厌炎

急性会厌炎是以会厌为中心的急性喉部炎症,又称急性声门上喉炎,为喉科急重症之一,起病急,发展迅速,严重时可引起喉阻塞而窒息死亡。

一、病因

1.感染

感染为最常见原因,致病菌以 B 型流感嗜血杆菌最多,也可混合病毒感染。各种致病菌可由呼吸道吸入、血行感染或由邻近器官感染蔓延而侵及声门上黏膜。身体抵抗力降低、喉部创伤、年老体弱均为危险因素。

2.变态反应

接触某种变应原而引起会厌发生变态反应性炎症而高度肿胀,又称急性变态反应性会厌炎。变应原多为药物、血清、生物制品或食物,药物中以青霉素最多见,食物中以海鲜多见。变态反应多发生于成年人,常反复发作。

3.其他

吸入有害气体、放射线损伤、异物、外伤等均可引起声门上黏膜的炎性病变。

二、临床表现

1.全身症状

轻症者的全身症状不明显,重症者呈急性面容,可有发热、寒战、头痛、全身乏力不适、食欲减退等症状。儿童及年老患者的全身症状多较明显,病情进展迅速。小儿可迅速发生衰竭,表现为精神萎靡、四肢发冷、面色苍白、脉快而细、血压下降,甚至昏厥、休克。

2.局部症状

(1)咽喉疼痛:患者咽喉疼痛剧烈,并进行性加重,伴有明显的吞咽痛。

(2)吞咽困难:轻症者自觉咽部有异物感,偶有张口困难的现象。重症者常有饮水呛咳、张口流涎的症状,常因剧烈的吞咽痛及会厌的肿胀,严重影响吞咽功能,甚至拒绝进食。

(3)发音含糊:声带常不受累,很少有声音嘶哑。如果患者出现语音含糊不清,伴有咽喉阻塞感,提示会厌肿胀较严重,需严密观察呼吸情况。

3.呼吸困难

当会厌高度肿胀,声门变小,患者可出现吸气性呼吸困难,伴有吸气性喉鸣音,多在发病24 h内出现,进展迅速,可在数小时内引起窒息。患者表现为躁动不安,面色苍白或发绀,呼吸节律变浅、变快,出现"四凹征"。小儿可表现为嗅探体位,即身体前倾,头部及鼻伸向前上方。

三、辅助检查

1.血常规检查

当为细菌感染时,可显示白细胞数升高、中性粒细胞增多。

2.间接喉镜

发现会厌明显充血肿胀,严重时呈球形。如会厌脓肿形成,红肿黏膜表面可见黄白色脓点。由于肿胀会厌的遮盖,室带、声带等喉部结构常看不清。

3.纤维(电子)鼻咽喉镜检查

可见会厌舌面及侧缘红肿明显。

4.变应原检测

疑变态反应性会厌炎,可行变应原检测,指导患者日常生活中尽可能避免接触变应原。

5.影像学检查

对于不能配合进行纤维(电子)鼻咽喉镜检查的儿童,可行喉部 X 线侧位片检查,如能显示肿大的会厌,对诊断急性会厌炎有一定的意义。必要时可行 CT 扫描或 MRI 检查,可显示会厌等声门上结构肿胀,喉咽腔阴影缩小。

四、治疗原则

一旦确诊,需立即住院治疗。

1.抗感染及消肿

尽快控制感染,全身应用足量的抗生素和糖皮质激素,如青霉素类抗生素、头孢菌素类抗生素、地塞米松等。

急性变态反应性会厌炎患者首先进行抗变态反应治疗,皮下注射肾上腺素 1 mg,同时肌内注射或静脉滴注氢化可的松 100 mg 或地塞米松 10 mg。治疗后密切观察患者呼吸困难与会厌肿胀是否好转。

2.气管切开术

如患者有明显呼吸困难,静脉使用抗生素和糖皮质激素后呼吸困难无改善,应及时进行气管切开。如不能及时行气管切开,可行紧急环甲膜切开,扩张切口,进行人工呼吸,患者呼吸恢复后可行常规气管切开术。急性会厌炎窒息发作时,因声门周围被水肿的黏膜堵塞,插管很难成功。

3.其他

会厌舌面脓肿形成,或脓肿虽已破裂但仍引流不畅时,应行切开排脓。对进食困难者,可予以静脉补液等支持疗法。

五、护理评估

1.健康史

评估患者有无上呼吸道感染史,有无咽炎、扁桃体炎等邻近器官炎症,近期有无过度劳累、受凉、外伤史、较长时间接触有毒气体等,有无药物过敏史、食物过敏史、接触物过敏史等,有无胃炎、胃溃疡病、糖尿病史。

2.身体状况

观察患者有无呼吸困难、高热、咽喉部剧烈疼痛、吞咽困难、口水增多、说话含糊不清的症状,评估患者既往身体情况。

3.心理-社会状况

评估患者和家属的心理状况,评估患者对疾病的认识程度。

六、常见护理诊断/问题

1.有窒息的危险

窒息与会厌高度肿胀,阻塞呼吸道有关。

2.急性疼痛

急性疼痛与会厌充血水肿有关。

3.体温过高

体温过高与会厌炎症反应有关。

4.营养失调:低于机体需要量

低于机体需要量与会厌肿胀疼痛有关。

5.知识缺乏

患者缺乏急性会厌炎的护理、预防及保健相关知识。

6.焦虑

焦虑与担心疾病预后有关。

七、护理措施

1.保持呼吸道通畅

(1)一旦确诊急性会厌炎,患者需立即住院治疗。床旁备气管切开包与急救用品,密切观察呼吸形态,给予氧气吸入、监测血氧饱和度,及时发现致命性的呼吸道梗阻。

(2)一旦出现呼吸困难、吸气性软组织凹陷、喉喘鸣等症状,立即向医师汇报,并做好气管切开的术前准备。

2.病情观察

(1)会厌脓肿形成可以导致猝死,对于合并高血压、糖尿病、认知障碍以及曾接受过头颈部放疗的高危人群需特别警惕,密切监护。

(2)注意观察患者的体温变化,及时发现和处理高热,必要时采用物理降温或根据医嘱使用药物降温。同时注意调节室内温度,保持空气流通,嘱患者多饮水,增加液体摄入量,维持体液平衡。

3.用药护理

(1)遵医嘱采用足量的激素和抗生素治疗,观察用药效果,咽喉部疼痛、吞咽困难症状有无缓解,会厌肿胀有无消退。

(2)观察患者有无胃部不适,对有胃病病史的患者使用激素治疗时要观察大便情况,必要时复查大便常规与隐血试验。

4.疼痛护理

(1)向患者解释疼痛的原因及疾病治疗过程,及时评估疼痛程度,可在颌下予以冰敷。在确定掌握病情进展的情况下可酌情使用止痛药。

(2)静卧休息,不发声或少发声,轻咳嗽。

(3)进食清淡流质或半流质饮食,减少会厌刺激;摄入量低于机体需要量时,可适当遵医嘱予以静脉补液。

5.心理护理

(1)帮助患者了解疾病知识,告知治疗方法与预后,以消除紧张、焦虑等负面情绪,保持情绪稳定,树立信心,积极配合治疗与护理。

(2)向患者强调本病的特点与危害,取得理解并配合,使其重视疾病的全程治疗,不随意离开病房。

6.健康教育

(1)生活指导:合理安排日常生活、劳逸结合,建议患者戒烟、酒,保证良好的睡眠,避免精神紧张或过度疲劳。平时应加强锻炼,增强机体抵抗力,预防感冒;避免接触过敏原,包括药物、食物、花粉或有害气体等。

(2)疾病知识指导:告知患者本病的病因、临床症状,如出现咽喉剧痛、吞咽困难、说话含糊不清、喘鸣、流涎、呼吸困难等症状时应立即拨打急救电话,就近求医就诊;合并糖尿病的患者要注意控制血糖。

(穆翠琴)

第四十二节　急性喉炎

急性喉炎是指以声门区为主的喉黏膜急性炎症,是成人呼吸道常见急性感染性疾病之一,可单独发生,也可继发于急性鼻炎、急性咽炎或急性传染病,以声嘶、咽喉痛为主要症状,男性发病率较高。小儿急性喉炎有其特殊性,常累及声门下区黏膜和黏膜下组织,多在冬、春季发病,发病率比成人低,但易发生呼吸困难。

一、病因

1.感染

本病由病毒或细菌感染引起,多继发于上呼吸道感染。开始时多为鼻腔、鼻咽和口咽急性卡他性炎症,如感染向下扩展,便可引起喉黏膜的急性卡他性炎症。常见的致病病毒包括流感病毒、副流感病毒、鼻病毒、腺病毒等;常见的致病细菌包括溶血性链球菌、肺炎链球菌、流感嗜血杆菌等。

2.用声过度

说话过多、大声喊叫、剧烈久咳等用声过度均可引起急性喉炎。

3.过敏反应

特定的食物、气体或药物可引起特异性体质患者喉腔黏膜水肿,造成急性喉炎。

4.某些急性传染病的前驱症状

如流行性感冒、麻疹、水痘、百日咳、猩红热等的前驱症状。

5.小儿急性喉炎

小儿的病情常比成人严重,易发生呼吸困难。

(1)解剖特点:小儿喉腔狭小、喉软骨柔软、黏膜与黏膜下组织附着疏松,黏膜下淋巴组织及腺体组织丰富,罹患炎症时肿胀较重易发生喉阻塞。

(2)发育特点:小儿神经系统较不稳定,易受激惹而发生喉痉挛,痉挛后使喉腔更加狭小;同时咳嗽反射也较差,不易排出喉部及下呼吸道分泌物,更使呼吸困难加重。

(3)小儿对感染的抵抗力及免疫力不及成人,故炎症反应较重。

6.其他

喉异物、颈部及咽喉部外伤、检查器械损伤喉部黏膜等都可致喉炎。烟酒刺激、受凉、疲劳致机体抵抗力降低可致本病,吸入有害气体(如氯气、氨气等)、粉尘等也可致本病。

二、临床表现

1.全身症状

一般成人的全身症状较轻,小儿的全身症状较重。急性喉炎常发生于感冒之后,可有畏寒、发热、乏力等全身症状。

2.局部症状

(1)声音嘶哑:是急性喉炎的主要症状,开始时声音低沉粗糙,重者发声嘶哑,甚至完全失声。

(2)咳嗽:起初干咳无痰,呈痉挛性,常在夜间加重。病情进展可有黏稠痰液,不易咳出,黏附于声带表面而加重声嘶。

（3）喉痛：患者喉部及气管前有轻微疼痛，发声或咳嗽时喉痛加重，感到喉部不适、干燥，有异物感。

（4）吸气性呼吸困难：小儿急性喉炎起病急，早期以喉痉挛为主，表现为阵发性犬吠样咳嗽或呼吸困难，继之有黏稠痰液咳出。屡次发作后可能出现持续性喉梗阻症状，如哮喘样咳嗽、吸气性喉喘鸣、吸气性呼吸困难，患儿鼻翼扇动，面色发绀或苍白，有不同程度的烦躁不安，吸气时出现明显"四凹征"。如不及时治疗，可出现脉细速、大汗淋漓、呼吸无力，甚至呼吸衰竭、昏迷、抽搐，导致死亡。

三、辅助检查

间接喉镜、纤维（电子）鼻咽喉镜检查可见喉部黏膜（包括声带）急性充血、肿胀，特点为双侧对称，呈弥漫性，逐渐发展导致室带及声门下黏膜充血肿胀，以声带及杓会厌襞最为显著。严重时可见声带黏膜下出血。声带运动正常。

四、治疗原则

1.成人急性喉炎

继发细菌感染时可使用足量广谱抗生素，充血肿胀显著者加用糖皮质激素；局部使用糖皮质激素雾化吸入，减轻喉部黏膜的肿胀，保持呼吸道通畅。

2.小儿急性喉炎

一旦确诊，治疗的关键是解除喉阻塞，及早使用有效、足量的抗生素来控制感染，配合使用较大剂量的糖皮质激素，常用口服泼尼松，肌内注射或静脉滴注地塞米松。重度喉阻塞或经药物治疗后喉阻塞症状未缓解者，应及时行气管切开。

对重症患儿，应加强监护与支持疗法，注意患儿的营养与电解质平衡，保护心肺功能，避免发生急性心功能不全。

五、护理评估

1.健康史

评估患者有无上呼吸道感染史；近期有无过度劳累、受凉、外伤史；是否较长时间接触有毒气体及过敏原等；既往有无胃炎、胃溃疡、糖尿病病史。

2.身体状况

观察患者有无呼吸困难、高热、咳嗽、咳痰、咽喉疼痛和持续时间，观察喉黏膜消肿情况。

3.心理-社会状况

评估患者和家属的心理状况，评估不同年龄、文化程度的患者对疾病的认识程度。

六、常见护理诊断/问题

1.有窒息的危险

窒息与小儿急性喉炎患者已发生呼吸困难有关。

2.体温过高

体温过高与喉部黏膜感染引起炎症反应有关。

3.舒适度减弱

舒适度减弱与炎症引起声嘶、喉痛有关。

4.焦虑

焦虑与患者担心疾病预后有关。

5.知识缺乏

患者缺乏急性喉炎的护理、预防及预后相关知识。

七、护理措施

1.用药护理

建立静脉通路,遵医嘱采用激素、抗生素治疗,并观察患者有无胃部不适,咽喉疼痛、声音嘶哑症状有无缓解。

严密观察发热患者的体温变化,嘱患者多喝水,必要时予以物理降温或药物降温,注意用药后反应。

2.雾化吸入护理

遵医嘱指导患者配合,按时予以雾化吸入。雾化前先漱口,清除口腔内分泌物、食物残渣;雾化时应做深而慢的吸气,使药液充分吸收;使用面罩雾化吸入者应在雾化吸入结束后洗脸。

3.生活护理

让声带休息,不发音或少发音;随时调节室内温度和湿度,保持室内空气流通;指导患者选择清淡、无刺激的流质或半流质饮食;注意大便通畅,使用激素时观察大便颜色,防止胃肠溃疡并发症;禁烟、酒。

4.小儿急性喉炎的护理

(1)抢救用品准备:床旁备好氧气瓶、吸引器、气管插管物品、气管切开包、心电监护仪、雾化吸入器等。

(2)保持呼吸道通畅:床旁予以心电监测,密切观察患儿的呼吸频率与节律、咳嗽、面色、唇色、肤色、意识状态,当患儿出现缺氧加重、鼻翼扇动、口唇发绀或苍白、指/趾端发绀、血氧饱和度下降、出汗、心动过速、烦躁不安甚至抽搐时,应立即告知医师,迅速行气管切开及其他解除喉梗阻的紧急措施。

(3)注意观察患儿的体温变化:调节室内温度和湿度,保持空气流通,必要时采用物理降温或根据医嘱使用药物降温。及时发现和处理高热,让患儿多饮水,增加液体摄入量,维持体液平衡。

(4)生活护理:注意做好口腔护理,患儿尽量卧床休息,保持安静,避免哭闹,减少体力消耗,减轻呼吸困难。

(5)心理护理:患儿起病急,病情凶险,家长多处于紧张和恐惧不安中,护士帮助其了解疾病相关知识,以消除紧张、焦虑等负面心理,保持情绪稳定,树立信心,积极配合治疗与护理,以取得最佳的治疗效果。

5.健康教育

(1)应告知成人急性喉炎患者平常加强体育锻炼,增强体质,预防感冒;禁烟、酒;注意生活规律,勿熬夜受凉;注意正确发声,勿疲劳用嗓。

(2)小儿急性喉炎具有特殊性,对照护的家属也应进行健康教育。

生活指导:督促患儿平时不要过度喊叫,上呼吸道感染和传染病高峰季节不去公共场合,如有不适及早就医;保持口腔卫生,养成饭后漱口、早晚刷牙的好习惯。加强营养,按时接种疫苗,增强患儿的抵抗力。

疾病知识指导如下。

小儿急性喉炎起病急,诊断治疗不及时会危及患儿生命,出现声嘶、犬吠样咳嗽、吸气性喉喘鸣、呼吸困难等症状时应立即拨打急救电话,就近求医就诊。这些症状可能是喉梗阻的前兆,提示病情进展迅速,危及生命,需争分夺秒地抢救。

向患儿家属讲解本病的特点及预防措施,改变认识的误区,提高警惕。指导家属学会观察患儿的呼吸及咳嗽情况,发现异常,及时与医护人员沟通。告知患儿家属在患儿感冒后不能随意喂镇咳药、镇静药,因为有些药会引起排痰困难,加重呼吸道阻塞。护士应教会气管切开患儿的家属相关的知识和技能。

(穆翠琴)

第四十三节　喉乳头状瘤

喉乳头状瘤是喉部最常见的良性肿瘤,可发生于任何年龄,但多见于 10 岁以下儿童。发生在儿童者常为多发性,生长快、易复发,但恶变少。成人喉乳头状瘤多发生于 20~40 岁,多为单发,有恶变可能。

一、病因

目前学者认为与人乳头状瘤病毒(HPV)感染有关,在 HPV 各亚型中,HPV-6 和 HPV-11 是主要致病因素。亦有学者认为喉乳头状瘤与喉部慢性刺激及内分泌失调有关。喉乳头状瘤可单发或多发,由复层鳞状上皮及其下的结缔组织向表面呈乳头状生长,一般不侵犯基底组织。

二、临床表现

1.声音嘶哑

声音嘶哑为常见症状,呈进行性加重,甚至可发展为失声。嘶哑程度与肿瘤大小并不相关,但与其生长部位有关。

2.咳嗽

肿瘤生长于声带时有刺激性咳嗽;肿瘤溃烂时也可有喉部疼痛,引起咳嗽,甚至咳血性痰。

3.喉喘鸣

肿瘤堵塞上呼吸道时,可出现喘鸣音。

4.呼吸困难

肿瘤堵塞呼吸道,引起吸气性呼吸困难,可出现"四凹征"。长期持续性呼吸困难者,可发生漏斗胸及代偿性红细胞增多。

三、辅助检查

1.间接喉镜和纤维(电子)喉镜

可见肿瘤呈苍白、淡红或暗红色,表面不平,呈乳头状增生。成人患者的喉乳头状瘤以单个带蒂多见,儿童患者的喉乳头状瘤基底较广,主要位于声带,可向上波及室带、会厌,向下蔓延至声门下、气管内。

2.影像检查 X线或CT检查

可明确肿瘤大小、侵犯范围,指导手术方案的制订。

3.组织学检查

在喉镜下取活检样本,送病理检查,明确诊断。因有恶变的可能,对成人最好在多个部位取活检样本。

四、治疗原则

支撑喉镜下应用 CO_2 激光切除是最有效的治疗手段,儿童的喉乳头状瘤易复发,需多次手术。并发喉梗阻者,应行气管切开术。

五、护理评估

1.健康史

评估患者有无明显诱因,如上呼吸道感染史等;需评估患儿的营养、发育状况,是否为复发,有无手术史等。

2.身体状况

评估是否出现进行性声嘶或干咳,是否出现失声、喉喘鸣及呼吸困难。患儿声嘶呈进行性加重且易发生喉阻塞。

3.心理-社会状况

患儿的喉乳头状瘤反复发作,多次手术,频繁者甚至一个月就进行一次手术,严重影响儿童的生长发育,也给家庭带来沉重的负担,家属十分焦虑。成人患者则较多担心疾病是否会恶变。护士应注意评估患者的年龄、性别、心理状况及家属对疾病的认知程度、文化层次、经济状况、家庭支持系统等,以便提供针对性的护理措施。

六、常见护理诊断/问题

1.有窒息的危险

窒息与肿瘤压迫呼吸道,导致呼吸困难有关。

2.知识缺乏

患者缺乏喉乳头状瘤的护理、预防及预后相关知识。

3.焦虑

焦虑与疾病反复发作,担心预后、害怕手术有关。

4.语言沟通障碍

语言沟通障碍与声音嘶哑有关。

5.有照顾者角色紧张的危险

照顾者角色紧张与疾病反复发作,照顾者担心预后有关。

七、护理措施

1.术前护理

(1)病情观察:观察患者有无喉喘鸣、呼吸困难等症状。如有呼吸困难,应给予氧气吸入,备好气管切开包及其他抢救用品,必要时紧急行气管切开术。行气管切开后,一般在短期内不能拔管,必须向患者及其家属反复强调说明,使其积极配合治疗。

(2)疾病指导:指导患者避免外出活动,少说话、多喝水,不要大声喊叫,以免加重声嘶等,预防上呼吸道感染,避免声带水肿。对患儿需要耐心安抚,减少哭闹,以免加重呼吸困难和缺氧症状。

(3)饮食护理:术前加强营养,以高蛋白、高维生素、高能量、易消化的清淡饮食为主,增强手术耐受力。

(4)其他护理:做好口腔护理,保持口腔清洁,完善术前检查和准备。

(5)心理护理:了解患者心理,关心、安慰患者,向患者及其家属详细讲解手术过程,使患者有正确认识,消除紧张、恐惧心理,稳定情绪,安心接受手术。应向患儿家属说明此为良性肿瘤,虽然易复发,需做多次手术,但至青春期后有自行消退的可能,鼓励其树立战胜疾病的信心。

2.术后护理

(1)病情观察:密切观察患者的生命体征、血氧饱和度、疼痛及口腔内渗血情况,记录分泌物的颜色、性质及量,预防并发症的发生。

(2)保持患者呼吸道通畅:全麻清醒后协助患者适当抬高床头,以利于呼吸,指导患者有效咳嗽排痰,以免阻塞呼吸道。遵医嘱行雾化吸入治疗,有效预防呼吸道水肿。

(3)合理声休:术后可说话,但注意勿大声喊叫和过多地说话,合理声休3~4周,以减少声带摩擦及水肿。声休期间,细心观察患者非语言行为表达的信息,了解患者的需求,及时处理。

(4)安全指导:指导患者住院期间勿远离病区。若出现胸闷、憋气、呼吸困难等症状,及时通知医护人员。

(5)用药护理:采用干扰素治疗,注射干扰素前向患者介绍药物治疗的目的和意义。告知患者注射疗程,鼓励患者坚持用药。注射后可有高热、皮疹等现象,指导患者多饮水,安抚患者。

(6)并发症的护理如下。

呼吸道梗阻:术后1~2 d,患者出现不同程度的喉头水肿甚至喉痉挛,尤其是患儿,易发生呼吸道梗阻或窒息。遵医嘱给予心电监护、持续低流量氧气吸入,严密观察患者的呼吸频率、节律、深浅度,注意面色变化,监测血氧饱和度。

3.健康教育

(1)生活指导。

指导患者注意保暖,预防上呼吸道感染。

建立良好的卫生生活习惯,禁烟、酒及辛辣刺激性食物;指导患者多饮水,保持呼吸道湿润。

合理膳食,增加营养,增强自身抵抗力。尤其注意儿童患者由于反复手术、疾病消耗,常有营养不良。

鼓励患者适当体育锻炼,增强体质,避免活动过度而加重呼吸困难。

(2)疾病知识指导。

安全指导:因本病极易复发,教会患者及其家属观察患者呼吸变化,告知其根据有无喉喘鸣音,口唇、四肢末梢青紫,"四凹征"及烦躁不安等表现来判断是否存在呼吸困难。

用药指导:指导患者出院后,遵医嘱继续坚持其他综合治疗方法。注射干扰素治疗者,应定期随访,观察用药后反应和治疗效果,并逐渐延长注射间隔时间,用药期间监测肝功能和血常规。

气道护理:患儿行气管切开术后,一般短期内不能拔管,必须反复向患儿及其家属强调说明,使其积极配合治疗。指导患者居家气道护理,包括日常环境要求、气道湿化、导管的消毒、保持气道通畅、气道堵塞时的紧急处理等。

定期复查:患儿的肿瘤生长快,易复发;成人患者肿瘤复发时应警惕癌变,均需定期随访。并向患者及其家属讲解复查的重要性,若有异常,及时就诊。

(穆翠琴)

第四十四节　喉阻塞

喉阻塞为耳鼻咽喉科常见急症之一,是因喉部或其相邻组织的病变,喉部通道发生狭窄或阻塞,引起呼吸困难,也称喉梗阻,需紧急处理。喉阻塞不是单独的疾病,而是一个由多种不同原因引起的临床症状。

一、病因

1.炎症

炎症如急性会厌炎、小儿急性喉炎、急性喉气管支气管炎、咽后脓肿、口底蜂窝织炎等。

2.水肿

水肿包括药物过敏性反应、喉血管神经性水肿等。

3.外伤

外伤有喉切割伤、喉部挫伤、烧灼伤、气管插管后损伤等。

4.异物

例如,患者进食时误咽食物或进食习惯不好引起误呛,不仅造成机械性阻塞,还可引起喉痉挛等。

5.肿瘤

喉癌、喉乳头状瘤、喉咽肿瘤、甲状腺肿瘤等都可阻塞气道,引起喉阻塞。

6.发育畸形

例如,先天性喉蹼、喉软骨畸形等。

7.声带瘫痪

例如,各种手术造成喉返神经麻痹,双侧声带外展瘫痪。

二、临床表现

1.吸气期呼吸困难

呼吸困难主要表现为吸气运动加强,吸气时间延长,是喉阻塞的主要症状。吸气时,气流将声带斜面向下、向内推压,使声带向中线靠拢,在喉部黏膜充血肿胀或声带固定时,声带无法做出正常情况下的外展动作来开大声门裂,使本已变狭窄的声门更加狭窄,以致空气不易进入肺内,造成吸气时呼吸困难进一步加重;呼气时气流向上推开声带,使声门裂变大,尚能呼出气体,故呼气困难较吸气时轻。因此表现为以吸气性呼吸困难为主的呼吸困难。

2.吸气期喉喘鸣

喉喘鸣是喉阻塞的一个重要症状。吸入的气流,挤过狭窄的声门裂,形成气流旋涡冲击声带,声带颤动而发出一种尖锐的喉喘鸣声。

3.吸气性软组织凹陷

因吸气时空气不易通过声门进入肺部,胸、腹辅助呼吸肌均代偿性加强运动,将胸部扩张,以助呼吸进行,但肺叶不能相应地膨胀,造成胸腔内负压增加,将胸壁及其周围的软组织吸入,出现"四凹征"。

4.声音嘶哑

常有声音嘶哑,甚至失声,病变发生于室带或声门下腔者,声嘶出现得较晚或不出现。

5.缺氧症状

初期可出现心率加快,血压上升。若阻塞进一步加重,则出现缺氧而坐卧不安、烦躁、发绀。终末期则有大汗淋漓、脉细速、心力衰竭、大小便失禁、惊厥、昏迷甚至心搏骤停,缺氧程度可通过经皮血氧检测仪来判断。

三、辅助检查

(1)轻者和发展缓慢、病程较长的,可做间接喉镜或纤维(电子)喉镜检查以查明喉部病变情况及声门裂大小。但做检查时要注意,因咽喉部麻醉后咳嗽反射减弱,分泌物不易咳出,可使呼吸困难明显加重,且有诱发喉痉挛的可能,故应做好气管切开术的准备。

(2)对重者和发展较快者,则应首先进行急救处理,解除喉阻塞后再做进一步的检查,明确其病因。

四、治疗原则

呼吸困难的程度是选择治疗方法的主要依据。同时结合病因、患者的一般情况和耐受缺氧的能力等全面考虑。

1.一度

明确病因后,一般通过针对病因的积极治疗即可解除喉阻塞,不必急诊做气管切开术。

(1)如由炎症引起,使用足量抗生素和糖皮质激素控制感染和炎性肿胀。

(2)若有异物,应迅速取出。

(3)如病因为喉肿瘤、喉外伤等,可行肿瘤根治手术、修复手术等解除喉阻塞。

2.二度

对症治疗及全身治疗(如氧气吸入等)的同时积极治疗病因。

(1)由急性病因引起者,病情通常发展较快,应在治疗病因的同时做好气管切开术的准备,以备在病因治疗不起作用,喉阻塞继续加重时予以急救。

(2)由慢性病因引起者,病情通常发展较慢,且病程较长,机体对缺氧已经耐受,大都可以通过病因治疗解除喉阻塞,避免做气管切开术。

3.三度

在严密监测呼吸变化并做好气管切开术准备的情况下,先试对症治疗或病因治疗,经保守治疗未见好转,应及早行气管切开。若为喉肿瘤引起的喉阻塞,应行气管切开术。

4.四度

要争分夺秒,因地制宜,立即行气管切开术。紧急情况下,可先行环甲膜切开术。

五、护理评估

1.健康史

评估患者近期的健康状况,有无过度疲劳、上呼吸道感染病史,有无喉部外伤、吸入异物、喉部肿瘤史,有无接触过敏原史,有无甲状腺手术病史、气管插管病史等,并注意评估患者呼吸困难发生的时间、程度,有无诱因等。

2.身体状况

评估患者是否出现吸气性呼吸困难、吸气性喉喘鸣、吸气性软组织凹陷,呼吸困难的分度,是否有声嘶、缺氧症状,有无咳嗽或窒息感。

3.心理-社会状况

喉阻塞患者常急诊就医,患者和家属都会因呼吸困难威胁生命而感到非常恐惧,希望立即解决呼吸困难,但对气管切开手术缺乏认识。

因此要注意评估患者的年龄、性别、情绪状态、对本病的认识程度等,还要评估家属的心理状况,以提供全面有效的心理干预措施。

六、常见护理诊断/问题

1.有窒息的危险

窒息与喉阻塞或手术后气管套管阻塞或脱管有关。

2.语言沟通障碍:声嘶或失声

声嘶或失声与声带病变引起功能下降有关。

3.恐惧

恐惧与患者呼吸困难,害怕窒息死亡有关。

4.营养失调:低于机体需要量

低于机体需要量与摄入不足有关。

5.有活动无耐力的危险

活动无耐力与患者低氧血症有关。

6.潜在并发症

潜在并发症有低氧血症、术后出血、皮下血肿、气胸、感染等。

7.知识缺乏

患者缺乏气管切开术后自我护理和预防喉阻塞的知识。

七、护理措施

1.预防窒息

(1)密切观察呼吸、脉搏、血氧饱和度、血压、神志、面色、口唇颜色等变化;床旁备齐急救物品,如气管切开包、吸引器、不同型号气管套管及气管插管等,及时发现窒息征象,紧急行气管切开。

(2)遵医嘱按时用药,注意观察患者用药后的效果,快速控制炎症,减轻喉头水肿,必要时予以雾化吸入,氧气吸入增加氧供。

（3）取半卧位，卧床休息，尽量减少活动量和活动范围；小儿患者尽量减少任何外界意外刺激，避免哭闹，降低氧耗，以免加重呼吸困难。

（4）如为异物、喉部肿瘤、喉外伤或双侧声带瘫痪引起，及时做好术前准备。对这类原因所致的喉阻塞，保守治疗不能缓解。

2.生活护理

（1）保持房间安静，温度与湿度适宜，让患者感觉舒适且安全，放松心情。

（2）病情允许的情况，在医师的指导下可适当进食流质、半流质或软食；对需禁食的患者，可给予静脉营养支持。

（3）保持口腔卫生，每天进食前、后均需清水漱口，必要时可用漱口液含漱，早、晚刷牙。

（4）一度、二度呼吸困难的患者可酌情下床，渐进性适当活动，但不能离开医护人员的视线范围，有人陪伴。活动时间以患者觉得能够耐受为宜，每次活动时间不可过长。

3.心理护理

（1）评估其恐惧程度，解释呼吸困难产生的原因、治疗方法和疗效。介绍同种疾病患者的康复情况。鼓励患者表达自身感受。

（2）创造安静的病室环境，鼓励家属陪护。医护人员实施治疗抢救时镇定，忙而不乱。

4.健康教育

（1）积极治疗原发病，有药物过敏史者应避免与过敏原接触，以免诱发变态反应，引起喉黏膜水肿；喉外伤患者应及早就医，早期发现、处理闭合性喉损伤；容易上呼吸道感染者，应增强免疫力。

（2）养成良好的进食习惯，吃饭时不宜大声谈笑；家长应注意不要给小儿吃豆类、花生、瓜子等食物，防止异物吸入引发喉阻塞。

（3）对住院期间未能拔管而需戴气管套管出院的患者，应教会患者或家属清洗和消毒气管内套管、更换气管垫、湿化气道和增加空气湿度。教育患者洗澡时防止水流入气管，不得进行水上运动，外出时注意遮盖气管套管口，防止异物吸入。

（4）注意保持外套管固定，不可自行解开系带。如发生气管外套管脱出或再次呼吸不畅，应立即到医院就诊。

（穆翠琴）

第四十五节　喉　癌

喉癌多发于50～70岁男性，由于近年来烟草消费的低龄化，喉癌的发病年龄有降低趋势。女性吸烟人数的增加也使女性的患病率不断增加。2008年WHO统计我国男性喉癌发病率（年龄标准化）为2.2/10万，女性喉癌发病率（年龄标准化）为0.5/10万，男性病死率为1.2/10万，女性病死率为0.4/10万。我国东北和华北地区的发病率较高。

一、病因

喉癌的致病原因迄今尚未明确，可能与下列因素有关。

1. 吸烟

临床观察发现 95％的喉癌患者有长期吸烟史。因为烟草燃烧时，产生烟草焦油，其中含有致癌物质苯并芘，可使呼吸道纤毛运动迟缓或停止，黏膜充血水肿，上皮增厚和鳞状化生，成为致癌基础。一般吸烟者患喉癌的风险度是非吸烟者的 3～39 倍。

2. 饮酒

慢性酒精的摄入与喉癌的发生有一定相关性。饮酒者患喉癌的风险度是非饮酒者的 1.5～4.4 倍。且吸烟和饮酒有致癌的协同作用。

3. 病毒感染

成年型喉乳头状瘤由人乳头状瘤病毒引起，目前被认为是喉癌的癌前病变。

4. 环境因素

长期大量接触各种有机化合物（多环芳香烃、亚硝胺等），吸入生产性粉尘或工业废气，喉癌发生率高。另外，长期接触镭、铀、氡等放射性核素可引起恶性肿瘤。有报道称少数患者头颈部放疗可诱发喉癌、纤维肉瘤和腺癌等。

5. 其他

喉癌的发生可能与性激素水平、免疫功能缺乏、体内微量元素缺乏有关。

二、临床表现

根据病变部位及病变范围，将喉癌分为以下四型。

1. 声门上癌（包括边缘区）

大多原发于会厌喉面根部。早期，甚至肿瘤已发展到相当程度，常仅有轻微的或非特异性的症状，如痒感、异物感、吞咽不适感等，而未引起患者的注意。声门上癌分化差，发展快，故肿瘤常在出现颈淋巴结转移时才引起警觉。

咽喉痛常于肿瘤向深层浸润或出现较深溃疡时才出现。声嘶为肿瘤侵犯杓状软骨、声门旁间隙或累及喉返神经所致。呼吸困难、吞咽困难、咳嗽、痰中带血或咯血等常为声门上癌的晚期症状。原发于会厌喉面或喉室的肿瘤，由于位置隐蔽，间接喉镜检查常不易发现，纤维喉镜仔细检查可早期发现病变。

2. 声门癌

早期症状为声音改变。初起为发音易倦或声嘶，无其他不适，常未受重视，特别是以往常有慢性喉炎者。因此，凡 40 岁以上，声嘶超过 2 周，经发声休息和一般治疗未改善，必须仔细行喉镜检查。

随着肿瘤增大，声嘶逐渐加重，可出现发声粗哑，甚至失声。呼吸困难是声门癌的一个常见症状，常为声带运动受限或固定，加上肿瘤组织堵塞声门所致。肿瘤组织表面糜烂，可出现痰中带血。晚期，肿瘤向声门上区或声门下区发展，除严重声嘶或失声外，尚可出现放射性耳痛、呼吸困难、吞咽困难、频繁咳嗽、咳痰困难及口臭等症状。最后，可因大出血、吸入性肺炎或恶病质而死亡。

3. 声门下癌

声门下癌即位于声带平面以下，环状软骨下缘以上部位的肿瘤。声门下癌少见，因位置隐蔽，早期症状不明显，不易在常规喉镜检查中发现。当肿瘤发展到一定程度时，可出现刺激性咳嗽、声嘶、咯血和呼吸困难等。

4.贯声门癌

贯声门癌是指原发于喉室的肿瘤,跨越两个解剖区域(即声门上区及声门区),癌组织在黏膜下浸润扩展,以广泛浸润声门旁间隙为特征。早期症状不明显,当出现声嘶时,常已先有声带固定,而喉镜检查仍未能窥见肿瘤。其后肿瘤向声门旁间隙扩展,浸润和破坏甲状软骨时,可引起咽喉痛,并可于患侧摸到甲状软骨隆起。

三、辅助检查

1.间接喉镜检查

间接喉镜检查为最简便实用的方法,借此了解肿瘤的部位、形态、范围和喉的各部分情况,观察声带运动和声门大小情况等。

2.纤维(电子)喉镜检查

能进一步观察肿瘤大小和形态,并可取活检确定诊断。

3.影像学检查

颈部和喉部的 CT 和 MRI 能了解病变范围及颈部淋巴结转移情况,协助确定手术范围。

四、治疗原则

喉癌的治疗方式主要包括手术、放疗、化疗和免疫治疗。根据病变的部位、范围、扩散情况和全身情况,选择合适的治疗方案或综合治疗。

1.手术治疗

原则是在彻底切除肿瘤的前提下,尽可能保留或重建喉功能,以提高患者的生存质量。手术方式主要分为喉部分切除术及喉全切除术。喉部分切除术包括喉显微 CO_2 激光手术、喉裂开术、垂直部分喉切除术、水平部分喉切除术、喉次全切除或近全切除术等,主要适用于较早期的喉癌;喉全切除术适用于不适宜行喉部分切除术的 T_3 期喉癌、T_4 期喉癌、原发声门下癌、喉部分切除术后或放疗后复发的患者等。

2.放疗

(1)单纯放疗主要适用于以下情况:①小而表浅的单侧或双侧声带癌,声带运动正常。②病变小于 1 cm 的声门上癌。③全身情况差,不宜手术者。④晚期肿瘤,不宜手术治疗的各期病例,可采用姑息性放疗。

(2)术前放疗:主要适用于病变范围广,分化程度较差的肿瘤,通常在 4 周内照射放疗总量的 3/4,放疗结束后 2~4 周行手术切除,使肿瘤缩小,提高手术切除率。

3.生物靶向治疗

生物靶向治疗包括细胞因子及免疫细胞治疗,是利用具有一定特异性的载体把药物或其他杀伤肿瘤细胞的活性物质选择性地运送到肿瘤部位,把治疗作用或药物效应尽量限定在特定的靶细胞、组织或器官内,而不影响正常细胞、组织或器官的功能,从而提高疗效、减少毒副作用的一种方法。近年来喉癌的生物靶向治疗在临床上处于实验阶段,疗效尚未肯定。

五、护理评估

1.健康史

评估患者发病前的健康状况,有无长期慢性喉炎或其他喉部疾病,如喉白斑、喉角化症、喉乳头状瘤等;了解患者发病的危险因素,如是否长期吸烟、饮酒、接触有毒气体,有无肿瘤家族史等。

2.身体状况

评估患者有无声嘶、呼吸困难、咳嗽、吞咽困难及淋巴结转移。根据肿瘤发生的部位,四种类型的临床表现不一,评估重点不同。

3.心理-社会状况

喉癌的确诊会给患者和家属带来极大的精神打击,手术治疗又将使患者丧失发声功能以及颈部遗留永久性造口,给患者的心理和形象上造成双重恶性刺激,患者和家属都需要重新适应,如果适应不良,患者易产生恐惧、抑郁、悲观等心理-社会障碍,家庭则易产生应对能力失调等障碍。应了解患者的年龄、性别、文化层次、职业、社会职位、压力应对方式、对疾病的认知程度、经济收入、医疗费用支付方式、家庭功能等。

应根据患者的具体情况评估心理状况,以便协助患者选择有效的、能够接受的治疗方案,同时有利于术后心理问题的疏导。

六、常见护理诊断/问题

1.有窒息的危险

窒息与肿瘤压迫呼吸道、术后伤口出血、气管套管堵塞、脱管有关。

2.有营养失调的危险:低于机体需要量

低于机体需要量与进食量少、吞咽困难、术后营养摄入途径和种类改变有关。

3.急性疼痛

急性疼痛与手术创伤、伤口加压包扎有关。

4.吞咽障碍

吞咽障碍与部分喉切除有关。

5.语言沟通障碍

语言沟通障碍与喉切除有关。

6.失眠

失眠与术后疼痛、咳嗽、不良情绪等有关。

7.焦虑

焦虑与担心病情恶化及预后等有关。

8.知识缺乏

患者缺乏喉癌的护理、预防及预后、居家护理知识。

9.潜在并发症

潜在并发症有出血、感染、咽瘘、乳糜漏等。

七、护理措施

(一)术前护理

1.病情观察

(1)注意观察呼吸及血氧饱和度,必要时床旁备气管切开包,发生窒息时紧急气管切开,建立人工气道,抢救生命。

(2)避免剧烈运动,限制活动范围,患者不得随意离开病房,减少氧耗,病情突然变化时及时处理。

2.缓解焦虑

(1)评估患者的焦虑程度,倾听其主诉,掌握其心理状态,以便制订针对性心理护理措施。

(2)告知患者疾病相关知识,如治疗方案、预后及术后如何保证生活质量等事项,介绍成功案例,帮患者树立战胜疾病的信心。

(3)鼓励家属多陪伴患者,给予情感支持,鼓励患者面对现实,积极配合治疗。

3.加强营养

(1)动态评估患者的营养状况,监测体重和进食情况,鼓励少食多餐,对存在营养风险的患者及早进行营养干预,提高术后机体的耐受力。

(2)对吞咽困难者留置胃管,经鼻饲保证各类营养素的供给。

4.术前准备

(1)皮肤准备:剃胡须,给颈清扫者剃头发,至少至耳后四横指处,在取皮区备皮,并注意避免造成皮肤破损。

(2)做好交叉配血,做药物过敏试验。

(3)指导患者呼吸功能锻炼,练习腹式呼吸,增加肺活量。

(4)用物准备:毛巾、浴巾、镜子、纸巾、书写用的笔和纸等。镜子、纸巾用于术后练习自行更换气管内套管及抹除气管造口外痰液及分泌物。

(5)消化道准备:给患者漱口液并令其漱口,术前按麻醉要求禁食(结肠代食管者按医嘱术前一日口服肠道不吸收抗生素,并进行肠道清洁准备),术前或术中留置胃管。

(二)术后护理

1.防止窒息

(1)术后向患者讲解新的呼吸方式,不可遮盖或堵塞颈部造口,避免意外阻塞呼吸道的情况。

(2)观察患者呼吸的节律和频率,监测血氧饱和度;定时湿化吸痰,防止痰液阻塞气道;室内湿度保持在 $60\% \sim 70\%$,防止气道干燥结痂;鼓励患者深呼吸和咳嗽,指导患者有效咳嗽,排出气道分泌物。

2.疼痛护理

(1)根据患者疼痛的部位和程度,解释疼痛的原因和可能持续的时间,做好情绪疏导,缓解患者因疼痛引起的焦虑与恐惧。

(2)抬高床头 $30° \sim 45°$,教会患者起床时保护颈部的方法,减轻颈部切口张力,避免剧烈咳嗽引发切口疼痛。

(3)根据疼痛评分,可给予轻度疼痛患者心理护理、音乐疗法、分散注意力等护理措施,减轻患者的疼痛;对中、重度疼痛的患者,可按医嘱使用止痛药或镇痛泵,以缓解疼痛。

3.建立多种有效沟通方式

(1)评估患者的读写能力,术前教会患者简单的手语,以便术后与医护人员沟通,表达个体需要。

(2)鼓励患者与医护人员交流,交流时给予患者足够的时间、耐心和理解,保证有效沟通。

(3)可使用写字板、笔或纸交流,对于不能读写的患者可用图片。半喉切除术后患者尽早使用语言阀,全喉切除术后患者可以学习其他发声方式,如食管发声、用电子喉等,帮助患者提高生活质量,回归家庭和社会。

4.预防感染

(1)注意观察体温变化,观察术区有无红、肿、痛及渗出情况,及时发现感染征象。

(2)每日给伤口换药,如伤口敷料有渗湿,随时更换,密切观察创面和皮瓣的色泽,换药时注意无菌操作;保持负压引流管通畅,观察引流液的颜色和量,防止无效腔形成,减少细菌污染伤口。

(3)取半卧位,协助拍背咳痰,做好口腔护理,防止并发肺部感染。

5.及时识别和预防潜在并发症

(1)出血:注意观察患者的血压、心率变化。对切口加压包扎者注意观察敷料是否松脱,有无渗血、渗液、渗湿;保持伤口负压引流管通畅,如引流管有大量血性液体流出或患者伤口渗血较多,应尽快通知医师,嘱患者卧床休息,保持气道通畅,同时建立静脉通路,根据医嘱使用止血药或输血,必要时重新手术止血。

(2)肺部感染:指导围手术期患者呼吸功能锻炼,有效咳嗽排痰;按需吸痰,动作轻柔,观察痰液的性状与分度,选择适当的湿化方式;每日给气管套管消毒,注意无菌操作,气管纱布垫或气切泡沫敷料潮湿或受污染后应及时更换;鼓励患者尽早下床活动,预防肺部感染与深静脉血栓,有利于快速康复。

(3)咽瘘:术后一周内勿做吞咽动作,勿将口水咽下。唾液中的消化酶影响手术创口愈合,可能导致咽瘘。

6.加强术后营养

(1)制订全程个性化营养支持计划,计算患者每日所需热量,选择合适的营养途径和营养制剂,保证每日肠内营养满足机体所需。

(2)规范输注肠内营养制剂,注意输注速度、温度、浓度;观察鼻饲期间有无并发症,如腹胀、腹泻、反流等,及时予以处理;做好胃肠管护理,妥善固定,每4~6 h冲管,防止脱管和堵塞;应分开悬挂肠内营养输注与静脉输注装置,标识醒目。

(3)鼻胃肠管拔管后,评估患者的吞咽功能,进行个性化吞咽康复训练,鼓励患者配合训练,经口进食,保证营养的摄入。

7.转移皮瓣的护理

防止移植皮瓣受压、受寒,保证局部有效引流,定时了解皮瓣皮肤颜色、温度、毛细血管充盈反应和肿胀程度。

8.满足患者基本生理需要

(1)因术后疼痛、身体虚弱、各种引流管和导管限制活动,术后早期患者自理缺陷,予以做好各项基础护理,保持患者身体清洁、舒适。

(2)根据患者病情和切口愈合情况,术后协助其早期下床活动,逐渐增加活动量,恢复自理能力。

(3)关注患者夜间睡眠情况,评估失眠患者的失眠原因,采取针对性护理措施,对急性疼痛患者可以适当给予镇痛药物;夜间咳嗽频繁的患者睡觉时抬高床头,带气囊的气管套管压力应维持在25~30 cmH$_2$O,宜4~6 h监测气囊压力1次。每4~6 h放气1次,每次放气30 min左右。对带有声门下吸引装置的套管,每次放气前应进行声门下分泌物吸引,避免分泌物呛入气道,引起咳嗽;评估患者的心理状态,予以心理护理,在保证气道通畅的情况下,可适当遵医嘱给予促进睡眠的药物。

9. 帮助患者适应自身形象的改变

(1)鼓励患者倾诉对喉部结构和功能丧失的感受,避免流露出嫌弃、厌恶或不耐烦;鼓励患者照镜子观察自己的造口。还可教会患者制作围巾、镂空饰品等遮盖造瘘口,改善外观形象。

(2)调动家庭支持系统帮助患者接受形象改变,主动参与社会交往。

10. 健康教育

(1)教会带管出院者掌握气管套管护理的方法。学会对着镜子取放全喉管或气管内套管的方法。教会患者回家更换气管套管及消毒方法,每天 2～3 次,根据气道分泌物的多少酌情增减次数,使气管套管及呼吸道保持通畅。告知患者气管套管固定的重要性,教会其妥善固定的方法,防止脱管,将固定系带打结于颈侧,松紧度以能放入 1 根手指为宜。清洁、消毒造瘘口:每日可用生理盐水清洁造瘘口,宜用含碘类或酒精类皮肤消毒剂给造瘘口周围皮肤消毒,每天更换气管垫 2～3 次。

(2)指导患者在室内放置温湿度表,以保持室内温、湿度适宜,空气清新。根据患者分泌物的情况和居家护理的可行性,协助其选择合适的湿化方式,以稀释痰液,防止痰液干燥结痂,难以咳出及堵塞套管;室内干燥时注意对室内空气进行加湿。如果气道内有痂皮形成,应去医院,切勿自行清理,以免痂皮坠入气管内。

(3)制作特殊小口罩,遮住造瘘口,以防吸入灰尘及异物,寒冷天气可防止冷空气直接吸入肺内,导致刺激性咳嗽。

(4)建立自我保护意识。淋浴时不能使花洒直接对着瘘口,盆浴时水不可超过气管套管,注意勿使水流入气管套管。外出时可将有系带的清洁纱布垫系在颈部,遮住气管造口入口,严防异物不慎经瘘口掉入气管内导致呛咳或窒息,不到人群密集处,防止上呼吸道感染。可适当锻炼身体,增强抵抗力,但不可进行水上运动。

(5)全喉切除的患者术后 3～4 个月可开始训练用气流发音,指导患者进行食管发音康复训练,或者正确使用电子喉。鼓励患者参与社会活动组织,如喉癌俱乐部等,参与团队康复,树立能够发音的信心。

(6)出院后继续坚持吞咽康复训练,指导患者配制浓稠适度的食物,选择合适的体位,配合呼吸进行吞咽康复,保证营养摄入量,勿误吸反流。

(7)活动指导:适当休息和工作,掌握锻炼程度,增强体质,提高机体抵抗力。戒烟、酒及刺激性食物。

(8)学会自查颈部淋巴结的方法,如有颈部淋巴结肿大或包块、呼吸不畅及时到医院就诊。

(9)进行恢复头颈、肩功能的锻炼,建立自信心,积极参加社会活动,提高生活质量。

(10)复诊指导:定期随访,1 个月内每两周 1 次,3 个月内每月 1 次,1 年内每 3 个月 1 次,1 年后每半年 1 次。发现造瘘口出血、呼吸困难、造瘘口有新生物或颈部扪及肿块等情况时立即就诊,随诊 5 年。

(穆翠琴)

第四十六节 根尖周炎

根尖周炎是指牙齿根尖部牙骨质及其周围的牙周膜和牙槽骨的炎症,多由牙髓病的感染通过根管扩散而来。临床上分为急性根尖周炎和慢性根尖周炎,以慢性根尖周炎多见。

一、护理评估

(一)健康史

询问患者是否患过牙髓炎,有无牙髓治疗史。

(二)临床表现

1. 急性根尖周炎

多数为慢性根尖周炎急性发作,主要表现为牙齿阵发性或持续性疼痛,根尖部牙周膜充血水肿,检查时有叩痛,患者能指出患牙。当形成化脓性根尖周炎时有跳痛,颌下区域性淋巴结肿大。若病情加重,颌面部相应区域肿胀、疼痛剧烈,可伴有体温升高。

当脓肿达骨膜及黏膜下时,可触及波动感。脓肿破溃或切开引流后,急性炎症可缓解,而转为慢性根尖周炎。

2. 慢性根尖周炎

患者多无明显自觉症状,常有反复肿胀疼痛的病史。口腔检查可发现患牙龋坏变色,牙髓坏死,无探痛,但有轻微叩痛,根尖区牙龈可有瘘管。

(三)辅助检查

慢性根尖周炎 X 线片显示根尖区有稀疏阴影,患牙牙周间隙增宽。

(四)心理-社会状态

急性根尖周炎患者表现出患牙的剧烈疼痛。因慢性根尖周炎患者自觉症状不明显,常被其忽视,当患牙出现脓肿及瘘管时,患者才来诊,由于对治疗过程缺乏了解,总希望一次治疗便能解决问题,缺乏治疗耐心。

二、护理诊断

1. 疼痛

疼痛与根尖周炎急性发作、牙槽脓肿未切开引流或引流不畅有关。

2. 体温升高

体温升高与根尖周组织感染引起发热有关。

3. 口腔黏膜改变

口腔黏膜改变与瘘管形成有关。

4. 知识缺乏

患者对疾病的病因及治疗认知不足。

三、护理措施

1. 心理护理

关心、体贴患者,消除其顾虑,使其主动配合治疗。

2.开髓减压

开髓减压是控制急性根尖周炎的首要措施。医师打开髓腔,护士备齐所需用物,医师开放髓腔,护士抽吸3%的过氧化氢液及生理盐水,供医师冲洗髓腔、吸净冲洗液、吹干髓腔及吸干根管,备无菌棉球及短松棉捻供医师置入根管内及根管口,防止食物掉入,不封闭窝洞,以利于引流。

3.脓肿切开

切开脓肿前护士协助医师对术区进行清洁、消毒、隔湿准备。嘱患者配合治疗。

4.牙髓塑化治疗或根管治疗

急性炎症控制后或慢性根尖周炎患者应在医师的指导下做牙髓塑化治疗或根管治疗,以消除感染,促进组织愈合。护士应备齐所需物品。

5.塑化治疗的护理

塑化治疗常用于多根牙。方法是将未聚合的液态塑化液注入根管内,使其与管内残存的牙髓组织及感染物质共同聚合,固定成为无害物质,留于根管中,并严密封闭根管,从而使根尖周组织的慢性炎症逐渐消除,组织得以恢复。

(1)进行塑化治疗前准备好所需器械(与根管治疗的器械相同)及塑化剂(常用酚醛树脂液)。护士需要调光源和椅位,始终保持术野清晰,协助医师进行消毒、隔湿、窝洞冲洗。

(2)遵医嘱配制塑化剂。往髓腔送塑化剂时,注意防止液体外溢,以免造成口腔黏膜及软组织烧伤。若发现有塑化剂流失到髓腔外,应马上用干棉球擦除或进行冲洗,并用碘甘油棉球涂敷患处。

(3)塑化后,遵医嘱调制垫底材料,常用氧化锌丁香油黏固粉、磷酸锌黏固粉双层垫底,最后做永久充填。

(蒋佳佳)

第四十七节　牙周组织疾病

一、牙龈炎

牙龈炎病变发生于牙龈组织,炎症只局限于牙龈乳头和牙龈缘,严重时可累及附着龈,多见于儿童和青少年。牙龈炎的病变是可逆的,一旦病因去除,炎症消退,牙龈便可恢复正常。但如果病因未去除,炎症未被控制,牙龈炎可进一步发展成为牙周炎。

(一)护理评估

1.健康史

了解患者的身体状况及口腔卫生情况,有无用口呼吸的习惯。

2.临床表现

(1)一般无明显自觉症状,偶有牙龈发痒、发胀感。患者往往因机械性刺激,如刷牙、咀嚼、说话、吸吮等引起出血而来就诊。

(2)口腔检查发现牙龈充血、红肿,呈暗红色,质地松软,缺乏弹性,龈沟深度>3 mm,形成假性牙周袋。牙垢压迫区出现溃疡糜烂面,探查出血明显,严重的波及附着龈,肿胀局部点彩消失。炎症刺激牙龈缘及牙龈乳头,导致牙龈乳头肥大。袋内可挤压出炎性分泌物。

3.心理-社会状态

牙龈炎一般无自觉症状,患者常因牙龈出血、口臭影响人际交往而就诊。

(二)护理诊断

1.口腔黏膜改变

口腔黏膜改变与牙龈组织炎症引起牙龈乳头充血、水肿、点彩消失有关。

2.社交障碍

社交障碍与牙龈出血、口臭有关。

3.知识缺乏

患者缺乏牙齿保健知识。

(三)护理措施

1.不良修复体护理

对口内有不良修复体者,协助医师将其取下,消除食物嵌塞。

2.药物治疗护理

协助医师为患者进行局部药物治疗,用3%的过氧化氢液与生理盐水交替冲洗龈沟,涂布碘甘油。对病情严重者,遵医嘱指导患者服用抗生素及维生素。

3.龈上洁治术和龈下刮治术护理

龈上洁治术和龈下刮治术是去除牙石和牙菌斑的基本治疗手段。其方法是使用器械或超声波洁牙机除去龈上、龈下牙石,消除结石和牙菌斑对牙龈的刺激,以利于炎症和肿胀消退。

(1)术前准备:①向患者说明手术的目的及操作方法,取得其合作;②术前应做血液检查,如血常规和出血时间、凝血时间等,如有血液疾病或局部急性炎症,均不宜进行手术;③准备好消毒的洁治器械或超声波洁牙机。龈上洁治器包括镰形器、锄形器。龈下刮治器包括锄形器、匙形器、锉形器。另备磨光用具,包括电机、低速手机、橡皮磨光杯、磨光粉或脱敏糊剂。

(2)术中配合:①用1%的碘酊给手术区消毒。②根据洁治术的牙位及医师使用器械的习惯,摆放好所需的洁治器。③术中协助牵拉口角及颊部,保证术野清晰,吸净冲洗液。若出血较多,可用蘸有1%的肾上腺素的棉球止血。④牙石去净后,备橡皮杯,蘸磨光粉或脱敏糊剂打磨牙面,龈下刮治则用锉形器磨光根面。⑤冲洗上药:用3%的过氧化氢液及生理盐水交替冲洗,拭干手术区,用镊子夹持碘甘油,将其置于龈沟内。全口洁治应分区进行,以免遗漏。

4.健康指导

(1)指导患者采取正确的刷牙方法及其他保持口腔卫生的措施。

(2)嘱患者患牙龈炎应及时治疗,定时复查,增强患者的防病意识。

二、牙周炎

牙周炎是牙周支持组织的慢性破坏性疾病,牙龈、牙周膜、牙骨质及牙槽骨均有改变。除有牙龈炎所表现的炎症外,牙周袋的形成是其主要临床特点。

(一)护理评估

1.健康史

了解患者的全身健康状况,有无慢性疾病史。女性处于妊娠期、月经期或患者有糖尿病及全身抵抗力下降时,可使牙周炎症状加重。

2.临床表现

(1)牙龈肿胀出血:一个或数个牙齿的牙龈充血、水肿。龈色变红或暗红。点彩消失,在刷牙、咀嚼或探查时易出血。

(2)牙周袋形成:由于炎症刺激,牙周膜破坏,牙槽骨逐渐吸收,牙龈与牙根面分离,龈沟>3 mm且加深而形成病理性的牙周袋。

(3)牙周袋溢脓及牙周脓肿形成:由于牙周袋内细菌感染,呈化脓性炎症,轻压牙周袋外壁,有脓液溢出,并伴有口臭。如牙周袋内的脓液排流不畅,炎症急性发作或机体抵抗力下降时,易形成牙周脓肿。如果出现多个脓肿,患者可出现全身不适、体温升高或伴有区域性淋巴结肿大等症状。

3.辅助检查

X线片显示牙槽骨呈水平式吸收、牙周膜间隙增宽、硬骨板模糊等现象。

4.心理-社会状态

牙周炎是一种慢性疾病,早期症状轻,未能引起患者重视。当牙周出现脓肿及牙齿松动、脱落,严重影响咀嚼功能及面容时,患者便十分焦虑及担忧。由于口臭较明显,牙周炎常影响患者的社会交往,使其产生自卑心理。

(二)护理诊断

1.口腔黏膜改变

口腔黏膜改变与牙龈充血、水肿、色泽改变有关。

2.疼痛

疼痛与牙周脓肿有关。

3.自我形象紊乱

自我形象紊乱与牙齿缺失、口臭,影响正常的社会交往有关。

4.知识缺乏

患者缺乏牙周病的预防与治疗知识。

(三)护理措施

1.指导患者加强营养

嘱其增加维生素 A、维生素 C 的摄入,劳逸结合,以利于牙周组织的愈合。

2.协助医师进行全身及局部治疗

近年来研究认为牙菌斑是牙周病的主要致病原因,临床上常用螺旋霉素、甲硝唑等抗生素来杀灭细菌,消除炎症。

嘱患者按医嘱服药。局部治疗常用3%的过氧化氢液冲洗牙周袋,袋内涂以碘甘油或碘酚等药物。涂擦时,应避免烧灼邻近黏膜组织。用0.1%的氯己定液漱口或1%的过氧化氢液棉签擦洗,也可减少牙菌斑形成。

3.去除局部刺激因素

常用龈上洁治术或龈下刮治术,清除牙石,缓解牙周袋形成。

4.消除牙周袋

经局部治疗牙周袋仍不能消除者,可行牙周手术清除牙周袋。常用的手术方法有龈切除术及龈翻片术。龈切除术是消除浅型牙周袋的一种方法;龈翻片术是在局麻下切开牙龈翻转龈片,彻底消除病理组织至根面光滑后再将牙龈缝合的一种方法。护理配合以龈翻片术为例。

(1)器械准备:外科手术刀、牙周探针、龈分离器、刮治器、弯组织剪、小骨锉、牙龈刀、局部麻醉器械、缝合器械、调拌用具、消毒药品、无菌包。另备牙周塞治剂及丁香油。将各类器械消毒后备用。

(2)术前用0.1％的氯已定液漱口,用75％的乙醇给口周皮肤消毒,铺无菌巾。

(3)术中牵拉口唇,协助止血,用生理盐水冲洗创面,吸去冲洗液,保持术野清晰。

(4)医师缝合后,调拌牙周塞治剂,使塞治剂形成长条状,将其置于创面,用棉签蘸水轻轻加压,使其覆盖整个术区,保护创面。

(5)嘱患者注意保护创口,24 h内不要漱口、刷牙,并进软食。按医嘱服抗生素,防止感染。术后1周拆线,术后6周内勿探测牙周袋,以免影响愈合。

(蒋佳佳)

第十三章　放射科护理

第一节　头颈部肿瘤放射治疗护理

一、鼻咽癌

(1)注意口腔卫生,每次饭后用软毛牙刷刷牙,用生理盐水或复方硼砂溶液漱口,每日8～10次。

(2)保持鼻腔清洁,每天用生理盐水冲洗鼻腔2～3次。

(3)放疗前洁齿,拔出龋齿,避免放疗引起放射性骨髓炎,放疗后3年内禁止拔牙。

(4)放疗后3周会出现鼻黏膜反应,可以滴无菌液状石蜡湿润或遵医嘱应用抗生素滴鼻液。

(5)放疗中注意眼、耳、鼻的清洁与保护,必要时遵医嘱给药,预防感染。眼睑不能闭合时,用纱布覆盖或戴墨镜,以免尘土落入。

(6)避免吃过冷、过硬、过酸或过甜的食物,防止刺激口腔黏膜,造成口腔黏膜糜烂。

(7)禁止吸烟、饮酒,以免刺激口腔黏膜,加重口腔黏膜反应。

(8)放疗中因味觉的改变口腔无味或有异味感须吃软食、流食,鼓励患者多进食、饮水。

(9)随时做好家属和患者的放疗相关健康知识指导和心理支持性护理,放疗经历的时间长,放疗后反应大,护士应注意给患者支持,鼓励其树立信心。

二、鼻窦癌

(1)放疗前评估牙齿卫生及健康状况,必要时洁齿并治疗牙病,如果有松动牙齿须拔除并待伤口愈合后行放疗,以预防骨髓炎发生。

(2)为了提高放射治疗敏感性,须行上颌窦切开引流,每日必须用1 000 mL生理盐水冲洗1次,并用生理盐水纱条填塞,注意勿将纱条留于窦腔内。

(3)加强口腔卫生,三餐前后用软毛牙刷刷牙,用复方硼砂溶液漱口,每日6次。

(4)肿瘤侵犯眼眶时,眼球活动受限、外突或移位及视力障碍,应保护眼睛。行眼冲洗,用氯霉素滴眼,戴眼罩,放疗中如眼干燥,可用眼膏湿润。

(5)鼻塞时可滴用麻黄碱或萘甲唑啉(滴鼻净)。

(6)骨质侵犯合并感染时常引起剧烈疼痛,应遵医嘱根据疼痛程度应用镇痛药,如果合并感染,应遵医嘱消炎治疗。

(7)随时做好家属和患者的放疗相关健康知识指导和心理支持性护理。放疗经历的时间长,放疗后反应大,护士应注意给患者支持,鼓励其树立信心。

三、喉癌

(1)放疗前评估牙齿卫生及健康状况,必要时洁齿并治疗牙病,如果有松动牙齿须拔除并待伤口愈合后行放疗,以预防骨髓炎发生。

（2）放疗前、中、后必须戒烟、禁酒，减少对喉部的刺激和损伤。

（3）喉癌患者由于反射功能降低，嘱患者尽量将痰液及脱落的坏死组织吐出，预防误吸引起肺部感染及窒息。

（4）密切观察病情变化，及时向医师报告，如因肿瘤压迫或放疗后喉头水肿引起呼吸不畅甚至窒息，需随时备好气管切开包、吸痰器、氧气瓶，以备急救。

（5）注意加强口腔护理，严密观察口腔黏膜的变化，根据口腔黏膜反应的分度标准遵医嘱妥善处理。

（6）随时做好家属和患者的放疗相关健康知识指导和心理支持性护理。放疗经历的时间长，放疗后反应大，护士应注意给患者支持，鼓励其树立信心。

四、口腔癌

（1）调整患者的心理状态，讲解放疗的意义、急性放射性口腔黏膜炎等并发症发生的原因，让患者理解坚持有效的预防与治疗措施对减少肿瘤复发及并发症发生的意义，从而消除患者的恐惧感。

（2）放疗前护理：做好口腔护理，保持局部口腔健康，预防组织损伤，减少局部刺激非常重要。

（3）放射野皮肤护理：保持皮肤放射野标记清晰，不能私自涂改。

（4）口腔黏膜的护理：加强对口腔及周围组织的观察，检查口唇有无损伤，口腔黏膜有无充血、溃烂、溃疡及异常的颜色。放疗期间让患者用复方茶多酚含漱液含漱，或交替用呋喃西林液和 3％的碳酸氢钠溶液漱口，预防口腔细菌及真菌的感染。

（5）对疼痛者给予低能-氦激光理疗，可明显降低口腔黏膜的疼痛程度，缩短疼痛持续的时间。

（6）对口腔癌术后首次放疗患者，采用心理护理、放疗前护理、皮肤护理、口腔黏膜的护理、饮食护理、功能锻炼等综合护理措施，可以减轻口腔癌放疗患者皮肤及黏膜急性放射反应，提高患者的生存质量。

（7）若舌癌行放疗后，口腔出现糜烂，可用 1％的甲紫涂搽，或局部外敷冰硼散。

（8）随时做好家属和患者的放疗相关健康知识指导和心理支持性护理。放疗经历的时间长，放疗后反应大，护士应注意给患者支持，鼓励其树立信心。

五、脑胶质瘤

（1）放疗前护士应做好放疗前的指导工作。了解患者的病情及患者的生活习惯和心理状态，简要介绍放疗知识、放疗方案及放疗注意事项，使患者及家属心中有数，增强信心，消除恐惧。

（2）对有脑神经功能障碍、肢体功能障碍的患者，做好生活护理和安全的同时必须安排家属陪同患者放疗。

（3）放疗期间密切观察颅内高压症状，如果出现恶心、呕吐、头痛、视盘水肿、血压升高、脉搏减慢、呼吸增快、意识障碍，应立即向医师报告，并行脱水利尿治疗。

（4）放疗期间及放疗后 1 个月应密切观察血常规、肝功能、肾功能，每周检查 1～2 次，必要时停止放疗，给予对症处理。

（5）放疗 3～4 周，放射野可出现皮肤瘙痒、色素沉着、头发脱落等，应保持局部清洁、干燥，但禁用碘酊、酒精或有刺激性的药物和外涂化妆品，禁用碱性肥皂，禁用粗毛巾擦拭，避免冷热刺激、日光照射,禁止手抓或剥皮而造成干痂脱落性皮肤损伤。

(6)放疗期间由于脑水肿,患者的脑神经、肢体功能、意识障碍可能加重,被动活动需要加强,因此,必须加强皮肤护理、肢体功能萎缩预防性护理,加强坠积性肺炎、尿路感染等并发症的护理。

(7)放疗期间做好脑疝的抢救准备并密切观察脑疝症状,遵医嘱及时对症处理。

(8)给患者高蛋白质、高热量、易消化、无辛辣刺激的软食,鼓励患者多进食、饮水。

(9)与医师一起随时处理癫痫发作症状,防止窒息、碰伤、坠床等并发症发生。

(10)帮助语言交流障碍的患者在恢复语言功能的同时建立书写交流的方法,减轻患者的焦虑和烦躁。

(11)随时做好家属和患者的放疗相关健康知识指导和心理支持性护理,放疗经历的时间长,放疗后反应大,护士应注意给患者支持,鼓励其树立信心。

六、甲状腺癌

(1)放疗前评估患者的口腔卫生及健康状况,洁齿并治疗牙病或口腔黏膜疾病,如果有松动牙齿须拔除并待伤口愈合后放疗,以预防骨髓炎发生。

(2)放疗前向患者及其家属讲解放疗的目的和意义以及在治疗过程中出现的反应和注意事项,使患者消除恐惧和紧张。

(3)嘱患者在放疗前1 h禁食、禁水。

(4)放疗后安静休息30 min至1 h,可减轻喉部的不适。

(5)由于颈部照射野皮肤敏感,建议患者穿柔软的棉质内衣或白色真丝上衣。

(6)每天洗漱时防止洗面奶及肥皂水打湿照射野的皮肤而加重皮肤反应。

(7)随时做好家属和患者的放疗相关健康知识指导和心理支持性护理,放疗经历的时间长,放疗后反应大,护士应注意给患者支持,鼓励其树立信心。

(王会敏)

第二节 腹部肿瘤放射治疗护理

肿瘤患者接受放疗过程中,射线在杀灭肿瘤细胞的同时对邻近的正常组织会造成一定损伤,会出现不同程度的毒性反应以及随之而来的一些心理问题。护士应了解患者的病情、治疗计划以及预期效果,通过耐心细致、科学有效的护理,帮助患者顺利完成放疗,得到身心康复。

一、放疗前护理

1.心理护理

向患者及其家属介绍有关放疗知识、大致的治疗程序、放疗中可能出现的不良反应和治疗后可能发生的并发症以及需要配合的事项,使患者消除焦虑和恐惧心理,积极配合治疗。

2.身体准备

(1)摘除金属物质:在放疗中金属物质可形成次级电子,使其相邻的组织受射线量增加,出现溃疡且不易愈合。所以接受头颈部照射的患者在放疗前应摘除金属牙套,气管切开的患者将金属套管换成塑料套管或硅胶管,避免造成损伤。

（2）放疗前口腔的处理:放疗前应常规口腔护理,及时修补龋齿,拔出残根或断牙,并注意口腔卫生。如放疗前必须拔牙,应待牙床愈合以后再行放疗。

（3）放疗前应改善全身情况:纠正贫血、脱水、电解质紊乱等,做好必要的物理及实验室检查。给予血常规结果低者治疗,如有感染,须控制感染后再治疗;如有伤口,除特殊情况外,一般应待伤口愈合再行放疗。

二、放疗期间护理

1. 照射野皮肤的保护

在放疗过程中,照射野皮肤会出现放疗反应,其程度与放射源种类、照射剂量、照射野的面积及部位等因素有关。如护理不当,可人为加重皮肤反应。所以,护士应做好健康宣教,使患者充分认识皮肤保护的重要性,并指导患者掌握保护照射野皮肤的方法。

2. 充分显露照射野皮肤

避免机械性刺激,建议穿柔软、宽松、吸湿性强的纯棉内衣,照射野在颈部,要求衣领柔软或穿低领开衫,以减少刺激,便于穿脱。

3. 照射野皮肤的清洗

禁用碱性肥皂搓洗;不可涂酒精、碘酊以及对皮肤有刺激性的药物。

4. 避免皮肤损伤

剃毛发宜用电动剃须刀,以防损伤皮肤,造成感染。

5. 保持照射野皮肤的清洁、干燥

特别是保持多汗区(如腋窝、腹股沟、外阴等处)皮肤清洁、干燥。①避免紫外线及潮湿,外出时防止暴晒及风吹雨淋;②照射野区域保护:禁止做穿刺点,局部禁贴胶布,禁止冷、热敷。

6. 注意监测血常规的变化

因放疗可使造血系统受到影响,造成骨髓抑制,使白细胞和血小板锐减,以致出现严重感染。患者在放疗期间应每周查 1 次血常规,及时监测血细胞的变化,并观察有无发热等症状,及早对症治疗,以保证放疗顺利进行。

7. 腹部放疗护理要点

腹腔、盆腔照射前应排空大、小便,减少膀胱、直肠的反应。

8. 全身反应

放疗期间,部分患者出现疲劳、头晕、虚弱、食欲缺乏、恶心、呕吐、性欲减退、睡眠障碍和血常规改变等全身症状,在对症处理的同时,注意营养,选择高热量、高蛋白质、富含维生素饮食,家属配合烹制美味食品,增加患者的食欲。

提供安静的休养环境,有睡眠障碍,可用药物助眠,保证生活规律。给予精神鼓励,使患者增强信心,主动积极地配合治疗。

9. 预防感染

机体免疫力下降可引起病毒感染,例如,带状疱疹沿神经分布,多见于胸背部肋间神经与下肢,其次是三叉神经。表现为疱疹呈串珠状,大小不一,透明,伴痛,严重时可累及全身,剧痛伴发热。处理以抗病毒、神经营养、增强免疫力药物为主,保持皮肤清洁,加强营养,改善全身状况。

10. 心理护理

由于放疗反应的出现,往往会加重患者的心理负担,要加强护患之间的沟通,根据患者的具体情况,有针对性地做好阶段性健康指导,使患者对放疗的每一阶段出现的不良反应有所了解,不会惊慌恐惧,并掌握应对方法。

通过定期组织讲座、召开工休座谈会的方式,增加护士与患者之间、患者与患者之间的交流机会,介绍成功病例,通过各种形式宣传肿瘤防治知识,使患者增强战胜疾病的信心,顺利完成治疗。

11. 饮食调整

接受放疗后患者会出现食欲缺乏的症状,从而影响进食,加上放疗后机体消耗增加,使患者体重下降,全身反应加重,严重者应中断治疗。有资料显示,放疗患者体重减轻 7 kg 者预后差。科学合理的营养饮食可促进组织修复,提高治疗效果。放疗患者饮食要注意以下几方面:①饮食品种丰富,搭配合理,保证高蛋白质、高热量、富含维生素、低脂饮食,不要盲目忌口。②饮食以清淡无刺激易消化食物为主,多吃煮、炖、蒸等易消化的食物。禁烟、酒,忌过冷、过硬、过热食物,忌油腻、辛辣食品。③根据放疗反应进行饮食调整,少食多餐,保证足够营养和水分摄入。④放疗刚开始的 7~10 d,饮食应清淡,尽量避免酸、甜等增加唾液分泌的食物和饮料,减少唾液分泌,减轻腮腺急性反应症状。⑤口:干、味觉改变症状出现时,建议食用含水量高、易消化的饮食或半流食,饮水或汤类以协助咀嚼与吞咽。多吃生津止渴、养阴清热食品,如萝卜汁、绿豆汤、冬瓜汤、芦根汤、西瓜、蜂蜜、猕猴桃、雪梨、葡萄等。配合中药(如胖大海、菊花、麦冬、西洋参片等)泡水饮用。⑥食用有助于血常规结果升高的食物,如动物肝脏、动物骨髓、鸡肉、鸭肉、鱼肉、瘦肉、奶制品、豆芽、麦芽、大枣、菠菜、生姜等。⑦口腔黏膜反应严重时引起进食疼痛,可将新鲜水果或蔬菜榨汁后饮用,可将肉松或鱼、肉等切碎放入粥或面片中食用。重度口腔黏膜反应不能进食时,可采用鼻饲饮食或静脉营养,以保证足够的营养,促进机体恢复。⑧给予腹泻患者少渣、低纤维饮食,避免产气食品,如豆类、牛奶、糖类、碳酸类饮料。⑨鼓励患者多饮水,每日 3 000 mL 以上,以增加尿量,促进体内毒素排出。

三、放疗后护理

(1)放疗结束后应继续予以支持疗法,增强免疫功能和骨髓功能,因照射野皮肤在多年后仍可发生放射性溃疡,应该注意保护照射野皮肤,避免感染、损伤及物理性刺激,防止强风及雨淋、阳光暴晒。

(2)口腔受照射放疗后 3~4 年不能拔牙,特别是当出现放射性龋齿在颈部断裂时,牙根也不能拔出,平时可用含氟类牙膏预防龋齿,出现炎症时予以止痛、消炎,以免诱发颌骨骨髓炎或骨坏死。如放疗后 3 年需要拔牙,拔牙前、后各 1 周,应常规应用抗生素,可将并发症放射性骨坏死的发生率降到最低。

(3)头颈部肿瘤放疗后要练习张口,让患者充分认识到功能锻炼的重要性,以免发生张口困难,给患者的生活带来不便。

(4)放疗后要预防感冒,及时治疗感冒。由于颈深部组织受照射后淋巴回流不畅,局部免疫功能低下,容易因风吹、日晒、雨淋、感冒等诱发面颈部急性蜂窝织炎,可在放疗后任何时候发生,起病急来势凶猛,可伴寒战、头痛、呼吸困难,延误诊治可致死亡。

(5)气管切开患者需要带管出院的,指导患者和家属掌握气管套管处理的正确方法。

（6）进食高蛋白质、高热量、富含维生素、低脂饮食，多食新鲜水果、蔬菜，禁食辛辣、刺激的热性食品，如荔枝、桂圆、狗肉、羊肉等。注意各种营养配比要适当。

（7）放疗结束后也要严禁烟、酒，进行适当的体育运动，注意劳逸结合，生活有规律。

（8）告知复查很重要，住院患者出院后 1 个月复查，以后每 3 个月复查 1 次，1 年后无特殊情况可 6 个月复查 1 次。如病情有变化，及时到医院复查。

（王会敏）

第十四章 急诊科疾病护理

第一节 环甲膜穿刺术及护理

一、目的与适应证

环甲膜穿刺术是上呼吸道梗阻时开放气道的急救措施之一,可以在紧急状态下迅速建立新的呼吸通道,以缓解患者的呼吸困难或窒息。主要适应证如下。

(1)各种原因导致上呼吸道阻塞。

(2)牙关紧闭经鼻插管失败。

(3)喉头梗阻等导致气道阻塞,需要立即通气急救。

(4)3岁以下的小儿不宜做环甲膜切开。

二、禁忌证

有出血倾向者禁用。

三、物品准备

(1)准备环甲膜穿刺针或16号抽血粗针头。

(2)准备无菌注射器。

(3)准备1%的丁卡因溶液。

(4)准备T形管、给氧装置。

四、操作方法

1.体位

患者取平卧位或半卧位,头部保持正中,尽量向后仰。

2.穿刺部位

穿刺部位在颈中线甲状软骨与环状软骨之间的环甲膜处。

3.方法

给颈前皮肤常规消毒后,用左手示指摸清甲状软骨与环状软骨间柔软处(即环甲膜),右手持16号粗针头在环甲膜上垂直下刺,到达气道后有落空感,挤压双侧胸部有气体自针头逸出或用空针很容易抽出气体,表明穿刺成功,即可进行人工通气或通过T形管接给氧装置。

五、护理配合

(1)环甲膜穿刺术仅仅是呼吸复苏的一种紧急抢救措施,不能作为确定性处理。故在初期复苏成功后应立即进行正规气管切开术或其他处理。

(2)当个别情况下穿刺部位出血较多时应注意止血,以免血液流入气管内。

(3)行环甲膜穿刺术时,术者应熟悉局部解剖结构和整个操作过程,避免损伤环状软骨及重要血管和神经。

（4）手术后保持平卧位或半卧位，妥善固定穿刺针头，防止针头脱落或穿刺过深；密切观察患者呼吸困难或窒息情况是否得到改善。

（刘　佳）

第二节　气管插管术及护理

一、目的与适应证

气管插管术是将特制的气管导管经口腔或鼻腔插入患者气管内，以改善通气、清除气道分泌物。

该技术是快速建立人工气道、进行有效通气的最佳方法之一。主要适应证如下。

（1）呼吸、心搏骤停，须行心肺脑复苏。

（2）呼吸功能不全或呼吸窘迫综合征，经治疗未见好转须加压给氧和辅助通气。

（3）呼吸功能不全或呼吸困难综合征，须行人工加压给氧和辅助呼吸。

（4）呼吸道分泌物不能自行排出，须行气管内吸引。

（5）适用于各种全麻或使用肌松剂的大手术。

（6）颌面部、颈部等部位大手术，呼吸道难以保持通畅。

（7）婴幼儿气管切开前须行气管插管定位。

二、禁忌证

下列情况应禁用或慎用。

（1）急性喉炎、喉头水肿、咽喉部血肿或脓肿等。

（2）主动脉瘤压迫或侵犯气管壁。

（3）咽喉部烧灼伤、肿瘤或异物存留。

（4）下呼吸道分泌物潴留导致呼吸困难，不易从插管内清除。

（5）有出血倾向。

（6）颈椎骨折、脱位。

三、物品准备

1. 喉镜

喉镜包括镜柄、镜片。镜片有直、弯两种类型，分成人、儿童、幼儿规格。选择合适形状和型号的喉镜，检查光源后关闭，放置备用。

2. 气管导管

多采用带气囊的硅胶管（使用前应检查气套囊是否漏气），要根据具体情况选择其长度、粗细。标准 Magill 气管导管管腔内径在 2.5～11.0 mm，经口插管时成人男性一般用内径为 8.0～8.5 mm 的导管，长度为 24 cm，女性用内径为 7.5～8.0 mm 的导管，长度为 22 cm，鼻腔插管应相应小 0.5～1.0 mm。年龄小于 12 岁，可按以下公式选择导管：导管内径（mm）＝（年龄/4)＋4,长度(cm)＝(年龄/2)＋12。

3.导管管芯

管芯可使导管保持一定的弯度以适应患者的情况,其长度适当,以插入导管后其远端距离导管开口 0.5～1.0 cm 为宜,插管时导管进入声门即应拔出管芯,以免损伤气道。

4.吸引装置

准备负压吸引器、一次性手套、一次性吸痰管、2%～2.5%的碳酸氢钠溶液(用于冲洗气道)、无菌生理盐水。

5.其他

准备牙垫、喷雾器(内装 1%～2%丁卡因或其他局麻药)、10 mL 注射器、血管钳或夹子、胶布、消毒凡士林、听诊器,鼻腔插管时还应备插管钳。

四、操作方法

(一)经口腔直视插管术

借助喉镜在直视下暴露声门后,将导管经口腔插入气管内,是临床应用最广泛的一种气管内插管法。

(1)患者仰卧,用仰面抬颏法,以寰枕关节为转折点,使头部尽量后仰,使口、咽、气管基本在一条轴线上。

(2)加压给氧。使用简易呼吸器面罩加压给氧,给患者吸纯氧 2～3 min,使血氧饱和度保持在 95%以上,插管时暂停通气。

(3)术者站在患者头侧,以右手示指、拇指交叉推开上下牙列及口唇,使口腔张开。左手持喉镜由右口角放入口腔,将舌推向左侧后缓慢推进,可见到腭垂,将镜片垂直提起前进,直到看见会厌。

(4)暴露声门。看到会厌后,如用直镜片,应继续稍深入,使镜片前端到达会厌的腹面,然后轻提喉镜即可暴露声门;如采用弯镜片,则将喉镜片前端置于会厌与舌根交界处,然后上提喉镜即可看到声门。声门呈白色,透过声门可看到呈黑色的气管,声门下方是食管,黏膜呈鲜红色,并关闭。在暴露声门时严禁以患者的门齿作为支点。

(5)插入气管导管。看到声门后,以右手持住头端涂好凡士林的气管导管,使其前端对准声门,在患者吸气末(即声门开大时),将气管导管顺势轻轻插入声门,导管插过声门 1 cm 左右后,迅速拔出导管芯,将导管继续旋转深入气管,成人插入深度为 4 cm,小儿插入深度为 2 cm 左右。

(6)在气管导管旁塞一个牙垫,退出喉镜,还原患者体位。

(7)确认导管位置。插管完成后,要确认导管已进入气管内再固定。确认方法:①术者将耳贴近导管外端,感觉有无气体进出,特别是在按压胸部时,导管口有气流;②人工通气时,可见双侧胸廓对称起伏,双肺可听到清晰的肺泡呼吸音;③若用透明导管,吸气时管壁清亮,呼气时可见明显的"白雾"样变化;④患者如有自主呼吸,接麻醉机后可见呼吸囊随呼吸而张缩;⑤如能监测呼气末 CO_2 分压则更易判断,呼吸末 CO_2 分压(ETCO_2)有显示则可确认无误。

(8)固定导管。放置牙垫后将喉镜取出,用胶布以"8"字法将牙垫与气管导管固定于面颊。

(9)气囊充气。用注射器向气管导管前端的套囊注入适量空气(一般为 3～5 mL),注气量不宜过多,防止气道产生压迫性损伤。

(10)吸痰。用吸痰管向气管导管内试吸分泌物,了解呼吸道通畅情况。

(二)经鼻腔盲探插管术

(1)以 1‰的丁卡因做鼻腔内表面麻醉,并滴入 3‰的麻黄碱使鼻腔黏膜的血管收缩,以增加鼻腔容积,并可减少出血。

(2)选用管径合适的气管导管,以右手持管插入鼻腔。在插管过程中边前进边侧耳听呼出气流的强弱,同时左手调整患者头部位置,以寻找呼出气流最强的位置。

(3)于呼气(声门张开)时将导管迅速推进。如进入声门,则感到推进阻力减小,管内呼出气流极其明显,有时患者有咳嗽反射,接上麻醉机可见呼吸囊随患者呼吸而张缩,表明导管插入气管内。

(4)如导管推进后呼出气流消失,为插入食管的表现,应将导管稍退出,然后边听呼吸边轻轻向前推进,但切不可用力过猛。

五、护理配合

(一)气管内插管的并发症

1.插管损伤

为常见的并发症,是插管时操作不规范或动作粗暴造成的,可致牙齿损伤或脱落,呼吸道黏膜损伤引起出血、声带损伤、喉头水肿等。

2.呼吸道部分或完全梗阻

气管导管内径过小,可使呼吸阻力增加;导管内径过大或质地过硬都容易损伤呼吸道黏膜,甚至引起急性喉头水肿或慢性肉芽肿;导管过软容易变形或因压迫、扭折而引起呼吸道梗阻;管腔内分泌物积聚、气囊过度充气也可引起呼吸道部分或完全梗阻等。

3.误入食管

多能及时察觉并立即拔出导管,重新插管。若插管误入食管内而未被察觉,则是最危险的并发症。无自主呼吸者可在数分钟内发生心搏骤停;有自主呼吸的患者,也会因位于食管内的导管影响通气和胃过度膨胀而病情加重。

4.导管插入过深或过浅

插入过深可误入一侧支气管内,引起通气不足、缺氧或术后肺不张。插入太浅时,又可因患者体位变动而意外脱出,导致严重情况发生。因此,插管后及改变体位时应仔细检查导管插入深度,并常规听诊两肺的呼吸音。

5.继发感染

继发感染主要是肺不张所致,无菌操作不严格也是重要原因之一。

(二)术后护理

1.妥善固定

用胶布妥善固定牙垫和气管导管,并随时更换失效的胶布,防止移位或脱出。

2.密切观察生命体征

注意观察患者呼吸、血压、脉搏、神志的变化,并特别注意呼吸频率、深度的变化。

3.保持呼吸道畅通

及时吸净呼吸道分泌物,吸痰时要严格执行无菌操作,使用一次性吸痰管,每次吸痰时间不超过 15 s。必要时,先给予吸氧,片刻后再吸痰,以免加重缺氧。若患者的生命体征稳定,还可以给患者变换体位进行吸痰,以便将两侧主支气管的分泌物彻底吸净。

4.保持呼吸道湿化

保证充足的液体摄入量,每日保持在 2 500~3 000 mL,吸入气体要注意湿化,未接呼吸机者可用湿化器雾化吸入,接呼吸机者应定时向气管内注入 2~5 mL 生理盐水,以防止气管内分泌物稠厚结痂而影响通气。

5.注意气囊的充气与放气

需较长时间应用气管插管术时,一般每 2~3 h 作短时间的气囊放气 1 次。

6.加强口腔护理

随时清理口、鼻腔分泌物,保持局部清洁。对保留气管内插管 12 h 以上的患者,每天应进行口腔护理 3 次。

7.拔管

具备拔管指征时,须充分吸除呼吸道分泌物,并以纯氧过度通气 10 min 后,在呼气相将导管拔出(使用带套囊导管时先将导管套囊内的气体放出)。拔管后应在重症监护病室内继续观察至少 24 h。若需插管时间过长(超过 72 h),应考虑行气管切开术。

(刘　佳)

第三节　气管切开术及护理

一、目的与适应证

气管切开术是危重症患者经常选择的人工气道方式。与其他人工气道比较,其套管腔较大,导管较短,因而气道阻力及通气无效腔较小,有助于改善肺通气功能,清除气道分泌物,减少呼吸机相关性肺炎的发生率。主要适应证如下。

(1)预期或需要较长时间机械通气治疗。

(2)上呼吸道梗阻导致呼吸困难,如双侧声带麻痹、有颈部手术史或颈部放疗史等。

(3)患者需气道保护;反复误吸或下呼吸道分泌物较多,而患者的气道清除能力较差。

(4)减少通气无效腔,利于机械通气支持。

(5)因喉部疾病致狭窄或阻塞而无法行气管插管。

(6)头颈部大手术或严重创伤须行预防性气管切开,以保证呼吸道通畅。

二、禁忌证

(1)气管切开部位感染或化脓。

(2)气管切开部位有肿物,如巨大甲状腺肿、气管肿瘤等。

(3)严重凝血功能障碍,如弥散性血管内凝血、特发性血小板减少症等。

三、物品准备

(1)准备气管切开盘、气管切开包、一次性气管切开套管、气管切开专用纱布、局部麻醉药品、消毒物品、注射器、吸痰管、垫肩小枕等。

（2）准备负压吸引器、吸氧装置。

四、操作方法

1.体位

取仰卧位，肩下垫一个小枕，头后仰，使气管接近皮肤，以利于暴露和操作。助手坐于患者头侧，以固定患者头部，保持正中位。常规消毒，铺无菌巾。

2.麻醉

采用局麻。沿颈前正中，范围上自甲状软骨下缘，下至胸骨上窝，行浸润麻醉。昏迷、危重或窒息患者如已无知觉，也可不进行麻醉。

3.切开皮肤

多采用直切口，自甲状软骨下缘至接近胸骨上窝处，沿颈前正中线切开皮肤和皮下组织。

4.分离气管前组织

用血管钳沿中线分离胸骨舌骨肌及胸骨甲状肌，暴露甲状腺峡部，若峡部过宽，可在其下缘稍加分离，用小拉钩将峡部向上牵引，必要时也可将峡部夹持，切断缝扎，以暴露气管。分离过程中，保持两旁拉钩均匀用力，使手术野始终保持在中线，并经常以手指探查环状软骨及气管，以确保正中位置。

5.切开气管

确定气管后，一般于第2～4气管环处，用尖刀片从下向上挑开2个气管环，刀尖勿插入过深，以免刺伤气管后壁和食管前壁，引起气管-食管瘘。也可在气管前壁上切除部分软骨环，以防切口过小，置管时气管壁受压而造成气管狭窄。

6.插入气管套管

以弯钳或气管切口扩张器撑开气管切口，插入大小合适、带有管芯的气管套管，外管置入后立即取出管芯，吸净分泌物，并检查有无出血。

7.固定气管套管并处理切口

将气管套管带系于颈部，松紧以可插入一指为宜，打一个死结以牢固固定。视切口大小决定缝合与否，如需缝合，应密切观察有无皮下气肿发生。将一块纱布垫于伤口与套管之间。

五、护理配合

（一）气管切开术的并发症

1.皮下气肿

皮下气肿是术后最常见的并发症，与气管前软组织分离过多，气管切口外短内长或皮肤切口缝合过紧有关。自气管套管周围逸出的气体可沿切口进入皮下组织间隙，气肿沿皮下组织蔓延，可达头面、胸腹部，但一般多限于颈部。皮下气肿多于数日后自行吸收，无须特殊处理。

2.气胸及纵隔气肿

轻者无明显症状，严重者可引起窒息。气管切开后，当患者呼吸困难缓解或消失后不久再次出现呼吸困难时，应考虑气胸，X线检查可确诊。应行胸膜腔穿刺以抽除气体。严重者可行闭式引流。手术中如过多分离气管前筋膜，可形成纵隔气肿。对纵隔积气较多者，可于胸骨上方沿气管前壁向下分离，使空气向上逸出。

3.出血

术中伤口少量出血,可经压迫止血或填入吸收性明胶海绵止血,若出血较多,提示有血管损伤,应检查伤口,结扎出血点。

4.气管-食管瘘

气管-食管瘘少见。发生喉源性呼吸困难时,由于气管内呈负压状态,气管后壁及食管前壁向气管腔内突出,切开气管前壁时可损伤到后壁。较小而较短时间的瘘孔,有时可自行愈合,瘘口较大或时间较长,上皮已长入瘘口者,则需手术修补。

(二)术后护理

1.床边物品准备

气管切开患者床边应常规备有氧气瓶、吸引器、气管切开器械、吸痰管和急救药品,以及另外备用的同型号气管套管。

2.保持套管及呼吸道通畅

及时吸除痰液。室内保持适当温度(22 ℃左右)和湿度(相对湿度60%以上)。建议持续气雾吸入以湿化吸入气体和稀释痰液,使之便于咳出或吸出。

3.防止外管脱出

经常观察套管是否在气管内,如套管脱出而未及时发现,可引起窒息。套管太短,固定带子过松,气管切口过低,颈部肿胀或切口纱布过厚等均可导致外管脱出。

4.套管气囊护理

根据患者是否需机械通气决定充气量。机械通气要求充气达气道密闭状态,非机械通气并可自行排痰者可少量充气或不充气。对有误吸危险的患者,主张进行充气以预防误吸发生。

5.内套管护理

视分泌物的多少和黏稠程度,每隔1～4 h将内套管取下,清洗、煮沸消毒一次,否则外套管腔容易因分泌物结痂而堵塞。

6.套管更换

一般气管套管无须定期更换,但留置期间如出现气囊损坏漏气,套管损坏、扭曲或堵塞时,则必须更换。更换套管时应先行气道内吸引,抽空气囊内气体后再做气道内彻底吸引,然后慢慢取出套管,将已预充过气的新导管彻底抽气后插入切口瘘管,气囊充气并重新固定套管。注意有无出血、漏气等发生。

术后一周内不宜更换气管套管,如必须更换,则需做好与首次气管切开相同的准备,因切口瘘管的形成常需一周左右。

7.拔管

全身情况好转,须行气管切开的原因消除后,可考虑拔管。拔管前应先堵管24～48 h,如患者在活动、睡觉时无呼吸困难,可拔管。创口一般无须缝合,可用蝶形胶布拉拢创缘,数天后可自行愈合。长期带管者,因切开部位上皮长入瘘孔内与气管黏膜愈合而形成瘘管,应行瘘孔修补术。

(于 静)

第四节　胸腔穿刺术与闭式引流术

一、胸腔穿刺术

（一）目的与适应证

胸腔穿刺术的目的是抽取胸腔积液送检，以明确胸腔积液性质，用于诊断；排除胸腔积液和积气，以缓解压迫症状，避免胸膜粘连增厚；胸腔内注射药物，辅助治疗。主要适应证如下。

（1）有胸腔积液和积气者，抽取积液和积气，以改善压迫症状。

（2）胸腔积液性质不明者，抽取积液行化验检查，以明确诊断。

（3）有脓胸或恶性胸腔积液，需胸腔内注入药物。

（二）物品准备

准备无菌胸腔穿刺包（针栓接有胶管的胸腔穿刺针、5 mL 注射器和 50 mL 注射器各 1 具、7 号针头、血管钳、洞巾、纱布）、2％的利多卡因针剂、1∶1 000 的肾上腺素、无菌手套、无菌试管、量杯、人工气胸抽气箱。

（三）操作方法

（1）向患者解释穿刺的目的、过程和术中注意事项，如嘱患者术中不能移动位置，勿深呼吸和咳嗽，避免刺破肺组织。

（2）胸腔穿刺抽气，患者取半坐卧位；胸腔穿刺抽液，患者反坐靠背椅，双臂平放于椅背上缘，使肋间隙增宽。

（3）选择穿刺部位。一般胸腔积气，在锁骨中线第 2 肋间沿肋上缘进针，一般胸腔积液的穿刺点在肩胛骨下角第 7～9 肋间隙或腋中线第 6～7 肋间隙。

（4）常规消毒后，术者戴手套、铺洞巾，以利多卡因逐层浸润麻醉直达胸膜。

（5）用左手示指、中指固定穿刺处皮肤，右手持穿刺针（针栓胶管用血管钳夹紧），沿下肋上缘缓慢刺入胸壁直到胸膜，将注射器接上针栓胶管，然后在助手的协助下，抽取胸腔积液或气体。

（6）每次抽液、抽气时，不宜过快、过多，以防纵隔移位，发生意外。一般抽液量不宜超过 1 000 mL，以防纵隔复位太快，引起循环障碍。

（7）根据需要留取胸腔积液标本，如治疗需要，可注射药物。术毕拔出穿刺针，覆盖无菌纱布，并用胶布固定。

（8）术中密切观察患者有无头晕、面色苍白、出冷汗、心悸、胸部剧痛、刺激性咳嗽等情况，一旦发生，立即停止抽液，并进行相应处理，如协助患者平卧，输氧，必要时按医嘱皮下注射 1∶1 000 的肾上腺素。

（四）护理配合

（1）术后嘱患者选择平卧位或半卧位休息，观察患者的呼吸、脉搏情况。

（2）注意穿刺点有无渗血或渗液漏出。

（3）注入药物后嘱患者稍活动，以便药物在胸腔内混匀，并观察注入药物的反应，如发热、胸痛等。

（4）记录抽出液的量、颜色，将标本及时送验。

二、紧急胸腔穿刺术

(一)目的与适应证

张力性气胸伴有呼吸和心血管系统功能障碍时,须进行紧急穿刺减压。

(二)物品准备

准备消毒液、局麻剂、局麻用 5 mL 注射器和 50 mL 注射器各一具,10～18 G 的套管针(长 4.5～6.0 cm)。

(三)操作方法

(1)若患者清醒,向患者解释穿刺的目的、过程和术中注意事项。

(2)常选择锁骨中线第 2 肋间置入针头。

(3)如果患者清醒且情况允许,给患侧皮肤消毒,应先进行局部麻醉。

(4)将套管型穿刺针与 50 mL 注射器的针筒连接。

(5)在锁骨中线第 2 肋间沿肋上缘经皮置入穿刺针头,缓慢推进直至进入胸膜腔。

(6)抽出空气能明确张力性气胸的诊断。手工轻轻抽吸以排除更多空气。如果无法抽出空气或患者的症状与体征无改善,应考虑心脏压塞、心肌挫伤或空气栓塞的可能。

(7)去除针头、针筒,保留导管于原位,妥善固定并保持与大气相通,使之成单纯性气胸。

(8)准备置入胸腔引流管的物品。如果胸管置入因故延迟(如在转运途中),可在导管末端接一个活动瓣膜。可用消毒手套的一个指套去除尖端来制作。将该瓣膜与导管的末端相连并用胶带或缝线妥善固定。

(9)胸腔引流管放置完成后,去除留置的穿刺导管,在穿刺点涂抗生素并盖消毒敷料。

(10)操作完成后行胸部 X 线检查。

(四)护理配合

1.并发症

(1)造成没有张力性气胸的患者出现气胸。

(2)穿刺部位血肿形成。

(3)膈肌破裂或出现腹内脏器疝时,可造成腹内脏器穿孔。

(4)穿刺时如针头太靠近胸骨,可导致内颈动脉损伤,引起大量失血而形成血胸。

(5)穿刺部位感染(较迟出现)。

2.护理

(1)胸腔穿刺是一项临时性措施,操作完成后应及时准备胸腔引流物品。

(2)密切观察病情,及时排除腹内脏器穿孔。如怀疑有膈肌破裂,胸腔穿刺前应先进行 X 线片检查。外伤性膈肌破裂伴腹腔内容物疝入一侧胸腔时,其最初症状酷似张力性气胸,此时进行针头胸腔穿刺会导致胸腔内细菌污染。如有腹部受到突然的压迫性外力作用的病史,应考虑膈肌破裂。

(3)由于不立即处理张力性气胸可造成心搏骤停的后果,在医师无法立即到达的区域,护士应掌握紧急针头胸腔穿刺术。

(4)至少应选用 4.5 cm 长的穿刺针。针头长度不够可导致整个操作的失败,可评估胸壁的厚度作为参考。

三、胸腔闭式引流术

（一）目的与适应证

胸腔闭式引流术的目的是通过胸腔闭式引流装置排除胸腔内积气、积液、积血、积脓，从而恢复胸腔内负压状态，促进肺复张，同时有预防和治疗胸膜腔感染的作用。主要适应证如下。

（1）有胸腔积气、积液、积血、积脓，穿刺抽吸不见好转，需持续引流，以改善压迫症状。

（2）开胸术后，持续引流，排出积血，预防术后感染和肺不张。

（二）物品准备

1. 水封瓶

选择容量为 2 000～3 000 mL 的广口无菌引流瓶，内装无菌生理盐水约 500 mL。水封瓶橡胶瓶塞上有 2 个孔，分别插入长、短玻璃管各 1 根，长管的下端插至水平面下 3～4 cm，长管的上端与患者的胸腔引流管连接；短管下口则远离水平面，使瓶内空气与大气相通。

2. 导管

用于排出气体，宜选用质地较软、内径 1.0 cm 的胶管作为引流管。而用于排出液体，应选择弹性好、硬度适中、内径在 1.5～2.0 cm 的硅胶管。导管长度为 100 cm 左右。

（三）操作方法

（1）患者取坐位或半坐位。

（2）体表定位，消毒，铺巾，局部浸润麻醉。

（3）切开皮肤、皮下组织，钝性分离肌层，用血管钳将远端钳闭的引流管穿破胸壁送入胸膜腔，深入 4～5 cm 后，缝合固定，引流管远端紧闭，连接水封瓶，然后在助手的协助下，松开钳夹引流管的血管钳，即可见气体或液体排出，长玻璃管内水柱可随呼吸运动而上下移动。

（四）护理配合

1. 保持管道的密闭

使用前仔细检查引流装置的密闭功能，注意引流管及接管有无裂缝，引流瓶有无破损，各衔接处是否密封。水封瓶长玻璃管应没入水中 3～4 cm，始终保持直立位。搬运患者时，需双重夹闭引流管。引流管皮肤入口处周围用油纱布包盖严密。若引流管从胸腔滑脱，立即用手捏闭伤口处皮肤，消毒处理后用凡士林纱布封闭伤口。更换引流瓶时，务必双重夹闭引流管，以防止空气进入胸膜腔。

2. 严格无菌操作，防止逆行感染

引流装置应保持无菌，按规定时间更换引流瓶和引流接管。引流瓶应低于胸壁引流口平面 60～100 cm，任何情况下引流瓶不应高于患者胸腔，以免引流瓶内液体逆流入胸膜腔而引起感染。保持胸壁引流口处敷料清洁、干燥，一旦渗湿，及时更换。

3. 保持引流管道系统通畅

闭式引流主要靠重力引流，要始终保持水封瓶低于胸腔。定时挤压引流管，手术后初期每 30～60 min 向水封瓶方向挤压引流管一次，防止引流管打折、受压、扭曲、阻塞。鼓励患者做咳嗽、深呼吸运动及变换体位，以利于胸腔内气体、液体的排出。

4. 观察和记录

观察引流液的量、颜色、性质，并准确记录。注意观察长玻璃管中的水柱波动，正常水柱上下波动 4～6 cm。若水柱无波动，则提示引流管道系统不畅或肺已完全扩张；若患者出现胸

闷、气促、气管向健侧偏移等症状,应疑为引流管道系统阻塞,需设法挤压或使用负压间断抽吸,使其通畅。一般情况下,开胸术后胸膜腔引流出的血性液,第 1 个 24 h 内不超过 500 mL,且引流量逐渐减少,颜色逐渐变淡。若每小时引流出血性液体超过 200 mL,持续 2~3 h,应考虑有胸膜腔内活动性出血。

5.妥善固定引流管

引流接管长度约为 100 cm,应妥善固定于床旁。因引流液积聚于环圈处而使引流中断并造成回流压,阻碍引流,可用橡皮筋或胶带条环绕引流管,以别针穿过橡皮筋或用胶带固定于床上;或将引流接管两侧的床单捏紧而形成一个凹槽,再用别针固定。运送患者时双钳夹管,将水封瓶置于床上患者双下肢之间,防止滑脱。

6.体位与活动

最常采用的是半卧位,此体位有利于呼吸和引流。如患者躺向插管侧,可在引流管两旁垫以沙袋或折叠的毛巾,以免压迫引流管。鼓励患者进行咳嗽、深呼吸运动,利于积液排出,恢复胸膜腔负压。

7.拔管指征和方法

胸膜腔引流后,临床观察无气体逸出,或引流量明显减少且颜色变浅,即 24 h 引流液少于 50 mL,脓液少于 10 mL,经 X 线检查肺膨胀良好,患者无呼吸困难,即可拔除引流管。拔管时先嘱患者深吸气后屏气,迅速拔除引流管并同时立即用凡士林纱布紧紧盖住引流伤口,随后局部包扎与固定,或收紧、结扎已放置在引流管切口的缝线。拔管后注意患者有无胸闷、呼吸困难、切口漏气、渗液、出血、皮下气肿等,如发现异常,应及时通知医师处理。

(于　静)

第五节　外伤止血、包扎、固定、搬运

一、概述

外伤是各种致伤因素造成的人体组织损伤和功能障碍。轻者造成体表损伤,引起疼痛或出血;重者导致功能障碍、残疾,甚至死亡。外伤多由交通或工伤事故、斗殴、自然灾害和战争所致。随着社会文明的昌盛、工业的发展、交通的拥挤及各种机械化程度的提高,严重外伤的发病率、致残率和死亡率均较高。外伤引起局部组织出血、骨折、休克等均需要在现场进行紧急救治。现代医学告诉我们,严重外伤伤者抢救的黄金时间是伤后 30 min,如果没有争取到这关键的几十分钟,患者将难以起死回生。由此可见,外伤止血、包扎、固定、搬运等基本急救技术的重要性,医护人员必须熟练掌握。

二、止血

(一)出血的种类

1.按出血的部位分类

(1)外出血:血液经伤口流到体外。

（2）内出血：各种内脏或深部组织出血，血液流向脏器、体腔或组织内，也可经消化道、尿道、呼吸道等排到体外，而外表看不到出血，如血胸、血腹等。

2.按破裂的血管类型分类

（1）动脉出血：血色鲜红，出血速度快，可呈喷射状。若近心端的较大动脉破裂出血，可在短时间内造成大量出血而危及生命。

（2）静脉出血：血色暗红，血液缓慢流出。若破裂血管较大，也可造成大量出血。

（3）毛细血管出血：血色较鲜红，血液自创面渗出或出血呈点状，出血量较少，一般可自愈。

（二）出血的临床表现

1.局部表现

外出血局部表现较明显，内出血则容易被忽视。内出血一般有外伤史，有时可出现一些特有症状和体征，如腹腔脏器出血可有腹痛、腹部移动性浊音等。

2.全身表现

全身表现与出血量和出血速度有关。出血较多，一般可出现头晕、乏力、烦躁、面色苍白等，较短时间内大量出血可造成出血性休克，表现为神志萎靡、皮肤苍白、肢体冰冷、脉搏细速、尿量减少、血压进行性下降等，严重者可造成死亡。

（三）止血方法

1.指压止血法

该方法适用于血管位置较表浅的头、面、颈部及四肢的外出血。用手指、手掌或拳头在伤口上方（近心端）的动脉压迫点上，用力将动脉血管压在骨骼上，中断血液流通以达到止血目的。

（1）颞额部出血：用拇指对准下颌关节压迫颞浅动脉。

（2）面部出血：用拇指在下颌角前 1.5 cm 处压迫面动脉。

（3）肩部、腋部、上臂出血：在锁骨上窝中部、胸锁乳突肌外缘把锁骨下动脉压向第一肋骨。

（4）前臂出血：在上臂中段内侧，用拇指向肱骨压迫肱动脉。

（5）手部出血：两手的拇指、示指分别压迫伤侧手腕两侧的桡动脉、尺动脉。

（6）大腿出血：双手拇指在伤侧腹股沟中点稍下方用力压迫股动脉。

（7）足部出血：用双手拇指在距小腿关节下方压迫足背动脉。

2.加压包扎止血法

该方法适用于渗血或较小的静脉出血。先用消毒纱布垫覆盖伤口后，再将棉花团、纱布卷或毛巾、帽子等折成垫子，放在伤口敷料上面，然后用三角巾或绷带紧紧包扎，以达到止血目的为度。伤口有碎骨存在时，禁用此法。

3.填塞止血法

该方法适用于伤口较深的出血。将无菌纱布条、棉垫等填入伤口内，再用绷带、三角巾等包扎。

4.止血带止血法

该方法适用于四肢大出血。常用的止血带有橡皮管、布带等。

（1）缚扎止血带的方法有如下三种。

乳胶管止血带止血法：先在上止血带的部位用布垫、毛巾或伤者的衣服平整垫好，然后用左手拇指、示指及中指夹持乳胶管止血带的一端，另一只手拉紧乳胶管（适当拉长），环绕肢体缠扎两圈,将止血带的末端放入左手示指与中指之间夹住,并拉出固定。此法作用可靠,使用方便,但易过紧或松脱。

勒紧止血法:在伤口上方用绷带或叠成带状的三角巾或用手头有的布料等勒紧止血,第一道绕扎为衬垫物,第二道压在第一道上面,并适当勒紧,达到止血的目的。

绞紧止血法:在现场条件下没有止血带时,可就地取材(如绷带、手帕、布条等物),折叠成条带状,在伤口近心端用衬垫垫好缠绕,并用力勒紧至伤口无出血,然后打结并将小木棒插入其中,提起小棒绞紧,再将小棒固定即可。

(2)运用止血带止血法时的注意事项如下。

绑扎位置要合适。绑扎部位应在伤口的近心端,并且尽量靠近伤口,尽可能减少组织缺血的范围。但应注意上臂不应缚扎在中下1/3处,以免损伤桡神经;下肢应扎在大腿中部;前臂和小腿不适用止血带,因有两根长骨而使血流阻断不全。

止血带不能直接缠在皮肤上,必须用三角巾、毛巾、衣服等做成平整的垫子垫上。

止血带的压力要适当。过松只能阻断静脉而难以阻断动脉,达不到止血的目的,过紧则会勒伤皮肤和神经。松紧度应以刚好能止血为准。

应注明上止血带的时间。在醒目位置(如上衣领扣等处)加以显著标志(如红色布条等),注明伤情及缚扎止血带的时间和部位,并优先转送。

使用止血带的时间要尽量缩短。一般不超过1 h,若必须延长使用时间,则应每隔1 h放松1～2 min,然后再在稍高平面上缚扎止血带,以防肢体因长时间缺血而发生坏死。最长使用止血带时间不超过4 h。

严禁用绳索、电线等代替止血带缚扎。

5.结扎止血法

直接结扎出血血管断端以阻断血流。该方法适用于能清楚看到出血血管断端的小血管出血。

三、包扎

伤口包扎的目的是保护伤口、减少污染和再损伤、加压止血、预防或减轻肿胀、固定等。

(一)物品准备

准备卷轴、绷带、三角巾、多头带等。紧急情况下,干净的毛巾、衣服、被单等均可使用。

(二)包扎方法

1.卷轴绷带包扎法

(1)环形包扎法:绷带做环形重叠缠绕,每一圈重叠盖住前一圈。第一圈可以稍倾斜缠绕,第二、三圈环形缠绕,并把第一圈斜出圈外的绷带角折到圈里,然后再重叠缠绕压住,这样就不容易脱落。此法常用于颈、腕等部位及各种包扎的起始和终了。

(2)螺旋包扎法:先做几圈环形包扎,再将绷带做螺旋形上升缠绕,每一圈重叠压住前一圈的1/3～1/2。常用于手指、上臂等处。

(3)螺旋反折包扎法:先做环形缠绕,固定绷带起始部,然后成螺旋形缠绕上升,但每一圈螺旋形包扎都必须反折。反折时以左手拇指按住反折处,右手将绷带反折,向下缠绕肢体、拉紧,并盖住前一圈的1/3～1/2。此法适用于小腿或前臂等粗细不等的部位。

(4)"8"字形包扎法:包扎时一圈向上,一圈向下,每一圈在前面与上一圈相交,并重叠上一圈的 1/3～1/2,重复做"8"字形旋转缠绕。此法适用于大关节如肘、膝、肩、髋等处。

(5)回返包扎法:先做环绕两圈固定,再自中央开始反折向后,再回返向前,以后左右来回反折,直到完全包扎后再环绕两圈包扎固定。

(6)蛇形包扎法:与螺旋包扎法相似,只是每圈间留有间隙,互不重叠。此法适用于临时简单固定或包扎需从一处延伸到另一处时。

2.三角巾包扎法

三角巾制作方便,包扎操作简便易学,容易掌握,适用范围广。缺点是不便于加压,也不够牢固。

三角巾的制作方法很简单,用一块边长 90 cm 的正方形白布,沿对角剪开,就制成两条三角巾,它的底边长约 130 cm,顶角到底边中点的长度约 65 cm。

常用的三角巾包扎法如下。

(1)头顶部包扎法:把三角巾的底边折叠约 3 cm,正中部放在前额齐眉以上,顶角拉向头后,两底角经两耳上方向后拉于枕部交叉并压住顶角后再绕到前额,打结固定。

(2)风帽式包扎法:在三角巾顶角和底边中央各打一个结,把顶角结放于额前,把底边结放在后脑勺下方,包住头部,两底角向面部拉紧,向外反折包绕下颌,然后拉到枕后打结固定。

(3)面具式包扎法:在三角巾顶角打一个结,套住下颌,拉底边向上、向后,罩住头面部,然后把两底角上提拉紧并交叉压住底边,再绕到前额打结。包好后在眼、鼻、口等处分别小心地剪洞开窗。

(4)肩部包扎法:把三角巾折叠成燕尾形,燕尾夹角向上放在伤侧肩上正中。向后的燕尾角压住向前的燕尾角,并稍大于向前的一角。燕尾底边两角包绕上臂上 1/3 在腋前或腋后打结。然后拉紧两个燕尾角,分别包绕胸背,于对侧腋下处打结。

(5)胸部包扎法:将三角巾底边横放在胸部,顶角绕过伤侧肩部到背后,底边包住胸部绕到背后,拉两底角,在背后打结,再与顶角相连接。背部包扎则与胸部相反。

(6)臀部包扎法:用燕尾角底边包绕伤侧大腿打结,两燕尾角分别绕过腰腹部到对侧打结。后角要压住前角,并大于前角。

(7)会阴部包扎法:把三角巾底边横放于下腹部,两底角分别绕到背后打结,顶角经会阴拉向后、向上,与两底角结相连接,并在外生殖器处剪洞暴露。

(8)四肢带式包扎法:将三角巾折叠成适宜宽度的条带状,带的中部斜放于受伤部位,把带两端分别压住上、下两边,包绕肢体一周后打结。

(9)手(足)包扎法:手(足)心向下放在三角巾上,手(足)指(趾)朝向三角巾顶角,顶角折回放在手(足)上,两底角拉向手(足)背,左右交叉,压住顶角,绕手腕(脚踝)一周后打结。

3.就地取材包扎法

在现场急救的紧急情况下,也可就地取材,利用干净的毛巾、衣服、被单等物品进行包扎。

(三)包扎时的注意事项

(1)进行包扎时,特别是对于伤情严重者,应密切观察患者生命体征的变化。

(2)让患者取舒适的坐位或卧位,扶托患肢,并尽量使肢体保持功能位。

(3)绷带包扎时要注意以下几点:①包扎四肢应从远心端开始向近心端缠绕(石膏绷带应自近心端开始)。四肢末端(指、趾)要暴露,以便随时观察末梢血液循环情况。②在皮肤皱褶处(如指缝、腋窝、腹股沟等部位),应先涂滑石粉,再以棉垫间隔,骨隆处用衬垫保护。③选择宽度适宜的绷带卷,潮湿或污染的绷带不可使用。④起点和终了要环绕固定两圈,防止绷带滑脱、松散。⑤扎时用力要均匀,松紧适度。⑥握好"三点一走行",即绷带的起点、止点、着力点和走行方向顺序。

四、固定

现场急救中,固定主要是针对骨折的急救措施。急救固定的目的在于避免在搬运时造成损伤加重;减轻疼痛,防止休克;便于转运。一般在现场对骨折伤者只做简单的运输性固定。

(一)固定的材料

可采用合适的制式夹板(木质或金属)、塑料夹板或充气性夹板等。紧急时可就地取材,竹竿、木棍、树枝、枪支等都可用来做夹板,甚至可将伤侧上肢固定在胸壁上,伤侧下肢固定在健侧肢体上。

此外,还需要准备绷带、纱布或毛巾、布条等物品。

(二)常用临时固定法

1. 颈椎损伤固定法

让患者仰卧,头枕部垫一个薄软枕,使头颈呈中立位。再在颈部两侧放置沙袋或软枕、衣服卷等固定颈部。搬运时要有专人扶住患者的头部,并沿纵轴稍加牵引,以防颈部扭动。

2. 锁骨骨折固定法

一侧锁骨骨折,用三角巾将患侧手臂兜起,悬吊在胸前,限制上肢活动即可。双侧锁骨折可用毛巾或敷料垫在两腋前上方,将折叠成带状的三角巾两端分别缠绕两肩,呈"8"字形,拉紧,在背后打结,尽量使双肩后张。也可在背后放一块"T"字形夹板,然后用绷带在两肩及腰部扎牢固定。

3. 上肢骨折固定法

上臂骨折或前臂骨折可用 2 块夹板进行临时固定。夹板要超过骨折部位上下的两端关节,用绷带或布带固定夹板与伤肢,最后用一条三角巾将肘关节悬吊在胸前呈 90°。

4. 大腿骨折固定法

大腿骨折时,取一块长自足跟至腰部的夹板置于伤腿外侧,另一块长自足跟至大腿根部的夹板置于伤腿内侧,然后用三角巾或绷带分段包扎固定。

小腿骨折时,取两块长自足跟至大腿部的夹板分别置于伤侧小腿内外侧,再用三角巾或绷带分段包扎固定。

5. 脊柱骨折固定法

伤者平直仰卧在硬板床或门板上,对腰椎骨折者要在腰部垫以软枕,必要时用绷带将伤者固定于硬板上再搬运。

6. 骨盆部骨折损伤

用三角巾或大被单折叠后环绕固定骨盆,也可用腹带包扎固定,置于担架或床板上,在膝下或小腿部垫枕,使两膝半屈位。

(三)固定时的注意事项

(1)对于开放性骨折,应先进行止血、包扎处理,然后再固定骨折部位。若骨折断端刺出伤口,不可将刺出的骨端送回伤口内,以免造成伤口内感染。有休克者,先采取抗休克处理。

(2)夹板的长度和宽度要适宜,长度要超过骨折肢体两端的关节。固定后伤肢应处于功能位：上肢屈肘 90°,下肢呈伸直位。

（3）原位固定,即固定前尽量不移动伤者和伤肢,以免增加痛苦和加重损伤。

（4）夹板不可与皮肤直接接触,其间应垫棉花或敷料等软质物品,尤其是要注意垫好骨隆突处以防受压。

（5）骨折固定应松紧适度,以免影响肢体血液循环。固定时,肢体指（趾）端一定要外露,以便随时观察末梢血液循环情况。

五、搬运

在现场对伤者和急危重患者初步处理后,就需要把他们及时送到医疗技术条件较完善的医院做进一步的检查和治疗。

转送工作做得及时、准确,可使伤病者及早获得正规治疗,减少伤病者的痛苦,否则会使病情加重,甚至贻误治疗,造成致残或死亡。

（一）常用搬运法

1.担架搬运法

担架是最常用的转送伤病者工具,因其结构简单、轻便耐用,无论是短距离转运还是长途转送,都是一种极为常用的转送工具。

（1）担架的种类有帆布担架、绳索担架、被服担架、板式担架、铲式担架、四轮担架。

（2）担架搬运法：担架平放在伤病者伤侧,救护人员 3～4 人合成一组,平托起伤病者的头、肩、腰和下肢等处,将患者轻移到担架上。用担架搬运时,伤病者头部向后,以便于后面抬担架的人随时观察伤病者的病情变化。

抬担架的人脚步行动要一致、平稳,向高处抬时（如上台阶、爬坡等）,前面的人要放低,后面的人要抬高,使伤病者保持水平状态;向低处走时则相反。

2.徒手搬运法

当现场找不到搬运工具,而转运路程又较近,病情较轻时,可以采用徒手搬运法。常用的徒手搬运法有单人徒手搬运法、双人徒手搬运法等。

（1）单人徒手搬运法：常用方法有背负法、扶持法、抱持法等。

（2）双人徒手搬运法：常用方法有坐椅法、平托法、拉车法等。

（二）搬运时的注意事项

（1）转送前要先进行初步急救处理,待病情稳定后再搬运。

（2）搬运过程中,动作要敏捷、轻巧、平稳,尽量避免振动,减少伤病者的痛苦。

（3）转送过程中,要密切注意观察病情的变化,一旦情况恶化,立即停下急救。

（4）搬运脊柱损伤者,应用硬板担架转送,并保持伤处绝对稳定。

（5）对转送途中的输液伤病者,要注意妥善固定输液管,防止滑脱,保持输液通畅,并注意调节输液速度。

（6）注意加强对伤病者的保护,如保暖、遮阳、避风、挡雨等。

（李其林）

第六节　电除颤的操作及护理

一、概述

电除颤是指使较强的脉冲电流通过心脏来治疗异位性快速心律失常,使之恢复窦性心律的方法,称为电击除颤或心电复律术。原理是使外加的高能量脉冲电流通过心脏,使全部或大部分心肌细胞在瞬间同时除极,造成心脏电活动短暂停止,然后由自律性最高的起搏点(窦房结)重新控制心脏节律的治疗过程。最早用于消除心室颤动,故亦称心脏电除颤。

(一)除颤仪的装置

除颤仪(心脏电复律器)是用于心脏电复律的装置,目前常用的为直流电心脏电复律器,由电极(除颤仪均应配有分别适用于成人和儿童的大小 2 对电极板)、除颤装置、同步触发装置、心电示波等几部分组成,功率范围 200～360 J,是心搏骤停抢救中必要的、有效的工具。

(二)除颤时间与抢救成功率的关系

在心脏性猝死发生后,除颤越早,疗效越好。在心搏骤停后 1 min 内进行电除颤,患者存活率可达 90%,每延迟除颤 1 min,复苏的成功率将下降 7%～10%。5 min 后除颤成功率下降到 50%左右,7 min 后成功率约为 30%,9～11 min 成功率约为 10%,而超过 12 min 则只有 2%～5%的复苏成功率。心脏停搏后前 4～6 min 心脏未能复搏,患者将会出现不可逆性的脑损害。

(三)电除颤的分类

1.根据脉冲电流的释放是否与患者心电 R 波同步进行分类

(1)同步电除颤:除颤仪脉冲电流的释放由患者心电 R 波控制,脉冲电流恰好落在 R 波下降支上,从而避免落在 T 波顶峰前 20～30 ms 的易损期。临床上用于除心室颤动以外的其他快速型心律失常的转复。

(2)非同步电除颤:除颤仪脉冲电流的释放不受 R 波控制,可在任何时间内放电,主要用于治疗各种原因造成的心室颤动或心室扑动。发生心室颤动时,心脏的有效收缩消失,血液循环处于停滞状态,须立即予以除颤处理。

2.根据除颤电极板放置的位置进行分类

(1)体内电除颤:常用于心脏手术中或急症开胸抢救的患者,将一个电极板置于右心室表面,将另一个电极板置于心尖部。

(2)体外电除颤:进行体外电除颤时,电极板安放的位置有 2 种,一种称为前后位,即将一块电极板放在背部肩胛下区,将另一块放在胸骨左缘第 3～4 肋间水平。这种方式通过心脏电流较多,所需用电能较少,潜在的并发症较少。另一种称为双前位,将一块电极板放在胸骨右缘第 2～3 肋间(心底部),将另一块放在左腋前线内侧第 5 肋间(心尖部)。这种方式迅速便利,适用于紧急电除颤。

二、适应证与禁忌证

(一)适应证

(1)适用于伴有症状的病态窦房结综合征。

（2）完全性房室传导阻滞伴阿-斯综合征。

（3）双束支或三束支传导阻滞，症状明显。

（4）手术损伤传导系统引起不可逆的房室传导阻滞。

（5）适用于转复各类异位快速心律失常，尤其是药物治疗无效者。

（6）性质未明或并发于预激综合征的异位快速心律失常，选用药物常有困难，宜用同步电复律治疗。

（二）禁忌证

用于抢救时无明确禁忌证，用于治疗时以下患者禁用。

（1）心脏（尤其是左心房）明显增大，伴高度或完全性房室传导阻滞的心房颤动。

（2）伴完全性房室传导阻滞的心房扑动。

（3）反复发作而药物不能维持疗效或伴病态窦房结综合征的异位性快速心律失常。

（4）洋地黄中毒引起快速心律失常或低钾血症时，暂不宜用电复律。

三、操作方法（胸外心脏直流电除颤术）

根据抢救现状，选用双前位或前后位安放电极板（紧急电除颤更适合选用双前位），2 块电极板之间的距离应大于 10 cm。电极板应该紧贴患者皮肤并稍加压（5 kg），不能留有空隙，边缘不能翘起。安放电极处的皮肤应涂导电糊，也可用盐水纱布，紧急时可用清水，但绝对禁用乙醇，否则可引起皮肤灼伤。因消瘦而肋间隙明显凹陷致电极与皮肤接触不良者宜用盐水纱布，可多用几层，可改善皮肤与电极的接触。2 个电极板之间要保持干燥，避免因导电糊或盐水相连而造成短路，也应保持电极板把手的干燥，不能被导电糊或盐水污染，以免伤及操作者。具体操作步骤如下。

（1）迅速熟练检查除颤仪各部位按键、旋钮、电极板，电能充足。

（2）患者取平卧位，操作者位于患者右侧位。

（3）迅速开启除颤仪，调试除颤仪至监护位置，显示患者心律。

（4）用干布迅速擦干患者胸部皮肤，将手控除颤电极板涂以专用导电胶。

（5）确定手控除颤电极板正确安放于胸部位置，再次观察心电波形，确定心律失常的类型，是否需要电除颤。

（6）选择除颤能量，首次除颤用 200 J，第 2 次用 300 J，第 3 次用 360 J。

（7）按压除颤充电按钮，使除颤仪充电。

（8）除颤电极板紧贴胸壁，适当加以压力，确定无周围人员直接或间接与患者接触。

（9）除颤仪显示可除颤信号时，操作者双手同时协调按压手控电极 2 个放电按钮进行电击。

（10）放电结束后，观察电除颤后的心律，若仍为心室颤动，则选择第 2 次除颤、第 3 次除颤，重复第 4～10 步。除颤结束或除颤成功，调整除颤旋钮至监护，擦干患者胸壁皮肤，清洁除颤电极板，正确归位，关机。收留并标记除颤时心电自动描记图纸。

当心脏手术或开胸心脏按压而需做心脏直接电击除颤时，将专用小型电极板的一块置于右心室面，另一块置于心尖部，心脏表面洒上生理盐水，电极板紧贴心室壁除颤，电流能量通常为 20～30 J，一般不超过 70 J。

四、常见并发症及护理

(一)心律失常

电击后心律失常以期前收缩(早搏)最常见,大多在数分钟后消失,不需特殊处理。若为严重的室性期前收缩并且持续不缓解,应使用抗心律失常药物治疗。若产生室性心动过速、心室颤动,可再行电击复律。电击后也可能发生显著的窦性心动过缓、窦性停搏、窦房传导阻滞或房室传导阻滞。轻症能自行恢复者可不进行特殊处理,必要时可使用阿托品、异丙肾上腺素,以提高心率,个别患者可能需要安装临时心脏起搏器。

(二)低血压、急性肺水肿、栓塞

血压下降多见于高能量电击后,若仅为低血压倾向,大多可在数小时内自行恢复;若导致周围循环衰竭,应及时使用升压药。急性肺水肿的发生率不高,老年人和心功能差者易发生。一旦发生,应按急性肺水肿抢救。常见体循环栓塞,如脑栓塞、肺栓塞等。

(三)心肌损伤

电击,尤其是高能量电击可引起心肌损伤,心电图上出现 ST-T 波改变,心肌酶浓度升高,持续数小时至数天。个别患者出现心肌梗死心电图,持续时间也较长。

(四)其他

皮肤电灼伤、麻醉药引起呼吸抑制等,可对症治疗和护理。

五、注意事项

(1)不要将电极板放置在胸骨、锁骨、乳头及置入式起搏器或除颤仪上。

(2)完全放电前,除颤仪电极上存在高电压,不要立即触碰。

(3)如果充电后 60 s 内未触发电击,能量将自动在内部释放,再次放电重新对除颤仪充电。

(4)换电缆线或连接电缆线时关闭除颤仪。

(5)不可使用过期的除颤胶。

(6)不要使用凝胶已干燥的除颤胶。

(7)除颤仪作为急救设备,应始终保持良好性能,蓄电池电充足,方能在紧急状态下随时实施紧急电除颤。

(李其林)

第七节　心搏骤停与心肺脑复苏护理

心搏骤停是指心脏突然停止搏动而不能排出血液,引起全身严重缺血、缺氧。心搏、呼吸停止是临床上最紧急的情况,若及时采取有效的心肺脑复苏措施,则有可能恢复,否则机体各器官、组织,尤其是脑、心、肾等将发生一系列不可逆的生化和病理改变,最终导致死亡。

对于死亡的概念,近年来有新的认识,有学者将死亡分为 3 类:①临床死亡,指心搏、呼吸停止,中枢神经系统由于缺氧、缺血受到损害,但神经细胞并未完全死亡,如及时给予基础生命

支持就有可能复苏成功,这是急救医学的重要对象之一。②生物学死亡,指机体各器官和整个中枢神经系统的新陈代谢相继终止,出现不可逆变化,并且会相继出现尸冷、尸斑、尸僵、尸体腐败等现象。③社会死亡,指心肺复苏后脑复苏不完全,留下严重的中枢神经系统后遗症,患者生活无法自理,无法从事任何活动而成为"植物人"。

心搏骤停发作前大多无明显预兆,患者可有或无心脏病病史。心搏骤停时心脏可能完全停止活动,也可能处于心室颤动的状态。

一、病情判断

判断心搏骤停,出现较早、最可靠的临床征象是意识突然丧失和大动脉搏动消失。一般以轻拍患者肩部并呼叫患者以判断意识是否存在,同时触摸患者颈动脉(一只手示指和中指并拢,置于患者气管正中部位,对男性可先触及喉结,然后向一旁滑移 $2\sim3$ cm,至胸锁乳突肌内侧缘凹陷处),时间 $5\sim10$ s。如意识突然丧失,动脉搏动亦消失,即可判断为心搏骤停,应立即实施抢救。非专业人员通过脉搏判断有一定难度,易发生误判和漏判,所以,对非专业人员不要求判断脉搏,而要求检查循环体征,如耳朵贴近患者心前区感受有无心音等,若听不到心搏音,或正常呼吸、咳嗽、运动反应消失,即开始实施复苏术。

注意:上述所有临床表现不应要求全都具备,不要反复听心音、测血压,不要等待心电图结果才肯定诊断,以免延误抢救时机。

二、心肺脑复苏

心肺脑复苏术(cardio pulmonary cerebral resuscitation,CPCR)是指在心搏和呼吸骤停时,所采取的一系列急救操作和措施。其目的是尽快恢复患者的循环和呼吸,并加强对脑和心脏等重要器官的保护,促进神经功能的恢复。现代心肺复苏方法于 20 世纪五六十年代逐步形成。1956 年,Zoll 提出应用除颤器重新转复心脏的正常节律,掀开了医学史的崭新一页;1958 年,Safar 发明口对口呼吸法,被确定为呼吸复苏的首选方法;1960 年,Kouwenhoven 首先报道并倡导"胸外心脏按压术",开创了以胸外心脏按压为基础的现代心肺复苏术(cardiopulmonary resuscitation,CPR)。

但是人们发现,接受现场 CPR 的存活者中有 $10\%\sim40\%$ 遗留有明显的永久性脑损害,这引起人们对脑的保护、脑复苏的重视,将 CPR 扩展为心肺脑复苏(CPCR)。美国心脏协会(AHA)于 1974 年制订了心肺复苏指南,并根据医学发展和对大量复苏文献资料的研究,多次进行了修订。2010 年 2 月 AHA 及国际复苏联盟(ILCOR)在心肺复苏国际研讨会上,再一次更新了心肺脑复苏的理论及技术,并发表了《2010 年国际心肺复苏和心血管急救指南及治疗建议》。新指南把心肺脑复苏分为 5 个环节:识别心搏骤停并尽早启动急救、尽早进行心肺复苏、快速除颤、有效的高级生命支持、综合的复苏后治疗(摘自《2010 美国心脏协会心肺复苏及心血管急救指南》摘要)。心肺脑复苏的成功率取决于抢救是否及时,措施和手法是否正确、有效。抢救越早,复苏的成功率越高。如得不到及时抢救,心搏骤停 $4\sim6$ min,就会造成脑和其他重要器官、组织的不可逆损害。8 min 内未给予复苏,几乎再无存活的可能。

(一)识别心搏骤停并启动应急医疗服务体系(EMSS)

1. 判断心搏骤停

及时判断、识别心搏骤停在心肺复苏中非常重要,急救人员应尽快判断患者有无损伤,意识是否存在,有无呼吸。判断意识可采用"轻拍重呼"的方法,轻拍患者双肩并大声呼唤:"喂,你怎么了?"同时触摸患者颈动脉(1岁以下婴儿触摸肱动脉),时间5～10 s,若呼叫无反应且没有呼吸或不能正常呼吸(仅仅是喘息),颈动脉搏动消失,即可判定为心搏骤停。

2.启动 EMSS

一旦判断患者心搏骤停,应立即呼救,请附近的人参与抢救或帮助拨打急救电话,启动EMSS,报告地点、电话、事件、人数、伤员情况、正在进行的急救措施等。

3.放置体位

将患者以仰卧位放置在坚固的平面上,双上肢放置于身体两侧。如果在床上,可在其身下垫硬板;如果患者面朝下,应立即将患者的头、肩、躯干作为一个整体翻转成仰卧位。同时松衣裤(解开衣服,松开腰带),暴露胸部,以便实施现场急救。

(二)基础生命支持

基础生命支持(basic life support,BLS)又称初期复苏或现场复苏,是在心搏骤停患者的发病现场,由专业或非专业人员进行的徒手心肺复苏技术。目的是迅速建立有效的人工循环,向心、脑及其他重要器官供氧,并使其得到保护。这是抢救心搏、呼吸停止的患者首要而关键的步骤,如果能在4 min内进行BLS,8 min内进行心脏除颤,则复苏成功率可达40%。《2010年国际心肺复苏和心血管急救指南及治疗建议》基础生命支持程序为"CAB",即胸外心脏按压、开放气道、人工呼吸。

1.C(circulation):心脏按压

心脏按压是指直接或间接按压心脏以形成暂时的人工循环的方法,分为胸外心脏按压和胸内心脏按压。现场急救时首选的是胸外心脏按压。胸外心脏按压之所以能使心脏排血,可能的原理有"心泵机制"和"胸泵机制"。"心泵机制"认为,在按压胸骨时,心脏在胸骨和脊柱间直接受压,使心室内压升高,推动血液循环;"胸泵机制"则认为压迫胸廓引起的胸膜腔内压改变起着主要作用。

(1)按压部位及方法如下。

按压部位:胸骨中下1/3交界处或双乳头连线与前正中线交界处。定位方法:以右手手指定位双乳头连线中点,左手掌根置于该处胸骨正中,右手叠加其上,双手指交叉互扣,手指上翘。

按压方法:急救者将左手掌根部置于按压部位,右手掌交叉重叠于此掌背上,按压时上半身前倾,双肘伸直,垂直下压,然后放松,掌根不离开胸壁。

(2)按压深度及频率:胸外按压使胸骨下陷至少5 cm(成人),频率至少100次/分钟。对8岁以下儿童按压时用单手掌根按压胸骨中段,按压深度至少达到胸廓前后径的1/3(婴儿约4 cm,儿童约5 cm),按压频率至少100次/分钟。

(3)按压次数:按压与呼吸的比例,对成人无论是单人还是双人进行复苏,比例都是30∶2;对儿童和婴儿,单人操作,该病例为30∶2,双人操作,该比例为15∶2。

(4)按压和放松的时间:时间比为1∶1,每次按压后必须完全解除压力,使胸廓回到正常位置。

(5)注意事项:进行胸外心脏按压时,急救者常位于患者右侧。按压部位要准确,按压要平稳、规律,力量均匀、适度,按压不受呼吸影响,应尽可能减少按压中断。两人进行复苏时,应每2分钟(5组按压)进行轮换,以免因疲劳而引起按压质量下降。

2. A(airway)：开放气道

舌根后坠和异物阻塞是造成气道阻塞最常见原因。开放气道应先去除气道内异物，如无颈部创伤，可用左手按压下颌，右手示指、中指套指套或缠纱布，清除口中的痰液、分泌物及异物，取出义齿。开放气道可用两种方法。

（1）仰头抬额法：急救者将左手放在患者的前额，用手掌用力后推额头，同时右手指放在下颏骨处，向上抬颏，使头部后仰，后仰程度以下颌角与地面或床面垂直为宜。向上抬动下颏时，应避免压迫下颌部软组织，避免人为造成气道阻塞。

（2）托下颌法：对怀疑颈部损伤的患者可使用托下颌法。急救者双手放置在患者头部两侧并握紧下颌角，同时用力向上托起下颌。

3. B(breathing)：人工呼吸

人工呼吸是指借助人工手法或机械外力来推动肺、膈及胸廓的活动，使气体被动进出肺，以保证机体氧的供给及二氧化碳的排出，维持一定的氧分压。最简易、快捷、有效的人工呼吸法是口对口呼吸，CPR 时常作为首选。

（1）口对口呼吸：抢救者用按于患者前额的手的拇指和示指捏住患者的鼻孔，不使其漏气，右手托下颌并使患者口唇张开。急救者深吸一口气，然后双唇紧贴患者口部，缓慢吹气，使胸廓扩张。吹气完毕，抢救者稍抬头并侧转头部换气，同时松开捏鼻的手，让患者胸廓回缩。如此吹气 2 次，每次吹气应持续 1 s 以上，吹气频率为 10～12 次/分钟，每次吹气量为 500～700 mL，避免过度通气。如有条件，应尽快使用呼吸气囊或人工呼吸机。

（2）口对鼻呼吸：对有口周外伤或牙关紧闭、张口困难者，可行口对鼻人工呼吸，注意吹气时要使患者上下唇合拢，呼气时放开。抢救婴幼儿时可用口对口鼻呼吸。

（3）通气管（"S"形通气管）的应用：可采用急救口咽管，沿舌背插入，还可使用简易呼吸气囊辅助呼吸。

心肺复苏期间应密切观察患者的变化，按压与吹气 5 个循环后评估效果。如能摸到大动脉搏动，收缩压达到 60 mmHg 或以上，口唇或皮肤转红、转暖，瞳孔由大变小，自主呼吸恢复，出现知觉反射，都是复苏有效的表现。

（三）进一步生命支持

进一步生命支持（advanced cardiac life support，ACLS）又称二期复苏、药物与器械复苏。主要是在基础生命支持的基础上，应用辅助设备和药物，建立有效的通气和血液循环，包括除颤、起搏、药物治疗、机械人工呼吸、输血、输液等。

1. 心脏电击除颤

电击除颤是终止心室颤动最有效的方法。除颤每延迟 1 min，抢救成功的概率就下降10%，所以越早越好。《2010 年国际心肺复苏和心血管急救指南及治疗建议》推荐应尽早使用自动体外除颤器（automated external defibrillator，AED）除颤。AED 不仅是一种急救设备，更是一种急救新观念，强调由现场目击者最早（3 min 内）进行有效急救。研究表明，未接受过培训的普通人和专业人员使用 AED 均安全有效。

AED 有别于传统的除颤器，可经内置计算机分析确定是否需要予以电除颤。AED 的语音提示和屏幕显示非常直观，可指导操作，而且便捷、易行。目前，双向波除颤已代替了单向波除颤器，其首次电击能量不应低于 120～200 J。应尽可能缩短电击前后的胸外按压中断（少于 5 s），每次电击后立即从按压开始心肺复苏。

2.呼吸支持

根据患者的情况和医院条件,要及时建立人工气道和呼吸支持,可选择口咽气道、鼻咽气道、气管内插管或气管切开术等,还可经气管给药、吸痰及供给高浓度氧,增加有效通气,缓解缺氧。

可使用简易呼吸器,简易呼吸器由一个有弹性的皮囊、三通呼吸活门、衔接管和面罩组成。在皮囊后面空气入口处有单向活门,其侧方有氧气入口,可自此输氧,$10\sim15$ L/min。有条件时应及早使用气管内插管或呼吸机,要求插管必须熟练快速(15 min 内完成),进行二氧化碳波形图定量分析,以确认并监测气管插管位置和心肺复苏质量。

3.药物治疗

(1)目的:①增加脑、心等重要脏器的血液灌注量;②减轻或纠正酸中毒;③提高心室颤动阈值或心室张力。

(2)常用药物如下。

肾上腺素:为首选药物。可通过 α 受体兴奋作用使外周血管收缩,提高主动脉舒张压,增加冠状动脉灌注和心、脑血管流量;通过 β 受体兴奋作用增强心肌收缩力,增快心率,增加心排出量;还可使心室颤动波由细变粗而容易除颤。一般主张首次剂量为 1 mg,静脉注射,若无效,每隔 $3\sim5$ min 可重复给 $1\sim3$ mg。

利多卡因:可降低心肌应激性,对心室颤动及顽固性心律失常有效。尤其在没有电击除颤条件时,是药物除颤的主要方法。每次 $50\sim100$ mg,静脉注射。必要时可重复给药。

阿托品:能解除迷走神经对心脏的抑制作用。可用于因迷走神经反射刺激及缓慢性心律失常所致的心搏骤停者。用量为 $0.5\sim1$ mg,静脉注射。

碳酸氢钠:为最常用的碱性药物,在有代谢性酸中毒时应用。一般在心搏骤停 15 min 或以上,动脉血 pH 小于 7.2 或有代谢性酸中毒时使用。用量为 $0.5\sim1$ mmol/kg(5%的碳酸氢钠 100 mL 相当于 60 mmol),以后可间隔 10 min 给半量。复苏后期应测定动脉血 pH 和二氧化碳分压来决定用量。

(3)给药途径如下。

静脉给药:是首选给药途径。应尽早建立静脉通路,选择肘静脉以上穿刺,最好选用中心静脉置管。

气管内给药:适用于气管内插管的患者。将肾上腺素、利多卡因、阿托品等,以生理盐水或蒸馏水稀释后,经气管导管远端注入,并接正压通气,以便药物弥散,快速吸收。气管给药需用较大剂量,一般为静脉给药的 $2\sim3$ 倍。

心内注射:用附有细长针头的注射器,在第 4 肋间胸骨左缘 $1.5\sim2$ cm 处(成人),垂直刺入右心室,抽得心腔内回血,然后注入药液。心内注射因有损伤冠状动脉血管、心肌、肺的可能,且注射时必须暂停心脏按压,还可能将药物误注入心肌内,故一般不主张使用。

(4)用药监护:在整个复苏过程中,要密切观察用药反应和不良反应。肾上腺素常有心悸、头痛等不良反应,复苏成功后应立即停止使用,用量过大可引起血压突然上升甚至发生脑出血。利多卡因用量过大可引起房室传导阻滞、心肌抑制、心律失常加重及中枢神经系统反应。一旦发生中毒症状,应立即停药并输液。使用碳酸氢钠要注意避免碱中毒而诱发低钾血症。阿托品过量可致心动过速、口干及中枢神经兴奋症状,严重时可致昏迷、呼吸麻痹等。用药之前就应做好相应的抢救准备。

4.明确诊断

尽快明确引起心搏骤停的原因,并采取相应的治疗措施,避免心搏骤停再次发生。迅速进行心电监护和必要的血流动力学监测。

5.其他

对常规复苏无效者,有条件时可行人工心脏起搏或紧急体外循环。人工体外心脏起搏操作快速、方便。目前许多新的除颤器附有体外起搏器,更增加了其快速复苏的可能性。

(四)持续生命支持

持续生命支持(prolonged life support,PLS)的重点是脑保护、脑复苏以及复苏后并发症的防治。复苏的最终目的不仅是心搏与呼吸的恢复,还要促进其神经系统功能的恢复,使患者获得有质量的生活。因此,必须尽早实施有效的脑复苏措施。

1.脑复苏

脑复苏主要针对4个方面:①降低脑细胞代谢率。②加强氧和能量供应。③促进脑循环再流通。④纠正可能引起继发性脑损害的全身和颅内病理因素。脑复苏的具体措施如下。

(1)维持血压:循环停止后,脑血流自主调节功能丧失而依赖脑灌注压,故应维持血压在正常或稍高水平,以恢复脑循环。同时应防止血压过高而加重脑水肿。

(2)呼吸管理:脑缺氧是脑水肿的重要根源,又是阻碍恢复呼吸的重要因素。应及早加压给氧,适时进行气管插管及机械辅助呼吸。

(3)降温:对于防止脑水肿、降低颅内压、恢复中枢神经细胞功能非常重要,时间越早越好。在使用人工冬眠药物的基础上,体温可逐渐降至直肠温度(32 ℃～34 ℃),争取尽早使用冰帽保护大脑。降温至皮质功能开始恢复,一般需2～3 d。停止降温后应让体温自动缓慢上升。

(4)脑复苏药物的应用如下。

冬眠药物:可消除低温引起的寒战、解除血管痉挛、改善血流灌注、辅助物理降温。常用冬眠Ⅰ号(哌替啶100 mg、异丙嗪50 mg、氯丙嗪50 mg)。

脱水药:在降温和维持血压的基础上,及早应用脱水药以减轻脑水肿。常用20%的甘露醇、50%的葡萄糖、呋塞米等。

糖皮质激素:可改善毛细血管通透性,防治脑水肿,降低颅内压,改善脑循环,稳定溶酶体膜,防止细胞自溶和死亡。首选地塞米松。

其他:促进脑细胞代谢的药物,如能量合剂、巴比妥酸盐类药物、钙通道阻滞剂、氧自由基消除剂及铁离子螯合剂等。

(5)高压氧(HBO)治疗:能快速、大幅度地提高组织氧含量和储备,增加血氧弥散量及有效弥散距离,对纠正细胞的缺氧尤其是脑水肿下的细胞缺氧效果较好。在复苏后期由于HBO具有增强组织活力,促进侧支循环的开放与重建,对神经细胞的恢复及脑循环的重建有治疗作用。HBO应用时间越早越好。

2.其他治疗

其他治疗包括:①心搏恢复后,针对不同病情使用血管活性药物及强心药物,注意调整输液速度,维持循环功能。②加强呼吸管理,及时进行血液检测,进行有效的人工通气,注意防止肺部并发症。③检测尿量及生化改变,防止肾衰竭。④纠正酸中毒及电解质紊乱。⑤采用对症及支持疗法。⑥积极治疗原发病。

护士应熟练掌握心肺脑复苏技术,面对急、危、重症患者急而不乱,迅速敏捷,正确有序地进行急救,协助医师做好复苏的一系列工作。

三、复苏后的监测与护理

心搏骤停患者经过初期复苏后,常需转送到 ICU 进行复苏后的监测和加强护理,找出心搏骤停的原因并治疗,防止发生多器官功能衰竭,并进行多学科的综合救治。

(一)循环系统的监护

进行心电监护,监测心律、血压、呼吸,必要时通过无创或有创的方法测定心排出量、中心静脉压以指导治疗。密切观察皮肤、口唇的颜色,了解四肢的温度等判断循环功能。定时进行心电图检查。根据医嘱正确使用血管活性药物、强心药物等,调整输液速度,防止发生心力衰竭或再次发生心搏骤停。

(二)呼吸系统的监护

严密观察呼吸频率、节律、深浅度,评估患者的呼吸音等,注意气道是否通畅及肺部有无感染。湿化气道,定时翻身、拍背,及时清除呼吸道分泌物,保持呼吸道通畅。对于气管切开及应用人工呼吸机者,要防止感染。调试合适的呼吸机模式及参数,进行血气监测,控制吸氧浓度和通气量、通气压力,观察有无导管阻塞或连接松脱、皮下气肿、通气过度或通气不足等现象。

(三)纠正酸中毒和电解质紊乱

由于呼吸循环停止后组织细胞缺氧,无氧代谢增加,酸性代谢产物蓄积,形成代谢性酸中毒;同时,呼吸停止,二氧化碳不能经呼吸排出,导致高碳酸血症,形成呼吸性酸中毒。两者同时存在可形成混合型酸中毒。酸中毒是复苏后循环、呼吸功能不稳定,发生心律失常、低血压的重要因素,也是脑复苏失败的重要因素。所以应监测血气分析和各种血液生化指标。对呼吸性酸中毒,主要通过建立有效的人工呼吸、加强通气来纠正;代谢性酸中毒可通过补液、应用碳酸氢钠得以纠正。纠正电解质紊乱,及时处理高钾血症等异常情况,保护肾排酸保碱功能。

(四)神经系统的监护

密切观察患者的意识状态、瞳孔变化、各种反射、肢体活动、感觉等,协助医师进行颅内压监测,及时发现和处理脑缺氧、脑水肿,遵医嘱按时输入降颅压药物。观察有无导管阻塞或连接松脱、皮下气肿、通气过度或通气不足等现象。

(五)肾功能监护

密切观察患者每小时尿量及尿的性状,并记录 24 h 出入量。适时采集各种标本,监测血尿素氮、肌酐等生化指标,预防肾衰竭。防治肾衰竭最有效的措施是维持循环稳定,保证肾的灌流量,纠正酸中毒,适当使用肾血管扩张药(如小量多巴胺等)和利尿药,避免使用引起肾血管收缩和损害肾功能的药物。

四、护理

(一)一般护理

1. 休息与体位

把患者安置在 ICU,由专人护理。嘱患者绝对卧床休息,保持环境安静,限制探视。把意识障碍者安置于平卧位,使其头偏向一侧。血压平稳后,床头抬高 10°~30°。

2. 增加营养摄入

对恢复期患者要增加营养供给,必要时采用 TPN,待胃肠功能恢复后可鼻饲或进食。

3.维持合适的体温

（1）对人工冬眠治疗者,降温、复温过程须缓慢平稳地进行,持续监测体温,避免寒战、冻伤、肺部感染等并发症。

（2）患者复苏后,常因循环灌注不足,出现体温过低,需要保暖,应提高室温或加盖棉被,不要做任何形式的局部体表加温。

（3）对中枢性发热、继发感染性发热的患者,须采用降温措施,做好发热护理。

4.预防感染和损伤

复苏后患者常规使用抗生素。预防肺部感染,定期帮其翻身、拍背,痰液黏稠时给予雾化吸入,保持呼吸道通畅;对气管插管、气管切开、机械通气的患者,严格做好气管导管、呼吸机管道的消毒处理,吸痰用物和操作过程严格无菌。对留置导尿管的患者要预防尿路感染,定时更换引流管,每天更换引流袋,做好尿道外口、会阴部清洁消毒护理。做好口腔护理、皮肤护理,定时帮患者翻身,预防压疮等并发症。

（二）并发症观察

加强生命体征、实验室检查结果的监测,了解机体状况和脏器功能。判断有无心力衰竭、气胸、肺部感染、尿路感染、急性肾衰竭、酸中毒、电解质紊乱、压疮、导管并发症等发生,及时向医师报告。

（三）心理护理

护士要亲切、温和、细致、负责。病情许可后,鼓励患者说出自己的担忧,并给予解释和疏导。向患者介绍监护室环境、监护治疗的必要性,消除患者的紧张情绪。向患者家属解释病情,宣教疾病的有关知识,积极配合完成医护方案。

（张　婷）

第八节　咯　血

咯血(emptysis)指声门以下呼吸道或肺组织出血,经咳嗽由口腔咯出。一般情况下,24 h咯血量在100 mL以下称为小量咯血;24 h咯血量在100～300 mL,称中量咯血;24 h咯血量达500 mL以上或一次咯血量超过300 mL,称为大咯血。大咯血的病死率高,绝大多数患者死于咯血后窒息,因此应及时治疗。

一、病因

引起咯血的原因很多,主要是呼吸系统疾病,部分肺外疾病也可引起咯血。

1.支气管疾病

如支气管扩张、支气管肺癌、支气管结核等。

2.肺部疾病

如肺结核、肺脓肿、肺炎等。

3.心血管疾病

如风湿性心脏病、左心衰竭、肺动脉瘘等。

4. 全身性疾病

如肺出血性钩端螺旋体病、流行性出血热等急性传染病，血液病，慢性肾衰竭、尿毒症等肾病，系统性红斑狼疮等结缔组织疾病，替代性月经等。

5. 外伤

如胸部外伤、肋骨骨折、枪弹伤、肺部外伤及异物伤等。

6. 其他

如肺出血、肾病综合征等原因及机制不明确的咯血。

二、病情评估

1. 病史收集

(1)详细询问病史，了解患者的年龄、职业、诱因、发病过程及传染病接触史等。

(2)观察咯血的量、颜色、性状，注意与呕血相区别。

2. 临床表现

(1)观察症状：观察脉搏、呼吸、咯血量，观察有无窒息的表现，如精神紧张、坐卧不安、面色灰暗、咯血不畅等，往往是窒息的先兆。有时患者突然出现表情恐怖、胸闷气促、张口瞪目、双手乱抓、大汗淋漓、唇指发绀甚至意识丧失等。

(2)体征：风湿性心脏二尖瓣狭窄可闻及心尖部舒张期隆隆样杂音；肺部局限性哮鸣音多见于支气管肺癌；有局限性湿啰音，可考虑支气管扩张症。

(3)咯血伴随症状如下。

大咯血、血色鲜红伴咳嗽且咳痰量增多，见于支气管扩张症。

咯血伴发热、咳嗽、盗汗及消瘦，见于肺结核。

咯血伴发热、咳嗽、咳痰和胸痛，见于肺炎、肺脓肿等疾病。

咯血伴急性胸痛、发热，见于肺梗死及大叶性肺炎。

咯血或痰中带血伴胸痛、刺激性呛咳，见于支气管肺癌等。

咯血伴皮肤、黏膜出血，见于血液病、结缔组织病和流行性出血热等。

3. 辅助检查

(1)胸部 X 线、CT 检查：可诊断肺部实质病变。

(2)纤维支气管镜检查：可确定出血部位和出血原因，清除分泌物、积血及取活组织检查。

(3)痰液检查：进行痰液细菌培养和药物敏感试验以确定致病菌。

(4)血液检查：做血常规、出血时间、凝血时间及血细胞比容等检查，以判断咯血原因、贫血程度及感染等。

(5)其他：心电图、超声波、支气管造影及多普勒等检查有助于明确诊断。

三、护理诊断

1. 有窒息的危险

窒息与大量咯血、意识障碍及无力咳嗽有关。

2. 有感染的危险

感染与血液潴留在支气管有关。

3. 焦虑

焦虑与咯血不止，对检查结果感到不安有关。

4.恐惧

恐惧与咯血量多及担心预后有关。

5.体液不足

体液不足与大量咯血所致循环血量不足有关。

四、急救护理

1.体位

大咯血患者应绝对卧床休息,取患侧卧位或平卧位,头偏向一侧,可减少出血量及避免血液流向健侧肺内或堵塞气管造成窒息。

2.保持呼吸道通畅

鼓励患者咳出滞留于呼吸道的血液及血凝块,不要屏气,也不要剧烈咳嗽。咳嗽剧烈者可适当应用止咳药,如口服可待因等;对年老体弱、肺功能不全者,应防止因呼吸抑制而引起窒息。随时做好大咯血和窒息的各项抢救准备,对呼吸困难者给予氧气吸入(4~6 L/ min)。

3.止血治疗

按医嘱给予止血药(如垂体后叶激素、卡巴克洛、维生素 K、氨甲苯酸、鱼精蛋白和云南白药等);输血,根据病情少量多次输新鲜血(每次 100~200 mL);人工气腹,适用于反复大咯血,经上述治疗不佳,两侧胸膜无明显粘连,心肺功能尚可者,可行人工气腹止血。每次注射量为1 000~1 500 mL,必要时每隔 1~2 h 重复注气一次;支气管内填塞,通过纤维支气管镜送入前端带气囊的导管,气囊充气以填塞止血,适用于肺功能较差,不适合手术治疗的大咯血患者。

4.病因治疗

对出血部位明确而无手术禁忌的大咯血患者,可行急诊外科手术治疗,以挽救患者的生命。感染引起咯血,应选择合适的抗菌药物,预防及控制感染。

5.心理护理

安慰患者,让其知道情绪紧张不利于止血。

6.病情观察

密切注意体温、脉搏、呼吸及血压等病情变化,记录咯血量、用药护理等。垂体后叶激素作用迅速,止血效果明显,是大咯血治疗的常用和首选药物,但高血压、心力衰竭者和孕妇禁用。

7.咯血窒息的抢救

(1)体位引流:将床脚抬高 30°,呈头低脚高位,使患者的头偏向一侧,或使患者俯卧,进行体位引流,轻叩背部,以利于血液流出。

(2)清除血液(块):刺激咽喉部,使患者用力咯出堵塞于气管内的血液(块);对于神志不清、牙关紧闭者,应用压舌板或开口器打开口腔,用吸引器吸出积血;必要时可行气管插管,通过吸引和冲洗,以迅速恢复呼吸道通畅;如需较长期作局部治疗,应作气管切开。术后经支气管镜止血、清理积血及分泌物,保持呼吸道通畅。

(3)高浓度吸氧:吸入氧浓度(FiO_2)为 40%~60% 或做高频通气治疗。如自主呼吸减弱或停止,立即给予呼吸兴奋剂,机械通气。

(4)避免刺激:保持安静,避免刺激性饮料等。

(5)并发症防治:窒息解除后,应积极纠正酸中毒,补充血容量,控制休克,治疗原发病及脑水肿,预防及控制感染等。

五、健康指导

(1)注意保持生活环境清洁、安静,空气新鲜,温度、湿度适宜。避免感冒,防止剧烈咳嗽,以免诱发咯血。

(2)合理饮食,选择营养丰富、易消化的饮食,有利于疾病的恢复。

(3)按时服用镇咳药、止血药及抗生素等药物,并了解用法、注意事项及不良反应。

(4)根据身体健康状况,适当进行体育锻炼。

(5)若出现心悸、乏力、头晕、烦躁、胸闷及喉痒等症状,应立即就诊或拨打"120"急救电话;住院患者及时告知医师、护士,以便及时处理。

(6)如发生咯血,应保持镇静,取平卧位,头偏向一侧,将积血轻轻咳出,不可坐起,以免引流不畅,导致血块堵塞气道。

(7)教会患者家庭用氧的方法及用氧的注意事项。

(于　静)

第九节　抽搐与惊厥

抽搐(tic)是指全身或局部骨骼肌群不自主地强直性与阵挛性收缩,常导致关节的运动或强直,伴有或不伴有意识障碍。惊厥(convulsion)是指全身或局部肌肉不自主地阵发性或强直性痉挛,常伴有意识障碍。

一、病因

1. 颅脑疾病

(1)癫痫:原发性癫痫、症状性癫痫。

(2)颅内感染:脑炎、脑膜炎、脑脓肿及脑结核病等。

(3)颅脑外伤:脑挫裂伤、硬膜外血肿及新生儿产伤等。

(4)颅内肿瘤:原发性肿瘤、脑转移瘤等。

(5)脑血管疾病:脑出血、蛛网膜下隙出血、脑血栓、脑栓塞及高血压脑病等。

(6)脑寄生虫病:脑囊虫病、脑孢虫病及脑型疟疾等。

2. 全身性疾病

(1)全身性感染:大叶性肺炎、败血症、中毒性菌痢、狂犬病及破伤风等。

(2)中毒性疾病:一氧化碳中毒,酒精、砷、汞、氯丙嗪或阿托品等药物中毒。

(3)代谢性疾病:低血糖症、低钙血症、尿毒症、肝性脑病及肺性脑病等。

(4)循环系统疾病:高血压脑病、冠状动脉栓塞等。

抽搐与惊厥的发病原因尚未完全明了,据目前脑组织生理、生化方面的研究,抽搐和惊厥是大脑运动神经元异常放电所致,表现为四肢、躯干及颜面骨骼肌非自主对称性或不对称强直性或阵挛性收缩和关节运动,伴有或不伴有意识丧失。

二、病情评估

1. 病史收集

(1)认真了解病史、发病年龄、从事职业、发病季节及家族史等。

(2)详细询问抽搐与惊厥的发作先兆、诱发因素、发作形式、发作时间、持续时间和发作间隔时间以及发作后的状态。

2. 体格检查

(1)严密观察体温、脉搏、血压、呼吸、瞳孔及意识状态变化,并及时记录。

(2)观察发作形式。

全身强直性阵挛性抽搐:多见于癫痫大发作、高热惊厥,主要表现为四肢及面部肌肉间歇性阵发性抽搐,常伴有意识障碍,两眼上翻或斜视,口吐白沫。

强直性抽搐:见于破伤风、脑炎及脑膜炎后遗症等,表现为阵发性全身肌张力增大,上肢屈曲,角弓反张,但神志可清醒。

局限性抽搐:见于癫痫小发作、低钙性手足搐搦症及颅内占位性病变等,表现为某一部位或肢体局限性抽搐。

3. 伴随症状

(1)抽搐与惊厥时伴发热:多见于感染和小儿高热惊厥。

(2)抽搐与惊厥时伴高血压:多见于子痫、高血压脑病及肾病综合征等。

(3)抽搐与惊厥时伴脑膜刺激征:多见于各种原因引起的脑膜脑炎、脑膜炎及蛛网膜下隙出血等。

(4)抽搐与惊厥时伴瞳孔扩大与舌咬伤:多见于癫痫大发作。

(5)抽搐与惊厥时伴头痛、呕吐:多见于蛛网膜下隙出血、颅脑损伤、高血压及颅内占位性病变等。

4. 辅助检查

(1)血液检查:根据病史进行血细胞计数及分类检查,有助于判断感染性疾病。血液生化(肝、肾功能,尿素氮和电解质等)检查和动脉血气分析有助于疾病的治疗及效果监测。

(2)脑脊液检查:细胞计数、分类及压力测定有助于诊断神经系统病变的性质及原因,可提供较大的参考价值。

(3)脑电图检查:有助于颅内占位性病变及癫痫的诊断。

(4)特殊检查:头颅 CT 和 MRI、脑血管造影及脑血流图可诊断颅内占位性病变和脑血管疾病。

(5)其他检查:血液、尿液和呕吐物的检测有助于中毒性疾病的诊断。

三、护理诊断

1. 有受伤的危险

受伤与抽搐、惊厥发作致肌肉痉挛和短暂性意识丧失有关。

2. 有窒息的危险

窒息与抽搐、惊厥发作致呼吸道分泌物误吸及舌后坠而堵塞呼吸道有关。

3. 完全性尿失禁

完全性尿失禁与抽搐、惊厥发作致短暂性意识丧失有关。

四、急救护理

1. 抽搐与惊厥发作时的救护

(1)体位:立即将患者置于平卧位,解开其衣领和腰带,将其头偏向一侧,以防吸入呕吐物引起窒息。

(2)保持呼吸道通畅:对于持续性强直性抽搐状态的患者,要预防脑水肿,保持呼吸道通畅,防止肺部感染,纠正水、电解质平衡。对呼吸困难、发绀患者,及时给予吸氧。

(3)解痉镇静:迅速采取措施以控制抽搐与惊厥的发作。常用地西泮 10 mg,静脉注射、苯巴比妥钠 0.1~0.2 g,肌内注射或水合氯醛灌肠。保持环境安静,温、湿度适宜,避免外界刺激。

(4)保护患者,防止受伤:使用带护栏的病床,防止患者坠床。必要时于上、下磨牙之间放压舌板或开口器,以免患者咬伤舌及颊部。有义齿应取下。

(5)严密观察并记录:详细记录抽搐与惊厥发作的次数、持续时间、症状及体征,以及应用解痉镇静药物的效果。

(6)针对不同的原发病进行处理:高热,采取降温措施,给中毒者解毒。

2. 发作后护理措施

(1)休息:任何原因引起的抽搐及惊厥发作后,都要让患者安静。协助患者充分地休息。安慰患者,消除紧张情绪,使其恢复体力。

(2)做好基础护理:对于高热、呕吐或大小便失禁者,应及时清洗皮肤,保持皮肤清洁、干燥,及时更换衣服、床单。注意保暖,避免受凉。对于意识不清,生活不能自理的患者,做好皮肤、口腔护理,协助叩背,防止压疮、口腔溃疡以及肺炎的发生。

(3)心理护理:安慰、鼓励患者,给以精神和心理上的支持,使患者缓解紧张情绪,树立战胜疾病的信心,积极配合治疗和护理,减少诱发因素的刺激。

五、健康指导

(1)对于婴幼儿和儿童,应防止高热。

(2)癫痫患者避免从事高空、水上作业,不宜开车。遵医嘱按时服药。注意生活规律,忌酒,勿暴饮暴食。

(3)癔症患者要注意保持良好的人际关系,避免精神刺激。

(4)指导患者要坚持治疗和自我护理,预防抽搐发生。

(于 静)

第十节 昏 迷

昏迷是由于大脑皮质及皮质下网状结构发生高度抑制而造成的最严重的意识障碍,分为浅昏迷和深昏迷,是临床常见的危重病症之一。护士应该迅速、敏捷、熟练、准确地对昏迷患者进行病因和发病机制的分析、昏迷程度的判断、有效的救治和护理,达到最高的抢救成功率。

一、病情评估

(一)健康史的采集

1. 主观资料的收集

迅速询问病史,包括起病方式、首发症状、伴随症状、发生环境及既往史等。

2. 客观资料的收集

(1)重点进行身体评估,如生命体征、瞳孔、巩膜、面容、唇色、口腔及耳部情况、呼气的气味、神经体征和脑膜刺激征等。

(2)必要的辅助检查,如血常规、尿液、肛门指诊、胃内容物、胸透、心电图、超声波、脑脊液、颅脑 X 线片、CT 及 MRI 等。

(二)分析病因和发病机制

根据健康史、身体评估及辅助检查结果以明确病因。

1. 病因

(1)颅脑疾病。

有脑血管病,如脑出血、脑梗死、蛛网膜下隙出血等。

有颅脑感染,如各种细菌、病毒、真菌引起的脑炎和脑膜炎。

有颅内占位性病变,如脑肿瘤、脑脓肿、脑寄生虫病及脑内肉芽肿等。

有颅脑外伤,如脑外伤、颅内血肿、硬膜外或硬膜下血肿等。

其他,如颅内压增高综合征、脑疝、癫痫等。

(2)有全身疾病。

感染性疾病:①病毒感染,如流行性乙型脑炎、森林脑炎、脑膜脑炎、肠道病毒性脑炎、流行性出血热脑炎型、流行性感冒等;②寄生虫感染,如脑型疟疾、急性脑型血吸虫病、弥散性脑囊虫病等;③感染中毒性脑病,如中毒性肺炎、中毒性痢疾、败血症等;④立克次休感染和螺旋体感染。

内分泌及代谢障碍性疾病:糖尿病酮症酸中毒、自发性低血糖、慢性肾衰竭、肝性昏迷、肺性脑病、心脑综合征、胰腺病、脑病、甲状腺危象垂体性昏迷、慢性肾上腺皮质功能减退性昏迷、乳酸性酸中毒、妊娠中毒症等。

电解质紊乱:低氯性碱中毒或高氯血性碱中毒、稀释性低钠血症等。

其他:脑膜白血病、癫痫持续状态、高血压、窒息、循环骤停等。

(3)急性中毒:①气体类中毒,如一氧化碳等中毒;②农药类中毒,如急性有机磷杀虫药中毒等;③药物类中毒,如巴比安类、吗啡类中毒等;④植物类中毒,如苦杏仁中毒等;⑤动物类中毒,如毒蛇咬伤等;⑥物理因素,如急性中暑、溺水、触电等。

2. 发病机制

(1)颅内病变机制:颅内病变可直接或间接损害脑干网状结构上行激活系统,造成其抑制或两侧大脑皮质广泛性受损,使觉醒状态减弱、意识内容减少或改变而导致意识障碍。因为觉醒状态有赖于脑干网状结构上行激活系统的完整,意识内容与行为有赖于大脑皮质的高级神经活动的完整。

(2)颅外疾病机制:颅外病变所引起的缺血、缺氧,一可致脑水肿、脑疝,二可使兴奋性的神经介质去甲肾上腺素合成减少或停止,两者均可间接影响脑干网状结构上行激活系统,影响神经递质和脑的能量代谢,从而影响意识。

(三)昏迷程度判断

1.昏迷程度判断三阶段

(1)轻度昏迷:即浅昏迷,意识大部分丧失,无自主运动,对声、光刺激无反应,对疼痛刺激尚可出现痛苦的表情或肢体退缩等防御反应。角膜反射、瞳孔对光反射、眼球运动、吞咽反射、腱反射等可存在,生命体征无明显改变。

(2)中度昏迷:对周围事物及各种刺激均无反应,对于剧烈刺激可出现防御反射。角膜反射减弱,瞳孔对光反射迟钝,眼球无转动。可有轻度生命体征的改变。

(3)深度昏迷:自发性动作完全消失,全身肌肉松弛,对外界刺激无任何反应。深、浅反射全部消失。可有明显的生命体征的改变。呼吸不规则,血压下降。病理征继续存在或消失。

2.格拉斯哥昏迷评分(Glasgow coma scale,GCS)

格拉斯哥昏迷评分方法主要依据睁眼反应、语言反应和运动反应情况对意识障碍的程度进行评估,再将各个项目的分值相加,求其总分,即可得到意识障碍程度的客观评分。GCS总分15分,最低3分。按得分多少,评定其意识障碍程度:14~15分为正常,8~13分为意识障碍,得分≤7分为浅昏迷,得分<3分为深昏迷。评估中注意运动反应的刺激部位以上肢为主,以最佳反应记分。

(四)昏迷的鉴别与评估

鉴别昏迷与类昏迷。所谓类昏迷是指患者的临床表现类似昏迷或貌似昏迷,但实际上并非真昏迷的一种状态或症候。昏迷的鉴别诊断评估包括昏迷状态的鉴别和昏迷病因的鉴别。

下面主要介绍昏迷状态的鉴别与评估。

1.假性昏迷

假性昏迷是指意识并非真正丧失,但不能表达也不能做出反应的一种精神状态。主要包括癔症性不反应状态、木僵状态、闭锁综合征。

(1)癔症性不反应状态:①有眼睑眨动、瞬目反应和开眼反应;②暴露部位感觉消失,而隐蔽部位感觉存在;③脑干反射(如瞳孔对光反射等)存在,无病理反射;④脑电图呈觉醒反应;⑤暗示治疗可恢复常态。

(2)木僵状态:①开眼存在;②有蜡样屈曲、违拗症、情感反应;③夜深人静时可稍有活动或自进饮食,询问时可低声回答;④脑干反射存在;⑤脑电图正常。

(3)闭锁综合征:①能以开眼或闭眼表示"是"或"否"和周围人交流;②第Ⅴ对脑神经以上的脑干反射存在,如眼球运动、瞳孔对光反射存在;③多数脑电图正常。

2.醒状昏迷

醒状昏迷是指觉醒状态存在、意识内容丧失的一种特殊的意识障碍。语言和运动反应严重丧失,而皮质下的大多数功能和延髓的自主神经功能保存或已恢复,自发性开眼反应及觉醒-睡眠周期等存在。可见于去皮质状态、无动性缄默及植物状态。

(1)去皮质状态:临床表现为意识内容完全丧失,患者对自身及外界环境毫不理解,对言语刺激无任何意识性反应,常伴有去皮质强直、大小便失禁。觉醒睡眠周期保存或紊乱。

(2)无动性缄默症:缄默不语,疼痛刺激多无逃避反应,貌似四肢瘫痪。可有无目的睁眼运动,睡眠-觉醒周期可保留或有改变,例如,呈睡眠过度状态,伴有自主神经功能紊乱,无锥体束征。

（3）植物状态：①意识丧失，无认知功能，没有运动行为；②能自发睁眼或在刺激下睁眼；③可有无目的性的眼球跟踪运动；④睡眠-觉醒周期存在；⑤丘脑下部和脑干功能保存；⑥大小便失禁；⑦脑神经和脊髓反射保存。

二、救治与护理

（一）救治

1. 对因治疗

针对病因给予相应的急救措施。

2. 对症治疗

（1）保持呼吸道通畅：吸痰，给氧，注射呼吸中枢兴奋剂，必要时行辅助呼吸。

（2）维持有效的循环功能：给予强心、升压药物，纠正休克。

（3）降低颅内压：给予脱水、降颅压药物，如皮质激素、甘露醇、呋塞米（速尿）等，必要时行脑室穿刺引流等。

（4）防治感染：用抗菌药物。

（5）控制血压、体温，控制抽搐：给予降血压及镇静止惊药物，并给予物理和药物降温。

（6）纠正水、电解质平衡紊乱：静脉补液，补充营养。

（7）给予脑代谢促进剂及苏醒剂：脑代谢促进剂，如 ATP、辅酶 A、胞磷胆碱等；苏醒剂，如甲氯芬酯、醒脑静（即安宫牛黄注射液）等。

（二）护理要点

1. 体位护理

患者取仰卧位或侧卧位，头偏向一侧，以免呕吐物误入气管。取下义齿。翻身采用低幅度、操作轻柔，使肌肉处于松弛状态；避免肢体肌肉和关节挛缩。

2. 呼吸道护理

患者肩下垫高，使颈部伸展，防止舌根后坠，并保持呼吸道通畅。备好吸痰器、雾化吸入器、吸氧导管、辅助呼吸用具等。应使 PaO_2 维持在 80 mmHg 以上，PaO_2 维持在30～35 mmHg。

3. 病情观察

①观察昏迷过程、昏迷程度；②测体温、脉搏、呼吸、血压；③观察偏瘫、颈强直及瞳孔变化等。

4. 营养支持

维持水、电解质平衡：鼻饲富有营养的流质，如牛奶、豆浆、混合奶、菜汤、肉汤等，每次250 mL为宜，每天 6～8 次，每周应对鼻饲管清洁和消毒。

5. 抽搐的护理

按医嘱给予镇静止惊药物，目前首选的药物是地西泮（安定）10～20 mg，静脉注射，抽搐停止后可静脉滴注苯妥英钠 0.5～1.0 g，4～6 h 重复给药。避免坠床，不可强力按压肢体，以免骨折。

6. 生活护理

（1）眼睛护理：眼内有分泌物时应用热毛巾或 1‰～2‰ 的温硼酸液浸泡的脱脂棉擦净。眼睑不能闭合者应每天用生理盐水洗眼一次，并涂抗生素眼膏，然后用消毒凡士林纱条覆盖保护。

（2）口腔护理：除下义齿，每天清洁牙齿两次；黏膜溃疡或破溃处可涂锡类散、溃疡膏；口唇干裂有痂皮者涂液状石蜡；张口呼吸者易致呼吸道感染，应将消毒纱布沾湿温水盖在口鼻上。

（3）皮肤护理：昏迷患者不能自己转动体位，最易发生压疮，应定时为其翻身、按摩，每2h一次，已有压疮可用0.5％的氯己定（洗必泰）擦拭，保持疮面干燥，可局部照射紫外线等。有大小便失禁、呕吐及出汗等，应及时擦洗干净，保持床铺和皮肤的清洁、干燥。

（4）二便护理：对于长期尿失禁者酌情留置导尿管，定期开放和更换，清醒后及时拔除，诱导自主排尿，保持会阴部清洁、干燥，防治尿路感染和压疮发生。昏迷患者若有排便感时往往会出现不安的表情和姿势，可试用大便器；对于便秘3d以上的患者应根据病情及时给予腹部按摩、缓泻剂、导泻剂、灌肠等处理，以防因用力排便，引起颅内压增高；大便失禁，应注意肛门及会阴部的卫生，可涂保护性润滑油。

（刘　佳）

第十一节　急腹症

急腹症是腹部急性疾病的总称，其特点是起病急骤、发展迅速、病情严重、病因复杂、病种诸多。以急性腹痛为主要表现，亦可出现呕吐、腹胀、便血、便秘，甚至休克。常见的急腹症包括急性阑尾炎、溃疡病急性穿孔、急性肠梗阻、急性胆道感染及胆石症、急性胰腺炎、腹部外伤、泌尿系结石及宫外孕破裂等。此外，某些全身性或其他系统的疾病，也可出现类似急腹症的表现。

一、病情评估

（一）健康史采集

1.主观资料的收集

迅速询问腹痛的部位、性质、起病急缓、发生时间，腹痛是持续还是间歇的，腹痛的程度，腹痛的放射或转移，伴随症状，诱发因素，既往史，妇女月经情况和诊治经过等。

2.客观资料的收集

（1）重点观察患者的生命体征、神志、舌苔、病容、痛苦程度、体位、皮肤黏膜情况，有无贫血、黄疸。

（2）腹部身体评估：①腹部外形有无膨隆，有无弥散性胀气，有无肠型及蠕动波，腹式呼吸是否受限等；②有无腹膜刺激征；③腹部有无肿块；④肝浊音界变化和移动性浊音；⑤肠鸣音的改变；⑥直肠、阴道触诊检查。

（3）辅助检查评估：①实验室检查：血白细胞计数及分类计数、尿常规、大便常规、酮体及血清淀粉酶、尿紫质与尿铅等。②做X线胸腹透视、腹部X线片、钡灌肠检查。③B超诊断，如经导尿管生理盐水灌注，使膀胱在短时间内充盈，达到B超的要求。这一做法便于尽早明确诊断，缩短抢救时间。④诊断性穿刺：目前较多采用超声定位下的细针穿刺，且对穿刺物立即做常规、涂片显微镜检查及细胞培养。⑤手术探查：在诊断不能确定、内科治疗不见好转而病情转危的紧急情况下，为挽救生命应考虑剖腹探查。⑥其他：对妇科急腹症患者有时需做阴道后穹隆穿刺或腹腔镜检查。

（二）分析病因和发生机制

1.腹部病变

（1）腹膜刺激或炎症：是指细菌感染或化学刺激引起的病变。

（2）空腔脏器的梗阻：炎症、溃疡、蛔虫、结石、肿瘤等引起的胃与十二指肠、小肠、结肠、胆管、胰管等部位的梗阻。

（3）供血失常：①肠系膜上动脉栓塞和血栓形成；②绞窄性疝、肠扭转、囊肿蒂扭转等。

（4）支持组织的紧张与牵拉，如肝包膜张力的剧增、肠系膜或大网膜的牵拉等。

（5）腹壁肌肉损伤或炎症。

2.腹外邻近器官的病变

（1）胸腔病变：肺炎常有上腹部的牵涉痛，冠状动脉供血不足常有胸骨后、剑突下疼痛并放射至左臂。

（2）胸腰椎病变：有时疼痛在上腹部，并可因增加脊柱的屈曲度而加重。

（3）盆腔病变：包括输尿管、膀胱、生殖系病变，例如，输尿管结石的疼痛常在腹部两侧，向后腰及腹股沟放射。

3.新陈代谢紊乱与各种毒素的影响

糖尿病酮症酸中毒、尿毒症、化学毒物可引起腹痛。此外，卟啉病或一些过敏性疾病亦可发生腹痛。

4.神经源性疾病

①功能性：中空脏器的痉挛，肠运动功能失调及精神性腹痛等；②器质性：脊髓结核带状疱疹、末梢神经炎等。

5.腹痛的发生机制

目前学者认为在炎症、组织坏死、缺血、缺氧等情况下，组织可释放一些激素或体液物质（如乙酰胆碱、5-羟色胺、组胺、缓激肽等）来激活痛觉受体（游离的神经末梢），引起疼痛。其中缓激肽是疼痛的强刺激物，并且这些化学物质还可能激发局部平滑肌收缩而引起疼痛。

从疼痛的神经机制可将腹痛分为以下 3 种类型。

（1）单纯性内脏疼痛：腹内某一器官受到刺激，信号经交感神经通路传入脊髓。

（2）牵涉痛：腹部脏器引起的疼痛，刺激经内脏神经传入，影响相应脊髓节段而定位体表。

（3）躯体性腹痛：体神经或脊髓神经参与疼痛的机制。腹膜壁层及腹壁的痛觉信号经体神经传至脊神经根，反映到相应脊髓节段所支配的皮区。

（三）症状与体征的评估

急腹症的主要表现形式为腹痛。

1.腹痛的特点

（1）部位：腹痛的部位常提示病变的所在部位，有定位价值；疼痛的放射部位亦有一定的诊断意义，如胆道疾病常有右肩背部的放射痛，胰腺炎的疼痛常向腰背部放射，肾绞痛则多向会阴部放射等。

（2）程度：胃肠道穿孔、肝脾破裂、急性胰腺炎、胆绞痛、肾绞痛等疼痛较为剧烈，消化性溃疡等疼痛相对轻缓。疼痛的感觉因人而异，老年人由于感觉迟钝或反应差，有时病变虽重，但疼痛却表现不明显。

（3）性质：疼痛的性质描述为刀割样痛、绞痛、钻顶痛、酸痛、胀痛、烧灼样痛等。如肠梗阻、胆结石、肾结石等可表现为绞痛，常有阵发性加重；胆道蛔虫常有剑突部位的钻顶痛；消化性溃疡穿孔多为烧灼样或刀割样的锐痛，可迅速扩散到全腹；肠系膜淋巴结炎、肠管胀气扩张等表现为胀痛。

（4）时间：如发病时间很短而全身情况恶化或伴有休克，常提示有严重的腹膜炎或内出血；发病突然常提示胃肠道穿孔或肠扭转等；有些炎症起病缓并呈逐渐加重；持续的疼痛常提示炎症或血运障碍；间歇而阵发性加重的疼痛常表示空腔脏器的梗阻或结石。

（5）诱因：急腹症的发生常和某些诱发因素有关。例如，饮酒和进油腻食物可诱发急性胰腺炎或胆道疾病，暴饮暴食后可发生急性胃扩张或溃疡穿孔，饮食不洁可致急性胃肠炎。此外，创伤、受凉精神因素等都可诱发某些急腹症。

2. 腹痛的伴随症状

（1）伴发热提示炎症性病变。

（2）伴吐泻提示食物中毒或胃肠炎，仅伴腹泻的为肠道感染，伴呕吐可能为胃肠梗阻、胰腺炎。

（3）伴黄疸提示胆道疾病。

（4）伴便血提示肠套叠、肠系膜血栓形成。

（5）伴血尿、膀胱刺激征提示结石或尿路感染。

（6）伴腹胀提示为肠梗阻。

（7）伴休克提示内脏破裂出血、胃肠道穿孔并发腹膜炎等。

3. 腹部的体征

（1）压痛与反跳痛：①是全腹压痛还是局部压痛，全腹压痛表示病灶弥散，局部压痛病灶为某部位，例如，麦氏点压痛为阑尾炎的体征。②肌紧张往往提示为炎症。③反跳痛则表示病变涉及腹膜壁层。

（2）腹块：触及有压痛和边界模糊的腹块，多提示为炎症；无明显压痛，边界较清晰的肿块，提示有肿瘤的可能性，肿瘤性的肿块质地皆较硬；扪及病变的肠曲提示肠套叠、肠扭转、闭襻性肠梗阻；老年人结肠中的粪便亦可能被当作"腹块"扪及。

（四）临床常见类型的腹痛评估

1. 食管

（1）腹部内脏神经分布体表标记：脊髓节段为胸$_1$～胸$_6$。

（2）腹痛特点：①部位在胸骨后；②疼痛常在病变水平；③可伴有吞咽困难和疼痛。

2. 胃与十二指肠

（1）腹部内脏神经分布体表标记：脊髓节段为胸$_7$～胸$_9$。

（2）腹痛特点：①部位在中上腹，可偏左或偏右；②进食、服用抗酸剂或呕吐而减轻；③有时夜间加重；④有节律性和季节性。

3. 胰腺

（1）腹部内脏神经分布体表标记：脊髓节段为胸$_{12}$～腰$_2$。

（2）腹痛特点：①疼痛在上腹部，范围广泛，大多胰头部病变位于中线右侧，胰体病变在脐周或中线部位，胰尾病变在中线左侧；②疼痛放射至腰背部；③疼痛为持续性且较重，有时轻微。

4.胆管

(1)腹部内脏神经分布体表标记:脊髓节段为胸$_6$～胸$_{10}$。

(2)腹痛特点:①胆囊的疼痛在右上腹;②胆管的疼痛位于剑突下或中上腹;③放射到右肩部;④剧烈绞痛,常伴发热与黄疸。

5.小肠

(1)腹部内脏神经分布体表标记:脊髓节段为胸$_{10}$。

(2)腹痛特点:①部位在脐周;②呈绞痛。

6.结肠

(1)腹部内脏神经分布体表标记:脊髓节段为胸$_8$～胸$_{12}$。

(2)腹痛特点:①横结肠和乙状结肠的疼痛在脐与耻骨之间,升结肠的疼痛在脐右,降结肠的疼痛在脐左,直肠的疼痛在耻骨上或腰骶部;②呈绞痛;③因排便或排气而减轻;④伴有脓血或黏液便。

7.肾与输尿管

(1)腹部内脏神经分布体表标记:脊髓节段为胸$_{12}$～腰$_1$。

(2)腹痛特点:①部位在腹膜后,属于躯体痛,在患侧腰部可有压痛和叩击痛;②泌尿系结石呈绞痛,向下放射至会阴部和大腿内侧;③伴有尿痛或血尿。

8.妇科疾病

(1)腹部内脏神经分布体表标记:宫外孕、卵巢囊肿破裂或肿瘤扭转。

(2)腹痛特点:①疼痛部位在下腹;②与月经有关;③有内出血症状;④阴道、腹部双合诊时可触及有压痛的肿块。

二、救治与护理

(一)救治

1.分诊

(1)外科急腹症:外科急腹症腹痛的典型临床特点为起病急、病情重、变化快。

腹内脏器发炎:急性阑尾炎、急性胆囊炎、急性胰腺炎等,腹痛呈持续性,随炎症加重而腹痛逐渐加剧。

早期腹痛部位不太明确,待病变涉及壁腹膜时,定位明确,白细胞计数及体温都有不同程度的升高。

腹内空腔脏器的穿孔:胃、十二指肠溃疡穿孔或外伤性肠穿孔等,腹痛突然发生,呈刀割样并迅速向全腹扩散,有明显的腹膜刺激征。

腹内实质脏器破裂出血或肠血管出血:腹痛突然发生,有较广泛的腹膜炎,但程度较炎症穿孔轻,出现贫血和出血性休克。

腹内脏器的空腔管道梗阻:肠梗阻等发病急,腹痛剧烈,呈持续疼痛阵发性加剧,常伴停止排气、排便,有腹胀及呕吐。

(2)内科急腹症:大多以发热、腹泻、心悸等为早期及主要症状,但腹部体征无明确压痛点,腹肌柔软。膈胸膜炎或急性心肌梗死可产生放射性腹痛。急性胃肠炎、过敏或代谢紊乱等可致痉挛性腹痛。

(3)妇科急腹症:腹痛部位以下腹盆腔为主,急性腹痛常伴阴道流血、白带增多或月经失调等。宫外孕破裂时有停经史和阴道流血,急性盆腔炎常伴发热、白带增多。

2.急腹症手术探查指征

①剧烈腹痛伴有休克,经抗休克治疗无明显好转;②腹痛伴有腹内包块,如套叠、蛔虫性梗阻、绞窄性肠梗阻、卵巢囊肿蒂扭转等;③明显腹痛有广泛的腹膜刺激征,如穿孔、绞窄性肠扭转或内出血等;④肠梗阻有血运供应障碍和绞窄坏死。

3.控制感染应用抗生素

腹腔内感染几乎都是多种细菌引起的混合感染,如革兰氏阴性杆菌、革兰氏阳性球菌、需氧菌和厌氧菌等。故必须合理使用抗生素治疗腹腔各部位感染。

(1)应用原则:①争取尽早用药,且采用广谱抗生素;②采集感染标本,进行细菌培养和药敏试验;③选用抗生素时要考虑到细菌的耐药状况,主张联合用药;④选用会引起明显不良反应的抗生素要慎重;⑤合并严重感染时,在用足抗生素剂量的情况下,可加用肾上腺糖皮质激素;⑥始终坚持临床为主原则,药物敏感性报告出来后,应重新评估原有用药方案,若原有治疗确实有效,即使与化验结果不相符,也不要轻易更改,为稳妥起见,可在原有方案基础上加用一种药敏报告为敏感的抗生素。

(2)常用的抗生素:头孢菌素三代、四代(头孢噻肟、头孢曲松、头孢哌酮、头孢他啶、头孢吡肟),青霉素类(氨苄西林、哌拉西林、替卡西林),喹诺酮类(环丙沙星、左旋氧氟沙星),硝唑类(甲硝唑),林可霉素类抗生素(克林霉素),氨基糖苷类(庆大霉素),β内酰胺类抗生素(亚胺培南、美洛培南)等。

4.对症处理

(1)体位:一般情况下取平卧位,无休克的急性腹膜炎患者应取半卧位。休克患者可采用休克位,即头部稍垫高和下肢抬高 20°~30°。

(2)控制疼痛:对诊断明确、剧烈腹痛的急腹症患者可用止痛剂;对诊断未明者,不可轻易用吗啡等止痛剂,以免掩盖病情。

(3)纠正水、电解质和酸碱平衡失调:根据全身情况补充液体、电解质,纠正酸碱失衡。

(4)其他:对缺氧者给予氧疗,对呼吸困难者尽早行机械辅助呼吸,对感染性休克或失血性休克者采取相应措施。

(二)护理要点

1.一般护理

(1)卧床休息:患者须绝对卧床休息,切忌走动,忌随意搬动患者。

(2)遵循"四禁"原则:急腹症患者在没有明确诊断之前,应严格执行"四禁",即禁用止痛剂、禁饮食、禁用泻药及禁止灌肠,以免掩盖病情,增加消化道负担或造成炎症扩散。对已有初步诊断的患者,可根据医嘱使用解痉止痛剂。

(3)心理护理:急腹症患者常可出现焦虑、烦躁、惊恐、悲观和期待心理,因此护士应以热情主动、和蔼的态度来接诊;正确分析诊断,使患者适应;以过硬的专业技术和娴熟的操作技术,保持在紧张状态下沉着、镇静,稳定患者的情绪,有条不紊地进行诊治或抢救,给患者及其家属以信赖感,取得患者家属的配合和支持,重视身心整体护理。

2.病情观察

(1)一般状态:注意患者的神态、面色、生命体征和特殊体位;注意有无脱水或早期休克的现象。

(2)主要症状和体征的观察:观察腹痛及腹部体征,及时与医师联系。

(3)伴随症状的观察:①认真观察呕吐物的性状、量、颜色,了解其气味。腹腔炎症引起反射性呕吐,吐出胃内物或伴少量的胆汁;十二指肠下端梗阻呕,吐大量胆汁;高位性肠梗阻呕吐早而频繁,多呈持续性;低位性肠梗阻呕吐较晚,多有粪样呕吐物。②要定时测体温,对高热患者视病情及时进行物理和药物降温。③观察腹痛过程中大便次数、性质和排气情况,肠梗阻时因近端肠腔大量积气、积液,可引起严重腹胀,患儿腹腔炎症常伴麻痹性肠梗阻,也可引起腹胀。

3.特殊护理

(1)胃肠减压:急性腹痛,大多需要禁食一段时间,故常需做胃肠减压,其主要的目的是通过胃肠减压减轻消化道积气、积液,缓解消化道梗阻,减轻腹腔污染。因此,应保持胃肠减压管道通畅,观察引流物的量及性质。

(2)补液护理:遵医嘱补液以维持生理需要,纠正水、电解质和酸碱平衡紊乱,特别是对休克患者要建立两条静脉通路,一条通路应用血管活性药物维持血压;另一条通路扩容,按医嘱给予生理盐水、低分子右旋糖酐、足量抗生素、止血药等,以疏通微循环,防止休克进一步发展。

(3)辅助检查护理:急腹症患者常需进行各项常规检查及生化检查,应做好抽血及各种标本试管的准备,并做好胸腹 X 线透视、腹腔穿刺、B 超及导尿等的准备工作。

4.术前护理

根据病情一旦决定手术,应迅速做好术前准备:①向患者说明手术的必要性,争取其合作,消除紧张情绪;②常规化验检查和必要的辅助检查;③做好输液、抗感染的工作;④配血、备血、定血型;⑤按医嘱给予术前用药;⑥备皮:做好皮肤准备;⑦留置胃管、导尿管,对重症者须置中心静脉测压管等。

5.术后护理

(1)定时观察病情。

观察生命体征变化:尤其是休克患者,应观察患者神志、面色、皮肤色泽与温度、湿度、尿量、表浅静脉充盈与否,判断休克的程度与转化。

观察腹部情况:肠蠕动,肛门排气的时间,作为进食的参考。

观察术后伤口:观察伤口和各种引流管有无出血,观察敷料有无被浸湿。

观察肠蠕动恢复情况:腹胀是急腹症患者术后的常见症状,故观察术后有无排气是非常重要的。正常情况下应在 24~72 h 肠蠕动恢复,若术后 2~3 d 内患者出现"气胀痛",说明肠蠕动恢复较慢,提示胃肠蠕动抑制或低血钾。

观察体温变化:术后 48 h 内体温不超过 38 ℃为吸收热,超过 38 ℃且持续升高,提示腹腔感染可能,应及时查看伤口、敷料,有无红肿、渗出,并配合医师做妥善处理。

观察呼吸、循环系统和肾功能的变化,便于及时抢救。观察药物的不良反应,特别是对造血、泌尿、消化三系统的不良反应。

(2)做好腹部各种导管的护理:了解麻醉方法、手术方法和手术效果,需负压引流的及时装好负压器;了解各管道作用,密切观察引流物量、色、质;做可靠固定,防治导管可能引起的并发症,更换收集袋要注意符合无菌要求。

(3)预防并发症护理。

定期更换切口敷料和拆线等,以防伤口感染;联合应用抗生素,预防和控制全身感染;麻醉清醒后生命体征平稳 6 h 以上,应取半卧位,并鼓励与帮助患者多翻身,早期下床活动,有利于腹腔引流和减少毒素吸收,改善肺部气体交换,增加肺活量,促进呼吸道分泌物排出,预防肺部并发症;促进胃肠功能恢复,减少腹胀,增进食欲,预防肠粘连;促进血液循环,减少静脉淤血,预防下肢静脉血栓形成。支持治疗护理:补充足够胶体和晶体液,维持电解质平衡,必要时输血等;待肛门排气后,可给少量的流质和半流质。

6.护理记录

护理记录既是诊断治疗和护理的重要资料又是法律的重要依据,每一位护理人员必须及时记录急腹症护理的一切措施及病情变化,正确无误,并注明时间。

(刘　佳)

第十二节　中　暑

中暑是指在高温环境下或受到烈日暴晒引起的体温调节中枢功能障碍,汗腺功能衰竭和水、电解质代谢紊乱所致的急性疾病。表现为高热、皮肤干燥、无汗及意识丧失或惊厥等。

一、病因和发病机制

(一)病因

高温环境是致病的主要原因。空气温度升高(高于 35 ℃),长时间工作或强体力劳动又无防暑降温措施时,极易发生中暑。诱发中暑的因素:①环境温度过高。②产热增加,如重体力劳动、发热、甲状腺功能亢进症等。③散热障碍,如湿度大、过度肥胖、衣服不透气等。④伴有基础疾病、慢性病,如心血管病、下丘脑病变、糖尿病等。⑤汗腺功能障碍,见于硬皮病、汗腺缺乏症、皮肤烧伤后瘢痕形成等。⑥使用药物,如阿托品、苯丙胺等。⑦其他,如在酷暑季节,患者为年老体弱者、产妇、久病卧床者,终日逗留在通风不良、温度较高的室内,均易发生中暑。

(二)发病机制

正常人的体温一般恒定在 37 ℃左右,通过下丘脑体温调节中枢的作用,使产热和散热平衡。人体主要以辐射、蒸发、对流、传导方式散热。当周围环境温度超过皮肤温度时,通过辐射、对流及传导方式散热发生困难,人体散热仅靠出汗及皮肤和肺泡表面的蒸发。有时大量出汗不足以散热,或空气中湿度过高通风不良时,造成体内热量贮积从而引起中暑。

二、病情评估

(一)病史

重点询问有无在高温环境中长时间工作、未补充水分等情况,有无突然发生高热、皮肤干燥无汗、伴有中枢神经系统表现等。

(二)临床表现

1.先兆中暑

高温环境中,大量出汗,口渴,头晕,耳鸣,胸闷,心悸,恶心,四肢无力,注意力不集中,体温不超过 38 ℃。

2.轻度中暑

具有先兆中暑的症状,同时体温在 38.5 ℃以上,并伴有面色潮红、胸闷、皮肤灼热、全身皮肤湿冷、血压下降、脉搏细而快等早期周围循环衰竭的表现。

3.重度中暑

重度中暑包括热射病、日射病、热痉挛、热衰竭。

(1)热射病(又称中暑高热):病死率高达 5%~30%,多见于老年人。表现为典型高热、皮肤干燥无汗、呼吸浅快、肛温可超过 41 ℃、心率增快(可达 160~180 次/分钟)、血压正常或降低、烦躁不安、谵妄、昏迷。严重者可出现心律失常,心力衰竭,肺水肿,脑水肿,横纹肌溶解,急性肝、肾功能衰竭,发生 DIC、多器官功能障碍综合征(MODS)甚至死亡。

(2)日射病:由于烈日暴晒,引起脑组织充血和水肿,体温高达 40 ℃~42 ℃,出现剧烈头痛、头晕、眼花、耳鸣、呕吐、惊厥、昏迷。

(3)热痉挛(又称中暑痉挛):多见于健康青壮年。在高温环境中进行重体力劳动或剧烈运动,因大量出汗口渴而大量饮水又未补充钠盐,体液被稀释,出现低钠、低氯,患者突然出现四肢肌肉、腹壁肌肉甚至胃肠平滑肌痉挛和疼痛,常呈对称性,以腓肠肌痉挛最常见。可为热射病的早期表现。

(4)热衰竭(又称中暑衰竭):此型最常见,常发生于未适应高温作业的新工人,亦常见于老年人、儿童和慢性疾病患者。出现头痛、头晕、恶心、呕吐、胸闷、面色苍白、皮肤湿冷、脉搏快而细弱、血压下降、直立性昏厥、呼吸增快、手足抽搐和昏迷。严重者由于失水或高钠血症而导致循环衰竭,如不及时治疗可发展为热射病。

(三)辅助检查

可根据病情检查血电解质、生化、血气分析、肝肾功能、血常规、尿常规、心电图,必要时行脑 CT 和脑脊液检查。

发生热射病时白细胞总数升高,尿常规可见蛋白尿及管型尿,血尿素氮浓度升高;热痉挛时血清钠、氯浓度降低;热衰竭时有高钠血症。

三、救治与护理

(一)先兆中暑与轻度中暑的救治

(1)立即将患者移至阴凉通风处或电扇下,解开或脱去外衣,取平卧位。

(2)酌情饮用清凉含盐饮料。

(3)给予高热者物理降温,如冷敷、温水或乙醇擦浴,直至体温降至 38 ℃以下。

(二)重度中暑的救治

1.降温

降温是抢救重度中暑的关键。降温措施包括物理降温和药物降温。

(1)物理降温:有以下 3 种措施。

环境降温:立即将患者移至阴凉通风处,使患者仰卧,解开或脱去衣服,吹凉风。有条件者置于室温调节在 20 ℃~25 ℃的空调室内。

体表降温:采用冷敷、温水或乙醇擦浴、冷水浸浴等方法。①冷敷。用凉湿毛巾冷敷患者的前额、腋窝、腹股沟、腘窝等大血管处。②温水或乙醇擦浴。用温水或 25%~35%的乙醇擦拭全身皮肤,边擦边按摩,通过刺激皮肤血管扩张达到较强的散热效果。③冷水浸浴。浸浴

15~30 min,每 10~15 min 测肛温 1 次,如肛温降至 38 ℃时,停止浸浴;如体温又升至 39 ℃以上时,可再行浸浴,同时应用电风扇、空调辅助降温。为防止体温回升,最好待在空调房间。

体内降温:①可将 1 000 mL 4 ℃~10 ℃的 5％的葡萄糖盐水注入患者胃内或给患者灌肠。②将 1 000 mL 4 ℃~10 ℃的 5％的葡萄糖盐水经股动脉向心性注入患者体内。③用 25 ℃无菌生理盐水进行血液透析或腹膜透析。

(2)药物降温:将 25~50 mg 氯丙嗪加入 500 mL 4 ℃ 5％的葡萄糖盐水中,静脉滴注 1~2 h。将 10~20 mg 山莨菪碱加入 500 mL 5％的葡萄糖盐水中,静脉滴注。

2.维持循环功能

对伴有周围循环衰竭的患者,酌情输入 1 500~2 000 mL 5％的葡萄糖盐水,速度不宜太快;出现循环衰竭,给予毛花苷 C(西地兰);休克时应进行中心静脉压监测,以调整输液速度和输液量;根据血气分析等监测结果补充 5％的碳酸氢钠,纠正酸中毒。

3.防治急性肾衰竭

中暑高热时由于大量水分经汗液排出,血液浓缩,心排出量降低,可使肾小球滤过率下降,导致肾衰竭。

故应早期建立静脉通路扩容,在补充血容量的基础上,如肾功能不能恢复,少尿,则快速静脉滴注 250 mL 20％的甘露醇或静脉注射 20 mg 呋塞米,保持尿液在 30 mL/h 以上。一旦确诊并发急性肾衰竭伴高钾血症时,应尽早做血液透析。

(三)护理措施

1.对症护理

(1)要保持昏迷患者呼吸道通畅,使其仰卧,头偏向一侧,及时清除呼吸道分泌物,必要时给予吸氧,准备机械通气。

(2)对高热惊厥者遵医嘱用地西泮,静脉或肌内注射,应加床挡保护,床边备开口器与舌钳,以防舌咬伤。

(3)循环衰竭或原患心脏病者输液速度不可过快,以免发生肺水肿。

2.病情观察

(1)在物理或药物降温过程中,应密切观察体温变化,每 15~30 min 测量肛温 1 次,根据肛温变化调整降温措施,当肛温降到 38 ℃左右时应暂时停止乙醇擦浴、冷水浸浴,减慢药物降温的滴注速度。

(2)注意观察患者的反应,体温骤降伴有大汗,要防止虚脱或休克;年老体弱者降温宜缓慢,不宜冰浴,以防心力衰竭;高热而四肢末梢厥冷、发绀,往往提示病情更为严重;对热衰竭者每15~30 min测血压 1 次。

3.加强基础护理

(1)一般护理:①中暑患者的病室室温应保持在 20 ℃~25 ℃,通风良好。②加强口腔护理,防止口腔感染与溃疡。③注意皮肤清洁卫生,定时翻身,防止压疮。

(2)饮食护理:给予神志清醒者清淡、易消化、高热量、高维生素、高蛋白、低脂肪饮食,鼓励患者多饮水,多吃新鲜水果和蔬菜;可给予昏迷者鼻饲流质。

4.心理护理

患者及其家属对突然中暑多会产生恐惧心理,应耐心予以安慰,讲解中暑的原因、抢救措施及预后,使其消除焦虑和恐惧,积极配合各项治疗和护理。

5.健康教育

在高温环境下作业要注意防暑降温,要补充含盐饮料;夏季田间劳动者必须戴遮阳帽,避免在烈日下暴晒;饱餐后不要立即进行高温作业,避免过度劳累,保证睡眠充足;在高温环境下作业,如出现过量出汗、口渴、头晕、眼花、耳鸣、四肢无力、胸闷、心悸、恶心等不适,应及时脱离高温环境,迅速到阴凉和通风的地方休息,喝些解热消暑的冷饮及含盐饮料等;有慢性心、肝、肾病的患者不应从事高温环境下的作业。

(李其林)

第十三节　急性上消化道出血

急性上消化道出血(acute hemorrhage of upper alimentary tract)是指十二指肠悬韧带以上的消化道,包括食管、胃、十二指肠的病变或其邻近脏器病变引起的急性出血,胃空肠吻合术后的空肠病变出血亦属于此范围。本病为临床常见的急症,以呕血、黑便为主要症状。病情严重者如果没有获得及时抢救,可危及生命。

一、病因

上消化道出血的病因很多,上消化道各种疾病和某些全身性疾病均可引起上消化道出血。临床上最常见的病因是消化性溃疡、食管胃底静脉曲张破裂、急性胃黏膜病变和胃癌。食管疾病,如食管炎、食管癌、食管溃疡、食管静脉曲张、食管物理性损伤、器械检查、化学损伤、异物或放射性损伤等;胃部疾病,如胃溃疡、糜烂性胃炎、胃底静脉曲张、胃黏膜脱垂、胃癌、急性胃扩张、胃血管异常、胃肠吻合口炎症等;十二指肠疾病,如十二指肠炎、憩室炎、胃、十二指肠克罗恩病等;肝胆胰疾病,如各种病因引起的肝硬化、门静脉阻塞、门静脉炎、门静脉血栓形成、胆道结石、胆道蛔虫病、胆囊和胆管癌、肝癌、肝脓肿或肝动脉瘤破入胆道、胰腺癌、肝或脾动脉瘤破裂、纵隔肿瘤或脓肿破入食管等;全身性疾病,如白血病、血小板减少性紫癜、血友病、弥散性血管内凝血及其他凝血机制障碍、烧伤或大手术后休克、脑血管意外或其他颅脑病变、肺气肿、肺源性心脏病、成人型呼吸窘迫综合征、重症心力衰竭引起的应激状态、急性感染性疾病、尿毒症等。

二、发病机制

急性胃黏膜损害包括急性糜烂性胃炎和急性应激性溃疡两种疾病,二者都可使胃黏膜损伤,血管破裂而引起出血。由于剧烈呕吐尤其是在酗酒与腹内压骤然增加与呕吐动作不协调的情况下,易致贲门、食管远端黏膜、黏膜下层纵行撕裂而引起出血。另外,食管癌、胃癌、食管裂孔疝、反流性食管炎、胃及十二指肠憩室、出血性十二指肠炎,以及胃黏膜脱垂症、胆管和胰腺疾病等,也都可引起上消化道出血。

三、病情评估

1.病史询问

病史、症状与体征可为病因诊断提供重要线索。消化性溃疡出血病例可有典型的慢性、周期性、节律性上腹疼痛史,出血前数日疼痛加剧,出血后疼痛减轻或缓解。食管胃底静脉曲张破裂多有慢性肝病史或长期酗酒史。急性胃黏膜病变出血者在出血前有服非甾体抗炎药史,或患者处于严重创伤、感染性休克、脑出血等应激状态。胃癌患者近期体重下降明显,原有上腹痛节律改变或出现腹部包块。

2.排除消化道以外的出血因素

口腔、鼻腔、咽喉等部位的出血及呕血,血液也从口腔吐出,或吞咽后经过胃酸的作用也可出现黑便。食用多量动物血也可使粪便呈黑色。服用铁剂、铋剂及中药也可使粪便呈黑色,注意鉴别。

3.出血部位与方式的评估

幽门以上出血常为呕血,幽门以下出血常表现为黑便,但如果出血量大而迅速,也可出现呕血。有黑便者可无呕血,但有呕血者均有黑便。若出血后立即呕出,血液呈鲜红色;若血液在胃内停留一段时间,经胃酸作用后再呕出,则呈咖啡样颜色。血液从肠道排出时由于血红蛋白经肠内硫化物作用形成黑色的硫化铁,所以排出的血液一般都是柏油样,但如果出血量大,血液在肠道内通过很快时,排出的血液呈暗红色,偶尔呈鲜红色。

4.出血量的判定

粪便隐血试验阳性反应,提示 24 h 消化道出血至少 5 mL。出现黑便,提示出血量在 50~70 mL/24 h。出现呕血,提示胃内出血 250 mL 以上。在大量出血,血容量明显下降的情况下,必须首先判断出血量的多少。因为呕血和便血的量与消化道内的消化液及血液潴留的多少密切相关,所以以此为基准对出血量进行判断有时出现偏差。

5.有效循环量的评估

出血量在 500 mL 以内,通常症状轻微或不出现症状。当出血量超过 500 mL,则可出现血容量不足的表现,表现为头晕、心悸、乏力、口渴、肢体冷感。当短时间内出血量大于 1 000 mL 或占全身血量的 20% 时,则出现周围循环衰竭症状,表现为烦躁、昏厥、面色苍白、四肢湿冷、血压下降、心率加快、脉搏细数、口唇发绀、呼吸急促、尿少(尿量<20 mL/h)、休克等。

6.实验室检查

做血常规、粪便或呕吐物的隐血试验、肝功能及血肌酐、尿素氮检查等。可有红细胞计数和血红蛋白浓度下降,粪便隐血试验强阳性,尿素氮浓度升高。急诊内镜检查是诊断急性上消化道出血的重要手段。检查应在出血后 12~48 h 进行,内镜检查发现病变后可以判断是否有活动性出血,并根据病灶情况做相应的止血治疗。胃肠道出血速度在 0.5 mL/min 以上,可经血管造影发现出血部位,阳性率 50%~70%。若出血速度大于 2 mL/min,则发现病变的可能性就在 80% 左右。

7.详细评估

(1)评估血压、脉搏、血氧饱和度。短时间失血量>1 000 mL 出现失血性休克。

(2)评估 24 h 出入量,如尿少提示血容量不足。

(3)评估呕血与黑便的量、次数、性状。

(4)评估皮肤颜色及肢端温度变化。

(5)估计出血量,可参照下述方法。

胃内出血量达 250~300 mL,可引起呕血。

出现黑便,提示出血量为 50~70 mL,甚至多于 70 mL。

粪便隐血试验阳性,提示出血量 5 mL 以上。

柏油样便提示出血量为 500～1 000 mL。

昏厥和血压下降提示出血量 1 000～1 500 mL。

(6)有无再出血先兆,如头晕、心悸、出汗、恶心、腹胀、肠鸣音活跃等。

四、急救护理

1.急救干预

(1)患者平卧、镇静、吸氧,做心电、血压监测。

(2)开放静脉通路,选择粗直的血管,使用较粗的留置针。必要时开放两组通道。

(3)立即通知化验室,急查血常规、血型。做好输血前的准备,查血 HIV＋TPN 及肝炎8 项(及时追回化验单)。

(4)抽配血,及时送配血,并与血库联系以保证尽快输血。

(5)询问病史,查看呕吐物和粪便化验单。观察呕血和黑便的次数、量、颜色、性状。

(6)禁食、水,下胃管,准备冰盐水(500 mL 0.9％的生理盐水＋40 mg 去甲肾上腺素)。

(7)保持呼吸道通畅,呕血时头偏向一侧,避免误吸。

(8)肝硬化引起上消化道出血,可下三腔管,及时准备,配合下管。

2.基础护理

(1)观察基础生命体征。

体温:大量出血后,多数患者在 24 h 内出现发热,体温一般不超过 38.5 ℃,持续 3～5 d。

出血时脉搏先加快,血压再下降;测量坐卧位血压和脉搏(如果患者卧位改坐位,血压下降大于 20 mmHg,心率上升大于 10 次/分钟,提示血容量明显不足,是紧急输血的指征)。

(2)积极补充血容量:及时补充血容量是抢救消化道大出血的首要措施。迅速建立2～3 条有效静脉通道,配合医师积极补充血容量是护理的关键。一般输入生理盐水、林格液、右旋糖酐或血浆代用品。

当收缩压在 50 mmHg 以下,血红蛋白浓度低于 70 g/L 时,应紧急输血且输液,输血速度要加快,甚至需要加压输血,以尽快把收缩压升高至 80～90 mmHg 水平,血压平稳后可减慢输液速度;输入库存血较多时,每 600 mL 血应静脉补充葡萄糖酸钙10 mL;对于肝硬化或急性胃黏膜损害的患者,尽可能采用新鲜血;对于有心、肺、肾疾病者及老年患者,要防治因输液、输血量过多、过快引起的急性肺水肿。尿量是反映内脏血液灌注状态的一个重要指标,尿量多于30 mL/h,说明内脏血流量已经恢复。

(3)止血措施的护理:应针对不同的病因,遵医嘱采取相应的止血措施。静脉曲张出血侧重于使用血管升压素、生长抑素,非静脉曲张出血侧重于使用抑酸药物。

(4)饮食:出血期禁食,关注补液量是否恰当,以防血容量不足。恢复期根据医嘱给予适当饮食,如流质等。

(5)心理护理:安慰、鼓励患者,给予心理支持,使其保持情绪稳定。

3.症状护理

(1)再出血的观察:呕血的颜色(鲜红或有血块、咖啡色)、量,大便次数、颜色(血便、黑便、柏油样、黏液血便)和形状(成型、糊状、稀便、水样)。

(2)出血严重程度的估计:成人每日消化道出血 5～10 mL,粪便隐血试验出现阳性;消化道出血 50～100 mL 可出现黑便;胃内积血量在 250～300 mL 可引起呕血;一次出血量少于 400 mL 时,一般不引起全身症状;出血量为 400～500 mL,可出现全身症状,如头昏、心慌、乏力等;短时间内出血量超过 1 000 mL,可出现周围循环衰竭表现,如口干、意识变化、休克等。

(3)评估肠鸣音和伴随的腹部体征,尿量(有无急性肾衰竭及血容量补充是否足够)。

4.用药的观察及护理

(1)血管升压素使用的护理:血管升压素为常用药物,作用机制是通过对内脏血管的收缩作用,减少肝门脉血流量,降低肝门静脉及其侧支循环的压力,从而控制食管胃底静脉曲张出血。目前国内所用垂体后叶激素含等量加压素和缩宫素。不良反应有腹痛、血压升高、心律失常、心绞痛,严重者可发生心肌梗死。目前多同时使用硝酸甘油以减少血管升压素引起的不良反应,同时硝酸甘油有协同降低肝门静脉压的作用。有冠状动脉粥样硬化性心脏病者禁用血管升压素。血管升压素的推荐用量是 0.2～0.4 U/min,静脉持续滴注,因此要严格控制药液滴速,同时防止药液外渗,因大剂量的加压素外渗易导致局部皮肤的坏死。

(2)生长抑素及其类似物:生长抑素的主要作用机制为选择性收缩内脏血管,减少肝门静脉血流量;增加食管下括约肌压力,减少曲张静脉的血流;抑制胃酸、胃蛋白酶原的分泌,保护胃黏膜细胞;抑制胃酸分泌,防止反流胃酸对血凝块的溶解作用,促进创面的愈合。目前临床常用的生长抑素有天然型 14 肽(施他宁)和合成的生长抑素衍生物(八肽,奥曲肽)。由于生长抑素的血浆半衰期很短,护理时要注意补液的连续性,如果中断补液 3 min 以上要重新静脉给予一次追加量。

(3)抑酸药物使用的护理:血小板聚集及血浆凝血功能所诱导的止血作用需在 pH>6.0 时才能有效发挥,而且新形成的血凝块在 pH<5.0 的胃液中会被迅速消化。因此,抑制胃酸分泌常规给予 H_2 受体拮抗剂或质子泵抑制剂。H_2 受体拮抗剂有西咪替丁、雷尼替丁、法莫替丁等,质子泵抑制剂有奥美拉唑、泮托拉唑等,急性出血期静脉途径给药;出血停止患者可进食后改口服以巩固疗效。

(4)局部药物止血:常用药有去甲肾上腺素和凝血酶。去甲肾上腺素 8 mg,加入冷生理盐水 100～200 mL,经胃管灌注或口服,间隔 30～60 min 一次,重复 3～4 次无效则停用。此药可致内脏血流量减少,故老年人应慎用。200～400 U 凝血酶加 30 mL 37 ℃温开水,口服。

五、消化道出血的并发症及特殊管道的护理

1.三腔双囊管压迫止血的护理

适用于明确的食管胃底静脉曲张破裂出血者。主要利用气囊机械压迫胃底及食管中、下段来止血,是静脉曲张大量出血的有效紧急治疗措施。气囊压迫止血效果肯定,但缺点是患者痛苦大,并发症多(如吸入、窒息、食管炎、食管黏膜坏死、心律失常等),由于不能长期压迫,停用后早期再出血率高。鉴于近年药物治疗和内镜治疗的进步,目前已不推荐气囊压迫作为首选止血措施。

其应用局限于药物不能控制止血时暂时止血,以赢得时间去准备其他更有效的治疗措施。置三腔双囊管的操作与护理如下,检查三腔双囊管胃囊与食管囊是否漏气,用注射器将囊内气体抽尽,醒目标记每个管腔的管口;用液状石蜡将三腔双囊管的胃端与气囊充分润滑,由鼻腔插入三腔双囊,插入长度超过 65cm 时检查管腔是否在胃内;向胃囊注入气体200～300 mL,压力 30～40 mmHg,用止血钳夹闭管口以防漏气;在三腔双囊管外端结绑带,以0.5 kg重物作滑

轮式牵引;仍有出血时再向食管囊注气100～200 mL,压力为30～40 mmHg;初压12 h后首次放气,以后4～6 h放气1次,每次放气5～30 min。每2～3 h测压1次,压力不足时要及时注气补压;出血停止24 h后,放下牵引,放出气囊气体,继续观察24 h未出血者可拔管。拔管前口服30 mL液状石蜡,润滑胃与管道,避免气囊与胃黏膜粘连而引发再出血。

2.内镜下止血是目前治疗消化道出血的重要手段

(1)药物喷洒:内镜下直接喷洒止血药,主要用于局部渗血的治疗。对动脉性出血效果差。常用药有去甲肾上腺素、孟氏液和凝血酶。

(2)局部注射法:可在内镜直视下在距离出血点1～2 mm处注射硬化剂,引起组织收缩和组织坏死,促进血栓形成,或局部注射盐水,对出血点压迫达到止血作用。

(3)机械止血法:主要采用皮圈结术和金属止血夹。可在内镜直视下用钛夹或皮圈套扎曲张静脉,不但能达到止血目的,而且可有效防止再出血,是目前治疗食管胃底静脉曲张破裂出血的重要手段。

(4)高频电凝法:该法以高频热效应使组织蛋白变性,血液凝固而止血。主要用于消化性溃疡小动脉出血者。

(5)微波凝固法:原理是将一定频率的电磁波在组织内转变成热能,使组织凝固、坏死。

(6)激光照射法:激光照射于出血灶,光能转化为热能,局部高温使组织蛋白凝固、血管闭塞而止血。

(7)热凝探头法:利用热探头接触出血灶,其高温使组织蛋白凝固而止血。

3.手术探查

即使综合利用上述任何检查,阳性率也可能不是100%,如果出血不断,危及生命,就不应消极等待而应在充分准备后及时手术探查,以免错失挽救生命的良机。

4.观察要点

(1)生命体征:严密监测患者的心率、血压、呼吸和神志变化,必要时进行心电监护。准确记录出入量。大部分患者在24 h内出现低热,体温一般不超过38.5 ℃,持续3～5 d,引起的原因不明确,考虑与循环血量减少、周围循环衰竭,导致体温调节中枢功能障碍及肠道血液吸收有关。

(2)症状体征的观察:如患者烦躁不安、面色苍白、皮肤湿冷,提示微循环血液灌注不足;而皮肤逐渐转暖、出汗停止,提示血液灌注好转。

(3)呕吐物及粪便观察:观察并记录呕吐物及粪便的次数、性质、颜色及量,如色泽有变化,应保留呕吐物和/或粪便送检。

(4)出血是否停止的判断:由于肠道内积血需经数日(一般约3 d)才能排尽,所以不能以黑便作为继续出血的指标。

(5)临床上出现下列情况应考虑继续出血或再出血:反复呕血,或黑便次数增多、粪质稀薄,伴有肠鸣音亢进;周围循环衰竭的表现经充分补液输血后而未见明显改善,或虽暂时好转而又恶化;血红蛋白浓度、红细胞计数与血细胞比容继续下降,网织红细胞计数持续升高;在补液与尿量足够的情况下,血尿素氮浓度持续或再次升高。

(李其林)

第十四节 急性重症胰腺炎

急性重症胰腺炎是胰腺消化酶对胰腺自身消化的一种急性化学性炎症。是常见的急腹症之一,多见于青壮年,女性患者的发病率高于男性(约为2∶1)。按病理分类可分水肿性和出血坏死性胰腺炎。前者病情轻,预后好;后者病情发展快,并发症多,病死率高。

一、病因

1.胆道疾病

胆道疾病是胰腺炎最常见的病因。胆总管下端发生结石嵌顿、胆道蛔虫、奥迪括约肌水肿和痉挛、壶腹部狭窄时,可使胆汁逆流入胰管,引起胰腺组织不同程度的损害。

2.大量饮酒和暴饮暴食

酒精可直接损害胰腺腺泡细胞,还间接刺激胰液分泌,引起十二指肠乳头水肿和奥迪括约肌痉挛,阻碍胰液、胆汁引流;暴饮暴食常促使胰液过度分泌,若同时伴有胰管部分梗阻,则更容易导致胰腺炎的发生。

3.十二指肠液反流

当十二指肠内压力升高,十二指肠液可向胰管内逆流,其中的肠激酶等物质可激活胰液中各种酶,从而导致急性胰腺炎。

4.创伤

上腹部损伤或手术可直接或间接损伤胰腺组织。

5.其他

特异性感染性疾病(如腮腺炎病毒、肝炎病毒、伤寒杆菌感染等)可能累及胰腺。其他还有药物、高脂血症、高钙血症、妊娠有关的代谢、内分泌和遗传因素等。

二、发病机制

急性胰腺炎的发病机制并未完全明了,近年来,国内外学者的研究已由"胰酶消化学说""自由基损伤学说"转至"胰腺微循环障碍学说""胰腺腺泡内钙超载学说""白细胞内皮细胞间相互作用学说"和"细胞因子学说"等方面。

三、病情评估

1.症状

(1)腹痛:常于饱餐和饮酒后突然发作。剧烈腹痛,呈持续性、刀割样。腹痛位于上腹正中或偏左,向左肩及左腰背部放射。胆源性腹痛始发于右上腹,然后向左侧转移。全胰病变者,疼痛范围较宽并呈束带状向腰背部放射。

(2)腹胀:常与腹痛同时存在。早期为反射性,继发感染后则由腹膜后的炎症刺激所致,随着炎症严重程度加重,腹胀也越明显,同时腹腔内积液可加重腹胀。

(3)恶心、呕吐:早期呕吐剧烈而频繁,呕吐物为十二指肠内容物,呕吐后腹痛不缓解。随病情发展,发生肠麻痹或肠梗阻,腹胀明显,可出现持续性呕吐。

2.体征

(1)腹部体征:急性水肿性胰腺炎压痛局限于上腹部,常无明显肌紧张。急性出血坏死性胰腺炎压痛明显,并有肌紧张和反跳痛,范围较广或波及全腹;叩诊移动性浊音多为阳性;听诊肠鸣音减弱或消失。

(2)皮下出血:少数严重出血坏死性胰腺炎可出现皮下出血,在腰部、季肋部和腹部皮肤出现大片青紫色瘀斑,称格雷-特纳征;若出现在脐周,称卡伦征。见于少数严重出血坏死性胰腺炎,主要是外溢的胰液沿组织间隙到达皮下,溶解皮下脂肪使毛细血管破裂所致。

(3)水、电解质紊乱:患者可有程度不等的脱水、代谢性酸中毒、代谢性碱中毒及低血钙,多由呕吐和胰周渗出所致。

(4)休克:急性出血坏死性胰腺炎患者可有脉搏细速、血压下降等休克表现。早期以低血容量性休克为主,晚期合并感染性休克。

(5)黄疸:胆道结石或胰头肿大压迫胆总管可出现黄疸。

3.辅助检查

(1)胰酶测定:血清淀粉酶浓度在发病 3 h 内升高,24 h 达高峰,4～5 d 逐渐降至正常;尿淀粉酶浓度在发病 24 h 才开始上升,48 h 达高峰,下降较缓慢,1～2 周恢复正常。血清淀粉酶浓度超过 500 U/dL(正常值 40～180 U/dL,索莫吉法),尿淀粉酶浓度也明显升高(正常值 80～300 U/dL,索莫吉法),有诊断价值。

(2)血生化检查:重症胰腺炎患者白细胞增多(不少于 16×10^9/L),血糖浓度升高(高于 11.1 mmol/L),血钙浓度降低(低于 1.87 mmol/L),血尿素氮或肌酐浓度升高,PaO_2 下降(低于 60 mmHg)。

(3)影像学检查:腹部 B 超为首选,可显示胰腺肿胀、出血、坏死及合并胆道结石和腹腔积液;胸、腹部 X 线片可见横结肠、胃十二指肠充气扩张,左侧膈肌升高,左侧胸腔积液等;腹部 CT 对急性胰腺炎有重要诊断价值,在胰腺弥散性肿大的背景上若出现质地不均、液化和蜂窝状低密度区,则可诊断为胰腺坏死。

4.详细评估

(1)患者是否喜欢油腻饮食、长期大量饮酒,既往有无慢性胰腺炎病史,发病前有无暴饮暴食,近期有无腮腺炎等。

(2)评估生命体征、意识状态。

(3)评估腹痛的性质、部位、程度。

(4)有无恶心呕吐,呕吐物的颜色、性质。

(5)有无腹胀、发热等症状。

(6)有无出血征象。

四、急救护理

1.急救干预

(1)监测生命体征,保持呼吸道通畅,给予氧气吸入。

(2)建立静脉通路,遵医嘱补液。

(3)遵医嘱给予止痛、解痉药物。

(4)遵医嘱给予抗生素。

(5)留置胃管,接胃肠减压器。

(6)禁食。

（7）做好术前准备。

（8）急性胰腺炎尚无继发感染者，均首先采用非手术治疗。急性出血坏死性胰腺炎继发感染者需紧急手术治疗。

2. 基础护理

（1）观察患者的营养状况及水、电解质水平，观察皮肤弹性，准确记录每日出入量。

（2）保持胃管通畅，注意观察胃管深度，防止脱出。

（3）留置胃肠减压期间，应保持负压吸引的有效状态。

（4）观察引流液的颜色、性质和量并准确记录。

（5）注意观察药物的不良反应，如口干、心率加快、血压下降等。

（6）严密监测生命体征及神志的变化。

（7）注意观察呕吐物、排泄物的颜色，皮肤有无瘀斑等。

3. 症状护理

（1）疼痛护理。

禁食、胃肠减压：一般禁食 1～2 周，重症患者禁食 3 周以上。持续胃肠减压可减轻腹胀，减少胰酶和胰液的分泌，从而减轻疼痛。

体位：协助患者变换体位，使之膝盖弯曲，靠近胸部以缓解疼痛。

药物止痛：评估疼痛的部位、性质、程度，疼痛＞5 分，诊断明确的情况下可遵医嘱给予解痉药（山莨菪碱、阿托品）。禁用吗啡，以免引起奥迪括约肌痉挛。遵医嘱应用抑制胰腺分泌或胰酶活性的药物：抑肽酶有抑制胰蛋白酶合成的作用；奥曲肽、施他宁则能有效抑制胰腺的外分泌功能；H_2 受体阻滞药（如西咪替丁等）可间接抑制胰腺分泌；生长抑素可用于病情比较严重的患者。遵医嘱应用中药治疗：对恢复胃肠道功能有一定效果。呕吐基本控制后，经胃管注入中药，常用复方清胰汤。注入后夹管 2 h。

（2）控制感染，遵医嘱尽早合理使用有效抗生素治疗。急性胰腺炎在发病数小时内即可合并感染，故一经诊断应立即使用抗生素预防和控制感染。早期选用广谱抗生素或针对革兰氏阴性菌的抗生素，如环丙沙星、甲硝唑等，以后根据细菌培养和药敏试验结果选择应用。

（3）补液、防治休克：迅速建立 2 条静脉输液通路，行静脉输液，及时补充胶体液，改善微循环，防治休克。根据病情、尿量调节液体量及速度。进行生化检查及血气分析，纠正患者的酸中毒。

（4）营养支持：由于患者禁食较长时间，因此营养支持对患者非常重要。禁食期间完全肠外营养（TPN）。若病情稳定，血清淀粉酶恢复正常，肠麻痹消除，可通过空肠造瘘管给予肠内营养，多选要素膳或短肽类制剂。不足部分由胃肠外营养补充。输注肠内、外营养液期间需加强护理，避免导管性、代谢性或胃肠道并发症。若无不良反应，可逐步过渡到全肠内营养和经口进食。开始进食少量米汤、果汁或藕粉，再逐渐增加营养，但应限制高脂肪膳食。

4. 并发症护理

（1）休克：胰液中的各种酶被激活后导致的共同结果是胰腺和胰周组织广泛充血、水肿和出血、坏死，并在腹腔和腹膜后渗出大量的液体，患者在早期可出现休克。护理中要密切观察患者的血压、脉搏、呼吸、面色、神志、皮肤温度及尿量的变化。若患者出现烦躁不安、面色苍白、四肢湿冷、脉搏细速、血压下降、尿少或无尿，提示患者发生休克，应给予抗休克治疗，取休克体位，保暖，吸氧，积极补液扩容治疗，并监测中心静脉压。

(2)急性呼吸窘迫综合征(ARDS):急性胰腺炎时胰内大量酶原被激活而释放有害物质,其中卵磷脂可分解肺表面活性物质,使肺泡易于萎缩,缓激肽可增加毛细血管的通透性,导致肺间质水肿、出血及灶性肺泡塌陷、胸膜渗出、肺不张等。护理中要观察患者呼吸,监测血气分析。若患者出现严重呼吸困难及缺氧症状,血气分析在吸氧的情况下 PaO_2 进行性下降,增加氧浓度 30 min 后 PaO_2 仍未能明显提高,应给予气管插管或气管切开,应用呼吸机辅助呼吸并做好气道护理。ARDS 早期应控制液体入量和补充胶体溶液,以减轻肺水肿,并根据中心静脉压(CVP)调整输液量。

(3)急性肾衰竭:在急性胰腺炎的炎症反应期,可引起肾小球滤过率下降,肾组织缺氧,如缺氧时间过长可导致肾小球和肾小管的器质性病变。当急性胰腺炎有严重感染时,在急性炎症反应的脓毒症的作用下;多种炎性介质可直接或间接导致肾功能障碍。因此在护理时要准确记录每小时尿量、尿比重及 24 h 出入量,动态观察尿量的变化、电解质酸碱平衡,遵医嘱静脉滴注碳酸氢钠,应用利尿药或做血液透析。

(4)出血:重症急性胰腺炎可使胃肠道黏膜防御能力减弱,容易引起应激性溃疡。护理患者时要注意监测血压、脉搏,观察患者排泄物、呕吐物和引流液的颜色。若呕吐物、排泄物或引流液呈血性,同时患者伴有脉搏细速、血压下降等,立即通知医师,并遵医嘱给予止血药和抗生素等,并做好急诊手术止血的准备。

5. 特殊管道护理

(1)胃管的护理:妥善固定,保持负压吸引;观察胃管的引流量、色、性质;保持胃管的通畅,常规每班 2 次检查胃管的通畅性,若发现胃管不通畅,可先用灌洗器试冲胃管,仍不通畅的情况下,不要盲目冲洗胃管,可告知医师,根据手术部位、吻合口位置、医嘱调整胃管位置和冲洗胃管。

(2)腹腔引流管/胰周引流管的护理:妥善固定,定时挤压,保持引流通畅。观察引流液的量、色、性质,必要时配合医师做引流管的冲洗。

(3)空肠造瘘管/胃造瘘管的护理:在初期引流阶段保持引流管的引流通畅,做好管道的妥善固定,观察引流液的量、色、性质;进行肠内营养阶段,做好肠内营养的护理,营养液滴注前后应用生理盐水或温开水冲洗,持续滴注时 4 h 冲洗一次,保持滴注通畅。滴注完成后冲管并用封口塞住营养管末端,没有封口塞的则将营养管末端反折并用无菌纱布包扎,妥善固定于腹部皮肤上。

(4)导尿管的护理:妥善固定,保持引流通畅,每天 2 次会阴护理;记录尿量;置管后次日起做好导尿管的夹管锻炼,以了解患者膀胱感觉的恢复情况及保护膀胱功能;根据患者的病情需要、体质和膀胱功能恢复情况选择拔除导管的时间。

(于 静)

第十五节 急性心肌梗死

急性心肌梗死(acute myocardial infarction,AMI)是指由于冠状动脉供血急剧减少或中断,引起相应的心肌细胞发生严重而持久的急性缺血性坏死。一旦明确诊断,应及时抢救,以挽救濒死心肌,防止梗死范围扩大,缩小心肌缺血范围,及时处理各种并发症,防止猝死。

一、病因

1.基本病因

急性心肌梗死是冠状动脉粥样硬化,造成一支或多支血管管腔狭窄和心肌血供不足,而侧支循环未充分建立。在此基础上,一旦血供急剧减少或中断,使心肌严重而持久地急性缺血达1 h以上,即可发生心肌梗死。

绝大多数心肌梗死是由于不稳定的粥样斑块破溃、出血和管腔内血栓形成,而使管腔闭塞。少数情况下粥样斑块内或其下发生出血或血管持续痉挛,也可使冠状动脉完全闭塞。偶为冠状动脉痉挛、冠状动脉栓塞、炎症、先天畸形所致。

2.诱因

(1)心排出量骤降:休克、脱水、出血、严重心律失常或外科手术等引起心排出量骤降,冠状动脉灌流量严重不足。

(2)心肌血氧需求量骤增:重体力劳动、情绪激动、饱餐、用力排便或血压剧升时,左心负荷增加,心肌血氧需求量骤增。

二、病情评估

1.病史收集

询问患者有无胸闷、心慌、呼吸困难、头晕、昏厥等不适,有无心排出量骤降和心肌需氧量骤增等诱因;询问患者既往有无高血压、高血脂和高胆固醇等病史。

2.临床表现

(1)先兆症状:约40%的患者有频繁发作的心绞痛。

(2)胸痛:是AMI中最早和最突出的症状。表现为胸骨后心前区压榨样疼痛、发闷、不适或紧缩感,可放射至下颌、颈、背部,持续半小时以上,常误诊为骨关节病;部分患者疼痛位于上腹部,被误认为胃穿孔、急性胰腺炎等急腹症。但也有15%~20%的患者无胸痛症状,特别是高龄患者。

(3)恶心、呕吐:多见于下壁梗死的患者。

(4)其他症状:如头晕、心悸、呼吸费力、大汗和濒死感觉等。

3.体征

一般可有不同程度的低血压,并出现心律失常、心力衰竭和心源性休克的体征,此外,还可出现心包摩擦音及收缩期杂音,常提示心脏组织结构受损。

4.辅助检查

(1)血液检查。血液常规检查:心肌梗死时血液常规检查显示与组织坏死相对应的异常,12 h后红细胞沉降率加快,白细胞浓度中度升高。血清心肌酶浓度升高。肌酸磷酸激酶(CPK)浓度在6~8 h开始升高,24 h达最高峰,2~3 d下降至正常。

(2)心电图检查。

特征性改变:①在面向心肌坏死区的导联上出现宽而深的Q波;②在面向坏死区周围心肌损伤区的导联上出现ST段抬高,呈弓背向上型;③在面向损伤区周围心肌缺血区的导联上出现T波倒置。心内膜下心肌梗死无病理性Q波。

动态性改变:①超急性期:发病数小时内,可出现异常高大,两支不对称的T波;②急性期：数小时后，ST 段明显抬高，弓背向上，与直立的 T 波连接，形成单向曲线，1～2 d 出现病理性 Q 波，同时 R 波减低，病理性 Q 波或 QS 波常持久不退；③亚急性期：ST 段抬高持续数天至 2 周左右，逐渐回到基线水平，T 波变为平坦或倒置；④恢复期：为数周或数月，T 波呈"V"形对称性倒置，此情况可永久存在，也可在数月后或数年后恢复。

（3）超声心动图：可了解心室各壁的运动情况，评价左心室梗死面积，测量左心室功能。

（4）放射性核素心肌显影：可判断心肌梗死的部位和范围。

三、护理诊断

1. 疼痛

疼痛与心肌缺血缺氧有关。

2. 心排血量减少

心排血量减少与心肌梗死有关。

3. 恐惧

恐惧与胸闷不适、疼痛的程度和持续的时间有关。

4. 焦虑

焦虑与身心异常感觉、生活的改变和社会经济状况的影响有关。

5. 自理缺陷

自理缺陷与疼痛、活动无耐力、医疗受限有关。

6. 活动无耐力

活动无耐力与疼痛、虚弱、氧的供需失调及心律失常等有关。

7. 知识缺乏

患者缺乏疾病及危险因素、治疗等相关知识。

四、急救护理

急救原则：改善心肌血液供应，挽救濒死心肌，缩小心肌梗死范围，保护和维持心脏功能；处理并发症，防止猝死。

（一）现场救护

1. 体位护理

让患者立即平卧，禁止搬运，以减轻心脏负荷。

2. 心理护理

安慰患者，倾听其主诉。救护过程中保持镇定，忙而不乱，动作迅速，使患者减轻紧张、疑虑、恐惧心理，使之增加信任感，解除濒死感，从而减轻血管痉挛，减少心肌耗氧量。

3. 快速检测

进行心电图检查，测量血压。

4. 减轻症状

吸氧、舌下含服硝酸甘油。

（二）院内救护

1. 吸氧

立即给予氧气吸入，以提高动脉氧分压，限制梗死扩大范围，并间接起到止痛、镇静的作用。可采用鼻塞或面罩给氧,氧流量一般为 $3\sim4$ L/min,重者氧流量可达 $6\sim8$ L/min,浓度为 40%左右。由于吸氧能迅速改善心肌缺氧,所以首要措施应是让患者得到充足的氧气。

2.使用硝酸甘油

硝酸甘油具有直接扩张冠状动脉,解除动脉痉挛,增加侧支循环血流,降低左心室前负荷的作用。因此,应尽早根据医嘱使用。可在建立静脉通路前,立即舌下含服 $0.3\sim0.6$ mg 硝酸甘油,若 5 min 后不缓解,可再同量含服 1 次,总共可以含 3 次;待建立静脉通路后,将 20 mg 硝酸甘油加入 5%的葡萄糖溶液中,缓慢静脉滴注,但遇心动过速或血压下降,应停用此药。

3.镇痛、止痛

患者因疼痛会有不同程度的精神紧张、恐惧、焦虑,并伴濒死感。如不及时解除疼痛,将使心肌缺血性坏死进一步加重,因此,应根据医嘱给予镇痛药。方法:①肌内注射 $2\sim5$ mg 吗啡,如无缓解,30 min 后重复使用;②肌内注射 $50\sim100$ mg 哌替啶。

4.立即建立静脉通路

在现场抢救工作中,尽快建立静脉通路对抢救患者的生命尤为重要,必要时建立 2 条静脉通路。

5.处理并发症

严重的并发症是导致心肌梗死患者死亡的原因。因此,能否及时正确处理并发症是抢救患者生命的重要措施。

(1)处理心律失常:心律失常是急性心肌梗死发生猝死的主要原因,以室颤最为常见。有资料显示,其死亡时间多数出现在发病后 1 h 以内,占 65%～80%。利多卡因治疗室性期前收缩的疗效确切,常用 1 mg/kg,静脉推注,1 次 5 mg,每 $5\sim10$ min 可重复 1 次,总量可达 200 mg,病情缓解后给予静脉滴注,$1\sim4$ mg/min,或根据心电图的改变调整输液速度,待病情稳定后可改用口服药。

(2)控制休克:心肌梗死伴休克纯属心源性,且伴有周围血管舒缩障碍或血容量不足等因素,故应分别处理。

6.密切观察病情

密切观察患者的生命体征及胸痛症状的改变,并对以上观察及急救处理做好记录。持续心电监护,发现并发症的先兆及时向医师报告。

7.心理护理

急性心肌梗死的患者可表现出恐惧、焦虑、忧虑、悲观失望、无奈、无助等心理。首先,护理人员要做到工作有条不紊、忙而不乱,以娴熟的护理技术消除患者的不安。其次,要在患者接受的情况下,用通俗易懂的语言解释病情,使患者情绪稳定,同时积极提供有关心肌梗死的医学知识及心理卫生、心理治疗知识。再次,要针对不同患者的心理进行个性化的护理,同时根据病情指导听音乐、读报等,以分散其注意力,并认真做好生活护理,用心倾听患者的诉说,理解患者,同情患者。有一部分患者开朗乐观,属于较为自信的人,对疾病亦有一定的了解,能积极配合治疗,但由于过分自信,常对疾病的危险性认识不足或虽有认识却不以为然。对此类患者,心理护理的重点是进行健康教育,向患者详细解释疾病的发生机制,使患者了解急性心肌梗死瘢痕组织修复、侧支循环建立所需的时间,认识到即使在恢复期间或康复期,工作及活动均需量力而行,对高危因素(如肥胖、吸烟、高胆固醇、糖尿病等)应特别注意,以防诱发心肌梗死。

五、健康指导

1. 改变不良的生活方式

引导患者回忆发病经过及主要病史,共同探讨冠心病发病的主、客观因素,重视心理行为因素与发病的关系。

针对患者具有的多种危险因素,进行以下教育。①培养良好的生活习惯,戒烟、戒酒,保持理想体质量(BMI<24 kg/m²),每天有适当的运动,减少食物的含盐量,采取低热量、低脂肪、低胆固醇的饮食,保持排便通畅、性生活规律等;②避免诱发因素:劳累、精神紧张、饱餐、活动过量等。

2. 坚持治疗

指导患者学习和掌握所服药物的使用方法、疗效及不良反应,可帮助制订一个服药时间表,让患者能了解和记录自己所服药物的种类、剂量、时间和有关不良反应;应强调正规降压、降脂治疗的重要性,使患者充分认识到不遵从治疗的危害,并重视和担负起自我照顾的责任。

3. 定期复查

教会患者及其家属辨认病情变化和紧急自救措施,例如,停止活动,就地休息,含服硝酸甘油片等。如有突发心绞痛,胸痛时间延长,疼痛部位变化,疼痛不能忍受,静息状态下出现胸痛,含服硝酸甘油片不易缓解,不明原因的血压下降等情况,应及时报告和就医。

4. 指导患者进行康复锻炼

①最大活动量需逐渐增加,以不引起不适症状为原则;②避免重体力劳动,适当减轻工作量及精神负担;③避免剧烈劳动或竞赛性的运动;④在任何情况下,心绞痛发作时应立即停止活动,就地休息。经常参加一定量的体力劳动及进行适当的身体锻炼,有助于侧支循环的建立,能加强对心血管系统的锻炼。患者可以参加社会活动。

(于　静)

第十六节　高血压危象

高血压危象是发生在高血压病或症状性高血压过程中的一种特殊临床危象,是指在高血压病程中,由于某种诱因,外周小动脉发生强烈痉挛,血压急剧升高,收缩压可达 250 mmHg 或更高,舒张压可达 140 mmHg 或更高,并伴有重要器官不同程度的功能障碍所引起的一系列临床表现。损害未能在短期内逆转,则致残率和病死率均很高。高血压危象是心脑血管疾病的急重症之一。

一、病因与发病机制

1. 病因

本病可发生于缓进型或急进型高血压、各种肾性高血压、嗜铬细胞瘤及妊娠高血压综合征、头颅外伤等,也可见于主动脉夹层动脉瘤和脑出血的患者。

2. 诱因

诱因:①精神创伤、寒冷刺激、过度疲劳、情绪激动等;②高血压患者突然停用降压药物;

③绝经期和月经期内分泌功能紊乱;④应用拟交感神经药物。

二、病情评估

1.高血压危象的早期发现

高血压危象起病急,发展快,但一般历时短暂,可逆性强,及时采取有效降压措施后可转危为安,故应早期发现,及时救护。凡血压急剧升高,伴头疼、恶心、呕吐或视力模糊等症状时,均应警惕高血压危象的发生。

2.病史的收集

通过病史的收集,可发现患者有高血压病史和导致高血压危象发生的诱因。

3.临床表现

患者的血压在原来高血压基础上显著升高,收缩压大于 26.7 kPa(200 mmHg),舒张压大于 16.0 kPa(120 mmHg)。伴发自主神经失调表现,即口干、手足震颤、多汗、心率增快及烦躁不安等表现。

靶器官急性损害表现如下:①中枢神经系统受损,剧烈头痛、头晕、恶心、呕吐、视力模糊、抽搐或昏迷,眼底检查可见视网膜小动脉痉挛和视神经盘水肿等;②心脏受损,胸闷、呼吸困难、咳嗽、咳泡沫样痰、心绞痛甚至心肌梗死;③肾脏受损,尿频、尿少或无尿、排尿困难以及血尿或蛋白尿等。

三、护理诊断

1.疼痛

头痛与血压急剧升高、颅内压升高有关。

2.有受伤的危险

受伤与头晕、视力模糊、意识障碍有关。

3.焦虑和/或恐惧

焦虑和/或恐惧与患者担心疾病预后有关。

4.知识缺乏

患者缺乏与本病防治相关的知识。

四、急救护理

(一)妥善安置,初步处理

(1)患者绝对卧床休息,取半卧位或将床头抬高 30°,以达到体位性降压作用。

(2)保持呼吸道通畅,吸氧。

(3)做好心理护理和生活护理,让患者保持安静,避免诱发因素。

(二)迅速降压

1.降压幅度

降压的幅度取决于临床情况,随基础血压、病情、血压升高速度及严重程度而不同。但总的治疗方针是尽快将血压降至安全水平,收缩压为 160~180 mmHg,舒张压为100~110 mmHg。

2.降压药的选择

由于临床表现不同,各种降压药作用迥异,故应强调个体化原则。一般选用降低外周血管阻力而不影响心排出量的强效、速效药物。对硝普钠、硝酸甘油、压宁定等,可根据病情选择使用。

(三)严密观察病情

1.严密观察生命体征

严格按要求定时测量血压并做好记录,最好进行 24 h 动态血压监测并进行心电监护,注意观察脉搏、呼吸、神志、瞳孔及尿量的变化。

2.严密观察用药效果

用药过程中注意观察药物的疗效与不良反应,严格按规定和临床情况调节药物剂量和用药速度,严防血压下降得过快。使用利尿剂时,要注意观察有无电解质紊乱,如低血钾、低血钠等表现。应用硝普钠的注意事项:①该药对光敏感,注意避光保存,现配现用,新配溶液为淡棕色,如变为暗棕色、橙色或蓝色,应弃去;②溶液内不宜加入其他药品;③用药过程中,应经常测血压,根据血压情况调整剂量;④出现眩晕、大汗、头痛、肌肉抽搐、神经紧张或焦虑、烦躁等症状为血管过度扩张征象,应停止输液;⑤该药在体内被代谢为氰化物,故不可长时间使用(一般不超过 1 周),以免引起神经系统中毒反应。

(四)对症救护

1.防治抽搐

如果患者烦躁不安、抽搐,给予地西泮、巴比妥钠等镇静药,并加强护理,防止患者坠床或意外伤。

2.防治脑水肿

发生高血压脑病时及时给予脱水剂(如甘露醇、山梨醇等),快速静脉滴注,亦可注射快速利尿剂以降低颅内压,防止并发症。

(五)加强基础护理

保持安静、舒适的环境,避免不良刺激。给予清淡、易消化饮食。限制钠盐的摄入。多吃蔬菜、水果,保持大便通畅。

五、健康教育

(1)指导患者养成良好的生活习惯,戒烟、限酒,进食清淡、低脂、低盐饮食,控制体质量,适当安排休息与活动,避免过度劳累。

(2)保持情绪稳定,避免精神刺激。

(3)遵医嘱定时服用降压药物,即使血压降至正常也不能擅自停药。服药的剂量应遵医嘱,不可随意增加。学会自我监测血压,如出现头痛、恶心、呕吐等,及时到医院就诊。

(刘 佳)

第十七节 低血糖危象

一般正常人饱餐后血糖浓度很少超过 8.89 mmol/L(160 mg/dL),饥饿时血糖浓度很少低于3.33 mmol/L(60 mg/dL),此为血糖内环境稳定性。某些病理和生理原因使血糖浓度降低,引起交感神经兴奋和中枢神经异常的症状及体征,称为低血糖危象。

一、病因及发病机制

(一)引起低血糖的病因

引起低血糖的病因有很多,根据低血糖发作的特点可分为空腹低血糖、餐后低血糖、药物引起的低血糖。

(二)发病机制

血糖是脑细胞能量的主要来源,短暂的低血糖可导致脑功能不全,而严重和持续较长时间的低血糖可引起脑死亡。

低血糖使交感神经和肾上腺髓质兴奋,释放大量肾上腺素,引起心慌、心悸、大量出汗等症状,继而脑细胞因葡萄糖供应不足伴氧供不足而发生功能障碍。

二、病情评估

1.临床表现

(1)交感神经兴奋的表现:患者心动过速、心悸、烦躁、震颤、面色苍白、出冷汗等。

(2)中枢神经功能障碍的表现:患者表现为意识模糊、头晕、头痛、焦虑、精神不安以致精神错乱、癫痫发作,甚至昏迷、休克和死亡。

2.实验室检查

血糖浓度<2.8 mmol/L。

3.诊断要点

存在低血糖危险因素的患者,突然出现交感神经系统过度兴奋症状(冷汗、心悸、饥饿感、面色苍白、手颤)、脑功能障碍(视物模糊、躁动不安、昏迷)、血糖浓度<2.8 mmol/L。

三、护理诊断

1.活动无耐力

活动无耐力与低血糖所致软弱、手足抽搐、步态不稳有关。

2.急性意识障碍

急性意识障碍与低血糖所致神经系统能量缺少有关。

3.有受伤的危险

受伤与脑细胞供能不足而导致的脑功能下降有关。

4.自理缺陷

自理缺陷与脑功能障碍有关。

四、急救处理

1.血糖测定

凡怀疑低血糖危象的患者,应立即做血糖测定,并在治疗过程中动态观察血糖浓度。

2.升高血糖浓度

如患者尚清醒,有吞咽运动时,可饲以糖水;如患者昏迷或抽搐,立即静脉注射 50 mL 50%的葡萄糖溶液,并继以 500～1 000 mL 10%的葡萄糖溶液静脉滴入,视病情调整滴速和输入液量,患者清醒后,应尽早进食果汁及食物。必要时可静滴氢化可的松和/或肌内注射胰高血糖素。

3. 病情监护

监测患者的生命体征,尤其是血压的变化。

4. 治疗原发病

寻找病因,治疗原发病。

五、护理措施

(1)采取头高脚低位,将头部抬高 15°～30°,并偏向一侧。抬高头部有利于脑水肿的消除,头偏向一侧可防止舌后坠和误吸。

(2)保持呼吸道通畅:有假牙者,取出假牙,痰多者,使用吸痰器吸痰,有舌根后坠者,可使用口咽管,或使用舌钳。如呼吸道不通畅,缺氧严重时,可配合医师行气管插管。密切观察患者的神志、瞳孔、生命体征及病情变化,并做好记录,持续多功能心电监护。

(3)病情观察:①密切观察生命体征及神志的变化,观察尿、便情况,记录出入量,观察治疗前后的病情变化,评估治疗效果;②对于有抽搐患者,除补糖外可酌情用适量镇静剂,并注意保护患者,防止外伤;③对昏迷患者应按昏迷常规护理,临床上可见到低血糖症患者被抢救成功后再度发生昏迷的病例,因此患者清醒后,仍需要观察 12～48 h,以便及时处理。

六、健康教育

(1)定期监测血糖,防患于未然。

(2)寻找低血糖原因,治疗原发病,消除诱因。

(3)正确掌握胰岛素注射技术或合理口服降糖药,合理控制饮食。

(4)发病时,及时测血糖,及时、正确地采取急救措施,及时挽救生命。

(刘　佳)

第十八节　甲状腺功能亢进危象

甲状腺功能亢进危象简称甲亢危象,是甲状腺功能亢进未进行适当治疗,在各种诱因的刺激下产生大量甲状腺激素(释放入血),使病情突然加重而产生的威胁患者生命的严重急症,必须及时抢救,否则患者可因高热、心力衰竭、肺水肿及水和电解质紊乱而死亡。

一、诱因与发病机制

1. 诱因

(1)外科诱因:甲状腺功能亢进症患者,在手术过程中或术后 4～16 h 发生危象,则与手术有直接关系。术后 16 h 以上发生危象,应积极寻找病灶或其他诱发因素,如输血、输液反应等。

(2)内科诱因:指手术以外的诱因,目前的甲亢危象多属于此类。

2. 发病机制

甲亢危象的发病机制及病理生理尚未完全阐明,目前学者认为其可能与下列因素有关,发病机制可能是综合性的。其中多种原因诱发血中甲状腺激素含量急剧增加,是甲亢危象的病理生理基础。血游离甲状腺激素浓度增加,加重了已经受损的肾上腺皮质及心脏等器官功能的损害,再加上应激因素引起儿茶酚胺增加或敏感性增强,从而出现甲亢危象的一系列症状和体征。

二、病情评估

1.甲亢危象的早期发现

甲亢患者在发生危象前常有一些先兆症状,如明显乏力、出汗增多、中度发热、活动后心慌、心率每分钟120次以上及脉压增大。部分患者心律不齐,心脏扩大。少数患者出现神志模糊、嗜睡等。应警惕甲亢危象的发生。

2.详细了解病史

患者有甲亢病史但未得到适当治疗,在感染、精神刺激等诱因作用下原有的甲亢症状和体征加重。某些甲亢危象以躁动、谵妄、剧烈呕吐和腹泻为主要表现,常被某些诱发疾病的症状所掩盖,容易误诊,应警惕。

3.临床表现

(1)全身症状:高热,体温急剧升高,可达39 ℃以上,甚至高达42 ℃。一般降温措施无效。皮肤潮红,大汗淋漓,继而汗闭,皮肤苍白,严重脱水甚至休克。高热是甲亢危象与重症甲亢的重要鉴别点。

(2)中枢神经系统症状:极度烦躁不安、表情淡漠、焦虑、谵妄甚至昏迷。

(3)心血管系统症状:心动过速,心率可达每分钟160次以上,与体温升高程度不成比例。常出现心律失常,如室性早搏、心房纤颤或阵发性室上性心动过速等。

(4)胃肠道症状:恶心、呕吐、腹痛或腹泻十分严重,每日腹泻可达10～20次,食欲极差,体质量锐减,有的伴有黄疸及肝功能异常。

(5)水与电解质紊乱:患者可出现脱水和电解质紊乱,以低血钠和低血钾最为常见。

(6)少数患者的临床表现不典型,其特点是表情淡漠、嗜睡、反射降低、低热、恶病质、明显无力、心率慢、脉压小,突眼和甲状腺肿常是轻度的,最后陷入昏迷而死亡。

4.实验室检查

(1)血常规:感染时白细胞显著增多,中性粒细胞多达80%。

(2)甲状腺功能检查:血清甲状腺激素水平明显升高,以游离 T_3、T_4 水平升高为主,但一般在甲亢范围内,故发生甲亢危象时甲状腺功能检查对其诊断的帮助不大,加上危象时病情危重,不宜等待该结果,应及时抢救。

三、护理诊断

1.体温过高

体温过高与甲状腺素水平升高引起的高代谢症候群有关。

2.有体液不足的危险

体液不足与甲状腺素水平升高引起的水、电解质紊乱有关。

3.焦虑

焦虑与甲状腺素水平升高引起的中枢神经系统功能紊乱有关。

4.营养失调:低于机体需要量

营养失调与基础代谢率升高、蛋白质分解加速有关。

四、急救护理

(一)妥善安置,初步处理

1. 休息

嘱患者绝对卧床休息,保持安静,环境舒适,避免不良刺激。

2. 吸氧

建立静脉通道以及做好各种抢救准备。

(二)降低血循环中甲状腺激素水平

1. 抗甲状腺药物

如碘制剂、硫脲类药物,用以抑制甲状腺激素的合成和释放。

2. 血液净化

通过腹膜或血液透析法,或者通过换血、血浆置换等方法消除血循环中过多的甲状腺激素。

(三)降低组织对甲状腺激素的反应

碘和抗甲状腺药物只能减少甲状腺激素(TH)的合成和释放,但对甲亢危象的症状作用不明显。

应使用 β 肾上腺能受体阻断剂以及利血平和胍乙啶等抗交感神经药物,以阻断周围组织对儿茶酚胺的反应,从而达到控制甲亢危象的目的。

(四)严密观察病情

严密监测生命体征,观察神经系统和消化系统的表现,观察药物疗效及不良反应。

(五)对症支持疗法

1. 积极物理降温

用冰袋,用酒精溶液擦浴,用冷生理盐水灌肠。

2. 糖皮质激素的使用

糖皮质激素可以抑制组织中 T_4 转变为 T_3,并能改善机体反应性,提高应激能力,可迅速减轻临床症状,尤其是对高热患者。可用地塞米松 $20 \sim 30 \ mg/d$,静脉滴注,也可用甲泼尼龙 $400 \ mg/d$,静脉滴注。

3. 纠正水电解质紊乱

在监护心、肾及脑功能条件下,迅速纠正水、电解质平衡紊乱。及时补充维生素和能量。

4. 镇静

对狂躁、抽搐者可给予镇静剂,如地西泮、氯丙嗪等。

5. 控制感染

如有感染,应用抗生素控制感染。

(六)加强基础护理

做好患者的心理护理及做好生活护理,保持口腔、皮肤清洁和呼吸道通畅,预防并发症。

五、健康教育

(1) 应指导患者按时按量规则服药,不可自行减量或停服。

(2) 教育患者及其家属知道感染、严重精神刺激、创伤等是诱发甲亢的重要因素,应学会避免诱因,患者学会进行自我心理调节,增强应对能力,家属、病友要理解患者的现状,应多关心、爱护患者。

(3)减少不良刺激,合理安排生活。保持居室安静和轻松的气氛,限制访视,避免外来刺激,满足患者的基本生理及安全需要。忌饮酒、咖啡、浓茶,以减少环境和食物中对患者的不良刺激。帮患者合理安排作息时间,白天适当活动,避免精神紧张和注意力过度集中,保证夜间充足睡眠。

(4)指导患者保护眼睛。戴深色眼镜,减少光线和灰尘的刺激。睡前涂抗生素眼膏,眼睑不能闭合者覆盖纱布或眼罩,将角膜、结膜损伤、感染和溃疡的可能性降至最低限度。眼睛勿向上凝视,以免加剧眼球突出和诱发斜视。高枕卧位和限制钠盐的摄入可减轻球后水肿,改善眼部症状;每日做眼球运动以锻炼眼肌,改善眼肌功能。

(5)给患者讲解有关甲亢的临床表现、诊断性试验、治疗、饮食原则和要求以及眼睛的防护方法。上衣宜宽松,严禁用手挤压甲状腺,以免甲状腺受压后甲状腺激素分泌增多,加重病情。强调长期服用抗甲状腺药物的重要性,服用抗甲状腺药物者应每周查血常规一次。每日清晨卧床时自测脉搏,定期测量体质量,脉搏减慢、体质量增加是治疗有效的重要标志。每隔1~2个月门诊随访,做甲状腺功能测定。出现高热、恶心、呕吐、大汗淋漓、腹痛、腹泻、体质量锐减、突眼加重等提示甲亢危象的可能,应及时就诊。

(刘 佳)

第十九节 休 克

休克是指在各种严重致病因素作用下机体有效循环血量急剧减少、组织血液灌注不足和急性微循环障碍,以细胞缺血、缺氧、代谢障碍和器官功能受损为特征的综合征。休克并不是某一种独立的疾病,而是一组综合征。

有效循环血量急剧减少、组织血液灌注不足及产生炎症介质是各类休克共同的病理生理基础,其最终结果是引起多系统器官功能障碍综合征(multiple organ dysfunction syndrome, MODS)。

一、病因与分类

根据休克的原因,分为低血容量性休克、感染性休克、心源性休克、过敏性休克、神经源性休克。

二、病情评估

(一)病史

收集注意询问休克症状的发生时间、程度及经过,是否进行抗休克治疗等。

(二)病情观察

虽然不同类型或不同阶段的休克表现均有所不同,但存在一些相似的临床症状和体征,应重点观察以下内容。

1. 神志

休克早期表现为精神紧张、烦躁不安，随着休克加重，可转变为表情淡漠、反应迟钝、神志不清，甚至发生昏迷。虽然脑组织对缺血、缺氧最敏感，但是在休克早期由于大脑血液供应的自主调节，可保持脑血供的稳定，而由于交感神经兴奋表现为中枢神经系统兴奋性。当休克加重，动脉血压低于 70 mmHg 时，自主调节不足以维持大脑血供，则意识可很快消失，出现中枢神经系统抑制性表现。

2. 末梢循环

末梢循环表现为皮肤黏膜苍白或发绀，四肢湿冷，毛细血管充盈时间延长。末梢循环的表现代表了体内微循环的改变。休克早期由于神经内分泌作用，大量小静脉和小动脉收缩。其中皮肤黏膜小动脉收缩，致使灌流减少。表现为皮肤黏膜苍白，皮温下降，压迫指甲后再充盈时间超过 2 s。而小静脉的收缩在后期表现为组织局部的淤血，因此后期皮肤黏膜可出现发绀或花斑。

3. 心血管系统

心血管系统表现为脉搏细速、血压下降、脉压减小。

4. 呼吸

呼吸表现为早期呼吸深快，后期呼吸浅促。休克早期由于呼吸中枢的兴奋作用，可出现过度通气，甚至可能存在呼吸性碱中毒。但后期由于肺损伤的加重，出现典型的休克肺，表现为进行性呼吸困难，呼吸频率超过 30 次/分钟。严重时呼吸抑制，呼吸频率低于 8 次/分钟。

5. 排尿

排尿表现为尿量减少，尿比重下降。肾脏是高血流量器官，对缺血非常敏感。休克时肾灌注减少，肾小球滤过也减少，故而尿量减少，每小时尿量少于 30 mL。同时，由于肾小管缺血性坏死，其重吸收水分和排泄废物能力下降，使得尿比重低于正常值。

6. 其他

出现酸中毒、电解质紊乱、弥散性血管内凝血(DIC)和多系统器官衰竭。

(三)辅助检查

1. 血常规检查

红细胞计数、血红蛋白和红细胞比容测定可了解血液稀释或浓缩程度。白细胞总数与中性粒细胞计数可了解是否存在感染。血小板计数及凝血指标可判断是否存在 DIC。

2. 血清电解质测定

常见血钠、血氯浓度升高，血钾浓度也常升高，但若发生非少尿型肾衰竭，血钾浓度也可降低。

3. 肾功能检查

尿量、尿比重可提示是否存在休克；血尿素氮、肌酐提示肾功能状态。

三、护理诊断

1. 体液不足

体液不足与失血或失液、感染、过敏等因素有关。

2. 组织灌注量改变

组织灌注量改变与有效循环血量锐减、微循环障碍有关。

3.生活自理缺陷

生活自理缺陷与机体质量要器官功能减退有关。

4.躯体移动障碍

躯体移动障碍与体能下降、运动系统损伤有关。

5.皮肤完整性受损

皮肤完整性受损与躯体活动受限、末梢循环差有关。

6.焦虑

焦虑与突然发病、症状危重、担心预后有关。

四、急救护理

(一)急救原则

1.恢复有效循环血量

无论是哪种原因造成的休克,或是哪种病理状态的休克,其共同的特点是循环灌注不良。为防止休克发展并逆转病情,首要措施就是恢复有效循环血量,改善循环灌注。

(1)扩充血容量:静脉补液是治疗休克的基本措施,也是改善循环灌注最直接、最关键的方法。临床上常用的液体如下:①晶体液,如等渗生理盐水、平衡盐溶液、乳酸林格液、低分子右旋糖酐等;②胶体液,如全血、血浆、清蛋白、羟乙基淀粉、右旋糖酐等。

(2)应用血管活性药物:当患者经过扩容后血压仍不回升,需给予血管活性药物。通过扩张血管或收缩血管以调节微循环血液灌注,是治疗休克的重要措施之一。血管活性药物分为血管扩张剂和血管收缩剂,前者用于增加灌注,改善循环,常用扩血管药有酚妥拉明、山莨菪碱、异丙肾上腺素等;后者用于升高血压,保证重要脏器血供,常用血管收缩药有间羟胺、去甲肾上腺素等。

2.积极消除病因

休克患者存在组织灌注不良与代谢障碍,是抢救休克的关键。但也应迅速解除引起休克的原因。例如,大量失血造成休克,必须尽早止血;严重感染造成休克,应该尽快找到感染病灶并予以清除;过敏引起休克,应立即脱离致敏源,立即注射肾上腺素等急救药。但许多原发病的治疗,尤其是通过外科手术完成的治疗,需要以稳定的血压作为保障。

因此,一般而言对于休克患者应先行液体复苏等方法扩充血容量,升高血压后再行手术治疗,以免术中由于血压过低而致死亡。但某些过于严重的原发疾病造成休克发展迅速,病情凶险,单纯扩容,病情仍有恶化趋势。此时应在扩充血容量、抗休克的同时施行手术,才可有效治疗休克。例如,急性肝脾破裂患者严重失血性休克,应在积极输血、补液的同时迅速做好手术准备并施行手术。

3.纠正代谢紊乱

休克早期,由于机体代偿机制可不出现代谢紊乱。随着休克的进展,微循环灌注严重不足,组织无氧代谢产生较多酸性物质而发生代谢性酸中毒。纠正休克患者酸碱紊乱的根本措施是液体复苏,而非直接给予碱液治疗。当酸中毒严重时,才考虑碱液治疗,常用药物为5%的碳酸氢钠,目前,对酸碱失衡的处理多主张"宁酸勿碱"。

4.维护重要脏器功能

休克过程中组织和脏器功能逐渐受损,进而衰竭。在改善循环和对因治疗的同时,采取各种手段维护重要脏器功能也是休克治疗的重要方面。常用药物有糖皮质激素、三磷酸腺苷、辅酶 A、细胞色素 C、利尿剂、抗凝剂。

(二)急救护理

1. 体位

如遇患者俯卧或非平卧于现场,应在适当保护头部并保证躯体成一条直线的基础上翻转患者,使其恢复平卧位。或取休克卧位,即将患者的头部和腿均抬高 20°~30°,可增加回心血量,减轻呼吸负担。尽量避免过多地搬动患者,以免加重出血以及引起血压波动。

2. 保持气道通畅

检查口腔有无松动义齿,若有,应取出;同时清除口鼻腔内分泌物或异物,以防呼吸道阻塞。在排除了患者存在颈部损伤及骨折可能性的情况下,将患者的头偏向一侧,以防在抢救中突发呕吐而引起窒息。宜早对休克患者进行氧疗,一般可采用鼻导管或面罩吸氧,氧浓度为40%~50%,氧流量为 4~6 L/min。

3. 立即开放两条静脉通道

一条静脉通道保证快速扩容输液,另一条静脉通道保证按时、按量滴入各种药物。遵循先晶体后胶体的输液原则,一般先大量输入平衡盐溶液,再输入适量血浆,待交叉配血后可输全血;注意各种药物配伍、浓度、滴速等;纠正酸中毒应先用平衡盐溶液,休克严重时才考虑使用5%的碳酸氢钠。输液时注意对静脉的保护,遵循先难后易、先远后近的原则。给药应尽量选用静脉通路输液,避免使用皮下注射或肌内注射。密切观察血压和中心静脉压的变化,以便随时调整输液量及速度,快速输液时需警惕肺心病、心力衰竭等;静脉滴注升压药时应避免药液外渗,防止发生组织坏死;应用升压药时应注意监测血压,尤其是开始时应每 5~10 min 监测血压 1 次,直至平稳。

4. 去除病因

有外伤者应同时检查是否存在其他复合伤,如颅脑损伤、颈部损伤、胸部损伤、骨盆及四肢骨折、活动性出血等。如有开放性伤口,并且大量出血,应立即止血、固定。

5. 及时观察和监测

休克的病程发展得非常快,针对休克引起的各脏器功能状态的改变进行各项监测,把握其发展趋势,有助于对治疗方案的调整,也有助于保护各脏器功能。应做到每 15~30 min 测生命体征及意识状态,每小时测尿量、尿比重,每 4~6 h 测血流动力学指标、呼吸功能及血气分析1 次,每 12~24 h 测液体出入量。做到每时每刻专人护理,是抢救成功的重要保证。主要监测项目:①意识、表情;②肢体温度、色泽;③血压、脉压与中心静脉压;④脉搏;⑤呼吸;⑥浅静脉、颈静脉充盈情况;⑦瞳孔;⑧尿量。通过严密观察,发现病情变化线索,有利于病情判断。例如,四肢湿冷是外周阻力改变的线索,中心静脉压是血容量的线索,脉压变化是心排血量的线索,尿量变化作为了解内脏血流灌注的线索。

6. 保暖

以衣物或被褥覆盖患者的身体,从而减少体温流失,但不必在体表加温,不用热水袋,以免减少重要生命器官的血液供应。但感染性休克高热时,可行降温,以减少机体对氧的消耗。

7. 计出入量

给患者插导尿管,以便能准确记录液体出入量,一方面了解肾血流灌注量和肾功能,另一方面可作为补液计划的重要依据,决定补液量的多少。

8. 心理护理

保持安静、整洁、舒适的环境，减少噪声，保证患者的休息；护士积极主动配合救治，做到忙而不乱，快而有序，以稳定患者及其家属的情绪，取得其信任和合作；及时做好安慰和解释，指导患者配合治疗，树立战胜疾病的信心；将患者病情的危险性和治疗、护理方案及预期治疗前景告诉家属，让其心中有数，并协助医护人员做好患者的心理支持。

（李其林）

第二十节　有机磷农药中毒

有机磷酸酯类农药是一类广谱杀虫剂，对人、畜均有毒性，多呈油状液体，具有大蒜样特殊臭味，遇碱性物质能迅速分解、破坏，可通过皮肤、胃肠道及呼吸道进入人体。根据其毒性大小可分为以下 4 种。①剧毒类：如甲拌磷（3911）、内吸磷（1059）和对硫磷（1605）等；②高毒类：如甲基对硫磷、甲胺磷、氧化乐果和敌敌畏等；③中毒类：如乐果、碘依可酯、美曲膦酯等；④低毒类：如马拉硫磷等。

一、病因与中毒机制

1. 病因

（1）生产及使用过程不当：如生产设备陈旧，密封不严，或在农药的制作、出料和包装过程中，手套破损而接触农药或农药污染衣服和口罩；在农药配制过程中用手直接搅拌；夏日在身体裸露较多的情况下进行喷洒，使杀虫剂经皮肤和呼吸道吸收。

（2）生活性中毒：主要由于自服、误服或摄入被污染的水源和食物等；也有因误用有机磷杀虫药治疗皮肤病或驱虫、杀蚊蝇而发生中毒的情况。

2. 中毒机制

有机磷农药的中毒机制主要是抑制了体内胆碱酯酶的活性。有机磷农药进入人体后与体内胆碱酯酶迅速结合，形成磷酰化胆碱酯酶，使胆碱酯酶失去水解乙酰胆碱的能力，导致组织中的乙酰胆碱过量蓄积，产生胆碱能神经过度兴奋的一系列临床表现。

二、病情评估

1. 接触史

生产性中毒，接触史比较明确。非生产性中毒有的为误服，有的为间接接触摄入，有的可能隐瞒服药史。应注意询问陪伴人员有机磷农药的种类、服毒时间、服毒的量，有无呕吐及呕吐物气味，患者近来的情绪、生活及工作情况等。

2. 临床表现

急性中毒的临床表现与有机磷杀虫药的种类、侵入途径和剂量等有密切关系。口服中毒可在 10 min 至 2 h 出现症状，例如，大剂量口服中毒可在 5 min 内出现症状，经皮肤吸收者一般在接触后 2～6 h 发病。发病越早，病情越重，敌敌畏中毒发病最快，乐果中毒发病较慢，有时可延至 2～3 d。一旦出现中毒症状，病情可迅速发展。

（1）有机磷农药急性中毒时的主要表现为三大综合征，即毒蕈碱样症状、烟碱样症状、中枢神经系统症状。

（2）按急性中毒程度分级。

轻度中毒：以毒蕈碱样症状为主，全血胆碱酯酶活力为 50%～70%。

中度中毒：出现典型毒蕈碱样症状和烟碱样症状，全血胆碱酯酶活力 30%～50%。

重度中毒：除上述症状外，出现肺水肿、昏迷、呼吸衰竭或脑水肿等表现，全血胆碱酯酶活力为 30% 以下。

3.辅助检查

全血胆碱酯酶活力（CHE）测定，是诊断中毒程度的重要指标；尿中有机磷杀虫药分解产物测定，有助于有机磷杀虫药中毒的诊断。

三、护理诊断

1.功能性尿失禁

功能性尿失禁与意识障碍及类毒蕈碱样作用有关。

2.清理呼吸道无效

清理呼吸道无效与呼吸道分泌物增多、支气管痉挛及意识障碍有关。

3.气体交换受损

气体交换受损与呼吸肌麻痹有关。

4.自理缺陷

自理缺陷与活动无耐力及意识障碍有关。

5.有皮肤完整性受损的危险

皮肤完整性受损与中毒、大小便失禁及意识障碍有关。

四、急救护理

（一）维持呼吸功能

呼吸衰竭是首要死因。一旦呼吸衰竭，患者将迅速面临死亡危险，故保持呼吸道通畅，维持呼吸功能至关重要。应立即给予吸氧或进行气管插管呼吸机辅助呼吸，心脏停搏者应立即行心肺复苏术，同时迅速用大号静脉留置针开放两条静脉通路，以保证抢救成功。

（二）迅速清除毒物

1.接触中毒者

立即将患者撤离出有毒环境，脱去染毒衣物，用清水、肥皂水或 2% 的碳酸氢钠溶液彻底清洗染毒皮肤、毛发、指甲、趾甲。

毒物侵入眼内时，用 2% 的碳酸氢钠或生理盐水清洗，至少10 min。禁用热水冲洗或酒精擦洗，以免皮肤血管扩张，加速毒物吸收。

2.口服中毒者

应立即给予及时有效的洗胃，排出胃中毒物，阻止毒物吸收。常用的洗胃液有清水、生理盐水和 2%～4% 的碳酸氢钠溶液（敌百虫中毒禁用）。给有机磷中毒者首次洗胃应反复彻底，直至洗出液无农药味为止。

洗胃后，从胃管中注入硫酸钠导泻。应将胃管保留一段时间，必要时再次洗胃，如患者有喉头水肿或痉挛，无法插管，必要时应行紧急手术切开洗胃。

（三）解毒剂的应用

1. 抗胆碱药物的应用

阿托品是最常使用的药物，可缓解毒蕈碱样症状，对抗呼吸中枢抑制亦有效，对烟碱样症状和恢复胆碱酯酶活力无作用。轻度中毒者可单独使用，中、重度中毒患者需配合使用胆碱酯酶复能剂。阿托品的用药原则是必须早期、足量和反复给药，直至达到阿托品化后，减量维持3～5 d。阿托品化的指征为瞳孔较之前散大、颜面潮红、皮肤干燥无汗、口干、心率增快以及肺部啰音明显减少或消失。用于救治有机磷中毒的抗胆碱药还有盐酸戊乙奎醚（长托宁），该药是具有选择性的抗胆碱药，有较强的中枢和外周抗胆碱作用，有效量小，持续时间长，毒副作用小，不使心率增快，与胆碱酯酶复能剂合用，对重度中毒患者有显著疗效。

2. 胆碱酯酶复能剂的应用

临床常用的药物有碘解磷定、氯解磷定、双复磷和双解磷等，对解除烟碱样症状作用明显。这类药物能使磷酰化胆碱酯酶在未发生老化前恢复水解乙酰胆碱的活性，而对已老化的胆碱酯酶无复能作用，故应尽早应用。一般中毒72 h后再用复能剂疗效较差或无明显的重新活化作用。

3. 解磷注射液的应用

解磷注射液是一种复方制剂，一般供肌内注射，应用方便，适用于现场急救，对毒蕈碱样、烟碱样作用和中枢神经系统症状有较好的对抗作用，对中毒的胆碱酯酶也有较好复活作用，起效快，作用时间持久。轻度中毒，首次剂量为1～2 mL；中度中毒，首次剂量为2～4 mL，必要时重复应用2 mL；重度中毒，首次剂量为4～6 mL，必要时重复应用2～4 mL。一般采用肌内注射，必要时可静脉注射。

（四）病情观察

（1）密切观察患者生命体征、瞳孔及意识的变化，特别是呼吸的变化。

（2）洗胃时应注意观察洗胃液及腹部情况，注意有无消化道出血或穿孔等症状。

（3）应用阿托品时应观察阿托品化的表现，注意与阿托品中毒的区别。阿托品中毒量与阿托品化相近，治疗过程中应密切观察患者的神志、瞳孔大小以及体温和心率的变化，一旦出现神志恍惚、瞳孔极度散大、高热或心动过速等临床表现时，应考虑阿托品中毒的可能，应酌情减量。

（4）密切观察，防止反跳的发生。反跳发生前多有先兆症状，如食欲缺乏、恶心呕吐、精神萎靡、皮肤湿冷、胸闷气短、轻咳、肺部啰音、血压升高、瞳孔缩小及流涎等，若出现上述症状迅速通知医师进行处理。

（5）心理活动的观察与护理：了解引起中毒的具体原因，根据不同的心理特点予以心理疏导。如中毒为自杀所致，护理人员应以诚恳的态度为患者提供情感上的帮助，让家属陪伴患者，不能歧视患者，并为患者保密。

五、健康教育

（1）普及预防有机磷农药中毒的有关知识，向生产者、使用者特别是农民广泛宣传使用农药时的注意事项，如喷洒时应遵守操作规程，加强个人防护，穿长袖衣裤、鞋、袜、戴口罩、帽子及手套，下工后用碱水或肥皂洗净手和脸，方能进食，要及时洗净污染衣物。农药盛具要专用，严禁装食品、牲口饲料等。

（2）患者出院后，仍需要在家休息2～3周，按时服药，不可单独外出，以防发生迟发性神经症。急性中毒除个别出现迟发性神经症外，一般无后遗症。

（3）因自杀而中毒者出院后，患者应学会如何应对应激原，树立生活的信心，并应争取获得社会多方面的情感支持。

（李其林）

第二十一节　急性一氧化碳中毒

一氧化碳（CO）为无色、无味、无刺激性气体，比重为0.967。一氧化碳中毒俗称煤气中毒，是由于含碳物质燃烧不完全，或煤气管道泄漏溢出一氧化碳，一氧化碳被吸入后与人体血液内血红蛋白（Hb）结合，形成稳定的碳氧血红蛋白（HbCO），丧失传递氧的能力，引起组织缺氧。

一、病因与中毒机制

经呼吸道吸入的CO，经过肺泡膜进入血液。85%的CO与血液中的血红蛋白结合，形成稳定的HbCO。CO与Hb的亲和力是O_2与Hb的亲和力的240倍，而解离速度是HbO_2解离速度的1/3 600，故CO与O_2氧争夺Hb，与Hb形成不易分离的HbCO。HbCO无携氧功能，它的存在影响HbO_2解离，并且随着血中HbCO浓度升高，HbO_2氧解离曲线左移，阻碍了氧的释放和运输，导致低氧血症。当CO浓度较高时还可与细胞色素C氧化酶中的二价铁结合，抑制组织细胞的呼吸等，CO阻断了氧的运输、吸入和利用，使机体处于严重缺氧状态。

二、病情评估

1. 病史收集

（1）职业病史：在炼钢、炼焦和烧窑等生产过程中炉门或窑门关闭不严，煤气管道泄漏大量CO；煤矿瓦斯爆炸时有大量CO，现场人员来不及撤离而接触CO。

（2）生活病史：有家中使用煤炉、煤气、燃气热水器和煤气红外线取暖器等过程中通风不良，形成CO中毒。

2. 临床表现

病情轻重与血液中HbCO浓度有密切关系，也与中毒前健康状况有关，可分为三级。

（1）轻度中毒：血液HbCO浓度可高达10%～30%，出现剧烈头疼、头晕、心悸、眼花、恶心、呕吐和全身乏力等症状，甚至意识模糊，但不昏迷。脱离现场、呼吸新鲜空气或吸入氧气，一般可很快恢复。

（2）中度中毒：血液HbCO浓度可高达30%～40%，除上述症状外，表现为面部潮红、唇呈樱桃红色、脉快、多汗、烦躁、血压下降和意识模糊，甚至昏迷。但昏迷时间不长，及时脱离现场进行抢救，可很快苏醒，一般无明显并发症和后遗症。

（3）重度中毒：血液HbCO浓度可高于50%，患者呈深昏迷状态，四肢冰冷，大小便失禁，脉搏微弱，呼吸短浅，可出现抽搐，双侧瞳孔缩小，对光反射迟钝或消失，病理征阳性以及去大脑皮层状态（患者可以睁眼，但无意识，不语，不动，不主动进食或大小便，呼之不应，推之不动，上肢屈曲,下肢伸直)。

有时可见视神经盘水肿。如不及时抢救,出现脑疝,会导致循环和呼吸衰竭而死亡。部分病例可出现心律失常,肺水肿,水、电解质及酸碱平衡失调和氮质血症等。抢救后存活者常有去大脑皮层状态、瘫痪等神经系统后遗症。

(4)急性 CO 中毒迟发脑病:部分急性 CO 中毒患者于昏迷苏醒、神志恢复正常后,经历 2～60 d(一般为 2 周)的假愈期,又突然出现一系列神经精神症状,这种现象称为神经精神后发症或迟发脑病。迟发脑病与后遗症不同,后者的神经精神症状是由 CO 中毒急性期迁延而来的,病程中无假愈期。

迟发脑病主要表现为突然产生一系列精神症状,如言语减少、精神呆滞、注意力涣散、反应迟钝、定向力丧失或傻笑、精神错乱、打人损物、出现幻觉或错觉等;同时可出现面部表情减少或呈面具样、齿轮样肌张力增大、静止样震颤、单瘫、偏瘫、截瘫、腱反射亢进、病理征阳性、失语等表现。

3.辅助检查

(1)血 HbCO 测定:必须在脱离中毒环境后 8 h 内进行,其结果不仅反应 CO 接触情况,而且常与中毒程度呈一致关系。

(2)脑电图:多数患者可出现异常脑电图,表现为低波幅慢波、不规则慢波及平坦波。

三、护理诊断

1.急性意识障碍

急性意识障碍与急性中毒有关。

2.气体交换受损

气体交换受损与 CO 竞争 Hb 致 O_2 不能与 Hb 结合有关。

3.清理呼吸道无效

清理呼吸道无效与肺部继发感染、肺水肿及意识障碍有关。

4.自理缺陷

自理缺陷与活动无耐力和重度中毒有关。

5.有皮肤完整性受损的危险

皮肤完整性受损与长期卧床、大小便失禁、意识障碍等有关。

四、急救护理

1.现场急救

迅速打开门窗通风,断绝煤气来源。应将患者抬离现场,移到空气新鲜处,解开领口、裤带,清除口、鼻分泌物,保持呼吸道通畅。

2.保暖

保暖是过去容易忽视的环节。由于本病多发于冬、春季节,将患者由室内转移到室外寒冷的环境时,寒冷的刺激导致外周血管收缩,加重机体的缺氧。严重者诱发休克及呼吸、心搏骤停。因此到达现场后在做转移患者、吸氧、输液等抢救工作的同时注意给患者穿衣、盖被等以保暖,对打寒战者用毛巾包裹热水袋放在四肢,水温保持在 50 ℃为宜,严防烫伤患者。

3.迅速氧疗

立即给氧,对重症昏迷患者可用高浓度、流量或高压氧疗。高压氧疗越早越好,最好在中毒后 4 h 内进行,可减少神经、精神后遗症和降低病死率。

4.降低颅内压

患者绝对卧床休息。给高热者物理降温,可增加脑组织对缺氧的耐受性并降低颅内压。促进脑细胞功能恢复,重症中毒伴有脑水肿、颅内压增高者,可用脱水剂,250 mL 20％的甘露醇,快速静脉滴注,6～8 h 一次。心力衰竭患者可用呋噻米(速尿)利尿。用肾上腺皮质激素地塞米松,有助于缓解脑水肿,使用三磷酸腺苷增加组织能量,使用脑细胞激活剂,可适当使用中枢兴奋剂纳洛酮(静脉推注),以促进昏迷的患者清醒和呼吸恢复,对脑功能的恢复起着积极作用,可明显缩短昏迷时间,降低重度一氧化碳中毒患者的致残率和病死率。

5.预防和控制感染

酌情使用有效抗生素,积极防治肺部感染和压疮,定时翻身、拍背,促进痰液排出。做好皮肤护理、口腔护理和泌尿道的护理。对抽搐躁动者,约束带固定要正确,防止皮肤擦伤,并保持肢体功能位置。

6.加强整体护理,密切观察病情

预防、治疗一氧化碳中毒引起的精神症状。

五、健康指导

(1)煤气、热水器或煤气、燃煤、燃油设备等不应放置于家人居住的房间或通风不良处。

(2)经常保持室内良好通风状况,尤其是冬天、雨天气压低时更应注意;注意热水器或煤气等正确的使用方法及保养,并随时注意是否呈完全燃烧状态,煤气具应放在不燃烧材料上面,周围切勿放置易燃品。

(于　静)

第十五章　重症医学科疾病护理

第一节　重症医学科患者护理常规

一、ICU 接收患者护理常规

1. 在患者入院之前准备

(1)床位准备:铺好麻醉床,备好床头卡,必要时用紫外线消毒半小时。

(2)仪器准备:①连接好呼吸机管道,根据患者的具体情况调试好各参数,并确认无误;②根据监护项目准备好插件,正确连接监护仪导线,经过调试证明功能良好,设置报警范围;③检查除颤仪性能良好,充好电;④其他仪器、设备如微量输液泵、负压吸引器、中心供氧、吸氧面罩、简易呼吸器、温毯机等,保持性能良好、备用。

(3)器械准备:抢救车、气管插管车、气管切开包、深静脉置管包等。

(4)物品准备:①无菌物品,如鼻胃管、胃肠减压器、导尿包、尿管、输液三通管、微量输液泵延长管、呼吸机延长管、吸痰管及吸痰稀释液和消毒液、手套、注射器、输血器、输液器等;②一般用品,如约束带、胶布、量杯、比重计、电极片、手电筒、特护记录单、整体护理评估单、体温计等。

(5)液体和药品准备:根据需要配备药品,常规配好 50 U/mL 的稀释肝素液一袋。

2. 患者进入监护室后,护士要配合医师做好的工作

(1)接呼吸机:听诊双肺呼吸音。观察胸廓运动,固定气管插管,并记下气管插管插入深度、距门齿的刻度,同时观察患者的面色及监测 SpO_2。

(2)连接监护仪:显示 ECC、HR、NIBP、RR 等。

(3)更换并连接输液通路(必要时测量 CVP)。

(4)接诊术后患者应认真检查手术切口的位置、切口敷料的渗出情况,标清楚各引流管的名称,正确连接,妥善固定,合理放置。向手术医师了解有无特殊注意事项(包括引流袋放置高度、体位的要求等)。观察各引流管是否通畅,有无护理上的特殊要求。严格按照各引流管护理要点进行护理,有异常情况及时通知医师。

(5)检查患者瞳孔大小及对光反射情况,并根据反应水平分级(RLS)或 GCS 的评分标准给患者进行意识评分。

(6)检查患者的全身皮肤情况,如有无压疮的各期表现,有无外伤后的皮肤擦伤,有无皮肤病等。有皮肤异常应第一时间报告护理部并填写压疮报告单,请家属在入院评估单、护理记录单上签字,24 h 内将报告单上呈护理部,并请值班医师将患者异常的皮肤情况记录于病程记录单上。

(7)测量患者的体温,针对异常体温在汇报医师的同时可给予物理降温。

(8)根据患者当时烦躁情况暂时适当约束四肢,在患者病情许可下尽早遵医嘱给予患者镇

静、镇痛。

（9）与手术、麻醉人员及其他科室或部门医护人员详细交接患者麻醉方式、手术名称、神志、用药、用血等情况。

（10）若患者由其他科室或部门转入，在保证患者生命体征平稳的情况下，必须更换全部床单元用物，包括输液器、注射器、尿袋及床上用物等，更换完毕，将患者调整至舒适体位。

（11）告知家属探访制度，并准备患者住院所需的生活用品（如纸杯、吸管、手纸、湿纸巾、护理垫等）。

（12）完成整体护理评估，根据患者的需要制订护理计划。

（13）填写患者手腕带、床头信息卡，在交班本上注明观察及执行的工作（如 PPD 的皮试结果等）。

（14）将患者信息填写于出入院登记本上，在电脑三测单 40 ℃～42 ℃处竖写患者入院时间（如：转 ICU——10:30）及手术，填写住院卡，放于患者一览表上。

二、ICU 患者出院护理常规

（1）接到患者出院医嘱后，由科室主班护士负责结算，并及时处理医嘱系统内患者的药单，在无挂单后，提交出院信息至医院财务科。

（2）患者出院前，由责任护士及主管医师告知出院后注意事项，包括目前的病情、药物的剂量和作用、饮食、功能锻炼、复诊时间等。

（3）对于自动出院的患者，原则上不能带任何导管出院（如胃管、尿管、动静脉导管等），若有中心静脉应拔除后改外周静脉。如果家属强烈要求，在医师同意的情况下，责任护士应在特护记录单上详细记录，记录内容：患者出院时留置导管的名称，放置的位置，导管是否通畅，引流液的颜色、性状等，并请家属签名。

（4）责任护士完成整体护理计划。

（5）结账护士告知家属办理出院手续的方法。

（6）护士长主动征求患者及其家属对医疗、护理等方面的意见和建议。

（7）责任护士清点患者物品，将私人物品归还家属。

（8）责任护士将患者的出院时间填写于出入院登记本上，在电脑三测单 40 ℃～42 ℃处竖写患者出院时间（如：出院——10:30），并取出患者一览表内的住院卡。

（9）责任护士将患者的护理记录单及医疗病历全部整理后归档。

（10）患者出院后，责任护士对床单元及监护仪器进行终末消毒。

三、一般护理常规

（1）根据病情，准备好所需物品和药品，明确每个患者的责任护士。

（2）取舒适、安全体位。

（3）持续心电监测，严密观察记录神志、瞳孔、面色、心率及生命体征。

（4）及时清除呼吸道分泌物，保持气道通畅。

（5）留置导尿管并记录每小时尿量，维持各引流管通畅。准确记录 24 h 出入量，维持出入平衡。

（6）酌情确定饮食种类、方式。

（7）做好基础护理、生活护理及心理护理。

(8)确保静脉输液通畅,备齐急救物品、药品。

(9)留置动、静脉导管,加强穿刺置管局部护理和观察,及时给予 2.5 U/mL 肝素溶液冲管。

(10)按要求采集各种标本,并及时送检。

(11)加强病情观察,认真做好记录。如病情有变化,立即向医师报告,及时处理。

(12)对使用呼吸机患者,严密观察、记录各种参数,发现报警,及时处理。

四、基础护理常规

(一)患者的六洁

(1)患者进入 ICU 后尽量剃发或剪发,每周床上洗头两次。

(2)入院后常规给患者剪指甲,以后每周修剪 1 次,每天给男患者剃胡须。

(3)每日行 2 次床上擦浴,保持皮肤的清洁。

(4)每日行会阴冲洗 2 次,患者解大便后及时给予冲洗。

(5)保持床单元及病号服的整洁、干燥,每日常规更换 1 次,若潮湿或污染,应及时更换。

(二)口腔护理规范

(1)每日行 3 次口腔护理。

(2)正确、常规使用 pH 试纸,认真观察患者的口腔情况,做好口腔护理评估,根据分泌物培养结果选择合适的口腔护理液。常规使用复方氯己定漱口液,如真菌感染,可选用1%～4%的碳酸氢钠溶液。

(3)对昏迷、不合作、牙关紧闭的患者,正确使用开口器、压舌板、舌钳及吸痰装置,以确保口腔护理效果。

(4)对于大面积口腔溃疡的患者,可给予 250 mL0.9%的氯化钠＋5 mL2%的利多卡因＋维生素 B_6 含漱,之后喷擦重组牛碱性成纤维细胞生长因子(贝复剂)。

(三)双眼护理规范

(1)保持双眼清洁,床上擦浴时,注意清洁双眼,及时清除眼角分泌物。如果眼内分泌物较多,可用生理盐水冲洗。

(2)观察双眼有无发红、发黄、球结膜水肿等异常情况,并及时通知医师。

(3)眼睑不能完全闭合者的角膜可因长时间暴露于空气中而干燥、溃疡,甚至坏死,应注意保护。可涂红霉素眼膏,使角膜与空气隔绝,并用油纱布遮盖。

(4)避免强光刺激,可戴眼罩或调节适宜的室内光线。

(四)会阴护理规范

(1)每日行晨、晚间护理,患者每次大便后行温水冲洗。

(2)对留置导尿管患者每日行 2 次尿道口护理。

(3)患者大便后,用湿纸巾擦拭肛周皮肤。

(4)保持会阴区皮肤的清洁、干燥。在出汗较多患者的腹股沟区垫棉布衬垫,棉布衬垫潮湿后立即更换,预防湿疹的发生。

(五)卧位更换及肢体功能位的摆放

(1)协助患者更换卧位 1 次,每 2 h 1 次。

(2)病情允许时,应将血流动力学平稳者及鼻饲患者的床头抬高 30°～45°。

(3)侧卧时应将患者对侧受压肩关节轻轻向外牵拉(防止臂丛神经受损)。

(4)保持上、下肢各关节处于功能位:膝关节下垫两个软枕以保持膝关节屈曲位,同时防膝关节悬空;下肢垫两个软枕,使足跟尽量悬空,避免受压;足底垫枕,保持足背上翘,防止下垂,维持足背功能位。

(5)瘫痪患者为避免肢体的痉挛,不宜长时间仰卧,而应健侧与患侧卧位交替,置肢体于抗痉挛体位。①仰卧位抗痉挛:肩上抬前挺,上臂外旋稍外展,肘与腕均伸直,掌心向上,手指伸直并分开,整个上肢可放在枕头上。骨盆和髋前挺、大腿稍向内夹紧并稍内旋,患腿下放置枕头或沙袋,其长度要足以支撑整个大腿外侧以防下肢外旋。为避免伸肌,膝关节稍垫起使其微屈并向内,踝呈 90°,足尖向上;②健侧抗痉挛卧位:在患者胸前放一个枕头,使患肩前伸,肘伸直、腕、指关节伸展,放于枕头上,不能垂腕,用布卷或纸卷隔开大拇指与其余四指;患腿屈曲,向内放在身前另一支架枕上,髋、膝自然屈曲,下肢不能外旋。踝关节尽量保持 90°,健腿自然放置;③患侧抗痉挛卧位:患肩前伸,肘伸直,前臂旋后,将患肩拉出,避免受压或后缩,手指张开,掌面朝上。健腿屈曲,向前置于体前支撑枕上。患腿在后,膝微屈,踝尽量保持 90°。

(六)皮肤护理规范

(1)每天进行床上擦浴 2 次。

(2)坚持做好患者皮肤的评估,及时采取有效措施。发现问题,及时上报,客观记录,班班交接。

(3)各班护士应掌握并正确使用各种压疮用品,有效预防和治疗压疮。

(4)对于身体状况差,有低蛋白血症或压疮高危患者,可适当降低床头,20°左右,以减轻摩擦力及剪切力,减少压疮的发生。

(5)对于尿失禁及大便失禁的患者,应及时采取有效的措施:①切断损伤源,及时留置导尿管及肛管,对于不能留置者及时处理,尽量保持局部清洁、干燥;②及时进行局部皮肤的保护,使用温水进行皮肤清洁;③对于有严重腹泻倾向的患者应在肛周皮肤破溃前及早使用造口袋。

(6)发现皮肤问题,及时向护士长报告,积极采取各种治疗措施。

(七)压疮护理

1.压疮的预防

利用压疮危险因素评估表对患者的状况进行客观评估是预防压疮的关键。

(1)定时翻身:一般的患者翻身时间为间隔 2 h 变换 1 次体位,但对长期卧床患者可通过评估其皮肤及全身情况来调整翻身时间。2 h 翻身时如皮肤出现可见性充血反应,在 15 min 内能消退,则皮肤可以承受 2 h 的压力,如 15 min 内皮肤发红未消退,翻身时间应缩短至 1 h。选侧卧位,抬高床头 30°,有利于压力分散和血液的流动,用软枕垫高可减少剪切力。注意避免长时间抬高床头 30°,以减少尾骶部的剪切力。如患者因病情需要取半坐卧位,要在患者的臀下给予支撑,避免患者向下滑行,产生剪切力。正确搬动和翻动患者。

(2)使用减压装置:根据作用部位分为两种,即局部减压装置和全身减压装置。局部减压装置有泡沫、海绵减压垫、啫喱垫、气垫和临床自制的减压垫等。全身减压装置有气垫床、波浪气垫床和水床等。

(3)皮肤护理:每天定时检查全身皮肤情况,尤其是骨隆突部位皮肤。皮肤干燥患者,可使用不含香精的温和润肤霜,还可使用皮肤保护膜保护。避免使用爽身粉,因爽身粉聚集在皮肤皱襞中,汗液和粉混合后刺激皮肤,使皮肤破溃。及时更换潮湿的衣物和床单,清洁皮肤,保持患者皮肤的清洁、干爽。

当患者发生大小便失禁时,注意保护局部皮肤,避免粪水的刺激。避免按摩,软组织受压发红是正常保护反应,无须按摩。但如果皮肤发红持续 30 min 以上不消退,则表示软组织受损,此时按摩会加重局部软组织损伤。

(4)增进患者的营养。

(5)提高患者的可动性和活动性,在整个治疗过程中建立康复治疗的内容,对大多数患者要保持他们现有的活动水平。

2.压疮不同分期的处理

(1)Ⅰ期:局部可不用任何敷料,避免再受压,减小局部摩擦力,可给予局部皮肤透明薄膜、薄的水胶体敷料或液体敷料,观察局部皮肤的颜色变化。

(2)Ⅱ期:水疱的直径小于 2 cm,可让其自行吸收。水疱的直径大于 2 cm,局部消毒后,在水疱最下端用 5 mL 注射器抽出液体,用水胶体覆盖表面,观察渗液情况,如水疱内出现较多渗液,可在薄膜外消毒后直接穿刺抽液并在穿刺口覆盖透明薄膜,水胶体敷料 3~7 d 更换 1 次。如水疱破溃,暴露红色创面,按浅层溃疡原则处理。

浅层溃疡:Ⅱ期压疮创面通常是无腐肉的红色或粉红色基底开放性浅层溃疡,可根据渗液情况使用敷料。渗液少,可用薄的水胶体敷料,2~3 d 更换 1 次;渗液中等或较多,可用厚的水胶体和泡沫敷料,3~5 d 更换 1 次。

(3)Ⅲ~Ⅳ期:①清除坏死组织,Ⅲ~Ⅳ期通常覆盖较多坏死组织,首先应进行清创处理,创面坏死组织较松软时,可采用外科清创。创面坏死组织致密,且与正常组织混合时,先用自溶性清创,待坏死组织松软后再配合外科清创。黑色焦痂覆盖创面,可在焦痂外做一个小切口,再使用自溶性清创。创面内有加深潜行或窦道时,可用注射器连接吸痰管或尼龙针头(去除钢针部分)抽取盐水冲洗,清除部分坏死组织。②控制感染,先进行创面分泌物或组织的细菌培养和药敏试验,根据培养结果和药敏试验结果,选择合适的抗生素治疗,对感染性创面,选择合适的消毒剂清洗创面,再用生理盐水清洁,并使用银离子抗菌敷料。③创面渗液处理,黑色焦痂覆盖,创面渗液少或没有时,给予水凝胶或交互式敷料;创面有较多黄色坏死组织覆盖,渗液由少到多时,选用水胶体、藻酸盐、镁盐等敷料;创面上较多红色肉芽组织生长,渗液较多时,选用吸收性强的藻酸类敷料、水性纤维敷料、泡沫敷料等;创面肉芽组织填满创面部分上皮生长,渗液减少时,选用糊、水胶体敷料或薄的泡沫敷料促进创面愈合。④创面潜行和窦道的处理,要仔细评估潜行范围和窦道深度,根据深度和渗出情况选择合适敷料填充和引流,填充是要接触到潜行和窦道的基底部,但不要太紧而造成创面压力,可用于引流和填充的敷料有水胶体优拓敷料、镁盐、藻酸盐等。⑤关节处创面的处理,保护好关节面是护理关节创面的关键,进行局部的减压和保持湿润环境,避免关节面破坏后直接的暴露。骨关节暴露创面不可直接使用银离子敷料覆盖,应先使用水凝胶进行保护。

(4)怀疑深层损伤期:①解除局部压力;②局部皮肤完整时可外涂赛肤润,避免大力按摩。如出现水疱,按Ⅱ期压疮处理;如局部出现焦痂,按焦痂创面处理;如发生坏死,按Ⅲ~Ⅳ期压疮处理。

(5)无法界定分期:当创面无法界定分期时,应记录为无法界定,不要猜测属于几期。当创面覆盖焦痂和坏死组织时,应先清除创面焦痂和坏死组织,再确定分期。按Ⅲ~Ⅳ期压疮处理。

(八)疼痛护理

(1)注意倾听患者主诉,准确评估疼痛程度和性质。

(2)避免激发或加剧疼痛的因素,解除疼痛刺激源。例如,外伤引起疼痛,应根据情况采取止血、包扎、固定等措施;胸腹部手术后咳嗽、深呼吸引起创面疼痛,应协助患者按压创面后,再咳痰和深呼吸。避免各项操作增加患者的疼痛程度。

(3)遵医嘱合理给予止痛药物,及时评估止痛效果,观察药物的不良反应,及时处理镇痛治疗的并发症。

(4)做好心理护理,尊重并接受患者对疼痛的反应,建立良好的护患关系。护士不能以自己的体验来评判患者的感受。解释疼痛的原因、机理,介绍减轻疼痛的措施,有助于减轻患者的焦虑、恐惧等,从而缓解疼痛压力。通过让患者听音乐、与家人交谈、深呼吸、放松按摩等方法分散患者对疼痛的注意力,以减轻疼痛。尽可能地满足患者对舒适的需要,如帮助变换体位,减少压迫;做好各项清洁卫生护理;保持室内环境舒适等。做好家属的工作,争取家属的支持和配合。

(5)中医疗法:例如,通过针灸、按摩等方法活血化瘀,疏通经络,有较好的止痛效果。

(6)物理止痛:应用冷、热疗法可以减轻局部疼痛,如采用热水袋、热水浴、局部冷敷等。

(九)ICU 的备物要求

(1)给每个备用床单元消毒,备气垫床、输液泵、微量输液泵、监护仪、呼吸机及连接好的吸氧、吸痰装置,以确保新入院患者收治的流程畅通,减少护士在接诊患者的过程中利用宝贵的时间慌乱地去寻找物品。

(2)每日准备好 ICU 的各种物品,包括床单、枕头、病号服、护理垫、垫脚的泡沫,检查每个患者床头手电筒、听诊器、简易呼吸气囊、洗手液及床头柜内一次性耗材等。

(3)及时检测、维修配备好的监护仪、呼吸机,以确保其处于备用状态。

(4)正确用好急救车,各班遇到抢救时应积极使用急救车内药品和物品,抢救完毕及时通知医师补录医嘱,主班领药后及时补充完备,保证急救车随时处于应急状态。

(5)定期检测、维修吸氧及吸痰装置,使之处于备用状态。

(十)管道的妥善摆放及固定

(1)每床配备一台输液架,尽量将各种泵固定在输液架上,尽量使各种输液管道往一个方向,必要时先用胶布固定,捆绑前段,后段再分开,总之应努力使各种管道固定妥当且不凌乱。

(2)对营养泵管应每 4 h 冲管 1 次,用 20 mL 温开水行脉冲式冲管,以保持管道通畅,减少报警次数,减少重复处理一个问题的工作量。

(3)应在患者面部妥善固定吸氧管,防止因患者体位改变而滑脱,影响效果。

(4)应保持吸痰装置清洁,妥善放置玻璃接头。

(5)将监护仪置于床头,和输液架并排。监护仪前不要放置任何物品,以免影响监护数据的观察。

(6)对各种治疗泵及监护仪应每班清洁 1 次。

(杜丽莉)

第二节 重症医学科常见诊疗技术护理常规

一、人工气道护理

(一)建立人工气道后对机体的影响

室温空气经鼻腔吸入,到达咽喉部时温度达 34 ℃,相对湿度达到 75%~85%;到气管隆嵴时温度可达 35 ℃,相对湿度达到 90%;到肺泡时温度达 37 ℃,相对湿度达到 100%。人工气道的建立改变了正常的气体通道,可能出现以下不良影响。

(1)直接吸入干冷气体会损伤气道黏膜上皮细胞,影响黏膜黏液分泌和纤毛运动,气道的自净能力降低或消失。

(2)咳嗽功能受限,影响咳嗽。

(3)气道失水增多,由正常成人呼吸道失水的 400~500 mL/d 增加至 800~1 000 mL/d,同时分泌物易变黏稠而形成痰栓,阻塞气道。

(4)肺泡表面活性物质被破坏,肺顺应性下降,引起或加重炎症和缺氧。

(5)直接吸入干冷气体易诱发支气管痉挛或哮喘发作。

(6)如管理不善,易出现气管黏膜出血、肺不张、气管食管瘘、气管切开口瘘等并发症。

(二)预防人工气道导管的意外脱出

(1)妥善固定气管插管和气管切开导管,松紧适宜,每班检查、更换固定胶布和固定带。

(2)保持患者的脸部清洁,以防汗水、分泌物或脸部动作降低胶布的附着度。

(3)每日检查气管插管的深度,以防导管脱出或过深而进入一侧肺内。

(4)对于烦躁或意识不清的患者,适当约束患者的双手,以防患者自行拔管,同时应遵医嘱应用镇静剂。

(5)呼吸机管道的固定应留出患者活动的范围,防止患者翻身时牵拉管道导致脱出。

(三)人工气道的湿化

建立人工气道后,呼吸道加温、加湿功能丧失,纤毛运动功能减弱,造成分泌物排出不畅。因此,做好气道湿化是所有人工气道护理的关键。呼吸道湿化必须以全身不失水为前提,故首先应保证充足的液体入量。

1.湿化的方法

(1)蒸气加温加湿法:呼吸机上的湿化器,可以调节监控,保证患者吸入有一定温度、湿度的气体。调节温度,显示 32 ℃~34 ℃。

(2)持续泵入湿化法:气道内持续泵入 0.45% 的氯化钠液体,一般速度为 2~10 mL/h,根据患者痰液黏稠度及时调整泵入速度。

(3)直接滴注冲洗湿化法:在患者吸气时缓慢注入生理盐水,每次 3~5 mL,30~60 min 1 次。注意在患者吸气时注入,沿导管内壁缓慢注入,去掉针头,以免针头脱落,掉入气管内。注入冲洗液后,给予翻身、叩背,使冲洗液和黏稠痰液混合震动后再吸出。

(4)采用雾化吸入湿化法。

2.湿化的调节

根据痰液黏稠度来调整湿化量。

(1)Ⅰ度至稀痰:如泡沫样或米汤样,吸引器接头无痰液滞留,提示湿化过度,应适当减少湿化量。

(2)Ⅱ度至中度黏痰:痰液外观较Ⅰ度黏稠,吸痰后有少量痰液滞留在玻璃接头,内壁易冲净,提示气道湿化满意。

(3)Ⅲ度至重度黏痰:痰液外观明显黏稠,呈黄色大量滞留痰液,不易被冲净,提示气道湿化不足或伴有机体脱水,应加强湿化。

(四)吸痰的护理

1.吸痰指征

①距离患者 50 cm 听见痰鸣音,或听到呼吸机高压报警;②患者咳嗽,肺部听诊有啰音;③血氧饱和度下降。

2.吸痰注意事项

(1)严格无菌操作:在吸痰前先进行快速手消毒,应将呼吸机管路接头放在无菌纸巾上,戴无菌手套持吸痰管吸痰,一根吸痰管只用 1 次。有条件者最好采用密闭式吸痰管。

(2)吸痰管的选择:吸痰管的外径应小于气管插管内径的 1/2,应旋转吸痰,动作轻快,每次吸痰不超过 15 s,成人吸引负压为 300～400 mmHg。对支气管哮喘患者,应避免吸痰时刺激而诱发支气管痉挛。

(3)吸引前后充分吸氧:吸痰前后应用简易呼吸器加压给氧或调节呼吸机给氧浓度至纯氧 2～3 min,以提高患者的血氧饱和度,使其达到最高值,避免吸痰时发生严重低氧血症。

(4)吸痰时密切监测患者心率、血压变化、SPO_2,如患者出现心率明显加快、心律失常、SPO_2 明显下降等情况,应立即停止操作,恢复氧供。

(5)吸痰时动作轻柔,注意吸痰管插入是否顺利,遇有阻力时,应分析原因,不得粗暴操作。

3.不当吸痰的不良后果

①气道黏膜损伤;②加重缺氧;③肺不张;④支气管哮喘患者,因负压吸引的机械刺激,可能诱发支气管痉挛;⑤心律失常;⑥颅内压增高。

(五)预防和控制肺部感染

(1)与人工气道有关的各种操作前后要注意快速手消毒,吸痰时严格无菌操作。

(2)及时彻底清除气道内分泌物,防止分泌物坠积、干结、脱落而阻塞气道。

(3)为防止气道分泌物潴留,促进分泌物的清除,可采取体位引流、胸部叩击、刺激咳嗽等物理治疗方法。

(4)机械通气,湿化器及呼吸管路应按时更换和消毒。

(六)气囊的管理

(1)每 12 h 监测气囊压力 1 次,适宜的气囊压力为 20～25 mmHg,不宜超过 25 mmHg。若清醒患者不使用呼吸机,可不必给气囊充气。

(2)气囊漏气,需要更换套管;气囊脱出,患者出现呼吸困难,呼吸音低下,吸痰管送入困难,此刻需要重新更换套管。

(七)心理护理

(1)除工作需要外,护士不要离开患者身边,以增加患者的安全感。护士离开患者时,应向患者解释,并将呼叫铃放置于患者手中。

(2)经常关心、询问患者,及时了解患者的不适感。

(3)采取一些有效的交流方式和示意方法,如用写字板、用认字板、图示等,以了解患者的想法和要求。

(八)护理要点

1.气管插管的护理要点

气管插管后应及时拍胸片,确认导管在气管隆嵴上 1~2 cm。

(1)准确记录插管的深度(门齿咬合的刻度),每班检查导管深度,听诊肺部呼吸音,评估导管是否移位。

(2)妥善固定气管导管,避免导管随呼吸运动上下滑动和意外脱管。用丝绸胶布以"X"形或"Y"形固定气管导管,对烦躁患者加用固定带围绕颈后固定一圈,防止患者拔管。每天更换固定带,进行面部清洁护理,经常检查固定胶布的黏性,一旦胶布被唾液或痰液浸湿,应立即更换。

(3)经常变换头位,以免颈项强直、体表压伤及咽喉损伤。

(4)经口插管者门齿距插管外口 5~6 cm,经鼻插管者从外鼻孔至插管外口,一般外露 3~4 cm。经口插管过长时,要剪掉部分外露的插管,以减少无效腔量。导管太长时气道阻力增大,不能充分清除气道深部的分泌物,应适当剪短外口的留置导管长度。

(5)加强口腔护理,检查有无口腔溃疡、口腔黏膜出血等,如有,应及时涂药。

(6)遵医嘱给予镇静、镇痛药,减轻气管插管给患者带来的不适。

2.气管切开的护理要点

(1)妥善固定导管,松紧以能伸进 1~2 根手指为宜。过紧易形成颈部的压疮,并压迫两侧的颈静脉,不利于脑部血液回流;过松易导致导管随呼吸运动上下滑动,损伤气道黏膜,或造成导管意外脱出。为防止固定带对颈部皮肤的压迫、摩擦,应在固定带外包橡皮管后方可进行气管导管的连接和固定,每周更换 1 次橡皮管和固定带。

(2)每 8 h 进行气管切口处的换药,观察切口处有无发红、湿疹及分泌物。

(九)拔管护理

1.拔除气管导管的护理

(1)拔管前应向患者解释,消除其心理负担,取得配合。

(2)为防止声门水肿,可遵医嘱静脉推注地塞米松 5 mg,并给予 0.9%的氯化钠+0.3 mg 肾上腺素,雾化吸入。

(3)吸尽患者气道及口鼻腔的分泌物。

(4)提高吸入氧浓度,增加氧储备,并备好急救设备及插管用物,做好再插管的准备。

(5)将吸痰管插入气管插管中,一边抽吸一边放掉气囊内气体,迅速拔出气管插管。

(6)给氧,嘱患者深呼吸、咳嗽,有痰时及时咳出,必要时行雾化吸入。

(7)观察患者的血氧饱和度情况及有无声嘶、喘鸣、呼吸困难等。

2.拔除气管切开导管前后的护理

(1)拔管前,先更换小号金属导管,8~12 h 给其内套管清洗、消毒 1 次。

(2)2~3 d 无不良反应,则试行堵管。

(3)堵管 1~2 d 无不良反应可拔除导管。拔管前先清洁局部皮肤,吸尽气道及口鼻腔分泌物;拔管后吸尽窦道内分泌物,以无菌纱布覆盖,以蝶形胶布牵拉固定。

(4)嘱患者咳嗽时按压局部切口。

(5)切口每日换药 1 次,直至愈合。

二、机械通气护理常规

机械通气是利用呼吸机把气体送入及排出肺部的一种技术,是抢救危重患者和治疗呼吸功能不全的重要工具和有效方法。其目的为纠正急性呼吸性酸中毒、低氧血症,缓解呼吸肌疲劳,防止肺不张,为使用镇静剂和肌松剂"保驾护航",稳定胸壁。

(一)通气模式与参数调节

1. 双相气道正压(BIPAP)

自主呼吸时交替给予两种不同水平的气道正压。应用此模式时,患者的基本呼吸方式是连续气道正压(CPAP),但 CPAP 水平不是恒定的,而是交替的高压力水平(high PAP)与低压力水平(low PAP)之间定时切换,利用从 IPAP 切换至 EPAP 时功能残气量的减少,增加呼出气量,从而辅助通气。缺点是患者需要有较稳定的自主呼吸。

2. 间歇正压通气(IPPV)

呼吸机不管患者自主呼吸的情况如何,均按预调的通气参数为患者间歇正压通气,主要用于无自主呼吸的患者,在吸气相是正压,呼气相压力降为零。

3. 同步间歇指令通气(SIMV)

呼吸机在每分钟内按事先设置的呼吸参数(频率、流速、流量、容量、呼吸比等)给予患者指令性呼吸,患者可以有自主呼吸,但自主呼吸的频率、流速、流量、容量、呼吸比等不受呼吸机的影响,而均由患者自己控制和调节。

4. 呼气末正压(PEEP)

吸气由患者自发或呼吸机发生,而呼吸终末借助于装在呼气端的限制气流活瓣等装置,使气道压高于大气压。这种呼气末正压能使肺泡在呼气末仍保持膨胀,防止小气道闭合,因而有利于减少肺泡萎陷,增加功能残气量,改善肺顺应性。不良作用:减少排心血量,调整 PEEP 过程中应监测血流动力学;高 PEEP 可导致吸气过程中肺泡膨胀过度,减少潮气量;单侧肺疾病时,PEEP 能导致肺血流向非通气肺区再分布,故可加重氧合障碍。

5. 持续气道正压(CPAP)

患者通过按需活瓣或快速、持续正压气流进行自主呼吸,正压气流大于吸气气流,呼气活瓣系统对呼出气流给予一定的阻力,使吸气期和呼气期气道压均高于大气压。呼吸机内装有灵敏的气道测压和调节系统,随时调整正压气流的流速,维持气道基本恒定在预调的 CPAP 水平,波动较小。

6. 压力支持通气(PSV)

自主呼吸期间,患者吸气相一开始,呼吸机即开始送气并使气道压迅速上升到预置的压力值,并维持气道压在这一水平,当自主吸气流速降低到最高吸气流速的 25% 时,送气停止,患者开始呼气,也就是说呼吸机开始送气和停止送气都是以自主触发气流来启动的。

7. 压力调节容量控制通气(PRVC)

PRVC 的特点是呼吸机连续测定呼吸系统顺应性(受肺、胸廓、气道阻力影响),自动调整压力切换水平,保证潮气量。

呼吸机首次送气的压力为 5 cmH_2O,呼吸机自动计算该压力下获得的通气量。在随后的

3 次通气中,呼吸机逐步调整压力水平,达到预定潮气量的 75%,此后呼吸机根据前一次通气计算出的顺应性,自动调节吸气压力以便达到预定肺容积。每次通气之间的压力差不超过 3 cmH_2O,最大压力不超过预定压力(压力上限)5 cmH_2O。

(二)设置初始参数

(1)FiO_2:40%。

(2)潮气量:成人 8~12 mL/kg,小儿为 5~6 mL/kg。

(3)呼吸频率:成人 12~16 次/分钟,儿童 16~25 次/分钟,婴儿 28~30 次/分钟,新生儿 40~50 次/分钟。

(4)峰流速:30 L/min 左右(如使用压力控制模式,须调大流速)。

(5)灵敏度:-2~0.5 cmH_2O(压力),2~5 L/min(流量)。

(6)PEEP:(根据病情需要调节)3~12 cmH_2O,一般不超过 15 cmH_2O。

(7)吸呼比:1.5~2。

(三)报警限的调节

1.高压报警限的调节

(1)在最高气道压力基础上加上 10~15 cmH_2O 的压力。

(2)直接设为 40 cmH_2O(成人)。

2.低压报警限的调节

根据呼吸机的不同来调节。通常比气道峰压低 10 cmH_2O,比 PEEP 高 5 cmH_2O。

3.低分钟通气量报警限的调节

3~5 L/min。

4.高分钟通气量报警限的调节

患者实际每分钟通气量加 50%。

5.呼吸频率

呼吸频率要根据患者的病情及具体应用的呼吸模式,一般上限设置为 30 次/分钟,下限设置为 10 次/分钟。

6.高潮气量

高潮气量不超过基础潮气量的 1.5 倍。

(四)护理

1.病情观察

(1)监测生命体征、皮肤、神志、尿色、尿量等,并认真、详细、准确地记录。

(2)密切注意患者的自主呼吸频率、呼吸节律、呼吸深度、双侧胸廓运动是否对称、呼吸音强弱等情况,人机是否同步。

(3)连续性监测 SpO_2,及时发现低氧血症。

(4)动脉血气监测:常规每日监测 2 次,病情变化时及时检测。

2.呼吸机的监测

(1)密切观察机器的正常运转和各项参数(呼吸模式、PEEP 值、呼吸频率、潮气量、每分钟通气量、气道压、呼吸波形等),每小时检查并记录呼吸机参数。

(2)注意呼吸机的报警:如有报警,应立即查找原因及时排除,如故障不能及时排除应首先取下呼吸机。患者无自主呼吸,应使用简易人工呼吸器维持通气和给氧,以保证患者安全。

3.注意事项

(1)调节呼吸机管路,使积液瓶处于管路的最低处。呼吸机管路低于气管套管和湿化罐,以避免管路内积水反流并及时倾倒冷凝水,尤其注意呼吸机呼气端积液杯冷凝水的倾倒,防止水满灌入机器内造成呼吸机失灵。

(2)注意及时添加湿化罐内灭菌注射用水,使其处于适宜水位。水位过高会影响通气量,过低则容易烧干而损坏仪器。

(3)及时吸痰,防止痰液污染呼吸机管路,若发现管路内有痰液,应及时更换。常规每 7 d 更换 1 次呼吸机管路及湿化器。

(4)翻身时,保护好人工气道管路与呼吸机管路,防止导管牵拉脱出。

(5)重视呼吸机报警信号,及时查明原因并处理。

(6)保持呼吸道通畅,注意湿化器的湿化效果,及时清理鼻腔的分泌物。

(7)如呼吸机或参数有较大调整,应在 30 min 后做血气分析,以便了解患者的呼吸功能是否得到改善。

(8)床旁常规备简易呼吸器,以备停电、呼吸机故障等紧急情况下使用。

(9)呼吸机模式及参数的调整应经医师同意或在医师指导下进行,护士不得随意调整呼吸机参数。

(10)持续机械通气,应 12 h 测气囊压力 1 次。白班和前夜班各记录 1 次。要求气管导管气囊压力为 20~25 mmHg。

(11)加强与清醒患者的沟通,做好心理护理。对昏迷或躁动患者给予适当镇静剂和必要的约束,以防意外拔管。

(12)呼吸机若出现报警,应立即正确判断报警原因,及时处理,解除报警,恢复呼吸机正常工作。①"输入氧压力过低"报警:呼吸机氧源未接好或中心供氧的氧压过低,应调节氧压或检查氧气源是否接通;②"气道压力过低"报警:呼吸机环路断开或环路漏气,应检查环路有无脱漏;③"气道压力过高"报警:患者自主呼吸与呼吸机辅助对抗,患者有呛咳或气道梗阻,应及时吸痰,保持气道通畅或调节通气机模式参数,或者对患者适当镇静;④"窒息"报警:呼吸机在设定时间内未感受到患者自主呼吸。检查患者有无自主呼吸,检查呼吸机触发灵敏度的设置参数是否过高,并根据病情更改参数设置。

三、持续性床旁血液净化(CBP)技术的护理

(一)严密观察生命体征

治疗过程中,应密切监测患者的体温、心率、血压、呼吸、血氧饱和度、中心静脉压等,准确记录每小时液体出入量,包括置换液出入量、滤出量、输液入量、自主尿量等,及时发现和处理各种异常情况并观察疗效。

(二)监测血电解质及肾功能

急性肾功能不全患者的电解质及酸碱平衡严重紊乱。电解质测定可以提示患者的血清电解质情况,血尿素氮及肌酐的变化可以反映肾功能的好坏及治疗的效果。配置置换液时必须严格遵医嘱加入钾、钙、镁等电解质,严格执行查对制度,查对无误后方可用于患者。治疗过程中,应定期检测患者内环境状况,根据检测结果随时调整置换液配方,现配现用,以保证患者内环境稳定。遵医嘱每 2~3 h 检查 1 次血生化、凝血功能、血气分析,发现异常及时处理。每日

查尿电解质、肌酐、尿素氮排除率。

(三)血管通路的管理

首次血液滤过时在严格无菌操作下行股静脉置管,血液滤过结束后用 0.9% 的氯化钠液冲净动、静脉置管导管后,分别注满稀肝素液,接好肝素帽,以无菌纱布包裹。每次血液滤过前用 20 mL 注射器抽取 0.9% 的氯化钠液分别抽吸动、静脉置管导管,检查是否通畅,若导管不通畅,切忌强行向导管内推注,以防血凝块进入体内形成血栓。若穿刺部位大量渗血,应及时更换敷料并加压包扎,以防继续出血,血液滤过结束后适当给予鱼精蛋白中和肝素的抗凝作用,并观察穿刺部位有无感染现象,若有感染,应及时应用抗生素或拔管。叮嘱患者放置和活动留置导管的侧下肢时勿与躯干成 90°,以防留置导管反折或意外脱落。

(四)监护

及时观察血液滤过器内血液的颜色,如血液滤过器内血液的颜色变深甚至发黑,提示血液滤过器凝血的可能,将直接影响超滤的效率,应及时报告。可通过调整肝素用量、加强血液滤过器前置换液的输入等方法来解决,必要时更换血液滤过器。密切注意各个连接管有无松脱、漏血等,尤其是血泵内部分管道由于连续摩擦易致破损。

(五)严密监测超滤和置换液输入速度

强调总出入量的基本平衡,如超滤量超过输入量,将直接引起循环血容量不足,发生低血压,应每小时计算超滤量和置换液输入量;如发现超滤过多,应及时调整,相反,超滤量不足会导致患者容量负荷过重,达不到治疗目的,应分析原因;如超滤效率低下或超滤速度过慢,应采取相应措施。

(六)常见并发症的观察及预防

1. 出血

肾功能不全患者多存在出血或潜在出血,连续肾脏替代治疗(CRRT)中抗凝剂的应用使出血危险明显增加或加重出血。因此,应注意观察引流液、大便、手术切口、穿刺点、牙龈、皮肤、气道、消化道以及泌尿系统等出血情况,防止因肝素使用不当而导致出血,并做好记录。在血液净化治疗过程中应该及早发现、及时调整抗凝剂的使用或使用无肝素技术。如果肝素用量过大,尤其在全身肝素化时,应该注意观察手术切口及穿刺点出血情况,如有持续渗血,肝素用量不变,采取局部压迫止血。

2. 凝血

患者在行 CRRT 时,肝素用量少甚至无肝素,治疗时间长,极易发生体外凝血。为此,在行 CRRT 之前用稀肝素液浸泡血液滤过器及血液净化管路 30 min,再以 0.9% 的氯化钠溶液冲净稀肝素液后方开始 CRRT,且在 CRRT 过程中保持血流量充足、血循环线路通畅,可有效避免体外凝血。同时应密切监测静脉压(VP)、跨膜压(TMP)值及波动范围,并做好记录,以便及时采取处理措施。当血路中血液颜色变暗,温度下降,滤出量明显减少,表明即将或已经发生体外凝血。如发现得较早,应立即中断血液滤过,以稀肝素液灌洗全套滤过装置,并检查处理凝血的原因。有严重凝血时,应更换血液滤过器及血液净化管路。

3. 感染

患者病情危重,抵抗力低下,加之各种侵入性的检查、治疗,细菌极易侵入、繁殖而引起感染。护理人员在进行各项护理技术操作时须严格执行无菌操作原则。在配制和更换血液净化置换液、透析液时严格无菌操作,减少致热反应的发生,做好留置导管的护理,防止医源性感染。保持尿管通畅,预防泌尿系统感染。

(七)做好基础护理

由于患者病情危重、治疗时间长、活动受限、生活不能自理,所以应做好口腔、皮肤等基础护理,动作应轻柔、仔细,防止各种管路的脱落、扭曲;注意牙龈有无出血;保持床单整洁、干燥,使用气垫床,防止皮肤压伤;病房每日定时通风,加强室内空气消毒。加强生活护理,协助患者被动运动,每 2 h 翻身预防压疮的发生。

(八)心理护理

患者及其家属对血液滤过治疗心存疑虑时,要做好思想工作,说明血液滤过的疗效及其必要性;护士应熟练掌握仪器操作技巧。操作时应注意自己的语言,安慰患者,讲解成功患者的经验和效果,使患者消除顾虑,有效地配合治疗。

四、完全胃肠外营养(total parenteral nutrition,TPN)

(1)在 TPN 治疗过程中,严密观察患者有无全身不良反应,适应状态如何,并做好思想工作,使患者对 TPN 有充分认识,以取得配合。

(2)如患者需长期接受 TPN 治疗,一周后会出现不同程度的肠黏膜萎缩,使肠功能减退,因此,应尽早地恢复肠道饮食,确定不能采用肠内营养者在行 TPN 治疗的同时应配合使用谷胱酰胺针剂,以预防肠黏膜萎缩,维持肠道功能。

(3)应用 TPN 治疗最好选用中心静脉输注,因全营养混合液渗透压较高,对血管的刺激大,选用周围静脉输注易导致静脉炎或静脉血栓形成。

(4)严格无菌操作:保持穿刺部位干燥、清洁,给穿刺点消毒后用无菌薄膜透明敷贴覆盖,7 d 更换 1 次,如有浸湿或污染及时更换。使用输液器等管道 24 h 必须更换,给接头处消毒后用无菌敷料包裹,操作严格遵守无菌技术。

穿刺部位有红肿、疼痛等炎症反应,或有渗出、脓性分泌物等感染征象,或有血源性全身感染等不需继续中心静脉营养时,应拔出导管,并将导管尖端一小段送细菌培养及药物敏感试验以指导临床用药。

(5)保持中心静脉导管通畅,接头连接紧密、牢固,防止导管扭曲、折叠。

(6)力求在 24 h 内均匀输入(输液泵控制输入)全合一营养液,首次应用时,应防止速度时快时慢而引起不良反应,如低血糖和高糖高渗性非酮症性昏迷等。

(7)营养液现配现用,每日更换输液管路,严禁随意拆卸输液管接头以及在营养液中加入其他药物,以防增加感染机会。应在 24 h 内输完配制好的营养液,如暂不输入应将其放在冰箱低温下保存,但不超过 48 h。使用前 1~2 h 取出,在室温下使用。

(8)监测生命体征及观察患者的反应,患者面色潮红、心跳加快、轻度发热,见于初次输入 TPN 时,多由脂肪乳剂引起,减慢输液速度数小时后会自动消失。若不良反应加重、高热、胸闷、气紧,应及时向医师报告并处理。

(9)每 3~5 d 监测血糖、尿糖、血脂、肝和肾功能、血电解质、体重、血红蛋白及有关免疫指标。如有异常,向医师报告并处理。

(10)注意观察并发症。①糖代谢异常:低血糖和高糖高渗性非酮症性昏迷;②补充不足所致:水、电解质及酸碱失衡,必需脂肪酸缺乏和微量元素缺乏等;③胃肠外营养本身所致:胆囊结石、胆汁淤积和转氨酶浓度升高等。

五、肠内营养(enteral nutrition,EN)护理常规

(一)弄清 EN 输注途径

弄清 EN 输注途径,严防将减压引流管误认为 EN 喂养管。

(二)注意营养液的浓度、速度、温度和容量

(1)在开始输注时应遵循浓度从低到高、容量由少到多、速度由慢到快的原则。

(2)一般开始可先输低浓度的 EN 液,500 mL/d,如患者无不适,可逐日增加量及浓度。

(3)速度开始时要慢,以 20~40 mL/h 为宜,以后增加至 60 mL/h,3~5 d 可达 100 mL/h 左右。7 d 可增至患者所需营养量。用营养输注泵控制输注速度。

(4)营养液的温度以 37 ℃左右为宜。

(三)严密观察病情及监测水电解质状况

(1)准确记录 24 h 出入量,尤其是尿量及胃肠道丢失量。严密监测血、尿电解质变化,及时发现、纠正水和电解质紊乱。

(2)观察糖代谢状况。每日测尿糖 2~3 次,每日测血糖 1 次,发现异常及时处理。

(四)肠内营养液的配制

(1)配制 EN 液容器要消毒,配制液体用灭菌注射用水或温开水。

(2)EN 液要现配现用,将配制后的营养液放置在 4 ℃冰箱,24 h 内使用。

(3)如配制的 EN 制剂为粉剂,则应搅拌均匀。

(五)积极做好各种并发症防治及处理

1.导管阻塞

EN 过程中导管阻塞最常见,主要与喂养管的材料、导管内径口细、胃管时间长、营养液浓度高、滴速慢及未按要求冲洗管道有关,喂药时碾磨不细及注水不够也可引起喂养管阻塞。防止管道堵塞,每次喂养前后均要用 30~50 mL 的温水或盐水冲洗管道,持续滴注时每 4 h 冲洗 1 次。如出现堵塞,应用温开水加压冲洗及负压抽吸,并反复捏挤体外管道部分,调整患者的体位,也可用碳酸钙及酶溶液冲洗管道 6~8 h,再用灭菌水或温开水冲洗,若上述方法无效,应重新置管。

2.胃肠道并发症

主要有腹泻、腹胀、肠蠕动亢进、恶心、呕吐、胃潴留及便秘。处理措施包括应用不含乳糖、低脂配方,营养液放在室温下不超过 8 h,24 h 更换输注管,从小剂量、低浓度开始实施 EN,也可以稀释营养液,给便秘患者增加配方的纤维素量,腹泻时进行常规检查和培养,给予调整温度及减少剂量,并服用十六角蒙脱石,每次 2 袋,每日 3 次。选用含膳食纤维的 EN 制剂,可控制腹泻和便秘的发生。

3.误吸处理

应抬高头部 30°~45°。危重患者进入 ICU 24~36 h,在保证足够血容量的前提下,不使用镇静剂和儿茶酚胺类药物,开始 EN 前检查导管位置,并采用微量注射泵输入,减少每次喂养量。

4.高血糖

及时调整营养物质的比例和输注速度,合理应用胰岛素等降糖药物,对于 ARDS 及急性

胰腺炎患者给予含糖极少的要素膳。

5.低血糖

应用床旁血糖测定以快速诊断、快速补充高糖。

（杜丽莉）

第三节　重症患者常见导管护理常规

一、中心静脉导管的护理

（1）经常观察局部皮肤，尤其是穿刺点有无发红、肿胀、脓性分泌物、破溃等，如有异常情况应及时通知医师，给予相应处理。

（2）选用透明敷贴，保证穿刺处的密闭无菌且便于穿刺点的观察。应每3～7 d更换1次透明敷贴，若有卷边、潮湿、破溃，应及时更换。对出汗较多的患者宜选用灭菌中纱，并每日更换2～3次。

（3）每班交接导管插入深度（成人：12～15 cm，小儿：5～8 cm），固定导管的缝线有无松动、脱落，经常检查导管是否通畅，有无回血，防止导管扭曲、打折。

（4）每8 h或12 h用5～10 mL稀肝素液冲洗管道，浓度应视患者的凝血情况而定，肝素的浓度不应对患者的凝血产生影响，应为保持管道通畅的最低浓度。一般成人冲洗用肝素浓度为10～100 U/mL，儿童冲洗用肝素浓度为1～10 U/mL。

（5）每天更换输液管道，更换时将导管上的管夹夹闭，严防空气进入。给导管接头处消毒后注意拧紧，防止松脱漏液。

（6）在应用TPN、化疗药等高渗、高浓度、强刺激性药物及输血前后都应及时冲管或者输完更换输液器，以防堵塞。

（7）严格无菌操作原则，防止感染。当患者出现寒战、高热，在排除其他部位感染的可能后，应考虑导管相关性血流感染的可能性，及时拔除导管，做血及导管尖端细菌培养。

（8）如果发生堵塞，早期可抽取少量肝素盐水，冲洗管道后尽量向外吸出血栓，不可硬性向内推入，否则会导致导管破裂，而且凝固的血栓推进血管内可导致其他并发症。

（9）导管留置时间一般为7～14 d，当导管堵塞或感染时应及时拔管。拔管时要先给局部皮肤消毒，拆除缝线，缓慢拔管，拔除后按压穿刺点4～5 min至不出血为止，再次给穿刺点局部消毒，贴上透明敷贴，防止空气沿导管入口隧道进入而产生空气栓塞。

二、有创动脉测压导管的护理

（1）应用加压带做持续冲洗装置，以稀肝素液（肝素浓度2～4 U/mL）持续冲洗导管，以维持导管通畅和预防血栓形成。如果无条件持续冲洗，至少每小时冲洗1次，导管内有回血时随时冲洗。

（2）每次经测压管抽取动脉血后，均应快速用稀肝素液冲洗导管，以防凝血。如果管道内有血块堵塞，应立即抽出，切勿将血块推入，以防发生动脉血栓。

（3）保持测压管道通畅，妥善固定导管及延长管，防止导管受压扭曲。对于躁动的患者严密观察,必要时约束或镇静,防止导管或接头松脱,导致大量出血。

(4)各管道与三通关闭器和换能器之间必须连接紧密,不能漏气、漏液,每次进行操作时注意严防空气进入管道,形成空气栓塞。

(5)观察局部皮肤,尤其是穿刺点有无发红、肿胀、脓性分泌物、破溃。有分泌物时及时给穿刺点消毒,更换透明敷贴。每 3 天更换 1 次透明敷贴。置管时间一般为 3 d,最多不超过 7 d,时间过长易发生感染和栓塞。

(6)严格无菌操作,防止感染。当患者出现寒战、高热时及时寻找感染源,必要时拔除导管,做血培养。拔管后局部加压止血,压迫 5~10 min,无活动性出血后加压包扎 30 min。

(7)加强置管侧肢体的观察和护理。要严密观察肢体的温度、皮肤的颜色、肢体的感觉及有无肿胀疼痛等情况,帮助患者按摩肢体肌肉、活动关节,促进血液循环,减少血栓形成。

(8)持续监测血压,间断调零,换能器位置与"零点"持平,即右心房水平(腋中线第四肋间)。注意观察压力波形的变化,若监测过程中出现波形改变,应分析原因,做相应的处理。

(9)行直接动脉血压监测的同时,应间断测量无创动脉血压对照,排除其他干扰因素。

(10)拔除动脉置管的护理:患者的生命体征基本稳定后,遵医嘱停止直接动脉血压监测。股动脉、桡动脉穿刺置管拔管时,以无菌纱布按压无活动性出血者,以弹力绷带加压包扎,松紧以患者不感觉穿刺侧肢体麻木为准。局部穿刺点以沙袋加压固定,上肢制动 2 h,下肢制动 24 h,并观察穿刺侧肢体末梢循环情况。足背动脉穿刺置管拔管后,以消毒棉签按压局部穿刺点至无活动性出血后,以纱布加压包扎。

三、外周中心静脉导管(PICC)护理

(1)正常情况下,置管后 24 h 更换第一次透明敷贴,以后每 7 天至少更换 1 次,根据病情需要随时更换,更换时严格观察并记录导管刻度,自下向上小心地拆除原有贴膜,避免牵动导管,严禁将导管体外部分移入体内。

(2)更换时严格无菌操作,将透明贴膜贴到连接器翼型部分的一半处,固定导管,使导管体外部分完全置于贴膜的保护下。禁止将胶布直接贴于导管体上。

(3)常规每周更换 1 次肝素帽,如有血迹,及时更换,更换时用安尔碘纱布持续旋转擦拭 PICC 的螺纹口 15 s,彻底消毒。

(4)使用前先注入 10~20 mL 生理盐水,确认导管通畅,严禁抽回血。

(5)每次输液后用 20 mL 生理盐水以脉冲方式冲管,并正压封管。

(6)每天定部位测量其穿刺侧上臂围,及时发现有无水肿及静脉炎,早期发现,早期解决。如有静脉炎,可使用水胶体敷料外敷或液体敷料外涂,用热毛巾或热水袋沿穿刺侧血管走行方向热敷。另外适当抬高患肢,避免剧烈活动。

(7)输注黏稠度高或分子量大的物质(如脂肪乳、血制品等)时,输注前、后均应冲管,冲管时用 20 mL 注射器抽 20 mL 无菌生理盐水,以脉冲方式推注完,切忌用 20 mL 以下的注射器,以防压力过大而造成硅胶导管破裂。

(8)使用此导管可进行常规微量输液泵、输液泵给药,严禁高压泵给药。严禁在穿刺侧测量血压。

(9)经常观察输液速度,如发现流速明显减慢,应及时查明原因并妥善处理。如果堵管,以 5 000 U/mL 尿激酶注入管内,接好肝素帽,溶解血检,过 1~4 h,试抽回血并将回血弃去,注

意不可将回血推入血管内。若不成功,第二次可将尿激酶浓度改为 1 000 U/mL,用相同方法注射。

(10)患者应避免甩动手臂,防止导管脱出。

(11)拔管及使用过程中如发生断管,不要慌张,立即用止血带结扎穿刺侧上臂,防止断管随血流移动,止血带松紧以不影响动脉血供为宜。

(12)PICC 拔管后,用无菌透明敷贴覆盖穿刺点,局部按压至无渗血,当天避免穿刺点受潮。

四、胃管的护理

(1)对危重患者尤其是昏迷患者,放置胃管后需用一种方法(用注射器回抽可从胃管内抽胃内容物;用注射器向胃管内打气,用听诊器在胃部听到气过水声;将胃管插入水中,无气泡溢出)判定胃管的位置,并在护理记录单上详细记录。为防止长期卧床患者胃内容物反流,成人胃管插入的长度为 60~70 cm。

(2)要妥善固定胃管,防止打折,避免脱出。应随时评估固定胶布,及时更换,避免分泌物浸湿胶布后搬动或翻动患者时导致胃管脱出。

(3)保证胃管的通畅,定时冲洗,抽吸胃液。①定时冲洗,每 4~6 h 1 次。冲洗时应根据胃管的型号、手术部位、手术方式等选择 5 mL 或 10 mL 注射器,用 3~5 mL 生理盐水冲洗胃管。对胃部手术后患者冲洗时注意用力不可过猛。若有阻力不可硬冲,以免损伤胃壁或吻合口,造成出血或吻合口瘘。冲洗时若有阻力应先回抽胃液,如有胃液抽出,表示胃管通畅,可再冲洗。若抽不出胃液、冲洗阻力大,应及时通知医师给予处理。②根据胃液分泌的情况定时抽吸胃液,一般每 4 h 1 次。抽吸胃液时吸力不可过大,以免损伤胃壁,造成黏膜损伤出血。

(4)密切观察胃液的颜色、性质、量,并做好记录。胃液颜色一般为墨绿色(混有胆汁)。若颜色为鲜红色,提示胃内有出血;若颜色为咖啡色,提示胃内有陈旧性血液。胃液出现颜色或性质的改变,应及时通知医师,给予相应处理。若胃液量过多,应及时通知医师给予处理,避免引起水、电解质紊乱。

(5)每日用棉棒蘸水清洁鼻腔。更换胶带时,须将脸部皮肤拭净再贴,并注意勿贴于同一皮肤部位。须妥当安置胃管外露部位,以防牵扯导致滑脱。每日注意胃管刻度,若有脱出,及时处理。患者意识不清或躁动不合作,为预防胃管被拉出,必要时可将患者的双手做适当的约束保护。

五、留置导尿管的护理

(1)导尿管型号的选择,应根据尿液的外观、导尿目的、性别等综合考虑。如尿液清晰可选口径小的导尿管;老年女性阴道松弛,选 16~18 号导尿管(Foley's 双腔气囊导尿管),以防尿液外渗;前列腺增生、尿道狭窄者应选型号相对小的 12~14 号导尿管;对初次留置尿管者,不宜选过粗的尿管。

(2)留置气囊导尿管时,对女患者插入尿管见尿液流出后,再插入 5~7 cm;男性阴茎过长者及前列腺增生者的尿道均可能延长,所以对男性患者插尿管时应插入全长,气囊注水后,再缓慢向外牵拉,使气囊位于膀胱颈部。对男患者插管困难时,可先向尿道内注入利多卡因凝胶后再插尿管。

(3)严格无菌操作,避免逆行性感染。集尿袋不可高于膀胱水平,翻身时夹闭导尿管;每次放尿时避免污染尿袋接头;每天给尿道口消毒 3 次,及时清除尿道口周围的分泌物;每 2 周更换 1 次留置导尿管,每周更换 1 次集尿袋。

(4)保持管路的密闭性。对任何一种管道,保持其密闭性是减少感染最有效、最省时省力的方法。给 ICU 患者常规使用精密计尿器,可正确测量尿量,并防止尿液逆流而造成逆行感染,减轻护理工作量。由于精密计尿器的管道又长又重,应正确放置,防止悬挂对尿道的牵拉。

(5)应妥善固定导尿管,应约束烦躁患者双手,避免患者牵拉导尿管而造成尿道黏膜损伤。

(6)各班应密切观察患者的尿液性状,对于尿液性状异常的及时向医师报告并给予处理。如发现尿液有血凝块或絮状物,应遵医嘱给予膀胱冲洗,必要时更换尿管。

六、脑室引流管的护理

(1)妥善固定引流管及引流袋,引流管开口需高于侧脑室平面 10～15 cm,以维持正常的颅内压。

(2)术后早期注意控制引流速度,若引流过快、过多,可使颅内压骤然降低,导致意外发生。因此,术后早期应适当将引流袋挂高,以减低流速度,待颅内压力平衡后再放低。

(3)每日引流量不宜超过 500 mL,因正常脑脊液每日分泌 400～500 mL。颅内感染患者的脑脊液分泌增多,引流量可适当增加,但同时应注意补液,以避免脱水、电解质紊乱。

(4)保持引流通畅,引流管不可受压、扭曲、成角、折叠,适当限制患者头部的活动范围,活动及翻身时避免牵拉引流管。引流管内不断有脑脊液流出,管内的液面随患者呼吸、脉搏等上下波动,多表明引流管通畅;若引流管堵塞,应查明原因并通知医师。

(5)观察并记录脑脊液的颜色、量及性状。正常脑脊液无色透明、无沉淀,术后 1～2 d 脑脊液略呈血性,以后转为橙黄色。若脑脊液中有大量血液,或血性脑脊液的颜色逐渐加深,常提示有脑室内出血。脑室内大量出血,需紧急手术止血。脑室引流时间一般不宜超过 7 d,时间过长有可能发生颅内感染。感染后的脑脊液混浊,呈毛玻璃或有絮状物,患者有感染的全身及局部表现。

(6)严格遵守无菌操作原则,每日定时更换引流袋。更换引流袋时先夹闭引流管以免管内脑脊液逆流入脑室,注意保持整个装置无菌,必要时做脑脊液常规检查或细菌培养。

(7)拔管:开颅术后脑室引流管一般放置 3～4 d,此时脑水肿期已过,颅内压开始逐渐降低。拔管前一天应试抬高引流袋或夹闭引流管 24 h,以了解脑脊液循环是否通畅,有无颅内压再升高的表现,若患者出现头痛、呕吐等症状,应告知医师,立即放低引流袋或开放夹闭的引流管。拔管时应先夹闭引流管,以免管内液体逆流入脑室而引起感染。拔管后,若切口处有脑脊液漏出,应告知医师妥善处理,以免引起颅内感染。

七、胸腔闭式引流管的护理

(1)准确安装闭式引流装置,保持管道的密闭和无菌,并妥善固定。

(2)患者取半坐卧位,水封瓶液面应距患者胸部水平 60～100 cm。

(3)保持引流通畅,注意水柱波动(正常在 4～6 cm),波动过高,可能肺不张;无波动则提示引流不畅或肺已复张。防止引流管受压、折曲、阻塞,如有阻塞,可用少量无菌生理盐水冲洗。

(4)预防感染,严格无菌操作规程,每日更换水封瓶并做好标记。

(5)鼓励患者做咳嗽、深呼吸运动。

(6)搬动患者或更换水封瓶时要用两把血管钳双重夹闭引流管,保持引流装置的密闭。

(7)观察、记录引流液的颜色、量、性状及引流管内水柱波动情况,并准确记录。如术后每小时引流量超过 200 mL,连续 4 h 不减或每小时超过 100 mL,连续 5 h 不减,提示有活动性出血存在,应及时通知医师,做好再次开胸的准备。

(8)置管后 48～72 h,引流液明显减少或颜色变淡且胸部 X 线片提示肺复张良好,即可拔管。

(9)拔管后要观察患者有无呼吸困难、切口漏气、渗液、出血和皮下气肿等。

八、"T"管引流的护理

(1)每班观察胆汁的颜色、性质、量,并记录。

(2)妥善固定引流管,操作时防止牵拉,以防"T"管脱落。

(3)保持引流管通畅,勿打折、弯曲,维持有效引流。如有泥沙样结石或蛔虫阻塞,应用无菌盐水缓慢冲洗,切勿加压冲洗。

(4)引流袋应低于"T"管引流口平面,即平卧时低于腋中线,站立或者活动时不可高于腹部引流口平面,防止引流液逆流。

(5)"T"管周围皮肤的护理:每日给"T"管周围皮肤清洁、消毒 1 次,并覆盖无菌纱布,如有胆汁渗漏,应及时更换纱布,并局部涂氧化锌软膏保护,防止胆汁浸渍,引起局部皮肤破溃和感染。

(6)严格无菌操作,每天更换引流袋一次。更换方法:将垫巾铺于所换引流管口的下方,用止血钳夹住引流管近端,将新引流袋检查后挂于床边,拧紧出口处;一只手捏住引流管,另一只手捏住引流袋自接口处断开,将旧引流袋放于医用垃圾袋中;给引流管口周围消毒,将新的引流袋与引流管连接牢固,观察有无引流液流出并妥善固定。

(7)拔管的护理:术后 12～14 d 拔除"T"管。拔管指征为黄疸消退,无腹痛,无发热,大小便正常,胆汁引流量逐渐减少,呈黄色或黄绿色,无脓液、结石、无沉渣及絮状物。拔管前在 X 线下经"T"管行胆道造影,了解胆道下端是否通畅,若胆道通畅,可夹管 3 d;若无发热、腹痛、黄疸,即可拔除"T"形管。拔除"T"管后,局部创面以凡士林纱布堵塞,1～2 d 会自行封闭。观察有无创面渗出、体温变化、皮肤巩膜黄染、呕吐、腹痛、腹胀等情况。

(王金玲)

第四节 循环系统重症患者护理常规

一、急性左心衰竭

急性心力衰竭(acute heart failure)是急性心排出量绝对或相对不足,不能满足组织代谢需要的一种病理生理状态,是临床上常见的心血管急症。以急性左心衰竭(acute left heart failure)最为常见,发病迅速,以急性肺水肿、心源性休克、心搏骤停为主要临床表现,病情凶险,须立即抢救。

（一）观察要点

（1）严密观察患者呼吸困难程度、咳嗽与咳痰情况以及肺内啰音变化。严重的左心排血不足或左心房排血受阻引起肺静脉或肺毛细血管压力急剧升高，液体自毛细血管漏至肺间质、肺泡甚至气道导致急性肺水肿，患者表现为突然出现的呼吸困难，端坐呼吸，频率增快，口唇发绀，大汗，频繁咳嗽，严重的咳出粉红色泡沫，听诊双肺布满哮鸣音和湿啰音。

（2）严密观察患者生命体征的变化：早期因交感神经兴奋，血压可升高，随病情持续发展出现血压下降、休克等心排出量降低的表现。

（3）监测尿量、心电图及血气分析的变化。

（二）护理措施

（1）协助患者取半卧位或坐位，双腿下垂，以减少静脉回流，必要时可轮流结扎四肢，进一步减少血液回流。

（2）酒精湿化吸氧：高流量氧气吸入，以增加心肌及其他脏器的氧供，并在氧气湿化瓶加入20％～30％的酒精作为消泡剂，以减少气道中水肿液产生的大量泡沫对通气和弥散的影响。但注意时间不宜过长（一般不超过 24 h），以防酒精中毒。应在湿化瓶标签上注明酒精浓度及开始使用时间。

（3）遵医嘱给予 3～5 mg 吗啡，并做好心理护理，消除患者的烦躁不安、恐惧等情绪，减轻心脏负荷。

（4）利尿：遵医嘱静脉推注 20～40 mg 呋塞米，并注意观察利尿效果。

（5）强心：将去乙酰毛花苷稀释后静脉缓慢推注，推注前、后测心率，如心率低于 60 次/分钟，应慎用。

（6）扩血管：遵医嘱给予硝酸甘油舌下含服或静脉给药。

（7）遵医嘱静脉滴注氨茶碱，以缓解支气管痉挛。

（三）健康教育

（1）输液前主动告知控制输液量和速度的重要性。

（2）告知患者药物的不良反应，如头痛、恶心、出汗等。

（3）鼓励患者表达内心的恐惧不安。

（4）指导患者注意保暖，预防感冒。

（5）积极治疗原发病，遵医嘱按时、按量服药，禁止随意调整药量。

二、心肌梗死

心肌梗死（myocardial infarction）是心肌缺血性坏死。在冠状动脉病变的基础上，冠状动脉血供急剧减少或中断，使相应的心肌发生严重而持久的急性缺血，导致心肌坏死。临床表现为持久的胸骨后剧烈疼痛、发热、白细胞计数和血清心肌坏死标记物增多以及心电图进行性改变，可发生心律失常、休克或心力衰竭，属于冠心病的严重类型。

（一）观察要点

（1）严密观察生命体征：心肌坏死物质吸收导致发热，一般在疼痛发生后 24～48 h 出现，发热程度与梗死范围常呈正相关，体温一般在 38 ℃左右，很少超过 39 ℃，持续约 1 周，伴有心动过速、白细胞增多和红细胞沉降率增快等。

（2）观察有无心律失常、心源性休克、心力衰竭等并发症发生：75％～95％的患者可出现心律失常,多发生在起病后 1~2 d,而以 24 h 内最多见,以室性心律失常最多,尤其是室性期前收缩,成对出现或呈短阵性室性心动过速。急性左心衰竭患者可出现呼吸困难、咳嗽、发绀、烦躁等症状,严重者可发生肺水肿,进而发生颈静脉怒张、肝大、水肿等右心衰竭表现。右心室心肌梗死可一开始即出现右心衰竭表现,伴血压下降。

(3)对发生心源性休克患者应持续进行有创血流动力学的监测:心肌广泛(40%以上)坏死致心排出量急剧下降,患者多在起病后数小时至 1 周发生心源性休克,发生严重的休克,患者可在数小时内死亡。休克一般持续数小时或数天,可反复出现。

(4)观察胃肠道反应情况,防止误吸的发生:由于迷走神经受到刺激,心排出量降低和组织灌注不足等,患者会出现胃肠道反应,在发病早期伴有频繁的恶心、呕吐和上腹胀痛,重症患者可发生嗝逆。

(5)评估疼痛的程度:疼痛是最先出现的症状,多发生于清晨,且常发于安静或睡觉时,程度较重,范围较广,持续时间较长,可达数小时或数天。

(6)严密监测心电图和心肌酶学指标的变化。

(二)护理措施

1.一般护理

急性期绝对卧床 1~3 d,避免不必要的翻身,保持环境安静;限制探视,防止患者情绪波动。

2.吸氧

常规给予持续低流量吸氧,以改善心肌缺氧,根据动脉血气分析结果调整氧流量,必要时协助医师给予无创呼吸机辅助通气或行气管插管,给予机械通气。

3.饮食护理

给予低盐、低脂饮食,少食多餐,保持大便通畅。

4.镇静镇痛护理

遵医嘱肌内注射吗啡或哌替啶,4~6 h 可重复 1 次,评价疼痛是否缓解。

5.应用溶栓药的护理

(1)使用时应选用上肢静脉,禁用下肢静脉。

(2)使用溶栓剂期间禁止大幅度调整体位。

(3)严密观察出血倾向,包括有无皮肤出血点、牙龈出血、呕血、咯血、便血、血尿等。对神志异常者应特别注意是否出现颅内出血。

6.介入术后的护理

(1)观察有无出现急性血管闭塞并发症。急性血管闭塞是最严重、最常见的并发症,术后应严密观察有无心绞痛及周围血管栓塞的表现。

(2)密切观察患者穿刺部位、双侧足背动脉搏动及肢体皮肤颜色、肢体活动情况,了解肢体皮温。

(3)股动脉留置鞘管的患者应保持仰卧位,将穿刺侧的肢体伸直,不可弯曲,防止鞘管扭曲或断裂,发现渗血,及时通知医师给予处理。拔除鞘管后,应加压包扎穿刺点 24 h,行股动脉穿刺者须卧床 24 h,以保持术肢伸直,避免髋关节弯曲,行桡动脉穿刺者避免腕关节弯曲。

(4)严密监测凝血酶原时间:一般为正常值的 1.5~2 倍。观察穿刺部位有无活动性血肿,皮肤或输液穿刺部位有无瘀斑,有无牙龈出血等低凝状态的表现。

（5）术后当日观察患者尿量,术后 4 h 内的尿量应大于 800 mL,以减少造影剂对肾脏功能的损害。

7. 做好心理护理

消除患者的惊恐、忧虑、抑郁等不良情绪。

（三）健康教育

（1）积极治疗高血压、高血脂、糖尿病等疾病。

（2）饮食指导:合理调整饮食,适当控制进食量,禁忌刺激性的食物,少吃动物脂肪及胆固醇较高的食物,少饮咖啡、浓茶,戒烟、戒酒。

（3）避免各种诱发因素:如紧张、劳累、情绪激动、便秘、感染等。

（4）注意劳逸结合:病程进入康复期可适当进行锻炼。

（5）按医嘱服药,随身携带硝酸甘油等扩张冠状动脉的药物。

（6）指导患者及其家属掌握病情突然变化时的急救措施。

（7）定期复查。

三、急性心律失常

急性心律失常(acute arrhythmia)是指心脏冲动的频率、节律、起源部位、传导速度与激动次序的异常。

心律失常发作时的心电图记录是确定心律失常的重要依据。

（一）观察要点

（1）患者可出现胸闷、心悸、呼吸困难,快速型心律失常可致心绞痛或心力衰竭等表现,应持续进行心电监护,严密观察生命体征及心律的变化。

（2）有的患者可有头晕、昏厥或抽搐等,应严密观察神志,有无精神疲倦、烦躁不安、嗜睡、表情淡漠、意识不清甚至昏迷。

（二）护理措施

（1）严重心律失常患者需卧床休息,加强生活护理。

（2）药物治疗:室上性心律失常,常选用维拉帕米、洋地黄、奎尼丁及胺碘酮等药;室性期前收缩,则选用普罗帕酮、利多卡因;缓慢型心律失常,选用阿托品、异丙肾上腺素,注意观察药物疗效及不良反应。

（3）心电方面治疗有电复律和电起搏。

（4）可采取反射性刺激迷走神经的方法,终止阵发性室上性心动过速的发作。

（5）采用介入治疗心律失常,例如,治疗预激综合征,选用射频消融术。

（6）心电监护,若发现以下情况,应立即通知医师给予对症处理:心率高于 180 次/分钟或低于 40 次/分钟;室性期前收缩呈频发性、多源性或 R-on-T 现象;高度房室传导阻滞。若发现有室性心动过速、心室扑动或颤动等严重心律失常,应立即给予电复律(电除颤)并及时向医师报告,迅速建立静脉通路,给氧、准备抢救药品与器械,立即进行心肺复苏处理。

（三）健康教育

（1）向患者及其家属讲解心律失常的常见病因、诱因及防治知识,指导患者严格遵医嘱服药。

（2）指导患者避免摄入刺激性食物。

（3）告诉患者药物的不良反应，低钾患者应多吃含钾高的食物。

四、高血压危象

高血压危象（hypertensive crisis）是发生在高血压患者病程中的一种特殊临床现象。在高血压基础上，某些诱因使周围小动脉发生暂时性强烈痉挛，引起血压进一步的急剧升高，而出现一系列高血压危象的表现。在短时间内发生不可逆性生命器官损害，故高血压危象为一种致命性的临床综合征。高血压危象可发生于各级缓进型高血压患者，亦可见于各种急进型高血压。血压显著升高，收缩压升高可达 200 mmHg 以上，严重时舒张压也显著升高，可达 110 mmHg 以上。

（一）观察要点

（1）严密监测血压：每 30～60 min 测量血压 1 次，必要时持续监测动脉血压。

（2）严密观察神志：有无精神疲倦、烦躁不安、嗜睡、表情淡漠、意识不清甚至昏迷，判断有无高血压脑病。

（3）观察有无自主神经功能失调征象：发热、多汗、口干、寒战、手足震颤、心悸等。

（4）观察有无靶器官急性损害的表现。

视物模糊、视力丧失，眼底检查可见视网膜出血、渗出，视神经盘水肿。

胸闷、心绞痛、心悸、气急、咳嗽，甚至咳泡沫样痰。

尿频、尿少、血浆肌酐和尿素氮浓度升高。

一过性感觉障碍、偏瘫、失语，严重者烦躁不安或嗜睡。

（5）观察用药的不良反应。

（二）护理措施

（1）让患者采用半卧位，这样可以起到体位性降压的作用。避免一切不良刺激和不必要的活动，稳定患者的情绪，避免患者躁动。

（2）立即给患者吸入氧气，保持呼吸道的通畅。

（3）立即建立静脉通路，滴注降压药物时，严格按给药剂量，调节滴速，防止血压骤然下降。降压药物一般首选硝普钠，并严密观察血压的变化，注意血压不宜过低，以免造成脑供血不足和肾血流量下降。如果出现出汗、头痛、不安、心悸、胸骨后疼痛等血管过度扩张的现象，应该立即停止滴注。使用硝普钠降压应注意药物避光。也可以选用硝酸甘油、硝苯地平舌下含服；控制抽搐可静脉推注地西泮；降低颅内压、减轻脑水肿可快速静滴呋塞米或甘露醇。

（三）健康教育

（1）指导患者了解高血压病的致病因素，并加强预防，主动配合医护人员接受心理指导、训练，自我控制情绪的能力。

（2）指导饮食：控制总热量，避免进食胆固醇含量较高食物，宜选不饱和脂肪酸类食用油，如玉米油、菜油、豆油等，避免用椰子油、花生油，适当控制钠盐的摄入，禁忌吸烟，尽量少饮酒。

（3）指导用药：避免自行调整药量。

（4）指导出院患者在外出时要携带诊疗卡片，上面写明住址等，并随身携带药物。要避免乘坐对本病有危险的交通工具。

（杜丽莉）

第五节 呼吸系统重症患者护理常规

一、急性呼吸衰竭

呼吸衰竭是指不能维持正常的组织氧获取或组织二氧化碳排出的病理状态。从病情的急缓角度,可分为急性呼吸衰竭和慢性呼吸衰竭;从反应功能损害和治疗需要的角度,可分为低氧型(Ⅰ型,$PaO_2 < 60$ mmHg)和高碳酸血症型(Ⅱ型,$PaCO_2 > 50$ mmHg)呼吸衰竭。

(一)观察要点

1.观察生命体征,尤其是呼吸频率、节律的变化

呼吸困难是临床上最早出现的临床表现,并随着病情进展而逐渐加重。患者主观上感觉气短或呼吸费力,客观上可见患者有呼吸急促、呼吸表浅或呼吸深大,伴有鼻翼扇动,三凹征,严重时可发展为下颌式呼吸、点头样呼吸、呼吸间歇或呼吸停止。

另外,缺氧和CO_2潴留可引起心率增快,每搏输出量增加,血压升高,急性缺氧时,可出现心律不齐、室颤甚至心脏停搏。

2.观察意识状态、皮肤温湿度、有无发绀等

(1)意识状态:缺氧引起神经精神症状,主要表现为表情淡漠、精神错乱、狂躁不安、意识模糊、智力和定向力障碍,甚至昏迷。缺氧还可降低神经系统对CO_2潴留的耐受性和适应性。缺氧伴CO_2潴留时,可加重患者的神经精神症状。

(2)发绀:发绀能否出现要取决于血液中还原血红蛋白绝对值。当还原血红蛋白为15 g/L、$SaO_2 < 85\%$时,口唇黏膜和指甲即出现发绀。缺氧可引起发绀,但无发绀并不能排除缺氧。血流缓慢,毛细血管SaO_2与SpO_2下降也可导致发绀。

(3)皮肤温湿度:CO_2潴留时,表现为外周浅静脉充盈,皮肤温暖、红润、潮湿多汗,球结膜充血或水肿,血压升高,洪脉等症状。

(二)护理措施

1.氧疗护理

Ⅰ型呼吸衰竭时,可短时间给予较高浓度湿化吸氧(浓度 > 35%),在保证$PaO_2 > 60$ mmHg或SpO_2达90%以上的前提下,尽量降低吸氧浓度。Ⅱ型呼吸衰竭时,应给予持续低流量低浓度湿化吸氧(流量1~2 L/min,浓度 < 35%)。观察氧疗效果:如呼吸困难改善,发绀减轻,心率减慢为有效;意识障碍加深或呼吸表浅、缓慢可能是CO_2潴留加重。

2.呼吸兴奋剂应用的护理

(1)尼可刹米可直接兴奋呼吸中枢和通过刺激颈动脉窦化学感受器,反射性兴奋呼吸中枢,使呼吸加深、加快。但用药剂量过大,可出现多汗、呕吐、面部潮红、面肌抽搐、烦躁不安。

(2)洛贝林可刺激颈动脉化学感受器,反射性兴奋呼吸中枢,作用快,不良反应少,维持时间短(数分钟至半小时),过量可致心动过速、呼吸麻痹、血压下降等。

因此,使用呼吸兴奋剂时,必须保持呼吸道通畅,严格控制输液速度,密切观察患者用药后的反应,出现上述症状时,应立即减少用量或减慢输液速度。

3.保持呼吸道通畅

(1)湿化痰液:鼓励患者适量饮水,每日保持入量在2 500~3 500 mL;遵医嘱给予雾

化吸入。

(2)指导有效咳嗽:每1~2 h翻身、叩背,促进患者排出痰液。

4.加强营养支持的护理

呼吸衰竭患者由于呼吸困难,食欲下降,体力消耗增大,加之水、电解质代谢平衡失调,而致呼吸肌无力,影响恢复。因此,对神志不清、昏迷或建立人工气道呼吸肌治疗的患者,均提倡尽早给予鼻饲,保证营养和能量的摄入。

(三)健康教育

(1)指导患者采用有效呼吸的技术,咳嗽、咳痰的技术。

(2)介绍吸氧的意义、方法及注意事项,指导合理用氧。

(3)鼓励进食高营养、高热量食物,提高机体的营养储备,增加呼吸的力量。

(4)对应用机械通气的患者,要指导有效沟通交流的方法,防止脱管、误吸等意外发生。

二、重症肺炎

重症肺炎(sever pneumonia)是临床各科常见的急危重症,除具有肺炎常见呼吸系统症状外,还有呼吸衰竭和其他系统明显受累的临床表现。

(一)观察要点

(1)严密监测生命体征和神志的变化,尤其注意呼吸频率、节律和呼吸深度的观察。多数患者有神志淡漠、烦躁不安、嗜睡、谵妄,甚至昏迷。高热期间,加强对体温的监测,患者可有高热、寒战,多为稽留热,但有时体温可不升。

(2)加强呼吸功能和氧疗的监测,注意动脉血气和脉搏血氧饱和度的监测。患者可有胸闷、气促、咳嗽、咳痰等呼吸道症状,有时咳血痰,少数患者有胸痛,但也可无呼吸道症状。

(3)重症肺炎并发循环障碍时,加强血流动力学的监测,持续进行有创动脉血压和中心静脉压的监测,有条件时进行心排出量的监测。

(4)注意观察心肌损害的表现:如心动过速、心律不齐、奔马律、心脏扩大和心力衰竭等,心电图可有心肌损伤、传导阻滞、心动过速等改变。

(5)监测血常规、痰和血液细菌学培养结果:48~72 h可以确定病原菌,为选择抗生素提供依据。血常规:白细胞计数明显升高,中性粒细胞多在80%以上,极少数患者可无白细胞计数升高。

(6)观察有无并发症,如心功能不全、肺水肿、DIC等。本病起病急、病情重,1~3 d即可发展为休克,出现休克症状。

(7)观察有无消化道症状,如恶心、呕吐、腹痛、腹泻及肠麻痹,甚至有黄疸或肝、脾肿大,极易误诊为中毒性痢疾。

(二)护理措施

1.高热护理

(1)观察记录生命体征:每4 h 1次监测体温。

(2)有效降温:采取温水擦浴、冰袋和冰帽等物理降温措施,注意逐渐降温,避免受凉,并按医嘱补液,防止虚脱。

2.促进通气和氧合

促进气道分泌物的排除,保持气道通畅。

3.防止感染传播

进行病室空气消毒,减少病原微生物;使用一次性物品;接触患者前、后和操作前、后洗手;严格采用无菌技术;及时处理气道分泌物、污染的敷料和其他废弃物;做好患者的口腔护理和声门下积液的吸引,防止细菌从口咽部移位至气管和肺。

(三)健康教育

(1)指导患者有效咳嗽、咳痰。

(2)指导患者注意休息,防止疲劳,加强营养。

(3)预防感冒,防止受凉。若感冒,及时就医。

三、急性呼吸窘迫综合征

急性呼吸窘迫综合征(acute respiration dysfunction syndrome, ARDS)是急性肺损伤(acute lung injury,AU)的严重阶段,是在严重感染、创伤及烧伤等非心源性疾病过程中,肺毛细血管内皮细胞和肺泡上皮细胞损伤造成弥散性肺间质及肺泡水肿,导致的急性呼吸功能不全或衰竭。以肺容积减少、肺顺应性降低、严重的通气血流比例失调为病理生理特征,临床上表现为进行性低氧血症和呼吸窘迫,肺部影像学表现为非均一性的渗出性病变。

(一)观察要点

1.严密观察生命体征和神志

使用机械通气和PEEP后,严密监测心排出量降低的情况。ARDS多发生于休克、创伤等原发病发病后1~2 d,急性起病。主要表现为突然出现的进行性呼吸困难、发绀,常伴有烦躁、焦虑、出汗,呼吸频率常大于28次/分钟,且呼吸深度浅,患者常感到胸廓紧束、严重憋气(即呼吸窘迫),不能被一般氧疗所改善,吸气时呈三凹征,如病情继续恶化,呼吸窘迫和发绀继续加重,甚至出现心脏停搏,部分患者出现多器官衰竭。肺部可闻及湿啰音,无痰或血性痰。

2.监测动脉血气

发生ARDS时动脉血气分析显示CO_2和$PaCO_2$偏低,氧合指数≤200 mmHg。由于明显低氧血症引起过度通气,$PaCO_2$降低,出现呼吸性碱中毒。随病情进展,呼吸肌疲劳导致通气不足,CO_2潴留,产生混合性酸中毒。

3.监测肺动脉压、中心静脉压和心排出量

注意监测这些指标。

4.心脏和肺的听诊

肺部啰音和异常心音可提示心力衰竭。

(二)护理措施

(1)保持病室环境清洁:各项操作注意防止交叉感染。定时开窗通风,避免受凉感冒。

(2)做好皮肤护理:尤其是对于合并低蛋白血症和有水肿的患者应加强皮肤保护,防止压疮出现。

(3)做好口腔护理:避免口腔感染,对于应用面罩无创机械通气的患者,经常擦拭口腔,保持口腔的湿润状态,防止口干不适。

(4)加强气道管理,防止呼吸机相关性肺炎的发生:保持气道湿化,根据痰液黏稠度调整湿化量,并保持机体充足的水分补给。

(5)对于过度通气的患者要增加呼出气体的重复吸入,减少呼出二氧化碳气体的排出量。

（6）营养支持：ARDS患者由于过度通气或持续呼吸窘迫，机体可消耗大量的能量，需要加强营养补充。

（7）做好机械通气尤其是俯卧位通气的护理：预防相关并发症，如气压伤、通气不足或过度、人机对抗、氧中毒等。

（8）做好心理护理：消除患者紧张、焦虑的情绪，使其积极配合治疗。

（三）健康教育

（1）告知患者建立人工气道的重要性和机械辅助通气的必要性，主动配合治疗和护理，防止导管意外脱出。

（2）指导患者恢复期进行呼吸功能的训练。

四、肺栓塞

肺栓塞（pulmonary embolism）是以各种栓子阻塞肺动脉系统为发病原因的一组疾病或临床综合征总称，包括肺血栓栓塞症、羊水栓塞、空气栓塞等。肺动脉血栓栓塞症（PTE）为来自静脉系统或右心的血栓阻塞肺动脉或其分支所致疾病，以肺循环和呼吸功能障碍为主要临床表现和病理生理特征。

（一）观察要点

1.严密监测患者的生命体征，观察相应的症状和体征的变化

（1）昏厥：可作为PTE的唯一症状或首发症状，患者烦躁不安，有时可表现惊恐甚至濒死感。

（2）呼吸困难：不明原因的呼吸困难，一般于肺栓塞后即刻出现，气促是最常见的症状，活动后尤其明显。

（3）胸痛：PTE引起的胸痛表现为胸膜炎性胸痛或心绞痛样疼痛。

（4）咳嗽：早期有干咳或伴有少量白痰。可出现低热，少数患者可有中度以上发热。

（5）咯血：常为小量咯血，大咯血少见，主要反映局部肺泡的血性渗出，并不意味着病情严重。呼吸困难、胸痛和咯血同时出现称为"肺梗死三联征"。

2.血流动力学的监测

患者出现心动过速，颈静脉充盈或搏动，严重时可出现血压下降甚至休克。

3.动脉血气的监测

PTE时动脉血气分析表现为低氯血症、低碳酸血症，肺泡-动脉血氧分压差增大。

4.监测凝血功能

溶栓和抗凝期间，严密监测凝血功能，观察有无出血倾向。

（二）护理措施

（1）应让患者卧床休息，给予吸氧以纠正低氧血症。

（2）对胸痛明显者遵医嘱给予止痛处理，以免剧烈胸痛影响患者的呼吸运动。

（3）遵医嘱给予溶栓药和抗凝药，防止出血并发症的发生。

（4）有下肢深静脉血栓者，要使患肢制动并抬高，定时测量双下肢周径。

（5）保持大便通畅，防止便秘。

（三）健康教育

（1）告知患者肺栓塞的病因、诱因和病理生理。

(2)告知患者按时服抗凝药的重要性及服药期间的注意事项。

(3)告知患者预防深静脉血栓的措施,使用抗血栓弹力袜;适当抬高下肢、主动/被动活动下肢;保持机体充足的水分;适当下床行走,避免长期卧床。

五、重症哮喘

支气管哮喘(bronchial asthma)是由嗜酸粒细胞、肥大细胞和 T 淋巴细胞等多种炎性细胞参与的气道慢性炎症,表现为反复发作的喘息、呼吸困难、胸闷、气促、咳嗽、双肺满布哮鸣音等临床症状,常在夜间和清晨发作和加剧。重度支气管哮喘(sever bronchial asthma)是指哮喘发作引起严重的呼吸困难、缺氧和/或 CO_2 潴留,甚至死亡。重度哮喘发作属于临床危重状态,若处理不当,病死率极高。

(一)观察要点

(1)观察呼吸困难的程度、喘鸣音的程度、意识障碍的程度、奇脉的出现、发绀的程度、心率的变化。哮喘的典型表现为发作性呼气性呼吸困难或发作性胸闷和咳嗽,伴肺部可闻及弥散响亮的哮鸣音,常有辅助呼吸肌的活动及三凹征,甚至胸腹矛盾运动。呼吸频率一般大于30 次/分钟,心率大于 120 次/分钟。常有奇脉,患者呈被迫坐位,端坐呼吸,讲话断续,大汗淋漓,精神焦虑,烦躁,重症哮喘患者不能讲话,出现嗜睡或意识模糊,呼吸时哮鸣音明显减弱或消失。

(2)动脉血气分析的监测:患者哮喘严重发作可有 PaO_2 降低,由于过度通气,表现为碱中毒,而气道阻塞严重时,出现缺氧和 CO_2 潴留,表现为呼吸性酸中毒。

(3)肺功能的监测:发作时呈阻塞性通气功能改变,呼气流速指标(如 FEV_1、FEV_1/FVC 和呼气流量峰值等)降低。

(二)护理措施

1.环境与体位

尽快脱离变应原,保持适宜的病室温、湿度,减少探视,保持安静。协助患者取舒适卧位,减少谈话,避免刺激。

2.用药护理

(1)糖皮质激素是治疗哮喘严重发作的最重要的药物,用药原则为早期、足量、短程。用药过程中注意观察药物的不良反应,例如,血糖浓度升高,消化道出血,个别患者可能出现精神症状。使用吸入剂后要用清水含漱口咽部,宜在饭后服用口服药,以减少对胃肠道黏膜的刺激。

(2)在哮喘发作期间可吸入支气管扩张剂:静脉滴注氨茶碱时注意给药滴速,过快易引起恶心、心率过快及心律不齐等不良反应。

3.静脉补液的护理

对哮喘严重发作的患者采取积极补液的措施,可纠正脱水,改善循环,湿化气道,促进排痰,增加通气。在补液过程中密切观察呼吸困难是否进一步加重,心率是否加快,防止补液过程中发生急性左心衰。经过大量补液后患者气道分泌物得以稀释,易导致大量痰液排出不畅而出现窒息,要注意加强翻身、叩背和吸痰。

(三)健康教育

(1)指导患者有效咳嗽、咳痰。

(2)指导患者了解应用药物的主要作用、用药时间和方法及注意事项。

（3）让患者了解避免变应原的方法，预防感冒，避免有害气体刺激，增加机体的抗病能力。

（4）指导患者合理调节心理状态，避免强烈刺激和过分剧烈的运动。

六、重症慢性阻塞性肺部疾病

慢性阻塞性肺病（chronic obstructive pulmonary disease，COPD）是一种具有气流受限特征的可以预防和治疗的疾病，气流受限不完全可逆，呈进行性发展，与肺部对有害气体或有害颗粒的异常炎症反应有关。COPD 急性加重的定义是指在 COPD 自然病程中出现呼吸困难、咳嗽和/或咳痰急性加重，超过了日常状况的变化，并需要改变常规的药物治疗。

（一）观察要点

1.密切监测患者的生命体征

观察神志、生命体征和临床症状的变化，观察痰液的颜色、形状及量。

（1）当患者缺氧和 CO_2 潴留加重时，可出现神志的变化，如烦躁不安、嗜睡甚至昏迷。呼吸频率可反映病情的轻重。

（2）病情加重时，患者的呼吸频率加快；CO_2 潴留加重时，呼吸频率变慢变浅，此时说明患者呼吸中枢受抑制，需给予重视并采取有效处理。

（3）在 COPD 急性加重期患者可出现血压下降，原因可为感染加重，心脏功能受累或出现心源性休克，应加强观察，及时发现，进行及早处理。

（4）心率：患者心率的变化多见于缺氧和 CO_2 潴留加重，且心率变化可早于动脉血气分析和血压的改变。及早发现，采取措施，则可控制病情的进一步发展。

（5）咳嗽、咳痰：患者可出现咳嗽、气促症状。当病情进一步发展，则可出现无力咳痰，甚至痰液阻塞，呼吸困难加重，出现三凹征。合并感染时，咳出的痰量增加；如为细菌感染，痰液则为黄色或黏液脓性痰。

2.应用机械通气的监测

监测气道峰压、吸气平台压、内源性 PEEP、平均气道压、潮气量、分钟通气量。

3.氧疗效果监测

氧疗有效的指标为患者呼吸困难减轻、呼吸频率减慢、发绀减轻、心率减慢、活动耐力增加。除氧疗监测外还应监测动脉血气、血氧饱和度有无改善。

（二）护理措施

1.生活基础护理

保持室内空气新鲜。病情较轻者可适当活动，病情较重者应卧床休息。协助生活护理，加强基础护理，预防并发症。注意保暖，防止受凉感冒。劝吸烟者戒烟。

2.合理氧疗

（1）对于合并 Ⅰ 型呼吸衰竭的患者应选择能维持患者 SpO_2 在 88％以上的吸氧浓度。

（2）对于合并 Ⅱ 型呼吸衰竭的患者应选择持续低流量吸氧，防止高浓度吸氧导致呼吸抑制。

（3）一般来说，氧浓度控制在 29％以下时较为安全，既可以使 PaO_2 上升，又不至于使 $PaCO_2$ 升高而引起呼吸抑制或意识障碍加重。

（4）COPD 患者长期用氧，要注意用氧安全，避免吸入氧浓度过高，引起 CO_2 潴留及氧中毒。采用鼻塞法或面罩法，氧浓度为 28％～30％，氧流量为 1.5～2 L/min，每天吸氧时间多于

15 h,密切观察缺氧症状有无改善。

3.强调营养支持护理

COPD 为慢性消耗性疾病,因此要及时判断营养状态。指标包括消化功能、血液生化指标(血红蛋白)、24 h 摄入量等。提供高热量、高蛋白、维生素丰富、易消化的食物,少食多餐,避免辛辣刺激。

4.用药观察护理

急性发作期,根据药敏试验,选用有效抗生素,及时控制感染。根据病情遵医嘱给予支气管扩张剂、皮质激素、祛痰药等,密切观察药物疗效及不良反应。

5.保持呼吸道通畅

保持呼吸道通畅,指导有效咳嗽排痰。

6.康复锻炼

COPD 患者急性症状控制后应尽早行康复锻炼。教会患者及其家属康复锻炼技术,如腹式呼吸、缩唇呼吸、体力训练等。

(三)健康教育

(1)教育与督促患者戒烟,迄今能证明有效延缓肺功能进行性下降的措施仅有戒烟。

(2)使患者了解 COPD 的病理、生理与临床基础知识。

(3)学会自我控制病情的技巧,如腹式呼吸及缩唇呼吸锻炼等。

(杜丽莉)

第六节　消化系统重症患者护理常规

一、上消化道大出血

上消化道出血(upper gastrointestinal hemorrhage,UGH)是指十二指肠悬韧带以上的消化道(包括食管、胃、十二指肠、胰腺和胆道等)病变引起的出血,以及胃空肠吻合术后的空肠病变出血。出血的病因可为上消化道疾病或全身疾病。大量出血是指在数小时内失血量超出1 000 mL 或丢失循环血容量的 20%,其临床主要表现为呕血和/或黑便,往往伴有血容量减少引起的急性周围循环衰竭,严重者导致失血性休克而危及生命。

(一)观察要点

(1)观察呕血、黑便的量、性质、次数、颜色及肠鸣音是否亢进。

(2)神志:有无精神疲倦、烦躁不安、嗜睡、表情淡漠、意识不清甚至昏迷。

(3)生命体征:有无心率加快、心律失常、脉搏细弱、血压下降、脉压变小、呼吸困难、体温不升或发热。

(4)每小时尿量:严密监测每小时尿量,应保持尿量>30 mL/h。

(5)了解肢体温度和湿度、皮肤与甲床色泽、周围静脉特别是颈静脉充盈情况。

(6)动态监测血红蛋白、红细胞计数、尿素氮等。

(7)如出现下列情况则应考虑是继续出血或再出血。①反复呕血,甚至呕吐物由咖啡色转为鲜红色,或黑便次数增多,粪质稀薄,伴有肠鸣音亢进;②经充分补液、输血,周围循环衰竭的表现仍未见明显改善,或虽暂好转而又恶化;③红细胞计数、血红蛋白浓度、血细胞比容继续下降,而网织红细胞计数持续升高;④在补液与尿量足够的情况下,血尿素氮浓度仍持续或再次升高;⑤门静脉高压的患者原有脾大,在出血后常暂时缩小,如不见脾恢复仍肿大亦提示出血未止。

(二)护理措施

1.体位与保持呼吸道通畅

大出血时患者取平卧位,并将下肢略抬高,以保证胸部供血,呕吐时头偏向一侧,防止窒息或误吸,保持呼吸道通畅,给予吸氧。

2.治疗护理

立即建立静脉通路,配合医师迅速、准确地实施输血、输液各种止血治疗及用药抢救措施,并观察治疗效果及不良反应,准备好急救用品、药物。

3.饮食护理

呕血、恶心、呕吐和休克的情况下应禁食。少量出血无呕吐者,可进温凉、清淡流质,出血停止后改为营养丰富、易消化、无刺激性的半流质软食,从少食多餐逐渐过渡到正常饮食。

4.心理护理

给予精神安慰,消除患者惊恐、紧张、沮丧等不良情绪,并积极配合医师抢救。解释各项检查、治疗措施,听取并解答患者或家属的提问,以减轻他们的疑虑。

5.严密观察病情

(1)注意观察体温、脉搏、血压的变化。如果患者发热,可给物理降温。记录24 h出入量、尿比重。

(2)注意呕吐物及粪便的性状、量及颜色。呕血及便血的颜色取决于出血量的多少及血在消化道内停留的时间,出血量多,停留的时间短,颜色新鲜或有血块;出血量少,停留时间长,则颜色比较暗或为黑色;伴有呕吐者的出血量一般比单纯黑便者的出血量大。当患者出现口渴、烦躁、出冷汗、黑蒙、昏厥等症状时,应考虑有新鲜出血。

(3)如有出血性休克,可按休克患者常规护理;如出现意识模糊或烦躁不安,应加强防护,防止坠床。

(三)健康教育

(1)帮助患者及其家属掌握自我护理的相关知识,减少再度出血的危险。

(2)注意饮食卫生及饮食规律;进营养丰富、易消化的食物,避免暴饮暴食,避免粗糙、刺激性饮食,或过冷、过热、产气多的饮食、饮料,戒烟、戒酒。

(3)生活起居有规律,劳逸结合,保持乐观情绪,保证身心休息。

(4)患者及其家属应学会早期出血征象的观察及应急措施。

二、重症胰腺炎

急性胰腺炎(acute pancreatitis,AP)是多种病因导致胰酶在胰腺内被激活后引起胰腺组织自身消化、水肿、出血甚至坏死的炎症反应。临床以急性上腹痛、恶心、呕吐、发热和血胰酶浓度升高等为特点。病变程度轻重不等,轻者以胰腺水肿为主,临床多见,病情常呈自限性,预后良好,又称为轻症急性胰腺炎。少数重者的胰腺出血坏死,常继发感染、腹膜炎和休克等多种并发症,病死率高,称为重症急性胰腺炎(sever acute pancreatitis,SAP)。

(一)观察要点

(1)严密观察体温、心率、呼吸、血压、神志及尿量的变化。

(2)观察呕吐物或(和)胃肠减压时引流物的量和性质,观察皮肤的弹性,判断失水的程度,准确记录 24 h 出入量。

(3)观察腹痛程度及性质有无改变,有无腹腔积液等。

(4)遵医嘱定时留取血尿标本,观察血、尿淀粉酶及血清电解质变化。

(二)护理措施

(1)绝对卧床休息:可取屈膝侧卧位,以减轻疼痛,防止剧痛而辗转不安者坠床。

(2)急性期应严格禁食、禁饮 1~3 d,必要时给予胃肠减压。应向患者及其家属解释禁食的意义,禁食期间加强口腔护理。

(3)腹痛和呕吐基本缓解后可由小量低脂、低糖流质开始,逐步恢复到普食。

(4)心理护理:由于病情重,住院时间长,患者有抑郁、焦虑、恐惧等表现,要做好患者及其家属的思想工作,鼓励患者与疾病做斗争,增强自信心,配合治疗。

(5)管道的护理:重症胰腺炎患者可能同时有胃管、尿管、吸氧管、腹腔引流管等,注意维持管道的功能位置,妥善固定,防止脱落。

(6)用药护理:对腹痛剧烈者,可遵医嘱给予哌替啶等止痛药,但反复长期使用哌替啶可导致成瘾。注意禁用吗啡,以防止引起奥迪括约肌痉挛而加重病情;注意监测用药后患者疼痛的缓解情况。

(7)指导患者学会非药物性缓解疼痛的方法,如深呼吸、冥想和音乐法等。

(三)健康教育

(1)向患者和家属讲解疾病的发病原因、诱发因素及疾病发展过程。

(2)指导患者掌握饮食卫生知识,避免暴饮暴食。

(3)积极治疗原发病。

(4)坚持用药。

(5)定期门诊复查。

三、暴发性肝功能衰竭

暴发性肝衰竭(fulminant hepatic failure,FHF)是由多种病因引起大量肝细胞坏死及严重肝功能损害,既往无肝病史并在病后 8 周内出现肝性脑病的综合征。起病急,进展快,病死率高。早期诊断、早期治疗可降低病死率。

(一)观察要点

(1)严密观察生命体征:如体温、脉搏、呼吸、血压及神志、瞳孔、尿量的变化,必要时给予心电监护,及时发现和处理肝性脑病、肝肾综合征、脑水肿等。

(2)及时发现和纠正出血倾向:保持口腔、鼻腔和皮肤的清洁,仔细观察出血部位、性质、程度以及有关症状、体征,并及时、准确地记录。

(3)放置胃管行胃肠减压,观察引流液的量、颜色及性质。

(4)观察患者有无肝性脑病前驱症状,有无性格和行为的改变,定向力和计算力有无下降,神志情况如何,及时协助医师去除诱因和给予治疗。

(5)准确记录出入量。

(二)护理措施

1.一般护理

患者绝对卧床休息。给予营养丰富、清淡、可口的饮食。如进食少或不能进食,静脉补充营养,注意维持电解质和酸碱平衡。

2.输血

遵医嘱根据病情输新鲜血,以补充多种凝血因子和血小板,防止出血;输注清蛋白、血浆,可以提高胶体渗透压。

3.并发症护理

(1)肝性脑病的护理。①卧床休息:有腹腔积液时协助患者取半卧位,下肢水肿严重时,协助患者抬高下肢,以利于水肿消退;注意患者安全,防止因乏力或腹腔积液量多而导致摔伤、碰伤。②消除诱因,减少有毒物质的产生和吸收:排空肠道,常采用33%～50%的硫酸镁溶液,通过胃管注入,或用弱酸溶液灌肠,口服乳果糖,以清除肠内毒物,减少细菌和氨的产生。③饮食护理:对无腹腔积液及食管静脉曲张的肝功能代偿期的患者,可采用高热量、高蛋白、高维生素、易消化的普通饮食,避免刺激调味品及油腻食物,严禁饮酒,对肝功能显著减退或者肝性脑病先兆者应严格限制富含蛋白质食物的摄入。④皮肤护理:保持床单清洁、平整、无渣屑,注意皮肤护理,预防压疮;有黄疸及皮肤瘙痒的患者,应注意个人卫生,勤洗澡,勤换内衣。⑤出入量的观察:认真记录患者24 h出入量。尤其要注意应用利尿剂者用药后的反应,密切观察尿量及血电解质的变化。⑥用药护理:遵医嘱应用抑制肠道细菌的药物,如新霉素、甲硝唑等。选用降氨药物谷氨酸钠和谷氨酸钾,根据血钾、钠浓度和pH值调整药物用量。应用支链氨基酸,以纠正与芳香族氨基酸的比例失调,肝功能不全或有肝昏迷前期症状时,不能随意使用镇静药、麻醉药及四环素类药。注意隔离治疗。乙型肝炎后肝硬化患者若同时处于肝炎活动期(乙肝表面抗原、E抗原、核心抗体阳性者)则应实施隔离措施。

(2)脑水肿、脑疝的护理。①颅内压增高时避免搬动患者,在患者头下垫以软枕,使其头偏向一侧并抬高床头10°～30°,及时吸出呼吸道分泌物,保持呼吸道通畅;②脱水治疗,首选甘露醇;③饮食护理:限制水的摄入量,每日输入量不超过1 500 mL。

(3)预防感染。①遵医嘱应用有效抗生素,并注意观察药物作用及不良反应;②严格执行无菌操作;③注意测体温、血常规,观察各器官感染的表现,常见的感染部位是口腔、肺部、腹腔、肠道等,可出现相应的症状和体征,应注意观察,做好口腔护理,定时帮患者翻身,清除呼吸道分泌物,防止口腔和肺部感染。

(4)出血监护。①严密观察有无出血现象,如皮肤和黏膜的出血、鼻出血、便血或颅内出血等,应及时补充凝血因子、输新鲜血、血浆等;②监测DIC指标、出血时间、凝血时间、血小板等。

(三)健康教育

(1)及时介绍病因与诱发因素。嘱患者应合理饮食,不能滥用损肝药物,每天排2～3次软便。

(2)避免各种感染,戒烟、戒酒。

(杜丽莉)

第七节　泌尿系统重症患者护理常规

一、急性肾功能不全

急性肾衰竭(acute renal failure,ARF)是由各种病因引起短期内(数小时或数日)肾功能急剧、进行性减退而出现的临床综合征。当肾衰竭发生时,原来应由尿液排出的废物,因为尿少或无尿而积存于体内,导致血肌酐(Cr)、尿肌酐(BUN)浓度升高,水、电解质和酸碱平衡失调,以及全身各系统并发症。急性肾衰竭传统分为肾前性、肾后性、肾实质性三类,另外根据尿量减少与否分为急性期和多尿期。

(一)观察要点

(1)观察患者有无低血压、缺血、脓毒病和肾毒素等病因,有无明显的肾实质损伤。

(2)监测患者的神志、生命体征、尿量、体重。

(3)观察患者有无厌食、恶心、呕吐、腹泻、呃逆等消化系统方面的临床表现。

(4)注意尿常规、肾功能、电解质及血气分析的变化。

(5)有无严重头痛、恶心、呕吐及意识障碍等高血压脑病的表现。

(6)有无气促、端坐呼吸、肺部湿啰音等急性左心衰竭的征象。

(二)护理措施

1.休息与活动

急性期要绝对卧床休息,当尿量增加病情好转时,可逐渐增加活动量。

2.饮食护理

急性期应给予足够的糖类,多尿期可自由进食;对一般急性期的患者,蛋白质限制为 $0.5\ \mathrm{g/(kg \cdot d)}$,其中 50% 的蛋白质以上应为优质蛋白;多尿期的患者尿素氮低于 $5\ \mathrm{mmol/L}$ 时,可给予正常量的蛋白质。

3.控制液体的摄入量

正确记录 24 h 出入量,并且每天测量患者体重 1 次,以了解水分潴留情况。急性期每天的液体入量应为前一日尿量加上 $500\sim800\ \mathrm{mL}$。多尿期每天的液体入量应为前一日尿量乘以 2/3 再加上 720 mL。

4.用药护理

注意观察药物疗效、不良反应及治疗效果。输血要禁用库存血。抗感染治疗时避免选用有肾毒性的抗生素。

5.预防感染

尽量将患者安置在单人房间,避免与有上呼吸道感染者接触;避免任意插放、保留导尿管,可每 $24\sim48$ h 导尿 1 次,获得每日尿量;对需留置导尿管的患者应加强消毒,定期更换尿管;对卧床及虚弱的患者应定期帮助翻身,做好皮肤的清洁,做好口腔护理,保持口腔清洁、舒适;对使用腹膜或血液透析治疗的患者应按外科无菌技术操作进行;避免其他意外损伤。

6.心理护理

了解患者的心理变化及家庭经济状况;通过讲述各种检查及治疗进展信息,解除患者的恐惧;让患者树立战胜疾病的信心。

(三)健康教育

1.生活指导

合理休息,劳逸结合,防止劳累;严格遵守饮食计划,并注意加强营养;注意个人清洁卫生,注意保暖。

2.病情监测

学会自测体重、尿量;熟悉高血压脑病、急性左心衰竭、高钾血症及代谢性酸中毒的表现;定期门诊随访,监测肾功能、电解质等。

3.健康指导

合理休息,劳逸结合;严格遵守饮食计划,监测肾功能、电解质等;定期门诊随访。

二、慢性肾功能衰竭

慢性肾衰竭(chronic renal failure,CRF)简称肾衰竭,是在各种慢性肾脏病的基础上,肾功能缓慢减退至衰竭而出现的临床综合征。CRF 见于各种肾脏疾病的晚期,由于肾功能缓慢进行性减退,最终出现以代谢产物潴留,水、电解质紊乱和酸碱失衡和全身各系统症状为主要表现的临床综合征,又称尿毒症。

(一)观察要点

(1)观察患者有无胃肠道厌食、食欲缺乏等早期常见症状,有无恶心、呕吐、腹胀、口腔溃疡等。

(2)意识改变:如嗜睡、谵妄、昏迷等。

(3)有无酸中毒深大呼吸,呼气有无尿臭味。

(4)观察血压变化、心力衰竭症状,有无肺底湿啰音、颈静脉怒张等,有无心包摩擦音。

(5)观察呕吐物和排便的量、性质,有无消化道出血。

(6)有无电解质紊乱:如低钾导致肌无力、肠胀气等;高钾血症致脉搏不规则、心律失常、肌无力、心电图改变等。

(7)贫血状况的进展:有无出血倾向。

(8)准确记录出入量,尤其是尿量。

(9)每日定时测量体重,密切观察液体量过多的症状和体征。

(10)有无皮肤瘙痒、尿素霜沉积、尿毒症面容。

(11)观察患者有无骨酸痛、行走不便等肾性骨病的症状。

(二)护理措施

1.保持体液平衡

评估水、电解质、酸碱失衡情况,准确记录 24 h 出入量,定期监测体重,每天应在同一时间,穿同样数量的衣服,排空膀胱后,使用同一体重计测量体重。严格控制液体输入量,一般为前一天尿量+500 mL。

2.严密观察病情变化

每天监测生命体征两次,尤其是血压。

3.适当的营养

当患者尿少或血尿素氮浓度高于 28.56 mmol/L 且每周只透析 1 次时,每天的蛋白质应限制在 20~25 g;若每周透析 2 次,则每天蛋白质为 40 g 左右;若每周透析 3 次,则不必限制。

摄取足够的热量,每天糖类摄入量应在150 g以上,以防由于热量不足发生体内蛋白质过度破坏,致代谢产物增加或发生酮症。

4.用药护理

按医嘱给利尿剂和血管扩张剂,注意观察尿量、电解质失衡情况。

5.严密监测血电解质

如少尿或无尿、出现高钾血症,应采取下列措施。

(1)严格限制钾的摄入。

(2)避免使用库存血和含钾药物。

(3)按医嘱静脉注射葡萄糖酸钙。

(4)按医嘱纠正酸中毒,使钾离子向细胞内转移。

(5)静脉推注葡萄糖和胰岛素,推注后准备血液净化治疗。

6.密切观察下列病情变化,一旦出现应立即通知医师,并做好抢救及配合

(1)意识改变,如嗜睡、谵妄、昏迷等。

(2)有无酸中毒深大呼吸,呼气有无尿臭味。

(3)血压变化、心力衰竭,如肺底湿啰音、颈静脉怒张或出现心包摩擦音等。

(4)观察呕吐物和排便的量、性质,有无消化道出血。

(5)有无电解质紊乱,如低钾导致肌无力、肠胀气等;高钾血症致脉搏不规则、心律失常、肌无力、心电图改变等。

(6)贫血的进展:有无出血倾向。

(7)准确记录出入量(尤其是尿量)。

(8)每日定时测量体重;密切观察液体量过多的症状和体征。如短期内体重迅速增加、出现水肿或水肿加重、血压升高、心率加快等。

7.其他护理

高磷低钙者应限制含磷食物及口服降磷药物。出现代谢性酸中毒时按医嘱纠正酸中毒,并防止低钙抽搐。保持患者皮肤黏膜的完整性,每天以温水洗澡,避免使用肥皂。女性患者以温水清洗会阴部。保持口腔清洁、湿润,预防溃疡或感染的发生。

(三)健康教育

1.生活指导

注意劳逸结合,避免劳累或重体力活动。严格遵从饮食治疗的原则,注意水、钠和蛋白质的合理摄入。

2.预防指导

注意个人卫生,保持口腔、皮肤及会阴部的清洁。皮肤痒时避免用力搔抓。注意保暖,避免受凉。尽量避免妊娠。

3.病情观察指导

准确记录每日尿量、血压、体重。定期复查肾功能、血清电解质等。

4.用药指导

严格遵医嘱用药,避免使用肾毒性较大的药物,如氨基糖苷类抗生素等。

5.透析指导

慢性肾衰竭患者应注意保护和有计划地使用血管,尽量保留前臂、肘等部位的大静脉,以

备用于血透治疗。已行透析治疗的患者中,血液透析者应注意保护好动静脉瘘管,腹膜透析者保护好腹膜透析管道。

6.心理指导

注重心理调节,保持良好的心态,培养积极应对的能力。

(杜丽莉)

第八节　内分泌系统重症患者护理常规

一、糖尿病酮症酸中毒

糖尿病酮症酸中毒(diabetic ketoacidosis,DKA)是指在各种诱因的作用下,糖尿病患者的胰岛素不足明显加重,升糖激素浓度不适当地升高,造成糖、蛋白质、脂肪以及水、电解质、酸碱平衡失调而导致的高血糖、高血酮、酮尿、脱水、电解质紊乱、代谢性酸中毒等的综合征,是糖尿病严重的并发症之一,是糖尿病患者的主要死亡原因。

(一)观察要点

(1)严密观察体温、脉搏、呼吸、血压及意识变化。低血钾患者应做心电监测,为病情判断和观察治疗效果提供依据。神志改变,早期可有头痛、头晕、萎靡,继而烦躁、嗜睡、昏迷,造成昏迷的原因包括乙酰乙酸过多、脑缺氧、脱水、血浆胶体渗透压升高、循环衰竭等。

(2)严密监测血糖、尿酮或血酮:血糖、尿酮或血酮为监测 DKA 病情变化和治疗效果的主要指标。DKA 时血糖多为 16.7～33.3 mmol/L,有时可达 55.5 mmol/L,一般 1～2 h 监测1 次,尿酮呈强阳性,血酮一般在 0.48 mmol/L 以上,严重时可超过 4.8 mmol/L。

(3)观察水、电解质、酸碱平衡情况。由于呼吸改变,患者常出现酸中毒。当血 pH 为7.2时呼吸深快,肺通气量可达最大值以利于排酸;当血 pH<7.1 时,肺通气量则降低,出现酸中毒呼吸,这时患者常无主观的呼吸困难。当血 pH<7.0 时,则发生呼吸中枢抑制,出现呼吸衰竭。部分患者呼出的气体有类似烂苹果气味的酮臭味。患者尿量减少,皮肤黏膜干燥,眼睛下陷等。严重时出现循环衰竭、心率快、血压下降、四肢厥冷等休克症状。

(二)护理措施

1.补液治疗的护理

输液是抢救 DKA 患者首要的关键措施。立即建立 2～3 条静脉通路。通常先使用生理盐水,第二阶段补充 5% 的葡萄糖或糖盐水,可按原体重的 10% 估计补液总量。如无心力衰竭,输液速度开始较快,可在 2 h 内输入 1 000～2 000 mL,以便较快补充血容量,改善周围循环和肾功能。以后根据血压、心率、每小时尿量、周围循环等决定输液量和速度,第 3～6 h 可输入 1 000～2 000 mL。第一个 24 h 输液总量为 4 000～5 000 mL,严重失水者第一个 24 h 输液总量可达 6 000～8 000 mL。对年老、有心脏病、心力衰竭患者,注意调节输液速度和量,以防发生肺水肿。

2.应用胰岛素治疗的护理

持续静脉泵入胰岛素,既能有效抑制酮体生成,又能避免血糖浓度、血钾浓度、血浆渗透压降低过快带来的各种风险。胰岛素的用量按照标准体重计算,0.1 U/(kg·h),成人开始泵入剂量为4~6 U/h,维持血糖浓度平均每小时下降3.9~5.6 mmol/L,一般不超过10 U/h。每1~2 h测定血糖浓度,血糖浓度平稳后改为每4 h测量。注意治疗过程中避免血糖浓度下降得过快、过低,以防发生脑水肿。

3.遵医嘱给药以纠正电解质紊乱及酸中毒

补钾时最好在心电监护下,结合尿量和血钾水平,调整补钾量和速度,补钾后监测动脉血气。

4.加强基础护理,预防继发感染

做好各项基础护理,以防皮肤、口腔、肺部和泌尿系统感染。注意保暖,对留置导尿管患者应监测每小时尿量。昏迷患者要禁食。鼓励清醒患者多饮水。

(三)健康教育

(1)提高患者的自护水平:教育糖尿病患者认识DKA的严重性,了解DKA的诱因、临床表现、观察方法及处理措施,预防DKA的发生。

(2)去除DKA的诱因:出现感染、厌食、呕吐、腹泻、创伤、手术等可诱发DKA的因素时,及早采取积极措施治疗原发病,去除诱因。严格执行饮食疗法,节假日也不应该放松饮食控制。

(3)告知清醒DKA患者频繁监测血糖的目的,取得患者的配合,以利于早期发现高血糖。出现身体不适,及时就医,以免延误病情。

二、非酮症高渗性糖尿病昏迷

非酮症高渗性糖尿病昏迷(hyperosmolar nonketotic diabetic coma)是糖尿病急性代谢紊乱的一种临床类型,多见于老年2型糖尿病患者。好发年龄为50~70岁。约2/3的患者发病前无糖尿病史,或仅有轻度症状,主要原因是在体内胰岛素相对不足的情况下,出现了引起血糖急剧升高的因素,同时伴有严重失水,导致血糖浓度明显升高。病情严重,常伴有神经系统功能损害症状,严重者昏迷,病死率高。

(一)观察要点

(1)严密监测生命体征,注意观察患者神志、瞳孔、心率、皮肤、尿量的变化。患者早期出现烦渴、多尿、乏力、头昏、食欲缺乏、恶心呕吐等,渐渐发展成为严重脱水,四肢肌肉抽动,神志恍惚,定向障碍,烦躁或淡漠乃至昏迷,随着失水症状加重。晚期出现尿少甚至尿闭。皮肤表现为干燥、弹性降低,舌干,眼球凹陷,血压下降甚至休克。呼吸浅,心率快。神经系统体征多种多样,除昏迷外可以出现癫痫样大发作、轻度偏瘫、失语、自发性肌肉收缩、偏盲、眼球震颤、视觉障碍、病理反射阳性、中枢性体温升高等。

(2)严密监测血糖变化:一般1~2 h监测血糖1次。

(二)护理要点

(1)合理安排输液:对无心力衰竭者,一般开始治疗1~2 h可补液1~2 L,以便加速补充血容量,改善周围循环,避免肾功能恶化。之后2~4 h补液1 L,总量一般在4~6 L/d。对年老体弱、心脏病患者,应在中心静脉压监测下调节输液速度和输液量,并准确记录出入量。

(2)保持病房清洁、安静,减少探视及不良刺激。紫外线照射每天2次。

(3)保持皮肤清洁、干燥,口腔护理每日2~3次。定时为昏迷患者翻身、拍背,预防并发症。

(4)严密监测血糖、电解质、心电图的变化,每1～2 h监测1次并记录。理想的血糖下降速度为每小时3.6～6.1 mmol/L,根据血糖下降速度调整胰岛素用量。血糖监测每2 h时下降2～4 mmol/L时为正常,若2 h血糖下降不足2 mmol/L,则说明血糖下降不足,若血糖2 h内下降超过5 mmol/L,则说明血糖下降过快,应通知医师及时给予处理。

(5)心理护理:对清醒患者应安慰、鼓励,减少焦虑、恐惧、消极情绪,避免外界因素造成应激性高血糖。

(三)健康教育

(1)指导患者及其家属了解该并发症的诱因、临床表现,知道如何自救、如何预防等。
(2)指导患者定期检查血糖的重要性,严格控制血糖。

三、甲亢危象

甲亢危象(hyperthyroidism crisis)是甲亢病情急剧恶化,导致全身代谢严重紊乱,心血管系统、消化系统、神经系统等功能严重障碍,常危及生命,如诊断和抢救措施不及时,病死率极高。

常见临床表现有"四大一改变":大热,体温常高于39 ℃;大汗淋漓,继之汗闭;大量吐泻,常达每日8次;大心率,常大于140次/分钟,常伴心律失常;神志改变,昏迷。

(一)观察要点

1.观察甲亢先兆症状

表现为原有甲亢症状加重,体温39 ℃以上,心率加快,达120～140次/分钟,还表现为厌食、恶心、大便次数频繁、多汗、烦躁不安或嗜睡、面部潮红。

2.注意甲亢危象症状

表现为先兆症状进一步加重,体温可达40 ℃以上,心率达160～200次/分钟,常伴有房颤、肺水肿、严重呕吐、腹泻、大汗淋漓、严重脱水、极度烦躁、谵妄、昏迷。少数淡漠型甲亢或老年患者缺乏典型甲亢危象表现,表现为低热、淡漠、嗜睡、全身衰竭、休克、昏迷死亡。

(二)护理措施

1.休息

病室要安静,光线要暗淡,室温要偏低。患者绝对卧床休息,避免一切不良刺激。对烦躁不安者,可适当给予镇静剂。

2.降温

迅速进行物理降温,如头戴冰帽、酒精擦浴、在大血管处放置冰袋、冰水灌肠等。如降温效果不佳,应尽快进行人工冬眠。

3.饮食

宜给予高热量、高蛋白质、高维生素饮食。鼓励患者多饮水,给予昏迷者鼻饲,以维持水、电解质平衡。

4.吸氧

呼吸困难、发绀者取半卧位,立即给予吸氧(2～4 L/min)。

5.迅速建立静脉通路,及时准确给药

可酌情补液及遵医嘱给药,如缓慢静滴碘化钠、氢化可的松等。注意观察碘中毒或过敏反应,准备好抢救药物,如镇静剂、血管活性药物、强心剂等。

6.严密观察病情变化

定时监测生命体征,观察意识、精神状态、腹泻、呕吐、脱水的改善情况和心、肾功能变化。

(三)健康教育

(1)指导患者了解甲亢危象的原因,避免一切诱因。

(2)向患者说明按时、定量服药、定期复查的重要性,防止因突然停药而出现"反跳"现象。

(3)做好饮食指导:禁忌含碘高的食物,如海带、紫菜等海产品,平时不宜喝浓茶、咖啡等刺激性饮料。

(杜丽莉)

第十六章 门诊护理

第一节 动脉采血

一、动脉采血前准备

(一)患者评估及准备

在动脉采血前应准确核对患者的身份,了解患者的身体状况,评估患者穿刺部位皮肤及动脉搏动情况。使用呼吸机,应在申请单上记录呼吸机设置参数,如吸入氧浓度、呼气末正压通气等;采血前应向患者解释动脉采血的目的及穿刺方法,以便减轻患者的紧张程度,取得其配合。一般情况下患者应在舒适、适宜的位置上稳定呼吸 5 min 以上,方可进行动脉采血,如果呼吸机参数(如吸入氧浓度、呼气末正压通气等)发生改变,建议患者稳定 20~30 min,再进行动脉采血。

(二)采血物品准备

准备动脉血气针两套或 2 mL、5 mL 注射器各两支、橡皮塞两个、1 mL 肝素(12 500 U)一支,碘伏消毒棉签或异丙醇棉球、无菌干棉签或清洁小纱布块、弯盘等。注意:应根据动脉穿刺部位的不同,选择有不同长度针头的动脉血气针或者针尖斜面较短(针尖的第一斜面角 a 较大的)的 5~9 号注射针头,长度为 1.6~3.8 cm。短针头适合于桡动脉、足背动脉穿刺,长针头适合于肱动脉、股动脉穿刺。

(三)其他物品

准备日常垃圾桶、有清晰生物危害标识的医疗废物桶和锐器盒各一个(以上物品必须有容器盖)、装有冷却剂(冰袋)的冷却容器一个以及用于样本识别和记录的材料。

二、动脉穿刺部位的选择

(一)动脉穿刺部位选择的原则

1. 动脉穿刺部位选择的总原则

首先,选择有丰富的侧支循环的动脉,这样可以有效避免或降低穿刺部位远端缺血并发症的发生率;其次,应考虑表浅、易于触及、穿刺方便以及口径较粗的动脉;再次,应注意穿刺动脉周围是否有组织固定(如硬筋膜、韧带等)以及穿刺后止血的难易程度,并尽量选择远离重要静脉和神经的动脉。目前,临床上常用的评估体表动脉侧支循环的方法是改良艾伦试验或多普勒彩色超声血流检测,这两种方法多用于对桡动脉、尺动脉侧支循环形成的判断。从解剖学上讲,除桡动脉、足背动脉外,其他部位的动脉往往没有足够的动脉侧支循环,因此,除桡动脉、足背动脉外其他部位的动脉穿刺不需进行动脉侧支循环的评估。

2. 改良艾伦试验操作步骤

(1)患者用力握拳,术者用双手同时按压桡动脉和尺动脉。

（2）患者松开手指（但不要完全伸展），观察其手掌和手指变白情况。

（3）仅解除阻断尺动脉血流的压力，继续保持压迫桡动脉，观察手掌、手指及拇指变化。

3.改良艾伦试验判断方法

尺动脉向毛细血管床供血比较充分时，手掌、手指及拇指颜色可在 15 s 内恢复，表明尺动脉和桡动脉间存在良好的侧支循环，即艾伦试验阳性。如果尺动脉无法为整个手掌提供充分的血供时，则解除尺动脉压力 15 s 后手掌颜色仍为苍白，这表明手掌侧支循环不良，艾伦试验阴性。足背动脉穿刺前需了解胫后动脉供血情况，即压迫足背动脉后，再压迫拇趾趾甲数秒钟，使拇趾变苍白，解除对趾甲的压迫，若颜色迅速变红（6 s 内），表示侧支循环良好。如侧支循环不佳，不宜行足背动脉穿刺。

（二）动脉穿刺部位

根据以上原则及动脉穿刺采血临床实践，桡动脉是临床上最为常用、首选的动脉穿刺部位。其他可选择的动脉穿刺部位依次是肱动脉、股动脉、足背动脉、胫后动脉、脐动脉以及毛细血管，婴幼儿也可选择头皮动脉。

1.桡动脉

（1）适宜人群：桡动脉是最常用和首选穿刺的动脉。虽然桡动脉较细，但多数在腕部容易触及。桡动脉下方韧带的固定，压迫止血比较容易，局部血肿的发生率较低。

（2）相关解剖结构、体表投影及定位：一般情况下桡动脉先经肱桡肌与旋前圆肌之间，继而在肱桡肌腱与桡侧腕屈肌腱之间下行，绕桡骨茎突至手背，穿第一掌骨间隙到手掌，与尺动脉掌深支吻合，构成掌深弓。从肘窝中点远侧 2 cm 处，至桡骨茎突前方的连线，为桡动脉的体表投影。在手腕部，此动脉位置表浅，易于触及。穿刺点定位一般是在距离腕横纹一横指（1~2 cm）、距离手臂外侧 0.5~1 cm 处；或以桡骨茎突为基点，向尺侧移动 1 cm，再向肘的方向移动 0.5 cm，以动脉搏动最强处为准。

（3）注意事项：大部分正常人手部有来源于尺动脉的侧支循环，但部分患者可能缺乏侧支循环，需做改良艾伦试验予以判定。

2.肱动脉

（1）适宜人群：因输液、畸形、瘢痕或外固定等不能使用桡动脉时可选用肱动脉。

（2）相关解剖结构、体表投影及定位：腋动脉在背阔肌下缘易名为肱动脉，在臂部伴正中神经行于肱二头肌内侧沟，肱动脉上段居于正中神经内侧，继而经正中神经的后方转到其外侧，经肱二头肌腱膜深面至肘窝，在肱二头肌肌腱的内侧（肘窝向上 2 cm 臂内侧）可触及。体表投影是上肢外展 90°，掌心向上时从锁骨中点至肘前横纹中点远侧 2 cm 处的连线。穿刺点在肱二头肌内侧沟动脉搏动最明显处；或以肘横纹为横轴，肱动脉搏动为纵轴，以其交叉点上 0.5 cm 为穿刺点。

（3）注意事项：由于肱动脉与桡动脉相比触及困难且缺乏侧支循环，因此，在婴幼儿和儿童中不推荐使用。肱动脉在肌肉和结缔组织中位置较深，没有硬筋膜和骨骼支撑，可能难以触及，穿刺相对困难。由于处于软组织深部，缺乏支撑，穿刺部位压迫止血比较困难，形成血肿的概率大于桡动脉位置。

3.股动脉

（1）适宜人群：桡动脉、肱动脉不可使用，或者穿刺失败时可选用股动脉。新生儿髋关节、股静脉和股神经的位置与股动脉非常接近，穿刺更易对这些结构产生伤害，属于禁忌证。而在较大年龄的婴幼儿中股动脉穿刺是相对容易和安全的。

(2)相关解剖结构、体表投影及定位:股动脉是下肢动脉的主干,位于腹股沟浅表部位,由髂外动脉延续而来,在腹股沟韧带中点的深面入股三角。在股三角内,股动脉先位于股静脉的外侧,逐渐从外侧跨到股静脉的前方,下行入收肌管,再穿收肌腱裂孔至腘窝,易名腘动脉。在腹股沟韧带下内方,股动脉易于触及和穿刺。在大腿稍屈和外展外旋位置时,由腹股沟中点到内收肌结节绘一条直线,该线的上 2/3 是股动脉的表面投影线。穿刺点在腹股沟韧带中点下方 1～2 cm 或耻骨结节与髂前上棘连线的中点股动脉搏动最明显处。

(3)注意事项:股动脉部位通常是临床实践中最后选择的部位。其优点是股动脉管径粗大、波动感强、易于穿刺。股动脉穿刺的缺点在于股动脉缺乏腿部侧支循环,股动脉损伤可累及患者下肢远端的血供,而且如果穿刺部位消毒不彻底容易引起感染;此部位有阴毛,消毒操作更加困难。股动脉周围有股静脉和股神经,操作不慎可伤及。

三、单次动脉穿刺

(一)采血准备

(1)常规准备所有必需的器材和物品。

(2)采集动脉血气标本之前,使用动脉血气针,先把动脉血气针的针栓推到底然后再拉回到预设位置。其目的在于:①确认针栓的工作状态;②帮助抗凝剂在管壁上均匀分布。

使用空针时,用注射器抽少量肝素,以湿润、肝素化注射器,然后排尽。其目的在于防止送检过程中血液凝集;在注射器管壁形成液体膜,防止大气和血样的气体交换;填充无效腔。动脉穿刺拔针后,将针尖斜面刺入专用针塞以隔绝空气。应注意观察穿刺点有无渗血,局部有无肿胀、血肿,注意观察有无供血不足的情况。动脉采血成功后,在按压止血的同时,立即检查动脉血气针或注射器中有无气泡,如发现气泡,应小心按照生产厂家的建议排出所有滞留的气泡。转动或颠倒采血器数次,并用手向两个维度搓动采血器,使血液与抗凝剂充分混匀,防止红细胞凝集,保证充分抗凝,防止样本中出现血凝块。即刻将标本送检(15 min 内)。

(二)桡动脉穿刺

(1)桡动脉穿刺前需做改良艾伦试验,如改良艾伦试验阳性,可在桡动脉进行穿刺;改良艾伦试验阴性,不得选择桡动脉作为动脉穿刺部位,应该选择其他动脉。

(2)根据患者的病情取平卧位或半卧位,手掌向上,伸展手臂,腕部外展 30°绷紧,手指自然放松。必要时可以使用毛巾卷或小枕头以帮助腕部保持过伸和定位。

(3)操作者用左手示指、中指定位桡动脉搏动最明显部位。使用光纤光源进行手腕透照有助于小年龄婴儿桡动脉定位并确定掌弓轮廓。将手指轻柔放在动脉上,感觉动脉的粗细、走向和深度。使用光线光源时应防止烫伤婴儿的皮肤。

(4)常规给穿刺区皮肤和操作者的示指、中指消毒,消毒面积要大,患者皮肤消毒区域以预穿刺点为中心,直径应在 5 cm 以上。

(5)桡动脉穿刺分斜刺和直刺。①斜刺:逆动脉血流方向穿刺,单手以类似持标枪的姿势持采血器或注射器,用消毒的另一只手的手指触桡动脉搏动最明显的准确位置,即针头刺入动脉(不是刺入皮肤的)的位置,使动脉恰在手指的下方。在距离桡动脉上方的手指远端 5～19 mm 的位置上,针头斜面向上与血流呈 30°～45°角刺入动脉,缓慢进针,见血后固定针头,待动脉血自动充盈针管至预设位置后拔针(动脉血气针)或待动脉血自动充盈针管

1～2 mL后拔针（空针）。②直刺：示指、中指在桡动脉搏动最明显处纵向两侧相距约1 cm固定桡动脉，持采血器在两指之间垂直刺入，刺入皮肤后，缓慢进针0.5～1 cm，见血后固定针头，待动脉血自动充盈针管至预设位置后拔针（动脉血气针）或待动脉血自动充盈针管1～2 mL后拔针（空针）。如果使用比6号更细的针头，可能需要轻柔地抽动针栓使血液进入针筒，但用力不应过大，以免形成过大负压，造成针筒内气泡产生。

(6)拔针后，局部立即用无菌棉签或干燥的无菌纱布按压3～5 min止血。如果患者正在接受抗凝药物治疗或凝血时间较长，应在穿刺部位保持更长时间的按压。松开后立即检查穿刺部位。如果未能止血或开始形成血肿，重新按压2 min。重复此步骤直到完全止血。

(三)肱动脉穿刺

(1)患者平卧或采用半卧位，手臂完全伸展并转动手腕，手心向上。必要时肘关节下可以使用手巾卷或小枕头，以使患者的手臂进一步舒适伸直和帮助肢体定位。

(2)以示指或中指在肘窝上方内侧2～3 cm感觉附近的动脉搏动，搏动最明显处为穿刺点。

(3)以预穿刺点为中心，给采血区域皮肤常规消毒，直径应在5 cm以上。

(4)斜刺：用中指、示指触及动脉搏动明显确定的位置，沿动脉走向将两指分开。针尖斜面向上以45°角从远侧的手指（示指）下方刺入皮肤，针头方向为连接两指直线。缓缓进针，待有回血，固定针头，让动脉血自然充盈针管至预设位置后拔针（动脉血气针）或待动脉血自动充盈针管1～2 mL后拔针（空针）。

(5)直刺：以肘横纹为横轴，肱动脉搏动为纵轴，以其交叉点上0.5 cm为穿刺点，在动脉搏动最明显处垂直进针，刺入肱动脉，采集动脉血的方法与斜刺法相同。

(6)穿刺后用棉签或无菌纱布尽可能在肱骨上按压动脉5 min或更长时间来止血。有时肱动脉的有效按压止血比较困难，但在肱骨上按压往往十分有效。

（范丽华）

第二节　末梢采血

耳垂血、指尖血以及足跟血统称为末梢血。末梢血的成分包括动脉血、静脉血、毛细血管血以及组织液。通过末梢采血技术可以获得少量但足够用于实验室检测的末梢血标本。由于采血量少，取血方便，多用于一些用血量少、测定快速的检查。较为常用的项目有血常规、血气、电解质、新生儿胆红素检测、新生儿筛查以及即时检验项目（如微量血糖、C反应蛋白、病原体抗体快速检测等）。末梢血的诊断手段可使临床医师获取快速、准确的检查结果，对于疾病的诊断鉴别起着非常重要的作用，易被医师采纳和推广使用。末梢血采集适用于新生儿、婴幼儿及部分成人患者。

一、末梢血采集对象

(一)儿科患者

依据儿童生长发育各阶段解剖、生理和心理等功能表现出与年龄相关的规律性，儿科患者可分为新生儿(出生至 28 d)、婴儿(29 d 至 1 岁)、幼儿(1～3 岁)及儿童(3～12 岁)这几个阶段。

末梢采血适用于儿科患者,主要有以下原因。

(1)婴儿尤其是新生儿,具有血管细薄、不易固定等特点,特别是当新生儿患儿伴有肥胖、脱水、血管暴露不明显等情况时,静脉穿刺难度加大,容易导致穿刺失败而无法进行静脉采血。另外,新生儿静脉采血存在一定的潜在危险性,例如,采集大量血液,尤其是对早产儿,可能会造成贫血。

(2)对婴儿进行深静脉穿刺还可能会导致心脏停搏;出血;静脉血栓形成;反射性动脉痉挛和肢端坏疽;周围组织或器官损伤(如穿刺肺尖或穿透气管);感染;采集标本过程中,在约束婴儿或儿童时造成伤害。

(3)末梢采血损伤轻微,需血量小,患儿恐惧心理轻,家长更易于接受。

(二)成人患者

对成人患者一般推荐采用静脉采血,但在下列情况下可采用末梢采血。

(1)严重烧伤。

(2)极端肥胖。

(3)具有血栓形成倾向。

(4)为老年患者,患者需要保留浅部静脉用于静脉给药治疗。

(5)浅部静脉不易获得或非常脆弱。

(6)需要经常进行血液检测,如在家中测血糖。

(7)仅需一次检测且适合进行末梢血采集。

(8)床旁检测仅需数滴血样。

二、末梢血采集部位

末梢血采集的部位包括手指、足跟和耳垂。足跟采血适用于新生儿及婴儿患者,儿科患者选择手指或足跟采血取决于年龄和体质量。由于手指循环比耳垂好,尽管耳垂采血痛感比手指轻,但从结果的准确度考虑仍推荐采用指尖采血。

(一)新生儿及婴儿

新生儿手指皮肤表面到骨头的最大厚度为 1.2～2.2 mm,采用手指末梢采血很容易伤害到骨头,可能引起局部感染和坏疽等并发症。美国临床和实验室标准协会(CLSI)推荐:小于 1 岁的婴儿尤其是新生儿,可采用足跟采血。

新生儿的皮肤血管主要分布于真皮-皮下连接处,位于新生儿足跟皮下 0.35～1.6 mm。一个 3 kg 婴儿的足跟内侧和外侧从皮肤表面到骨头的深度为 3.32 mm,因此,对于新生儿的足跟穿刺安全深度为 2.0 mm。该穿刺深度能穿透主要的皮肤血管系统,同时避免穿刺至骨骼的危险。但对早产的新生儿,安全穿刺深度仅为 0.85 mm。对新生儿足跟进行穿刺时,只能选择足跟近中侧或外侧部位,该部位接近皮肤表面,有充分的毛细血管血流,同时距离足骨有足够的距离,可避免引起损伤。禁止在以下部位进行穿刺:足跟的后部弯曲部位、婴儿脚部中心部位(足弓区域)、新生儿的手指、水肿及以前的穿刺部位、耳垂。

(二)幼儿、儿童及成人

对幼儿、儿童或成人进行末梢血采集时 CLSI 建议采用手指采血。推荐选择环指或中指腹内(尺)侧。选择该部位的原因如下。

1. 减少疼痛

手指上分布有丰富的神经末梢。不同的手指受到不同神经的支配,小指的掌心面由尺神经支配,拇指、示指和中指的掌心面由正中神经支配,环指的尺侧由尺神经支配,桡侧则由正中神经支配。如果在环指的指尖中部取血,会使尺神经和正中神经的神经末梢同时受到刺激,引起的疼痛感较强。而在环指指尖的尺侧取血,只会牵涉到尺神经末梢,因影响范围较小,疼痛也较轻微。

2. 采集安全

每个手指的屈指肌腱都有滑膜囊包裹,以起到润滑、抗震的作用。不同手指滑膜囊的大小、深浅及解剖结构各不相同。其中,拇指和小指的滑膜囊可直接通向掌心深部。这样,如果一根拇指或小指发生感染,就有可能继发整个手掌深部感染,还有可能殃及其他手指。而示指、中指和环指的滑膜囊则相对独立,而且环指的滑膜囊又位于手掌浅部,因此受到创伤后,即便有感染也不会引起手掌的深部病变,也不会累及其他手指,所以比较安全。

(三)注意事项

(1)选择温度正常的皮肤,健康无瘢痕、伤口、瘀伤、皮疹、烧伤或感染的部位。

(2)对水肿部位或以前穿刺过的部位进行穿刺,其累积的组织液可能污染血标本。

三、末梢采血穿刺技术

目前较常见的穿刺技术包括采血针和激光采血。采血针是临床实验室进行末梢血采集的重要工具,随着检验技术的发展,采血针的技术更新也日趋完善。

最初应用的三棱针、柳叶针等因刺血深度不易掌握、痛感强、易被污染等只被视为刺破皮肤获取血样的工具,目前具有安全性、简单性、微痛性、可靠性的安全采血针,为末梢血的采集提供了安全有效的工具。

(一)触压式一次性末梢采血器

触压式一次性末梢采血针在同类产品中痛感低,患者感觉会更加安全舒适。采血器快速穿刺后,针/刀片永久回缩,杜绝重复使用。一步式触压,实现快速、精确、稳定的穿刺。采血针或刀片一般选用不锈钢材料且经过射线消毒,针尖锋利并有多种切面设计,可根据血量需求选择不同型号。

(二)激光采血

激光采血的原理是利用激光的强大能量,在瞬间烧化组织,穿透皮肤形成出血点。这种采血器形成的创口极小,深度可根据受试者的皮肤状况进行调节。因其与受试者皮肤没有任何接触可避免交叉感染。但激光采血针采血时会发出噼啪的爆裂声和淡淡的皮肤烧焦的气味,令受试者感到不安。

四、末梢采血消毒技术

(一)采集前的准备

采血前应保持采血地点清洁,备齐采血所需的器材,如无菌物品、灭菌物品、废弃物容器等。应将采血用品有序地放置于采血车上,并保持其清洁。建议每天用 $500 \sim 1\ 000\ mg/L$ 的有效氯溶液擦拭采血车一次,当被血液标本污染时,立即采用 $2\ 000\ mg/L$ 的有效氯消毒液对污染表面清洁、消毒。

1.无菌物品

无菌物品是指商业化已灭菌的物品,注意在开瓶或开包有效期内使用。除采血针和采血管外,还包括以下物品:棉签、个人防护装备、一次性垫巾、医用胶布、创可贴、碘伏和75%的酒精、免洗消毒洗手液。

2.灭菌物品

除上述商业化已灭菌的物品外,直接接触患者皮肤或穿刺点的物品均需高压蒸汽灭菌,灭菌包上粘贴标签,内容包括灭菌物品名称、浓度、灭菌日期、失效日期及灭菌者。灭菌包上需粘贴灭菌指示胶带。灭菌物品主要包括止血棉纱、碘伏瓶、酒精瓶、长平镊、泡镊筒、采血器。灭菌物品需定时更换,更换新的灭菌物品前应检查包装是否完整、干燥。标识清楚的灭菌物品方可使用。

3.废弃物容器

(1)锐器桶:用于盛放使用后的采血针等锐利物品。

(2)医疗垃圾桶:用于盛放使用后的采血物品,如棉签、棉球、垫巾、手套等。

(3)医疗废物回收桶:用于盛放使用后的持针器、压脉带等。

(4)载玻片和推玻片:用于血涂片的制作。

(二)采集部位的消毒

(1)在操作采血时必须佩戴手套,以降低职业暴露的风险。手部卫生要求:对每一位患者操作前严格按规定用消毒液消毒,每采集一位患者都需更换手套。

(2)禁止对消毒部位吹干、扇干,消毒后禁止再次触摸。

(3)严格将弃去之锐器与普通医疗垃圾分类。

(4)离开隔离区必须脱去鞋套、手套、口罩。

(5)覆盖采血车内所有物品方可返回实验室。

五、末梢采血的一般流程

末梢血采集流程涉及采集对象的选择、采集前的准备(物品和患者)、采集人员的个人防护(手卫生、戴手套)、穿刺部位的选择、采集部位的消毒与穿刺、第一滴血的去除。标本采集顺序、穿刺部位的止血、标本的标识、恰当处理废弃物、核对并登记信息,及时送检。

(一)采集顺序

微量采集标本的顺序与静脉穿刺的不同,采集多种标本时应按照以下顺序。

(1)采集动脉血气(ABG)标本。

(2)采集乙二胺四乙酸(EDTA)标本(血液学检测)。

(3)采集其他抗凝剂的标本。

(4)分离血清的标本(生化检测标本)。由于末梢管不是真空管,无须经过采血针穿刺进样,因此添加剂之间没有交叉污染的机会。将 EDTA 管放在第一管采集是因为如果延迟采集,有可能增加血小板聚集的概率,进而导致血小板计数假性降低。随着时间的延长,血小板聚集以及纤维蛋白原激活的概率增加,即微血栓形成的可能性增加,而血浆管内含抗凝剂,期望得到的是抗凝充分的血液,因此要先于血清的采集。血清管内含促凝剂或不含添加剂,因此可放于最后采集。

(二)末梢血标本识别和标记

将样本采集、混匀后,立即进行标识,之后方可离开患者。必须建立身份确认系统记录采血人员的姓名。每个微量采集装置必须单独进行标识。当使用微量血细胞比容管进行末梢血标本采集时,应把每个患者采集的密封好的毛细管放入独立的大试管中,并标记试管。或者,从一位患者采集多个毛细管时,可以将标签围绕在试管上,像旗帜那样,然后将标识好的一组毛细管放入同一个大试管中。标签上必须注明患者的姓名、识别码、标本采集日期和时间,以及采集标本人员的姓名首字母。如果使用条形码标识,按照相应的操作程序规范粘贴条形码。

(范丽华)

第十七章　静脉用药调配中心护理

第一节　静脉用药调配中心混合调配操作规范

静脉用药调配中心(PIVAS)工作的科学化、规范化开展是保证患者安全用药的前提。混合调配工作要求工作人员严谨、认真并且具有扎实、丰富的药理知识和熟练的无菌操作技术、很强的责任心。参考《静脉用药调配中心建设与管理指南(试行)》制订了 PIVAS 混合调配操作规范。

一、静脉用药集中混合调配操作规程

(一)混合调配操作前准备工作

(1)在调配操作前 30 min,按操作规程启动调配间净化系统以及水平层流洁净工作台和生物安全柜,并确认其处于正常工作的状态。

(2)准备个人防护用品,包括洁净区专用鞋、洁净隔离服、一次性口罩与帽子、无粉乳胶手套或丁腈手套等。

(3)准备药品、物品。按照操作规程洗手、更衣,进入调配间,将摆放药品的推车放在水平层流洁净工作台或生物安全柜附近指定位置,并准备调配使用的一次性物品:注射器、75%的乙醇、碘伏、无纺布、利器盒、医疗废物包装袋、砂轮、笔等。

(4)给水平层流洁净工作台和生物安全柜消毒。用蘸有 75%的乙醇的无纺布,从上到下、从内到外地擦拭消毒。

(二)混合调配操作

调配操作前核对:操作人员应按输液标签核对药品名称、规格、数量、有效期和药品外观完好性等,核对无误后再进行混合调配。选用适宜的一次性注射器,检查并拆除外包装,旋转针头,将其与注射器连接并固定,确保针尖斜面与注射器刻度处于不同侧面。将药品放置于水平层流洁净工作台操作区域,用 75%的乙醇给基础输液袋(瓶)加药口处、药品安瓿颈或西林瓶胶塞等消毒。

(1)调配注射液,应在水平层流洁净工作台侧壁打开安瓿,避免朝向人或高效过滤器,以防药液喷溅到人或高效过滤器上,用注射器抽取所需药液量,注入基础输液袋(瓶)内,轻轻摇匀。

(2)调配粉针剂,用注射器抽取适量溶媒,注入西林瓶内,轻轻摇动或置于振荡器上助溶,待完全溶解后,抽出所需药液量,注入基础输液袋(瓶)内,轻轻摇匀。

(3)所有抗菌类药品与危害药品的调配均应在生物安全柜中进行,普通输液与肠外营养液的调配均应在水平层流洁净工作台中进行,并按相应操作规范进行调配。

(三)混合调配操作结束后

(1)应再次按输液标签核查药品名称、规格、有效期,以及注意事项的提示性注解或标识等,并核查抽取药液的用量及已调配好的成品输液是否有絮状物、微粒等,核查无误后在输液

标签上签名或盖章。

(2)将调配好的成品输液以及空安瓿或西林瓶传送至成品输液核查区,进入成品输液核查包装程序。对于危害药品成品输液应在调配间内按操作规程完成核查程序。

(3)每日调配结束后,应立即全面清场,将物品放回原位,清除废弃物品,按清洁、消毒操作规程进行全面的清洁、消毒等,并做好记录与交接班工作。

二、混合调配注意事项

(1)以每个相邻水平层流洁净工作台为一组进行混合调配,双人互相核对;不得进行交叉调配操作,即在同一操作台面上,不得同时进行两组或两组以上药品混合调配操作。

(2)严格执行无菌操作规程,按照规范要求洗手,戴无菌手套不能代替洗手。

(3)进行混合调配操作时,非整支(瓶)用量,应在输液标签上明确标注其实际用量,以便核对。

(4)计算肠外营养液、危害药品、高警示药品和某些特殊药品混合调配非整支(瓶)用药量时,应当实行现场双人核对与签名。

(5)操作台中物品摆放应规范、合理,避免跨越无菌区域。水平层流洁净工作台上大件物品相距不小于 15 cm,小件物品相距不少于 5 cm,距离台面边缘不少于 15 cm,物品的摆放不得阻挡洁净层流,距离洁净台后壁不少于 8 cm;生物安全柜内所有的操作应在离工作台外沿 20 cm,内沿 8~10 cm 并离台面 10~15 cm 的区域内进行,药品或物品不得阻挡生物安全柜散流孔,操作前将防护玻璃下拉至指定位置。

(6)调配操作以及清洁、消毒过程中,应防止任何药液溅入高效过滤器,以免损坏器件或引起微生物滋生。

(7)每完成一组(批)混合调配操作后,应立即清场,用蘸有 75% 的乙醇的无纺布擦拭台面,不得留有与下一批调配无关的药品、余液、用过的注射器和其他物品等。

(8)混合调配抽吸药液时,抽液量不得超过注射器容量的 3/4,防止针筒脱栓。

(9)混合调配操作时使用的物品、药品有污染或疑似污染时,应当立即更换。

(10)多种药品混合调配操作过程中,应当根据临床需求和各药品的理化性质,评估并确定多种药品混合配伍的安全性,并决定调配流程与混合调配顺序。

如果输液出现异常或药品配伍、操作程序有疑点,应停止调配,向主班药师报告,确认无误后方可重新调配并记录。

(张亚静)

第二节　化疗药物的安全配制操作规程

化疗药物主要包括抗微生物、寄生虫药物和抗恶性肿瘤药物。在普通环境中配制化疗药物,不但不能保证无菌操作,更为严重的是,在配制过程中药物的任何微小散出都将给环境和医护人员的身体造成危害,包括细菌耐药突变与致癌因素污染。因此,化疗药物的配制对于操作人员、环境、设备、工作程序和废弃物的处理等方面都有着特殊要求。

一、化疗药物配制区域及设备准备

(一)化疗药物配制区域和进入人员的要求

(1)只允许授权的工作人员进入,区域的入口应有醒目的标记,说明只有授权人员才能进入。

(2)尽量避免频繁的物流及人员的进出。

(3)区域内应有适当的警告标签来提醒配制细胞毒药物时应该注意的防护措施。

(4)禁止在药物配制区域进食、喝水、抽烟、嚼口香糖、化妆和储存物品。

(5)区域内应张贴化疗药物接触皮肤或眼睛后的处理流程。

(6)药物配制区域应设有水池,并配备冲洗眼睛的喷头,随时准备一些包括生理盐水在内的溶液以备紧急冲洗眼睛用。

(7)所有危险药物的配制都应在生物安全柜中进行。

(8)在配制细胞毒药物时应使用无菌操作。

(二)器材准备

1.针筒和溶解器

(1)严格固定针筒上可活动部件,防止针栓等与针筒分离。

(2)针筒中的液体不能超过针筒容积的 3/4,防止针栓从针筒中滑落。

(3)应避免挤压、敲打配制细胞毒药物过程中所用的针筒和针头,避免其滑落。在丢弃针筒时,无须将针头套上,应立即丢入防刺容器中再处置,以防药物液滴的产生及针刺伤。

(4)应将污染的器材丢在放于生物安全柜内的一次性防刺容器中。

2.个人防护器材

个人防护器材包括以下物品:1 件长袖、有弹性袖口、无絮状物、前面无透过性的工作服;1 副无粉末的乳胶手套,将工作服的袖口卷入手套之中;呼吸系统、眼睛、面部的保护器材。严格执行操作规程,在细胞毒药物配制前做好准备工作:药剂师应穿上长袖且弹性收口的反背保护衣,戴 2 副无粉末的一次性乳胶手套(1 副手套戴于反背衣收口下面,1 副手套戴于收口上面),保证没有手背或腕部皮肤暴露在外。当外手套遭到污染时应立即更换。若手套被刺破或有大片污染,则应更换内、外 2 副手套。可选择使用手术用口罩和帽子,但其对于配制细胞毒药物时产生的粉雾并没有保护作用。

(三)生物安全柜的清洁

(1)已受污染的物品都必须放置在位于生物安全柜内的防漏防刺的容器内。

(2)将个人防护器材脱卸后放置在位于准备区域的防漏防刺的容器内,操作人员不得将个人防护器材穿戴出准备区域。

二、化疗药物溅洒(溢出)和废弃物的处理

(一)化疗药物溅洒(溢出)的处理

在化疗药物的配制过程中,对所有物品均应小心轻放、有序处理,尽量避免溅洒或溢出。当化疗药物溅洒(溢出)时,要及时处理。

1.处理原则

(1)在细胞毒药物制备和储存的区域应配有处理溢出的工具。操作人员必须熟悉这些工

具的使用方法及程序。

（2）在细胞毒药物的制备中，可用无菌的塑料包裹有吸收能力的薄布片以吸收少量的溢出物。

（3）清除溢出物的人员必须穿好防护服、戴双层手套和眼罩。当处理量大时，要戴呼吸器。

（4）少量药物溢出，可用吸收力强的拖把来清除。较严重的溢出可由吸收力强的垫子或有吸收力的微粒来清除。最后用强碱来清洗污染的区域。

（5）所有被溢出物污染的物料和废弃物必须废弃，并按照相关处理方法来处理。

2.具体操作处理程序

（1）少量溢出的处理：少量溢出是指在安全生物柜以外体积≤5 mL或剂量≤5 mg的溢出。当发生少量溢出时，首先，应正确评估暴露在有溢出物环境中的每一个人。如果有人的皮肤或衣服直接接触到药物，必须立即用肥皂和清水清洗被污染的皮肤。处理少量药物溢出的操作程序如下。①穿好工作服，戴上两副无粉末的乳胶手套，戴上面罩。②如果溢出药物会汽化，则需要戴上呼吸器。③对液体应用吸收性的布块吸干并擦去，对固体应用湿的吸收性的布块吸干并擦去。④用小铲子将玻璃碎片拾起并放入防刺的容器中。⑤防刺容器、擦布、吸收垫子和其他被污染的物品都置于专门放置细胞毒药物的垃圾袋中。⑥对药物溢出的地方应用清洁剂反复清洗3遍，再用清水洗干净。⑦需反复使用的物品，应当由受训人员在穿戴好个人防护用品的条件下用清洁剂清洗2遍，再用清水清洗。⑧应将放有细胞毒药物污染物的垃圾袋封口，再放入另一个放置细胞毒废物的垃圾袋中。所有清除溢出物人员的防护工作服置于外面的垃圾袋中。⑨应将外面的垃圾袋封口并放置于细胞毒废物专用一次性防刺容器中。⑩记录以下信息：药物的名称，大概的溢出量，溢出如何发生，处理溢出的过程，暴露于溢出环境中的员工、患者及其他人员的姓名等。

（2）大量溢出的处理：大量溢出是指在安全生物柜以外体积＞5 mL或剂量＞5 mg的溢出。如果有人的皮肤或衣服直接接触到药物，必须立即脱去被污染的衣服并用肥皂和清水清洗被污染的皮肤。溢出地点应被隔离出来，应有明确的标记提醒该处有药物溢出。大量细胞毒药物的溢出必须由受训人员清除，处理程序如下。①必须穿戴好个人防护用品，包括里层的乳胶手套、鞋套、外层操作手套、眼罩或者防溅眼镜。②如果是可能产生气雾或汽化的细胞毒药物溢出，必须戴防护面罩。③轻轻将吸附性强的布块或防止药物扩散的垫子覆盖在溢出的液体药物之上。④轻轻将湿的吸收性垫子或湿毛巾覆盖在粉状药物之上，防止药物进入空气中，然后用湿垫子或毛巾将药物除去。⑤将所有的被污染的物品放入溢出包中备有的密封的细胞毒废物垃圾袋中。⑥当药物完全被除去以后，必须将被污染的地方先用清水冲洗，再用清洁剂清洗3遍。⑦必须用清水将清洁剂彻底冲洗干净。

（二）废弃物的处理

（1）应将所有尖的废弃物放在防穿孔的容器中。

（2）应将所有细胞毒废弃物放在合格的袋中并封口，保证不发生泄漏。所有细胞毒废弃物的容器必须贴有标识，以表示细胞毒废弃物的存在。

（张亚静）

第十八章 麻醉复苏护理

第一节 麻醉后监护治疗室概述

麻醉后监测治疗是指对住院或非住院患者在麻醉或镇静镇痛下实施外科手术或诊断性、介入检查或治疗,在麻醉苏醒和恢复期以观察和处理麻醉和手术后早期并发症为重点的医疗活动。

其目的是通过评估、监护、治疗等手段来确保患者的生理功能从麻醉手术中早期恢复,包括恢复意识和沟通能力、恢复气道保护能力、维持循环和呼吸功能稳定。其实施场所是麻醉后监护治疗室(post anesthesia care unit,PACU)或麻醉恢复室(recovery room,RR)。PACU 有专业的麻醉科医师、护士、工作人员利用专用的设备和设施管理术后患者,处理术后即刻并发症,如疼痛、恶心、呕吐、低温、低氧血症等,在术后患者的恢复、麻醉并发症的防治等方面发挥着越来越重要的作用,是现代麻醉科的重要组成部分。相对于手术室,PACU 属于麻醉科建制下的窗口单位,直接面对患者及其家属,为畅通医患关系和树立科室形象增加了一条途径,同时也给麻醉科工作带来了新的挑战。

一、麻醉后监护治疗室的历史

有记载的 PACU 最早出现于 1801 年英国纽卡斯尔医院。随后各地陆续建立麻醉恢复室,直到第二次世界大战期间 PACU 的数量才开始迅速增加。PACU 的建立不仅缓解了病房的压力,而且大大减少了术后早期并发症的发生率及病死率。我国 PACU 的建立始于20 世纪50 年代末。

20 世纪 60 年代以后,随着心血管手术、颅脑手术及器官移植等高难度手术的开展,危重症患者的增多,术后患者的危险性升高,PACU 在外科术后早期恢复中占有越来越重要的地位,受到越来越多的关注。

20 世纪 90 年代以后,国内三级医院,甚至二级医院普遍设立 PACU,PACU 在确保手术患者术后安全方面的重要性日渐突出,至今已经成为麻醉质量控制以及三甲医院评选的重要标准之一。

二、麻醉后监护治疗室的任务

患者无论接受何种麻醉(全身麻醉、区域麻醉等),原则上都应于术后送入 PACU 进行恢复。临床实际工作中,分管的麻醉科医师可依据手术大小、麻醉方式、术后患者的具体情况以及 PACU 占用情况来决定患者是否在 PACU 恢复。根据择期手术与急症手术量,PACU 可24 h 开放,亦可日间开放,晚间急症手术可由值班麻醉科医师在 PACU 对患者进行监护。PACU 的任务如下所示。

(1)麻醉后患者的苏醒和早期恢复。

(2)术后早期治疗,包括麻醉和手术后早期并发症的发现和治疗。

（3）改善患者的情况，以利于其在 ICU、特护病房或普通病房的进一步治疗。

（4）评估和决定患者转入 ICU、特护病房、普通病房或直接出院回家的指征和时间。

（5）特殊情况下（如需要紧急再次手术）针对患者的状况进行术前处理和准备。

（牛丽娜）

第二节　麻醉后监护治疗室的建制、设置设备和药品配置

一、麻醉后监护治疗室的建制

PACU 主管麻醉科医师应对其团队进行必要的职责划分，负责在 PACU 拔除气管导管或其他人工气道装置，也可以授权具备资质的医师实施。大型医院的 PACU 可设立为独立护理单元，一般的 PACU 也可由数名护士负责。

根据工作情况配置护士人数，护士与 PACU 内床位的比例一般不低于 1：3。护士的日常工作包括下列几点。

（1）PACU 内医疗设施、设备、床位以及急救药品、急症气道工具车的准备与日常维护。

（2）接收转入 PACU 的患者，连接监护设备及给氧装置或呼吸机；检查和妥善固定各种导管。

（3）根据医嘱为患者进行血气分析、血糖检测或其他快速实验室检查。

（4）完成对患者重要生命体征的监测和危急值的识别、报告，对疼痛的评估。

（5）对患者是否适合转出 PACU 进行初步评估。

（6）做好医疗文书的记录与保管。必要时应通知外科医师到场，以识别和早期处理可能的手术并发症；视情况请其他专科医师进行紧急会诊。

二、麻醉后监护治疗室的设置和设备配套

1. 位置

PACU 应与手术区域紧密相邻，以缩短患者的转入时间。如有多个独立的手术室或其他需要麻醉科医师参与工作的诊疗区域，可能需要设置多个 PACU 并配备合适的医护人员和设备。医院在建设和改造过程中，应考虑将需要麻醉科医师参与的内镜检查/治疗室、介入治疗中心等区域适当集中，以提高麻醉科及 PACU 人员和设备的利用率，保障患者的安全。

2. 规模

PACU 床位与手术台匹配比为 1：（1～3）。PACU 所需的床位数与手术台数量和平均手术时间相关。如果以长时间手术为主，患者周转缓慢，则所需床位较少；如以短小手术或日间手术为主，则所需床位较多。

3. 工作时间

工作时间取决于择期手术的比例、ICU 的收治能力及各医院的人力资源。如果手术安排许可，晚间 PACU 可在一定时间内关闭，部分职责由 ICU 替代。长时间开放的 PACU 应保证医护人员适当的休息时间（建议在条件允许情况下，中心手术室内的 PACU 应 24 h 开放，以保证夜间结束手术患者的安全）。

4. 床位

应尽可能采用可移动式的转运床,有可升降的护栏和输液架,且能调整体位。每一床位周围应有一定的空间,以方便工作人员、急救推车及便携式 X 线机无障碍通过。床头应配备一定数量的电源插孔、氧气管道接口、医用空气管道接口、抽吸管道接口、紧急呼救按钮系统及生命体征监护仪。开放式的床位更方便观察患者,但应配备床帘以便保护患者的隐私。

5. 监护设备

必备的床旁监护设备包括脉搏血氧饱和度、心电和无创血压监测设备。心电图记录仪、呼气末二氧化碳监测仪、神经肌肉刺激器及体温监测设备要处于备用状态,中心手术室的 PACU 至少有一台麻醉机或呼吸机。根据个体化评估原则,部分患者或部分特定手术后可能需要特殊监测设备,如有创动脉测压、中心静脉测压、颅内压监测、心排血量测定及某些生化与血气指标检测设备等。

应配备足够的便携式监护仪;中心监护站可用于资料的记录和储存,同时应重视床旁监护仪的使用。

6. 其他设备和设施

其他设备和设施有除颤仪、急救车、困难气道车、超声仪及纤维支气管镜、加温毯、空气净化装置和消毒装置等。

7. 医护人员配备

取决于各医院的实际情况和 PACU 的转入标准,如下所示。

(1)当 PACU 有一例患者时,应有两名有资质的医护人员在场。

(2)PACU 主管麻醉科医师应没有 PACU 外的麻醉任务。

(3)患者带气管导管入 PACU 时,需由相应的医护人员监护;若进入 PACU 的患者拔除了人工气道处于清醒或可唤醒状态,护士管理的床位可适当增加。

(4)可以根据医院的外科特色,建立专科化的 PACU 区及儿童 PACU 区,配备经过培训且相对固定的护士。

(5)PACU 护士的工作应以床旁护理为主。

三、麻醉后监护治疗室的药品配置

PACU 内应备有各种急救药品,并分门别类地放置于急救推车内,药品应有明显标记。标准配置急救车中的急救药品包括下列几种。

1. 升压药

包括肾上腺素、去甲肾上腺素、去氧肾上腺素、麻黄碱、多巴胺、间羟胺、甲氧明、异丙肾上腺素等。

2. 降压药

包括压宁定、艾司洛尔、柳胺苄心定、地尔硫䓬、酚妥拉明、硝酸甘油、硝普钠等。

3. 抗心律失常药

包括利多卡因、溴苄胺、普罗帕酮、维拉帕米、艾司洛尔、胺碘酮、普鲁卡因胺、苯妥英钠、氯化钾、硫酸镁等。

4. 强心药

包括地高辛、去乙酰毛苷、多巴酚丁胺、氨力农、米力农等。

5.抗胆碱药

包括阿托品、长托宁、东莨菪碱、山莨菪碱等。

6.抗胆碱酯酶药

包括新斯的明、毒扁豆碱等。

7.利尿脱水药

包括呋塞米、甘露醇、甘油果糖等。

8.中枢神经兴奋药及平喘药

包括尼可刹米、沙丁胺醇、异丙托品、氨茶碱等。

9.镇静、镇痛药及拮抗药

包括地西泮、咪达唑仑、丙泊酚、氯丙嗪、哌替啶、芬太尼、瑞芬太尼、舒芬太尼、吗啡、曲马朵、可待因、布托啡诺、烯丙吗啡、氟比洛芬酯(凯纷)、帕瑞昔布钠(特耐)、丙帕他莫、右美托咪定以及纳洛酮、氟马西尼等。

10.肌肉松弛药

包括氯琥珀胆碱、罗库溴铵、阿曲库铵、顺阿曲库铵、维库溴铵、哌库溴铵等。

11.凝血药及抗凝药

包括维生素K、氨甲苯酸、纤维蛋白原、氨甲环酸、肝素等。

12.激素

包括琥珀酰氢化可的松、氢化可的松、地塞米松、甲基泼尼松龙等。

13.作用于子宫药物

作用于子宫药物为缩宫素。

14.抗组胺药

包括苯海拉明、异丙嗪、氯苯那敏等。

15.治疗液

包括体平衡液、各种人工胶体液、5%的碳酸氢钠、生理盐水、5%的葡萄糖、10%的葡萄糖、50%的葡萄糖、10%的氯化钠、10%的氯化钙及10%的葡萄糖酸钙等。

(牛丽娜)

第三节　麻醉后监护治疗室日常工作

一、患者进入麻醉后监护治疗室的转运和交接

将患者从手术室转运至PACU时应有一名熟知其病情的麻醉组成员和一名手术医师陪同。转入时,麻醉科医师使用能够进行头高或头低位调节的推车或有轮病床将术后患者直接护送入PACU。血容量不足的患者可取头低位,呼吸功能或心功能不全患者可取头高位或半坐位,呕吐或上呼吸道出血危险的患者可取侧卧位。

所有可能存在低氧血症的患者在转送时均应吸氧,病情不稳定的患者应带气管导管转送,并且转动途中均要求用便携式监护仪监测心电图、经皮动脉血氧饱和度、血压,备好抢救药物。

在运送过程中,监护患者的生命体征,携带输液和继续使用的升压药或其他治疗性药物,严密监测患者上呼吸道通畅程度和呼吸运动的有效性,观察胸廓是否随呼吸运动适当起伏,听诊呼吸音,或简单地把手掌放在患者口鼻上方感觉呼出气流,确定患者通气是否充分;全身麻醉患者在转运过程中都应吸氧。护送患者到达 PACU 时,麻醉科医师应与 PACU 医务人员进行当面交接,交接内容如下。

(1)了解患者的姓名、年龄、术前简要相关病史(既往史、过敏史)、麻醉方式及麻醉中情况、失血、手术方法及手术中的意外情况等。

(2)了解麻醉期间所用的药物,包括麻醉前用药、抗生素、麻醉诱导和维持用药、肌肉松弛药和拮抗药、止吐药、静脉输注液体、术后镇痛药配方以及血管活性药等。

(3)了解麻醉与手术中生命体征(血压、心电图、脉搏氧饱和度、呼吸、尿量和体温等)情况,需氧量、呼吸速率、血气分析和化验结果等。手术或麻醉过程中任何有意义事件或并发症,如困难气道、血流动力学不稳定或心电图有异常变化等。

(4)经过何种处理或治疗性药物处理,效果如何。

(5)了解手术中液体平衡情况,包括输液量和种类、尿量、出血量与输血量等。

(6)了解各种导管情况,如外周动静脉穿刺导管、中心静脉导管、气管导管、导尿管、胸腔或腹腔引流管、胃肠道减压管等。

(7)了解手术麻醉后可能发生的并发症、疼痛处理情况以及其他需要交接的内容。PACU 医务人员立即接收患者,监测血压、脉搏及脉搏血氧饱和度、呼吸等,并向麻醉科医师和/或手术医师询问相关病情。将患者妥善固定,以免摔伤、坠床或擅自拔除各种导管。

二、麻醉后监护治疗室患者的监护与治疗内容

(一)PACU 患者的监护内容及其评价

气道评估与管理 PACU 患者应常规监测经皮动脉血氧饱和度(SpO_2)、心电图(ECG)和无创血压(NIBP)以及气道通畅程度,部分患者需要监测呼气末二氧化碳分压($ETCO_2$)和有创动脉压力,必要时可监测体温与肌松等,并且至少每 15 min 记录一次。患者围手术期与麻醉后管理内容包括定期评价与监测呼吸功能、心血管功能、神经肌肉功能、意识状态、体温、疼痛、恶心呕吐、液体量、尿量、引流量以及出血量。

1.呼吸功能

对麻醉恢复早期及恢复期患者应该定期评价和监测气道通畅程度、呼吸频率、脉搏血氧饱和度和氧合指数。

2.心血管功能

麻醉恢复早期和恢复期应常规监测脉搏、血压和 ECG,以便尽早发现和处理心血管并发症,减少不良预后。

3.神经肌肉功能

神经肌肉功能的评估主要靠体格检查和神经肌肉监测。接受非去极化类神经肌肉阻滞药或伴有神经肌肉功能障碍的患者在麻醉恢复早期及恢复期应评价神经肌肉功能,以便尽早发现可能的并发症,从而减少不良预后的发生。

4.意识状态

麻醉恢复早期及恢复期应采用评分系统定期评估患者的意识状态,尽早发现并发症,减少

不良后果。

5.体温

麻醉恢复早期及恢复期常规监测患者的体温,便于及时发现和处理低体温,减少不良后果。

6.疼痛

麻醉恢复早期及恢复期应常规评估疼痛,尽早处理术后急性疼痛。

7.恶心和呕吐

根据患者的自身因素、术中麻醉和用药情况评估其恶心、呕吐风险高低,针对性给予预防和治疗用药,可避免或减少恶心呕吐的发生,减少不良后果。

8.液体量

围手术期常规评价患者的液体出入量和水、电解质平衡,及时发现和纠正电解质紊乱,降低相关并发症的发生率。

9.尿量和尿排空

危重患者麻醉恢复早期和恢复期应监测尿量,便于发现并发症,并可减少不良后果。麻醉恢复期应常规评价尿排空能力,但其临床意义尚有争议。

10.引流量和出血量

麻醉恢复早期及恢复期应常规观察患者的伤口敷料、引流量及出血量,这样可以尽早及时发现术后出血、渗出等,可避免或减少不良后果。

(二)PACU 患者的有关治疗及其评价

PACU 患者全身麻醉手术苏醒时可能伴有许多影响多脏器系统功能的生理紊乱,最常见的是术后恶心呕吐、低氧、低温、寒战、急性疼痛和循环不稳定。患者的治疗或药物干预是PACU 日常工作的重点内容之一,尤其要注意如下内容。

1.给氧

给予 PACU 患者吸氧可减少低氧血症的发生率。转运过程中或对 PACU 患者是否应该常规给氧尚有不同意见。目前医师认为转运期间或对 PACU 中存在低氧血症风险的患者应给予吸氧,如肥胖患者、镇静评分增大患者、呼吸急促患者、通气不足患者等。对日间手术患者,尤其是高龄、超重(体重>100 kg)患者,在转运中呼吸空气时发生低氧风险明显增大,建议严密监测并吸氧。

2.维持患者正常体温

人类是恒温动物,这对维持机体正常功能至关重要;麻醉可使体温有一定程度下降,术中由于术野暴露、手术室温度较低等因素,患者的体温进一步下降,所以围手术期需采取措施维持患者体温正常(不包括特殊手术,如体外循环下心脏手术等)。保温措施包括对患者暴露部位进行包裹、盖上暖被、尽量减少患者暴露在空气中的面积、适当提高手术室温度等。另外,随着科学技术的发展,越来越多的保温装置应用于临床,例如,强力空气加温装置、加温输液器、加温毯等都可以预防和治疗患者低体温,减少寒战发生,减少低体温给患者带来的不适和并发症,提高患者的舒适度和满意度。

3.药物治疗

低体温是患者寒战的常见原因。目前学者认为哌替啶治疗麻醉恢复早期及恢复期患者寒战的效果优于其他药物。当哌替啶禁忌或无效时,可考虑应用其他阿片受体激动剂或激动剂-

拮抗剂。有研究表明,全身麻醉和区域麻醉前静脉给予小剂量氯胺酮(0.5 mg/kg)可有效预防寒战发生。需注意的是对低体温所致寒战是做根本治疗还是复温治疗,药物治疗只是对症治疗。

4. 恶心呕吐的预防和治疗

手术操作刺激、麻醉药物、气腹、术后疼痛、致吐药物以及性别因素等可通过乙酰胆碱、组胺、多巴胺、5-羟色胺等递质刺激外周感受器和呕吐中枢而诱发患者发生术后恶心呕吐(postoperative nausea and vomiting,PONV)。成人患者发生 PONV 的危险因素包括女性、既往有晕动史或 PONV 史、非吸烟者、应用阿片类药物以及年龄<50 岁。有证据提示手术类型与 PONV 有关,如妇科手术、腹腔镜手术、耳鼻喉手术、神经外科手术等。某些手术(如内镜类手术等)中 PONV 的发生率甚至高达 46%,致使术后患者焦虑不安、痛苦、伤口裂开等;从患者角度来说,PONV 可能较术后疼痛更加不适。与麻醉相关的 PONV 因素,据强度依次为应用吸入麻醉药、术后应用阿片类药物、术中应用氧化亚氮和术中低血压。PONV 的预防和治疗是 PACU 常规工作中的主要内容之一。

药物预防 PONV 可提高患者的舒适度和满意度,缩短出院时间,应选择性地用于 PONV 的中高危者。目前预防 PONV 的药物包括抗组胺药、5-HT$_3$ 拮抗剂、镇静安定类、甲氧氯普胺、东莨菪碱和地塞米松。"麻醉后监护实践指南"对这六类药物预防 PONV 的循证评价如下。

(1)抗组胺药:新近一项随机对照试验证实了以前的结果,即异丙嗪可减少术后恶心呕吐。

(2)5-HT$_3$ 拮抗剂:目前学者仍然认为 5-HT$_3$ 拮抗剂可有效地预防 PONV,并减少治疗性止吐药的应用。这些特异性 5-HT$_3$ 拮抗剂包括多拉司琼(呕吐减少)、格雷司琼(呕吐减少)、昂丹司琼(呕吐及治疗性止吐药应用减少)和托烷司琼(呕吐及治疗性止吐药应用减少)。但是帕洛诺司琼对 PONV 的效果尚有争议。雷莫司琼可有效地预防 PONV,并减少治疗性止吐药的应用。

(3)强效镇静药:氟哌利多及氟哌啶醇均可有效地减少 PONV 以及治疗性止吐药的应用。羟嗪、奋乃静和丙氯拉嗪的效果不确切。

(4)甲氧氯普胺:甲氧氯普胺(10 mg)对麻醉手术恢复早期的恶心呕吐无明显效果,但可减少术后 24 h 内的呕吐。

(5)东莨菪碱:东莨菪碱透皮贴剂可减少 PONV,且无头昏、嗜睡、疲劳、视力模糊或口干等不良反应。

(6)地塞米松:地塞米松可有效地预防术后呕吐,并减少治疗性止吐药的应用,而较大剂量下可预防恶心。

5. 镇静药、麻醉性镇痛药和肌松药的拮抗

对麻醉药物进行及时有效的拮抗,有助于减少麻醉相关并发症并能够提高患者的舒适度和满意度。

(1)苯二氮䓬类药物的拮抗:PACU 应备有苯二氮䓬类药物的特异性拮抗剂。氟马西尼是拮抗苯二氮䓬类药物的最有效药物,可以用于拮抗某些患者的呼吸抑制与镇静,但不应常规使用。使用氟马西尼后,应延长监护时间,以确保患者不会再次出现呼吸循环抑制。

(2)阿片类药物的拮抗:PACU 应备有阿片类药物拮抗剂。阿片类药物拮抗剂(即纳洛酮)可用于拮抗某些患者的呼吸抑制,但不应常规使用。使用药物拮抗后,应延长监护时间,以

确保患者不会再次出现呼吸循环抑制。同时应高度警惕快速拮抗阿片类药物的作用可能引起疼痛、高血压、心动过速或者肺水肿。

（3）肌松药的拮抗：PACU应备肌松药拮抗剂。有指征的情况下，应该给予特异性拮抗剂来逆转残余神经肌肉阻滞作用。

6.采用多模式镇痛，给予患者最佳的疼痛管理

随着舒适化医疗的要求，提高患者舒适度和麻醉质量，需及时有效地处理术后急性疼痛。给予适量镇痛药，减少术后躁动，稳定患者的情绪；及时连接术后自控镇痛泵，并根据患者的需要追加负荷量；也可进行神经阻滞减少手术部位的疼痛，减少静脉镇痛药的用量和不良反应，例如，胸腔镜手术后采用前锯肌阻滞、椎旁阻滞与肋间阻滞，腹腔镜手术采用腹横肌平面阻滞，关节镜手术后髂筋膜阻滞与腰丛阻滞等。

7.苏醒期兴奋

苏醒期兴奋是全身麻醉苏醒过程中的一过性意识模糊状态，不能与术后持续谵妄相混淆。苏醒期兴奋在儿童较常见，30%以上的儿童在PACU期间会发生躁动和谵妄。苏醒期兴奋常发生在全身麻醉苏醒后的10 min内，入睡后送到PACU的患儿也会有发作。儿童高发年龄为2～4岁。与谵妄不同，这种苏醒期兴奋迅速消失，患者很快恢复正常意识。

在儿童中，全身麻醉苏醒期兴奋最常见于吸入麻醉快速苏醒期，主要见于术中吸入难溶解的七氟烷和地氟烷的患者。一些研究提示，苏醒期兴奋发生主要与使用的麻醉药种类有关，与苏醒快慢无关。七氟烷与丙泊酚的对照研究显示，尽管丙泊酚苏醒迅速，但其麻醉苏醒远较七氟烷平稳。通过逐渐降低七氟烷吸入浓度来延长苏醒，也能降低苏醒期兴奋的发生率。除苏醒迅速外，文献支持的其他病因包括术后疼痛、手术种类、年龄、术前焦虑、潜在疾病和辅助用药等。对全身麻醉苏醒期兴奋高危儿童应采取简单的预防措施，如减轻术前焦虑、治疗术后疼痛、提供宽松的恢复环境等。预防和治疗儿童苏醒期兴奋的药物包括咪达唑仑、芬太尼等；尽管咪达唑仑常常可降低术后谵妄的发生率和持续时间，但并非所有的研究都支持此观点。成人全身麻醉苏醒期兴奋的发生率显著低于儿童，发生率3%～4.7%。有研究发现，与全身麻醉苏醒期兴奋的手术和麻醉因素包括术前给予咪达唑仑、乳腺手术、腹部手术，而手术持续时间与之相关性小。

8.苏醒期延迟

即使患者经历了长时间手术与麻醉，患者也应在停药60～90 min对刺激出现反应。如患者发生苏醒延迟，应评估生命体征，并进行神经系统检查。监测脉搏血氧饱和度和动脉血气分析，有助于及时发现氧合与通气方面的问题。必要时加做其他血液学检查，监测可能存在的电解质紊乱和代谢异常。

麻醉药物的残余镇静作用是PACU患者苏醒延迟的最常见原因。若延迟原因是阿片类药物的残余作用，可静脉注射纳洛酮，并逐渐增加剂量（成人每次增量20～40μg）；同时注意该治疗将会同时拮抗阿片类药物的镇痛作用。

氟马西尼是苯二氮䓬类药物残余中枢抑制效应的特效拮抗剂。在无法用药物效应来解释苏醒延迟时，应考虑其他引起苏醒延迟的原因，如低体温（体温<35 ℃）、低血糖和颅内压升高等。当考虑苏醒延迟可能原因是中枢神经系统原因时，可能需行CT检查。已知胰岛素依赖型糖尿病患者可能存在低血糖时，则需测定血糖浓度。残余肌松作用也可能引起苏醒延迟，可通过外周神经刺激仪证实并给予拮抗剂来纠正。

9.危重处理

在处理危重患者时,PACU 医师应该随时与患者的主诊医师和麻醉科医师保持联系;危重患者出现病情恶化、难以控制时,主管 PACU 医师应该及时请示上级医师(如麻醉科副主任或主任等),请他们到场处理患者;必要时及时邀请相应专科住院总医师或高年资医师会诊,必要时请全院多学科会诊。

三、气管拔管

气管拔管前,PACU 医师应了解患者的气道情况,并做好再次气管内插管的准备。拔管前给予充分吸氧,吸引气管导管内、口腔内和咽部分泌物;拔管后面罩给氧,监测 SpO_2,评估是否存在气道梗阻或通气不足的征象。普通患者满足下述标准可进行拔管。成人常规拔管的标准如下。

(1)吸空气情况下 $PaO_2 > 65$ mmHg、$SpO_2 > 92\%$。

(2)呼吸方式正常,T 形管通气 10 min 试验表明,患者能自主呼吸,呼吸不费力,呼吸频率 < 30 次/分钟,潮气量 > 300 mL。

(3)意识恢复,可以合作。

(4)保护性吞咽、咳嗽反射恢复。

(5)肌力恢复,持续握拳有力,抬头试验阳性(无支撑下抬头坚持 10 s 以上)。

对于某些患者(如重度高血压患者、严重哮喘患者、眼内手术的患者等),可以考虑深麻醉状态拔管或者进行咽喉部表面麻醉后拔管;但需注意其常见的不良反应,并采取应对措施。拔管之前准备好口咽通气道,避免呼吸抑制和舌后坠。必须恢复患者的自主呼吸和吞咽反射,应尽量吸引干净气管内分泌物,以防止拔管后下呼吸道梗阻的发生,如若拔管后出现严重的呼吸道梗阻,可考虑再次插管。

四、麻醉后监护治疗室患者的离室及去向

(1)可将病情稳定、恢复良好且达到离室标准的患者送回普通病房。目前一般根据 Aldrete 评分或者 Steward 评分来判定患者是否可以离开 PACU 回普通病房。临床多采用 Aldrete 评分,离开 PACU 的患者评分至少要达到 9 分。建议的具体标准:①神志清楚,定向能力恢复,平卧时抬头超过 10 s,或达到术前水平。②能辨认时间、地点,能完成指令性动作。③肌肉张力恢复正常,无急性麻醉或手术并发症,如呼吸道水肿、神经损伤、恶心呕吐等。④血压、心率改变不超过术前静息值的 20%,且维持稳定 30 min 以上;心电图正常,无明显的心律失常和 ST-T 改变,没有无法解释或无法控制的心律失常。⑤呼吸道通畅,保护性吞咽、咳嗽反射恢复,通气功能正常,呼吸频率在 12~30 次/分钟,能自行咳嗽,排除呼吸道分泌物,$PaCO_2$ 能保持在手术前正常范围内。吸空气下 SpO_2 不低于 95% 或等于术前水平。⑥电解质及血细胞容积在正常范围内。⑦无术后疼痛、恶心呕吐,或得到较好的控制和治疗。⑧体温正常。⑨椎管内麻醉患者出现感觉和运动阻滞消退的征象,且感觉阻滞平面不高于 T_{10} 水平或低于麻醉科医师指定的水平。

(2)病情不稳定且有发生严重并发症可能性的患者或者发生了严重并发症,经过及时救治后病情恢复稳定但需要继续监测的患者,需转入 ICU 进一步观察治疗。

(3)发生了严重并发症,经过救治后病情仍然不稳定,需要进一步诊治的患者,需要转入 ICU。

五、患者转出麻醉后监护治疗室的转运与交接

普通患者从 PACU 转运至普通病房时,需由 1 名麻醉科医务人员与 1 名手术医师共同护送。危重患者转运至病房监护室或 ICU,应采用标准化流程转运,由麻醉科医师和手术医师共同护送,并且转送途中要求需用便携式监护仪监测 ECG、SpO_2 和血压(BP),必要时监测 $ETCO_2$ 和直接动脉压,备好抢救药物。由麻醉科医师和外科医师一起向病房值班护士或 ICU 医师与护士详细交代病情,并移交病历,包括监护与治疗记录。在转运途中应该注意观察病情,防止患者躁动、恶心呕吐、呼吸抑制、患者坠床,防止各种导管脱出等;另外护送人员还应考虑到电梯停电或故障、转运车损坏等意外情况,并针对意外情况及时处理,安慰患者,使患者保持安静状态。

六、日间手术和门诊手术患者的麻醉恢复

随着外科医疗技术的进步和医疗环境的改善,日间手术(day surgery)作为一种典型医疗绿色通道、医疗效率提高的标志,因为具有显著节约医疗资源等优势而逐渐受到重视,亦是未来医疗资源争夺的焦点之一。目前日间手术在国内占所有手术的 30% 左右,而在欧美发达地区可达到 80%。中国日间手术合作联盟推荐的中国版日间手术定义为患者入院、手术和出院在 1 个工作日中完成的手术,除在医师诊所或医院开展的门诊手术外。日间手术患者在术前一天完成术前检查以及手术签字,手术当日直接到手术室接受手术,术后依据情况进入 PACU,充分恢复后出院回家,加速术后康复(ERAS)可很好地应用于 PACU 麻醉恢复期。相对于住院患者,日间手术患者的术后恢复有如下特殊性。

(1)无明显心、肺、肾等基础疾病的日间手术患者,接受的是局部阻滞/浸润麻醉,手术结束后恢复良好且无外科观察项目,同时经主刀外科医师判断,在保证安全前提下,患者可以直接从手术室离开,不必进入 PACU 恢复。如局部浸润麻醉下健康患者的拔牙手术、皮肤脂肪瘤切除、星源激光除斑手术等。如果外科角度有需要观察的项目,外科主诊医师可与 PACU 医师进行协商判断,再决定患者是否进入 PACU。

(2)日间手术患者存在影响围手术期安全的基础疾病时,无论接受何种手术,原则上需进入 PACU 进行风险评估。日间手术患者无论接受何种手术,只要实施全身麻醉,原则上需要进入 PACU 监护和恢复。

(3)日间手术患者在 PACU 恢复时,需要依据情况适当延长恢复时间。在完全清醒、生命体征平稳、能自行安全活动的前提下,建议患者能够自行正常排尿、自行饮水、无不适后方可离开。

(4)随着日间手术数量和复杂程度增加,有学者对转出标准以及术后直接回家的标准进行了修改。麻醉后出院评分系统(PADSS)仍在不断改进。最新的 PADSS 根据以下 5 项标准制定:生命体征、活动度和精神状态、疼痛和恶心呕吐、手术出血以及液体出入量。现行标准将疼痛和恶心呕吐分开,并删除出院前要求排尿的标准。术后疼痛是造成日间手术患者出院延迟和非预期住院的重要原因,为增加患者的满意度和保证患者按时出院,建议对术后疼痛高危的患者进行预防性镇痛治疗。

(5)日间手术的出室或离院标准:日间手术患者离院时,应该有一名具备民事行为能力的家属陪伴回家,并且 PACU 医师和患者家属进行书面交接并签字。医师依据患者的具体情况向至少一名患者家属交代术后注意事项(最好是书面指导,包括术后饮食、用药、活动和紧急情

况下呼叫的电话号码等),建议强调 24 h 内不得进行机械操作等存在危险性的工作,不得采取有危险性的行为。

七、监护期间的探视和陪伴

基于类似于 ICU 封闭式管理理念,PACU 最初禁止患者家属探视,认为探视会影响 PACU 的日常工作以及对患者的恢复不利。

随着研究的深入和观念的更新,PACU 对患者家属探视和陪伴的认识逐渐发生改变。首先是"患者家属被认为是患者的延伸"这一医疗护理理念的重大更新,强调同时关注患者和家属;其次多项临床研究显示家属探视和陪伴对患者的恢复有益(尤其是对小儿患者),可以减少患者和家属的焦虑,增进医患之间的交流,提供家属参与术后医疗护理的机会,探视既是患者的权利,也是促进患者在 PACU 恢复的有益手段。

在 PACU 探视中仍需注意以下几点。

(1)PACU 负责医师制定患者家属陪伴麻醉恢复须知,并贴在 PACU 入口处。负责医师应该就统一理念、学习交流技巧和介绍措施等对 PACU 所有医务人员进行培训。

(2)患者家属入 PACU 陪伴时,需按手术室规定更换衣帽、鞋;同时不得携带相机、拍照手机等私人物品。

(3)麻醉科护士或医师向患者家属交代陪伴注意事项;如叮嘱患者家属不得干扰其他患者的恢复。

(4)除非病情严重,小儿清醒拔管后,原则上请家属陪伴后续恢复过程。PACU 应该常备不同年龄阶段小儿感兴趣的玩具。

(5)PACU 医师应从有益于成年患者的病情以及心理健康的角度判断是否允许其家属陪伴恢复。危重患者不需要医疗处置时,PACU 医师从患者最大受益角度判断是否让患者家属陪伴恢复,或仅进行探视。危重患者需要进行医疗处置时,原则上不宜安排家属陪伴恢复;如果患者家属十分担心或者焦虑,同时单靠病情交代亦无法缓解家属焦虑状态,外科主诊医师亦判断探视不会对患者的诊治造成影响时,PACU 医师可以陪同患者家属进入 PACU 进行较短时间的探视。

(牛丽娜)

第四节　麻醉后监护治疗室中针对患者实施人性化管理的措施

全身麻醉苏醒期,面对陌生的环境和未知的手术结果,手术患者更多地表现出人性脆弱的一面;苏醒期的各种不适和并发症亦会给患者心理上造成极大的恐惧与刺激。为了更好地帮助患者度过手术及麻醉后的不稳定期,减少患者的心理创伤,在 PACU 中应该倡导人文关怀思想下的个性化管理,加强对患者生命与健康、权利与需求、人格与尊严的关注;这亦是现代医学倡导的"以患者为中心"的理念。

一、在 PACU 中应保护患者的隐私,尊重患者的信仰

对手术完毕、无法穿衣裤者,用干净的病服覆盖患者的身体,在患者清醒之后做好解释工

作。在进行一些暴露性操作时,做好适当的遮拦,避免多人围观,对接受乳腺手术、妇产科手术的女性患者尤其注意隐私保护。交接班时,对涉及患者明显或重大隐私(如患有淋病、梅毒、乙肝等传染性疾病)者,采取私下或事先汇报的形式。尊重患者的知情权,在进行任何操作前做好解释工作;禁止愚弄、嘲笑或歧视患者。尊重患者的信仰,患者携带具有特殊意义的用物,应注意保护其不受破坏,清醒之后及时告知患者用物完好,将其置于患者能看到或者能触及的地方。对于清醒合作的患者,应及时松解约束带,并做好解释工作。

二、患者在 PACU 无疼痛、舒适自然地清醒

在患者未清醒前清除呼吸道分泌物,以避免剧烈咳嗽所致疼痛与不适。通过改善患者的呼吸状态,补充液体量,纠正水、电解质、酸碱平衡紊乱,稳定循环系统等使其全身情况得到改善直至自然苏醒。当患者的意识逐渐恢复后,发现自己身处陌生的环境,特别是气管插管患者突然发现自己无法发声时,会紧张、恐惧,甚至产生窒息感。此时患者如有躁动、挣扎,则应用亲切和蔼的话语主动介绍所处环境,告知其手术已结束、有医护人员严密监护和切勿紧张,指导患者平静呼吸,配合好呼吸支持,并告知达到拔管指征时,医师将会拔除导管。

三、对患者及家属实施心理护理

良好的印象是建立信任的基础,相对于手术室,PACU 医务人员应更加注重仪态,穿戴整齐、举止得体、以诚相待。对患者进行细致的观察和分析,根据每个患者的不同心理状态,采取灵活多样的心理护理措施。安慰哭泣的患者,注重目光的交流,谈话尽量从患者熟悉的方面开始。患者为小儿,可轻轻抚摸患者的头、肩等,会收到很好的效果;不得采取恐吓、大声斥骂等方式。老年人自尊心强、敏感性强,手术对老年人来说是一种生与死的考验,因此他们会变得脆弱。应注意倾听他们的需要,不与之争论,保护他们的自尊。中年人大多是家庭的支柱,面对疾病可能忧心忡忡,有较多顾虑,应该教导患者如何面对疾病,如何适应患者角色。对于恶性肿瘤患者,应鼓励他们增强信心,接受治疗。不孕者可能害怕家属的指责、抛弃,应注意谈话环境,以患者的角度换位思考,可向患者介绍一些术后成功妊娠的病例增加其信心。加强非语言交流,用手势或比画做好指导工作,或递给患者纸、笔,让其表达需要。认真回答家属提出的问题,了解家属的需求,尽量满足其合理要求,向家属交代注意事项,并根据具体情况决定是否让家属陪伴。

四、PACU 基础护理之中强化个性化护理

对于麻醉后眼睑不能完全闭合者,外涂眼膏以保护结膜,并用医用透气胶布轻轻贴合。转运患者时头发可能散落,应将患者头发塞进帽缘,避免口水污染头发。当患者有便意时,应仔细查看是否插有导尿管,引流是否通畅,膀胱是否充盈,是否由于疾病或者灌注药物后需要暂时夹闭等。应及时给未插导尿管者提供尿壶或便盆,协助患者在床上大小便。依据病情给患者取合适的体位,对于腹部手术者适当抬高上身可以减轻腹部皮肤张力,减轻疼痛与不适。保持皮肤清洁、干燥,使用清洁纱布擦净其头面部及肢体等部位的血渍。

(牛丽娜)

第五节　麻醉后监护治疗室中感染控制

由于空间、人员和时间等方面的限制,病原微生物在 PACU 容易传播。PACU 一般是开放式的,病床间无屏障隔离,麻醉科医师和护士常同时管理几名患者,而患者在 PACU 停留时间以小时计。常规监测不能发现 PACU 感控疏忽导致的感染,通常数日后在外科病房才发现。考虑到上述问题,需采取措施降低 PACU 中的感染率。

一、手卫生制度

经手接触传播是导致病原微生物在医患之间交叉感染的主要途径。医护人员手污染是引起医院感染的主要危险因素之一,通过正确的洗手可以显著地减少手上携带的潜在病原菌,有效地切断接触传播。原卫生部颁布施行的《医务人员手卫生规范》中指出:接触患者前、接触患者后、进行清洁或侵入性操作前、接触患者体液或分泌物后、接触患者使用过的物品后,均应洗手或手消毒。随着现代医学的发展和控制医院感染理念的提高,手卫生已成为控制医院感染的最重要的措施之一。通过洗手可以降低 30.0% 的医院感染。最近一项关于 PACU 人员洗手研究结果表明,目前 PACU 人员遵守感染控制标准的依从性很差,在面对已知污染或已知有感染伤口的患者时,工作人员对洗手的依从性最好。PACU 床旁安装放置酒精洗手液的装置,可提高医务人员对保持手部卫生规定的依从性。疾病控制和预防中心发布的《医疗保健机构手部卫生指南》建议"在病房入口、床旁及其他方便的地点安装含酒精洗手液容器,以及医务人员携带个人便携式洗手液容器"。尽管此方法有望提高医务人员对手部清洁规定的依从性,但在 PACU 未进行过有关随访性研究。

二、感染的预防控制

医护人员要严格执行无菌操作,熟练掌握各种消毒措施,在治疗操作中使用无菌手套,避免病原菌通过医护人员的手进行传播;医护人员在进行侵入性操作时应格外小心,尽量避免锐利器械对患者皮肤或黏膜的损伤。

三、加强呼吸机治疗患者的管理

对术后转入 PACU 仍需呼吸机支持治疗的患者,预防呼吸机相关肺炎(VAP),应用无菌操作技术吸痰,并记录痰液的性质和量;按需吸痰;条件允许时,尽可能使用封闭式吸痰管;呼吸机连接管道用品必须一人一用一消毒,不同患者使用前,必须更换湿化瓶和蒸馏水,并用含氯消毒剂消毒,消毒时湿化瓶接头等可拆卸部分应充分拆开;对吸痰负压瓶及外连接管每日更换并消毒,这些都切断呼吸道污染途径的重要措施。

四、重视空气消毒及环境卫生

加强 PACU 室内环境的卫生清洁和空气消毒工作尤为重要。根据术后患者的生理需要和细菌的生长特性,室内温度保持在 18℃~24 ℃,湿度保持在 50%~60%。使用含氯制剂擦拭床旁桌面。

(牛丽娜)

第六节　麻醉复苏室管理制度

管理制度是指为实现管理目标,组织对内部或外部资源进行分配调整,所采取的对组织架构、功能、目的的明确和界定。管理制度具有指导性与约束性,鞭策性与激励性,规范性与程序性。建立麻醉复苏室管理制度,可使医务人员在正确规程内进行医疗活动,提高麻醉复苏室的护理管理质量。现结合麻醉复苏室工作的特点,将相关的管理制度整理如下。

一、麻醉复苏室日常管理制度

(1)麻醉复苏室在麻醉科领导下,由麻醉科主任和护士长共同主持日常工作,人员组成包括医师、护士、支助人员、卫生员等。

(2)麻醉复苏室的工作人员应着复苏室专用工作服,戴圆帽及外科口罩,穿专用防护拖鞋上班。凡是外来人员进入麻醉复苏室必须戴口罩、帽子,穿手术衣或隔离衣,更换拖鞋或穿鞋套,并行手卫生消毒。

(3)每日监测温、湿度,维持室温 22℃～24 ℃,湿度 50%～70%,噪声强度 35～40 dB 为宜。

(4)每床配备心电监护仪器、吸氧装置、呼吸机、负压吸引装置等,并使其处于功能状态。

(5)做好患者的病情监测,包括心电图、血氧饱和度、心率、血压、呼吸、脉搏、出入量等,必要时行血气分析,正确记录。

(6)患者转出麻醉复苏室应达到以下标准:全麻者神志转为清楚,呼吸道通畅,肌力恢复正常,循环功能稳定,无手术并发症。

二、转出制度

(一)患者离开麻醉复苏室的标准

(1)中枢神经系统神志清楚,定向能力恢复,能完成指令性动作。肌张力恢复正常,抬头能维持 5～10 s。

(2)呼吸系统能自行保持呼吸道通畅,吞咽及咳嗽反射恢复,通气功能正常。呼吸频率每分钟12～20 次。根据病情需要行血气分析检查,并且结果正常:血气分析显示pH 7.35～7.45,$PaCO_2$ 35～45 mmHg,PaO_2>80 mmHg,SaO_2>95%。

(3)运动系统肌张力恢复,可达 4～5 级。

(4)循环系统血压、心率改变不超过术前静息值的 20%,且稳定维持 30 min 以上,心电图正常,无明显的心律失常。

(5)无手术并发症,如呼吸道水肿、活动性出血、神经损伤、气胸、恶心呕吐等。

(6)Steward 评分大于 4 分。

(二)患者的转出

必须由麻醉复苏室医师判断并下达医嘱。

(1)护士根据转科医嘱对患者进行评估并做各项护理准备,通知家属和接收科室。

(2)患者出室前,应完善相关记录。

(3)转科时必须由一名医师和一名护士陪同,携带转运交接班本、病历及相关转运工具(如氧气装置、便携式血氧饱和度仪、呼吸囊、急救药品、急救物品等)进行转运。

(4)患者转运过程中必须保证输液通畅,妥善固定各类管道,严密观察生命体征。

(5)到达患者原科室后,认真与原科室的主管医师、护士进行床头交接。交班的项目应包括患者姓名、年龄、性别、住院号、手术的名称方式、手术持续的时间、麻醉复苏的时间、出入量、管道及患者物品等。

(6)若途中患者突发病情变化,医务人员要沉着冷静,准确地判断病情,就近到相关科室进行抢救,稳定患者及其家属的情绪。

三、访视制度

(1)术前一日必须对拟行全麻手术的患者进行访视。

(2)访视前护士要查阅患者的病历,了解患者的病情、拟行手术名称、既往史、过敏史、特殊情况及心理状况。

(3)护士在访视时应对患者做自我介绍,告知患者访视的目的,介绍麻醉复苏室的环境,患者在复苏室的复苏流程以及转出复苏室的条件,必要时进行心理疏导和护理。

(4)对访视过程中了解的与患者治疗无关的隐私,应注意保护,不得向他人泄露。

(5)护士在进行访视时,必须正规着装,佩戴胸牌,使用文明礼貌用语,态度热情,整个访视过程应体现人文关怀,对于患者提出的问题耐心解答并做好访视记录。

四、核对制度

(1)交接患者时,由麻醉复苏室护士和病房护士共同核对,核对信息包括患者床号、姓名、性别、年龄、住院号、诊断、手术名称、手术方式、输入药液以及影像资料等。

(2)责任护士写好床头卡后,经双人核对无误才能挂于患者床头。

(3)医师下达的医嘱需经双人核对无误后方可执行,对于有疑问的医嘱必须向开具医嘱的医师问清,无误后方可执行。

(4)给药前应查看患者有无过敏史,并检查药品的名称、剂量、浓度、有效期、质量等,如有变质、混浊、絮状物等不得使用。

(5)输注血制品必须经双人"三查十对"无误后方可执行。

"三查":查血液有效期、血袋包装是否完好、血液质量。

"十对":核对患者床号、姓名、性别、年龄、住院号、血袋号、血型、交叉配血试验结果、血液种类、血量。

使用物品时,应检查包装是否完好及是否在有效期内。

所有查对应一次性完成,不得中断,一旦中断,必须重新核对。

所有的核对必须由取得中华人民共和国护士执业证书并经过注册、通过培训的护士完成。

五、交接班制度

(1)值班人员必须坚守岗位,履行职责,保证各项治疗、护理工作准确、及时地进行。

(2)每班必须按时交班,接班者提前10 min到病区,在接班者未到岗完成交接之前,交班者不得离开。

(3)当班人员应该在下班前完成本班工作、清理环境,并为接班者做好准备,保证药品、物品充足。

（4）接班者应该着装规范，提前到岗，做好病房毒麻药品、仪器、物品及急救车的清点，填写交接班登记本。

（5）交班过程中，如发现患者病情、治疗或病区物品、药品等不符时，应立即查问。接班时发现的问题由交班者负责，接班后发生的问题由接班者负责。

交接班的要求如下。

（1）集体大交班：所有参加交班的人员要准时到场，着装符合规范，认真聆听，交班结束前不得离开。将交班内容讲述清晰，主次分明，重点突出，护士长要做总结性发言。

（2）个别交接班：坚持床旁交接，做到交班清楚，接班仔细。

（3）认真执行"八不交接"：接班人员衣着穿戴不整齐不交接；医嘱未处理不交接；患者抢救时不交接；物品数目不清楚不交接；床边处置未做好不交接；清洁卫生未处理好不交接；未为下班工作做好用物准备不交接；各种记录未完成不交接。

六、医嘱制度

（1）只有取得中华人民共和国护士执业证书并经过注册、通过培训的护士才能单独执行医嘱。

（2）开医嘱的医师必须是有医师执照并通过注册的本院医师。对于进修生、研究生、实习生等所开的医嘱必须经过带教老师签字方可执行。

（3）麻醉复苏室护士原则上只执行本科室医师的医嘱，抢救时可例外。

（4）医师开具医嘱后，经双人核对无误后方可执行。

（5）护士必须准确执行医师下达的医嘱，对于有疑问的医嘱应向开具医嘱的医师问清，不得拖延和随意更改医嘱。

（6）原则上护士不执行口头医嘱，只有在抢救或突发紧急状况时方可执行口头医嘱。

（7）医师下达口头医嘱，护士将医嘱内容复述一遍，确认无误后方可执行，保留使用过的安瓿和物品，以便核对。抢救结束 6 h 内完成医嘱的补记，护士核对后签字。

（8）护士执行完非口头医嘱后应立即签名，不得在执行前签名或代签名。

（9）所有执行的医嘱都必须在麻醉记录单上有体现。

七、抢救制度

（1）麻醉复苏室内有常见的急危重症的抢救流程。

（2）麻醉复苏室内必须备有齐全完好的抢救器材、仪器、药品等，对各项物品做到"四定"（定品种数量、定点放置、定专人管理、定期维修），"三及时"（及时检查、及时消毒灭菌、及时补充）。

（3）急救车上物品放置有序，药品编号清楚，数目相符，在有效期内，护士熟知急救车物品和药品的排列次序。

（4）麻醉复苏室护士必须熟练掌握抢救知识，熟悉抢救仪器、药品的作用和使用方法。

（5）参加抢救的人员必须明确分工、听从指挥、密切配合、坚守岗位、严格执行有关规章制度。

（6）严格执行查对制度，对口头医嘱要经复述核实后才能执行，应将所有口头医嘱登记在急救医嘱记录本上。

（7）严密观察病情变化，详细、客观、准确地书写抢救护理记录，如因抢救不能及时书写抢救记录,必须在 6 h 内完成,并注明补记的时间。

(8)双人核对所有药品的空安瓿无误后才能丢弃。

(9)患者离开后,做好抢救的终末处理与消毒,使用物品及药品后及时补充。

八、文件书写管理制度

(1)书写麻醉护理记录单的人员必须是取得护士执业证书并经过注册、通过培训的麻醉复苏室护士。若进修人员书写,必须在带教老师的指导下完成,并由带教老师签字。

(2)麻醉记录单书写应做到客观、真实、准确、及时、完整。

(3)应使用蓝黑墨水笔书写,字迹端正,书写错误时按照《医疗文件书写规范》中的要求修改,不得用刮、粘、涂等方法掩盖或去除错误的字迹。

(4)患者转出前,应由另一名高年资的护士检查护理文件。

(5)若使用电子病历,打印的麻醉记录单应使用统一的纸张、字体、字号及排版格式,打印后需经护士审核签字后方视为有效。

九、物品管理制度

(1)对科室物品应建立账目、定人保管、定期检查、班班交接,接班者发现物品与账目不相符,及时追查,做到账物相符,护士长负责督导完成。

(2)麻醉复苏室贵重物品、抢救物品有固定的存放地点,每班清点登记。使用后应及时清洁、补充、监测、消毒,处理完毕,还原至固定位置。一般不得外借,如遇特殊情况须经科主任、护士长同意后方可借出。

(3)将无菌物品与其他物品分开,并应按照分类及有效期前后进行存放,物品存放应距地面 20~25 cm,距墙壁 5~10 cm,距天花板 50 cm。

(4)科室对于一次性物品的领取,应做到有计划、有安排。对每批次的一次性物品需要登记批号、有效期、失效期。

(5)对一次性使用的无菌物品严禁重复使用,使用不小于 100 元的高值耗材及内置物品后科室应有登记。物品使用前必须检查包装是否完整,有无潮湿,是否在有效期内,如有包装破损、霉变、有污渍等,不得使用。

(6)由专人负责定期整理库房,查看物品有效期,清点并登记需补充的物品,保存领物清单。

(7)使用非一次性物品后应清洁、消毒,必要时灭菌备用。

(8)对科内所有的物品都应建立基数管理,护士长每月抽查,每季度清点一次。

十、药品管理制度

(1)麻醉复苏室内使用的药品必须是从药库领取的,并仅供住院患者按医嘱使用。

(2)科室建立药品管理登记本,定基数、设专人管理。

(3)每周清点检查一次,如发现有沉淀、变色、过期、标签模糊,立即停止使用并报备药房处理,做好登记。

(4)应根据种类与性质分类定点放置药品,标签清楚。

高危药品:按照《高危药品管理规范》的要求进行分类存放,专柜保存,标识醒目。

精神类药品:专人负责,专柜加锁保管,每班交接进行清点。

毒麻药品:①定基数。②安置于保险柜内,设双锁管理,钥匙由医师和护士分别保管,需要使用时必须经双人核对、开锁方可取药。③使用后保留空安瓿,由医师开专用处方后凭空安瓿向药房领回。④麻醉药品注射后如有残余量,须在药房老师的监督下销毁,并有记录。⑤使用有登记,每班清点有签名,护士长每周抽查一次。

冰箱内药品:①将需要冷藏的药品(如冻干血浆、清蛋白、胰岛素等)放在冰箱内,并保持冰箱温度在2℃~8℃。建立冰箱温度登记本,每日监测温度不少于2次。②避免药品与冰箱内壁接触。③对开启后的药品应参照药学专业资料或药品说明书上的使用期限,并在药品包装上注明患者姓名、住院号、开启时间、药品开启后的保存时间及有效期。④如冰箱温度超出药品保存所需的温度范围,使用部门应通知药学部相关人员到场检验,确定药品能否继续使用,同时报告总务部维修冰箱,在冰箱恢复正常状态以前,将需冰箱保存的药品移至药学部冰箱暂时保管。

外用药:应单独放置,并根据药物的保存性质存放。

其他:如化疗药物、放射性药物等,应定点分开放置,并有明显标识。

(5)急救车内的药品:定专人管理,定数量并按规定地点和顺序放置,有物品摆放平面图,班班交接,使用后及时补充,科室护士长每周抽查并签名。

(6)特殊及贵重药品:应注明患者姓名及住院号,患者转出时一并带出,并与对方科室护士进行交接,记录于交接班本上。

(7)科室应定期组织人员学习药品相关知识,掌握科室常用药物的适应证、禁忌证及用药后的观察项目。对于患者出现的不良反应能够及时发现并且配合医师给予处理。

十一、仪器管理制度

(1)仪器管理严格执行"五定"原则,即定数量品种、定点安置、定专人管理、定期消毒灭菌、定期检查维修。

(2)护士长指定专人负责管理,将科室各类仪器设备进行编号,制定操作及维护保养流程,并在每台仪器设备上挂标识牌。

一级保养:由使用人或者责任人负责,进行仪器表面的清洁,每天进行一次。

二级保养:由使用人或者责任人按计划进行,主要是检查有无异常,每月进行一次。

三级保养:是一种预防性的修理,主要是由医院的医学工程科或厂家进行内部清洁、按需更换配件等,每年进行一次。

(3)按要求进行仪器设备的日常消毒、保养和维护,做好防寒、防热、防潮、防尘、防火等工作,每天填写仪器使用及维护保养登记本。如出现故障,悬挂"仪器故障"标识牌,及时与维修人员联系维修,并记录维修情况。

(4)对精密、贵重仪器应建立严格的交接班制度,严防丢失或损坏,恶意损坏者照价赔偿。

(5)贵重及抢救仪器与设备原则上不外借使用,特殊情况下需经科主任同意并签字后借出。借出与归还时需双方当场确认仪器性能是否正常。

(6)仪器使用者必须经过技术培训并考核合格,在使用过程中必须严格按照操作流程进行。

十二、不良事件上报登记制度

护理不良事件是指与常规的治疗护理所产生的预期结果不相符合的非正常事件。对所有发生在医院内的护理不良事件均应及时填写护理不良事件报告表并汇报。护理不良事件包括给药错误、饮食错误、术前准备错误、辅助检查错误、针刺伤、护理投诉、护理事故、压疮、烫伤、坠床/跌倒、药物外渗、管道滑脱等。可分为一般护理事件、严重护理事件和护理事故。

(1)发生护理不良事件后,当事人要立即向护士长和当班医师汇报,本着患者第一的原则,迅速采取补救措施,尽量避免和减轻对患者健康的损害,或将损害降低到最低限度。

(2)不得缓报、迟报发生的护理不良事件,上报时间、途径及处理如下。

发生一般护理不良事件,当事人必须立即向护士长报告,护士长了解情况后填写护理不良事件报告表,于一周内上报到护理部,并在一个月内召开病区护理不良事件讨论会,提出整改措施。

发生严重护理不良事件,当事人必须立即向护士长报告,护士长了解情况后填写护理不良事件报告表,在24 h内口头及书面报告护理部,3 d内召开科室护理不良事件分析会,提出整改措施。

发生重大护理事故,必须立即通过口头及书面的形式,向护理部及医务科报告,并逐级上报至分管院长。

(3)发生护理不良事件后,积极采取挽救措施,尽量减少或消除不良后果。应妥善保管有关记录、标本、化验结果及相关药品、器械,不得擅自涂改、销毁,以备鉴定。

(4)做好患者及其家属的安抚工作,减轻患者及其家属的不满情绪。

(5)建立护理不良事件登记本,记录本科室发生的护理不良事件。建立非惩罚性护理不良事件报告制度,并鼓励积极上报。未按上述程序处置,隐匿不报,一经查实,将追究护士长和当事人的责任。

十三、感染控制制度

(1)工作人员入室时,须穿着清洁工作服,戴口罩、帽子,更换拖鞋。

(2)麻醉复苏室内的温度应控制在 22 ℃～24 ℃,湿度控制在 50%～60%,每日检查并记录2次。

(3)严格落实手卫生。

遵循"三前四后"洗手指征:"三前"即接触患者前、清洁无菌操作前、处理药物或配餐前。"四后"即接触患者后、接触患者周围环境或物品后、接触血液或体液污染后、摘除手套后。

科室应定期组织手卫生相关知识的培训及考核,七步洗手法合格率达到100%。

科室应配备一次性袋装皂液、流动水、速干手消毒剂、干手设施、非手触式水龙头。洗手池每日清洗,并用 500 mg/L 的含氯消毒剂进行消毒。

科室的治疗车上应配备速干手消毒剂,手消毒剂的选择应符合国家相关规定,皮肤刺激性小,有较好的护肤功能。

(4)落实标准预防,凡在操作时可能有血液、体液溅出,操作者要戴护目镜和橡胶手套。

(5)按有效期先后单独放置无菌物品。严格遵守《一次性物品使用原则》,做到一人一用,禁止重复使用一次性物品。

(6)按照《医院消毒技术规范》《医院隔离技术规范》的要求,落实病区物表的日常消毒。

用 500 mg/L 的含氯消毒剂擦拭墙面、门窗,每天不少于 1 次,湿式拖地,每天不少于 2 次。

用 500 mg/L 的含氯消毒剂擦拭操作台、护士站、转运床,每天不少于 2 次。

对医疗仪器(如监护仪、输液泵等),用 500 mg/L 的含氯消毒剂擦拭外壳、按钮,每天不少于 2 次。用 75% 的酒精擦拭电脑键盘、鼠标、仪器屏幕、电话,每天不少于 2 次。

使用呼吸囊后,将其送中心供应室进行高水平消毒。建议使用一次性喉镜片及插管导丝,使用镜柄后用 75% 的酒精进行擦拭、消毒。

使用氧气枕后用含季铵盐的消毒纸巾擦拭后备用。

定期清洗约束带,被血液、体液污染后应立即用 500 mg/L 的有效氯溶液浸泡 30 min,再用清水冲洗,晾干,备用。

预防针刺伤,不可用手直接取下污染针头。应将使用后的针头、刀片等锐器直接放于锐器盒中。

在科内储存锐器盒的时间在 48 h 以内。

分类管理医疗垃圾,不可混放。

护理隔离患者,严格执行消毒隔离原则,避免交叉感染。

严格落实消毒监测,每月进行一次呼吸机物表及相关配件的微生物监测;每季度进行一次物表、空气菌落和消毒液培养监测。检测结果不达标,应分析原因,提出整改措施。

十四、培训制度

(1)科室通过竞聘选取带教老师一名,负责科室带教相关工作。

(2)所有护士在上岗前必须有岗前培训,岗前培训的内容应涵盖医院概况、法律法规、职责制度、感染控制、职业防护、文明礼貌用语及礼仪等。

(3)科室必须有详细的培训计划,分层进行培训,必须做到有计划、有落实、有监督、有反馈,护士长负责督促完成。

初级护士的培训内容:①护理管理制度、服务规范及行业标准。②职业道德、法律法规。③护理新业务、新技术、新进展。④专科理论及操作技能。⑤护理教育理论、公共英语和专业英语、计算机运用。

中级护士的培训内容:①护理管理制度、服务规范及行业标准。②职业道德、法律法规。③护理新业务、新技术、新进展。④专科理论及操作技能。⑤护理管理基本理论和基本知识。⑥护理科研与论文写作。

高级护士的培训内容:①护理管理制度、服务规范及行业标准。②护理质量控制标准。③职业道德、法律法规。④护理新业务、新技术、新进展。⑤专科理论及操作技能。⑥护理管理基本理论和基本知识。⑦护理科研与论文写作。

(4)每月完成 1 次疑难病例讨论,1~2 次应急预案的演练、护理查房,2~4 次业务学习。

(5)科室每半年进行一次临床技术及理论的考核,考核结果与绩效挂钩。

(6)所有护理人员均要利用业余时间参与各种形式的继续教育培训。每年修满 25 分继续教育学分,并达到其 Ⅰ 类学分 5~10 学分,Ⅱ 类学分 15~20 学分的要求。

十五、工作人员管理制度

(1)凡在麻醉复苏室从事临床护理的工作人员必须是取得中华人民共和国护士执业证书,并按规定注册的护理专业人员。

(2)本科室人员应自觉遵守《中华人民共和国护士管理办法》的有关规定,遵守职业道德和医疗护理工作的章程,执行医院的各项规章制度,言行举止符合护士的行为准则。

(3)麻醉复苏室医务人员在独立进行工作前,必须通过麻醉复苏专业知识的专科培训及考核。

(4)工作人员应服从岗位安排,认真履行岗位职责,严守各项护理操作规程,密切观察病情,准确、及时地落实各项治疗和护理工作,保证护理安全。

(5)值班时严格遵守值班管理规定,上班期间不得干私事、打私人电话、看与专科无关的书籍。

(6)严格遵守请假管理规定,有事须先请假,经批准后方可离开,未经护士长同意不得擅自换班、私自找人顶班。休假期间离开本市的必须填写员工请假单并到科室备案。

(牛丽娜)

第七节 生命体征评估

麻醉复苏室内,生命体征是进行监测和评估的首要项目,是用来判断患者病情轻重和危急程度的基本指征。

一、体温评估

人体体温维持恒定。一项对健康志愿者的研究结果表明,正常人的核心温度变化范围是36.5 ℃～37.5 ℃。实施麻醉后,会抑制机体正常的体温调节功能,环境温度过高或过低,会导致体温出现波动,体温超出正常范围,均有引起机体器官发生功能障碍的可能。

(一)影响体温的因素

1. 环境

手术室温度保持在24 ℃～25 ℃,湿度在40％～60％较为合适。室内温度低,会因术中患者肢体暴露面积较大,散热多,出现血管收缩及寒战的可能;室内温度高,会因散热不良导致体温上升。

2. 麻醉药物

麻醉药物几乎都可影响体温调节,降低冷反应阈值。丙泊酚和阿片类药物,有升高出汗发生阈值的作用;肌肉松弛剂可降低骨骼肌张力,减少产热,引起皮肤血管扩张,使机体易受环境温度的影响,引起体温下降。有数据表明,温度以每小时0.5 ℃的速度下降,直至体温调节系统开始控制调节,引起外周血管收缩,减少散热,维持体温稳定。椎管内麻醉则更容易使体温下降,主要是由于阻滞区域血管收缩作用减弱,不能有效建立核心温度平衡。

3. 术中操作

皮肤消毒、体腔暴露、室温液体反复冲洗、输注大量液体或低温血制品等,都是造成体温降低的因素。而骨水泥等特殊手术材料的使用、保温用具调节不当、药物或血制品导致的过敏等均可使体温升高。

4. 自身因素或疾病因素

老年人和婴幼儿的体温调节更易受环境影响。一些疾病会导致患者体温升高,如严重感染性疾病、甲状腺功能亢进、恶性高热、脑部损伤等。

(二)体温异常

(1)体温过高:以腋下温度为标准,低热为37.3 ℃~38.0 ℃;中度热为38.1 ℃~39 ℃;高热为39.1 ℃~41.0 ℃;超高热为>41 ℃。发热过程的表现:①体温上升期,乏力、酸痛、皮肤苍白、寒战;②高热持续期,寒战消失、有灼热感、呼吸加快;③体温下降期,出汗多,皮肤潮湿。

(2)体温过低:体温低于正常范围。轻度低体温,是指体温为34.0 ℃~36.4 ℃,此时即可导致器官发生功能障碍。当体温<35 ℃,也称为体温不升,表现为躁动、嗜睡、昏迷、心跳及呼吸减慢、血压下降、颤抖、皮肤苍白、四肢冰冷。

(三)评估方法

患者体温的评估应从术前、术中、术后三个阶段分别进行。

1.术前评估

(1)评估围术期体温异常的危险因素。

(2)评估患者入院时的体温。

(3)确定患者的温度舒适水平。

(4)评估体温异常的症状和体征。

(5)记录并与麻醉手术者沟通体温异常危险因素评估结果。

2.术中评估

(1)明确患者围术期体温异常的危险因素。

(2)常规术中密切监测体温的变化。

(3)评估是否有体温异常的症状和体征。

(4)确定患者的温度舒适水平。

(5)记录并与麻醉手术者沟通体温异常危险因素评估结果。

3.术后评估

(1)确定围术期体温异常的危险因素。

(2)记录并与照护团队沟通体温异常危险因素评估结果。

(3)患者入麻醉复苏室时测量体温。若患者体温正常,至少每小时测量一次体温,转科时或病情需要时测量体温。若患者体温异常,至少每15 min测量一次体温,直至体温正常。

(4)确定患者的温度舒适水平。

(5)评估是否有体温异常的症状和体征。

需重视围术期体温降低的危害,因为低体温可减慢药物代谢,出现麻醉过深、苏醒延迟;可增加心律失常的发生率,诱发房扑、房颤,甚至室颤;低体温引起的寒战,使患者紧张焦虑,引起伤口牵拉痛,同时对监护数据也会产生干扰,影响病情判断;还可导致凝血功能障碍,影响伤口愈合,增加感染风险。而围术期患者出现高温的情况较体温降低少见,但其后果严重。由于体温升高时常伴有水和电解质紊乱、酸碱平衡失调(如代谢性酸中毒、呼吸性酸中毒及高钾血症等),还可增加耗氧量,加重循环负担,出现心律失常、心肌缺血等。在患者意识方面,高热可使患者出现意识障碍,如烦躁、谵妄、幻觉、嗜睡,甚至昏迷等。恶性高热所导致的病死率相当惊人。因此,围术期对患者体温进行正确的评估和管理是十分必要的。

二、心肌电活动

脉搏在一定程度上能反映心血管的机能,如心搏的节律性、心率、心室收缩力、外周阻力及动脉管壁的弹性等。测量脉搏是临床诊疗的一种重要手段。麻醉和手术过程中影响心脏节律和传导的因素很多，神经系统、内分泌系统、电解质和体液酸碱度改变都可引起心律的变化。手术患者不仅需要测量脉搏，还应该进行连续的 ECG 监测。

(一)脉搏

1.脉搏的意义

脉搏形成的原因有两点：一是心脏的舒缩；二是动脉管壁的扩张性和弹性。正常脉率为 60～100 次/分钟，脉律均匀规则，间隔时间相等，脉搏强弱相同，正常人的脉搏和心率是一致的。动脉脉搏波形图的一个图形由上升支和下降支两部分组成。其中，上升支受射血速度、心排血量和射血时遇阻力的因素影响。上升支的斜率和幅度小，说明射血速度慢、心排血量小和射血时遇阻力大。下降支主要反映外周阻力的大小，分前后两段：前段显示为心室射血后期，射血速度减慢，进入主动脉的血量减少，大动脉开始回缩，动脉血压渐低；后段表示心室舒张，动脉血压继续降低。因此，外周阻力大，脉搏下降支的下降速率慢；反之，则下降速率快。

脉搏波形表现异常时，常提示以下情况发生：上升支斜率和幅度均小，提示主动脉狭窄；下降支陡峭，提示主动脉瓣关闭不全。

2.脉搏评估

(1)脉率异常。

过速：脉率＞100 次/分钟，常见于发热、甲状腺功能亢进、心力衰竭、血容量不足等。体温每升高 1 ℃，成人心率增加 10 次/分钟，儿童心率增加 15 次/分钟。

过缓：脉率＜60 次/分钟，见于传导阻滞、颅内压增高、甲状腺功能减退、阻塞性黄疸等。

(2)节律异常。

间歇脉：在正常均匀的脉搏中出现一次提前而较弱的搏动，其后有一段正常延长的间歇，称为间歇脉，见于各种器质性心脏病。

脉搏短绌：在同一单位时间内，脉率少于心率。其特点为心律完全不规则，心率快慢不一，心音强弱不等。其见于心房纤颤。

(3)强弱异常。

洪脉：其描述为"脉来极大，如波涛汹涌，来盛去衰"。洪脉见于高热、甲亢、主动脉瓣关闭不全。

细脉：其描述为"脉细如丝"，但脉起落搏指明显，能分清次数。细脉见于心功能不全、大出血、休克、主动脉狭窄。

交替脉：是指脉律正常而脉搏强弱交替出现。交替脉见于高血压性心脏病、冠心病。

水冲脉：其描述为"骤起骤落，犹如潮水涨落"。水冲脉见于主动脉瓣关闭不全、甲亢。

奇脉：指吸气时脉搏明显减弱甚至消失，呼气时又出现或恢复原状的现象。奇脉见于心包积液和缩窄性心包炎。

(二)心率和心律

麻醉手术后，有许多诱发因素，包括交感或迷走神经传出冲动增加，水、电解质和酸碱平衡紊乱，低氧血症，高碳酸血症，心肌缺血等，均可诱发心律失常。ECG 持续监测是评估诊断心率和心律异常的常规方法。

1.窦性心动过速

成人窦性心律大于 100 次/分钟。心电图显示心律规律，Ⅱ、avF 导联中 P 波直立。窦性心动过速可能由疼痛、情绪激动、低血容量、发热、体温过高、低氧血症、高碳酸血症、充血性心力衰竭及肺栓塞引起。

2.窦性心动过缓

成人窦性心律小于 60 次/分钟。心电图显示心律规律，Ⅱ、avF 导联中 P 波直立。窦性心动过缓可能由高位神经阻滞、阿片类药物(除哌替啶外)的应用、迷走神经刺激、β 肾上腺素能受体阻滞和颅内压增高、低体温所致。

3.室性心动过速

连续出现 3 个或 3 个以上的室性早搏，且频率超过 100 次/分钟。

4.房性期前收缩(早搏)

冲动起始于窦房结以外心房的任何部位为房性期前收缩。心电图显示心律不规则，P 波提早出现，期前收缩 P 波形态与窦性 P 波不同，同时出现不完全性代偿间歇。QRS 波一般正常，但当有室内差异性传导时，QRS 波可增宽。

5.室性早搏

冲动起始于窦房结以外心室的任何部位为室性早搏。心电图显示提前出现宽大、畸形的 QRS 波，QRS 波前无有关的窦性 P 波；同时出现完全性代偿间歇。室性早搏主要由低氧血症、心肌缺血、酸中毒、低钾血症、低镁血症所引起。

6.房室传导阻滞

房室传导阻滞是指心房冲动传导延迟或不能下传到心室。Ⅰ度房室传导阻滞表现为心律规则，每个 P 波后均有正常波形 QRS 波，P-R 间期 0.02 s。Ⅱ度Ⅰ型表现为心房律规则而心室律不规则、P-R 间期进行性延长直至 QRS 脱漏、心室脱漏后的第一个 P-R 间期正常或接近正常。Ⅱ度Ⅱ型表现为 P-R 间期固定，可正常或延长，QRS 波群呈周期性脱漏，传导比例可呈 2：3 或 3：1 等，下传的 QRS 波可呈束支传导阻滞。Ⅲ度传导阻滞表现为 P 波与 QRS 波无固定关系，心房率快于心室率。

7.心室颤动

出现振幅、波形、节律均无规律的室颤波。

三、呼吸

在麻醉手术过程中，影响患者呼吸的因素很多，通过呼吸系统的生理学习，可以预判术中或术后患者可能会出现呼吸功能紊乱的情况，以便于提前采取应对措施，保障患者安全。

(一)影响呼吸的因素

1.药物

麻醉过程中，吸入麻醉药、静脉麻醉药及阿片类药物都能抑制呼吸，并且抑制二氧化碳，引起通气增强反应。例如，苯二氮䓬类药可使患者潮气量减少；丙泊酚对二氧化碳通气反应的抑制程度与剂量和输注速度呈正相关；依托咪酯和芬太尼则无组胺释放作用，对肺血流动力学无影响。

2.麻醉方式

硬膜外麻醉阻滞平面过高时，可减少肺活量；全麻时，潮气量减少。

3.体位

将患者置于头高脚低位可降低肺、胸廓顺应性，减少肺活量和潮气量。

4.呼吸道梗阻

有呼吸道梗阻的患者,呼吸道阻力增加,肺泡吸气和呼气所需的时间延长。

5.机械通气装置

麻醉回路,可增加机械性无效腔;气管导管过细或未妥善放置而造成的管道扭曲,会增加呼吸道阻力;气管插管、气管切开可使解剖无效腔减少1/2。

6.肺泡表面活性物质减少

长时间吸入高浓度氧、二氧化碳蓄积、体外循环、肺血流减少、吸入脂溶性全麻药等,使肺泡表面活性物质数量减少,且活性降低,肺顺应性降低。

7.低血压

血压低时,可引起心排出量减少,肺血流量减少,使通气血流比例增加,肺泡无效腔增加。

(二)评估

1.一般评估

正常呼吸节律均匀,深浅度适中,成人呼吸频率为12～20次/分钟,新生儿呼吸频率为30～40次/分钟。儿童及男性常呈腹式呼吸,女性常呈胸式呼吸。

(1)频率异常:呼吸过速,见于发热、缺氧、甲亢等;呼吸过缓,见于麻醉剂过量、颅内压增高。

(2)深浅度异常:呼吸深快,见于过度通气、呼吸性碱中毒、剧烈运动、情绪激动;呼吸深大,见于代谢性酸中毒,如尿毒症、糖尿病;呼吸浅快,见于呼吸麻痹、严重腹腔积液、胸腔积液、肺炎等。

(3)节律异常:间断呼吸,见于颅内病变、呼吸中枢衰竭,叹息样呼吸,见于神经衰弱、精神紧张、抑郁及临终患者。

(4)声音异常:蝉鸣样呼吸,见于喉头水肿痉挛、喉头异物患者;鼾式呼吸,见于深昏迷患者。

2.复苏期间呼吸评估

当全麻术后患者恢复自主呼吸时,评估呼吸功能的主要指标有以下几方面。

(1)呼吸模式:观察患者呼吸是否规律,是否出现异常呼吸模式或呼吸暂停现象。

(2)呼吸频率:当患者呼吸频率小于10次/分钟,或大于40次/分钟时,提示呼吸功能不全。

(3)潮气量:根据患者体重计算,潮气量正常值为6～10 mL/kg,若患者实际测量值＜3.5 mL/kg,提示呼吸功能不全。

(4)血气分析:血气分析用于判断机体是否存在缺氧及缺氧程度、有无酸碱平衡失调等。主要通过采集动脉血标本进行分析,常规指标有:

pH:正常值为7.35～7.45。pH＜7.35为失代偿性酸中毒,pH＞7.45为失代偿性碱中毒。但当发生代偿性酸、碱中毒时,pH仍可在正常的7.35～7.45范围内。

$PaCO_2$:正常值为35～45 mmHg,超出正常值,低或高分别表示出现低碳酸血症或高碳酸血症。$PaCO_2$也是判断各类型酸碱中毒的主要指标。

PaO_2:正常值为80～100 mmHg,低于60 mmHg说明出现呼吸衰竭。

乳酸:组织缺氧显著的异常表现之一是持续加重的代谢性酸中毒,主要是乳酸酸中毒。大量乳酸堆积,表明机体组织、器官存在无氧代谢情况。目前,乳酸监测在临床上越来越受到重视,它对判断组织氧合情况及疾病预后有着重要参考价值。

血气分析仪直接测定的是 pH、$PaCO_2$、PaO_2 三项内容。获得此三项值后,可推算出血氧饱和度、碳酸氢根量、碱剩余、CO_2 结合力等。

3.低氧血症程度分级表

在麻醉复苏室内,若患者出现低氧血症,可使用低氧血症程度分级表进行评估。通过 PaO_2、SaO_2、$PaCO_2$、发绀程度四个方面进行评价。

四、血压

动脉血压通常指主动脉血压,可用收缩压、舒张压、脉压和平均动脉压等数值来表示。正常健康年轻人的血压为 120/80 mmHg 左右,年龄越大,血压也会逐渐升高。

麻醉期间,患者的血压受到麻醉药物、出入量的差异、内环境变化等多种因素的影响而波动。因此,在麻醉手术过程中,血压应维持在合理的范围之内,上下波动越小越好。

(一)麻醉对血压的影响

麻醉期间高血压患者血压波动的诱发因素很多,常见的可归纳以下几个方面。

1.后负荷

(1)后负荷的增加和减少可导致血压的上升和下降。

精神因素:如情绪激动、畏惧、焦虑等。

操作刺激:如手术刺激、气管插管和拔管、吸痰等操作。

麻醉深度:在浅麻醉或患者手术结束即将苏醒时。

药物作用:如各种 α 受体激动药、氯胺酮等。

通气障碍:通气不足引起 CO_2 潴留、缺氧早期等。

疾病因素:如患有嗜铬细胞瘤、妊娠高血压、库欣综合征等疾病。

(2)后负荷减少的常见原因如下。

药物作用:使用吸入麻醉药物和静脉全麻药,如安氟醚、硫喷妥钠、异丙酚等;或术前使用 α 受体阻断药、多巴受体阻断药,如酚妥拉明、氯丙嗪、氟哌利多等;术前或术中使用降压药、扩血管药,如卡托普利、硝普钠等。

过敏反应:如输血或药物过敏等。

疾病因素:如脓毒血症引起的休克等。

2.心排出量

心排出量(CO)也是血压升高和下降的决定因素之一。而 CO＝每搏量(SV)×心率(HR),因此影响 CO 的原因很多。

心率增快,可使血压上升。常见的原因:①应激反应,如疼痛、焦虑、手术操作等。②麻醉深度,如麻醉过浅等。③药物作用,如氯胺酮、α 受体激动药、阿托品、异氟醚等。④通气不足,如 CO_2 潴留、缺氧早期等。

心率减慢、心律失常均可导致血压下降。常见的原因:①药物作用,如吸入麻醉药物和静脉全麻药物、α 受体阻断药和 β 受体激动药等。②手术操作,如剖腹探查牵拉内脏、翻动心脏等。③缺氧。④电解质紊乱,如高钾血症、低钾血症、低钠血症和高镁血症等。⑤疾病因素,如高血压合并冠心病等。另外,心率过快,心室充盈减少,心肌氧耗增多,也可导致 SV、CO 下降,以致血压下降。

3.前负荷

(1)前负荷增加:SV、CO 上升,血压上升。常见的原因:①循环血量增加,如输注大量晶体、胶体和血液等。②体位改变,如抬高肢体。③药物作用,如各种强心药作用等。

(2)前负荷减少 SV、CO 下降,血压降低。常见的原因:①血容量不足,如大量失血、脱水、发热等。②体位改变,如头高位等。③药物作用,如扩血管药、降压药和利尿药等。④麻醉方法,如椎管内麻醉等。

4.心肌收缩力

(1)心肌收缩力增强:SV、CO 增加,血压、上升。常见的原因:①机体刺激,如疼痛、手术刺激导致交感神经兴奋、儿茶酚胺释放增多等。②药物作用,如洋地黄、氯化钙、肾上腺素等强心药,α受体激动药作用等。③循环血量增加,进行扩容治疗,输注羟甲淀粉用品、血液及血液制品等。

(2)心肌收缩减弱:SV、CO 减少,血压下降。常见的原因:①药物作用,各种吸入麻醉药物和静脉全麻药均有不同程度抑制心肌作用,尤其是深麻醉时,或使用α受体阻断药、β受体阻断药等。②严重缺氧。③血容量不足,如失血、大量失液等。④酸碱平衡失调及电解质紊乱,如各种原因引起的酸中毒、低钠血症、低钙血症、低钾血症、高钾血症或低镁血症等。

(二)血压评估

血压监测是临床上最常使用的心血管功能评估方法,可间接判断心排血量和器官的灌注。血压的测量方法主要有无创动脉测压和有创动脉测压。在围手术麻醉期,对患者的循环管理难度较大,使用无创血压监测对于某些特殊患者而言是不能及时反映其循环状态的。因此,有创动脉血压的监测因其能实时反映出血压的细微变化而显得极为重要。

据文献报道,有将近 20% 的成人手术患者有高血压,即血压超过 140/90 mmHg。而麻醉期间患者(尤其是高血压患者)的血压变化明显。但如果患者的各个重要器官和组织灌注良好,没有缺血、缺氧的表现,那么血压上下波动范围在基础血压的 20% 以内是被允许的。若血压变化超出此范围,需积极进行处理。

除此四项基本生命体征的评估外,在麻醉复苏室还可通过监测中心静脉压、肺动脉压、心排血量等结果,对患者进行综合评价。

(牛丽娜)

第八节　恶性高热

恶性高热(malignant hyperthermia,MH)是一种在易感体质的患者中,由药物(多是麻醉药物)触发、骨骼肌代谢亢进所致的、以骨骼肌代谢紊乱、横纹肌溶解、突发性高热和高代谢状态为特征的临床综合征,具有显著的遗传性倾向。吸入麻醉药和去极化肌松药氯琥珀胆碱是最常见的触发药物。一旦发病,病情迅速进展,患者最终常因多器官功能障碍、高钾血症和凝血功能障碍等而死亡,具有全身麻醉相关、散在发病、防不胜防、闻之色变的临床特点,是围手术期严重的麻醉相关并发症之一。

MH 多为常染色体显性遗传,麻醉期间的发病率为 1:(50 000~100 000),在具有相关遗传学异常的患者中的发病率高达 1：(3 000～4 500)；男性患者的发病率高于女性患者的发病率。据日本统计，男、女性患者的发病比例为 3：1；青少年的发病率最高，平均发病年龄为18.3 岁，15 岁以下患者占了患者总数的 52.1％。

MH 是一种亚临床肌肉病，几乎所有的 MH 易感者在非麻醉状态下均无明显异常表现，只有在暴露于触发药物下才有可能发病，其发病是基因与环境因素相互作用的结果，具有一定的随机性。据统计，易感者平均要经历 3 次麻醉才会触发 MH。因此，多数 MH 的发病仍是防不胜防。

一、恶性高热易感者和触发因素

（一）MH 易感者(MHS)

据统计，在 MHS 和其亲属中 50％～80％的骨骼肌收缩实验阳性患者，存在 $RyR1$ 基因突变。另外，许多先天性或遗传性疾病患者常伴有 $RyR1$ 基因突变，MH 的危险性显著增加。尽管这种相关性的因果联系并非十分明确，但由于 MHS 的筛查实验仍未能普及，因而临床上为安全起见，多将患有以下疾病的患者按 MHS 进行处理，除非特异性的 MH 活检收缩实验结果是阴性的。

(1)有 MH 史或 MH 家族史的患者高达 50％以上的 MH 患者具有家族遗传倾向。

(2)杜氏肌营养不良和其他肌病如福山型先天性肌营养不良、周期性瘫痪、肌腺苷酸脱氨酶缺乏等。

(3)金-登伯勒综合征常表现为侏儒症、智力发育迟缓和肌肉骨骼发育异常等。

(4)中央轴空病(central core disease,CCD)是一种以肌无力为特征的遗传性肌病，此类患者多属于 MHS。

(5)部分多微小轴空病(multi-minicore disease,MmCD)患者属于 MHS。

（二）触发因素

1. 强效吸入麻醉药

该类药包括氟烷、恩氟烷、异氟烷、七氟烷、地氟烷等。该类药物是目前临床麻醉中应用范围最广、同时也是最常见的 MH 触发药物。以氟烷麻醉下触发 MH 最多见，七氟烷和地氟烷是效能较低的触发药物，较少引起 MH 的暴发性发作。但在联合使用氯琥珀胆碱时，可表现出 MH 的暴发性发作。

2. 氯琥珀胆碱

该药为去极化肌松剂中唯一仍在用于临床的药物，也是 MH 的常见触发药物。由吸入麻醉药引起的 MH 轻症患者在使用氯琥珀胆碱后，常出现 MH 的暴发性发作。目前已将全身麻醉诱导期出现咬肌强直的患者(尤其是儿童患者)，列为 MH 的高危人群，一旦出现咬肌强直，即应终止麻醉，对急诊手术患者应改用其他"非触发"药物进行麻醉。

3. 其他药物

有氯胺酮、利多卡因、甲哌卡因、氟哌啶醇、戈拉碘铵、右旋筒箭毒碱、三氯乙烯和氯氮平诱发 MH 的报道，但因果联系未能明确，且临床罕见。

4. 其他因素

MH 的发病受多种因素的影响，如年龄、麻醉方式、环境温度、紧张、焦虑以及联合使用镇痛药物等，但其与 MH 间的确切关系尚未明了。临床发现，对 MH 患者采用轻度低体温或预先给予静脉镇静、镇痛或非去极化肌松剂,均可延缓或预防 MH 的发作,并可能减轻 MH 的严重程度。

二、临床表现

围手术期 MH 的发病具有一定的随机性,可发生于麻醉诱导期、维持期,甚至恢复期,起始症状上也存在极大差异,且缺乏特异性的临床表现,这给 MH 的临床早期快速诊断带来了极大困扰。

临床上一般将 MH 分为两类:爆发型 MH 和衰减型(或称流产型)MH。爆发型患者往往起病急骤,接触触发药物后迅速出现 MH 典型的呼吸、循环和代谢等系统表现;衰减型患者常常发病较晚,在麻醉后期甚至术后起病,多数临床仅表现为渐进性的高碳酸血症和心动过速,一般不会转变成爆发型危象。近年来另外一种 MH,即术后 MH(PMH),日益受到关注。虽然此类患者数量不多,但往往更易漏诊。在停止接触触发性麻醉药之后,多数患者的 MH 发生在麻醉后 30 min 以内,70%~90%患者的 MH 在麻醉后 2~24 h 发病,临床上需加以警惕。

(一)早期临床表现

明确 MH 的早期症状均与骨骼肌代谢的异常有关至关重要。临床上多数患者(超过 80%)仅表现为咬肌张力增大和咬肌痉挛等,具有一定的自限性,而严重的爆发型 MH 十分罕见。在使用触发药物后出现以下较典型的症状时,MH 的诊断易于确立。对于未使用明确触发药物而出现的 MH,临床诊断常较为困难。

1. 咬肌痉挛和全身肌张力增大

在使用氯琥珀胆碱后出现咬肌痉挛,以致出现牙关紧闭、气管插管时张口困难是 MH 最早出现的特异性表现,此时即应警惕 MH 的可能。如预先使用或加用非去极化肌松剂后仍不能解除咬肌张力,则高度怀疑 MH。如出现全身性肌张力增大,则几乎可以确立 MH 的诊断,治疗程序即应展开。但超过 2/3 的出现咬肌痉挛的患者后续并未出现其他的肌肉强直表现,因而目前一般将咬肌痉挛视作正常患者的不同表现,不再称为咬肌痉挛型 MH,但必须加强监测,并至少持续至术后 12 h。

2. 窦性心动过速

窦性心动过速是除咬肌痉挛外最早出现的症状,但特异性较差。进展期心率可达每分钟 160~180 次,并可出现严重的心律失常。

3. PETCO$_2$ 升高和高碳酸血症

这可能是 MH 围手术期最敏感的指标。MH 爆发时,由于骨骼肌有氧及无氧代谢均显著增加,CO$_2$ 和乳酸水平急剧升高,很快出现呼吸性和代谢性酸中毒。以正常通气量的 3~4 倍进行手法通气也难以纠正此种高碳酸血症,PETCO$_2$ 可升至 60~80 mmHg。同时,由于全身肌张力增加,出现气道压升高和通气困难等表现。

4. 体温升高

随病情进展的速度不同,体温升高的速率存在差异。爆发型 MH 患者体温升高急骤,可 5~15 min 升高 1 ℃,常达 40 ℃,甚至达 43 ℃以上。皮肤潮红、出现色斑、发绀等。同时,由于呼出气热量增加,碱石灰温度也迅速升高,更换碱石灰后数分钟即再次升高。这虽是 MH 的特征性表现,但此时开始诊断和治疗多数已较晚。若降温措施得当,轻症患者可不出现体温升高。

（二）晚期临床表现

晚期临床表现可概括为全身高代谢状态所致的非特异性脏器功能障碍。如出现全身肌强直、角弓反张、心功能和肾衰竭、脑水肿、肺水肿、弥散性血管内凝血（DIC）等，最终患者可于数小时至数日内死亡。

（三）生化改变

1.骨骼肌细胞损伤

骨骼肌细胞变性，横纹肌溶解，肌红蛋白尿，肌酸激酶（CK）浓度升高。

2.水、电解质平衡紊乱

出现呼吸性和代谢性酸中毒、肝功能异常、高钾血症、高磷血症、高钙血症等。晚期可出现低钙血症。

三、实验室诊断

1.咖啡因-氟烷体外收缩实验

此实验需取患者的骨骼肌活检标本做体外收缩实验，目前它仍是诊断 MH 的"金标准"。依据欧洲 MH 研究组（EMHG）和北美 MH 研究组（NAMHG）制定的诊断流程的不同，将实验分别命名为 IVCT 和 CHCT。两种方法相似，但不完全相同。两者实验的敏感性分别为 99％和 97％，特异性分别为 94％和 84％。国内仅北京协和医院麻醉科于 2005 年率先建立了相似的检测方法，但目前因各种原因已停止了相应的临床服务。

2.基因检测

基因检测主要用于特定的、有遗传学特征的家族及 EMHG 和 NAMHG 推荐的指南中涉及的易感人群的筛查。由于仅约 50％的 MH 明确与 $RyR1$ 基因上的 100 多种基因突变有关，且代谢的复杂性和基因失调的多样性以及调节基因与 MH 临床患者的外显率间存在差异等，限制了基因检测技术的开展。

四、恶性高热易感者的麻醉

对 MH 的有效预防是建立在 MHS 的有效判别基础之上的。对于既往有 MH 史的患者或 MHS，如有可能，应首选区域麻醉。可安全用于 MHS 的麻醉药包括氧化亚氮、巴比妥类、依托咪酯、丙泊酚、阿片类药物、镇静剂、非去极化肌松药、酯类和酰胺类局部麻醉药等。既往学者认为酰胺类局部麻醉药（如利多卡因等）存在诱发 MH 的可能。但目前的临床和动物实验研究均未能证实此种可能。应慎用氯胺酮，因其具有拟交感样兴奋作用。因此，MHS 的麻醉选择上仍存在足够的选择空间。

即使在备好丹曲林的情况下，也应避免使用挥发性麻醉药和氯琥珀胆碱。但并不推荐将丹曲林作为 MHS 麻醉的预防性用药，以提高费效比。若进行全身麻醉时，最稳妥的方式是采用全新的或专用的麻醉机。若要使用日常的麻醉机进行麻醉，除了避免使用可能的触发药物外，麻醉诱导前应将麻醉机中的强效挥发性麻醉药冲洗干净、去除或密封挥发罐、更换 CO_2 吸收罐和呼吸囊，采用药用炭过滤器可以加速麻醉机的冲洗过程；如有可能，可更换新鲜气体输出管路，并使用一次性呼吸回路。现代麻醉工作站日渐复杂，不同品牌的机器的冲洗方法也不尽相同。一般建议冲洗时新鲜气流量保持在 10 L/min 以上，持续冲洗呼吸回路 10～90 min，并在麻醉中将新鲜气流量保持在 10 L/min 以上。

五、恶性高热患者的处理

依据 MH 病情的轻重缓急不同,在启动 MH 急症处理预案的基础上,尽快做好充足的人员和物资准备,并参照下列流程进行相应的治疗。

(1)立即停止使用所有可能的触发药物,并尽快冲洗出呼吸回路及患者体内的吸入麻醉药。采用药用炭过滤器有助于迅速降低环路内挥发性麻醉药的浓度。

(2)立即要求外科医师停止手术,并呼叫帮助。若无法立即停止手术,可酌情改用安全药物(如静脉麻醉药和非去极化肌松剂等)继续麻醉。

(3)采用纯氧行过度通气,并维持新鲜气流量>10 L/min,尽量纠正高碳酸血症。

(4)MH 一经诊断或高度怀疑,即尽早使用丹曲林,这是成功救治 MH 患者的根本保证。每 20 mg 丹曲林采用 60 mL 注射用水溶解,并充分摇匀。欧洲和北美 MH 相关指南中建议丹曲林的首剂为 2.5 mg/kg,可间隔 5~10 min 重复给药,直至症状消退。通常早期用量不超过 10 mg/kg。维持用药时,每 10~15 h 重复给药一次,持续 24~48 h,总量可达 30 mg/kg。日本麻醉科学会指南建议丹曲林首剂为 1.0 mg/kg,15 min 内缓慢静脉注射,并根据体温、心率和 CO_2 分压的变化趋势酌情重复给药,最大剂量一般不超过 7 mg/kg。

(5)建立有创动脉监测通路,并密切监测动脉血气,酌情给予碳酸氢钠纠正代谢性酸中毒。

(6)采取一切可能的措施积极降低体温。可静脉输注冷却的生理盐水,冰水浸泡和冲洗体表、胃腔和膀胱等;胸腹切开的手术患者可用冷却的生理盐水冲洗体腔,但需避免对心脏的直接冷刺激;使用变温毯辅助降温;适当冷却输注的液体等。体温降至 38 ℃~39 ℃时应停止使用降温措施。静脉输液首选生理盐水,乳酸林格液有加重乳酸性酸中毒的风险。碳酸或醋酸林格液可能优于生理盐水,但尚无足够的推荐证据。

(7)监测尿量,并适当利尿和碱化尿液,减轻肌红蛋白尿对肾脏的损害。

(8)积极监测和纠正电解质紊乱和心律失常等。避免使用钙通道阻滞剂,以免和丹曲林合用时引起严重的高钾血症及顽固的低血压。治疗心律失常的一线药物是胺碘酮和美托洛尔,洋地黄类药物有升高细胞内钙离子浓度的风险,应慎用。使用葡萄糖和胰岛素纠正高钾血症时应缓慢而谨慎,丹曲林逆转 MH 病程才是纠正高钾血症最有效的措施。对严重高钾血症患者,可以谨慎使用氯化钙或葡萄糖酸钙。

(9)推荐的实验室检查和监测项目常包括动脉血气分析、血糖、电解质、乳酸、CK、尿和血的肌红蛋白含量以及凝血功能状态等。建议每隔 30 min 复查一次,病情稳定后间隔适当延长,并维持至 48 h 以后。

(牛丽娜)

第九节　苏醒期躁动

苏醒期躁动(emergence agitation,EA)是全身麻醉后的一种常见而"特殊"的并发症。虽然尚无统一的定义,但它一般是指"在全身麻醉苏醒期即刻出现的一种伴有定向功能和感知功能改变的、对自身环境的认知和关注能力的障碍"。EA 多发生在全身麻醉结束后的 30 min

内,以 5～15 min 内的发生率最高,本质上是苏醒前意识障碍的一种表现,多为自限性,持续时间不等,一般在患者意识完全恢复后可自行缓解。自 20 世纪 60 年代初被报道以来,随着七氟烷和地氟烷临床应用的普及,EA 的发病率似乎呈现了上升的趋势,尤其是小儿麻醉中,发病率可高达 50％～80％。

患者通常可表现为躯体和精神两方面的症状,即粗暴的动作和强烈或激动的情绪。尽管多为自限性,但在躁动过程中出现的应激反应增强、强烈的肢体动作以及无意识地拔除各种导管等仍可造成严重的呼吸循环并发症以及自身伤害,需要镇静或行为约束,增加了患者的风险和医务人员的医疗负担。

需鉴别 EA 与术后谵妄(delirium)。虽然在定义上尚未完全统一,但后者是一种急性脑功能障碍,多发生在术后 24～72 h,一般有明显的"中间清醒期",发作时多以急性认知功能障碍为主要表现,常表现为意识障碍、嗜睡、定向功能障碍、出现幻觉以及烦躁不安等。术后谵妄与EA 无论在发病机制还是预后上都存在本质的区别。

一、常见原因

能引起 EA 的原因较多,但具体的发病机制并未完全明了。常见的主要诱因如下。

1.麻醉药物

麻醉苏醒过快但苏醒不全可能是 EA 发作的最直接原因。尽管临床上早已观察到,各种伤害性刺激是 EA 发作的最常见诱因,但这些诱因(如吸痰、导尿、放置胃管等)在患者清醒状态下通常只会使患者感受到痛苦或不安,极少表现为躁动。尽管机制尚不能确定,但据临床研究推测,在中枢神经系统各部位挥发性麻醉药的清除速率是不一致的,导致苏醒期脑功能的恢复也存在差异。

通常认知功能的恢复比其他功能(如听觉、运动觉和感觉等)晚,在患者认知功能完全恢复前一旦发生"觉醒",则易出现错乱状态,即可能出现局部中枢的敏化和伤害性感受的"泛化",导致 EA 的出现。例如,七氟烷和丙泊酚的麻醉苏醒时间相似,但七氟烷麻醉的 EA 发病率远高于丙泊酚麻醉,因而快速苏醒可能并非引起 EA 的主要因素,而与药物对中枢神经系统作用的差异更相关。

2.术前用药

术前使用适当剂量的镇痛药行超前镇痛有助于降低 EA 的发生率。使用东莨菪碱可能致部分患者(尤其是老年患者)术后出现定向障碍及烦躁不安,与药物的中枢兴奋性有关。阿托品可导致术后谵妄的发生率增加。

3.年龄

统计发现,学龄前儿童的 EA 发病率较高,这可能与年龄相关的脑功能发育有关。高龄患者也存在 EA 发病率升高的趋势。

4.精神状态

入室时紧张、焦虑的患者在陌生的环境中突然苏醒易出现 EA。另外,情绪化、多动、易冲动和不善交际等性格的患儿 EA 的发生率也较高;有神经精神疾病的患者,EA 常难以避免。

5.手术种类

眼科和耳鼻喉科手术患者的 EA 的发病率较高,可能与头颈部手术后苏醒期患者的"窒息感"有关,但缺乏足够的证据支持。

6.各种不良刺激

传统上,疼痛、尿潴留、吸痰操作、导管刺激等不良刺激被看作 EA 发作的最直接诱因。但需要强调的是,"刺激"直接导致的并非"躁动"本身,更可能的原因是在镇痛不全的情况下,存在伤害性刺激的患者在认知功能尚未完全恢复的情况下更容易出现"提前觉醒"。

二、诊断

EA 是一种在全身麻醉苏醒期出现的急性并发症,其自限性的特点决定了 EA 的诊断必须迅速果断,以便能及时加以处理。需要强调的是,在作出 EA 诊断的同时,要注意鉴别低氧、低血压、呼吸道梗阻、低血糖、严重水和电解质平衡紊乱以及严重肝、肾、脑功能障碍等所致的意识功能障碍引起的"躁动",以免误诊和延误治疗。

三、预防和处理

适当的麻醉技术和药物应用是最有效的预防 EA 措施。

(一)苏醒期

尽量消除不必要的伤害性刺激。虽然有研究证实,疼痛等刺激不是 EA 的必要条件,但其为最常见的 EA 诱因。苏醒期尽量减少刺激,相应措施包括让患者自然、安静地苏醒,不以疼痛刺激催醒,停止麻醉后暂停一切刺激性操作(吸痰、手术、更换辅料、改变体位等),拔除不必要的导尿管及引流管,避免长时间处于强迫体位等,这样可明显降低 EA 的发生率。

(二)选择适当的麻醉药物

1.阿片类药物

麻醉诱导时 $2~\mu g/kg$ 的芬太尼可以显著减少短小手术后的 EA,但增加 PONV 和呼吸抑制的风险;在苏醒时使用芬太尼可能延长苏醒时间和人工气道的留置时间,但手术结束前 $10\sim20~min$ 给药则在降低 EA 风险的同时,对 PONV 和拔管时间无明显影响。

2.咪达唑仑

术前口服给药对减少 EA 无作用;但手术结束时以 $0.03~mg/kg$ 的剂量静脉注射可减少短小手术后的 EA。更大剂量的咪达唑仑或与其他药物联用可能延长患者在手术室和 PACU 中的留治时间。

3.氯胺酮

小儿麻醉中单次静脉注射低剂量的氯胺酮(如 $0.25~mg/kg$)具有预防 EA、镇静和镇痛的作用,呼吸抑制作用轻微,不延长苏醒时间。其常见的"分离麻醉"作用通常在大剂量使用时才出现,使用剂量远高于预防 EA 所需的剂量。

4.α_2 受体激动剂类镇静药

可乐定和右美托咪定在降低 EA 风险的同时,具有镇静和镇痛的作用,呼吸抑制作用轻微。对小儿术前以右美托咪定滴鼻给药,对所有人群低剂量静脉维持泵注右美托咪定均能有效降低 EA 的风险,Meta 分析证实其作用要优于咪达唑仑、氯胺酮、芬太尼、丙泊酚等。

5.丙泊酚

单纯在诱导期使用丙泊酚是否能降低 EA 的风险尚不清楚。术中持续维持给药在有效降低 EA 的同时,兼具预防 PONV 的作用。与挥发性麻醉药相比,采用瑞芬太尼加丙泊酚的全凭静脉麻醉可显著降低 EA 的风险。目前瑞芬太尼+丙泊酚+罗库溴铵+舒更葡糖的麻醉方案已成为成人和儿童麻醉的常用方法。

(三)选择适当的麻醉方法

目前大部分成人和儿童最适合的麻醉药物是丙泊酚和七氟烷/地氟烷,而使用丙泊酚,EA的发病率要低于吸入麻醉药,且兼具术后止吐作用。因而,无论采用何种方式行麻醉诱导,术中均推荐单独或复合丙泊酚维持麻醉。联用瑞芬太尼可以增强静脉麻醉的镇痛作用,同时也可以减少丙泊酚的用量。苏醒期采用丙泊酚加瑞芬太尼的全凭静脉麻醉方式可能更有利于减少 EA 的发生。采用单剂量注射芬太尼、持续输注低剂量右美托咪定,采用硬膜外麻醉、骶管麻醉或外周神经阻滞等技术有助于完善术后镇痛,进一步减少 EA 的风险。

一旦 EA 发生,其处理的基本原则是尽快去除病因,解除诱发因素,及时对症处理。所用措施需依据患者当时的实际情况而定。完善镇静、镇痛是最基本的措施,同时采用适当的制动措施以免造成患者自伤。另外,需要密切观察和处理药物治疗后所致的循环、呼吸及中枢抑制等风险,并维持治疗后足够的监护时间。最后,密切关注病情的进展,适时进行必要的实验室检查,以免因误诊而延误其他前述严重疾病的诊治。

(牛丽娜)

第十节　全身麻醉后苏醒延迟

随着临床上短效麻醉药的不断出现和麻醉技术的持续改进,定义苏醒延迟的时限也存在缩短的趋势。全身麻醉在按计划停止给药后,患者若不能在 60 min 内意识恢复,且不能对言语或刺激等作出有思维的回答或动作,即可认定为苏醒延迟(delayed emergence 或 delayed awakening)。在采用短效吸入或静脉麻醉药维持麻醉的情况下,若停止麻醉 30 min 后患者仍未能如期苏醒,则即应高度警惕苏醒延迟的可能,并应开始积极寻找或排除可能的病因,以免因被动等待苏醒延迟的"确诊"而延误患者的及时诊治。

苏醒延迟在临床上虽然并非少见,但由于其致病因素众多,发病机制复杂,因而前瞻性研究仍相对缺乏,对其理解仍谈不上透彻。多数研究都是个案报道或小样本的病例系列研究,未能得到广泛的认可和关注。

一、常见原因

苏醒延迟的病因涉及患者因素、麻醉因素和手术因素等,其中又以麻醉药物的绝对或相对过多、代谢性疾病以及中枢神经系统功能障碍等最相关。

(一)麻醉药物的绝对或相对过量

这是苏醒延迟最常见的原因。由于受患者年龄、体质、脏器功能、药物的药理学特性、代谢的个体差异、用药时机及联合用药等多种因素的影响,苏醒延迟,临床上以麻醉药物的相对过量更为多见。

中枢神经系统中麻醉药浓度的下降受麻醉药的摄取、分布与清除的影响。例如,不同吸入麻醉药有血气分配系数和油气分配系数的差异,在相同通气和颅脑灌注的条件下,苏醒时间存在明显的差异;当患者肺泡通气量不足时,吸入麻醉药也极易造成苏醒延迟;水溶性药物(如咪达唑仑等)在高浓度长时间用于手术麻醉时,易出现术后苏醒缓慢;高脂溶性药物(如芬太尼、舒芬太尼等)在剂量较大时,可大量储存于脂肪组织中,可因药物的再分布而出现苏醒延迟,甚至出现迟发性呼吸抑制作用。另外,在联合用药的情况下,由于药物间相互作用的存在,单个药物的作用时间及剂量往往变得难以把握,常增加苏醒延迟的发生率。

(二)代谢性疾病

除吸入麻醉药以外,大多数麻醉药物的代谢和清除都严重依赖于肝、肾功能。当存在严重肝、肾功能障碍时,药物的代谢和清除会出现明显的变化,药物的药理学特性难以避免地显著改变,增加了临床上把握药物剂量和给药时机的难度。另外,有严重脏器功能障碍的患者,极易发生代谢性脑病,增加对中枢抑制性药物的敏感性,即使小剂量的麻醉药物也可能诱发昏迷。甲状腺功能减退或肾上腺皮质功能不全的患者也易出现苏醒延迟,甚至意识障碍。

围手术期中枢性低灌注、低氧血症、高碳酸血症等是造成患者意识障碍的最直接因素。在苏醒延迟发生时,应首先或迅速加以鉴别或排除。需要注意的是,在充分供氧的情况下,患者脉搏血氧饱和度不再能准确反映患者的通气状态,更不能排除高碳酸血症的可能。

肌松残余作用并不是苏醒延迟的原因,但没有经验的麻醉科医师,易将因肌松作用而瘫痪的情况作为"无反应"的意识障碍来处理。肌松监测可排除肌松残余的可能,但国内多数医院仍未将其列为围手术期监测常规,因而仍需警惕。尽管在术中由于麻醉和手术应激刺激的存在,低血糖的发病率并不高,但可能因未及时加以鉴别而漏诊或误诊,甚至导致严重的后果。术前长时间禁食、糖尿病患者术前采用长效口服降糖药或中长效胰岛素治疗、术前未诊断的胰岛素瘤等,术中或术后可发生致死性的低血糖昏迷、代谢性酸中毒和低血压等。

高渗综合征是全身麻醉后苏醒延迟的原因之一,病死率高达 40%～60%,多表现为非酮性高渗昏迷,须尽早诊断和治疗。尤其需要重视的是,半数以上的围手术期高渗综合征患者术前并无明确的糖尿病病史,但多数合并严重的和较长时间的疾病,如严重感染、脓毒症、重症胰腺炎、尿毒症等。围手术期脱水、使用大剂量皮质激素和输注高张性液体可增加发病率。除了患者的临床表现和用药史外,实验室检查也是诊断的重要依据。血糖水平＞600 mg/d(约33.3 mmol/L),但无酮体出现;常存在氮质血症和低钾血症。一般发病缓慢,在手术麻醉后期发生昏迷。确诊后,首先需积极纠正脱水,而不应立即大剂量地使用胰岛素。若血糖水平下降得过快,则可能出现急性脑水肿,加速患者的死亡。严重水、电解质平衡紊乱可直接引起意识功能障碍。一般地,血钠浓度高于 160 mmol/L 或低于 100 mmol/L、血镁浓度低于0.5 mmol/L均可导致意识障碍。

(三)中枢神经系统损伤或功能障碍

全身麻醉后苏醒延迟或神志昏迷,可能是大脑缺血缺氧、脑出血或脑栓塞、脑水肿等病理性损伤所致。脑缺血多与患者的并发症有关(如糖尿病、高血压和脑血管疾病等),尤其是老年患者。所以在进行控制性低血压的过程中,其降压幅度不宜过大(基础水平的 30%～60%),降压不宜太快,低血压持续时间也不宜太长。采用头高位(低于 30°)或坐位时,加之血容量不足,更易引起脑缺血。此外,其他不当的体位(如颈极度屈曲或后仰、旋转,甚至手术器械的牵拉等)会影响到颈椎血管或颈部血流的供应,而导致脑的缺血、缺氧。

(四)临床易被忽视的特殊原因

尽管对绝大部分的苏醒延迟经详尽的术前病史和检查以及手术麻醉过程的回顾可以找到明确的病因并加以处理,但仍有少数患者的病因难以明确,或易被漏诊,这时,就应该考虑一些通常表现为散在发病的少见特殊原因了。

1. 药物的相互作用

随着患者年龄的增加和并发症的增多，术前用药也存在日益复杂的趋势。尤其是中草药和保健品，在术前访视时除非麻醉科医师进行有针对性的询问，否则患者往往不会主动告知医师，这就为与麻醉药物发生相互作用致苏醒延迟埋下了伏笔。已有报道，治疗失眠的缬草（valerian）和治疗抑郁症等的卡瓦（kawa）均可能与苏醒期残余的麻醉药发生相互作用而致苏醒延迟；圣约翰草提取物（St. John's wort）、人参（西洋参）、锂制剂、昂丹司琼、甲氧氯普胺等可能影响血清素（5-羟色胺，5-HT）的代谢，致血清素综合征；氨基糖苷类抗生素、利尿剂、钙通道阻滞剂、锂制剂、两性霉素 B、口服避孕药和局部麻醉药等可能延长非去极化肌松剂的神经肌肉阻滞作用；一些化疗药的神经毒性作用可能造成中枢神经系统的抑制。

2. 血清素综合征

血清素综合征常发生于联合使用不少于 2 种可以影响 5-HT 代谢药物的患者，主要以临床诊断为主，缺乏特异性的诊断标准。其典型临床表现为神经肌肉异常、自主神经系统反应性增强及意识状态改变等三联症。轻症患者常表现为心动过速、肌阵挛、躁动不安、瞳孔散大、焦虑和出汗；重症患者可以出现肌肉强直、体温升高和多器官功能障碍（MODS），症状易与恶性高热相混淆。上述症状在麻醉苏醒期患者中并不少见，且缺乏特异性，因而为临床诊断带来了很大的困扰。在常用麻醉药物中，已知芬太尼具有 5-HT$_{1A}$激动作用，能增加血清素的释放，同时具有轻度的血清素再摄取抑制作用，进一步导致突触部位血清素水平的升高。曲马朵、美沙酮、右美沙芬和哌替啶等也具有相似的作用。与其他能影响血清素代谢的众多药物合用，即增加了血清素综合征的风险。特殊的是，明确不会影响血清素再摄取的羟考酮也可能导致相似的并发症。

3. 嗜睡症/睡眠麻痹

这是一类病因不清的疾病，患者往往术前即具有反复或偶尔发作的病史，通常不合并其他精神性疾病，如抑郁或焦虑等。难以从症状上鉴别苏醒期与中枢抗胆碱能综合征等，最重要的是术前病史的采集和精神病学的相关检查。对于术前访视漏诊的患者，及时向患者家属补充询问病史有助于明确诊断。

4. 术后谵妄

目前对其研究尚不透彻，围手术期的发病率可能高于既往的认知。术后早期的抑制型谵妄往往难以诊断，常被视作麻醉药的残余作用。此时难以应用常用的筛查性评估量表和神经学检查，因而对症治疗仍是最可靠的手段。氟哌啶醇和神经安定类药物的使用可能有助于预防或减轻术后谵妄，并缩短病程。

5. 精神疾病

一些特殊的精神疾病与苏醒延迟的表现相似，如转换障碍（出现神经症状，但无明确的器质性病因，近期的精神创伤或应激以及存在精神卫生疾病等是诱发因素），闭锁综合征（患者意识清楚，但除了眼部以外几乎所有的骨骼肌出现麻痹）以及癔症性麻痹等。及时请神经学专家会诊和检查是最有效的鉴别诊断措施。

二、处理原则

由于引起苏醒延迟的原因众多，因而在处理时也应尽量采用逻辑分析的方式，按照不同可疑病因的危害程度和轻重缓急,尽快作出必要的鉴别诊断,并采用个体化治疗方案。一般的治疗原则如下。

1.支持疗法

无论何种原因引起苏醒延迟,首先是保持充分的通气(包括机械通气),补充血容量的不足,维持循环稳定,保持和/或恢复水、电解质平衡,维持内环境的稳定;避免麻醉过浅,增加患者的应激水平并危及气道等安全。

2.及时而必要的实验室检查

做血清 K^+、Na^+、Cl^- 水平检查,血糖、酮体检查,动脉血气分析以及尿常规(尿糖、酮体)检查。若有异常,则可进行纠正;必要时进行相关的影像学检查,及时排除中枢神经系统严重的器质性病变,以免误诊或漏诊。

3.停止给药

若是吸入性药物麻醉过深,在停止给药并保持充分通气后,患者可逐渐苏醒,不必盲目应用呼吸兴奋药。若疑为麻醉性镇痛药和肌松药联合用药的残留作用,在排除肌松残余的情况下,一般可先拮抗麻醉性镇痛药(如纳洛酮等)的效应。注意控制拮抗药物的剂量和时机,以免增加躁动和术后疼痛等风险。不建议常规采用非特异性的"催醒"药物进行治疗。

4.请医师会诊与治疗

及时请内分泌或神经科有关专业医师进行会诊与治疗,以免延误病情。

(牛丽娜)

第十一节 术后恶心呕吐

术后恶心呕吐(post operative nausea and vomiting,PONV)通常是指术后 24 h 内发生的恶心和/或呕吐,是麻醉后极为常见的并发症。总体发生率为 20%~30%。单纯恶心的发生率可达 50%,是仅次于术后疼痛的第二大常见并发症。特殊类型的手术(如腹腔镜手术等)和大手术后 PONV 的发病率可达 40%~50%,高危患者 PONV 的发病率高达 70%~80%。尽管多数患者的病情并不严重,但可造成患者的明显不适和满意度下降,部分患者甚至可能出现严重的并发症,如吸入性肺炎、脱水、切口裂开、食管撕裂、皮下气肿和气胸等。

一、病因及危险因素

(一)病因

机体控制恶心呕吐的中枢是位于延髓的呕吐中枢。尽管导致 PONV 的具体机制尚未完全明了,但学者一般认为恶心呕吐的出现与呕吐中枢的以下五个传入神经通路有关。

一是化学感受器触发区(CRTZ)。

二是胃肠道系统的迷走-黏膜途径。

三是来自前庭系统的神经元通路。

四是大脑皮质的 C2 和 C3 区的反射性传入通路。

五是中脑传入通路。这些传入性神经通路的刺激能通过胆碱能、多巴胺能、组胺能或血清素能等多种受体的作用而激活呕吐中枢。

(二)危险因素

为便于围手术期风险的评估,Apfel 等曾将成人多种 PONV 的诱发因素简化为以下四项。

(1)患者为女性。

(2)有晕动病或 PONV 病史。

(3)不吸烟。

(4)使用阿片类药物。

每项因素为 1 分,0~4 分对应的 PONV 的发生率分别为 10%、20%、40%、60%和 80%。成人门诊手术出院后恶心呕吐(PDNV)的危险因素有五个。

(1)患者为女性。

(2)有 PONV 史。

(3)年龄<50 岁。

(4)在 PACU 使用过阿片类药物。

(5)在 PACU 出现恶心。

评分 0~5 分对应的 PONV 的发生率分别为 10%、20%、30%、50%、60%和 80%。

另外,他们总结出的儿童 PONV 的四个最相关因素。

(1)手术时间≥30 min。

(2)年龄≥3 岁。

(3)斜视矫正。

(4)有 PONV 病史。

评分 0~4 分对应的 PONV 的发生率分别为 10%、10%、30%、50%和 70%。但迟发性呕吐(术后 24~72 h)与 Apfel 风险评分无关。

二、抗呕吐药的分类

根据药物的作用部位不同,可将抗呕吐药分为以下几类。①作用在皮质:苯二氮䓬类;②作用在化学触发带:吩噻嗪类(氯丙嗪、异丙嗪和丙氯拉嗪)、丁酰苯类(氟哌利多和氟哌啶醇)、5-HT$_3$ 受体拮抗药(昂丹司琼、格雷司琼、托烷司琼、阿扎司琼、雷莫司琼和帕洛诺司琼)、神经激肽-1(NK-1)受体拮抗剂(阿瑞匹坦、福沙匹坦、卡素匹坦、劳拉西泮吡坦)、苯甲酰胺类、大麻类;③作用在呕吐中枢:抗组胺药(赛克力嗪和羟嗪)、抗胆碱药(东莨菪碱);④作用在内脏传入神经:5-HT$_3$ 受体拮抗药、苯甲酰胺类(甲氧氯普胺);⑤其他:皮质激素类(地塞米松和甲泼尼龙)。

1.抗胆碱药物

这类药物作用机制是抑制毒蕈碱样胆碱能受体,并抑制乙酰胆碱释放;可阻滞前庭的冲动传入。其作用与 1.25 mg 氟哌利多或 4 mg 的昂丹司琼相似。主要是多模式预防措施中替代昂丹司琼,预防晕动性呕吐或用于高危的大手术患者。目前临床常用东莨菪碱贴剂防治 PONV,此种用药方式下,患者无明显的头晕、嗜睡、疲劳、视物模糊或口干等不良反应。

2.抗组胺药物

组胺受体可分为 H$_1$、H$_2$ 和 H$_3$ 三种类型。H$_3$ 受体与组胺释放有关。抗组胺药异丙嗪临床已很少使用,可导致困倦和锥体外系症状。但有随机对照研究证实,异丙嗪可减少术后恶心呕吐的发病率。苯海拉明的推荐剂量是 1 mg/kg,采用静脉注射。

3. 丁酰苯类

尽管应用氟哌利多具有锥体外系症状以及大剂量下延长 QT 间期的不良反应,但它仍是目前用于 PONV 治疗的费效比高的药物之一。小剂量的氟哌利多(0.625~1.25 mg)能有效预防 PONV,作用与 4 mg 昂丹司琼相似。美国食品药品监督管理局(FDA)关于其诱发 QT 延长和尖端扭转性室速的黑框警告已影响了其临床使用。但目前的证据表明,上述并发症的出现是时间和剂量依赖性的,小剂量用于预防 PONV 是安全的。但需注意患者术前应至少有 12 导联心电图检查,以排除 QT 延长综合征的风险,所有患者均需避免长时间和大剂量用药。已证明在非常小剂量应用该药时(10~15 μg/kg),也有抗呕吐作用。增加剂量虽增强抗呕吐疗效,但也带来不良反应增加的危险,如镇静、锥体外系症状。锥体外系症状主要发生在较年长的儿童,剂量为 50~75 μg/kg。氟哌啶醇可作为氟哌利多的替代药物,诱导后或手术结束前静脉注射或肌内注射 0.5~2 mg 可预防 PONV 的发生。

4. 糖皮质激素类

地塞米松和甲泼尼龙的抗呕吐机制仍不清楚,量效关系也不明确,对中枢和外周 5-HT 的产生和释放均有抑制作用,可改变血-脑脊液屏障对 5-HT 的通透性并降低血液中 5-HT 作用于肠道化学感受器的浓度,是其可能的抗呕吐机制之一。由于地塞米松发挥作用需一段时间,应在手术开始时给药,主要需注意可能升高糖尿病患者的血糖浓度,其对伤口愈合和感染等的可能影响尚在进一步研究中。

5. 多巴胺受体阻滞剂(苯甲酰胺类)

甲氧氯普胺有中枢和外周多巴胺受体拮抗作用,也有抗血清素作用,加速胃排空,抑制胃的松弛并抑制呕吐中枢化学感受器触发带,最常用作胃动力药和作为抗肿瘤化疗相关呕吐的辅助治疗药。常规剂量 10~20 mg 并未被证明有预防 PONV 作用,但可减少术后 24 h 内的呕吐。一组大样本研究表明,只有在剂量高达 25 mg 或 50 mg 时与 8 mg 地塞米松联合用药,对 PONV 的预防效果优于单用 8 mg 地塞米松。显然,如此大剂量的甲氧氯普胺可能增加锥体外系并发症。甲氧氯普胺目前多用于预防性用药失败后 PONV 的治疗。

6. NK-1 受体拮抗剂

清除半衰期较长,主要通过与 NK-1 受体结合,阻断 P 物质的作用而发挥止吐效应,可有效预防和治疗 PONV,其预防作用可能优于昂丹司琼。阿瑞匹坦被推荐用于 PONV 高危患者或 PONV 可能导致严重不良反应的患者,也可用于使用其他止吐药可能出现明显不良反应的患者。

7. 麻醉药

持续静脉注射丙泊酚或小剂量静脉注射丙泊酚(20 mg)可产生短暂的止吐作用,时间一般不超过 30 min。手术结束前 30 min 静脉注射 2 mg 咪达唑仑可有效预防 PONV,作用与 4 mg昂丹司琼相似。

三、预防和治疗

(一)预防原则

目前多数相关指南及专家共识认为,对所有手术患者常规预防性应用抗呕吐药物并不具备良好的效价,同时增加了出现药物不良反应的风险。预防性用药仅适用于 PONV 中、高危患者。因而预防性 PONV 的基本原则如下。

1.确定患者发生 PONV 的风险,去除基础病因

术前适当禁食,特殊患者使用胃管抽吸或引流等方式解除胃潴留。

2.对 PONV 中危以上的患者使用有效的药物预防

目前的证据表明,尚无某一特定的药物对特定的患者或手术更有效;联合使用不同作用机制的多模式预防性药物可有效降低 PONV 的发病率(低于 10%),提高患者满意度,改善其恢复质量,减少单一用药的剂量和不良反应。中危患者可采用 1～2 种药物预防。高危患者可采用 2～3 种药物预防。当预防性药物无效时,推荐加用不同作用机制的药物。有 Meta 分析推荐地塞米松＋昂丹司琼的组合用药,地塞米松＋格雷司琼或氟哌利多的组合作用优于单一用药,5-HT$_3$ 受体阻滞剂＋氟哌利多、5-HT$_3$ 受体阻滞剂＋地塞米松、氟哌利多＋地塞米松的不同组合的作用间无显著差异。但复合甲氧氯普胺的作用并不比单一用药更好。

3.优化围手术期的麻醉和用药方案

应尽量避免使用能导致 PONV 风险增加的药物或手段,尤其是 PONV 中、高危患者。当全身麻醉并非必须时,可以考虑采用区域麻醉技术。如采用全身麻醉,术中尽量减少阿片类药物的用量,术后采用多模式镇痛。当全凭静脉麻醉可行时,可优先考虑以包含丙泊酚的全凭静脉麻醉取代吸入麻醉和氧化亚氮。尽量缩短手术和麻醉时间。围手术期适当补液,维持足够的液体等,其预防作用与液体的种类无关。

(二)PONV 的治疗

对于预防性药物治疗失败或未使用预防性药物的患者,PONV 一旦发生即应在排除机械性或药物刺激(如使用阿片类药物、血液吞入咽喉、肠梗阻等)的基础上,开始进行有效的止吐治疗。但两类患者的处理原则略有不同:对于采用预防性用药后仍发生 PONV,尤其是术后早期(术后 6 h 以内)的患者,应选用与预防性用药不同类型的药物进行止吐治疗。对术后 6 h 后发生的 PONV,可以考虑与预防性用药相同的药物治疗。对于未使用过预防性药物而发生 PONV 的患者,推荐首选低剂量的 5-HT$_3$ 受体阻滞剂(如昂丹司琼 1～2 mg,静脉注射)。其他常用备选药物为甲氧氯普胺 10 mg、氟哌利多 0.625 mg、地塞米松 2 mg、异丙嗪 6.25～12.5 mg、格雷司琼 0.1 mg 或托烷司琼 0.5 mg。地塞米松和东莨菪碱一般不作为 PONV 的单药治疗用药,仅用于与其他快速起效药物的联合用药。

由于 PONV 在术后 24 h 内的复发率可高达 30%～50%,因而治疗时亦可考虑联合用药。有研究显示,能有效预防 PONV 的联合用药方案对治疗 PONV 也有效。昂丹司琼＋地塞米松或氟哌利多的治疗作用可能要优于单药治疗。间隔 6 h 以上的重复给药可以考虑同类型的药物,但一般不推荐重复使用地塞米松、东莨菪碱透皮贴剂、阿瑞匹坦和帕洛诺司琼等。

(牛丽娜)

第十二节　术后低氧血症

术后低氧血症(post operative hypoxemia)通常是指患者术后在一个大气压下呼吸空气时动脉血氧分压(PaO$_2$)低于 60 mmHg。尽管其被发现已近 50 年,但仍是危及患者安全的最常

见术后早期并发症之一,近几年的临床研究再次证明,术后低氧血症的发病率及其严重程度可能被严重低估了。

一、常见病因

(一)引起低氧血症的主要因素

临床上无论何种原因导致的低氧血症,究其发病机制,主要是以下五种原因。

(1)吸入氧浓度(FiO_2)过低。

(2)肺泡通气不足,常见于限制性或阻塞性通气功能障碍。

(3)弥散功能障碍,包括弥散面积的下降和弥散距离的增加。

(4)肺泡通气血流比例失调,导致肺内功能性分流量增加。

(二)术后低氧血症的常见原因

临床上能引起患者出现术后低氧血症的因素众多,包括患者因素、麻醉因素和手术因素等。肺不张、肺泡通气不足及术后阿片类药物镇痛是相对健康患者术后低氧血症的最常见原因。

值得注意的是,近年来术后低氧血症的发病率及严重程度被严重低估的问题日益受到重视。Lee 等对美国标准协会终审索赔案例数据库 1990～2009 年的相关数据分析表明,92 例患者至少可能与术后镇痛引起的呼吸抑制有关,其中 77% 的患者出现严重脑损伤或死亡,88%发生在术后 24 h 以内,97% 的案例经专家评议判定为通过改善术后监护和/或提高治疗质量是可以预防的,62% 的患者在出现严重不良事件前存在嗜睡等表现,但未能及时引起重视。

另外,Sun 等的一项多中心前瞻性盲法观察性研究表明,对 833 例非心脏手术患者术后48 h 持续监测 SpO_2 发现,21% 的患者 $SpO_2 < 90\%$ 的时间高于 10 min/h,8% 的患者持续时间不低于 20 min/h;8% 的患者 $SpO_2 < 85\%$ 的时间不低于 5 min/h。而且,长时间低氧并不少见,37% 的患者 $SpO_2 < 90\%$ 的时间至少持续了 1 h,11% 者至少持续了 6 h;3% 的患者$SpO_2 < 80\%$ 的时间至少持续了 30 min。更让人触目惊心的是,在其中 594 例有 SpO_2 护理记录的患者中,仅 5% 的患者发现了有低氧血症,90% 的 $SpO_2 < 90\%$ 持续至少 1 h 的患者都被护士漏诊了。总之,术后低氧血症十分常见且持续时间较长,现有的医疗记录模式可能严重低估了其发生率和严重程度。"未能及时发现"和"未能及时适当处理"可能仍是术后低氧血症导致严重后果的最主要因素。

(三)低氧血症的临床分度

临床上常根据 PaO_2 和动脉血氧饱和度(SaO_2)将低氧血症分为轻度、中度和重度。

(1)轻度:$PaO_2 > 50$ mmHg,$SaO_2 > 80\%$,多不出现发绀。

(2)中度:PaO_2 为 30～50 mmHg,SaO_2 为 60%～80%,当游离血红蛋白大于 50g/L 时可出现发绀。

(3)重度:$PaO_2 < 30$ mmHg,$SaO_2 < 60\%$,出现明显的发绀。这是正常人能耐受的最低PaO_2,如不及时处理,短时间内即可造成患者死亡。

二、预防与治疗

(一)预防

(1)加强和规范术后监测。虽然目前我国已将 SpO_2 监测列为 PACU 和 ICU 患者的监测常规,但相对于术后患者的总体而言,监测比例及持续时间仍严重不足,术后低氧血症的漏诊率理应不会低于国际先进水平。尽管 2006 年始美国麻醉患者安全基金会(APSF)就提倡所有术后患者,尤其是使用阿片类药物镇痛的患者,均需持续监测 SpO_2,需要氧疗以维持适当 SpO_2 的患者还需监测 $PETCO_2$ 等通气功能,但其普及率及患者依从性仍令人担忧。

(2)更好地识别术后低氧血症的高危患者,并重点予以监测并及时处理。

(3)术后采用多模式镇痛,减少阿片类药物用量。现有的证据未能证明术后采用短效阿片类药物(如芬太尼等)镇痛的低氧血症的发生率和严重程度明显低于采用长效药物(吗啡或氢吗啡酮),因而采用多模式镇痛技术减少阿片类药物量才是避免该类药物不良反应的根本措施。另外,完善的镇痛也有利于减少其对呼吸功能的影响。

(4)加强相关医师、护士、患者及家属的培训和宣教,提高低氧血症的检出率和处理时效。

(5)多数学者认为,术后患者常规吸氧利大于弊。值得注意的是,部分患者(可能高达25%)在拔管后 30~50 min 可能出现 SpO_2 降低,其低氧血症比拔管后即刻出现的低氧血症严重,且持续时间更长,吸氧确实可以减少低氧性事件。所有采用阿片类药物镇痛的患者均应常规吸氧。

(6)越来越多的证据表明,不同类型高危手术的患者术前即开始行呼吸锻炼并坚持至术后,有助于降低围手术期呼吸系统并发症的发生率。及时清理气道、鼓励患者咳嗽、翻身、拍背及气道雾化治疗等也是减少并发症的有效措施。

(二)治疗

1.病因治疗

对于有明确病因引起的低氧血症,应积极针对病因治疗,去除或减轻病因所致损伤,逆转低氧导致的病理生理过程。

2.氧疗

适当而及时的氧疗仍是治疗术后低氧血症最直接而有效的措施。依据病情严重程度和患者的状态,可供选择的方式包括鼻或口腔导管吸氧、可控式或非可控式面罩吸氧、持续呼吸道正压通气、无创正压通气以及气管插管通气等。

3.呼吸锻炼

鼓励患者呼吸锻炼和尽早活动是预防肺不张、肺部感染和改善通气功能的有效方法之一。术后早期可辅助患者在床上变动体位、活动肢体和翻身,并力所能及地采用半卧位、坐位或下床活动。嘱患者进行深慢呼吸锻炼,依从性较差的患者可采用简易肺量计或吹气球的方法行更积极的呼吸锻炼。任何药物和呼吸支持手段的作用均不能替代患者自身呼吸锻炼的作用,应高度重视。

(牛丽娜)

第十三节　麻醉恢复室骨科手术后护理

骨科学可细分为创伤骨科、脊柱外科、运动医学、肿瘤骨科以及儿童骨科等不同的亚专业。随着骨科学的发展,其学科内涵越来越丰富,从新生儿到高龄患者,从单纯的外伤骨折到复杂的脊柱畸形,各手术领域对麻醉期间的管理要求也越来越高。本节概述了不同类型骨科手术后恢复期的观察和护理要点,阐明各类并发症的发生机制及处理措施,为临床麻醉护理工作的开展提供理论支持。

一、创伤骨科手术后护理

创伤骨科主要治疗外力或者外伤引起的骨折和脱位,韧带、肌腱损伤。主要的外伤有车祸伤、机械绞伤、打击伤、摔伤。外伤造成的骨折经常合并严重的软组织损伤,有时外力大,骨块会刺破皮肤,造成开放性骨折,处理比较困难。常见的骨折有锁骨骨折、肱骨干骨折、尺桡骨骨折、胫腓骨骨折、股骨干骨折、股骨粗隆骨折、踝关节骨折等。

(一)观察要点

1.患肢末梢血运

注意肢体动脉搏动、皮温和色泽,肢体肿胀程度,肢体有无麻木感。

2.感染征象

切口周围有无渗出,有无红、肿、热、痛、波动感。

3.并发症

并发症有骨筋膜室综合征、脂肪栓塞综合征、血管损伤、神经损伤、深静脉血栓形成、压力性损伤等。

(二)护理要点

1.常规护理

(1)观察患肢血运:观察患肢动脉搏动、色泽、感觉、运动、疼痛性质等。

如出现动脉搏动消失或减弱、末梢苍白或青紫、皮温下降,应立即向医师汇报。

(2)体位护理:对于四肢骨折患者,抬高患肢,使之高于或略高于心脏水平,以减轻肿胀。股骨颈骨折患者全麻清醒后取半卧位,患肢保持外展30°中立位。

(3)压力性损伤:进行 Braden 评分。受压部位悬空或使用减压贴保护以减少局部受压。必要时协助患者翻身。

(4)深静脉血栓形成:进行 Caprini 评分。骨折后长期制动的患者静脉血回流减慢,同时创伤后血液处于高凝状态,易发生血栓。应避免下肢静脉穿刺,指导患者进行正确的踝泵运动。

2.骨筋膜室综合征的护理

骨筋膜室综合征(osteofascial compartment syndrome,OCS)是指由骨、骨间膜、肌肉间隔、深筋膜形成的骨筋膜室内的肌肉和神经因急性缺血而产生的一系列早期症状和体征。人体四肢的肌肉群由坚韧的筋膜分隔成段或筋膜室,升高的筋膜室内压对该室内组织的血流循环和功能造成损害时就会发生骨筋膜室综合征。

(1)严密观察患肢肿胀程度和末梢血运:骨筋膜室综合征早期,升高的筋膜室内压尚不足以压迫动脉造成肢体缺血,此时患肢皮肤潮红。随着筋膜室内压增加,患肢动脉受压,血流灌注减少,患肢皮肤苍白、发绀,甚至出现大理石花纹。对单纯闭合性软组织损伤者,急救时尽量减少患肢活动,严禁按摩,以免增加组织损伤。

(2)准确评估"5P"征:"5P"征即疼痛(pain)、感觉异常(parasthesia)、麻痹(paralysis)、无脉(pulselessness)和苍白(pallor)。一旦出现肢体血液循环受阻,立即松解所有外固定物,将肢体放平,与心脏齐平,避免热敷患肢。

(3)疼痛护理:如出现进行性加重的静息痛,疼痛程度与原始损伤程度不相符,骨折的肢体制动后疼痛仍不能缓解,被动牵拉(伸屈)患肢手指(足趾)时疼痛进一步加剧(早期诊断的敏感体征),需立即向医师汇报。

(4)一旦确诊,及时做好手术准备。

3.脂肪栓塞综合征的护理

脂肪栓塞综合征(fat embolism syndrome,FES)是指人体受到严重创伤、骨折或在骨科手术后,出现的以呼吸困难、进行性低氧血症、意识障碍、皮肤黏膜出血为主要特征的综合征。其为骨折部位的骨髓组织破坏,使脂肪滴经破裂的静脉窦进入血液循环,引起肺、脑、肾等部位的血管脂肪栓塞所致,好发于长骨和骨盆骨折。受累患者会出现典型三联征:低氧血症、神经系统异常和淤点状皮疹。FES没有根治性治疗,一般是采用支持性措施处理并等待患者自行恢复。

(1)对脂肪栓塞重在预防,应局部制动,避免对骨髓腔的突然加压。

(2)密切观察病情变化:监测血氧饱和度,持续给氧,对于呼吸困难者行气管插管或气管切开;观察有无中枢神经系统的异常表现,如谵妄、嗜睡和意识模糊、昏迷等;观察皮肤出血点的变化。

(3)积极抗休克治疗,保持静脉通畅,维持有效血容量。

4.血管、神经损伤

(1)肩关节周围血管、神经损伤:表现为三角肌或上臂、前臂肌肉无力,应观察患肢肿胀、肢体末梢的血运及运动情况。

(2)肘关节周围血管、神经损伤:观察患者是否出现手部感觉异常、前臂缺血表现(肱动脉损伤)、猿手(正中神经损伤)、爪形手(尺神经损伤)、垂腕畸形(桡神经损伤),如有异常,及时向医师报告。

(3)桡骨远端神经损伤:观察是否损伤桡神经、尺神经、正中神经,注意观察腕关节背伸是否正常,拇指对指、对掌、外展功能是否正常,伤肢浅部感觉、深部感觉、本体感觉是否正常。

(4)腓总神经损伤:观察有无足下垂,保持患肢外展中立位,避免患肢外旋、腓骨头处受压。

(5)腘动脉损伤:如出现动脉搏动消失或减弱、末梢苍白或青紫、皮温下降,应立即向医师报告。

(6)骨盆、髋臼周围神经损伤:主要是腰骶神经丛与坐骨神经丛损伤。患者出现会阴部、下肢感觉麻木,排便、排尿困难,下肢肌力下降,活动障碍等。注意观察患者是否有括约肌障碍、感觉运动异常,做好手术前后对比,如有异常,应及时向医师报告。

二、脊柱矫形手术后护理

脊柱侧凸是可在多种情况下发生的结构性改变,表现为脊柱向侧方弯曲。脊柱侧凸通常发生在儿童和青少年中,快速生长期间的脊柱侧凸进展可引起明显畸形,且可能伴发心肺功能受损。

成人也有可能出现"新发"退行性脊柱侧凸,或出现先天性、早发性或青少年特发性脊柱侧凸(adolescent idiopathic scoliosis,AIS)进展,或出现继发于其他情况(如瘫痪、创伤、脊柱手术)的脊柱侧凸。

（一）观察要点

1.生命体征

注意目标血压管理、呼吸频率和节律、体温。

2.心肺功能

观察心脏超声结果、术前氧分压和二氧化碳分压。

3.神经功能

注意双下肢感觉、运动、反射。

4.心理

患者是否焦虑、恐惧、抑郁。

5.并发症

并发症有脊髓神经损伤、脑脊液漏。

（二）护理要点

1.常规护理

（1）生命体征：遵医嘱实行血压目标管理。及时纠正低血压、低血氧和低血细胞比容，需要血管活性药物维持血压的，动态监测有创血压，并根据血压高低及时维持或调整。依据病情评估、实验室检查结果及心肺功能，动态调整输液速度、输液量，实行目标液体管理。必要时遵医嘱输血，维持患者平均动脉压 65～80 mmHg，保证脊髓有效灌注。应关注患者的体温，体温过低会影响麻醉药物代谢，不利于患者的复苏。可对体温过低的患者采取升高室温、增加盖被、使用暖风机等保温措施。

（2）皮肤护理：检查术中俯卧位皮肤受压点，电生理监测皮肤进针点、术后仰卧位皮肤受压点，尤其畸形严重的患者骨隆突处更容易受压。患者入室后将受压部位悬空或使用减压贴保护，减少局部受压；将背部棉垫上与皮肤接触的胶布撕除，防止产生黏胶性损伤。

（3）体位护理：为避免患者体内的装置脱出，扭伤脊髓，应采取平卧位，使患者的身体维持在一条水平线上，严格执行轴线翻身，对大体重患者采取巾单翻身。对术后无法平卧的脊柱畸形患者，应根据患者的脊柱形态给予柔软垫巾支撑，避免患者肌肉僵直。

（4）疼痛与心理护理：由于脊柱侧弯手术患者年龄较小，心理不成熟，陌生环境导致患者焦虑、恐惧，加上手术伤口较大，患者清醒后会存在不同程度的疼痛，因此应关注患者的心理状态，实施相关的疼痛护理，必要时可遵医嘱给予患者止痛剂。

2.预防出血

（1）关注血气分析中血红蛋白的变化。尤其当患者苏醒时间长或反复躁动，不易苏醒时，更应警惕血红蛋白的改变。

（2）保持引流管通畅，监测引流量。患者伤口、引流管在背部，常因体位原因、盖被覆盖等，不易观察，可主动将负压引流器放在容易观察的位置。因为背部引流液往往是鲜血性，较为浓稠，需注意保持有效负压。当引流量过少或过多时，需考虑是否出现血凝块堵塞或脑脊液漏，并告知医师处理。遵医嘱人工抽吸引流管，疏通管路阻塞，操作时应注意无菌原则。

3.呼吸系统相关护理

（1）气管导管拔管指征评估：严密观察生命体征及意识的变化，关注双上肢以及双下肢肌力恢复程度，并关注肢体感觉及关节屈伸运动，与术前对比，如发现异常，及时汇报。

（2）拔除气管导管：遵医嘱拔除气管导管，保持呼吸道通畅，及时清理呼吸道分泌物，观察咳嗽反射以及声门发声情况。

（3）监测呼吸相关指标：观察呼吸频率、节律以及幅度，拔管 15 min 后，行血气分析，监测血液中氧分压和二氧化碳分压等指标。

当患者出现面部潮红、心动过速、呼吸深而慢、血压偏高时，应考虑通气量不足、二氧化碳潴留等问题，必要时遵医嘱用药。

4.神经系统相关护理

（1）中枢神经系统：观察瞳孔大小、对光反射。

（2）脊髓神经功能护理：密切观察四肢感觉、运动情况（每隔 15 min 检查一次），并评估患者足背动脉的搏动情况，关注括约肌功能，若出现肢体麻木、运动障碍、感觉减退或消失等脊髓神经受损表现，需持续心电监护、氧气吸入，4～5 L/min，维持患者平均动脉压≥85 mmHg，保证脊髓有效灌注。遵医嘱给予激素、营养神经类药物治疗。

三、颈椎手术后护理

颈椎手术主要分为颈椎前路手术、颈椎后路手术、前后路手术，其病因包括颈椎退行性变、颈椎肿瘤、颈椎创伤、颈椎感染、颈椎发育性畸形等。颈椎退行性患者和颈椎创伤是颈椎手术最为常见的病因。

（一）观察要点

1.神经功能

注意四肢感觉、运动、反射。

2.皮肤护理

有无硬质颈托周围压迫。

3.切口

有无出血、肿胀、局部区域皮肤张力增大等。

4.并发症

并发症有椎前血肿、椎管内血肿、喉头痉挛、吞咽困难、喉返神经损伤、喉上神经损伤、食管损伤、脑脊液漏等（颈椎前入路手术），椎旁血肿、第 5 颈椎神经根麻痹、轴性症状、脑脊液漏等（颈椎后入路手术）。

（二）护理要点

1.常规护理

（1）神经功能：患者苏醒前后查看瞳孔大小、对光反射。患者苏醒后评估四肢肌力、感觉并与术前对比，发现异常，及时汇报。

（2）皮肤护理：检查术中体位、低温、头钉、牙垫或长时间压迫可能导致的皮肤压力性损伤情况，检查颈托固定处皮肤情况，根据术后压疮风险评估，给予水凝胶垫、棉垫、下肢垫枕或保护贴膜等，实施皮肤保护措施。

（3）体位护理：整体取 15°～30°头高脚低位，抬起双下肢，促进血液回流。

2.预防出血

（1）对戴颈托的患者，应定时查看颈托内敷料是否有渗血、颈部是否肿胀，监测颈围的变化，注意观察患者的呼吸状况。拔管后的患者如有颈部血肿压迫，可能会出现呼吸困难。

（2）减少呛咳：拔管前预给氧，拔管时动作轻柔且快速。减少颈椎前路手术患者呛咳，咳嗽、咳痰时指导患者用手轻按颈前部,预防颈部出血。

（3）保持引流管通畅,监测引流量。患者的伤口、引流管在颈部,常因体位原因、盖被覆盖,不易观察,可主动将负压引流器放在容易观察的位置。因为颈部引流液往往是鲜血性,较为浓稠,需注意保持有效负压,当引流量过少或过多时,需考虑是否出现血凝块堵塞或脑脊液漏,并告知医师处理。遵医嘱人工抽吸引流管,疏通管路阻塞,操作时注意无菌原则。

（4）物品准备：患者出现血肿压迫、呼吸困难等,应做好重新插管或者气管切开的物品准备,如气道交换导管、气管切开包等。

3.手术常见并发症

护理人员只有对并发症有所了解,才能抓住护理重点,密切观察,及时发现并向医师报告,排查原因,积极治疗。

（1）颈椎前入路手术常见并发症：①颈部血肿,颈部血肿的具体症状包括颈部肿块、吞咽困难、呼吸困难,甚至出现脊髓压迫症状。对于已经发生血肿的患者,在手术过程中探查并清除血肿,彻底止血非常重要。必要情况下可以选择引流装置。②神经损伤,具体可以分为喉返神经及喉上神经的损伤。损伤导致声带麻痹,会发生术后气道阻塞、不良持续性咳嗽等临床症状。治疗手段以保守治疗为主,包括神经营养药物的使用等。③吞咽困难,临床表现包括对固体和液体的吞咽存在困难、反射性咳嗽、额外的吞咽动作及误吸导致反复发作的肺炎等。如果患者发生吞咽困难,应立刻联系外科医师,采用排除法分析引起吞咽困难的因素,后续再采取有针对性的治疗,包括体位改变、吞咽训练、吞咽控制、改变饮食等。④食管损伤,患者会表现出术后颈部疼痛及颈前皮肤的捻发感。而食管损伤的原因与手术操作者的暴力分离有关联。对于出现食管损伤的患者,在口咽部注入亚甲蓝等有色溶液便于在手术中发现穿孔部位,通过采取直接修复或者筋膜覆盖的方式对食管进行修复。

（2）颈椎后入路手术常见并发症：①C_5神经根麻痹,具体表现为患者三角肌或肱二头肌瘫痪,但不伴有其他脊髓压迫体征。其发生的原因与术中神经根的医源性损伤、手术后脊髓后移导致对神经根的持续牵拉、节段性脊髓功能紊乱、脊髓的再灌注损伤等有关。②脑脊液漏,后入路手术是发生脑脊液漏的常见原因,也是其主要危险因素之一。脑脊液漏是由于硬膜囊破裂。

四、关节置换术后护理

关节置换术是骨科常见术式,是治疗骨关节功能障碍的主流方案,治疗原理为用人工关节替代病变关节,人工关节承担原有关节运动功能,促进患者运动功能恢复。随着临床医学技术的不断发展、优化,关节置换术逐渐具备精确、微创等优势,为临床可持续应用提供了可能。关节置换手术主要包括髋关节置换术、膝关节置换术及它们的翻修术。

（一）观察要点

1.患肢情况

注意血运、感觉、运动。

2.深静脉血栓

注意肢端皮温、色泽、肿胀及疼痛。

3.并发症

并发症有神经损伤（髋关节置换手术）、腓神经麻痹（膝关节置换手术）。

(二)护理措施

1.常规护理

(1)患肢护理:密切观察患肢循环状态及肿胀程度,触摸足背动脉。膝关节置换术患者取膝伸直位,髋关节置换术患者取卧位时将患肢摆成外展30°中立位;对于带中立鞋的患者,给患者穿中立鞋。

(2)深静脉血栓:嘱清醒后患者行双下肢踝泵运动。

(3)体位护理:帮患者健侧翻身。

2.并发症护理

(1)神经损伤:坐骨神经损伤最常见,此外,股外侧皮神经、股神经、闭孔神经和臀上神经也可能受到损伤。腓侧坐骨神经分支较胫侧分支更易受到损伤。治疗方法取决于神经损伤的原因。神经损伤主要表现为运动、感觉受损。如果术后立即发现神经损伤,髋关节和膝关节屈曲可减少坐骨神经和股神经的张力。疑似大血肿、过度肢体延长和神经撕裂伤导致的神经麻痹是手术探查的指征。对于其他无法识别的原因,通常宜观察。如果存在足下垂,在康复期间应采用踝足矫形器。

(2)双下肢不等长:关于什么是下肢显著不等长,目前并没有达成共识,护士应在围术期特别关注此情况。下肢长度的差异可能会带来髋部痛、步态障碍、关节不稳定和其他不适。因此,在复苏期间应定时观察患者双下肢长度是否等长,一旦发现异常,及时向医师报告。

(3)腓神经麻痹:腓神经损伤的临床表现包括感觉异常、麻木和伸肌乏力(即足下垂)。膝关节有严重外翻畸形或屈曲挛缩的患者风险最大。术后,患者可因神经肿胀、血肿或直接受压(如卧床时腿外旋等)而出现腓神经麻痹。如观察到腓神经麻痹,应立即向医师报告。

(牛丽娜)

第十四节　神经外科手术后麻醉恢复室护理

神经外科学(neurosurgery)是外科学中的一个分支,是在外科学以手术为主要治疗手段的基础上,应用独特的神经外科学研究方法,综合研究治疗人体神经系统疾病,以及与之相关的附属结构的损伤、炎症、肿瘤、畸形和某些遗传代谢障碍或功能紊乱疾病、神经痛等的病因及发病机制,并探索新的诊断、治疗和预防方法的一门科学。神经外科学是医学领域中的一门高、精、尖学科,是医学中最年轻、最复杂而发展又最快的一门学科。

一、颅内血管介入手术后护理

缺血性脑血管病又称为脑缺血性疾病,主要分为可逆性缺血性神经功能丧失、短暂性脑缺血发作以及进展性卒中等临床类型。目前临床采取内科疗法治疗效果不理想,脑血管介入术是缺血性脑血管病患者安全性、有效性最高的微创治疗技术。通过脑血管造影技术导引,使用特殊导丝材料经血管到达病变部,确定疾病类型,分析脑血管狭窄情况及介入治疗后的再通情况,可以快速显著改善管腔狭窄,减少药物用量,减轻药物的不良反应。具有创伤小、恢复效果快、操作简单、安全性高且并发症少等优点。

（一）观察要点

1.生命体征

重点关注患者的意识、瞳孔、肢体活动、血压。

2.疼痛

观察疼痛的强度、性质、部位、持续时间等。

3.穿刺肢体

有无渗血、血肿，穿刺侧下肢足背动脉搏动有无异常。

4.并发症

并发症有脑血管痉挛、血栓形成或栓塞、穿刺部位出血及皮下血肿形成、颅内出血、过度灌注综合征、造影剂过敏等。

（二）护理要点

1.常规护理

（1）生命体征的观察：密切观察患者的生命体征及瞳孔变化，维持血压稳定，如患者术后出现意识障碍或者神经功能障碍的表现，及时通知手术医师，行 CT 检查以明确颅内是否发生出血或水肿。

（2）穿刺侧肢体护理：观察穿刺部位有无渗血、血肿，伤口敷料外观是否干燥，穿刺侧下肢足背动脉搏动、皮温、肢体感觉和活动是否异常，及时汇报并处理。

（3）体位护理：患者去枕平卧，意识清醒后可抬高床头 15°～30°，术后患者股动脉穿刺处可能留有股动脉鞘，为防止鞘管弯曲、移位、滑脱或折断，应制动并避免髋关节和膝关节屈曲。

2.并发症护理

（1）脑血管痉挛：术中导管、导丝及栓塞材料对血管壁的机械刺激极易诱发脑血管痉挛，导致脑缺血，表现为头痛、颈项强直及意识障碍加重。应密切观察，及时汇报。

（2）血栓形成或栓塞：密切观察下肢末梢血液循环情况，如发现穿刺侧下肢足背动脉搏动减弱或消失，小腿剧烈疼痛、麻木、肢端发凉，应立即制动、保暖，向医师报告并积极处理。

（3）穿刺部位出血及皮下血肿形成：定时观察患者穿刺处伤口情况，如出现渗血或皮下血肿，及时通知手术医师，加压包扎，以沙袋压迫。患者绝对卧床休息，穿刺侧肢体制动 2 h。

（4）颅内出血：做好血压控制，预防术后再出血。术后加强对患者的意识、瞳孔及生命体征的观察，若出现渐进性意识障碍、肢体活动障碍、瞳孔不等大、血压持续升高，警惕颅内出血，向医师报告，做到早期干预治疗。

（5）过度灌注综合征：介入栓塞术后，血液重新分配，病灶周围脑组织小动脉自动调节功能丧失，不能耐受增加的血流量，导致血液灌注过度，引发脑肿胀、广泛渗血等并发症，表现为头痛、眼胀、血压升高等症状。术后应加强观察，维持患者的血压稳定，发现异常，及时向医师报告。

（6）造影剂过敏：术后患者出现恶心、呕吐、头晕、全身红疹等造影剂过敏反应时，立即向医师报告，积极给予处理。

二、开颅手术后护理

开颅手术可用于诊断、切除或治疗肿瘤，夹闭或修复动脉瘤，去除血肿或血凝块，控制出血，修补血管，引流脑脓肿，降低颅内压，活检等。

(一)观察要点

1.生命体征

重点关注患者的意识、瞳孔、肢体活动、血压。

2.疼痛

观察疼痛的强度、性质、部位、持续时间等。

3.并发症

并发症有术后出血和血肿、脑水肿、癫痫、颅内积气、动静脉系统闭塞、脑脊液漏和感染等。

(二)护理措施

1.常规护理

(1)生命体征:监测意识、瞳孔、肌力变化。

控制好血压:血压升高可使动脉瘤或手术部位再次破裂出血,血压过低会诱发脑缺血,需要将血压控制在适当范围内。

密切观察患者瞳孔的变化,包括瞳孔形态、大小、对光反应等。如患者术后出现意识障碍或神经功能障碍表现,及时通知医师,行 CT 检查以明确颅内是否发生出血或血肿。

(2)疼痛护理:及时评估疼痛的强度、性质、持续时间等,并及时寻找病因,如颅内压增高、血性脑脊液刺激、颈项强直、腰背部疼痛等。及时向医师报告,遵医嘱予以处理。

(3)症状的观察与护理:对于术后偏瘫、失语、吞咽功能障碍、视听功能障碍、精神症状患者,术后加强观察,及时报告。

(4)输液护理:限制补液量,注意补液的速度,过量、过快地补液可以加重术后脑水肿,同时密切观察血压、脉搏及电解质的变化。

(5)体位护理:开颅术后患者的头部位置变动对颅内压有一定影响,麻醉苏醒后,患者意识清醒,血压平稳,宜采用头部抬高 15°～30°斜坡卧位,避免头部过屈、过低,避免颈静脉扭曲,以利于静脉回流,降低颅内压。

(6)转运过程的护理:由于开颅手术的特殊性,在转运患者过程中及搬运患者至病床时,动作必须轻稳,应有一人用双手托住患者头部,防止其颈部扭转或受震动而引起颅内出血。

2.并发症护理

(1)术后出血和血肿:临床表现为意识障碍逐渐加重,一侧瞳孔逐渐散大,对侧肢体肌力减弱进行性加重,出现血压升高,脉搏、呼吸减慢等颅内压增高症状。术后应密切观察患者的意识、瞳孔、对侧肢体活动变化及引流液和引流管的情况,重视患者主诉,及时通知医师进行处理。血肿通常出现在手术后 6 h 内,特别是在后颅窝手术或急症开颅术后。患者的病情可能迅速恶化,往往需要紧急气道管理和外科干预。

(2)脑水肿:癫痫、脑出血、开颅手术创伤、牵拉致脑组织受刺激等均可引起脑水肿的发生。应严密观察患者神志、瞳孔、头痛及肢体活动的情况。如发现患者出现神志障碍、瞳孔不等大等异常情况,向医师报告并及时处理。根据病情正确使用甘露醇等脱水药物,观察应用脱水药物后的效果及尿量,防止患者出入量不平衡而导致电解质紊乱。

(3)癫痫:脑动静脉畸形出血患者多出现肢体抽搐,频繁抽搐可加重脑组织缺氧。密切观察并及时发现抽搐发作的先兆症状,及时向医师报告、及时处理是护理的关键。除按医嘱有效地使用抗癫痫药物,还应做好发作前后的护理工作,例如,加床挡防止外伤,用缠绕纱布的压舌板垫在上、下齿之间以防止舌咬伤,发作时保持呼吸道通畅,给予吸氧,加强基础护理,保持输液管道通畅,确保及时输入药物。

(4)动静脉系统闭塞:某些颅内手术严重并发症由静脉系统闭塞诱发,导致脑水肿和潜在出血。创伤性撕裂或动脉夹闭止血后也可发生动脉栓塞,术后可即刻发生神经损伤,护理的重点在于早期发现和识别体征,早期进行干预。

(5)颅内积气:是颅内手术后严重并发症之一。颅内积气通常是良性的,是术后谵妄的明确原因,可用高流量氧疗 24～48 h。对于需要正压面罩通气的颅底骨折或经蝶窦手术后神经功能恶化的患者,重点考虑张力性气颅。

(6)脑脊液漏和感染:可在硬脑膜撕裂后、后颅窝手术后发生,症状包括头痛和精神状态改变,垂体手术后患者的脑脊液漏可表现为鼻后滴漏或流涕。术后应保持伤口敷料干燥、清洁,防止脑脊液漏和感染,对已发生脑脊液漏或感染者则应加强相应的护理,如保持漏口清洁、及时更换湿敷料等。

(牛丽娜)

第十五节　妇产科手术后麻醉恢复室护理

妇产科学不仅与外科学、内科学、儿科学等临床学科有密切联系,需要现代诊疗技术(内镜技术等)、胚胎学等多学科的基础知识,而且是一门独具特点并涉及综合临床、基础知识的学科。

目前,随着生育率的降低,国家开放了三孩政策,我们应积极响应,充分掌握孕妇妊娠期的生理变化,掌握病理产科以及麻醉方法和药物对母体、胎儿的影响,尽力保证母婴身心舒适、安全,预防并发症的发生。而妇科患者以中老年为多,并常伴有高血压、冠心病、糖尿病、继发性贫血、低蛋白血症、电解质紊乱等基础疾病。随着微创手术的发展,腹腔镜下妇科手术数量日益增多,术式趋于复杂,这对麻醉护理提出了更高的要求。我们在麻醉恢复期要充分考虑术中 CO_2 气腹和体位对血流动力学的影响,满足专科需求,对患者病情的观察和专科指导应在手术后的麻醉恢复期就开始。

一、妇科手术后护理

主要的妇科手术:经腹手术,如子宫及附件切除术、巨大卵巢肿瘤剔除术、子宫肌瘤剔除术及异位妊娠切除术,大部分以腹腔镜的方式进行;经阴道的手术,如阴式子宫切除术、肌瘤剔除术及阴道壁修补术等;妇科门诊手术,包括宫腔镜检查与手术,如输卵管再通、宫腔镜探查术、宫颈活检、宫颈锥切、无痛人流及取环术等。

(一)观察要点

(1)观察引流量、伤口敷料及阴道出血情况。

(2)观察下肢活动情况。

(3)皮下气肿:切口周围、腰背部、颈部、腹部皮肤有无肿胀、捻发音、握雪感等。

(4)高碳酸血症:动脉血气分析显示 $PaCO_2 > 45$ mmHg,有相应症状和体征。

(5)心理状态:有无焦虑、恐惧、抑郁。

(二)护理要点

1. 常规护理

(1)观察阴道流血情况:床单元及衣物污染、潮湿后应及时予以更换,保持干燥,减少压力性损伤的风险;对于苏醒后的患者,在病情允许情况下可嘱其适当变换体位,以引流出盆腔深处的积液,观察引流量,及时识别活动性出血,如发生,应立即向医师报告,协助医师正确处理。

(2)体位护理:取低半卧位,减轻切口张力。

(3)胃肠道护理:女性患者为术后恶心呕吐的高发人群,应加强术前的宣教以及术后的评估和护理。若患者出现恶心、呕吐,协助患者将头偏向一侧,防止误吸,及时清理呕吐物,保持床单位整洁;遵医嘱停用阿片类镇痛药,减少引起患者恶心、呕吐的诱因;遵医嘱使用止吐药,观察用药效果,转运过程中做到轻、快、稳,可嘱患者闭目,防止转运途中晕眩。

(4)心理护理:关注患者的心理状态,尤其是因为手术影响生育功能的患者,应注意安慰患者,缓解其焦虑、抑郁的情绪。

2. 盆腔手术相关神经损伤

盆腔手术中神经损伤最常见的原因是手术切开、套管针插入造成的神经截断或电外科设备造成的热损伤,结扎(控制出血)、组织对拢缝合(如关闭腹膜后腔)或盆腔重建手术(如阴道或膀胱悬吊手术)造成的神经卡压,患者体位、拉钩、夹钳或者血肿对神经的压迫或牵拉。

对行盆腔清扫的患者应在苏醒后及时评估下肢肌力、感觉,并与术前对比,发现异常,及时汇报。

与盆腔手术有关的神经病变最常累及股神经、髂腹股沟神经、髂腹下神经、生殖股神经、股外侧皮神经、闭孔神经及阴部神经。第1~4骶椎发出的各条神经根可能在阴道或直肠手术中受累。

3. 皮下气肿及高碳酸血症的护理

皮下气肿多由气腹压力过高、深部组织缝合不严密及手术时间较长等因素所致。皮下气肿一般表现为突发的无痛性软组织肿胀,好发于上胸部、颈部和面部(如眶周),触摸肿胀处有捻发音。

(1)症状较轻者一般无须特殊处理,告知患者原因并予以安慰,消除其顾虑,一般术后3~5 d即可自行缓解,必要时可给予皮下穿刺放气等处理。

(2)严重气肿时患者可出现胸闷、胸痛及呼吸困难等症状。应指导患者进行有效的咳嗽与深呼吸、低流量吸氧,促进二氧化碳排出。

高碳酸血症与皮下气肿可能伴随发生,这是由于后腹腔镜手术中使用 CO_2 气体充盈腹部,导致大量 CO_2 进入血液循环,使患者发生酸中毒。术后应注意观察患者是否乏力、烦躁、呼吸困难,应加强呼吸系统的护理并监测患者的动脉血气,及早发现异常并向医师报告。

二、全身麻醉剖宫产手术后护理

近几十年来,在剖宫产中使用全麻的情况已经明显减少,但少数情况下仍需实施全麻,包括产妇大出血、凝血功能障碍、威胁胎儿生存,或产妇拒绝区域麻醉,以及存在其他椎管内麻醉的禁忌证。

(一)观察要点

(1)评估患者气管导管拔管指征。

(2)评估宫底高度及硬度、阴道出血、子宫收缩等。

(3)了解高危妊娠并发症的预防和处理。

(4)心理状态:有无焦虑、恐惧、抑郁。

(二)护理措施

1.常规护理

(1)体位护理:单纯全身麻醉的患者可取低半卧位,减轻切口张力;常有患者先采取椎管内麻醉,效果欠佳或难以耐受后又采取全身麻醉,对于此类患者应充分评估其麻醉方式,令其取平卧位。

(2)心理护理:剖宫产后产妇因疼痛、躯体不适、激素水平变化、母婴分离等容易产生焦虑、抑郁、恐惧等情绪,应主动关心,安抚患者,防止因情绪激动而造成血压、心率波动等情况。

(3)应用缩宫素,应保持匀速输注缩宫素,不可随意调节滴速,保持静脉通路的通畅。

2.气道护理

(1)全麻剖宫产患者入室后应妥善固定气管导管,防止意外拔管,拔管前充分评估患者的肌力、意识情况,完全清醒、喉反射恢复后方可拔管。

(2)胃动力和胃食管括约肌功能减退以及胃酸分泌过多使产妇术后发生反流、误吸的风险增加,所以无论是否禁食,应将所有产妇视为饱胃患者,积极预防反流、误吸的发生。入室时检查气管导管气囊压力,带管患者呕吐时及时吸引口腔分泌物,拔管后的患者如有呕吐,嘱其头偏向一侧。如果发生了反流、误吸,应立即将患者置于头低位,并偏向一侧,重复进行吸引以吸除误吸物质,向医师报告,遵医嘱给予气管解痉药及抗生素,同时行必要的呼吸支持。如果发生了中度至重度的误吸,或误吸了固体,应当立即协助医师应用带套囊的气管内导管插管,插管后再次反复吸引以移除颗粒性物质,保证足够的吸入氧浓度,必要时可以采用持续气道正压通气。

3.产后出血的观察和护理

(1)入室3 h内,根据医嘱及入室交接状况按压宫底,观察宫底高度、阴道流血等情况,对宫内放置水囊压迫止血的患者不按压宫底。

(2)产后出血量超过500 mL称为产后出血。产后出血过多的原因包括子宫收缩乏力、子宫撕裂、胎盘碎片残留等。

对于生命体征稳定且伤口无渗血的患者,若血液在腹膜后积聚或子宫缝合后血液局限于宫腔,可能难以发现出血。如剖宫产后出现代偿性休克(血压正常伴心率不断增加),应加强观察,积极评估血气分析结果等,必要时配合医师行床旁B超检查。

(3)发现产后出血量大时建立至少2条静脉通路,其中至少1条应是大口径(14 G或16 G)导管,用于补液、输血及给药。应遵医嘱输血,使用止血药物和缩宫素。

(4)记录尿量,预防急性肾衰竭发生,如尿量少于30 mL/h,应补充血容量,如尿量少于17 mL/h,应考虑有肾衰竭的可能。

(5)通过面罩给氧(10～15 L/min),维持血氧饱和度>95%;注意保暖,避免出现低体温。

4.其他并发症的护理

(1)妊娠合并高血压:妊娠高血压是指孕20周后出现高血压,且不伴蛋白尿或子痫前期相关终末器官功能障碍的其他表现。其中10%～25%的患者可能最终出现子痫前期的症状和体征。如果子痫前期女性发生抽搐,诊断将升级为子痫。

子痫抽搐发作通常表现为全身性的强直-阵挛性抽搐。发病时,患者突然丧失意识,常伴有尖叫。随后,手臂、腿、胸部和背部的肌肉则变得僵硬。在肌肉强直期,患者可能发绀。大约1 min后,出现抽动和颤搐,持续1～2 min。患者可能发生舌咬伤,口吐泡沫状血痰。当颤搐结束,患者进入发作后期。最初患者处于深睡眠,呼吸深,然后逐渐清醒,经常主诉头痛。处理原则:①防止孕产妇缺氧和外伤。保持气道通畅,防止误吸,尽量使患者处于侧卧位。通过面罩辅助供氧(8～10 L/min)以治疗抽搐中通气不足引发的低氧血症,去除床周危险物品,防止创伤。②治疗重度高血压(若存在)。③防止抽搐复发。硫酸镁是首选的抗惊厥药。子痫前期/子痫最严重的并发症是脑卒中导致死亡或失能。这种情况下的脑卒中大多为出血性,发病前有剧烈头痛和严重的血压水平波动。因为抽搐是脑卒中的危险因素,患者如果发生抽搐,还需警惕脑卒中的发生。

(2)妊娠合并糖尿病:护理措施包括以下3点。①合理应用胰岛素,仔细监测血糖水平;②监测尿量以了解肾功能状态;③妊娠合并糖尿病患者易发生感染,应严格执行无菌操作技术。

(3)妊娠合并甲亢:甲状腺危象通常由急性事件(如甲状腺或非甲状腺手术、创伤、感染、急性碘负荷或分娩等)诱发。对妊娠合并甲亢的患者应做好处理围麻醉期甲状腺危象的准备。治疗原则包括以下3点。①对症治疗,减轻应激反应;②纠正水、电解质紊乱,降温;③遵医嘱用药,减少血液循环中过多的甲状腺素或降低外周组织对甲状腺激素的反应。

(4)妊娠合并病态肥胖:病态肥胖对产妇的影响主要表现在以下4个方面。①呼吸系统:可能存在肺功能储备降低,氧合状态差,困难气道的发生率高。②心血管系统:血容量过多,心脏负担重。③消化系统:发生胃内容物反流和肺误吸的风险进一步增加。④内分泌:肥胖患者妊娠期通常存在胰岛素相对不足。麻醉恢复期应该加强观察,预防并发症的发生。

(5)仰卧位低血压:足月产妇处于仰卧位时会出现血压下降、心动过速及股静脉压升高现象,这是由于妊娠子宫压迫下腔静脉,导致静脉回流降低及心排量降低,也被称为仰卧位低血压综合征。许多麻醉药物产生的交感神经抑制作用可导致血管扩张,进一步减少静脉回流,加重低血压。护理时应加强对血压的监测,积极处理低血压,遵医嘱扩容,变换体位(如向左侧倾斜手术台15°～30°,或者于患者右臀下放置楔形物),使用血管活性药。

(牛丽娜)

第十六节　麻醉恢复室耳鼻咽喉头颈外科手术后护理

现代耳鼻咽喉头颈外科学的教科书中,单列的三级学科包括耳科学、鼻科学、咽科学及颌面疾病、喉科学、气管食管科学、颈科学以及颅底外科学等各自独立的学科内容。与外科的发展相应,耳鼻咽喉头颈外科的麻醉已经经历了从既往的以局部麻醉为主到现在的全身麻醉占绝对优势的过程,成为临床麻醉中一个越来越受重视的亚专业。与之相应,全麻后患者的复苏护理成为影响患者手术的重要环节之一。

本节将按照现代耳鼻咽喉头颈外科学的三级学科分类,介绍这一学科麻醉恢复室的护理要点。

一、耳部手术后护理

临床上需要采用全身麻醉的耳科手术包括外耳、中耳、乳突及内耳手术。复杂的外耳手术包括一些先天畸形（如先天性耳郭畸形、外耳道闭锁等）的修复，这些畸形还可能涉及中耳畸形，手术时间通常较长，患者以小儿为主。中耳、乳突和内耳手术可能涉及各个年龄段患者，常见手术类型包括鼓膜修补术、镫骨切除术、听骨链成形术、乳突根治术、胆脂瘤切除术以及越来越多的人工电子耳蜗植入术等。

（一）观察要点

（1）观察伤口敷料、引流情况及面部肿胀情况。

（2）并发症：面瘫、眼震、头晕、恶心、呕吐等。

（二）护理要点

1. 常规护理

（1）病情观察：观察患者伤口处敷料有无渗血、渗液，患者伤口包扎松紧度对面部肿胀程度的影响，如患者面部明显肿胀、双眼睁开较难、眼皮及球结膜水肿，需通知医师进行相应调整。

（2）体位护理：患者术后头偏向健侧，保持患侧朝上，勿使患侧受压，同时需注意避免颈过度后伸或头颅过度扭转。应用喉罩通气时要避免喉罩移位，确保喉罩位置良好。

2. 并发症护理

（1）面神经损伤护理：颅脑创伤和医源性损伤是造成面神经损伤的主要因素。面神经损伤导致的面瘫等临床表现对患者的生活、工作造成诸多的不良影响。面神经可分为脑桥内段、颅内段、内耳道段、颞骨内面神经管段和颅外段，不同部位的损伤有相应的解剖和临床特征，其手术治疗方法也不尽相同。面神经损伤麻醉恢复室护理的重点在于早期发现，患者清醒后，观察患者有无嘴角倾斜，双侧面部是否对称，能否完成闭眼、鼓腮等动作，如有异常，及时向医师汇报。

（2）气道及胃肠道护理：对于实施镫骨植入术或鼓膜形成术的患者，为减少植入物移位或其他耳内重建结构改变，在麻醉复苏期间应避免患者躁动、呛咳，减少气管刺激，加强术后镇痛，预防恶心、呕吐等，改善复苏质量以保证手术治疗效果。

（3）眩晕的护理：由于手术操作于耳内完成，术后患者容易出现眩晕的症状，要做好心理护理和解释工作。在转运患者过程中，应动作轻柔，解释到位，重视患者的感受。

3. 小儿行电子耳蜗植入术的护理

人工电子耳蜗是一种模拟人耳蜗功能的声-电能转换电子装置。它将声音信号转换成电信号，通过植入内耳的电极，绕过耳蜗内丧失功能的感觉细胞直接刺激听神经，刺激完全性耳聋和极重度耳聋患者残余的耳蜗螺旋神经元，产生人工电诱发听觉，并使患者获得或部分恢复听觉。大部分行电子耳蜗植入术的患者为儿童。

（1）物品准备：由于小儿麻醉复苏的特殊性，在入复苏室前需根据患儿的身高、年龄、体重做好小儿呼吸机、心电监护仪的设定及复苏物品准备，如小儿袖带、脉氧指套、吸痰管、简易呼吸器、小儿面罩等。

（2）专人看护：手术患儿年龄较小，麻醉清醒后出于本能意识会出现拔管反应，专人看护可以第一时间阻止患儿的行为，在保护重要管道的同时预防患儿坠床。

（3）做好心理护理：患儿离开父母，在陌生的环境里，加之术后不适的刺激，愈发恐惧不安，焦虑、紧张情绪严重。麻醉恢复室护士需要做好安抚陪伴的工作，稳定患儿的情绪，细致观察患儿的面部表情、精神状况，及时发现患儿的不适，向医师汇报，共同处理。

(4)患儿达到出室标准，应及时护送患儿返回病房。

二、鼻部手术后护理

鼻科手术可按解剖区域划分为外科鼻手术、鼻腔手术、鼻窦手术以及涉及相邻骨质的鼻眶和鼻颅底手术。鼻内镜微创外科的飞速发展已使传统的鼻窦-颅面外科发生了巨大变革，功能性鼻内镜手术(functional endoscopic sinus surgery，FESS)已成为涉及鼻旁窦手术的主要治疗手段，相关的经鼻眶外科和鼻颅底外科将鼻科手术带到了一个前所未有的新高度。既往以局部麻醉为主的鼻科手术目前也已逐步过渡为在全身麻醉下进行，其中大部分可以在喉罩全身麻醉下安全实施。

(一)观察要点

(1)患者口鼻腔渗血、渗液，如有异常，及时向外科医师汇报并处理。

(2)患者呼吸状态：复苏期间呼吸机辅助呼吸状态下应关注患者的气道压，及时吸引气道内渗出物，拔管后观察患者的呼吸幅度、频率。

(二)护理要点

1. 体位

将床头抬高15°～30°，减少鼻腔内渗血、渗液对气道的刺激。

2. 气道护理

患者的伤口位于鼻腔内，较多渗血、渗液在口鼻腔积聚，拔管前应在麻醉状态下尽量吸尽口鼻腔分泌物。拔管时动作轻柔、迅速，尽可能减少拔管时呛咳、体动以减少创面出血及血液污染气道。清醒患者可自行吐出口鼻腔渗血、渗液。

3. 皮肤护理

患者鼻腔填塞后仍有血液渗出至面颈部，复苏室护士应做好皮肤护理，及时擦拭渗出的血液，防止结痂、粘连，同时吸引鼻腔处积血。

4. 疼痛护理

告知患者鼻腔填塞引起反射性头痛、面部轻微肿胀、畏光、流泪等症状，均属正常。

三、喉部手术后护理

喉部位于颈前正中，在舌骨下方，上通咽喉，下接气管，后邻食管入口，有呼吸、发声、保护、吞咽等功能，位置极其重要。喉部病变特别是声门病变由于直接影响呼吸，常常会迅速造成危及生命的事件。

喉科手术大都需要全身麻醉，由于病变的位置处于麻醉气道管理的关键区域，共用气道的问题比其他耳鼻咽喉头颈外科手术更为突出。所以喉部手术不仅对术中麻醉医师提出了挑战，还对于麻醉恢复室的管理提出了更高的要求。

(一)观察要点

(1)观察口、鼻腔及气道渗血、渗液情况及有无呼吸困难。

(2)观察头、颈、面部的肿胀情况。

(3)并发症：术后出血、误吸和呛咳、皮下气肿。

(二)护理要点

1.一般护理

(1)气道护理:拔管前后吸尽口、鼻腔渗血、渗液,吸痰过程中注意执行无菌操作,吸痰时动作轻柔,减少刺激,避免剧烈咳嗽,确保气管造瘘口通畅。拔管后做好气道湿化,防止气道干燥,痰液结痂,同时观察患者的呼吸,预防因痰液黏稠、过多堵塞气管,造成呼吸困难。观察患者的头、颈、面部的肿胀情况,观察是否因绷带捆绑过紧而影响头面部血运,造成患者头面部潮红、组织疏松处水肿,如有此类情况,可向医师报告,进行调整。

(2)皮肤护理:及时清理血渍,更换颈部伤口敷料,预防切口感染。检查外套管系带松紧度,以通过一指为宜。

(3)预防出血:应观察全麻未清醒患者有无连续吞咽动作,预防切口处出血,观察患者的伤口敷料有无渗血、渗液,颈部有无肿胀现象。

(4)导管护理:胃管是喉部手术患者的重要管道,应做好固定,同时要向患者解释并强调胃管的重要性,防止意外拔管。

(5)体位:将床头抬高30°～45°,头部适当制动,避免颈过伸,减轻喉部分切除后在缝合处产生的张力。

(6)心理护理:喉部手术患者术后发音功能受损,无法准确表达自己的想法,有负面情绪,麻醉恢复室护士应主动关心,耐心沟通,做好心理护理。

2.并发症护理

(1)术后出血:术中止血不彻底、术后缝合线滑脱、患者剧烈咳嗽、活动时过度伸展或转动颈部,都可能造成术后切口出血或血肿,形成的血肿可能会压迫气道,造成患者术后呼吸困难。

复苏期间应注意观察患者引流液的性状、颜色和量,防止引流管扭曲、打折、受压,保持颈部负压,引流通畅。

嘱患者避免剧烈咳嗽,不可过度晃动颈部或伸展上肢,以免牵拉伤口,引起出血。

如发现患者切口渗血或引流不畅、颈围增大、呼吸困难,应立即通知医师进行处理。

(2)误吸和呛咳:由于手术切除后,喉腔组织缺损,后喉的括约肌保护作用全部或部分丧失;或喉上神经或舌下神经被切断,导致吞咽不协调;或喉腔损伤,导致局部水肿,造成误吸或呛咳。

在镇静状态下吸尽患者口鼻腔和气道渗血、渗液,防止过多的分泌物下流,刺激喉部,拔管时可减少吸痰造成的刺激。

向清醒患者做好解释教育工作和心理护理,抬高床头,嘱患者吞咽时放慢动作,如分泌物过多,可告知医护人员。医护人员协助患者吐出或用吸痰管轻柔地抽吸分泌物。

(3)皮下气肿:术后出现皮下气肿,应记录皮下气肿的范围、程度和发展情况,做好交接班,告知患者皮下气肿一般术后3 d内可自行吸收,无须特殊处理,消除患者的紧张情绪。

3.气管切开护理

气管切开术系切开颈段气管,放入金属气管套管或硅胶套管,是解除喉源性呼吸困难、呼吸功能失常或下呼吸道分泌物潴留所致呼吸困难的常见手术。

(1)保持呼吸道通畅:及时清理呼吸道,加强气道湿化,预防血痂、痰痂阻塞。

(2)预防感染:及时更换伤口周围污染的敷料。

(3)预防脱管:检查系带松紧度和牢固性,松紧以能容纳1根手指为宜。

（4）呼吸困难：①套管内阻塞，拔除套管内管后呼吸即改善，表明内套管阻塞，应清洁后再放入。②套管外管或下呼吸道阻塞，拔出内套管后呼吸仍无法改善，可滴入湿化液并进行深度吸痰，呼吸困难即可缓解。③套管脱出，脱管原因多为套管缚带太松，或为活结，易解开，皮下气肿，剧烈咳嗽、挣扎等。如脱管，应立刻通知医师并协助重新插入套管。

（5）并发症护理：常见并发症包括皮下气肿、纵隔气肿、气胸、出血等。术后应观察患者的呼吸、血压、脉搏、心率及缺氧症状有无明显改善，如有异常，及时汇报。

（牛丽娜）

第十七节　麻醉恢复室口腔颌面外科手术后护理

口腔颌面外科学是口腔外科学与颌面外科学相结合发展起来的交叉学科，是以研究口腔颌面部疾病防治为主要内容的学科，是口腔医学的重要组成部分，也是外科学的重要分支。口腔颌面外科手术内容广泛，患者年龄跨度大，由外伤、瘢痕挛缩、炎症、肿瘤、关节强直以及颌面部畸形等导致的困难气道现象十分常见，患者多伴有严重心理问题，因此，口腔颌面外科的麻醉及其护理也具有独到之处。

一、唇腭裂手术后护理

唇腭裂是临床上常见的先天性颅颌面畸形之一。根据是否伴有其他先天性疾病可以分为综合征型唇腭裂和非综合征型唇腭裂，根据畸形部位和范围可分为单发的唇裂和腭裂、唇裂合并腭裂等类型。由于上唇及腭部裂开，不能形成一个完整闭合的负压腔，喂养患儿困难，因此大多唇腭裂患者伴有营养不良、贫血等症状；由于缺少鼻腔的屏障和保护功能，唇腭裂患者容易反复发生呼吸道感染等并发症。

目前主张畸形的手术治疗在小儿时期完成。唇裂和腭裂患儿进行修复的最佳时间不同：单侧唇裂修复术在出生后 3～6 个月进行，双侧唇裂修复术在 6～12 个月进行，腭裂修复术在 12～18 个月进行。唇的境界：唇的上界为鼻底，下界为颏唇沟，两侧界限为唇面沟，其中部有横行的口裂将唇分为上唇和下唇。腭部指固有口腔的上壁，分隔鼻腔和口腔。腭包括前 2/3 的硬腭和后 1/3 的软腭。

（一）观察要点

1. 输液

严格控制输液滴速，以防患儿发生心力衰竭、肺水肿。

2. 实验室检查

检查血常规，重点关注血红蛋白、白细胞计数。

3. 并发症

并发症有舌后坠、误吸、喉痉挛、伤口出血、穿孔或复裂、低体温等。

（二）护理要点

1. 常规护理

（1）心理护理：对患儿进行心理安抚，减轻患儿的哭闹，缓解其紧张和焦虑情绪。

（2）体位：唇腭裂患儿术后躁动、哭闹可导致伤口出血、恶心、呕吐等，为避免由此引起的误吸，可适当调整体位，将患儿抱起，使患儿身体处于水平位，头偏向一侧，或让患儿侧卧。

（3）饮食护理：加强术后健康指导，在保证患儿术后安全的前提下，指导早期进食，促进患儿康复。全身麻醉完全清醒、呼吸道通畅后，即可尝试饮水，可给予 10～15 mL 温凉水，观察吞咽反射恢复情况，15 min 后，若无呛咳、恶心，再喂 80～100 mL 温凉糖水，观察有无不良反应。

（4）输液：静脉补液应注意输液速度的调节，防止滴速过快、液体量过大引起患儿循环超负荷，出现心力衰竭、肺水肿等。儿科补液速度标准为 3～5 mL/(kg·h)。

（5）严格掌握拔管指征：麻醉苏醒初期的患儿可能会因为导管刺激、疼痛等出现心跳加速、肢体扭动，甚至自行拔除气管导管或留置针等现象。应确保一名麻醉科护士实时看护患儿，严格掌握拔管指征，待患儿肌力恢复、呼吸循环稳定后遵医嘱吸引口腔和气管内分泌物后拔除气管导管。

（6）病情观察：严密监测患儿的全身状况，尤其是呼吸道情况，观察有无伤口出血、误吸、舌后坠和呼吸困难等情况，发现异常，及时向医师报告，严防并发症的发生。

2.并发症护理

（1）舌后坠：是唇腭裂手术的常见并发症，由麻醉药物没有完全代谢及气管拔管过早导致。舌后坠造成上呼吸道不完全梗阻时，患儿会发出不同程度的鼾声；当舌后坠造成上呼吸道完全阻塞时，鼾声反而消失，患儿的 SpO_2 进行性下降。发现后应立即托起患儿的下颌，放置口（鼻）咽通气道管，适量给氧。

（2）误吸和窒息：唇腭裂手术伤口的血性渗出物过多造成误吸甚至窒息，临床表现为三凹征、双肺有啰音、SpO_2 进行性下降等症状。处理措施为将患儿置于侧卧位或者将其头偏向一侧，及时将患儿口鼻腔内的分泌物和血液清理干净，必要时行气管内插管。

（3）喉痉挛：近期内发生上呼吸道感染的患儿呼吸道比较敏感，易激惹，手术部位紧靠上呼吸道，手术的牵拉及炎性反应都会刺激喉部，引起喉痉挛，多表现为吸气性呼吸困难，常伴有干咳和哮鸣音。当喉发生完全性痉挛时，气道完全阻塞，患儿很快发绀。当出现喉痉挛时，要及时解除刺激，面罩加压给氧，静脉给予肌肉松弛剂，缓解痉挛。

（4）咽喉部水肿：手术部位紧靠着咽喉部，手术的牵拉、手术切口和患儿哭闹容易引起术后咽喉部的水肿。多表现为呼吸和吞咽困难，哭闹时声音嘶哑。对该类患者以预防为主，术后给予适量激素类药物。

（5）伤口出血：是术后较常见的并发症，应依据其原因、部位、性质，采取不同的措施处理。术前做好血常规及凝血功能检查，了解患儿的身体状况。术后加强病情观察，如患儿有频繁的吞咽动作，应立即查看有无伤口出血。术后如发现出血，先明确出血部位和原因。渗血可用浸有肾上腺素的小纱布局部填塞或压迫止血；如出血在鼻腔侧创面，可滴入数滴 1% 的麻黄素溶液；发现有明显的出血点时，应及时缝扎止血。

（6）穿孔或复裂：做好术前评估，主要包括患儿月龄、体重、血红蛋白、出血时间、凝血时间等指标，以及近 1 个月汤匙喂养练习情况。术后伤口内填塞适量碘仿纱条可起到减张、止血、保护创口的作用。如纱条外露，切忌强行往回填塞或强行外拉，应立即通知医师，在确定无渗血的情况下剪去外露纱条，于 1 周后开始拆除剩余碘仿纱条，10 d 左右拆除完毕。

（7）低体温：婴幼儿患者的体温调节中枢发育不完善，皮下脂肪少，而体表面积相对较大，热量容易散发;麻醉药物对于机体的体温中枢也有抑制作用,使其体温调节功能降低,从而更易出现低体温现象;唇腭裂患者的营养情况较差,抵抗能力弱,也是导致低体温的重要因素。患儿转入麻醉恢复室后要积极采取保温措施,避免过度裸露患儿的体表,并监测患儿体温的变化,必要时盖保温毯或加温输液。

二、正颌手术后护理

牙颌面畸形是一种由颌骨生长发育异常引起的颌骨体积、形态结构异常以及上下颌骨之间及其与颅面其他骨骼之间的位置关系失调,表现为颜面形态异常、咬合关系错乱与口颌系统功能障碍,又称骨性错颌畸形。牙颌面畸形不仅影响患者的咀嚼功能,还会使得患者的外貌异常,继而易产生一系列的心理健康问题。

正颌外科手术是治疗牙颌面畸形,矫正上下颌骨以及颜面形态异常的手术方法。现代正颌外科最常用的术式为上颌 LeFort I 型截骨术、双侧下颌升支矢状劈开截骨术和水平截骨颏成形术。由于手术时间较长,术后头面部需加压包扎,口腔内要颌间结扎,气道内分泌物不容易吸出,因此对围术期的气道管理要求较高,术后一般要保留气管导管 1~2 d。

(一)观察要点

1.呼吸道情况

关注患者颌面部和呼吸道结构改变情况。

2.实验室检查

检查血红蛋白、血细胞比容、血小板、出血和凝血状态。

3.并发症

并发症有气管导管扭曲、移位和脱出,呼吸道梗阻,鼻翼压力性损伤,术后躁动,下牙槽神经感觉障碍,出血等。

(二)护理要点

1.常规护理

(1)呼吸道护理:严密监测患者的呼吸情况,术后需常规保留气管导管 1~2 d,及时清理气道内分泌物,确保呼吸道通畅,预防并发症发生。

(2)管道护理:注意观察引流液的量、颜色、性状,如引流管不通畅或引出液持续为鲜血时,立即向外科医师报告,给予对症处理。

(3)疼痛护理:正颌手术需要进行截骨,截骨部位会留下大面积的创伤,且疼痛等级较高,用疼痛评分工具来判断患者的疼痛等级,将评分结果及时告诉麻醉医师,若患者的疼痛评分数值较高,可遵医嘱配制镇痛泵或应用止痛药缓解疼痛。

(4)面部护理:手术后用干毛巾包裹生物冰袋敷于患者的两颊,每 30 min 进行 1 次,间隔 15 min,避开太阳穴;待患者意识清醒及呼吸功能完全恢复后,抬高床头 30°,促进面部静脉回流以减轻患者术后伤口的肿胀程度。

(5)心理护理:长期面部畸形患者自身有强烈的自卑感,对手术效果抱有很大的期望。正颌术后 3~5 d 往往肿胀明显,向患者说明这是术后正常反应,随着肿胀消退,患者可以观察到术后效果。术后有效的心理护理有助于减轻患者的痛苦,缓解患者的焦虑和恐惧情绪。

2.并发症护理

(1)气管导管扭曲、移位、脱出:为了不影响手术的进行,正颌手术采用经鼻气管插管,由于手术需要进行截骨、移位和固定,头部移动较大,气管导管容易扭曲、移位甚至脱出,如果发现不及时,会危及患者的生命安全。患者入麻醉恢复室后应立即听诊两肺呼吸音是否对称,观察胸部起伏情况,判断气管导管的位置,如发现异常,立即通知麻醉医师。

(2)呼吸道梗阻:呼吸道梗阻是正颌手术后严重的并发症之一。正颌手术后,受创部位会出现肿胀和出血,呼吸道狭窄,此外术后需要进行颌间结扎,导致患者不能张口,易引起误吸甚至呼吸道梗阻。主要表现为呼吸困难、心率加快、情绪激动、血氧浓度较低等。术后需保留气管导管1~2 d,应及时、有效地吸出口腔内及气管导管内分泌物。

(3)鼻翼压力性损伤:正颌手术多采用鼻腔异型管或弹簧管进行经鼻气管内插管,由于鼻翼部皮肤菲薄,皮下组织少,末梢循环血液供应有限,术中为暴露术野可能会牵拉气管插管、小范围搬动头部,这些均可能导致气管导管压迫鼻翼,当压迫时间过长时,则可能发生压力性损伤。患者入麻醉恢复室后应检查鼻翼处有无局部指压不变色的红斑或有水疱、渗出、破溃等情况,用支撑架固定呼吸回路,减少对气管导管的牵拉,在鼻翼处贴保护性敷料。

(4)术后躁动:术后躁动大多出现在苏醒期,由于术中药物的影响、疼痛、气管插管以及导尿管的刺激,术后患者容易发生躁动。表现为兴奋躁动、定向障碍、谵妄等。麻醉恢复室护士应陪伴在患者床旁,减轻患者的紧张情绪,强调保留气管导管的重要性,严防患者自行拔管。对于不合作的患者,必要时使用约束带以防止坠床,遵医嘱给予相应药物进行处理,用药期间要密切观察患者的意识、呼吸,严防并发症的发生。

(5)下牙槽神经感觉障碍:是比较常见的下颌劈开术并发症,表现为下唇麻木感、无意中咬破嘴唇等,应向患者解释原因,观察患者麻木的范围及变化,辅助给予神经营养药物治疗后可逐渐好转。

(6)出血:正颌手术中骨切开断面一般不能彻底止血,需靠复位固定后骨断面微小血管断端自行生理性凝结,因此,手术后短期内鼻腔内及切口出现少量渗血现象是正常的。需关注患者的血压、心率及头部加压包扎敷料渗血情况,定时做动脉血气分析,关注各项数值,尤其要注意血细胞比容、血红蛋白的数值变化,观察伤口出血的引流量,发现异常立即通知医师进行处理,必要时进行输血。

三、口腔颌面肿瘤手术后护理

口腔颌面肿瘤是发生于口腔颌面部的恶性肿瘤。到目前为止,外科手术仍然是口腔颌面肿瘤的主要治疗方法。恶性肿瘤按发生部位可分为唇癌、牙龈癌、颊癌、腭癌、口底癌等,涉及颌面和口腔内所有的解剖部位。口腔颌面恶性肿瘤多采用病灶及周边组织的联合根治术及各种瓣转移修复术进行治疗,其手术创伤大而复杂、出血多、手术时间长。由于有病灶、放疗、化疗、二次手术产生瘢痕组织,解剖结构明显改变,导致气管插管困难和气道管理困难,加之病变及手术造成气道解剖异常,术后容易引起呼吸道梗阻等并发症,患者术后一般要保留气管导管1~2 d,而对于一些涉及舌根、咽腔和喉等声门上组织的、大面积的口腔内游离组织瓣等手术患者需要在手术前后行预防性气管切开,从而保障患者气道通畅。困难气道的管理是口腔颌面肿瘤手术麻醉的一个特点和难点。

(一)观察要点

1.呼吸道护理

了解手术病灶的大小和位置、口腔内及颌面部解剖结构的改变对气道的影响。

2.关注皮瓣及供区情况

关注皮瓣温度、颜色、质地及供区血液循环。

3.并发症

并发症有皮瓣血管危象、伤口出血、低氧血症、低体温、深静脉血栓、术后躁动与认知功能障碍、呼吸道梗阻等。

(二)护理要点

1.常规护理

(1)呼吸道护理:关注患者的呼吸情况,无论是留置气管导管还是气管切开,均要保持患者呼吸道通畅,及时清理口鼻腔分泌物,严密观察患者的舌体、口底及颈部是否出现肿胀,指导患者有效咳嗽,避免手术并发症。

(2)观察皮瓣:术后取去枕平卧位,对头部按医嘱制动,避免大幅度剧烈运动而影响皮瓣存活。术后6 h内,每0.5 h观察一次,通过观察皮瓣颜色、质地、针刺出血情况、温度等评估皮瓣移植情况。

(3)关注供区情况:术后对取皮处有效制动,如四肢取皮,则应用专用肢体软垫抬高患肢15°~20°,利于静脉回流,预防血液循环障碍。

(4)引流管道护理:应将负压引流管放置在适当位置,避免管道扭曲、脱落、受压、堵塞等。要严密观察引流物的量和性质并记录。

(5)疼痛处理:术后镇静、镇痛有助于患者耐受留置气管导管或气管切开。用疼痛评分来判断患者的疼痛等级,将评分结果及时告诉麻醉医师,若患者的疼痛评分数值较高,可遵医嘱配制镇痛泵或应用止痛药缓解疼痛。

(6)心理护理:术后患者无法正常说话、进食,可能会存在恐惧、焦虑等,甚至丧失生活信心,护理人员要主动与患者沟通,分享成功病例,帮助患者及其家属树立信心。

2.并发症护理

(1)皮瓣血管危象:一般血管危象发生在术后72 h之内,观察皮瓣供血是术后护理重点。正常皮瓣的颜色应是粉红或淡红色,若发现皮纹消失,质地变硬,颜色苍白或暗沉,局部瘀点、瘀斑,均需及时向医师汇报。

(2)伤口出血:术后24 h最严重的并发症是出血,通过观察负压引流液的量和性状能及时发现有无切口出血,引流液量过多、呈现鲜红色,应警惕出血的可能,应及时通知医师止血处理。

(3)低氧血症:口腔颌面肿瘤患者多为合并多种并发症的中老年患者,全身情况差,再加上长时间手术麻醉,手术后患者易存在不同程度的低氧血症,常见原因有通气不足、上呼吸道梗阻、支气管痉挛、肺水肿等。为防止低氧血症发生,术前应对患者进行呼吸功能的评估和锻炼,患者入麻醉恢复室后应常规进行脉搏氧饱和度监测并吸氧,发生低氧血症后,根据不同原因进行治疗。对于严重低氧血症患者应进行呼吸支持,使用呼吸机进行通气。

(4)呼吸道梗阻:口腔颌面肿瘤术后容易发生呼吸道梗阻,可能危及患者的生命安全。术后应根据手术情况选择气管拔管、保留气管导管或者气管切开。拔管时要严格掌握拔管指征,清理口腔内的各种异物、唾液、血凝块等,同时在患者的床边备有气管切开器械、加压给氧装置、吸引器等,做好再次气管插管或气管切开的准备;对于保留气管导管和气管切开的患者,要及时地清理导管内的分泌物,避免导管被异物堵住。

(5)深静脉血栓:手术时间长,且患者需要头部制动卧床一周,活动大大减少,血流缓慢,从而使血流淤积,增加了深静脉血栓发生的机会。

(6)术后躁动:手术的创伤较大,疼痛、导尿管和引流管引起的刺激与不适、药物的残留等都是导致术后躁动的重要因素。对轻、中度躁动者可采用约束带约束的办法,对严重躁动者可给予适量镇静剂治疗。

(7)颈部乳糜漏:是颈淋巴结清扫术后对患者生命有潜在威胁的并发症之一。表现为术后引流出混浊或乳状引流液,一旦发现,应立即通知医师,确保负压引流有效,局部加压包扎,禁食,严密观察并记录24 h出入量,预防水、电解质紊乱。

(8)吞咽困难:该类手术病灶范围大,或存在颈部转移病灶粘连,极易损伤手术范围内的有关神经组织,导致患者吞咽困难。特别是舌癌患者,拔除鼻饲管后吞咽困难症状明显。可采用口饲进食,让患者自行掌握进食速度。

(9)苏醒延迟和认知功能障碍:手术时间长,麻醉用药多,容易引起药物积蓄。该类患者大多为高龄,嗜烟、酒,伴有营养不良等,这些都是苏醒延迟和认知功能障碍的原因。对苏醒延迟者,要进行合理用药,对症处理苏醒延迟的原因,必要时给予麻醉药物拮抗剂进行复苏,密切观察患者的生命体征;对认知功能障碍者可给予镇静、催眠处理。

(10)低体温:由于手术时间长、体表暴露面积大、术中出血量大等,术后患者易发生低体温。入室后给患者做好保暖措施,调节室温,加盖棉被,持续监测患者的体温,必要时使用加热毯。

(牛丽娜)

第十八节　麻醉恢复室儿科手术后护理

由于儿童年龄小、心理发育不健全、氧储备能力差等,以及存在麻醉术后药物残余作用、手术创伤等因素,其麻醉术后发生并发症的概率较高,且病情变化较快。这就要求麻醉恢复室的工作人员对儿童术后常见并发症有预见性,从而保障患儿的安全。

一、腹腔镜巨结肠手术后护理

先天性巨结肠(希尔施普龙病)又称肠管无神经节细胞症。由于患儿远端肠管缺乏神经节细胞,病变肠管处于持续痉挛收缩状态,丧失蠕动和排便功能,导致近端结肠蓄便积气,继发扩张、肥厚,逐渐形成巨结肠。

该病症多见于新生儿期,常表现为胎便排出延迟、顽固性便秘、腹胀、呕吐、发育迟缓等症状。主要治疗方法是手术切除病变的直肠和结肠段。

(一)观察要点

1.气道的观察

观察气管插管的刻度、固定、通畅性。

2.并发症的观察

并发症有喉头痉挛、喉头水肿、水和电解质紊乱、疼痛、低体温等。

(二)护理要点

1.常规护理

(1)气道护理:密切观察气管插管的刻度,保证气管导管在位、通畅。育龄期儿童头大颈短,颈部肌肉发育不完全,尤其是 3 个月以下患儿的气管较短,平均长度为 5.7 cm,轻微的体位改变有可能导致脱管或者气管导管过深,因此拔管前要时刻观察 CO_2 波形、气道压有无改变,听诊双肺呼吸音,遵医嘱吸痰,清理呼吸道分泌物。及时向麻醉医师报告观察结果,必要时对症处理。

(2)导管护理:观察引流管的颜色、量,妥善固定,防止滑脱,可用弹力绷带二次固定动静脉导管,防止患儿苏醒躁动导致管路滑脱。

(3)体温保护:儿童特别是新生儿的体温调节中枢发育不完全、体表面积大以及术中麻醉药物对体温调节中枢的抑制作用,易导致患儿术后体温过低,甚至体温不升。术后低体温可导致麻醉苏醒延迟、呼吸抑制等严重不良反应。术后需严密监测患儿的体温,对于低体温的患儿需采用暖风毯持续加温保暖,输液、输血加温等措施,待患儿的体温正常后方可将患儿转入病房。

(4)皮肤护理:小儿皮肤娇嫩,入麻醉恢复室时需检查全身皮肤状态,可用衬垫保护管路与皮肤接触部分,准备拔管前撕脱气管导管胶布时动作应轻柔,时刻观察脉氧夹、袖带等部位有无皮肤损伤。

(5)出入量管理:在麻醉医师指导下根据体重调整液体滴速,不宜过快,关注尿量。

(6)肛管的护理:适当抬高患儿的臀部,保持肛管水平位。妥善固定肛管,必要时保护性约束患儿,防止肛管滑脱。

(7)保护性约束:对因恐惧、疼痛等不适感而发生苏醒期躁动的患儿可实施保护性约束,防止坠床、非计划性拔管的发生。约束过程中密切观察患儿局部皮肤的颜色,定时松解,避免发生皮肤损伤。

(8)心理护理:手术患儿入麻醉恢复室后,常因术后疼痛、分离性焦虑、环境陌生等出现紧张、恐惧和哭闹。因此必要的言语安慰、轻柔的护理操作对舒缓患儿焦虑的情绪很有必要。

2.并发症的护理

(1)喉头痉挛、喉头水肿:是儿童术后常见的并发症之一,也是最危险的并发症。儿童在拔除气管导管后喉痉挛、支气管痉挛及其他气道异常的发生率远高于成人,因此麻醉恢复室护士应密切关注患儿的呼吸情况,注意有无明显的呼吸窘迫、打鼾、三凹征等通气不足的情况发生。症状轻微,可采取给予高流量氧气吸入、放置口咽通气道、更改卧位(如抬高床头)等措施缓解症状,向医师汇报,遵医嘱用药,必要时给予镇静、插管等。

(2)反流、误吸:儿童在腹腔镜手术后容易发生恶心、呕吐,巨结肠患儿本身的症状会加剧术后恶心、呕吐。在气管拔管前应通过胃肠减压管充分抽吸胃内容物后再常规吸痰、拔管,减少术后发生反流、误吸的可能。另外需要保持胃肠减压管通畅,包括定期观察、必要时抽吸胃肠减压管,拔除气管导管后观察患儿口腔内是否有盘曲的胃肠减压管,以免患儿呕吐、气道阻塞。

(3)水、电解质紊乱:重症巨结肠合并肠炎的患儿易发生水、电解质紊乱。苏醒期间要注意区分是水、电解质紊乱导致的患儿高钾、低钾,还是肌松药物残余引起的患儿呼吸功能不全,必要时查血气,及时对症处理。

（4）疼痛护理：观察患儿的反应，倾听其主诉，可采用面部表情评分法对患儿进行疼痛评分，遵医嘱用药。

二、尿道下裂患儿手术后护理

尿道下裂是男性下尿路及外生殖器常见的先天性畸形，由于胚胎期前尿道发育不完全从而尿道开口达不到正常位置，表现为尿道外口异位、阴茎下曲、包皮异常分布。该疾病是小儿泌尿生殖系统常见的畸形之一，手术是唯一的治疗方式。

（一）观察要点

1. 气道观察

观察气管插管的刻度、固定、通畅性。

2. 并发症的观察

并发症有疼痛、躁动以及骶管麻醉相关并发症。

（二）护理要点

1. 常规护理

（1）体温保护、心理护理、保护性约束：护理要点与本节"腹腔镜巨结肠手术"护理要点相同。

（2）导尿管护理：妥善固定尿管，保持导尿管通畅，密切观察尿液的性质。儿童尿道较细，术后容易被血凝块堵塞，如有血尿或无尿液排出，及时通知手术医师。

（3）手术切口护理：术后阴茎体全包裹式包扎，不利于观察切口。麻醉恢复室护士要警惕术后切口出血的发生。密切观察龟头的颜色，防止包扎过紧引起阴茎缺血。由于阴茎体上翘固定，苏醒期间应尽量裸露手术部位，切勿以被服覆盖或触碰按压切口等，以免加剧患儿的疼痛。

2. 并发症护理

（1）喉头痉挛、喉头水肿：护理要点与本节"腹腔镜巨结肠手术"护理要点相同。

（2）疼痛护理：由于此类手术部位皮肤较敏感且手术创伤较大，术后切口包扎产生机械性摩擦以及放置导尿管等导致尿道下裂患儿术后疼痛较剧烈。相应处理包括对学龄前患儿提前给予保护性约束，对年长患儿解释疼痛的原因以及进行言语上的安慰；将患儿疼痛剧烈且未配置患者自控镇痛（PCA）装置的情况及时告知麻醉医师，可根据患儿的苏醒情况静脉给予适量的镇痛药，给药后要注意观察患儿的呼吸情况。

（3）骶管麻醉穿刺部位护理：骶管麻醉是患儿尿道下裂手术常用的复合麻醉方式。经骶裂孔穿刺注射局麻药物，达到镇痛效果。由于骶管周围有丰富的静脉丛，容易造成穿刺部位迟发性皮下血肿，且患儿术中取仰卧位，不易观察穿刺点。应做好术后交接，并在患儿苏醒期间定期观察患儿的穿刺部位，防止血肿发生。

（4）密切观察生命体征：个别患儿在实施骶管麻醉后由于盆腔神经不能完全阻滞，且患儿禁食时间过长、手术时间过短，术中无法充分补液而出现低血压现象，因此苏醒期间要密切观察患儿的生命体征，及时告知麻醉医师，对症处理。

（牛丽娜）

第十九节 麻醉恢复室特殊患者手术后护理

随着生活水平的发展、医疗条件的改善、人均寿命的延长,人口老龄化问题日益突出;同时随着经济的发展、人们生活水平的改善,肥胖患者增多,少数患者可呈病态肥胖。老年患者、超高龄患者和肥胖患者以及减重手术患者为麻醉带来了新的挑战,其麻醉后的复苏工作亦至关重要。

一、老年患者手术后护理

据统计我国 65 岁及以上人口占总人口的 12.6%,预计到 2040 年该比例将超过 20%。由于人口老龄化日趋严重,需要进行手术治疗的老年患者比例不断上升。由于老年患者各器官功能进行性衰退,合并急、慢性疾病而使得器官功能受损或存在相关并发症,因此有创操作术后发生并发症的风险增加。

(一)观察要点

(1)常规观察:生命体征、皮肤、体温、疼痛、循环变化、呼吸状态。

(2)识别与评估衰弱。

(3)并发症:肺部并发症、躁动和谵妄。

(二)护理要点

1. 常规护理

(1)生命体征的观察:观察患者的血氧饱和度、血压和心律,监测氧分压和二氧化碳分压,如有异常,及时汇报;对于拔管后患者密切关注其神志,如出现嗜睡、打鼾、血氧饱和度下降等情况,及时呼唤患者,嘱患者保持清醒状态。

(2)皮肤护理:各种神经肌肉阻断剂(NMBA)对老年患者可能起效慢但作用时间延长,因此术后复苏时间更长,加上老年患者的皮肤干燥、弹性差、敏感性高,更容易发生压疮,因此复苏期间应关注老年患者骨隆突处的皮肤变化,及时给予适当的保护措施。

(3)避免低体温:老年患者无法快速恢复体温调控,因此围术期低体温更常见、更明显且更持久。护理人员应更注重老年患者的体温保护,尽量预防低体温的发生。

(4)循环系统:老年人的心血管功能除受衰老进程的影响外,还常受到各种疾病的损害,如高血压、冠心病和脑血管硬化等,可能会导致血流动力学不稳定;低血压有可能导致老年患者出现不良心脏事件;要求部分患者的平均动脉压高于 65 mmHg,尤其是高血压患者。因此应做好交接班,严密观察生命体征变化,保持患者的血压平稳,尤其注意避免血压过低,同时特别注意对心脏功能的支持、维护,发现异常,及时处理。

(5)疼痛管理:虽然存在年龄相关的疼痛感知减弱,但是老年患者的术后镇痛是围术期麻醉管理的重要方面。阿片类药物可能会诱发或加重谵妄,但疼痛缓解不充分也有可能使谵妄和后续并发症风险增加。为降低谵妄和其他阿片类药物相关不良反应风险,建议采用多模式联合方法进行疼痛管理。

(6)呼吸系统:①老年患者手术后通气功能改变主要发生于手术后早期,随着手术后时间的延长,通气功能逐渐恢复,故老年患者复苏时间应适当延长。②拔管前充分吸痰或鼓肺。老年患者术后往往出现肺顺应性下降、肺通气不足、手术麻醉或插管因素所致呼吸道分泌物增多,所以苏醒期至拔管前要及时、彻底地吸痰液,保持呼吸道通畅。③防止拔管后舌后坠及胃内容物反流。拔管后将患者头部偏向一侧,防止呕吐、误吸;对于清醒患者,拔管后鼓励其有效咳嗽并给予面罩吸氧。④积极预防肺水肿。老年患者心肺储备功能低下,术中、术后输液不当或误吸、感染、手术创伤等均可引发肺水肿。听诊发现湿啰音或湿啰音增多,应及时给予强心、利尿、扩血管处理,同时控制输血量、输液量,以防肺水肿。

2.评估衰弱

衰弱是一种易受伤害的临床状态,患者的功能衰退和死亡等不良健康结局风险升高,包括生理机能下降,以及对内科和外科治疗的耐受性下降。年龄较大和衰弱是术后不良结局的危险因素。需要时可用 FRAIL 量表快速筛查衰弱的患者,得分较高的患者尤其需要细致的照护。

3.并发症护理

(1)肺部并发症:体健老年患者在术后发生肺部并发症的风险较高。重要的并发症为肺不张、肺炎、呼吸衰竭以及基础慢性肺疾病加重。因此,麻醉恢复期应注意老年患者呼吸功能的恢复,关注血氧饱和度、血氧分压、血二氧化碳分压等数值,如有异常,及时对症治疗,避免发生低氧血症。

(2)躁动和谵妄:苏醒期躁动和谵妄可能表现为术后全身麻醉初步苏醒后的躁动(高活动型)或嗜睡伴神志改变(低活动型),表现为抑制或过度兴奋、哭泣、躁动和精神错乱。接受大型手术的老年患者尤其容易出现术后谵妄,发生率为 $4\%\sim55\%$,急诊手术、心脏手术或大型骨科手术后谵妄的发生率最高,另外多达 40% 的术后谵妄老年患者不能恢复术前基线认知水平。交接班时应关注老年患者的基线认知水平,便于苏醒早期观察是否发生谵妄。

二、减重手术后护理

随着社会经济的发展及人们生活水平的全面提升,单纯肥胖症患者的比例逐年增加并且呈现明显的年轻化趋势。肥胖症不仅影响形体外观美感,更是诱发糖尿病、脑血管疾病及睡眠呼吸暂停综合征等疾病的重要危险因素,潜在危险性较高,已逐渐严重危及人类的健康和生命。减重手术是重度肥胖且合并肥胖相关疾病者最有效且持久的减重治疗方法,又名减肥手术。

(一)观察要点

(1)观察生命体征。

(2)观察患者术后气道。

(3)并发症:高碳酸血症和低氧血症、肺不张、气道梗阻。

(4)护理和观察各类管道。

(二)护理要点

1.常规护理

(1)拔管护理:拔管时严格遵循拔管指征,确认患者处于完全清醒状态并排除肌松残余的可能。采用斜坡卧位或半卧位拔管,可减轻腹腔内容物对膈肌的压迫。拔管时常规做好放置口咽或鼻咽通气道的准备,如不能确定患者在拔管后是否能良好通气,应通过气道交换导管或纤维支气管镜拔除气管导管,并做好紧急气道处理的准备。

(2)生命体征的观察:观察患者的血氧饱和度、血压和心律,监测氧分压和二氧化碳分压,如有异常,及时汇报。

对于拔管后患者,密切关注其神志,如出现嗜睡打鼾、血氧饱和度下降等情况,及时呼唤患者,嘱患者保持清醒状态,避免二氧化碳的蓄积。

(3)体位护理:病态肥胖患者取平卧位时耐受力极差,从患者入室直到术后气道拔管后,应尽量避免将患者置于完全平卧位,应取适当的头高斜坡位,必要时斜坡位仰角可达$30°\sim45°$。

(4)管道护理:肥胖患者的留置针置入难度较大,入室后应做好留置针和引流管的固定和维护,对清醒患者做好健康宣教,强调管道的重要性,防止意外脱管。保持引流通畅,严密观察腹腔引流液的颜色、量、性质。

2.并发症护理

(1)高碳酸血症和低氧血症:由于术中腹腔镜手术建立人工气腹,CO_2透过腹膜吸收入血。肥胖患者由于其生理病理改变,术后易并发高碳酸血症和低氧血症,患者清醒后应坚持氧疗。护理人员应嘱患者深呼吸及有效排痰,监测血气分析,如有异常,及时汇报,积极处理。

(2)肺不张:病态肥胖患者术后发生肺不张的可能性更大,持续时间更长。术后入室,应听诊双肺呼吸音,尽量避免高浓度氧通气,间断采用肺膨胀加 PEEP 可减少肺不张的面积和肺内分流量。

(3)气道梗阻:具有中枢性抑制作用的药物均可抑制咽部扩张肌群的运动,使咽部肥胖患者发生咽壁塌陷的可能性增加。肥胖患者拔管后发生气道阻塞的危险性显著升高。气道阻塞可致患者死亡。由于气道梗阻使患者在自主呼吸时产生明显的气道负压,负压性肺水肿的发生率显著增加。这种负压性肺水肿患者通常需要重新插管,复苏室护士需做好密切观察、及时汇报和用物准备的工作。

三、沟通障碍患者手术后护理

沟通障碍患者包括聋哑患者、精神疾病患者、气管切开患者、幼儿、少数民族或外籍等有语言差异的患者、认知障碍患者等。此类患者存在各种原因导致的无法直接用语言沟通或无法配合的情况。

(一)原因分析

1.语言沟通障碍

(1)语言差异:患者的语言不是规范的普通话,从而导致医患沟通中的信息传递错误或缺失,影响双方的相互理解。例如,患者表述的是难以理解的方言或其他国家语言。

(2)文化水平差异:特定职业的成员之间依赖专业术语表达独特的含义,对于非专业人士来说则很难理解。

2.非语言沟通障碍

(1)非语言沟通差异:当患者无法进行语言沟通时,需要借助大量的非语言沟通来完成医患配合。医护人员与患者在手势、眼神、触摸、面部表情等非语言沟通方式的使用和理解上可能存在差异,因为不同国家、不同地区的手势等表达的意义不完全相同,这对于没有经过系统手语培训的医患来说都很困难。

(2)副语言差异:副语言是指发声行为的各个要素,表明说话的内容,包括说话的速度、音量、音调等。副语言服务于各种交流功能,能揭示情绪,强调特定内容,规范和调节会话。例如,南京话语速较快,给人吵架的感觉,不熟悉南京腔调的患者常感到不受尊重。

3.文化观念障碍

(1)文化观念差异:许多文化对女性的角色要求使得具有这些文化背景的女性可能会对男性医护人员的检查、治疗和护理感到不舒服。

(2)期待差异:患者对于医疗人员的角色和职责范围有着不同的理解和期望。尤其是当跨文化医患沟通时,医疗人员和患者的期望之间的潜在差异可能会加剧。例如,一些患者会认为安装了镇痛泵就完全不会感觉到疼痛了。这样的认知往往会导致在期望没有完全达到时发生误解和信任的崩溃。

(二)护理要点

1.语言沟通

护士应学会倾听、换位思考,采用通俗易懂且有针对性的方式,避免使用难以理解的专业术语,同时应尽量使用普通话与患者沟通,方便患者理解。患者有疑问时应反复多次耐心解释,不能谈论、嘲笑患者的方言或表达方式,伤害患者的自尊,交流中使用的语言要有亲切感。

2.非语言沟通

护士在沟通中注意面带微笑,适当学习工作中常用的一些手语表达,无法进行语言交流时可以借助肢体语言、图片等手段进行沟通,方便患者理解。对于能够进行文字交流的患者,可以为其准备纸、笔。

3.加强人文关怀

护士与患者接触得最多,工作中应及时发现患者的心理变化,实施个体化沟通,理解患者的差异性,尊重患者的个人需求。

4.加强主动积极性

摒弃单纯以工作为中心的护患关系,建立护患双方的互信、尊重、支持、理解与依赖,共同战胜疾病。加强护理团队建设,提高护士的知识水平和个人修养,培养护患共同语言与关注点,以弥合沟通障碍。

(牛丽娜)

第十九章 护理管理

第一节 分级护理制度

一、目的

规范临床分级护理,保证护理质量,保障患者安全。医护人员根据患者的病情和/或生活自理能力,确定特级、一级、二级、三级护理,进行病情观察和治疗护理,并根据日常生活活动能力评定(activity of daily living,ADL)评分给予基础护理。

二、适用范围

适用范围为临床各护理单元。

三、要求

(一)分级依据

1.有以下情况之一,可确定为特级护理

(1)维持生命,实施抢救性治疗。

(2)病情危重,随时可能发生病情变化,需要进行监护、抢救。

(3)各种复杂或大手术后、严重创伤或大面积烧伤。

2.有以下情况之一,可确定为一级护理

(1)病重患者的病情趋向稳定。

(2)病情不稳定或病情随时可能发生变化。

(3)手术后或者治疗期间需要卧床。

(4)自理能力重度依赖。

3.有以下情况之一,可确定为二级护理

(1)病情趋于稳定和/或未明确诊断前,仍需观察,且自理能力为轻度依赖。

(2)病情稳定,仍需卧床,且自理能力为轻度依赖。

(3)病情稳定或处于康复期,且自理能力为中度依赖。

4.病情稳定或处于康复期

病情稳定或处于康复期且自理能力为轻度依赖或无须依赖,可以确定为三级护理。

5.自理能力分级

(1)分级依据:根据测量日常生活活动能力的 Barthel 指数评定量表得分,确定等级。

(2)等级:根据 Barthel 指数评定量表得分,将自理能力分为重度依赖、中度依赖、轻度依赖和无须依赖四个级别。

(二)实施要求

临床护士应根据患者的护理分级和医师制订的诊疗计划,为患者提供基础护理服务和护理专业技术服务,根据患者护理分级安排相应能级的护士,护理分级与护士人力合理配置相结合。

1.特级护理要求

(1)严密观察患者的病情变化,监测生命体征。

(2)根据医嘱,正确实施治疗、给药措施。

(3)根据医嘱,准确测量液体出入量。

(4)根据患者的病情,正确实施基础护理和专科护理,如口腔护理、压力性损伤护理、气道护理及管路护理等,实施安全措施。

(5)保持患者的舒适和功能体位。

(6)实施床旁交接班。

2.一级护理要求

(1)每1h巡视一次患者,观察患者的病情变化。

(2)根据患者的病情,每日测量体温、脉搏、呼吸、血压等生命体征。

(3)根据医嘱,正确实施治疗、用药。

(4)正确实施口腔护理、压力性损伤预防和护理、管路护理等护理措施,实施安全措施。

(5)对患者提供适宜的照顾和康复、健康指导。

3.二级护理要求

(1)每2h巡视一次患者,观察患者的病情变化。

(2)根据患者的病情,测量体温、脉搏、呼吸、血压等生命体征。

(3)根据医嘱,正确实施治疗、用药。

(4)根据患者的身体状况,实施护理措施和安全措施。

(5)对患者提供适宜的照顾和康复、健康指导。

4.三级护理要求

(1)每3h巡视一次患者,观察患者的病情变化。

(2)根据患者的病情,测量体温、脉搏、呼吸、血压等生命体征。

(3)根据医嘱,正确实施治疗、用药。

(4)对患者提供适宜的照顾和康复、健康指导。

(要锦兰)

第二节　交接班制度

一、目的

保证临床医疗护理工作的连续性,预防不良事件发生。

二、适用范围

适用范围为临床科室中需要交接班的各护理单元。

三、要求

（一）交接班要求

（1）交班者在交班前应完成本班的各项工作，按护理文书书写规范做好护理记录。

（2）交班者整理及补充常规使用的物品，做好下一班必需用品的准备工作。

（3）交班者必须按时交班。接班者提前到科室，完成各类物品清点、交接并签名，阅读重点患者（如危重、手术、新入院患者等）的病情记录。

（4）交接班必须做到书面写清、口头讲清、床旁交清。接班者如发现病情、治疗、器械、物品交代不清，应立即询问。接班时如发现问题应由交班者负责，接班后发生问题应由接班者负责。

（5）交接双方共同巡视病房，注意查看患者的病情是否与交班记录相符，重病患者的基础护理、专科护理是否符合要求以及病室是否达到管理要求等。

（6）发现特殊情况者（如情绪、行为异常和未请假外出的患者等），应及时与主管医师或值班医师联系，并采取相应的措施，必要时向院部汇报。除向接班护士口头交班外，还应做好记录。

（二）交班方式

（1）书面交班。

（2）口头交班。

（3）床边交班。

（三）交班内容

（1）患者动态包括患者总人数，出院、入院、转科、转院、分娩、手术人数等，重危患者、抢救患者、一级护理患者、大手术前后或者有特殊变化的患者及死亡等情况。

（2）患者病情包括患者的意识、生命体征、症状和体征、与疾病密切相关的检查结果，治疗、护理措施及效果（如各种引流管引流是否通畅，引流液的颜色、性状、量；输液的内容及滴速；注射部位有无红肿、渗漏）；患者的心理变化，患者对疾病的态度，家庭、社会支持情况等。

（3）物品包括常备毒、麻药品，抢救物品，仪器、设备等。

（要锦兰）

第三节　急危重患者抢救制度

一、目的

及时、迅速、有效地抢救患者的生命，提高抢救成功率。

二、适用范围

适用范围为急重危患者的抢救。

三、要求

（1）抢救工作在科主任、护士长领导下进行。护士长负责组织和指挥护理人员对重危患者进行抢救护理。参加人员必须全力以赴,明确分工,紧密配合,听从指挥,坚守岗位。

(2)如遇重大抢救,及时呼叫医院抢救小组,必要时向医院及护理部汇报,接受医院及护理部的组织、调配和指导。

(3)在抢救患者的医师尚未到达时,护理人员应立即监测生命体征,严密观察病情,积极抢救。根据病情及时给氧、吸痰、开通输液通道,必要时立即进行心肺复苏、除颤、止血等,并为进一步抢救做准备。

(4)严格执行各项规章制度。对病情变化、抢救经过、抢救用药等情况要详细、及时记录和交班。在执行口头医嘱时应加以复述、确认,抢救后请医师及时补开医嘱,时间不超过 6 h。

(5)护理人员必须熟练掌握各种仪器、设备的性能及使用方法。

(6)各护理单元应备有抢救车,抢救车内应按医院统一规定放置抢救物品、器械、药品,标记清楚,定位、定量放置,定人管理,每班检查。有条件的应全院配备统一型号的抢救车,使用一次性锁或封条封存,启用后必须及时补充、清点、检查、封存,未启用的每月至少清查一次。每班检查一次性锁编码是否正确或封条是否完好,以保证应急使用。每次封存前双人检查并签名。

(7)做好抢救登记及抢救后的处置工作。

(要锦兰)

第四节　查对制度

一、目的

保证患者安全,防止不良事件发生。

二、适用范围

适用范围为处理医嘱,执行各项治疗、护理操作。

三、要求

(一)医嘱查对制度

护士及时查询接收医嘱信息。护士处理医嘱前要先查对医嘱种类、医嘱内容、起始时间、停止时间、给药方式、给药频率、药物浓度、给药速度等,若有疑问及时澄清,确认无误后方可执行。

(1)医院已实施电子医嘱管理但未采用个人护理终端信息系统(personal digital assistant,PDA),护士查对医嘱后在执行单上签名;科室内专柜保存执行单至少 1 个月。

(2)尚未实施电子医嘱管理的医院中护士处理医嘱后应有第 2 人核对,并在纸质医嘱本上双签名。每周总查对 2 次。

(二)给药查对制度

(1)给药前必须严格进行"三查七对"。"三查":操作前查、操作中查、操作后查。"七对":核对病历号、姓名、药名、剂量、浓度、时间、用法。

（2）使用时须用2种方式确认患者身份（姓名、病历号或生日）。采用PDA的医院，护士先询问患者姓名，后扫描患者手腕带，核对对话框，2种方式核对无误后执行医嘱。

（3）清点和使用药品时，必须检查药品外观、标签、瓶口有无松动、裂缝、失效期、批号、配伍禁忌等。如不符合要求，则不得使用。

（4）药物摆放后需经第2人核对后方可执行。

（5）给药前需询问患者有无过敏史，尤其对易导致过敏的药物。

（6）使用高危药物时必须两次核对后再使用。

（7）给药时，如患者提出疑问，应及时查清，核对无误并向患者解释后方可执行。

（8）观察用药后反应。若患者因各种原因未能及时用药，应及时向医师报告，根据医嘱做好处理，并记录。

（三）输血查对制度

（1）医师开具交叉配血医嘱后，由具有执业资格的两位护士核对患者信息，包括患者姓名、住院号、血型等。执业护士根据医嘱打印交叉配血标签并粘贴在合适的试管上，根据标签上的患者信息，在患者床旁与患者或家属核对患者姓名、病历号、血型等患者相关资料，核对无误后抽血。

（2）血液必须由医护人员提取，取血与发血人员双方必须共同核对患者姓名、病历号（出生日期）、性别、病室、床号、血型、血液有效期、配血试验结果，以及保存血的质量等，准确无误后，双方共同签字后方可提取。

（3）输血前由两名有资质的医护人员共同核对临床用血报告单及血袋标签各项内容，检查血袋有无破损渗漏，血液颜色是否正常，是否有血凝块等，具体核对内容如下。

临床用血报告单上受血者的姓名、病历号是否与住院首页和血袋上填写的相符。

临床用血报告单上供血者的产品号、血液品名、血型、血量是否与血袋标签相符。

临床用血报告单上受血者的血型是否与血型报告单上的血型和供血者的血型相符。

临床用血报告单上输血相容性检测结果是否符合安全、有效输血的要求。若以上任何一条有疑问，则不得执行输血。

（4）输血时，由两名医护人员带病历共同到患者床旁，核对患者姓名、性别、年龄、病历号或出生日期、床号、血型等，确认与配血报告相符，再次核对血液后，用符合标准的输血器进行输血。

（四）饮食查对制度

（1）护士根据医嘱及时变更患者床头饮食卡并核对。

（2）饮食医嘱与饮食标识一致，患者的饮食与其饮食医嘱相符。

（3）发放特殊治疗饮食、检查饮食时护士应查对患者姓名、病历号、饮食种类，确认无误后落实。有条件时，使用PDA扫描确认患者身份和饮食种类。

（4）特殊情况下自备饮食须经医护人员核对确认。

（五）手术患者查对制度

（1）接手术患者入手术室时，应查对患者病历号、姓名、性别、年龄、诊断、手术名称、手术部位及手术标记、术前准备有无完善。

（2）依据《手术安全核查制度》完成手术患者的安全核查并记录。

（3）体腔或深部组织手术，要在关闭体腔前、后及缝合皮肤后核对纱垫、纱布、缝针、器械的数目是否与术前相符。以下情况下应增加清点次数,术中需交接班、手术伤口涉及两个及以上部位或腔隙,关闭每个部位或腔隙时均应清点。

(4)对手术标本,手术者与洗手护士或协助操作护士核对后,再填写病理检验单送检。

(5)手术完毕,应与麻醉恢复室/患者所住护理单元护士核查并交接患者病历号、姓名、性别、年龄、诊断、实际手术名称、手术或操作中情况、带回药物等。

(要锦兰)

第五节　护理临床输血管理制度

一、目的

根据《中华人民共和国献血法》《医疗机构临床用血管理办法》《临床输血技术规范》制定护理临床输血管理制度,确保临床用血安全、有效、科学、合理,保护血液资源,保障临床医疗护理质量。

二、适用范围

该制度适用于住院(门诊)输注成分血或全血的患者。

三、要求

(一)交叉配血

(1)医师开具交叉配血医嘱后,由有执业资格的两名医护人员核对患者信息,包括患者姓名、住院号,血型等。执业护士根据医嘱打印交叉配血标签并粘贴在合适的试管上,根据标签上的患者信息,在患者床旁与患者或家属核对患者姓名、病历号、血型等资料,核对无误后抽血。

(2)执业护士每次只能采集一个患者的交叉配血标本,以免混淆原始标本,造成错误。由医护人员或专门人员将采好的血标本与输血申请单送至输血科(血库),双方进行逐项核对。

(二)血液及血制品发放

(1)接到输血科(血库)提血通知时,执业护士观察与评估患者有无输血禁忌证,如体温>38.5 ℃、急性肺水肿、充血性心力衰竭、肺栓塞、恶性高血压、真性红细胞增多症、肾功能极度衰竭及对输血有变态反应等。

(2)执业医护人员携带患者资料及血液运输箱至血库提血,资料包括患者姓名、住院号、病房/手术室/诊间、患者血型(ABO 及 Rh)。

(3)血液必须由医护人员提取,取血时与发血人员共同核对患者姓名、病历号或出生日期、性别、床号、血型、血液有效期、配血试验结果,以及保存血的外观等,准确无误后双方共同签字,方可提取。

(4)凡血袋有下列情形之一的,则一律不得发出及领用。

标签破损、字迹不清。

血袋有破损、渗漏。

血液中有明显血凝块。

血浆呈乳糜状或暗灰色。

血浆中有明显气泡、絮状物或粗大颗粒。

未摇动时血浆层与红细胞的界面不清或交界面上出现溶血。

红细胞层呈紫红色。

过期或有其他须查证的情况。

(5)血液发出后不得退回。

(三)输血

(1)输血前由两名有资质的医护人员共同核对临床用血报告单及血袋标签各项内容,检查血袋有无破损渗漏、血液是否正常等,具体核对内容如下。

临床用血报告单上受血者的姓名、病历号是否与住院首页和血袋上填写的相符。

临床用血报告单上供血者的唯一献血编号、血液品名、血型、血量是否与血袋标签相符。

临床用血报告单上受血者的血型是否与血型报告单上的血型和供血者的血型相符。

临床用血报告单上输血相容性检测结果是否符合安全、有效输血的要求。

若以上任何一条有疑问,则不得执行输血。

(2)输血时,由两名医护人员带病历共同到患者床旁核对患者姓名、性别、年龄、病案号、门急诊/病室、床号、血型等,确认与配血报告相符,再次核对血液后,用符合标准的输血器进行输血。

(3)输血前将血袋内的血液成分轻轻混匀,避免剧烈震荡。血液内不得加入其他药物。

(4)取回的血液应在发血后 30 min 内输上,不得自行贮存。

(5)输血前后用静脉注射生理盐水冲洗输血管道。连续用不同供血者的血液时,前一袋血输尽后,用静脉注射生理盐水冲洗静脉通路,更换新的输血器再输注下一袋血。

(6)输血过程中,滴速应先慢后快。输血开始时滴速一般调至 10～15 滴/分钟,以后根据病情和年龄调整输注速度,一般调至滴速为 40～60 滴/分钟(在患者能耐受情况下尽快输注血浆和血小板),儿童酌减。输血时间不应超过 4 h。

(7)输血记录。患者监测:①输血前,评估患者的体温、血压、脉搏、呼吸并记录。②输血开始时,评估并记录患者的体温、血压、脉搏、呼吸,记录输注血制品名称、输血量、输血开始时间、输血速度及静脉通路是否通畅、穿刺部位有无异常。

(8)若无输血不良反应,则输血完毕,按规范处置输血器材,将血袋及时送回输血科(血库)。

(9)医护人员需能识别潜在输血反应征兆并能够做出反应。输血过程中一旦出现异常情况,应采取如下措施。减慢或停止输血,及时向临床医师及输血科(血库)报告,用生理盐水维持静脉输液通道。

评估患者的生命体征,并对症检查、治疗和抢救,查找原因,做好记录。医护人员应填写输血治疗反馈卡,和血液和/或血制品一并送至输血科(血库)。疑为溶血性或细菌污染性输血反应,应立即停止输血,更换输血器,用生理盐水维持静脉输液通道,及时向上级医师报告,在积极治疗抢救的同时,进行以下核对检查。①核对临床用血申请单、血袋标签、临床用血报告单。②核对受血者及供血者 ABO 血型、Rh 血型五种抗原。③立即根据医嘱抽取受血者血液送血库检测。

(10)输血完毕,医护人员对有输血反应的患者应逐项填写输血反应回报单,返还输血科(血库)保存,并上报输血不良反应。

(要锦兰)

第六节 物品、药品、仪器和设备管理制度

一、目的

保证各类物品、药品供应及时、齐全,仪器、设备性能良好,为治疗、抢救患者提供物质保证。

二、适用范围

该制度适用于各级医院的护理单元。

三、要求

(一)管理原则

(1)护士长全面负责物品、药品、仪器和设备的管理。

(2)应对各类物品、药品、仪器和设备建立账目,专人管理、定期检查,做到账物相符。

(3)借出物品必须办理登记手续,重要物品经护士长同意后方可借出。抢救器材一般不外借。

(4)护士长调动时必须办好移交手续,交接双方共同清点并签名。

(二)物品管理

(1)根据医院的实际情况,条件允许可建立二级库房,专人管理,账物相符。

(2)应将物品分类、分区放置(洁、污分开,无菌、非无菌分开),标识清晰,先进先出。

(3)应将无菌物品存放于干净、干燥的货架或储物柜内,距地面 20~25 cm,离墙 5~10 cm,距天花板 50 cm。

(4)将物品放入储藏室前应去除外包装,存放于货架或储物柜内,距地面 15 cm,离墙 5 cm,距天花板 50 cm。

(三)被服管理

(1)各病房根据患者人数确定被服基数与机动数,满足患者的需求。

(2)专人管理,账物相符。

(3)将使用过的被服放于带盖的容器内,由洗衣房工作人员密闭回收,不得在病区内清点。

(4)将被血液、体液污染的被服单独置于黄色垃圾袋内;将被化疗药物污染及特殊感染患者的被服置于双层黄色垃圾袋内,粘贴醒目标识。

(四)仪器、设备管理

(1)专人负责保管医疗仪器、设备,协助医工科定期维护、保养、检测和校正,确保各类仪器设备始终处于完好备用状态,以随时使用。

— 743 —

（2）每台仪器设备应配有操作规程、使用注意事项及保养原则。

（3）仪器设备定点定位放置，每班清点记录。

（4）定期检测仪器性能，检查仪器配件是否完好、各种导线有无破损或衔接不好、用品是否齐全。

（5）保持仪器、设备的清洁，每次使用仪器、设备后应根据院感规定进行清洁、消毒。

（6）发现仪器故障时，应立即停用，并在仪器上悬挂醒目标识，脱离服务区域，通知医工科及时维修，做好维修效果评价和记录。

（五）药品管理

（1）各部门除患者急需使用的药品外，应尽量减少药品的贮备。必须贮备的药品需由部门负责人书面申请，药剂科、科主任、护士长根据病种和需要共同商定药品的种类和数量后报医院批准后方可贮备。

（2）备用药品专人管理，每天清点，每月质控。近效期药品应有标识。

（3）药品分类、定位保存，标识清楚，先进先出。

（4）将一品多规及品名、品相相似的药品分开放置，标识醒目。

（5）需避光保存的药品应存放在避光容器内；需要冷藏的药品，如冰冻血浆、白蛋白、胰岛素等，必须放置在冰箱冷藏室内，以保证药效。每天定时检查并记录冰箱温度。

（6）药品储藏区域必须监测温度、湿度，要求温度保持在 10 ℃～30 ℃，湿度维持在 35%～75%。

（7）麻醉药品和第一类精神药品存放于加双锁的专柜或保险柜内，由专人保管，班班清点交接并双签名，使用时双人拿取，用后双人核对并保留空安瓿，凭医师开具的专用处方及空安瓿向药房领回，做好使用登记。麻醉药品注射后有残余量，须在第二人监督下销毁并记录。

（8）将毒性药品放于加锁专柜内，由专人管理。

（9）将高危药品单独存放，标识醒目。药品的开具、领用、储存、摆放过程中均应有明显的警示标记，使用时双次核对。

（要锦兰）

第七节　饮食管理制度

一、目的

提供合理饮食，以满足患者的需要，增加抵抗力。

二、适用范围

该制度适用于住院患者的饮食管理。

三、要求

（1）护士应对每位入院患者进行营养评估，医师根据评估结果及患者的病情决定饮食种类，必要时须由营养师会诊，共同决定患者饮食种类。

（2）开具或变更患者饮食医嘱后，及时通知营养室，并在床头卡上做好饮食标记，及时告知患者变更信息及相关注意事项。

（3）医院应设有专门配餐员，严格按医嘱配置及发送饮食，对特殊饮食应标识清楚。

（4）营造并保持安静、整洁、舒适的就餐环境，停止非必要的治疗及检查。

（5）配餐员应及时记录和交班。在执行口头医嘱时应加以复述，护士参与饮食的发放，对治疗饮食、试验饮食等特殊饮食须严格核对，确认无误后发放。

（6）对于生活不能自理的患者应协助进食。

（7）了解患者的饮食习惯，观察进食量、食欲等情况；对有特殊需要的患者，在不影响患者治疗及健康的前提下，尽量满足其要求。

（8）原则上住院患者不接受患者家属所送或外买的饮食，特殊情况下须经医护人员认可后方可食用。

（要锦兰）

第八节　护理会诊制度

一、目的

通过会诊解决临床护理中的疑难问题，保证临床质量和患者安全。

二、适用范围

该制度适用于所有护理单元。

三、要求

（1）会诊护理专家的确定：参加护理会诊的人员是本专科领域指定的护理专家，有丰富的临床经验，如专科护士、护士长等。

（2）会诊范围：护理人员在护理过程中遇到本科室不能解决的护理问题时，可以申请全院跨科护理会诊。

（3）会诊程序如下。

第一，临床科室向护理专家提出申请。

第二，会诊人员接到会诊要求后，根据情况在 24 h 内完成会诊。

第三，会诊人员可选择网上直接回复或现场指导。

第四，现场指导内容如下。①会诊人员听取申请科室责任护士的病情汇报。②会诊人员查看相关资料和/或查体。③提出会诊意见或解决措施。④记录会诊结果。

（4）将护理会诊记录保存入档。

（要锦兰）

第九节 护理查房制度

一、目的

(1)通过行政查房,发现问题,提出解决问题的对策,提高护理质量和管理水平。

(2)通过业务查房,提高护理人员的专业水平,了解国内外专科护理发展新动向。

(3)通过教学查房,提高教学管理水平,提高学生的综合实践能力。

(4)通过夜查房,解决和处理夜间护理工作中的重点问题,确保夜间护理工作质量和安全。

二、适用范围

该制度适用于各级医院的护理单元。

三、内容和要求

(一)行政查房

1.内容

(1)查患者安全目标的落实情况。

(2)查护理质量,尤其是危重患者的护理质量。

(3)查服务态度、规章制度的执行情况。

(4)查岗位职责落实情况。

2.要求

(1)护理部/科护士长组织行政查房,由护理部主持,科护士长(或护士长)参加,每月1次以上,有重点检查内容。

(2)病区护士长组织行政查房,有计划地安排检查内容,每周至少1次。

(3)对存在的问题进行持续质量改进,并做好记录。

(二)业务查房

1.内容

(1)分析、讨论重危患者及典型、疑难、死亡病例的护理问题。

(2)检查护理计划及措施的落实情况,解决临床护理中的疑难问题。

(3)结合病例学习国内外护理新动态、新业务、新技术。

2.要求

(1)护理部组织全院业务查房,每季度1次。

(2)科护士长或护士长组织业务查房,每月1次。

(三)教学查房

1.内容

(1)分析典型病例,指导学生运用护理程序。

(2)检查教学计划、教学目标落实情况。

2.要求

(1)护理部负责教学相关人员应参与查房。

(2)带教老师负责组织教学查房,每一轮学生至少1次。

（3）护士长及时安排护生参加教学查房。

（四)夜查房

1.内容

（1）了解全院危重患者、抢救患者的概况,解决夜间护理工作中的疑难问题。

（2）抽查各岗位职责落实情况及各科室的护理工作。

2.要求

（1）由全院护士长轮班参加值班,床位 500 张以上,每天查 1 次;床位 200~500 张,一周查 2 次;床位 200 张以下,一周查 1 次。

（2）解决夜间护理工作中的疑难问题,处理突发事件。

（3）记录查房中发现的问题,下班前将值班记录提交护理部,特殊情况下可口头汇报。

（要锦兰)

第十节　各种检查与标本送检制度

一、目的

确保患者及时、安全地接受检查,并保证各项标本的采集质量符合要求。

二、适用范围

该制度适用于各级医院住院患者的检查及门急诊、住院患者的标本送检。

三、要求

（1）护士根据医嘱及检查单,通知患者并告知注意事项,行动不便者检查时应有人陪送,危重患者检查需医务人员陪同,以确保患者安全。

（2）应建立完善的标本采集、运送、接收、报告工作程序,采集的标本有唯一的识别标志,有条件的医院应推行条形码识别系统。

（3）各类检验、检查应有医嘱开具时间、采集时间、送出时间、接收时间、报告时间的记录,做到全流程可追溯。

（4）为确保生物安全性与预防院内交叉感染,应逐步采用真空管采血,采用加盖密闭工具运送（或专用转运箱)标本,将血、尿标本分开放置,不得混放检查申请单与标本容器。

（5）在采集具有高传染性的标本、传染病医院的标本后应由专人、用专用容器（标识清楚)送检。

（6）标本运送人员在拿取标本时必须佩戴防护手套,接触标本后应按要求做好手卫生。

（7）有各类标本在采集、暂存与运送过程中发生标本溢出、容器破损等意外事件的紧急处理预案。

（要锦兰)

第十一节　消毒隔离制度

一、目的

有效预防和控制医院内感染。

二、适用范围

适用范围为设有护理岗位的有关科室。

三、要求

（一）人员管理

（1）各护理单元设立医院内感染监控护士，检查、督促本部门的消毒隔离工作。

（2）医院感染科监督、指导护理人员严格执行消毒、灭菌、隔离、一次性医疗用品管理等制度。

（3）护理人员在岗时要着装整洁，符合院感控制要求，不戴戒指，手部指甲长度不应超过指尖，手部不涂抹彩色指甲油。

（4）护理人员必须遵守消毒灭菌原则，了解消毒剂的性能、作用、使用方法，以及影响灭菌或消毒效果的因素等，配置时注意有效浓度，并定期监测。

（二）标准预防

（1）进行有可能接触到患者血液、体液的诊疗、护理、清洁等工作时，应戴清洁手套；操作完毕，脱去手套后立即洗手或进行手卫生。

（2）在护理操作过程中，若有可能发生血液、体液飞溅到面部，则应戴医用外科口罩、防护眼镜或防护面罩；若有可能发生血液、体液大面积飞溅或污染身体，则应穿戴防渗透的隔离衣或围裙。

（3）在进行导管置入等侵袭性操作时，应戴医用外科口罩等医用防护用品，并保证光线充足。

（4）使用针头后不应回套针帽，确需回套针帽应单手操作或使用器械辅助；不应用手直接接触污染的针头、刀片等锐器。应将废弃的锐器直接放入耐刺、防渗漏的专用锐器盒中；应将重复使用的锐器放在防刺的容器内，密闭运输和处理。

（5）接触患者黏膜或破损的皮肤时，应戴无菌手套。

（6）应密封运送被血液、体液、分泌物、排泄物污染的被服。

（7）有呼吸道症状（如咳嗽、鼻塞、流涕等）的患者、探视者、医务人员等应采取呼吸道卫生（咳嗽礼仪）、相关感染控制措施。

（三）手卫生

（1）应配备符合要求的设施，包括洗手池、清洁剂、干手设施、速干手消毒剂等，设施位置应方便医务人员、患者和陪护人员使用；应有醒目、正确的手卫生标识，包括洗手流程图或洗手图示等。

（2）清洁剂、速干手消毒剂宜为一次性包装。

（3）医务人员手卫生按照《医院隔离技术规范》（WS/T$_3$13 — 2009）实施。

(四)清洁与消毒

(1)应保持病区内环境整洁、干燥,无卫生死角。

(2)应按照《消毒管理办法》,执行医疗器械、器具的消毒工作技术规范,所使用物品应达到以下要求。进入人体无菌组织、器官、腔隙,或接触人体破损皮肤、破损黏膜、组织的诊疗器械、器具和物品应进行灭菌。

接触完整皮肤、完整黏膜的诊疗器械、器具和物品应进行消毒。

各种用于注射、穿刺、采血等有创操作的医疗器具应一用一灭菌。

使用的消毒剂、消毒器械、一次性医疗器械和器具应符合国家有关规定。

一次性使用的医疗器械、器具应一次性使用。

(3)诊疗用品的清洁与消毒要求如下。

重复使用的器械、器具和物品如碗盘、治疗碗等,应遵循《医院消毒供应中心第1~3部分》(WS310—2016)的规定进行清洗、消毒或灭菌;接触完整皮肤的医疗器械器具(如听诊器、监护仪导联、血压计袖带等)应保持清洁,遇污染,应先清洁,后采用中、低效的消毒剂进行消毒。

体温计用后使用高效消毒剂采取两步法消毒(一次一用或专人专用),建议有条件的医院取消水银体温计,采用耳温仪等仪器测量体温。

湿化水、湿化瓶、呼吸机管路、呼吸机等的清洁、消毒与更换,应遵循有关规定。

治疗车上物品应摆放有序,上层放置清洁与无菌物品,下层放置使用后物品;治疗车应配备速干手消毒剂,每天进行清洁与消毒,遇污染时随时进行清洁与消毒。

(4)患者生活卫生用品的清洁与消毒要求如下。

生活用品如毛巾、面盆、痰盂(杯)、便器、餐饮具等,应保持清洁,个人专用,定期消毒;患者出院、转院或死亡后,应对其使用过的生活用品进行终末消毒。

有条件的病区污物间可配置便器清洗消毒器。

对传染病患者及其用物按照传染病管理的有关规定,采取相应的消毒、隔离和管理措施。

(5)床单位的清洁与消毒要求如下。

应进行定期清洁和/或消毒,遇污染应及时清洁与消毒;患者出院时应进行终末消毒。

床单、被套、枕套等直接接触患者的床上用品,应一人一更换;患者住院时间超过1周的,应每周更换;被污染时应及时更换。对更换后的用品应及时清洗与消毒。

被芯、枕芯、褥子、病床隔帘、床垫等间接接触患者的床上用品,应定期清洗与消毒;被污染时应及时更换、清洗与消毒。

不能在病室或走廊清点使用后的被服,应采用密闭式回收。

以上消毒方法应合法、有效,其使用方法与注意事项应遵循产品的使用说明。

(6)环境与物体表面、地面的清洁与消毒要求如下。

门诊、病房各室应定期通风换气,保持通风良好,发生呼吸道传染病(麻疹除外)时,应按规定进行空气消毒。具体参照《空气净化管理规范》(WS/T 368—2012)执行。

对物体表面(包括监护仪器、设备、室内用品的表面)应每天进行湿式清洁,保持清洁、干燥;当受到明显污染时,先用吸湿材料去除可见的污染物,然后清洁和消毒。擦拭不同患者的物体表面、清洁或污染区域的物体表面,应更换布巾。

感染高风险的区域(如手术室、产房、导管室、骨髓移植病房、器官移植病房、重症监护病房、新生儿室、血液透析病房、烧伤病区、感染疾病科、口腔科、急诊等)的地面与物体表面,应保持清洁、干燥,每天进行消毒,如遇明显污染,应随时进行去污、清洁与消毒。

每日用消毒擦巾擦共用坐式便器坐板和盖板或用一次性坐便垫(各操作检查室床单位一床一套或一床一擦)。

对环境与物体表面,一般情况下先清洁,再消毒;当被患者血液、体液等污染时,应先去除污染物,再清洁与消毒。物体表面消毒方法与地面消毒方法相同或采用 1 000~2 000 mg/L 季铵盐类消毒液擦拭。

地面无明显污染时,可采用湿式清洁。当地面被患者的血液、体液等明显污染时,应先用吸湿材料去除可见的污染物,再清洁和消毒。地面消毒采用 400~700 mg/L 有效氯的含氯消毒液擦拭,作用 30 min。

擦拭不同病房及区域的地面应更换地巾,用后集中清洗、消毒,干燥保存。

(7)隔离要求如下。

应根据疾病传播途径的不同,采取接触隔离、飞沫隔离或空气隔离措施,标识应正确、醒目。

除确诊为同种病原体感染者外,应将隔离的确诊或疑似传染病患者或隔离的非传染病感染者安置在单人隔离房间。

隔离患者的物品应专人专用,定期清洁与消毒,患者出院、转院或死亡后应进行终末消毒。

接触隔离患者的工作人员,应按照隔离要求,穿戴相应的隔离防护用品,如穿隔离衣,戴医用外科口罩、手套等,并进行手卫生。

呼吸机相关性肺炎、导管相关血流感染、导尿管相关尿路感染、手术部位感染、多重耐药菌感染等的预防与控制应遵循有关标准的规定。

(8)消毒物品与无菌物品的管理要求如下。

抽出的药液和配置好的静脉输注用无菌液体,放置时间不应超过 2 h;启封抽吸的各种溶媒,放置时间不应超过 24 h。

无菌棉球、纱布的灭菌包装一经打开,使用时间不应超过 24 h;干罐储存无菌持物钳使用时间不应超过 4 h。

对碘伏、复合碘消毒剂、季铵盐类、氯己定类、碘酊、醇类皮肤消毒剂应注明开瓶日期或失效日期,开瓶后的有效期应遵循产品的使用说明,无明确规定使用期限的应根据使用频次、环境温度、湿度等因素确定使用期限,确保微生物污染指数低于 100 CFU/mL。连续使用最长不应超过 7 d;对于性能不稳定的消毒剂,配置后使用时间不应超过 24 h。

无菌物品包装正确,操作符合无菌原则。按灭菌日期依次放入专柜,不得使用过期物品。

对可重复使用物品按规范清洁、消毒、灭菌(送消毒供应中心),严禁重复使用一次性物品。

(9)医疗废物的处理要求如下。

医疗废物的管理应遵循《医疗废物管理条例》及其配套文件的要求,正确分类与收集,将感染性医疗废物置于黄色废物袋内,将锐器置于锐器盒内。

医疗废物容器应符合要求,不遗洒;标识明显、正确,医疗废物不应超过包装物或容器容量的 3/4。应使用有效的封口方式,封闭包装物或容器。

对隔离的(疑似)传染病患者或隔离的非传染病感染患者产生的医疗废物应使用双层包装物包装,并及时密封。应与医院内转运人员做好交接登记并双签名,应保存记录 3 年。

(要锦兰)

第十二节 普通病房护理管理要求

一、设置与布局

病房分病室和辅助用房两部分。病室有普通病室和危重病室。辅助用房有输液准备室、治疗室、换药室、医师办公室、护士办公室、示教室、更衣室、医务人员值班室、配膳室、盥洗室、浴室、卫生间、库房、家属会客室、污物间等。每个病房设 40～50 张床位为宜。要求布局合理、通风、采光良好，符合医院感染管理要求，应设有适于隔离的房间和手卫生设施。应有冷暖气设备及呼叫系统。有条件的医院设中心吸引、供氧系统。病室设置可分单人、双人、多人病室。设独立卫生间、壁柜。房间色调柔和，温度 22 ℃～24 ℃，湿度以 50%～60% 为宜。床间距离 1 m 以上。多人房间床间距应大于 0.8 m，两床之间设活动的隔离床帘，便于保护患者的隐私。有条件的医院可增设电视机、电冰箱、电话机、会客区等。病区走廊应宽敞，有扶栏。床单位配置有轮摇床、床上用品、床头柜、床上桌；床旁椅、床头灯、床边设备带、电源插座、床号标记等。

二、人员配备

至少设护士长 1 名。普通病房必须配备足够数量、受过专门训练、有明确资质及岗位技术能力要求的护士。护士人数与床位数之比≥0.4∶1，普通病房日间每位护士平均负责患者数≤8，根据床位数和工作量合理配置夜班护士人数。特级、一级护理患者平均比例≥60%，护士人数与床位数之比≥0.6∶1。特级、一级护理患者平均比例为某病房特级、一级护理患者日平均人数与该病房患者日平均总人数的比值。有条件的医院可合理配备护理员。

三、管理要求

病房管理体现以患者为中心的管理宗旨。要求安全、整洁、舒适、安静，禁止吸烟。护士长全面负责病房的管理工作，定期进行行政查房，持续提高病房管理品质。

（一）安全要求

(1)在病区走廊和卫生间安装扶手，便于患者行走或如厕时使用。

(2)在患者活动区和跌倒的高危地点张贴防跌倒标识。保持地面清洁、干燥，防止人员滑倒。病区设有必要的安全设备，如护栏、保护具、呼叫系统等。对年老、年幼、昏迷、精神异常的患者应有相应的安全措施，对躁动患者应使用保护具，严加看护。

(3)配餐间房门上锁管理，热水瓶等物品放入柜内，防止发生不安全事件。

(4)病室门和卫生间门的锁需要特殊处理，紧急情况下任何钥匙都能顺利打开。窗户上安装防坠楼锁扣或设定开窗角度＜30°，严防坠楼事件发生。

(5)预防和消除一切不安全因素，加强易燃物品、易爆物品、电器、设备、氧气、危险化学品等的安全管理；定期检查防火设备、楼梯、过道及消防通道等是否通畅，消防栓口严禁堆放杂物。使用氧气做到四防(防热、防火、防油、防震)；病房(室)内不可使用非医院配置的大功率电器，不准使用明火。

(6)加强病区药品管理，各类药品管理应符合要求。各种急救设备、物品、药品应处于备用状态，由专人管理，定位放置，便于取用，并应定期检查、清洁、保养、维修，保持性能良好。抢救设备完好率应为 100%。未经护士长同意不得将病区仪器、设备随意外借、挪移。

(7)向患者或家属进行防火、防盗、控烟等安全教育,不携带贵重物品及大量现金,保管好自带物品,防止遗失,自觉遵守医院规章制度,爱护公物。

(8)不允许住院患者离开医院。如不听劝阻,执意外出,须签署外出告知书。

(二)整洁要求

(1)统一病室陈设,室内物品和床单位应整齐,病床相距均等,位置固定,不得任意搬动。

(2)保持病房卫生清洁,达到"六无"(无污迹、无蜘蛛网、卫生间及大小便器清洁无臭味、室内无卫生死角、地面干燥无积水、水槽下无物品)。

(3)按患者需求及使用方便放置床头柜物品,台面放水杯和需经常使用的物品,床底不放杂物。

(4)治疗室、换药室、办公室等场所保持整洁,对物品定位管理,公共区域内不可存放私人物品。

(5)病区使用医院统一标识、指示、警示牌,各种标识应醒目、清晰、明确,使用规范。

(6)遵循国家《病区医院感染管理规范》(WS/T510—2016)及相关法律、法规的要求,加强医院感染管理,严格执行标准预防及手卫生规范,对特殊感染患者进行隔离。

(三)舒适要求

(1)保持病室温、湿度适宜,保持病室通风,禁止吸烟。

(2)患者床铺应保持整洁、平整、松软、干燥;卧床患者应穿病号服,定时更换,保持清洁。

(3)患者休息和进餐时间尽量减少治疗,避免影响患者休息和进餐。

(4)护理人员应多关心患者,及时协助卧床患者取舒适的体位,努力营造和谐、温暖的护患关系。

(四)安静要求

(1)认真执行医院探视陪伴管理制度,做好相应的管理工作。入院时向患者及其家属做好入院介绍,并由患者或家属签字确认,取得患者及其家属的配合,共同做好病房管理工作。

(2)避免产生噪声,护士应穿软底鞋,工作人员和探视人员做到"四轻"(走路轻、说话轻、开关门窗轻、操作轻);定时给推车的轮轴加润滑油。所有监护设备报警声音、呼叫铃声等都可能是噪声的来源,需适时调控。

(要锦兰)

第十三节　感染科病房的护理管理要求

感染科病房建筑布局应符合医院卫生学要求,并应具备隔离预防的功能,区域划分应明确,标识应清楚。应根据国家的有关法规,结合本医院的实际情况,制定隔离预防制度并实施,隔离的实施应遵循"标准预防"和"基于疾病传播途径的特殊预防"原则。加强传染病患者的管理,加强医务人员的隔离和防护知识的培训。

根据隔离原则,目前感染科病房分为呼吸道传染病病房和其他感染性疾病病房,建议将高传染性并以空气传播为主的疾病患者以及新发突发传染病患者收治在负压病房,分别有不同的护理管理要求。

一、呼吸道传染病病房管理

此类病房适用于收治经呼吸道传播疾病的患者,包括飞沫隔离和空气隔离患者。

(一)设置和布局

(1)应设在相对独立的区域,划分出清洁区、潜在污染区和污染区,设立两通道和三区之间的缓冲间。缓冲间两侧的门不应同时开启,以减少区域之间的空气流通。

(2)病室内有良好的通风设施,或进行空气消毒,收治空气隔离患者的病房应做好空气消毒。

(3)应配备适量非接触性洗手设施和手部消毒装置。

(二)人员配备

参见普通病房人员配备要求。

(三)管理要求

1.隔离要求

(1)应严格执行服务流程和三区管理。各区之间界限清楚,标识明显。

(2)在标准预防的基础上,根据飞沫、空气传播疾病的特点,采取隔离与预防措施。

(3)以单间隔离为宜。当条件受限时,可将确诊的同种病原体感染的患者安置于同一病室,两床间距不小于1.1 m。空气隔离患者床间距不小于1.2 m。应单独安置疑似患者。

(4)医师开飞沫隔离医嘱,护士在病历、病床和病室做好粉红色的隔离标志。符合解除隔离条件时,开停止医嘱。

(5)医师开空气隔离医嘱,护士在病历、病床和病室做好黄色的隔离标志。符合解除隔离条件时,开停止医嘱。

(6)患者病情允许,应佩戴外科口罩,并按要求及时更换。应限制患者的活动范围。

(7)飞沫隔离时,患者之间、患者和探视者之间相隔距离在1 m以上,探视者应佩戴外科口罩。空气隔离时,禁止探视,如必须探视,则探视人员应做好防护。

(8)确认转运患者时,应告知接诊医疗机构或接诊医疗机构相关部门的工作人员,医务人员做好防护。

2.医务人员防护用品的使用

(1)与飞沫隔离患者近距离(1 m以内)接触,应戴帽子、医用防护口罩;进行可能产生喷溅的诊疗操作时,应戴护目镜或防护面罩,穿防护服。

(2)进入确诊或疑似空气传播疾病患者房间时,应佩戴医用防护口罩或呼吸器;根据暴露级别选戴帽子、手套、护目镜或防护面罩,穿隔离衣。

(3)接触患者的血液、体液、分泌物、排泄物、呕吐物及污染物品前,应戴清洁手套。离开隔离病室前、接触污染物品后应摘除手套,洗手或手消毒;手上有伤口时,应戴双层手套。

(4)工作人员个人防护用品使用的具体要求和穿脱个人防护用品的流程与操作应遵循《医院隔离技术规范》(WS/T 11—2009)的要求,确保在安全区域最后脱卸医用防护口罩。

3.仪器设备

(1)一般的医疗仪器如(听诊器、体温表、血压计等)应专人专用,用后应清洁、消毒。

(2)对不能专人专用的物品(如轮椅、平车等),每次使用后应清洁、消毒备用。

4.物品表面

(1)对患者周围物品、环境,如床头柜、床、凳子等,需每天定期用消毒液或消毒湿巾擦拭消毒,每天至少清洁并消毒2次,若被污染,随时去污、消毒。需每天用消毒液拖地,拖布分区使用,用后清洗、消毒、干燥后备用。

(2)对患者使用过的医疗物品,应做好消毒工作,具体如下。

无肉眼可见血液、体液污染时,应先清洁,再用消毒液消毒。

病室内消毒可选用以下方法:紫外线灯照射消毒、空气消毒机消毒、化学消毒。对床单位用床单位消毒机消毒,所有物品必须单独处理。

5.医疗废物

(1)应遵循《医疗废物管理条例》的要求处置工作人员使用后的一次性个人防护用品。

(2)按医疗废物处理呼吸道传染病患者产生的生活垃圾。

(3)将医疗废物放入双层黄色垃圾袋,不能超过包装物或者容器的3/4,将袋口用鹅颈法扎紧后,贴上医疗废物的标识,用防渗漏的密闭容器运送。

(4)必须将锐器放入锐器盒。

(5)及时清运污物袋,运送时防止丢失、泄露、扩散和直接接触身体。运送垃圾应通过专门的货梯。

二、负压病房管理

负压病房适用于收治高传染性并以空气传播为主的疾病以及新发突发传染病患者。

(一)设置和布局

(1)应设病室及缓冲间,通过缓冲间与病区走廊相连。病室采用负压通风,上送风、下排风;病室内送风口应远离排风口,排风口应置于病床床头附近,排风口下缘靠近地面但应高于地面10 cm。应保持门、窗关闭。病室与外界压力差宜为−30 Pa,缓冲间与外界压力差宜为−15 Pa。

(2)病室送风和排风管道上宜设置压力开关型的定风量阀,使病室的送风量、排风量不受风管压力波动的影响。

(3)设置压差传感器,用来检测负压值,维持合理负压,每天监测并记录各室负压值。

(4)高效过滤病室空气,对新风机组应设专人管理,定期检查,保持清洁。

(5)负压病室内应设置独立卫生间,配备适量非接触性洗手设施和卫浴设施。配备室内对讲设备。

(二)人员配备

参见普通病房人员配备要求。

(三)管理要求

1.隔离要求

(1)在标准预防的基础上,根据空气传播疾病的特点,采取隔离与预防措施。

(2)单间隔离。

(3)医师开空气隔离医嘱,护士在病历、病床和病室做好黄色的隔离标志。符合解除隔离条件时,开停止医嘱。

(4)患者病情允许,应戴外科口罩,并定期更换。应限制患者到病室外活动。

（5）禁止探视。

2.医务人员防护用品的使用

（1）医务人员应经过专门的培训，掌握正确的防护技术后，方可进入隔离病区。

（2）应严格按防护规定着装。在不同区域穿不同服装，且服装颜色应有区别或有明显标志。

（3）进入办公区着长袖工作服、鞋套。进入病区戴一次性帽子，戴医用防护口罩，穿防护服，戴手套。进行近距离操作或可能产生喷溅的诊疗操作（如吸痰、气管插管等）前，应戴防护眼罩或防护面屏。

（4）医用防护口罩可持续使用 6~8 h，如遇血液、体液污染或潮湿，应随时更换。佩戴前需通过密闭性试验。

（5）医务人员下班前应沐浴、更衣后，再离开隔离区。

3.仪器设备

参见呼吸道传染病病房管理要求。

4.物品表面

参见呼吸道传染病病房管理要求。

5.医疗废物

参见呼吸道传染病病房管理要求。

三、其他感染性疾病病房管理

此类病房适用于收治主要经接触传播疾病的患者。

（一）设置和布局

（1）感染性疾病病房的设置要相对独立，远离儿科病房、重症监护病房和生活区。设置单独入、出口和入、出院处理室。

（2）中小型医院可在建筑物的一端设立感染性疾病病房。

（3）病房应通风良好，自然通风或安装通风设施，以保证病房内空气清新。

（4）应配备适量非接触性洗手设施和手部消毒装置。

（二）人员配备

参见普通病房人员配备要求。

（三）管理要求

1.隔离要求

（1）在标准预防的基础上，根据接触传播疾病的特点，采取隔离与预防措施。

（2）应分区明确，标识清楚。

（3）以单间隔离为宜，当条件受限时，按同病种收治或床边隔离；每间病室不应超过 4 人，病床间距不少于 1.1 m。

（4）医师开接触隔离医嘱，护士在病历、病床和病室做好蓝色的隔离标志。符合解除隔离条件时，开停止医嘱。

（5）限制人员的进出，严格执行探视制度。

（6）减少转运，如需转运，应采取有效措施减少对其他患者、医务人员和环境表面的污染。转运前先通知接收部门做好隔离准备。转运结束做好相应的消毒工作。

(7)不同的疾病有不同的隔离期,按医嘱进行隔离和解除隔离。

2.医务人员防护用品的使用

(1)一般诊疗活动,可佩戴医用外科口罩。

(2)若在进行诊疗、护理操作过程中可能发生患者血液、体液、分泌物等喷溅,要佩戴护目镜或防护面罩。

(3)接触患者的血液、体液、分泌物、排泄物、呕吐物及污染物品前,应戴清洁手套。离开隔离病室前,接触污染物品后应摘除手套,洗手或手消毒;手上有伤口时应戴双层手套。

(4)进入隔离病室,从事可能污染工作服的操作前应穿隔离衣;离开病室前,脱下隔离衣,按要求悬挂,每天清洗和消毒;或使用一次性隔离衣,用后按医疗废物管理要求进行处置。

(5)接触甲类或按甲类传染病管理的患者前,应穿防护服,离开病室前,脱去防护服,按医疗废物管理要求进行处置。

3.仪器设备

(1)一般的医疗仪器(如听诊器、体温表、血压计等)应专人专用,用后应清洁、消毒。

(2)对不能专人专用的物品(如轮椅、平车等),每次使用后应清洁、消毒备用。

(3)采集血标本和输液使用安全型产品。

4.物品表面

(1)对患者周围物品、环境(如床头柜、床、凳子等),需每天用消毒液或消毒湿巾擦拭消毒1～2次,每天至少清洁并消毒2次,被污染时去污、消毒。需每天用消毒液拖地,拖布应分区使用,清洗、消毒、干燥后备用。

(2)对患者使用过的医疗物品,做好消毒工作,具体如下:

无肉眼可见血液、体液污染时,应先清洁,再用消毒液消毒。

有肉眼可见的血液、体液污染的区域,应先去除污染物,再清洁、消毒。

对于朊病毒、气性坏疽和突发不明原因的传染病病原体感染的患者,尽量使用一次性医疗器械;必须重复使用诊疗器械、器具和物品时,使用后应双层封闭包装并标明感染性疾病名称,立即通知消毒供应中心,将其放入单独转运箱回收处理。建议将患者使用过的床单、被罩、衣物报损,需重复使用时双层封闭包装,标识清晰,先消毒,后清洗。

(3)患者出院后应做好终末消毒,具体如下。

将患者使用过的物品彻底清除污物后用消毒溶液擦拭。

病室内消毒可选用以下方法:紫外线灯照射消毒、空气消毒机消毒、化学消毒,对床单位用床单位消毒机消毒,必须单独处理所有物品。

应焚毁甲类传染病患者用过的物品。

5.医疗废物

(1)按医疗废物处理感染性疾病患者产生的生活垃圾。

(2)将医疗废物放入双层黄色垃圾袋,不能超过包装物或者容器的3/4,将袋口用鹅颈法扎紧后,贴上医疗废物的标识,用防渗漏的密闭容器运送。

(3)对特殊感染废物除用以上的方法处理外,还应在包装袋外贴有明显的"特殊感染"标识。特殊感染包括气性坏疽、炭疽、朊毒体以及特殊病原体(如艾滋病病毒、结核分枝杆菌、新型布尼亚病毒等)所致感染,以及突发不明原因传染病病原体所致感染。气性坏疽、炭疽、朊毒体感染,应同时注明病原体名称。

（4）必须将锐器放入锐器盒。

（5）及时清运污物袋，运送时防止丢失、泄露、扩散和直接接触身体。运送垃圾应通过专门的货梯。

（要锦兰）

第十四节　急诊科护理管理要求

急诊科是医院急症诊疗的首诊场所，也是社会医疗服务体系的重要组成部分。急诊科24 h开放，承担来院急诊患者的紧急诊疗服务，为患者及时获得后续的专科诊疗提供支持和保障。

一、设置与布局

（一）设置要求

急诊科应有与医院级别、功能和任务相适应的场所、设施、设备、药品和技术力量，以保障急诊工作及时、有效地开展。急诊科设置与布局要以方便患者就诊治疗、符合急诊救治流程为原则，同时又要有利于医院感染的预防和控制。

急诊科应设在医院内便于患者迅速到达的区域，并临近大型影像检查等急诊医疗依赖较强的部门；应有醒目的路标和标识，以方便和引导患者就诊，与手术室、重症监护病房等相连接的院内紧急救治绿色通道标识应当清楚、明显；出入口应通畅，设有无障碍通道，方便轮椅、平车出入，并设有救护车通道和专用停靠处；有条件的医院可分设普通急诊患者、危重伤病患者和救护车出入通道。

急诊科应当明亮，通风良好，门应足够大，候诊区应宽敞，通道和各室应宽敞，就诊流程便捷通畅，建筑格局和设施应当符合医院感染管理的要求。

儿科急诊应当根据儿童的特点，提供适合患儿的就诊环境。急诊科应设有急诊通信（电话、传呼、对讲机）装置，有条件的医院可建立急诊临床信息系统，为医疗、护理、感染控制、医技、保障和保卫等部门及时提供信息，并逐步实现与卫生行政部门和院前急救信息系统的有效衔接，保障患者医疗的连贯性。

（二）布局要求

急诊科应设医疗区和支持区，医疗区包括预检分诊处、诊疗区、治疗室、处置室、抢救室、观察室、清创室、急诊监护室等；支持区包括挂号窗口、收费窗口、各类辅助检查部门、母婴室、药房和安全保卫等部门。医疗区和支持区布局应合理，以缩短急诊检查和抢救半径。

1. 预检分诊处

预检分诊处需设置在急诊区域明显的位置，一般设在急诊科入口处，与挂号处相邻，面向候诊区，连接治疗区，并有明显标志。预检分诊护士根据预检分诊制度进行有效分诊，经分诊后的患者就近进入相应的诊疗区域。预检分诊处应有宽敞的空间、充足的光线，配有保护患者隐私设备、通信设施、紧急报警系统、电脑（或患者就诊登记本）、候诊椅以及转运患者的工具等，还需备有各种常用检查器材。

2.诊疗室

应当根据需要设内科、外科、妇产科、眼科、耳鼻喉科、口腔科、皮肤科等诊疗室。每个诊疗室应设单独房间,配备带有遮隔措施的诊察床和临床常用检查器械,有条件的医院可配备中心供氧和吸引装置、电脑、打印机等。

3.抢救室

抢救室应临近急诊预检分诊处,根据需要设置相应数量的抢救床。抢救床位占各级医院总床位数的百分比(含急诊 ICU):三级甲等医院,不小于 1.5%;三级乙等医院,不小于 1.2%;二级医院,不小于1.0%。每床净使用面积不小于 $12m^2$。抢救室内应备有急救药品、器械及心肺复苏、心电监护等设备,并应具有施行紧急外科处置的功能。急诊患者在抢救室留置时间原则上不超过 24 h。

4.急诊重症监护室

急诊重症监护室应临近急诊抢救室,自成一区,相互间有垂直或水平交通,三级甲等床位数不少于 10 张,三级乙等床位数不少于 5 张。内部结构和设备参照重症监护室要求,护士人数与床位数之比为(2.5~2.8):1。

5.观察室

观察室应根据急诊患者流量和专业特点设置观察床,收住需要在急诊临时观察的患者。急诊患者留观时间原则上不超过 72 h。设有单独医师办公室、护士站、治疗室、观察病室等,基本设置与普通病房相同。

6.清创室

清创室内光线应充足,空气流通,有冷暖气设备,分清洁区和污染区,并有明显标志。配有无影灯、简易手术床、供氧和吸引装置、器械柜、清创缝合、换药用物、污物桶、洗手池等。将各种药品分类放置,按消毒规范要求专柜放置无菌物品。

7.急诊输液室

急诊输液室根据医院急诊就诊人数配置输液区和治疗区。输液区配备相应数量的输液椅(床)、供氧、吸引装置,备有抢救药品、器材和治疗用物。

二、基本设备及药品配置要求

(一)仪器

急诊科应配备心电图机、心脏起搏器、除颤仪、心脏复苏机、简易呼吸器、呼吸机、心电监护仪、中央监护系统、负压吸引器(有中心负压吸引可不配备)、给氧设备(中心供氧的急诊科可配备便携式氧气瓶)、急救搬动器械、转运器械、各种基本手术器械等。三级综合医院还应配备便携式超声仪和床旁 X 线机,有需求的医院还可配备血液净化设备和快速床旁检验设备。

(二)抢救室

抢救室应配备心脏复苏药物、血管活性药、利尿及脱水药、抗心律失常药、镇静止惊药、止痛药、解热药、止血药、常见中毒的解毒药、平喘药、纠正水电解质紊乱和酸碱失衡类药、各种静脉补液液体、局部麻醉药、激素类药物等。

三、人员配备

急诊科必须根据每日就诊人次、病种和急诊科医疗、教学需求等配备足够数量、受过专门训练、有明确资质及符合岗位技术能力要求的护士。

（1）综合医院急诊科护士长应有主管护师以上任职资格，在急诊护理领域工作 5 年以上，有一定管理能力，负责本科的护理管理工作。

（2）急诊科应有相对固定的急诊护士，且不少于在岗护士的 75％，急诊预检护士要有 3 年以上急诊临床护理工作经验，护士结构梯队应合理。急诊护士经规范化培训考核合格，掌握急诊、危重症患者的常见急救护理技能，能配合常见急救操作，熟悉急诊护理工作内涵与流程，并定期接受急救技能培训。培训间隔时间原则上不超过 2 年。

（3）急诊科可根据实际需要配置行政管理和其他辅助人员，应配备一定数量的卫生工作人员，负责护送患者检查、住院等，以减少中间环节，并实施全程服务。

（4）急诊护士应掌握的技术和技能包括急诊护理工作内涵及流程，急诊预检分诊；急诊科内的医院感染预防与控制原则；常见危重症的急救护理；创伤患者的急救护理；急诊、危重症患者的监护技术及急救护理操作技术；急诊各种抢救设备、物品及药品的应用和管理；急诊患者的心理护理要点及沟通技巧；突发事件和群体伤的急诊急救配合、协调和管理等。

四、管理要求

（1）建立健全并严格遵守各项规章制度、岗位职责和相关技术规范、操作规程，保证医疗服务质量及医疗安全。加强质量控制和管理，指定专（兼）职人员负责护理质量和安全管理。

（2）根据急诊医疗工作制度与诊疗规范的要求，在规定时间内完成急救诊疗工作。实行首问负责制，不得以任何理由拒绝急诊患者或推诿；对危重急诊患者按照"先及时救治，后补交费用"的原则救治，确保急诊救治及时、有效。

（3）制定并严格执行分诊程序及预检分诊原则，按患者的疾病危险程度进行有效分诊，对可能危及生命安全的患者应立即实施抢救。挂号、化验、药房、收费等窗口应有抢救患者优先的措施。

（4）设立针对不同病情急诊患者的停留区域，保证抢救室危重症患者的生命体征稳定后能及时转出，以保持足够空间，便于应对突来的其他危重症患者。

（5）应定期检查和更换常备的抢救药品，有专人管理，保证药品在有效期内。对麻醉药品和精神药品等特殊药品，应按照国家有关规定管理。

（6）对抢救设备进行定期检查和维护，在有效期内使用，保证设备完好率达到 100％，并合理摆放，有序管理。急救设备处于应急备用状态，有应急调配机制。

（7）急诊科医护人员应当按病历书写有关规定书写医疗文书，确保每一位急诊患者都有急诊病历，记录诊疗的全过程和患者去向。

（8）遵循国家《病区医院感染管理办法》（2016）及相关法律法规，加强医院感染管理，严格执行手卫生规范，并对特殊感染患者进行隔离。

（9）在实施重大抢救时，特别是在应对突发公共卫生事件或群体灾害事件时，应按规定及时向医院相关部门报告，医院根据情况启动相应的应急预案。

（要锦兰）

第十五节 重症监护病房护理管理要求

重症监护病房以救治综合性重症患者为重点,独立设置,床位向全院开放,负责对危重患者提供及时、全面、系统、持续、严密的监护和救治。应具备与其功能和任务相适应的场所、设施、必要的监测和治疗设备,以满足危重症患者的救治需要。

一、设置与布局

(1)重症监护病房的整体布局应该保证医疗区域、辅助用房、污物处理和医务人员生活辅助用房区域等有相对的独立性,以减少彼此之间的干扰,控制医院感染。同时,重症监护病房应接近手术室、医学影像学科、检验科、输血科(血库)、药房等,方便患者的转运、检查和治疗。

(2)建筑应有合理的包括人员流动和物流在内的医疗流向,有条件的医院可以设置不同的进出通道。为医护人员提供便利的观察条件,有必要时尽快接触患者的通道。每床使用面积不小于 15 m^2,床间距大于 1 m;每个病区最少配备一个单间病房,使用面积不小于 18 m^2,用于收治隔离患者。

(3)病区具备良好的通风、采光条件。医疗区域内的温度应维持在(24±1.5) ℃。有足够的非接触性洗手设施和手部消毒装置,单间每床 1 套,开放式病床每 2 床至少 1 套。

(4)根据专科来源和卫生行政部门的要求,重症医学科应配备负压隔离病房 1~2 间。

(5)重症监护病房应建立完善的内部通信系统、网络与临床信息管理系统等。

二、基本设备要求

(1)每床配备完善的功能设备带或功能架,提供电、氧气、压缩空气和负压吸引等功能支持。每张监护病床装配 12 个以上电源插座,氧气接口、压缩空气接口和负压吸引接口各 2 个以上。

(2)医疗用电和生活照明用电线路分开,应有备用的不间断电力系统和漏电保护装置,每个床位的电源应该是独立的反馈电路供应。

(3)每床配备床旁监护系统,进行心电、血压、经皮血氧饱和度、有创压力监测等基本生命体征监护。为便于安全转运患者,每个重症监护病房至少应配备 1 台便携式监护仪。

(4)三级综合医院的重症监护病房原则上应该每床配备 1 台呼吸机,二级综合医院的重症监护病房可根据实际需要配备适当数量的呼吸机。每床配备简易呼吸器。为便于安全转运患者,每个重症监护病房至少应有 1 台便携式呼吸机。

(5)每床均应配备输液泵和微量注射泵,其中微量注射泵原则上每床 4 通道及以上。另配备一定数量的肠内营养输注泵。

(6)应配备适合的病床和防压力性损伤床垫。

(7)其他必配设备包括心电图机、血气分析仪、除颤仪、心肺复苏抢救装备车(车上备有喉镜、气管导管、各种管道接头、急救药品以及其他抢救用具等)、纤维支气管镜、升降温设备等。三级医院必须配置血液净化装置、血流动力学与氧代谢监测设备。

三、人员配备

重症监护病房必须配备足够数量、受过专门训练、有明确资质及符合岗位技术能力要求的护士。护士人数与床位数之比≥2.5∶1;可以根据需要配备适当数量的医疗辅助人员,有条件的医院还可配备相关的设备技术与维修人员。

(1)护士长应有中级以上专业技术职务任职资格,在重症监护领域工作 3 年以上,有一定管理能力,负责本科的护理管理工作。

(2)护士应接受过严格的专业理论和技术培训并考核合格。应掌握重症监护的专业技术,包括氧疗技术,气道管理和人工呼吸机监护技术,循环系统血流动力学监测,心电监测及除颤技术,血液净化技术,水、电解质及酸碱平衡监测技术,输液泵的临床应用和护理技术,外科各类导管的护理技术,胸部物理治疗技术,重症患者营养支持技术,危重症患者抢救配合技术等。除掌握重症监护的专业技术外,还应具备各系统疾病重症患者的护理、重症监护病房的医院感染预防与控制、重症患者的疼痛管理、重症患者的心理护理等能力。

四、管理要求

(1)建立健全并严格遵守各项规章制度、岗位职责和相关技术规范、操作规程,保证医疗服务质量及医疗安全。加强质量控制和管理,指定专(兼)职人员负责护理质量和安全管理。

(2)医院相关科室应有足够的技术支持能力,能随时为重症监护病房提供床旁 B 超、血液净化、X 线片等影像学以及生化和细菌学等实验室检查。

(3)病床数量应符合医院功能、任务和实际收治重症患者的需要,三级综合医院重症监护病房床位数为医院病床总数的 2‰～8‰,床位使用率以 75％为宜;若全年床位平均使用率超过 85％时,则应该适度扩大规模。每天至少应保留 1 张空床以备应急使用。

(4)加强医院感染管理,严格执行手卫生规范及对特殊感染患者的隔离。严格执行预防和控制呼吸机相关性肺炎、导管相关性血行感染、导尿管相关性尿路感染的各项措施,加强耐药菌感染管理,对感染及其高危因素实行监控。

(5)对感染患者应依据病原体传播途径实施相应的隔离措施,应将经空气传播疾病患者安置于负压病房,进行隔离治疗。

(6)严格限制非医务人员的探访,确需探访的,应落实隔离措施,并遵循医院感染预防控制的相关规定。

(7)重症监护病房装饰必须遵循不产尘、不积尘、耐腐蚀、防潮、防霉、防静电、容易清洁和符合防火要求的原则。

(要锦兰)

第十六节　手术部(室)护理管理要求

为加强手术部(室)护理质量管理,规范手术部(室)护理管理工作,提高护理质量,保障医疗安全,有效预防和控制外科手术部位感染,应制定手术部(室)护理管理要求规范。

一、设置与布局

(1)医院手术部(室)应具备与医院等级、功能和任务相适应的场所、设施、仪器设备、手术器械、相关医疗用品,保障手术工作安全、及时、有效地开展。

（2）手术部（室）应设在医院内便于接送手术患者的区域，宜临近重症医学科、临床手术科室、病理科、输血科（血库）、消毒供应中心等部门。医院应设立急诊手术患者绿色通道。

（3）手术部（室）的建筑布局应当遵循医院感染预防与控制的原则，做到布局合理、分区明确、标识清楚、符合功能、流程合理和洁污区域分明。手术部（室）分为限制区（具有空气净化设施的又称为洁净区）、半限制区（准洁净区）、非限制区（非洁净区）。限制区可设手术室、洗手间、无菌物品间、仪器室、贮药室、应急消毒间等。半限制区可设术前准备室、器械敷料室、标本间、污物处理间、麻醉恢复室、办公室、值班室、休息室、示教室、家属谈话间等。非限制区可设餐厅、更衣室、卫生间等。手术部（室）应设有工作人员出入通道、手术患者出入通道、物流通道，物流需做到洁污分开，流向合理。

（4）应根据医院手术科室的床位数及手术量设置手术室的数量，满足医院日常手术工作的需要。手术室的面积应根据手术大小和各种手术设备仪器所需空间而定，一般手术室以40 m² 为宜，骨科、神经外科手术室以 40～46 m² 为宜，心脏手术室以 54 m² 为宜，特殊手术室应为 65～75 m² 或大于 75 m²。

（5）手术室建筑装饰应遵循不产尘、不积尘、耐腐蚀、不开裂、防潮、防霉、容易清洁、环保节能和符合防火要求的总原则。手术室不得设地漏。

（6）应根据手术要求和手术室尺寸配置手术无影灯，宜采用多头型手术床，长轴向应沿手术室长轴布置，台面中心点宜与手术室地面中心相对应。可按手术室大小、类型配置观片灯联数，观片灯或终端显示屏应设置在主刀医师对面的墙上。

（7）洗手间设在两个手术室之间或清洁走廊内，洗手间内设有洗手池、感应式自动出水龙头或脚踏式水龙头、皂液及外科消毒洗手液、干手装置，并放置时钟，便于计时。刷手水质应符合《生活饮用水卫生标准》（GB5749—2020）要求，建议将水温控制在 32 ℃～38 ℃，不宜使用储箱水。

（8）洁净手术部的建筑布局、基本配备、净化标准和用房分级等应符合《医院洁净手术部建筑技术规范》（GB50333—2013），辅助用房应按规定分洁净和非洁净辅助用房，并设置在洁净和非洁净手术部的不同区域内。

二、基本设备要求

（1）手术部（室）内基本设施、仪器、设备、器械、耗材、常用药品等物品配备齐全，功能完好并处于备用状态。

（2）手术室提供双相电、氧气、压缩空气和负压吸引等功能支持。手术室装配电源插座数量适宜，氧气接口 2 个以上，压缩空气接口和负压吸引接口各 2 个以上。不同电压用电线路分开，每个手术室的电源应该是独立的反馈电路供应。手术部（室）应有备用的不间断电力系统和漏电保护装置。配备完善的功能设备吊塔或设备带。

（3）手术室内部设施、温控、湿控应符合环境卫生学要求。手术室不得采用民用空调，保持室内温度 22 ℃～24 ℃，相对湿度 40%～60%。洁净手术部由手术室控制屏控制手术室温度、湿度、净化、时间，设置过渡季节独立冷热源，做到既可以与医院联网使用，又可根据术者和患者要求单独控制、灵活启停。

（4）手术室仪器设备基本配备包括手术床、无影灯、高频电刀、麻醉机、心电监护仪、净化空调参数显示调控面板、计时器、医用气源装置、麻醉气体排放装置、电脑、电话、嵌入式药品柜、器械柜、麻醉柜、观片灯、记录板、悬挂式输液架、壁式加温箱、器械车、升降台、踏脚凳。

(5)应配备合适的手术转运床、体位垫、体温保护装置、血栓泵,配备除颤仪、抢救车等设备,有条件的医院可安装对讲系统和通信设施。

三、人员配备

(1)根据手术量及工作需要,配备足够数量的护理人员,人员梯队结构合理,明确各级护理人员的资质及岗位技术能力要求。手术部(室)工作经历2年以内护理人员数占护理人员总数比例≤20%,手术部(室)护理人员与手术室之比≥3∶1。

(2)手术部(室)护士应接受岗位培训,并定期接受手术部(室)护理知识与技术的再培训,专业理论和技术培训考核应合格。

(3)手术部(室)护士长应有主管护师及以上专业技术职务任职资格和5年及以上手术部(室)工作经验,有一定的管理能力,负责本科的护理管理工作。

(4)根据工作需要,配备适当数量的辅助工作人员和设备技术人员。

(5)根据工作需要,配备一定数量的卫生工作人员与运送工作人员,负责手术室卫生与手术患者接送等,实施全程服务。

四、管理要求

(1)建立健全并严格遵守和执行各项规章制度、相关护理技术规范和操作规程,保证护理服务的质量与安全。加强手术部(室)的质量过程和关键环节的监督管理,指定专(兼)职人员负责护理质量和安全管理。

(2)建立手术安全核查制度,与临床科室等有关部门共同实施,确保手术患者、部位、术式和用物正确。

(3)加强手术患者体位安全管理,安置合适体位,防止体位不当造成手术患者的皮肤、神经、肢体等损伤。

(4)建立并实施手术中安全用药制度,配备常用药品,加强特殊药品的管理,指定专人负责,防止用药差错。

(5)建立并实施手术物品清点制度,有效预防患者在手术过程中的意外伤害,保证患者安全。

(6)加强手术安全管理,妥善保管并安全使用易燃易爆设备、设施及气体等,有效预防患者在手术过程中的意外灼伤。

(7)建立并实施手术标本管理制度,规范标本的保存、登记、送检等流程。

(8)制定并完善各类突发事件应急预案和处置流程,快速有效应对意外事件,加强消防安全管理,提高防范风险的能力。

(9)根据手术分级管理制度安排手术及工作人员。

(10)手术部(室)工作人员应按照病历书写有关规定,规范书写医疗文书。

(11)定期对仪器和设备进行质量检测,由专人负责维护和消毒。抢救物品有固定的存放地点。

(12)一次性医用耗材的管理和使用应有规范、有记录。

(13)应与临床科室等有关部门加强联系,密切合作,以患者为中心,保证患者围手术期各项工作的顺利进行。

(14)外科手术部位感染管理,具体如下。

制定并完善外科手术部位感染预防与控制相关规章制度和工作规范,并严格落实。按照医院感染控制原则设置工作流程,降低手术部位感染的发生风险。

手术部(室)应通过有效的医院感染监测,空气质量控制,环境清洁管理,医疗设备的消毒等措施和手术器械的清洗、消毒、灭菌等措施,降低感染的发生风险。

严格限制非手术人员进入手术部(室)。

医务人员在实施手术过程中必须严格遵守无菌技术原则,手术人员应严格按照《医务人员手卫生规范》进行外科手消毒,实施标准预防。

遵循国家《病区医院感染管理办法》(2016)及相关法律法规的要求使用手术器械、器具及物品,保证医疗安全。

手术部(室)的工作区域应每 24 h 清洁、消毒 1 次。连台手术之间、当天手术全部完毕,应对手术室及时进行清洁、消毒处理。对实施感染手术的手术室应严格按照医院感染控制的要求进行清洁、消毒处理。

按国家《医疗废物分类目录》分类处理医疗垃圾。医疗废物管理参见国家《医疗废物管理条例》。

手术部(室)应与临床科室等有关部门共同实施患者手术部位感染的预防措施,包括正确准备皮肤、有效控制血糖、合理使用抗菌药物以及预防患者在手术过程中发生低体温等。

(要锦兰)

第十七节　介入诊治中心(室)护理管理要求

一、设置与布局

介入诊治中心(室)是在 X 线血管造影机的导向下进行无菌治疗的部门。介入诊治中心(室)整体布局除了要符合手术室的无菌要求外,还要有适合 X 线机器工作的环境,一般可设在建筑物底层的一端或单独设置。

依据外科手术室的要求严格划分为限制区、半限制区、非限制区,设置合理的通道。介入限制区包括手术室、内镜无菌物品放置间。半限制区包括控制室、洗手间、敷料器械准备间。非限制区包括清洗消毒室、候诊室、污物处理间、办公室、更衣室、医护人员生活辅助用房等。各类分区有序分割设置,标识清晰、明确。配套完善的通信、网络系统,中央空调、全套消防设施及中心供氧、吸引系统等。有条件的医院可设置手术直播室,满足教学、观摩等需求。基本设施要求如下。

要求介入诊治中心(室)出入口及各诊疗室、手术室均为双开门设计,保障出入通畅,方便转运患者。介入手术室的建造应遵循不产尘、不积尘、耐腐蚀、不开裂、防潮、防霉、容易清洁、环保节能和符合防火与防辐射要求的原则。

(1)有条件的医院可设咨询台,设在介入诊治中心(室)入口,引导标识醒目,方便患者识别。配备通信、网络系统,以便及时与各部门联络。

（2）等候区应明亮、安静、舒适，设有健康教育区域，有条件的医院可设置背景音乐播放装置。

（3）更衣室设在介入诊治中心（室）入口，工作人员工作服及工作鞋放置处、清洁区及污染区分开设置，标识明确，洗手设施完善。

（4）介入手术室应达到国家《医院消毒卫生标准》（GB15982－2012）的Ⅰ类环境要求。室内应宽敞，使用面积为 50～60 m²，利于操作并减少室内 X 线散射量。室内设有空气净化设施，仅放置必备的设备及物品，如诊疗床、彩色多普勒超声诊断仪、手术器械台、心电监护仪、吊式无影灯、吊式铅屏、高压注射器、温湿度计、感应式手消净装置等。介入手术室一般分为超声介入手术室和放射介入手术室，其中放射介入手术室与控制室墙中间应设铅玻璃窗，便于控制室人员与手术医师的交流配合，并且设有专供手术医师洗手的洗手间，宜紧邻手术室，洗手间装备有脚踏式洗手池、冷热水龙头、擦手纸或感应吹干机等，手术医师洗手后直接进入手术室。

（5）设备间需通风、干燥，温度为 20 ℃～25 ℃，湿度为 40%～60%，避免因环境因素造成设备部件的损坏，影响设备的使用及寿命。

（6）内镜清洗消毒室应为一个独立的区域，配置内镜清洗消毒设备，具体设施及管理要求与内镜中心相同。

二、基本设备

要求介入诊治中心（室）配备临床治疗与急救所必需的基本设备，包括主要大型设备，如心血管造影机、高压注射器、移动式 B 超机、麻醉机、心电监护仪等，其他治疗设备如抢救车、除颤仪、简易呼吸器、吸引器、治疗车及内镜清洗消毒设备（数量根据医院诊疗实际需求而定）、内镜储镜柜、防爆柜、必要的职业防护用品等。还应根据开展的介入治疗项目配置相应医疗设备。

三、人员配备

（1）介入诊治中心（室）应根据各家医院工作量配备足够数量、受过专门训练、有明确的资质及符合岗位技术能力要求的护士。介入诊治中心（室）护理人数与介入手术室之比≥2∶1。

（2）护士经严格的专业理论和技术培训并考核合格，取得辐射安全与防护培训合格证书。掌握常见急救护理技能及内镜清洗消毒技术，熟悉介入诊治中心（室）护理工作内涵、流程及介入诊治中心（室）器械的名称、规格、用途等。

（3）有条件的医院可设置护士长（或护理组长）。

四、管理要求

（1）建立健全介入诊疗工作制度、介入手术室管理制度、各级各类人员规章制度、岗位职责和相关技术规范、操作规程，保证医疗服务质量；制定相关应急抢救流程，保障介入手术治疗安全。加强质量控制和管理，指定专（兼）职人员负责护理质量和安全管理，主管部门定期对介入诊疗、护理质量进行检查和管理。

（2）建立介入手术安全核查制度，与临床科室等有关部门共同实施，确保介入手术患者、部位、术式和用物正确。

（3）制定并完善各类突发事件应急预案和处置流程，以快速、有效地应对意外事件，加强消防安全管理，提高防范风险的能力。

（4）感染控制要求，具体如下。

遵循国家《病区医院感染管理办法》（WS/T510—2016）及相关法律法规的要求，加强医院感染管理，特殊感染患者应安排在最后进行介入手术，按医院相关要求落实消毒隔离措施。在介入手术过程中，工作人员应严格执行标准预防及手卫生规范，并做好个人防护措施。按国家《医疗废物分类目录》分类处理医疗垃圾。对一般的医疗垃圾可参见国家《医疗废物管理条例》进行处置。每台手术后的医疗废物均按感染性医疗物规定处理，放入专用容器密封。手术室内物品摆放整齐，表面清洁、无灰尘、无血迹，术前尽量将物品准备齐全，手术后减少人员的走动。接台手术之间对手术室物品、环境进行清洁，有污染或可疑污染时进行消毒。定期进行空调过滤网的清洁，每季度空气培养结果有记录可查。

（5）设备与耗材管理，具体如下。介入手术室内的专用仪器设备（如血管造影机、高压注射器及相应的配套设备等），应由放射科专业技术人员负责清洁、维护、保养。使用的消毒剂、医疗器械、一次性医疗器械和器具应符合国家有关规定。将各种耗材按型号和有效期的先后顺序分类存放于耗材柜内，耗材柜清洁、干燥、整齐，定期检查耗材有效期。指定专人领取高值耗材，出入库、使用、销毁等相关记录齐全，保证物账相符。所有的一次性耗材和诊疗器材统一由医院集中采购，产品必须有合格的相关证件，使用科室和个人不得私自采购，不得使用非正常途径采购的器材。使用高值耗材和植入性医用耗材后须在患者手术病历上粘贴专用的条形码，可追溯产品来源和使用过程。

（6）化学危险物品的贮存应依据国家《危险化学品安全管理条例》，放置在防爆柜内，专人负责，定量存放，定期检查。

（7）辐射防护要求，具体如下。

介入诊治中心工作人员应接受专业技术、放射防护知识及有关规定的培训，在工作期间应佩戴个人放射计量仪，定期健康检查，并建立个人档案。

放射诊疗工作应遵守医疗照射正当化和放射防护最优化的原则，手术室操作时紧闭射线防护门，防止意外照射。

介入手术室出入口或其他适当位置，必须设有电离辐射警告标志和工作指示灯，当工作指示灯亮时，非工作人员和未按规定进行放射防护的工作人员禁止进入限制区。

介入手术室需配备防护用品，如铅衣、铅围脖等，定期检测和更新。定点放置铅衣，专人管理，每件有编号，有效期为 5 年，每年检测 2 次，应弃用不合格的铅衣。将铅衣按标准定点挂于专用铅衣架上，不可折叠或挤压，以防缩短使用寿命。

（要锦兰）

第十八节　血液净化室（中心）护理管理要求

一、设置与布局

血液净化室（中心）应合理布局，符合医院感染控制要求，应设置功能区域和治疗区域。功能区域包括候诊区（室）、接诊区（室）、透析准备室（治疗室）、水处理间、配液室、干湿库房、卫生间、办公区、污物处理室等;治疗区域即透析治疗室包括普通治疗区、隔离治疗区,有条件的根据需要设置观察治疗区、专用手术室等。

(1)可根据血液净化室(中心)的实际患者数量决定候诊区(室)大小,以不拥挤、舒适为度。

(2)接诊区(室)用于医务人员接诊患者,对患者进行评估并为患者分配透析单元,测量体重、体温、脉搏、血压,确定本次透析的治疗方案,开具药品处方、化验单等。

(3)透析治疗室应达到国家《医院消毒卫生标准》(GB 15982—2012)的Ⅲ类环境要求,并保持安静,光线充足,通风良好。具备双路电力供应,配备空气消毒装置、空调等。如无双路电力供应,停电时血液透析机应具备相应安全装置,使体外循环的血液回输至患者体内。每个透析单元面积不小于 3.2 m²,透析单元间距应能满足医疗救治及医院感染控制的需要。配备一台透析机与一张床(或椅),有电源插座组、反渗水供给接口、废透析液排水接口。如透析液使用中央供给,则还需增加透析液接口,原则上电路在上,水路在下。

(4)透析准备室(治疗室)应达到国家《医院消毒卫生标准》(GB 15982—2012)的Ⅲ类环境要求,用于透析相关物品和药品的准备。

(5)专用手术室管理标准与医院小手术室管理标准相同。

(6)水处理间面积应为水处理装置占地面积的 1.5 倍以上,地面承重符合设备要求,地面进行防水处理并设置水槽、地漏。应保持干燥,水、电分开。维持合适的室温及湿度,并有良好的隔音和通风条件,必要时配备除湿器。水处理设备应避免日光直射。水处理机的自来水供给量应满足要求,入口处安装压力表,压力符合设备要求。

(7)浓缩液配制室应位于清洁区内相对独立的区域,周围无污染源。保持环境清洁,每班消毒 1 次。

二、基本设备

要求血液净化室(中心)应配供临床治疗需要的基本设备,包括血液透析机(三级医院至少配备 10 台血液透析机,其他医疗机构至少配备 5 台),水处理设备,供氧装置,中心负压吸引装置或可移动负压抽吸装置,必要的职业防护物品,基本抢救设备(如心电监护仪、除颤仪、简易呼吸器、抢救车)及治疗车(内含血液透析操作必备物品)等。至少配备 1 台能够上网的电脑。结合各单位的具体情况,血液净化室(中心)可配备连续性肾脏替代治疗机、多功能血液净化仪、血气分析仪等设备。

(一)血液透析机

(1)应保持血液透析机良好的功能状态,每次透析前校准血液透析机的工作参数。每一台血液透析机建立独立的运行记录档案。

(2)每月清洗空气滤网,每季度更换细菌过滤器。

(3)每半年对血液透析机进行技术参数的校对,包括电导度、温度、流量、静脉压、漏血探测器、气泡探测器等。

(二)连续性肾脏替代治疗机及多功能血液净化仪

(1)每年对机器进行技术安全性检查。

(2)本单位专职工程技术人员可参与完成日常维护操作,建立独立的运行记录档案。

(3)每次开始治疗前,应检查连续性肾脏替代治疗机及多功能血液净化仪的各项功能是否良好。

(三)水处理设备

(1)每日对水处理设备进行维护与保养,确保在安全范围内,保证透析供水。

(2)建立水处理设备的工作档案,每日记录运行状况,包括反渗水产水量、电导度、各工作点的压力范围等。

(3)每半年应对水处理系统进行技术参数校对,此项工作由生产厂家或本单位专职工程技术人员完成。

(4)需按照生产厂家要求或根据水质检测结果更换水处理设备的滤芯、滤砂、活性炭、树脂、反渗膜等。

三、人员配备

血液净化室(中心)必须配备足够数量、受过专门训练、有明确的资质及符合岗位技术能力要求的护士。

(1)应设具有血液净化从业资质的护士长(或护理组长),三级医院由具有中级以上专业技术职务任职资格的注册护士担任,二级医院及其他医疗机构由有初级(师)以上专业技术职务任职资格的注册护士担任。

(2)应根据透析机、患者的数量及透析布局等配备护士,每位护士最多同时负责 5 台透析机的操作及观察。

(3)护士应有 3 个月以上三级医院血液透析工作或培训经历并考核合格。掌握血液净化的专业技术,如血液净化原理、治疗指征和禁忌证,各类血透机的使用和管理,各类床边血液净化机的使用和管理,滤器的分类和特点,水处理系统,血管通路的选择和护理,血透中急性并发症的处理,深静脉透析导管溶栓治疗及血透远期并发症的表现及预防,抢救设施的使用和日常维护,血流动力学监测、心电监测及除颤技术,连续性血液净化治疗的容量评估和液体管理,特殊血液净化治疗及护理(血液灌流、血浆置换),血液净化中心消毒隔离制度及规范,医院感染预防及医疗废弃物处理规范等。

四、管理要求

(1)建立健全并严格遵守各项规章制度、相关技术规范、操作规程,保证医疗服务质量及医疗安全。加强质量控制和管理,指定专(兼)职人员负责护理质量和安全管理。

(2)血液净化室(中心)感染控制,具体如下。

严格执行国家《病区医院感染管理办法》等相关规定和国家《医院消毒卫生标准》(GB 15982—2012)。

严格按照血液透析技术操作规范及流程开展工作,注意无菌操作,严格执行手卫生制度,防止交叉感染。

设立院感质控小组,由有资质的医师、护士、工程技术人员组成,负责督促院感制度的落实、检查、反馈,持续质量改进。发现严重隐患时,应立即停止透析工作并进行整改。

保持环境整洁、空气清新,做好治疗间隔的消毒工作,包括地面、空气、物体表面、仪器设备的消毒等。定期进行空气、物体表面、医护人员手表面等细菌培养。①透析治疗区应保持空气清新,每日进行有效的空气消毒。每季度进行空气培养,每 5 min,直径 9 cm 平皿细菌数≤4 CFU,并做好记录;②每班透析治疗前后对透析单元内所有的地面用 400~700 mg/L

含氯消毒液或其他有效消毒剂擦拭消毒；每个透析单元物体表面及机器表面同地面采用1 000~2 000 mg/L季铵盐类消毒液或消毒湿巾擦拭。每季度进行物体表面细菌培养，细菌数≤10 CFU/cm²。③严格执行手卫生制度，每季度进行工作人员手表面细菌培养，细菌数≤10 CFU/cm²。④患者使用的床单、被套、枕套等物品应一人一用一更换。

浓缩液配制桶需标明容量刻度，每周至少更换1次滤芯。每天对消毒剂的浓度以及清洗消毒后的消毒剂残留浓度进行检测并登记。

乙型病毒性肝炎（简称乙肝）患者、丙型病毒性肝炎（简称丙肝）患者、梅毒患者及艾滋病毒携带者或艾滋病患者必须分区分机进行隔离透析，并进行必要的病原学检查。病历、透析机、透析用治疗车应有明确标识。将艾滋病病毒携带者或艾滋病患者转指定医院或病区进行治疗，也可改行腹膜透析。

（3）透析用水的质量监控需由经过培训的血液净化中心护士专人实施及管理，包括反渗水、透析液、浓缩液B、置换液细菌检测及内毒素检测，保留原始记录，建立登记表。

反渗水细菌检测每月1次，细菌数＜100 CFU/mL；反渗水内毒素检测每3个月至少1次，内毒素＜0.25 EU/mL，采样部位为输水管路的末端。质控值为50%时需进行复查及整改。

透析液细菌检测每月1次，细菌数＜100 CFU/mL；透析液内毒素检测每3个月至少1次，内毒素＜0.25 EU/mL。每年每台透析机至少检测1次。

化学污染物情况每年至少测定1次，硬度及总氯检测每周至少1次，具体参考《血液透析及相关治疗用水标准》（YY 0572—2015）。

（要锦兰）

第二十章　医院感染预防与控制

第一节　导尿管相关尿路感染的预防控制

导尿管相关尿路感染主要是指患者留置导尿管后，或者拔除导尿管 48 h 内发生的泌尿系统感染。导尿管相关尿路感染是医院感染中最常见的感染类型。国内有报道，在有导尿管或尿路机械操作的患者中 20%～60% 的患者有尿路感染，占医院获得性感染的 40%；尿管留置 3 d 发生尿路感染的概率为 31%，5 d 以上感染的概率为 74%。

一、流行特点

尿路感染的发生率在医院感染构成比中占有重要地位，据报道，国外住院患者尿路感染占医院感染的 23.3%～44%，居首位，在我国住院患者尿路感染占医院感染的 13.8%～26%，居第二位。80%～90% 的医院内尿路感染与使用导尿管有关。

二、发病机制

正常情况下，尿道是一个无菌的环境，完整的黏膜是防止细菌侵入泌尿系统的屏障。导尿管的插入，常导致尿道黏膜损伤，破坏了尿道的天然屏障作用。导尿管是人体的异物，刺激尿道和膀胱黏膜，削弱了膀胱和尿道对细菌的防御作用而易引起感染。长期留置导尿管，管腔内细菌定植及接头处的污染，致使细菌容易逆行而致感染。

导尿管相关尿路感染的方式主要为逆行性感染。导尿管为外界和泌尿道之间提供了一个持续性通道，细菌可以通过管壁与尿道的间隙或导尿管腔内进入泌尿道，分别称作管腔外上行感染和管腔内上行感染。

1. 管腔外上行感染

管腔外上行感染占所有导尿管相关尿路感染的 80%。病原微生物沿着导尿管外尿道周围生长，形成一层生物被膜，然后侵入膀胱。

2. 管腔内上行感染

管腔内上行感染占所有导尿管相关尿路感染的 20%。导尿管与接尿袋连接处或导尿管与引流管连接不紧密，容易脱落，细菌可经管腔进入膀胱，是引起腔内途径感染的主要因素。另外集尿系统反复开放或冲洗、放尿等操作过程中，如无菌操作不严，细菌可经污染的冲洗液或放尿口进入腔内。尿袋中尿液反流回膀胱及尿液引流不畅，使膀胱中总有尿液残留，亦易导致腔内感染。

三、危险因素

（一）患者因素

1. 年龄

随年龄的增长，泌尿系统的解剖屏障和生理功能随之下降，男性常有前列腺增生，女性常因骨盆底肌肉松弛而出现膀胱膨出,尿失禁、尿潴留,增加了泌尿系统感染的风险。符爱玉等报道,60 岁以上的患者医院尿路感染的发生率是 14.43%,60 岁以下患者医院尿路感染的发生率只有 2.75%($\chi^2=21.58,P<0.05$)。

2.性别

由于女性尿道短而直,而且尿道括约肌薄弱,细菌很容易从尿道侵入膀胱;女性尿道口与阴道、肛门较近,易受肠道正常寄生菌——大肠埃希菌的污染,所以尿路感染的概率高于男性。老年女性在绝经期后激素水平急剧衰退,尿道黏膜发生退变,膀胱黏膜易附着细菌,引起尿路感染。

3.患者的基础状况

全身健康状况会影响尿路感染的发生率。导致尿道阻塞的疾病,例如、肾结石、肿瘤、前列腺增生等会增加尿路感染的风险。糖尿病、慢性肾衰竭、营养不良、长期使用糖皮质激素和免疫抑制剂的患者发生尿路感染的概率也很高。缺乏良好的卫生习惯、尿不尽或尿失禁都会增加尿路感染的风险。

(二)留置尿管相关因素

1.导尿操作

导尿时无菌操作不正规或消毒不严均会将尿道口的细菌带入膀胱,造成感染;导尿时强行插管,易造成尿道和膀胱黏膜损伤,削弱了尿道和膀胱黏膜对细菌的抵抗力,致使细菌容易逆行至泌尿系统,引起感染。

2.留置尿管时间

长期留置导尿管,影响尿道的正常生理环境,削弱了尿道对细菌的防御功能,致使细菌逆行至泌尿道内而引起感染。

随着导尿管在尿道留置时间的延长,尿路感染的发生率逐渐升高。有报道称,患者留置导尿管 30 d 以上,100% 发生尿路感染。

3.集尿系统性能

导尿管与集尿袋连接处,集尿袋下方开口处,经常因换集尿袋、倒尿、膀胱冲洗、采集标本而需要打开,破坏了密闭引流系统,造成导尿管末端、集尿袋连接处的污染,可使尿路感染的风险增加。

(三)无菌技术

1.所有诊疗器械、器具和物品的安全性

导尿所用的消毒剂、导尿包、一次性导尿管等器械器具的安全性和尿路感染的发生密切相关。

2.各种操作的无菌技术

各种操作前后手卫生的依从性差,以及无菌操作的不规范或消毒不严格均可导致尿路感染的发生。

3.抗菌药物的使用

抗菌药物的不合理使用是引起尿路感染的主要危险因素之一。有研究认为长期应用抗菌药物不但不能有效地预防尿路感染,而且可导致体内菌群失调,造成耐药菌株增加,引发二重感染。长期预防性使用抗菌药物使得真菌性尿路感染明显增多。

四、临床诊断

1. 临床诊断

患者出现尿频、尿急、尿痛等尿路刺激症状,或者有下腹触痛、肾区叩痛,伴有或不伴有发热,并且尿检男性白细胞≥5个/高倍视野,女性白细胞≥10个/高倍视野,对插导尿管者应当结合尿培养来诊断。

2. 病原学诊断

在临床诊断的基础上,符合以下条件之一。

(1)清洁中段尿或者导尿留取尿液(非留置导尿)培养革兰氏阳性球菌菌落数≥10^4 CFU/mL,革兰氏阴性杆菌菌落数≥10^5 CFU/mL。

(2)耻骨联合上膀胱穿刺,留取尿液培养的细菌菌落数≥10^3 CFU/mL。

(3)新鲜尿液标本经离心应用相差显微镜检查,在每30个视野中有半数视野见到细菌。

(4)经手术、病理学或者影像学检查,有尿路感染证据。

患者虽然没有症状,但在1周内有内镜检查或置入导尿管,尿液培养革兰氏阳性球菌菌落数≥10^4 CFU/mL,革兰氏阴性杆菌菌落数≥10^5 CFU/mL,应当诊断为无症状性菌尿症。

五、预防与控制

1. 置管前

(1)严格掌握留置导尿管的适应证,避免不必要的留置导尿管。

(2)仔细检查无菌导尿包,如导尿包过期、外包装破损、潮湿,不应使用。

(3)根据年龄、性别、尿道情况选择合适大小、材质等的导尿管,最大限度地降低尿道损伤和尿路感染。

(4)对留置导尿管的患者,采用密闭式引流装置。

(5)向患者解释留置导尿管的目的、注意事项,以取得患者的配合。

2. 置管时

(1)医务人员要严格按照《医务人员手卫生规范》,认真洗手后,戴无菌手套实施导尿术。

(2)严格遵循无菌操作技术原则留置导尿管,动作要轻柔,避免损伤尿道黏膜。

(3)正确铺无菌巾,避免污染尿道口,保持最大的无菌屏障。

(4)消毒方法:充分给尿道口消毒,防止污染。使用合适的消毒剂棉球给尿道口及其周围皮肤黏膜消毒,不能重复使用棉球。男性:先洗净包皮及冠状沟,然后自尿道口、龟头向外旋转擦拭消毒。女性:先按照由上至下,由内向外的原则清洗外阴,然后给尿道口、前庭、两侧大小阴唇清洗并消毒,最后给会阴、肛门清洗、消毒。

(5)导尿管插入深度适宜,插入后,向水囊注入10~15 mL无菌水,轻拉尿管以确认尿管固定稳妥,不会脱出。

(6)置管过程中,指导患者放松,协调配合,避免污染,如尿管被污染应当重新更换导尿管。

3. 置管后

(1)妥善固定导尿管,避免打折、弯曲,保证集尿袋高度低于膀胱水平,避免接触地面,防止逆行感染。

(2)保持尿液引流装置密闭、通畅和完整,活动或搬运时夹闭引流管,防止尿液逆流。

(3)使用个人专用的收集容器,及时清空集尿袋中尿液。清空集尿袋中尿液时,要遵循无菌操作原则,避免集尿袋的出口触碰到收集容器。

(4)留取小量尿标本进行微生物病原学检测时,给导尿管消毒后,使用无菌注射器抽取标本送检。留取大量尿标本时(此法不能用于普通细菌和真菌学检查),可以从集尿袋中采集,避免打开导尿管和集尿袋的接口。

(5)不应常规使用含消毒剂或抗菌药物的溶液进行膀胱冲洗或灌注来预防尿路感染。

(6)保持尿道口清洁,大便失禁的患者清洁后还应进行消毒。留置导尿管期间,应每日清洁或冲洗尿道口。

(7)给患者沐浴或擦身时应当注意对导管的保护,不应将导管浸入水中。

(8)长期留置导尿管患者,不宜频繁更换导尿管。导尿管阻塞或不慎脱出时,以及留置导尿装置的无菌性和密闭性被破坏时,应当立即更换导尿管。

(9)患者出现尿路感染时,应当及时更换导尿管,并留取尿液进行微生物病原学检测。

(10)每天评估留置导尿管的必要性,不需要时尽早拔除导尿管,尽可能缩短留置导尿管时间。

(11)医护人员在维护导尿管时,要严格执行手卫生。

(12)对长期留置导尿管的患者,拔除导尿管时,应当训练膀胱功能。

(李　娟)

第二节　导管相关血流感染的预防与控制

随着现代医学的快速发展,血管内导管留置术已广泛应用于临床的检查及治疗,但随之而来的是导管相关血流感染(catheter related bloodstream infection,CRBSI)的日益增多,部分患者因此而死亡。它是临床医师面临的棘手问题。

导管相关血流感染是指带有血管内导管或者拔除血管内导管 48 h 内的患者出现菌血症或真菌血症,并伴有发热(体温>38 ℃)、寒战或低血压等感染临床表现,除血管导管外没有其他明确的感染源。实验室微生物学检查显示:外周静脉血培养细菌或真菌阳性,或者从导管段和外周血培养出相同种类、相同药敏结果的致病菌。

一、流行特点

美国每年大约有 25 万例患者发生导管相关血流感染,其中大约有 8 万例发生在 ICU。美国每例导管相关血流感染增加医院成本大约 3.6 万美元,每年导致的经济损失达 90.6 亿美元,每年因为导管相关血流感染死亡达 3.1 万例。有统计表明,ICU 中与血管内装置相关的菌血症中 80%~90% 为中心静脉置管引起,导管相关性菌血症的罹患率为 4%~43%,病死率为 10%~20%。

二、发生机制

导管相关血流感染的发生是因为微生物生长繁殖不能控制,进入血流之中。常见的途径是病原菌通过穿刺点皮肤进入导管隧道,并长期留置于导管腔内部,形成病原菌定植。其次,微生物通过血行(来自导管以外其他部位感染,如腹腔或尿路感染的病原菌或真菌进入血液循环中)可黏附定植在置入的导管上,引起导管相关血流感染。另外有文献提出,导管接头处的细菌定植也是其发病机制之一。长期留置导管者,由于多次使用接头,易发生细菌从接头处侵入导管内表面并定植,细菌生长繁殖后进入血流。若患者出现免疫能力下降、带菌输注、护理欠妥等问题时,极易造成患者的导管相关血流感染;此外,导管置入的时机选择、患者的疾病类型和严重程度等自身因素也可能造成导管相关血流感染。导管的材质以及感染病原菌的毒性强大也是导致导管相关血流感染的重要因素。

三、危险因素

(一)内源性因素

内源性因素包括患者的免疫力不足、患者营养状况欠佳及各类原发疾病的严重程度等。研究显示,患者免疫能力和静脉置管的感染呈负相关,也就是说免疫能力越差,感染概率越高。进行化疗的肿瘤患者,因其白细胞数量极少,免疫能力极低,所以感染概率大大增加;尤其是化疗后中性粒细胞减少,感染概率更高。此外,若患者为过敏体质,不适宜的导管材料或敷料会引起过敏,造成皮肤感染及静脉炎。年龄在75岁以上的高龄患者免疫能力低,抗感染能力差,增加了感染的发生率。

(二)外源性因素

1.人体皮肤的天然屏障被破坏

穿刺或插管导致皮肤的天然屏障被破坏,使得微生物从患者皮肤进入血流成为可能。

2.导管因素

导管是一种异物,留置于血管腔中,其表面极易形成纤维素膜。该膜是细菌极好的培养基,细菌可随血流入血,引起菌血症。

(1)置管部位:有文献报道,股静脉导管相关性感染的发生率较颈内静脉及锁骨下静脉高;有研究发现颈静脉置管血流感染的发生率是锁骨下静脉置管血流感染的发生率的2.7倍。

(2)导管类型:导管越粗、越硬、越复杂,越容易发生感染。

(3)导管留置时间:有研究发现,导管置入后24~48 h便有纤维蛋白鞘包绕在导管周围,微生物可在其中繁殖,留置导管时间越长,导管细菌定植率越高。有研究显示,当中心静脉留置时间在7 d以上时,导管相关感染的发生率明显升高;中心静脉导管留置时间超过2周的感染率明显高于留置时间<2周者。

3.无菌技术及皮肤消毒

当进行插管操作时,皮肤上所有微生物并不能被消毒剂完全消灭,管腔外和管腔中部可成为残留细菌的寄居场所。

4.置管环境

ICU已成为导管相关血流感染死亡的一个独立危险因素。由于ICU患者病情较为危重,所以医师在操作时易产生急迫,从而有可能导致操作的不规范,增加感染发生的概率。

5.其他

例如,尿路、盆腔等患者体内其他部位感染的病原菌进入血液而造成患者感染。病原菌进入血液循环后与血管内导管接触,造成导管上出现细菌附着及定植而导致感染。

四、临床表现

血流感染的临床表现可有发热、寒战、过度通气、精神状态改变、皮疹、肝和脾大。实验室检查白细胞总数增加,核左移,血小板减少。病情严重者可有脏器灌注不足的表现,如低氧血症、高乳酸血症、少尿,甚至休克、DIC、多脏器功能衰竭。血流感染的临床表现因原发病、病原菌和患者情况而有较大差异。年老体弱者、婴幼儿、基础情况差的患者可不发热,甚至表现为低体温,白细胞可不上升反而下降。因此,对这类患者及免疫缺陷患者、临床怀疑有血流感染者,尤其是有低血压、少尿等脏器灌注不足等表现及血小板计数下降,有出血征象者,应及时抽血,做血培养,以明确诊断。

五、预防与控制

(一)置管前

1.患者评估

根据患者年龄、免疫力、原发疾病、用药史、血管穿刺次数、血管情况和是否为过敏体质等情况进行评估,以便选择合适的部位、导管和敷料。尽量避免给过敏体质的患者使用易过敏的敷料。

2.置管部位的选择

选择合适的静脉置管穿刺点,成人中心静脉置管时,应当首选锁骨下静脉,尽量避免使用颈静脉和股静脉。

3.最大无菌屏障

操作人员必须戴帽子、口罩、无菌手套,穿无菌手术衣;患者全身覆盖无菌单。

4.皮肤消毒剂的选择

我国临床选用碘类皮肤消毒剂较多。近年来大量研究显示,成人插管部位皮肤消毒,选用氯己定或氯己定酒精溶液,优于聚维酮碘和酒精溶液。

5.导管的选择

(1)选择优质静脉导管,以减少微生物的附着及血栓形成。导管材料优良和表面光滑,可防止纤维及细菌黏附,减少感染及血管内膜损伤,使用柔软的硅胶和聚氨酯导管,少有血栓形成,葡萄球菌和真菌不易附着在导管表面。

(2)选择导管应遵循的原则是管腔最小或导管的通路最少。有研究表明,随着管腔数目的增加,导管移位发生的概率增加。应选择能满足患者需求的通道或腔道数量最少的中心静脉导管;推荐无针系统连接静脉输液管。

(3)隧道中心静脉导管的血流感染发生率低于非隧道中心静脉导管的血流感染发生率。

(4)可选用内层含有抗菌成分的导管,抗感染导管可以明显推迟导管相关感染的发生时间。

(二)置管时

(1)严格按照《医务人员手卫生规范》,认真洗手并戴无菌手套后,尽量避免接触穿刺点皮肤。置管过程中手套污染或破损,应当立即更换。

(2)提高置管操作技术水平。中心静脉置管应该由接受过专门培训的医务人员完成,熟练掌握穿刺技巧,提高穿刺成功率,并严格执行无菌操作。

(3)严格执行无菌技术操作规程,置管时应当遵循最大限度的无菌屏障要求。置管部位应铺大无菌单(巾);置管人员应当戴帽子、口罩、无菌手套,穿无菌手术衣。

(4)置管使用的医疗器械、器具等医疗用品和各种敷料必须达到灭菌水平。

（5）穿刺部位皮肤消毒：自穿刺点由内向外以同心圆方式消毒，消毒范围应当符合置管要求。消毒后皮肤穿刺点应当避免再次接触。皮肤消毒待干后，再进行置管操作。

（6）患疖肿、湿疹等皮肤病或患感冒、流行性感冒等呼吸道疾病，携带或感染多重耐药菌的医务人员，在未治愈前不应进行置管操作。

（三）置管后

1.穿刺点的敷料

（1）应当尽量使用透明、透气性好的无菌敷料覆盖穿刺点。

（2）对于高热、出汗、穿刺点出血、渗出的患者宜选用无菌纱布覆盖。

（3）应当定期更换置管穿刺点覆盖的敷料。无菌纱布更换间隔时间为 1 次/2 天，无菌透明敷料更换间隔时间为 1～2 次/周，如果纱布或敷料出现潮湿、松动、可见污染，应当立即更换。

（4）医务人员接触置管穿刺点或更换敷料时，应当严格执行手卫生规范，并戴手套，但不能以戴手套代替洗手。

2.输液管路和接头的更换

（1）保持导管连接端口的清洁，注射药物前，应当用 75％的酒精或含碘消毒剂进行消毒，待干后方可注射药物。如有血迹等污染时，应当立即更换。

（2）在输血、输入血制品或脂肪乳剂后的 24 h 内或者停止输液后，应当及时更换输液管路。

（3）外周及中心静脉置管后，应当用生理盐水或肝素盐水进行常规冲管，预防导管内血栓形成。

3.导管的更换

（1）不宜常规更换导管，特别是不应为预防感染而定期更换中心静脉导管和动脉导管。

（2）紧急状态下的置管，若不能保证有效的无菌原则，应当在 48 h 内尽快拔除导管，更换穿刺部位后重新进行置管，并作相应处理。

（3）怀疑患者发生导管相关感染，或者患者出现静脉炎、导管故障时，应当及时拔除导管。必要时应当进行导管尖端的微生物培养。

4.输注无菌液体

严格保证输注液体的无菌。

5.评估

医务人员应当每天对保留导管的必要性进行评估，不需要时应当尽早拔除导管。

6.患者清洁

告知患者在沐浴或擦身时，应注意保护导管，避免将导管淋湿或浸入水中。建议每日使用氯己定洗浴。

（李　娟）

第三节 呼吸机相关感染的预防与控制

机械通气辅助呼吸是抢救和治疗各种原因所致的呼吸功能障碍的有效方法。然而人工气道的建立破坏了人体呼吸道正常的生理功能和防御屏障,使患者发生呼吸机相关肺炎的概率倍增。

呼吸机相关感染主要是指呼吸机相关肺炎。呼吸机相关肺炎(ventilator associated pneumonia,VAP)是机械通气常见的并发症。呼吸机相关肺炎是指应用机械通气(MV)治疗48 h后或停用机械通气,拔除人工气道48 h内发生的肺部感染,或原有肺部感染行机械通气48 h以上发生新的肺部感染(经病原学证实)。其中机械通气≤4 d发生的肺部感染称早发性VAP,机械通气>4 d发生的肺部感染称晚发性VAP。患者一旦发生VAP,则易造成脱机困难,从而延长住院时间,增加医疗费用,严重者甚至威胁患者的生命。因此VAP越来越受到医学界关注。呼吸机相关性肺炎在临床上具有复杂而多变等特点,在病原学、诊断、治疗和预防中有其特殊性。

一、发病机制

VAP的发生是由于病原菌进入下呼吸道并定植,随后定植细菌破坏宿主的纤毛上皮和黏液等机械防御功能,破坏抗体、补体的体液防御功能,破坏多形核白细胞、巨噬细胞、淋巴细胞及其细胞因子的细胞防御功能,导致下呼吸道感染。

机械通气的危重患者,机体抵抗力低下,呼吸道纤毛运动减弱,口咽部病原菌的吸入、气管套管周围潴留液的漏入、胃内定植菌反流、气管内生物膜形成等,是细菌进入下呼吸道的主要途径;另外呼吸机及其管路、湿化液的污染也是细菌进入下呼吸道的重要途径。

二、危险因素

VAP发生的危险因素有两类,第一类为患者本身的因素,如年龄、基础疾病等;第二类为医源性因素,包括医疗操作技术、治疗方法、使用药物等。

(一)患者因素

1.年龄

年龄>70岁的患者,往往伴有基础疾病,分泌型免疫球蛋白普遍减少,使肺部感染的机会明显增加;早产儿、低体重儿免疫功能低下,营养状况差,气道自洁能力和防御功能下降,更易发生VAP。

2.原有肺部疾病

肺部原有疾病特别是慢性阻塞性肺部疾病患者,气道黏膜完整性受损和清除能力下降,使得铜绿假单胞菌等革兰氏阴性菌易于定植。

3.基础疾病

糖尿病、肿瘤、昏迷、营养不良等疾病导致机体抵抗力降低,也是VAP发生的危险因素之一。

4.口咽部定植菌误吸

机械通气,极易导致口咽部细菌定植。研究表明,口腔定植菌是VAP的独立危险因素,在 VAP 发病中起关键作用。研究数据显示,约 10%的健康人口腔中有革兰氏阴性杆菌定植,而住院或应激状态可显著增加细菌的定植。30%～40%的普通患者入院 48 h 即有细菌定植。口腔定植菌种类和数量的增多,增加了这些细菌被误吸或被气管插管带入下呼吸道的机会。另外病情危重时,患者唾液分泌量减少,唾液的免疫功能降低,容易导致口腔感染,也可引起细菌在口腔内大量生长和繁殖,使口腔细菌成为 VAP 的供给源。

(二)医源性因素

1.人工气道的建立

建立人工气道是 VAP 发生的独立危险因素。建立人工气道后破坏上呼吸道屏障,削弱纤毛的清除及咳嗽机制,加之频繁吸痰,损害呼吸道上皮,引起炎性反应。插管可将上呼吸道细菌直接带入下呼吸道,同时为病原菌迁移提供通道,机械通气患者声门下与气管导管气囊之间常有严重污染的积液存留,该积液可由气囊与气道之间的腔隙进入下呼吸道,引起 VAP。

2.机械通气时间

机械通气时间是 VAP 发生的独立危险因素。大量文献证实,机械通气时间越长,气道开放时间越长,病原菌越容易侵入下呼吸道,VAP 的发生率越高。机械通气每增加 1 d,VAP 的发生率增加 1%～3%。

3.留置导管导致误吸、反流

机械通气患者除需要建立人工气道外,还需要留置胃管或鼻饲管,或吸痰管等,在操作过程中如操作方法不当,很容易导致口腔分泌物和反流的胃液误吸入下呼吸道,使 VAP 发生率明显升高。留置胃管可减弱食管下端括约肌功能,刺激咽部引起恶心、呕吐,使胃内定植菌反流至咽部,再由咽部进入下呼吸道,造成胃-咽-下呼吸道逆行感染。

4.药物因素

为预防应激性溃疡的发生,临床常使用制酸剂和 H_2 受体阻滞剂,使患者胃酸的 pH 升高。当胃内酸性环境破坏后胃内细菌的定植增加,易导致 VAP 的发生。广谱抗菌药物的大量使用,易导致菌群失调,同时可改变咽喉部和消化道的定植菌,削弱机体对感染的免疫反应,促进耐药菌感染的发生。另外,应用镇静剂、皮质激素等药物亦是 VAP 发生的危险因素。

5.呼吸机管路的消毒管理不当

呼吸机装置消毒管理不严,呼吸机连接管道中的冷凝水处理不当,或者机械通气后呼吸机管道被下呼吸道的细菌污染,这些定植于管道内的细菌随呼吸机喷入气流形成气溶胶,进入下呼吸道,引起微生物在下呼吸道定植,导致 VAP。

6.呼吸机相关性肺损伤

机械通气时肺泡压过高所致的机械性肺损伤以及由于异常的机械力、产生炎性介质造成的无菌性炎症反应均可使肺部防御功能降低,造成有利于细菌生长繁殖的环境而引发 VAP。

三、诊断

VAP 的诊断困难,争议较大。临床表现和影像学的改变缺乏特异性。活检肺组织培养是肺炎诊断的"金标准"。因其是有创检查,临床取材困难,早期不常进行。据现有的研究证据,VAP 的诊断主要依据临床表现、影像学改变和病原学诊断。

(一)临床诊断

(1)胸部 X 线影像可见新发生的或进展性的浸润阴影是 VAP 的常见表现。

(2)如同时满足下述至少 2 项可考虑诊断 VAP。

体温＞38 ℃或体温＜36 ℃。

外周血白细胞计数高于 $10 \times 10^9/L$ 或低于 $4 \times 10^9/L$。

气管支气管内出现脓性分泌物。需排除肺水肿、急性呼吸窘迫综合征、肺结核、肺栓塞等疾病。

(二)微生物学诊断

(1)经气管导管内吸引(ETA)以定量培养分离细菌,菌落计数 $\geqslant 10^5$ CFU/mL 为阳性阈值。

(2)经气管镜保护刷(PSB)以定量培养分离细菌,菌落计数 $\geqslant 10^3$ CFU/mL 为阳性阈值。

(3)经气管镜支气管肺泡灌洗液(BAL)以定量培养分离细菌,菌落计数 $\geqslant 10^4$ CFU/mL 为阳性阈值。

(4)气道分泌物涂片检查:分泌物涂片检查(革兰氏染色法)则是一种快速的检测方法,可在接诊的第一时间初步区分革兰氏阳性菌、革兰氏阴性菌和真菌。

(三)感染的生物标志物

C-反应蛋白(CRP)和降钙素原(PCT)是近年来临床上常用的判断感染的生物学指标。

四、预防与控制

(一)严格机械通气指征和时间

当患者必须进行机械通气时,应根据病情严重程度,尽可能使用无创通气代替有创通气,避免插管引起 VAP 的危险。在机械通气期间,应积极治疗基础原发病,实施合理的抗感染治疗,每日评估患者的病情,当病情稳定,符合拔管条件时,应尽快拔管,缩短机械通气时间,减少感染机会。

(二)加强教育培训

加强医务人员 VAP 预防与控制知识的培训,强化呼吸机使用操作技术培训,提高医务人员对呼吸机的全面认识,掌握呼吸机的正确使用、消毒和维护的相关技术,增强医院感染防控意识,严格遵循相应的干预措施,更有效地预防与控制 VAP 的发生。

(三)降低口咽部和上消化道细菌定植

1.口腔护理

建立人工气道在一定程度上破坏了机械通气患者口鼻腔对细菌的天然屏障作用,因此对机械通气患者进行严格有效的口腔卫生护理是对气道的重要保护。目前推荐的口腔护理方法包括使用生理盐水、氯己定或聚维酮碘冲洗,用牙刷刷洗牙齿和舌面。

2.推荐经口插管

推荐对通气时间较长的患者经口气管插管,避免鼻腔插管。鼻腔插管管径较小,不利于气道及鼻窦分泌物的引流。如果选用经鼻插管,应控制插管留置时间,避免超过 48 h。经口插管可防止经鼻插管引发的医院获得性鼻窦炎,而鼻窦炎与呼吸机相关性肺炎的发病有着密切关系。

3.选择性消化道脱污染(SDD)

SDD 是通过清除患者的消化道内可能引起继发感染的潜在病原体(主要包括革兰氏阴性杆菌、甲氧西林敏感的金黄色葡萄球菌及酵母菌等),达到预防严重呼吸道感染或血流感染的目的。建议机械通气患者考虑使用 SDD 策略预防 VAP。

(四)防止反流和误吸

1.取半卧位

头部抬高 $30°\sim45°$。半卧位有利于食物通过幽门进入小肠,减少胃内容物潴留,从而有效减少反流和误吸,进而减少 VAP 的发生,是预防 VAP 经济、有效、安全的措施。临床上可用人工为机械通气患者翻身或用动力床治疗以改变患者体位,减少并发症。

2.正确鼻饲

鼻饲时患者应取半卧位;经常校正鼻饲管位置;可根据患者的具体情况调节管饲的速度与量,同时行胃潴留量的监测,可避免胃胀气,减少误吸。

3.声门下分泌物引流

上气道分泌物可聚集于气管导管球囊上方,造成局部细菌繁殖,分泌物可顺气道进入肺部,导致肺部感染。因此,采用声门下分泌物引流可有效预防肺部感染。

4.气管内导管套囊的压力监测

套囊是气管内导管的重要装置,可防止气道漏气、口咽部分泌物流入及胃内容物的反流误吸。置入气管内导管后应使套囊保持一定的压力,以确保其功效并减轻气管损伤。研究发现,持续监测套囊压力并使压力控制在 $25\ cmH_2O$,可有效降低 VAP 的发病率。

(五)减少外源性污染

1.严格无菌操作和手卫生

医务人员在为机械通气患者进行各项诊疗操作时,应严格执行无菌技术,例如,加湿化液应采用无菌滴注法,进行气管切开患者护理时严格无菌操作。洗手是预防医院感染最简单有效的方法,医护人员在接触患者或操作前、后必须进行洗手或手卫生消毒,戴手套不能代替洗手,脱手套后仍应进行洗手或手卫生消毒。

2.呼吸机及相关装置管理与消毒

呼吸环是细菌寄居的一个重要部位,环路的污染源可来自 MV 患者呼吸道细菌的逆行扩散。目前学者认为频繁地更换气路管道不仅无益于减少污染,而且 VAP 的发生率可增加到原来的 3 倍。因而主张更换时间间隔不要短于 72 h,除非有肉眼可见的分泌物污染。

呼吸机及相关装置(如呼吸机管道、人工气道、麻醉喉镜、牙垫、模拟肺等),应根据其理化性质选择适当方法进行有效的清洗、消毒和/或灭菌处理。不同患者使用前,必须按照操作规程进行有效的清洗、消毒或灭菌,防止交叉感染。呼吸机外置回路应一人一用一消毒或灭菌。提倡使用一次性负压吸引装置,若重复使用,应严格消毒。及时倾倒冷凝水,避免冷凝水反流进入患者下呼吸道,对预防 VAP 具有重要意义。

3.做好感染患者的隔离

对耐甲氧西林金黄色葡萄球菌(MRSA)、多重耐药的铜绿假单胞菌、多重耐药或泛耐药的鲍曼不动杆菌等感染的患者应实行隔离;患者使用的监护和医疗设备、器材专人专用;病房保持通风,定时对周围环境进行清洁、消毒,预防多重耐药菌的传播。

(六)其他

1.改进预防溃疡方法

防治应激性溃疡的常用药物抗酸剂和 H_2 受体阻滞剂可显著升高胃内 pH 值,当 pH>4时,胃内细菌过度生长,增加定植下呼吸道的机会,而选用硫糖铝可减少此种情况的发生。

2.合理使用抗菌药物

VAP患者的抗菌治疗应尽可能根据药敏试验结果选用有效地抗菌药物；在获得培养结果之前，应结合医院感染致病菌的流行情况，提高抗菌药物的合理使用率。

3.加强营养支持

在营养师指导下，制订一套营养方案，补充含有免疫增强成分的食物，以增强机体免疫力。也可合理使用免疫调节剂。

（李 娟）

第四节 手术部位感染的预防与控制

手术部位感染（surgical site infection，SSI）是患者手术后最常见的并发症，它是指在无植入物手术后的30 d内和有植入物手术（如植入人工心脏瓣膜、机械心脏、人造血管、人工关节等手术）后1年内发生的与手术有关的感染，其包括围术期发生的浅表切口感染、深部切口感染和手术涉及的器官或腔隙感染等。

一、发病机制

外科手术必然带来皮肤和组织的损伤，手术的整个操作过程是在开放的伤口中进行的，操作过程中微生物会进入伤口，伤口为微生物提供了潮湿、温暖、营养丰富的寄生和繁殖环境，使得侵入的微生物定植甚至生长繁殖而导致SSI的发生。

接受手术的患者自身抵抗力水平下降，手术类型、手术室环境、手术人员的操作技术等均可能与SSI有关。定植或侵入细菌的致病性取决于细菌的毒力和手术部位细菌的负荷量。

而感染的发生取决于细菌的毒素和细菌抵抗吞噬与被破坏的能力。手术部位微生物污染后感染的风险取决于污染剂量、病原菌的毒力和患者的抵抗力；SSI风险＝细菌污染剂量×细菌毒力÷患者抵抗力。

二、危险因素

（一）患者的自身因素

1.年龄

儿童和老年患者发生术后感染的概率很高。儿童由于自身免疫系统发育不完善，容易发生感染，而老年患者因身体各种器官功能（尤其是免疫器官）退化，导致自身免疫力及抵抗力低下，容易发生感染。

2.超重或肥胖

肥胖患者因脂肪组织的血流量和血容量都较低，供血少的组织容易发生感染。脂肪组织影响手术操作和暴露，延长手术时间，脂肪层的无效腔难以完全消灭等都会增加手术后感染的机会。有资料显示超重或肥胖患者发生SSI的危险是体型正常者的1.78倍。

3.高血糖

高血糖影响炎性细胞向患处迁移，伤口渗出液中高血糖微环境有利于细菌的生长繁殖等是糖尿病患者术后易发生 SSI 的原因。

4.患病程度

患者患病程度较重或同时患有其他并发症往往导致术后感染率增加。休克、体温过低、缺氧等都会使术后感染率增加。患者术前就患有感染病症、恶性肿瘤、低血糖,患者严重吸烟等也会使患者自身的免疫力降低,不利于手术切口的愈合等,往往会增加被感染的机会。

5.术前住院时间

术前住院时间的增加,造成患者在医院中暴露增加。统计数据显示:术前住院时间少于3 d者的术后感染率仅为 0.05%,住院 4～7 d 者的术后感染率为 0.62%,而术前住院时间＞8 d者的术后感染率高达 3.08%。

(二)手术因素

1.手术室环境

空气中流动的细菌直接或间接污染手术部位。例如,手术过程中手术室人员频繁进出增加了空气的流动量,使得手术中暴露在空气中的手术野以及无菌器械遭到污染而易引发术后感染。

2.无菌技术

无菌技术除手术室空气及环境的清洁、消毒外,还包括手术区域的皮肤准备及消毒;医务人员外科手消毒,手术器械、物品、敷料的消毒与灭菌等。上述各环节如有一项不能达标,将增加或直接导致患者的手术部位感染。

3.手术器械

手术器械的细菌污染是 SSI 外源性细菌的主要来源。1998 年广东某医院 166 例产妇发生 SSI,2005 年安徽某医院 10 例接受白内障手术治疗患者发生眼球感染事件,2009 年广东某医院发生产妇切口非结核分枝杆菌感染等严重 SSI 暴发事件,其原因均为手术器械的消毒灭菌不严格。

4.手术类型

急诊手术 SSI 的发生率明显高于择期手术,其可能原因如下:急诊手术不可能做肠道准备,胃肠道内容物污染切口;急诊手术多数合并有穿孔、腹膜炎等易污染切口;急诊手术患者病情比较重,手术复杂、难度大、时间长(这是造成手术切口感染的重要因素)。

5.手术时间

随着手术时间的延长,手术野及手术器械遭受空气污染的概率增加,工作人员的手上随汗腺排出的细菌增加,如果手套微穿孔渗漏或破损,则污染手术部位的机会增加;加之手术野长时间暴露、干燥,牵拉损伤组织;出血、麻醉时间延长,导致机体免疫力下降;术者因疲劳而疏于无菌技术操作,都会增加感染的机会。

6.手术技术因素

手术人员技术不娴熟造成的手术创伤大、局部积液、积血、术中止血不彻底等会导致 SSI 的发生;手术中置(植)入人工材料、留置引流等处理不当、大量输血、手术中无菌操作不严格等也是 SSI 发生的危险因素。

7.麻醉期间低体温

麻醉期间患者处于轻度低体温状态,可使机体免疫力降低和触发体温调节性血管收缩,降低组织内含氧量,而促进 SSI 的发生。

8.抗菌药物的不合理使用

尽管预防性使用抗菌药物可以降低 SSI 的发生风险,但长时间过度预防性使用抗菌药物则弊大于利。长时间预防性用药,除了浪费大量医疗资源外,还增加细菌耐药的机会,增加 SSI 的风险。

三、临床表现及诊断

(一)外科手术切口的分类

根据外科手术切口微生物污染情况,外科手术切口分为清洁切口、清洁-污染切口、污染切口、感染切口。

1.清洁切口

手术未进入感染炎症区,未进入呼吸道、消化道、泌尿生殖道及口咽部位。

2.清洁-污染切口

手术进入呼吸道、消化道、泌尿生殖道及口咽部位,但不伴有明显污染。

3.污染切口

手术进入急性炎症但未化脓区域,手术开放性创伤手术,胃肠道、尿路、胆道内容物及体液大量溢出污染,术中有明显污染(如开胸心脏按压)。

4.感染切口

患者有陈旧创伤,有失活组织;已有临床感染或脏器穿孔。

(二)外科手术部位感染分类

外科手术部位感染分为切口浅部组织感染、切口深部组织感染、器官/腔隙感染。

(三)临床表现

浅表和/或深部手术部位组织伴有红肿、压痛、水肿,偶尔有脓性分泌物;伤口感染部位有波动感,从愈合伤口的任何部位裂开;手术医师注意到切口红肿或引流物流出,认为存在感染而切开伤口;患者可能有低热或发热和白细胞数升高。

(四)诊断

1.切口浅部组织感染

手术后 30 d 以内发生仅累及切口皮肤或者皮下组织的感染,并符合下列条件之一:切口浅部组织有化脓性液体。从切口浅部组织的液体或者组织中培养出病原体。具有感染的症状或者体征,包括局部发红、肿胀、发热、疼痛和触痛等。

下列情形不属于切口浅部组织感染:针眼处脓点(仅限于缝线通过处的轻微炎症和少许分泌物)。外阴切开术或包皮环切术部位或肛门周围手术部位感染。有感染的烧伤创面及溶痂的Ⅱ、Ⅲ度烧伤创面。

2.切口深部组织感染

无植入物者手术后 30 d 以内、有植入物者手术后 1 年以内发生累及深部软组织(如筋膜和肌层等)的感染,并符合下列条件之一。

(1)从切口深部引流或穿刺出脓液,但脓液不是来自器官/腔隙部分。

(2)切口深部组织自行裂开或者由外科医师开放切口。同时,患者具有感染的症状或者体征,包括局部发热、肿胀及疼痛。

(3)经直接检查、再次手术探查、病理学或者影像学检查,发现切口深部组织脓肿或者其他感染证据。同时累及切口浅部组织和深部组织的感染归为切口深部组织感染;经切口引流所致器官/腔隙感染,无须再次手术,归为深部组织感染。

3.器官/腔隙感染

无植入物者手术后 30 d 以内、有植入物者手术后 1 年以内发生累及术中解剖部位(如器官或腔隙等)的感染,并符合下列条件之一。

(1)器官或者腔隙穿刺引流或穿刺出脓液。

(2)从器官或者腔隙的分泌物或组织中培养分离出致病菌。

(3)经直接检查、再次手术、病理学或者影像学检查,发现器官/腔隙脓肿或其他器官/腔隙感染的证据。

四、预防与控制

(一)手术前准备

1.患者

(1)评估患者发生 SSI 的危险因素,做好各项防控工作。

(2)尽量缩短患者术前住院时间。择期手术患者应当尽可能待手术部位以外感染治愈后再行手术。

(3)有效控制糖尿病患者的血糖水平,避免术前高血糖。

(4)正确准备手术部位皮肤。术前备皮应当在手术当日进行,确需去除手术部位毛发时,尽量使用不损伤皮肤的方法,如剪毛或脱毛。

(5)给手术部位消毒前要彻底清除手术切口和周围皮肤的污染,皮肤消毒范围应当符合手术要求,如需延长切口、做新切口或放置引流管,应当扩大消毒范围。

(6)如需预防用抗菌药物,切开手术患者皮肤前 30 min~1 h 或麻醉诱导期给予抗菌药物。

(7)对于需要肠道准备的肠道手术患者,术前一天分次、足剂量给予非吸收性口服抗菌药物。

2.工作人员

(1)凡进入手术室的工作人员必须更换手术室的衣、裤、帽子、口罩、鞋子,方准入内。手术室人员不得穿手术室内衣物外出,外出必须更换外出衣、鞋。

(2)手术人员要严格按照《医务人员手卫生规范》进行外科手消毒。

(3)患有明显皮肤感染或者患感冒、流行性感冒等呼吸道疾病,以及携带或感染多重耐药菌的医务人员,在未治愈前不应当参加手术。

(二)手术中

1.手术室着装

(1)正确佩戴口罩:口罩应覆盖口、鼻并防止泄漏,口罩潮湿时应及时更换。

(2)帽子:应该覆盖全部头发。

(3)手套:应戴无菌手套,手术过程中一旦手套意外破损,应立即更换。

(4)手术衣和铺单:手术过程中应穿无菌手术衣,铺无菌手术单,形成最大无菌屏障。

2.手术室环境

保持手术室门关闭,尽量保持手术室正压通气,保持环境表面清洁,最大限度地减少人员数量和流动。

3.手术室的安排

(1)感染性和非感染性患者的手术应在不同的手术室内进行,如果选择同一间手术室,应先安排非感染性患者手术,或在感染性患者手术后,给手术室彻底清洁、消毒后才可进行非感染性患者手术。

(2)特殊感染患者(如炭疽、气性坏疽或不明原因的感染性疾病患者等)的手术在隔离手术室进行,医务人员严格执行医院隔离技术规范和消毒技术规范的相关规定,并在手术后给手术室彻底清洁、消毒。

4.手术部位消毒

选择安全、有效的皮肤消毒剂,对手术部位的皮肤进行正确消毒。

5.手术器械、器具及物品的灭菌

保证术中使用的手术器械、器具及物品等达到灭菌水平。

6.手术技巧

(1)手术人员尽量轻柔地接触组织,保持有效地止血,最大限度地减少组织损伤,彻底去除手术部位的坏死组织,避免形成无效腔。

(2)术中采取加温措施,保持患者体温正常,防止低体温。需要局部降温的特殊手术执行具体专业要求。

(3)冲洗手术部位时,应当使用温度为 37 ℃的无菌生理盐水等液体。

7.预防用药

Ⅰ类切口手术原则上不应预防使用抗菌药物,如应用也应在手术前 30 min 至 1 h 给药。若手术时间超过 3 h,或者手术时间长于所用抗菌药物半衰期,或者失血量大于 1 500 mL,手术中应当对患者追加剂量合理的抗菌药物。

8.置管引流

对于需引流的手术切口,首选密闭负压引流,并尽量选择远离手术切口、位置合适的部位进行置管引流,确保引流充分。

(三)手术后

1.敷料更换

(1)医务人员接触患者手术部位或者更换手术切口敷料前后应当进行洗手或手消毒。

(2)为患者更换切口敷料时,要严格遵守无菌技术操作原则及遵循"先清洁切口、再污染切口、最后感染切口"的换药次序。

2.保持引流通畅

术后保持引流通畅,根据病情尽早为患者拔除引流管。

3.手术部位感染处理

患者手术部位切口出现分泌物时应当进行微生物培养,结合微生物报告及患者手术情况,对外科手术部位感染及时诊断、治疗和监测。

(四)监测

开展外科手术部位感染的目标性监测,收集有关 SSI 以及危险因素等信息,统计、分析并将相关的资料反馈给外科医师,督促其采取有效措施,逐步降低感染率。

(李　娟)

第五节　锐器损伤相关感染的预防与控制

医护人员的锐器损伤是指在工作中被针头、手术器械、玻璃制品、医疗仪器设备、医疗废弃物及其他锐利物品刺伤和割伤而导致有被病原微生物感染风险的意外事件。它是医护人员在职业活动中所面临的多种职业危害之一,同时也是医护人员感染血源性病原体的重要途径。

一、流行病学

1.锐器损伤的发生地点

锐器损伤等职业暴露可能发生在医院的任何环境中。2008 年美国卫生保健人员国立监测网发布的监测数据显示,39％的锐器损伤发生在住院病房,25％的锐器损伤发生在手术室(部),9％的锐器损伤发生在操作间、8％的锐器损伤发生在急诊,8％的锐器损伤发生在门诊,5％的锐器损伤发生在实验室。

2.锐器损伤的高危人群

锐器损伤与锐器使用有关,经常使用锐器的人员更容易发生锐器损伤。护理人员是发生锐器损伤的高危人群,所遭受的锐器损伤多于其他人员。2008 年美国卫生保健人员国立监测网发布的监测数据显示,发生血液、体液暴露的医务人员中,护士占 43％,医师占 28％,技术员占 15％。我国的一项调查研究发现,护士遭受的锐器损伤最多,其发生率是55.7 次/100 人·年,医师锐器损伤的发生率为 41.3 次/100 人·年,实验室技术人员锐器损伤的发生率为 30.3 次/人·年。

3.引起锐器损伤的器具

美国疾病预防控制中心(CDC)监测数据显示,引起锐器损伤的器具包括 6 类:一次性注射器空心针(占锐器损伤的 30％)、缝合针(占锐器损伤的 20％)、蝶翼针(占锐器损伤的 12％)、手术刀(占锐器损伤的 8％)、静脉导管针(占锐器损伤的 5％)、采血针(占锐器损伤的 3％)。

4.暴露后的负担

锐器损伤作为一种职业性损伤直接影响着医务人员的身心健康,主要职业危害是血源性感染和心理恐惧,其次是经济和人力资源的损失。锐器损伤引起的费用包括为遭受伤害的医务人员提供初始的检查、随访与治疗的费用、与药物毒性作用和工时损失相关的费用、暴露后担心被感染的紧张心理反应所导致的治疗费用以及感染后的治疗费用等。医务人员一旦发生血源性病原体感染,对家庭的打击很大,对医疗机构而言,也造成卫生人力资源的减少。

二、危险因素

1.与工作性质有关

从事采血、注射、输液、掰安瓿、配合手术传递手术器械等的护士,以及手术医师、实验室人员和医疗废物回收人员,与接触锐器的频次较多。

2.自我防护意识淡漠

医务人员对锐器损伤的危害的认识不足,在接触锐器时不注意防护;不安全的操作和不正确的个人操作习惯等均可造成自己或他人的锐器损伤。

3.缺乏职业防护教育

医院或科室对职业暴露的重视程度不同,医务人员学习理解能力存在差异,造成实际操作中运用防护知识的程度不同。在工作中不能严格执行规范化的操作程序,从而导致锐器损伤的发生。

4.其他

人员编制不足,防护用品准备不充分,对防护用品使用不当等很容易造成医务人员锐器损伤。

三、锐器损伤的预防与控制

1.消除风险是减少锐器损伤的首选措施

(1)消除不必要的注射:在患者安全的情况下,尽可能地通过口服药物进行治疗。

(2)减少不必要的锐器的使用:用适宜的电灼器、钝化的针具和U形针替代不必要的锐器和针具;以无针静脉系统代替有针静脉系统进行静脉注射。

2.采用工程控制技术降低锐器损伤的风险

工程控制技术是采用机械、设施和设备隔离或消除工作场所血源性病原体危害。锐器损伤工程控制技术包括使用锐器盒和有保护装置的针具及其他锐器。

(1)及时将使用后的锐器放入防穿刺、防渗漏、有警示标志的锐器盒,可将伤害减少。

(2)使用有保护装置的针具和锐器:自毁式注射器、无针注射器、刀片回缩处理装置或真空采血管等。

(3)通过改善工作场所的布局、照明来减少医务人员锐器损伤的概率。

3.规范操作行为是预防锐器损伤的关键

(1)禁止弯曲被污染的针具,禁止用手分离使用过的针具和针管,禁止重复使用一次性医疗用品。

(2)用夹子或钳子夹取被污染的破损玻璃物品。

(3)使用器械握持针具、装卸针具和刀片。

(4)避免使用手-手传递方式传递医疗锐器。

(5)用圆头手术刀片,戴双层手套等。

4.医务人员的教育培训

学习改变观念,观念改变行动。只有通过持续不断的学习,医务人员认识到职业暴露的危害,才会在工作中重视职业暴露的防护,知晓职业暴露的预防方法,才会在工作中实施控制措施。

四、锐器损伤的处理

(一)局部处理

(1)首先应当在伤口近心端轻轻挤压(离心的方向),尽可能挤出损伤处的血液,禁止进行伤口的局部挤压。

(2)用肥皂液清洗,用流动水冲洗5 min。

(3)用75%的酒精或0.5%的碘伏等消毒剂进行消毒并包扎伤口。

(二)报告

(1)报告部门负责人:医护人员向科主任、护士长报告,工勤人员向护士长报告。

(2)在被锐器损伤后24 h内应上报医院感染预防与控制科,填写"职业暴露登记表"并备案登记。

(三)评估与预防

主管部门接到报告后应尽快评估职业暴露情况,并在 24 h 内采取预防措施。

(1)立即给发生职业暴露的医务人员开具乙型肝炎表面抗原(HBsAg)、乙型肝炎表面抗体(抗-HBs)、丙氨酸氨基转移酶(ALT)、丙型肝炎病毒抗体(抗-HCV)、艾滋病毒抗体(抗-HIV)、梅毒螺旋体血凝试验(TPHA)检查单。

(2)若患者 HBsAg、抗-HCV、抗-HIV、TPHA 的检测结果未知,主管医师应立即给患者开具相关项目检查单。

(3)患者 HBsAg(+):①医务人员抗-HBs<10 mU/mL 或抗-HBs 水平不详,应立即注射乙型肝炎免疫球蛋白(HBIG)200~400 U,并同时在不同部位接种第一针乙肝疫苗,1 个月和 6 个月分别接种第二针和第三针乙肝疫苗;②医务人员抗-HBs>10 mU/mL,可不进行特殊处理;③暴露后 3 个月、6 个月应检查 HBsAg、抗-HBs、ALT。

(4)患者抗-HCV(+):发生职业暴露的医务人员抗 HCV(+),暴露后 3 个月、6 个月应检查抗 HCV、ALT,并根据复查结果进行相应抗病毒治疗。

(5)患者抗-HIV(+):应立即向分管院长及当地疾病预防控制中心报告。由疾病预防控制中心评估与指导,根据暴露级别和暴露源病毒载量水平决定是否实施预防性用药方案。在暴露后的第 4 周、第 8 周、第 12 周及 6 个月时对艾滋病病毒抗体进行检测,对服用药物的毒性进行监控和处理,观察和记录艾滋病病毒感染的早期症状等。

发生 HIV 职业暴露后的用药时限:应尽快用药,最好在 4 h 内使用,但即使超过 4 h 也应使用。

(6)患者 TPHA(+):①推荐方案:苄星青霉素,24 万 U,单次肌内注射;②青霉素过敏:多西环素(强力霉素)100 mg,每日 2 次,肌内注射,连用 14 d;或四环素 500 mg,每日 4 次,口服,连用 14 d;阿奇霉素 2 g,单次口服,但已有耐药报道。

(四)随访和咨询

(1)主管部门负责督促职业暴露当事人按时进行疫苗接种和检测相关指标,并负责追踪确认检测结果和服用药物,配合医师进行定期监测随访。

(2)在处理过程中,主管部门应为职业暴露当事人提供咨询,必要时请心理医师帮助减轻其紧张、恐慌心理,稳定情绪。

(3)医院和相关知情人应为职业暴露当事人严格保密,不得向无关人员泄露职业暴露当事人的情况。

(李　娟)

第六节　器官移植患者感染的预防与控制

近年来,随着移植技术的成熟,器官移植是治疗终末期器官功能衰竭的最有效手段。术后感染及排斥反应是移植失败的主要原因,成功预防和控制术后感染及排斥反应是器官移植成功的关键。然而,器官移植患者的基础状况较差,大量免疫抑制剂的使用导致患者的免疫功能降低,增加了罹患严重感染的机会。器官移植患者感染是指接受实体器官移植术后患者发生的细菌、病毒、真菌或支原体等各种病原体感染,常直接影响移植近期和远期患者及移植器官的存活率,在移植患者死因方面仅次于排斥反应。

一、流行病学

1.感染的发生率

移植术后 1 年内 70％的患者至少发生 1 次感染,其中 75％的患者发生多次感染。移植早期感染病死率达 40％～78％。有 10％的患者因感染需停用免疫抑制剂或减量而导致移植器官功能丧失。

2.感染的人群分布

男性器官移植感染率高于女性,可能与接受器官移植患者中男性基数大有关。虽然高龄有可能增加感染风险,但接受器官移植患者中老年患者相对较少。

3.感染部位的分布

以呼吸道感染最为多见,其他感染部位有消化道、泌尿道、脑组织、皮肤软组织等。术后不同阶段感染部位有所不同。

二、感染临床特点

移植后常采用抗微生物预防措施,使微生物耐受抗感染药物,改变了机体感染模式。移植后感染可大致分为早期、中期、后期 3 个阶段。每个阶段有其自身特点。

1.早期感染特点

研究显示,移植术后第 1 个月内患者发生感染的概率为 60％～80％,其中呼吸道感染占 54.6％,泌尿道感染占 40.7％。感染病死率达 21.9％。感染早期多数为医院获得性感染,有术前潜在感染复发,有伤口、导尿管等引起的外源性感染。有的与手术操作、中心静脉置管、体外分流引流管、支气管插管等医源性因素有关,或与异物、坏死组织等有关。常见感染是细菌性或病毒性肺炎、腹部脓肿或腹膜炎、肝脓肿(与肝动脉血栓形成有关)、胆管炎等,可多部位同时或先后发生感染。致病菌多为革兰氏阴性杆菌,常有较强耐药性。

2.中期感染特点

移植术后 6 个月内由于高剂量免疫抑制剂的应用,感染的本质发生改变,细菌感染相对减少,病毒感染明显增多,如巨细胞病毒、EB 病毒、人类疱疹病毒、乙型肝炎病毒(HBV)、丙型肝炎病毒(HCV)等感染多见,也可见耶氏肺孢子菌、李斯特菌、弓形体、诺卡菌等引起的感染。感染部位主要为肺部,腹腔和尿路感染少见。

3.后期感染特点

虽然移植器官功能良好者的免疫抑制剂逐渐减量,发生机会性感染少见,但患者仍处于免疫抑制状态,对某些少见细菌病原体(如诺卡菌、军团菌、李斯特菌、支原体、沙门菌、曲霉菌等)易感。在器官移植患者中诺卡菌的感染率为 0.7％～3％,大部分发生在肝脏、心脏和肾移植的患者。

三、感染危险因素

(一)患者因素

(1)器官移植患者多为终末期疾病者,全身基础状况较差,常存在贫血、凝血障碍及低蛋白血症等,导致免疫力减退,机体防御功能较弱,术后易引起全身各部位的感染。

(2)术前器官功能差、恢复饮食时间延长、术后持续高血糖及术后低蛋白血症是移植术后感染的危险因素,特别是术后低蛋白血症,引起胃肠道及全身组织水肿,肠黏膜屏障功能受损,肠道正常菌群易位,易引起肠源性感染。

(3)移植类型是移植术后感染类型的重要决定因素之一。例如,肾移植术后尿路感染最常见;肝移植手术时间长,手术难度高,出血多,手术操作成为主要危险因素;肺移植易出现支气管炎及各种肺炎。

(二)治疗因素

(1)移植手术创伤大,时间长,手术操作及术中放置腹腔引流管、深静脉导管、T形管、导尿管等,破坏了胃肠道、呼吸道及泌尿系统的表面及黏膜层屏障,直接导致病原菌的入侵;另外,术中大量输血可使粒细胞、巨噬细胞减少,促进肺部等的感染。

(2)移植术后免疫抑制剂的持续使用,导致患者免疫力低下,是患者容易发生感染的根本原因。术后长期用广谱抗菌药物,抑制敏感细菌,耐药细菌过度生长,导致二重感染。

(3)术后患者各种侵入性管道多,如气管插管、深静脉导管、尿管等,且置管时间长,导管周围易形成生物膜,使感染持续存在。

(4)术后血肌酐浓度仍然升高,可导致微循环障碍、酸碱平衡失调,引起器官损害;激素影响免疫应答,吞噬细胞移动因子下降等均可增加感染的危险性。

(三)环境因素

1.患者周围环境

患者周围环境是最常见的感染来源。例如,空气的温度和湿度能影响通过空气传播病原体的传染性;病室的卫生条件差,可通过污染物品及相关人员的身体交叉传播,使患者感染的危险性提高。

2.食物和饮用水

食物和饮用水是获得肠道微生物的重要因素。例如,李斯特菌可能来自污染的食物,假单胞菌可能来源于外界水资源或野生蔬菜,军团菌能从医用水源(尤其是热水)中分离出来。

3.不洁净的手及医疗器械

常见的革兰氏阴性菌和革兰氏阳性菌可由不洁净的手部、污染的医疗器械(如气管插管、呼吸机、内镜、血管导管和尿管等)进行扩散,可直接将病原体带给患者而导致感染。

四、预防控制措施

(一)术前控制易感因素

(1)术前对患者进行全面检查,做咽拭子、血液、大小便培养,确定无病原菌生长;积极治疗各种慢性疾病和感染病灶,消除潜在感染灶。

(2)术前应严格监控血糖,糖耐量异常或糖尿病患者术后容易并发严重感染。因此,应采取多种措施控制血糖水平,包括饮食和药物。有学者提出术前合并严重或难治性糖尿病患者,不宜作为器官移植的首选病例。

(3)纠正术前活动性感染,术前正确评估供、受者是否存在感染,对有活动性感染的受者应在术前预防性用药,主张短期预防性应用青霉素类抗生素,可减少对肝、肾功能的损害。主张短程应用广谱抗生素,一般3~5 d,以减少菌群失调。有感染及心血管并发症的患者应控制并稳定2~4周再行手术。

(4)进行选择性肠道去污治疗可降低术后肠源性细菌感染的发生率。

(5)术前合并陈旧性结核患者术前及术后常规给予异烟肼等药(口服),预防性用药6个月。

(6)给予营养支持,器官移植患者术前因基础疾病,多数营养状况差,体质弱,应增加营养,给予高蛋白、高维生素的健康饮食,改善不利因素,使机体功能处于移植的最佳状态。

(7)改善肺功能,如吸氧、雾化吸入,指导患者进行呼吸训练、深呼吸、有效咳嗽等,以利于术后咳痰。

(二)加强围术期患者的管理

1. 手术室管理

(1)器官移植手术应在洁净手术部的百级洁净手术室进行。

(2)限制进入手术室的人数,非手术人员不能进入手术室。参观者通过摄像系统在示教室观看手术,手术开始后尽量减少手术室人员走动,避免灰尘悬浮。

(3)受、供者同时手术应在不同的手术室进行。

2. 隔离室管理

(1)需在隔离病室监护术后早期(2～3周)患者,实行保护性隔离。隔离病室最好采用空气净化系统,无净化设施者可在隔离室内放置空气净化器;对室内物体表面、地面严格清洁、消毒。

(2)隔离室物品、仪器、药品均要求相对无菌。各种仪器、物品、药品均经表面清洁、消毒后入室。尽可能缩短任何非无菌设备在室内停留时间。室内严禁存放植物或未经削皮的水果,患者所用食品均经微波炉消毒后方可进食。

(3)凡进入隔离室人员应穿隔离衣、换鞋、戴口罩和帽子以及进行手卫生后入室,并严格控制无关人员及感染者入室。

参加特护的成员,做咽拭子和手培养,进行细菌学监测,如果结果呈阳性,应及时去污染或治疗,再次采集,培养结果呈阴性后方可参加工作。

(4)定时对环境进行微生物学监测,根据监测结果采取相应措施,以确保隔离室环境符合要求。

3. 患者管理

(1)术后严格控制呼吸机使用时间,尽早拔除气管插管,重视肺部的护理,及时拍背、排痰,促进肺膨胀,防止肺部感染。

(2)保持各引流管的通畅,做好管道的护理和评估,尽早拔除各种侵入性管道。

(3)术后早期菌群监测:免疫抑制剂的应用是预防和治疗器官移植排斥反应的必需手段,加上广谱抗生素的应用,易致菌群失调,因此术后常规对患者的体液、分泌物进行微生物学监测,如做痰培养、咽拭子、尿液细菌学检查等以明确病原菌,尽早治疗。

(4)促进胃肠道功能恢复:早日行肠内营养,术后早期应用微生态调节剂。

(5)对病毒携带者进行抗病毒治疗:术前病毒血清学检查阳性的受者或接受病毒血清学检查阳性供者器官的阴性受者,均应列入术后易感染的高危人群。对于携带巨细胞病毒、单纯疱疹病毒、EB病毒的高危患者,术后应用阿昔洛韦3～6个月,可明显减少感染发生。

(6)疫苗接种:在预防策略中,提高患者自身的防御功能是降低患者感染率的主要因素,而免疫疫苗是提高宿主防御体质、预防感染具有确切效果且经济的药物。

(三)综合措施防治感染

器官移植患者是免疫力低下人群,感染发生率高,容易造成多部位感染及多种病原体感染,对患者预后产生不利影响。针对移植术后感染特点,采取积极、有效的综合预防措施以降低移植患者感染率。

1.保护性隔离措施

对患者实行保护性隔离措施,保持患者周围的环境、物品清洁;做好医疗用品的清洁、消毒和灭菌;医务人员严格执行各项无菌技术操作;加强手卫生。

2.合理用药和治疗

严格把握免疫抑制剂、广谱抗菌药物及各种侵入性操作的适应证,做好围术期合理预防使用抗菌药物和伤口的保护和清洁,加强围术期感染监测等;对患者加强术前术后营养支持。

3.宣传教育

向患者和家属进行有关移植术后预防感染知识的健康宣教。教育患者勤洗手;注意饮食卫生;关注天气变化,自觉防寒保暖,尽量减少到人流密集的公共场合,培养患者自我保护、预防感染的意识。

(李　娟)

第七节　植入物感染的预防与控制

随着医学技术水平的提高和医用材料科学的发展,各种属性医用材料的植入已越来越多地成为临床常用的救治手段。但一些生物材料植入人体后,往往会发生感染,引起植入物松动、脱落甚至造成菌血症。病原体对抗生素和宿主防御功能有极强的抵抗力,往往最终不得不取出植入物。因而植入物感染成为困扰医务人员的一个棘手问题。

植入物是指植入外科操作造成的或生理存在的体腔中,留存时间≥30 d的可植入型物品。人体植入物主要包括心脏手术用的补片、人造血管,骨科人工关节、各种钢板、椎间融合器、髓内针等,脑外科手术用的颅骨修补材料、脑室分流管,腹部外科用的各种型号补片,耳鼻喉科的人工听骨、电子耳蜗,眼科用的晶体,整形外科用的假体(乳房、鼻梁)等。

一、发病机制

研究表明,植入物感染形成的两个关键因素为材料表面的理化性质和细菌的黏附能力。这两个因素是互相影响的。细菌黏附是引起植入物感染的重要起始动因。当前临床应用的大多数植入物表面有理化活性,能激发炎症和免疫反应,影响正常组织细胞在植入物表面黏附与定植,并形成有利于微生物定植的植入物周围微环境。在植入物存在的情况下,细菌容易黏附。

一旦黏附发生,以浮游方式生长的无致病力的细菌即通过表型相变异转化为有毒力的菌体,在增殖的同时分泌大量多糖黏液样物质,使单个细菌相互黏结,形成微菌落,并吸附于植入物表面,以生物膜方式生长,形成生物膜的细菌能抵抗宿主的防御和抗生素的作用。植入物的存在,可导致局部免疫抑制,亦是植入物感染发生的重要原因。目前学者认为主动黏附机制是植入物感染形成最关键的独立因素。

二、感染途径

植入物感染分为两大类，一类是植入物本身灭菌不合格或手术过程中无菌意识不强、手术环境不理想造成的；另一类来源于宿主和手术医师，经外源性或内源性移位到达宿主植入物表面，形成细菌生物膜或经血行播散。

三、危险因素

（一）医源性因素

1. 手术环境

手术室空气污染是手术中外源性细菌种植的主要来源。资料显示，手术室空气中细菌坠落污染占植入物感染的 90%。这些细菌多来自进入手术室的人员。如果手术室空气消毒不到位，或此类手术未在净化手术室进行，会增加细菌感染的机会。

2. 急诊手术、开放性创口

大多数急诊手术存在开放性创口、污染创口及多处混合性创口，如创口处理不当或清创不彻底，均容易引起医院感染。急诊手术、开放性创口污染严重者，具有更高的植入物感染风险。相关报道显示，在植入性外科操作中，发生手术部位感染的细菌载量仅为 10^2，而对于普通手术来说，细菌载量 10^6 才会出现手术部位感染。

3. 植入物的管理

植入物的准入管理紊乱、产品质量监控不力、验收标准不严、清洗与灭菌质量欠佳等因素均可导致感染的发生。

（二）患者因素

1. 年龄

年龄＞70 岁的患者，往往伴有其他疾病，自身体弱，分泌型免疫球蛋白普遍下降，使机体免疫功能降低，感染机会明显增加。

2. 伤口局部状况

开放性创口污染严重，伤口局部皮肤挫伤坏死，血液情况较差，造成伤口局部组织免疫功能低下而导致感染的发生。

3. 患者自身皮肤清洁度

外科手术部位感染（SSI）病原菌大多数是内源性的，即来自患者自身的皮肤、黏膜及空腔脏器内的细菌。有报道显示植入物手术中患者自身皮肤污染占 5%～15%。

（三）植入物因素

（1）各种异物都是细菌的附着滋生物，植入物材料的化学性质和表面的结构、形状在一定程度上促进了早期微生物的黏附和成功定植。人工植入物排斥反应会引起局部无菌性炎症、渗出、积液、红肿等，可导致局部免疫功能下降，从而易发生内源性或外源性感染。

（2）无血供的植入物表面有利于病原菌黏附、存活、繁殖，可显著降低感染所需的细菌量。Elek 等研究显示，皮下注射 $1×10^6$ 个金黄色葡萄球菌时一般不引起感染；当细菌数量增加到 $2×10^6$～$8×10^6$ 时，宿主的防御机制即被破坏而发生感染；但当存在异物时，只要 100 个细菌即能形成感染。

（3）在各种植入物中，金属器械植入比例最大，金属器械植入物的医院感染发生率明显高于其他种类植入物。这可能与不锈钢和含钴合金能抑制巨噬细胞的趋化、吞噬作用以及机体对感染的防御进程有关。另外，金属器械植入物在体内时间较长，对机体免疫力有一定的影响。

四、预防与控制

植入物所致的感染已引起医务人员的广泛关注。预防植入物的感染，针对其感染发生的因素，应从以下几个方面采取措施。

（一）提高手术室环境洁净度

1. 流程管理

合理设计手术室建筑布局及流程，区域划分明确，人流、物流分开，洁污分开，严格区分无菌物品与污染物品出入通道。

2. 手术室管理

植入物手术应安排在洁净度高的百级洁净手术室进行，提前 30 min 开启手术室净化系统。在净化空调开启前，须先擦拭手术室的物品及地面，再净化 30 min 以上，将手术室的尘埃及细菌减少到最低限度，从而达到除菌的目的。

3. 人员管理

限制进入手术室的人数，非手术人员不能进入手术室。参观者通过摄像系统在示教室观看手术，手术开始后尽量减少手术室人员走动，避免灰尘悬浮。

4. 清洁管理

各区域的保洁用品应固定使用，洁净区与非洁净区卫生员相对固定。

（二）手术人员管理

1. 严格执行外科手消毒

应强化手术人员洗手和外科手消毒的规范性，以保证手的消毒效果，并进行外科洗手和外科手消毒的过程监督，定期对手术人员的手进行卫生学监测。

2. 无菌技术

各类植入物手术，护士应采用无接触式戴手套法，协助手术医师戴手套，避免手套外层内翻污染。

骨科内固定、假体置换等手术，手术者的手套易破损，可戴双层手套。手套须盖住袖口，防止袖口滑脱和被渗湿而造成污染。

3. 熟练的手术技巧

手术人员熟练掌握器械使用方法，由相对固定的专科护士配合手术，以便全面掌握器械及工具的结构、原理及使用方法等，进行充分的术前准备，熟练掌握手术步骤。术中合理放置手术器械等有助于缩短手术时间，减少感染的发生。

（三）手术室操作管理

1. 术前准备

手术开始前，将植入物按照手术需要及使用前后顺序分类排放，认真检查外包装有无破损、潮湿现象。对院外灭菌的植入物应检查包装是否合格，产品是否过期，进口产品是否有中文标识，符合要求才能使用。

2.核对

使用植入物要求医护共同核对,尤其是产品的规格、型号、名称及左右部位的假体等,在确认无误后方可使用。应现用现开植入物无菌包装,以免暴露时间过长。

3.优化操作流程

骨科内固定手术、假体置换手术器械较多,可以铺设两台手术器械车,将常规器械放于便于快速取放处,将植入器械及后期使用的物品按使用顺序放在另一台器械车上,并分别用治疗巾遮盖。洗手护士在接触、传递植入物时要用纱布包裹。

4.无菌操作技术

术者在进行植入操作时需更换手套,并清洗手套上的滑石粉,安放过程中防止植入物与手术野的皮肤接触。例如,打开骨科髋关节假体包装时,台上手术人员不能直接接触假体,手持假体柄端最内层包装,将假体对准所放位置放到髓腔内,方可去掉柄端包装,避免感染。植入物相关准备要充分,若准备不齐全,术中等待时间及手术时间暴露过久,易增加感染机会。

5.预防用药

术中巡回护士准确掌握抗生素的输入时间,最佳给药方案是切皮前 30 min 经静脉给予首次有效剂量的抗生素,若手术时间超过 3 h 或失血超过 1 500 mL 应追加一剂,使手术过程中手术切口及周围组织保持有效的抗生素血药浓度。

(四)患者管理

1.加强植入物患者的前期管理

对开放性创口、污染创口的患者要有充分的评估,必须对开放性创口、污染创口反复清洗、严格消毒。

2.手术部位皮肤准备

美国疾病预防控制中心的外科感染预防指南建议,择期手术前皮肤准备,使用含抗生素的肥皂洗澡,术前 30 min 使用剪刀或脱毛剂去除手术区内影响操作的浓密毛发。有报道称颅脑手术感染与头部皮肤消毒前预处理不好有关,在头皮消毒中碘伏受肥皂及头皮油脂的影响,可减弱杀菌作用,增加术后感染率。人工颅骨材料、脑室腹腔分流管植入手术前头皮准备时,先用肥皂进行头皮脱脂,再使用碘酊加酒精给头皮消毒效果优于碘伏。

调查显示,55% 的植入物手术感染患者术前存在局部皮肤感染;因此术前应认真检查患者手术区域的皮肤情况,存在局部皮肤破损和感染情况,建议手术医师延期手术。

3.术中保温

通常麻醉期间患者的体温比正常值下降 1℃～3 ℃,患者处于低温状态,免疫力降低,术后感染率增加。皮肤加温是有效减少患者热损失的方法,放置循环水毯和变温气毯可有效预防和治疗术中、术后低体温。对于手术时间长、切口暴露大、出血多、高龄患者,注意覆盖暴露部位,对输入体内的液体进行加温,以保证患者维持正常的中心体温,降低术后感染率。覆盖织物也有较好效果,覆盖的面积大小比部位重要,覆盖体表面积较大的四肢效果好于覆盖头部。

4.增强患者自身抵抗力

对高龄、体弱及基础疾病多者,先对症治疗,增强自身免疫力,减少可能发生感染的因素;实施多次手术患者,需加强自身营养,多补充含蛋白质丰富的食物,增强机体防御能力;补充富含维生素的食物,以减少病毒的变形,防止病毒感染,提升免疫细胞的能力;多做有氧运动,增强体质,保证充足的睡眠,保持机体免疫力,减少感染,促进早日康复。

(五)植入物及植入手术器械的管理

1. 植入物准入的管理

医院采购供应部门负责植入物的采购,组织医院招标委员会成员进行招标采购。中标单位要提供相关证件,要求所购材料必须"三证"齐全。

2. 植入物分类和管理

植入物分两类,一类是已灭菌的植入物,一类是未灭菌的植入物。对于已灭菌的植入物实行备货贮存管理,贮备的植入物经过医院采购供应部门验收,使用部门专职人员按灭菌物品进行保管。

3. 未灭菌的植入物及植入手术器械的管理

(1)接收:根据临床需要,择期手术,器械公司最好术前一天将手术所需的器械送到医院;急诊手术要求器械公司提前将急诊手术所需的器械送到医院,保证有足够的时间进行器械清洗消毒、包装、灭菌及监测。

应建立接收登记本,由院方与器械公司共同核对相关信息,在清单上签名。核对信息包括患者姓名、床号、手术名称、器械名称、品牌、型号和数量、公司名称等。

外来器械质量:厂家为了提高效益,一套外来器械供多家医院使用,使用频率极高。接收时应检查器械配件有无松动、扭曲、变形等情况,以防在使用过程中发生意外。供应商应提供关于分拆、清洗、包装、灭菌的书面操作要求。

(2)清洗:器械植入手术是无菌要求最高的手术,因此对器械的清洁度要求很高。未灭菌的植入物及植入手术器械的清洗应由消毒供应中心(室)负责,特别是骨科器械关节多,腔隙多,结构复杂,应有专业人员进行清洗,清洗消毒时要充分打开轴节,尽量将可拆卸的部分拆开,将有锈迹、污渍的器械置入全自动清洗消毒器前先手工刷洗,以确保清洗质量。

(3)灭菌:对植入物和外来器械首选压力蒸汽灭菌,对硬质容器和超重的组合式手术器械的消毒,根据 WS310.2—2009 标准,应由供应商提供灭菌参数。监测并记录灭菌时的温度、压力和时间等灭菌参数。医院消毒供应中心(室)在得到厂商提供的灭菌参数后,应在医院运行的灭菌器中进行验证,以证明厂商推荐的参数在本院的灭菌器中能够真正有效。

对不宜高压灭菌的物品使用环氧乙烷灭菌,严禁对植入物使用消毒液浸泡和甲醛熏蒸消毒。手术中未使用的植入类人工血管、疝修补材料等不宜多次反复灭菌,避免植入物缝隙进入杂质,引起细菌积聚。

(4)监测:应对每包器械进行包外及包内化学指示物监测,每批次进行生物监测,且结果为阴性后才能放行使用,要做好记录。一般情况下,不用快速压力蒸汽灭菌方法给植入物和植入物器械灭菌。特殊情况下,需要临时给植入物或植入物器械灭菌时,可使用压力蒸汽灭菌。除一般的物理化学监测外,还要用第五类化学指示物(爬行卡)进行监测,爬行卡监测合格可提前放行。如果生物监测不合格,立即通知医师对手术患者采取应对措施。生物监测合格则记录存档,保证过程的可追溯性。在生物监测结果出来前的植入物放行应视为特例,而不是操作常规。

4. 追溯管理

建立质量追溯制度,完善质量控制过程的相关记录,保证供应的物品安全。从接收、清洗、消毒灭菌及监测和资料存档等各环节进行质量控制和规范管理,完整的记录可以真实、准确地再现每个含有植入物的灭菌装载的运转状态,保证完全的追溯性。灭菌器每次运行情况、清洗消毒监测资料和记录均应按 WS/10.3—2009 规范留存。植入物标签一式两份，一份粘贴于病例上，一份在消毒供应中心（室）存放，应保留整个过程中的所有文件记录，作为内部质量控制和举证使用。一旦出现问题，追溯文件就能及时提供设备批次、操作人员、程序监测结果等信息。

（李　娟）

第八节　多重耐药菌感染的预防与控制

近年来，多重耐药菌已经逐渐成为医院感染的重要病原菌。2011 年，卫生部颁布的《多重耐药菌医院感染预防与控制技术指南》中，明确规定要从"加强多重耐药菌医院感染管理，强化预防与控制措施，合理使用抗菌药物，建立和完善对多重耐药菌的监测"四个方面强化多重耐药菌的管理。因此，医疗机构应当针对多重耐药菌监测、控制的各个环节，制定并落实多重耐药菌医院感染管理的规章制度和有关技术的操作规范，从医疗、护理、临床检验、感染控制等多学科的角度，采取有效措施，预防和控制多重耐药菌的传播。

一、耐药机制

细菌耐药可分为天然耐药和获得耐药。天然耐药是由细菌染色体基因决定、代代相传的，较为稳定，例如，链球菌对氨基糖苷类抗菌药物天然耐药，肠道革兰氏阴性菌对青霉素天然耐药；获得耐药是细菌与抗菌药物接触后，主要由质粒介导，通过改变自身的代谢途径，使其不被抗菌药物杀灭，例如，金黄色葡萄球菌产生 β-内酰胺类抗菌药物的耐药性。细菌的获得耐药可因不再接触抗菌药物而消失，也可由质粒将耐药基因转移给染色体而成天然耐药。

1. 灭活酶或钝化酶的产生

耐药菌株通过合成某种灭活酶或钝化酶作用于抗菌药物，使其失去抗菌活性。

（1）β-内酰胺酶：可特异性水解 β-内酰胺环使药物失去抗菌活性，是细菌对 β-内酰胺类抗菌药物耐药最常见机制。

（2）氨基糖苷类钝化酶：通过磷酸转移酶、乙酰转移酶、腺苷转移酶的作用，使氨基糖苷结构改变而失去抗菌活性。

（3）氯霉素乙酰转移酶：该酶由质粒编码，使氯霉素乙酰化而失去抗菌活性。

（4）甲基化酶：由金黄色葡萄球菌携带的耐药质粒产生，使 50 S 亚基中的 23 SrRNA 上的嘌呤甲基化，产生对红霉素的耐药性。

2. 药物作用的靶位发生改变

耐药菌株通过改变细胞膜与抗菌药物结合部位的靶蛋白，降低与抗菌药物的亲和力，导致抗菌活性丧失。不同的抗菌药物靶位不同。

3. 细胞壁通透性的改变和主动外排机制

（1）改变细胞壁通透性：细菌接触抗菌药物后，可以通过改变通道蛋白质的性质和数量来降低细菌外膜的通透性而获得耐药性。例如，铜绿假单胞菌对多种抗菌药物的通透性比其他革兰阴性菌差，故容易发生多重耐药。

（2）主动外排机制：细菌能主动将进入菌体内的药物泵至体外,主动外排机制对抗菌药物具有选择性,因此,大肠埃希菌、金黄色葡萄球菌、表皮葡萄球菌、铜绿假单胞菌等对四环素、氯霉素、β-内酰胺类抗菌药物易产生多重耐药。

二、常见多重耐药菌的种类

常见多重耐药菌有耐甲氧西林金黄色葡萄球菌（MRSA）、耐万古霉素肠球菌（VRE）、产超广谱 β-内酰胺酶（ESBLs）细菌、耐碳青霉烯类抗菌药物肠杆菌科细菌（CRE）（如产Ⅰ型新德里金属 β-内酰胺酶 1 或产碳青霉烯酶的肠杆菌科细菌）、耐碳青霉烯类抗菌药物鲍曼不动杆菌（CR-AB）、多重耐药/泛耐药铜绿假单胞菌（MDR/PDR-PA）和多重耐药结核分枝杆菌等。

多重耐药菌感染已遍布全球,在社区或医院中可引起散发、交叉传播,甚至暴发流行。因多重耐药菌感染使用常用抗菌药物后的效果大多欠佳,并伴有较高的病死率,故已成为临床治疗上的棘手问题。

1. MRSA

MRSA 是对苯唑西林（新青霉素Ⅱ）或头孢西丁耐药的金黄色葡萄球菌。MRSA 携带有 *mecA* 基因,该基因编码一种对 β-内酰胺类药物亲和力低的 PBP-PBP2a,从而通过靶位改变对 β-内酰胺类）耐药。MRSA 不仅对 β-内酰胺类药物耐药,还往往对其他抗菌药物（如氨基糖苷类、氟喹诺酮类、大环内酯类和林可霉素类）耐药。美国医院感染监测系统（NNIS）数据显示,从 2002 年到 2003 年,重症监护病房（ICU）患者 MRSA 的分离率不断上升,接近 60％；欧洲国家 40 个实验室联合研究统计,西班牙、法国和意大利的 MRSA 分离率在 30％以上,而日本的 MRSA 分离率可达 60％。不同国家 MRSA 的感染比例差别很大,同一国家中不同地区、不同医院的 MRSA 比例亦不尽相同。国内 2010 年 MOHNARIN 监测的数据显示,MRSA 的分离率为 50.6％～71.1％,西南和东北地区检出率较高。

2. VRE

VRE 是指对万古霉素等糖肽类抗生素耐药的肠球菌。肠球菌为革兰氏阳性球菌,包含多个菌种,临床常见的是粪肠球菌（占 80％～90％）和屎肠球菌（占 5％～15％）。肠球菌是人类肠道正常菌群的一部分,但可导致多种感染。肠球菌对多种抗菌药物天然耐药,如氟喹诺酮类、克林霉素、磺胺类和绝大多数头孢菌素类等,万古霉素是治疗肠球菌感染的主要药物,但 VRE 于 1988 年在英国首先发现,其后在全球多个国家都有报道。在 2002—2004 年美国 NNIS 监测的 VRE 在 ICU 的流行情况中发现屎肠球菌中 VRE 的流行率高达 70％～80％。我国 VRE 的分离率低于 5％。2010 年全国细菌耐药监测网（MOHNARIN）监测的数据显示,在粪肠球菌中 VRE 的检出率为 0.6％～8.2％,以华北和华东地区检出率较高。VRE 还常对青霉素类、氨基糖苷类、大环内酯类和/或四环素类高水平耐药,呈现出多重耐药表型。

3. 产超广谱 β-内酰胺酶细菌

超广谱 β-内酰胺酶（ESBLs）是质粒介导的 β-内酰胺酶中的一种,能水解青霉素类、头孢菌素类、单环酰胺类的 β 内酰胺酶,能够介导对青霉素类、头孢菌素类和氨曲南耐药。产 ESBLs 细菌的多重耐药基因不仅可以垂直传播,而且可以水平传播,从一个细菌传给另一个细菌,甚至在菌种间传播。从 1983 年德国学者首先发现对广谱头孢菌素耐药的肺炎克雷伯菌后,许多国家随之相继报道了产 ESBLs 细菌的出现,迄今已逾 200 种,目前产 ESBL 细菌在临床标本中的分离率有增加的趋势,由此引起的医院暴发流行也屡有报道。在美国产 ESBLs 肠杆菌科细菌的检出率为 0～25%，北欧地区产 ESBLs 大肠埃希菌、肺炎克雷伯菌的检出率达 1%～5%；而 2010 年我国 14 所教学医院临床分离菌株结果显示产 ESBLs 大肠埃希菌、肺炎克雷伯菌和奇异变形杆菌分别为 56.2%、43.6% 和 16.9%，并且产 ESBLs 细菌检出率有逐年上升趋势。

4. 产 AmpC 酶的肠杆菌属

AmpC 酶是 AmpC β-内酰胺酶的简称，是由肠杆菌科细菌和/或铜绿假单胞菌的染色体或质粒介导产生的一类 β-内酰胺酶，可作用于头孢菌素，且不被克拉维酸所抑制，故 AmpC 酶又称作头孢菌素酶。第三代头孢菌素和其他广谱 β-内酰胺类抗生素的应用可促使产 AmpC 酶细菌的控制基因突变，使之成为过量产酶的持续"去抑制"突变株，导致对头孢菌素类、氨曲南及 β-内酰胺酶抑制剂等耐药。产 AmpC 酶细菌的泛耐药比例更高，由它们导致的感染医治更为棘手，预后更差；AmpC 酶耐药菌引起的感染病死率很高。

5. CRE

碳青霉烯酶是指所有明显水解亚胺培南或美罗培南等碳青霉烯类药物的一类内酰胺酶。肠杆菌科细菌可通过产 A 类碳青霉烯酶和 B 类金属 β-内酰胺酶而对碳青霉烯类药物耐药。对碳青霉烯类药物耐药的肠杆菌科细菌往往呈现出泛耐药甚至是全耐药表型，治疗更加困难。

6. 多重耐药不动杆菌

不动杆菌可以通过多种耐药机制介导对抗菌药物耐药，包括产酶（β-内酰胺酶和氨基糖苷钝化酶等）、靶位改变（PBP 改变、甲基化或编码基因突变等）、主动外排和通透性改变等。产 OXD 型 D 类 β-内酰胺酶是不动杆菌对碳青霉烯类药物耐药的重要机制；除 OXD 型碳青霉烯酶外，不动杆菌还可产多种金属 β-内酰胺酶（如 IMP、VIM、SIM 和 NDM 等）而对碳青霉烯类药物耐药。

7. 多重耐药铜绿假单胞菌

铜绿假单胞菌由于外膜通透性低、存在多种多药外排泵的持续表达以及产染色体介导的 AmpC 型 β-内酰胺酶而常对多种抗菌药物天然耐药。铜绿假单胞菌也易于通过获得其他耐药基因或者高水平表达外排泵而导致多重耐药。

三、多重耐药菌传播与流行病学

全国细菌耐药监测网 2010 年对全国 84 所医院细菌耐药监测结果表明，我国细菌耐药现象较为严重。耐甲氧西林的金黄色葡萄球菌与表皮葡萄球菌的检出率分别为 56.1% 和 81.0%；对青霉素不敏感的肺炎链球菌比例为 7.8%；已出现对万古霉素和替考拉宁耐药的粪肠球菌；大肠埃希菌及肠杆菌属对大多数被测药物耐药率＞40.0%；产 ESBLs 革兰氏阴性菌的比例为 35.3%；非发酵菌对抗菌药物的耐药率为 20.0%～40.0%。

(一)贮菌库和感染源

人体、环境及物品都可以成为贮菌库或感染源。学者一般认为人是 MRSA 的主要贮菌库。鼻腔带菌和定植曾被广泛研究，但有证据表明鼻腔带菌并不能轻易地传播至其他人。身体其他部位包括呼吸道、皮肤伤口、烧伤创面、气管切口部位甚至正常皮肤、肛周和直肠都可有 MRSA 定植。静脉吸毒人群具有很高的 MRSA 携带率和感染率。胃肠道是肠球菌的主要储存库。VRE 菌血症几乎都有直肠定植。医院几乎所有的潮湿区域，许多液体，接触手、分泌物和患者排泄物的物品与器械表面，都存在非发酵革兰氏阴性杆菌，成为贮菌库或感染源。

（二）传播途径

多重耐药菌可来自内源性菌群（存在于皮肤、呼吸道、胃肠道、泌尿生殖道的条件病原体）或外源性菌群（由环境宿主或其他人传播的病原体）。内源性定植（感染）通过病原体在患者体内的移位而实现传播；外源性定植（感染）则以接触为主，尤其是工作人员的手为主要传播媒介，其次是各种侵入性操作。

1.接触传播

（1）直接接触：易感者与传染源（如含病原体的血液、体液和分泌物等）直接接触而感染。

（2）间接接触：病原体通过污染医务人员的手或病房内物品（如床单、餐具、便器等）等进行传播，手被认为是最重要的传播媒介。有报道称30%～40%的多重耐药菌产生和扩散是通过医院工作人员的手。

（3）通过共同媒介传播：医院内共用物品（如食物、水、血液及血制品、药物以及各种制剂和医疗器械等）被病原微生物污染而引起的传播。各种侵入性诊疗器械和设备（如纤维内镜、血液透析装置、呼吸机、麻醉机、雾化器以及各种导管等）因结构复杂或管道细长，不易清除污染物（血液、体液），无法高压灭菌，常规化学方法很难达到灭菌要求，其在使用过程中常被各种冲洗液、雾化液、透析用水、器械浸泡液污染，而导致感染发生。

（4）通过生物媒介传播：通过节肢动物（蚊、蚤、蝇、蟑和螨等）所引起的传播。目前尚无明确报道。

2.飞沫传播

带有病原微生物污染的飞沫核（大于 5 μm），在空气中短距离（1m）移动到易感人群的口、鼻黏膜或眼结膜等导致感染。

（三）易感者

许多因素可造成患者感染多重耐药菌的危险性增加，如既往携带或感染多重耐药菌、在多重耐药菌感染率高的科室住院、高龄患者、高危手术及应用免疫抑制剂等。有报道称长时间抗菌药物治疗是 MRSA 定植和感染的重要危险因素。减少广谱抗菌药物特别是第二代、第三代头孢菌素的应用可以减少医院内 MRSA 定植和感染。各种留置导管是医院感染的危险因素。

四、预防与控制

抗菌药物的应用预防和控制了大多数由细菌引起的感染，但细菌耐药性的出现和传播使某些抗菌药物逐渐失去其抗菌活性。抗菌药物耐药性的全球化及耐药菌株的广泛传播，要求医务人员必须对多重耐药菌感染进行预防与控制。

（一）遵循标准预防

（1）加强医务人员的手卫生：严格执行《医务人员手卫生规范》。医疗机构应当提供便捷、有效的手卫生设施，特别是在 ICU、新生儿室、血液科、呼吸科、神经科、烧伤病房等多重耐药菌感染的重点部门，应当配备足量、方便使用的洗手设施和速干手消毒剂，提高医务人员手卫生依从性。在直接接触多重耐药菌患者前后、实施诊疗护理操作前后、接触患者体液或者分泌物后、摘掉手套后、接触患者使用过的物品后以及从患者的污染部位转到清洁部位实施操作时，都应当实施手卫生。

（2）进行有飞溅物产生的操作时（如伤口冲洗、口腔吸痰、插管等），护理气管切开的患者和有分泌物喷溅的患者时，以及在很可能受到明显定植源（如烧伤创面等）传播的环境中工作时，都应戴口罩、护目镜或防护面屏和穿隔离衣。

（3）接触多重耐药菌感染或者定植患者的伤口、溃烂面、黏膜、血液和体液、引流液、分泌物、痰液、粪便时，应当使用手套，必要时穿隔离衣。完成对多重耐药菌感染或者定植患者的诊疗护理操作后，必须及时脱去手套和隔离衣，并进行认真洗手和卫生手消毒。

（二）接触隔离的应用

（1）对所有感染和定植目标多重耐药菌的患者常规实行接触隔离。

（2）对住院患者（如健康护理和日常生活活动完全依赖于医疗保健人员者、依赖机械通气者等）和感染性分泌物或引流液难以控制的住院者，除标准预防之外，还要实施接触隔离。

（3）对于病情相对较轻的住院患者（如能够独立生活者等）实行标准预防。

（4）接触多重耐药菌感染或定植患者的伤口、溃烂面、黏膜、血液、体液、引流液、分泌物、排泄物时，应当戴手套，必要时穿隔离衣，完成诊疗护理操作后，要及时脱去手套和隔离衣，并进行手卫生。

（5）医务人员对患者实施诊疗护理操作时，应当将高度疑似或确诊多重耐药菌感染患者或定植患者安排在最后。

（6）安置患者。

尽量选择单间隔离。对已知或疑似多重耐药菌定植或感染的患者，容易造成感染传播的患者（如溢出分泌物或排泄物等）应优先安排。

也可以将同类多重耐药菌感染或定植患者安置在同一房间。

当不能集中相同多重耐药菌感染的患者时，将多重耐药菌感染患者与感染多重耐药菌危险性低、感染引起不良后果危险性低以及可能只是短时间住院的患者安置在一起。

不宜将多重耐药菌感染或者定植患者与气管插管、深静脉留置导管、有开放伤口或者免疫功能抑制患者安置在同一房间。

（三）加强环境卫生管理

环境清洁很重要，多重耐药菌对常规消毒措施是敏感的。出现或者疑似多重耐药菌感染暴发时，应当增加清洁和消毒频次。

（1）加强多重耐药菌感染患者或定植患者诊疗环境的清洁、消毒工作，特别要做好 ICU、新生儿室、血液科病房、呼吸科病房、神经科病房、烧伤病房等重点部门物体表面的清洁和消毒。

（2）对医务人员和患者频繁接触的物体表面（如心电监护仪、微量输液泵、呼吸机等医疗器械的面板或旋钮表面、听诊器、计算机键盘和鼠标、电话机、患者床栏杆和床头桌、门把手、水龙头开关等），采用适宜的消毒剂进行擦拭、消毒。被患者血液、体液污染时应当立即去除污染，再清洁、消毒。

（3）已知感染或定植多重耐药菌患者使用的低度危险医疗器械尽可能地专人专用。温度计、听诊器、血压计等应专人专用，定期清洁消毒；尽可能保持清洁，遇污染时应立即去污染，再清洁、消毒；对于生活用品（如便盆、尿壶等）尽量使用一次性物品。

（4）要使用专用的抹布和拖布等物品进行清洁和消毒，并分区使用，做到一床一巾一洗一消。

（5）对多重耐药菌感染患者或定植患者诊疗过程中产生的医疗废物，应当按照《医疗废物管理条例》和《医疗卫生机构医疗废物管理办法》有关规定进行处置和管理。

(6)对在多重耐药菌控制区域工作的环境清洁人员加强训练,并监督其坚持环境清洁程序。特定患者护理区域由专人负责清洁。

(四)遵守无菌技术操作规程

(1)医务人员应当严格遵守无菌技术操作规程,特别是在实施各种侵入性操作时,应当严格执行无菌技术操作和标准操作规程,避免污染,有效预防多重耐药菌感染。

(2)与患者直接接触的相关医疗器械、器具及物品(如听诊器、血压计、体温表、输液架等)要专人专用,并及时清洁、消毒。

(3)对轮椅、担架、床旁心电图机等不能专人专用的医疗器械、器具及物品,要在每次使用后清洁并擦拭消毒。

(五)合理使用抗菌药物

医疗机构应当认真落实抗菌药物临床合理使用的有关规定,严格遵守抗菌药物临床使用的基本原则,切实落实抗菌药物的分级管理,正确、合理地实施个体化抗菌药物给药方案,根据临床微生物检测结果,合理选择抗菌药物,严格执行围术期抗菌药物预防性使用的相关规定,避免因抗菌药物使用不当导致细菌耐药的发生。

(六)监测

(1)加强多重耐药菌监测工作:医疗机构应当重视医院感染管理部门的建设,积极开展常见多重耐药菌的监测。要对多重耐药菌感染患者或定植高危患者进行监测,及时采集有关标本送检,必要时开展主动筛查,以及时发现、早期诊断多重耐药菌感染患者和定植患者。

(2)提高临床微生物实验室的检测能力:应当加强临床微生物实验室的能力建设,提高其对多重耐药菌的检测水平及多重耐药菌对抗菌药物敏感性、耐药模式的监测水平。临床微生物实验室发现多重耐药菌感染患者和定植患者后,应当及时反馈医院感染管理部门以及相关临床科室,以便采取有效的治疗和感染控制措施。患者隔离期间要定期监测多重耐药菌感染情况,直至临床感染症状好转或治愈方可解除隔离。

(3)临床微生物实验室应当至少每半年向全院公布一次临床常见分离细菌菌株及其药物敏感试验情况,包括全院和重点部门多重耐药菌的检出变化情况和感染趋势等。

(李　娟)

参 考 文 献

[1] 谢红珍,周梅花.临床常见急危重症护理观察指引[M].北京:人民军医出版社,2015.

[2] 朱秀勤,李帼英.内科护理细节管理[M].北京:人民军医出版社,2015.

[3] 黄艺仪,李欣,张美芬,等.临床急诊急救护理学[M].北京:人民军医出版社,2015.

[4] 程梅,那娜,潘静,等.实用专科护理理论与实践[M].北京:科学技术文献出版社,2015.

[5] 王爱平.现代临床护理学[M].北京:人民卫生出版社,2015.

[6] 程红缨,杨燕妮.基础护理技术操作教程[M].北京:人民军医出版社,2015.

[7] 陈顺萍,谭严.妇科护理学[M].北京:中国医药科技出版社,2015.

[8] 吴橙香,窦丽丽.基础护理技术[M].郑州:河南科学技术出版社,2013.

[9] 阴俊,杨昀泽.外科护理[M].2版.北京:科学出版社,2013.

[10] 辛瑞莲,毛红云,周香凤.护理学基础[M].武汉:华中科技大学出版社,2013.

[11] 马忠金,邓志云,许迪,等.实用内科疾病的诊治与护理[M].石家庄:科学技术出版社,2013.

[12] 吕希峰,董晓辉,郑玉香,等.临床常见疾病的诊疗与护理[M].青岛:中国海洋大学出版社,2014.

[13] 唐前.内科护理[M].重庆:重庆大学出版社,2016.

[14] 刘艳萍.现代心血管病护理[M].郑州:河南科学技术出版社,2014.

[15] 夏海鸥.妇产科护理学[M].3版.北京:人民卫生出版社,2014.

[16] 许虹.急救护理学[M].北京:人民卫生出版社,2012.

[17] 张玉兰.儿科护理学[M].北京:人民卫生出版社,2013.

[18] 席淑新.眼耳鼻咽喉口腔科护理学[M].3版.北京:人民卫生出版社,2012.